U0269401

胆道肿瘤学前沿

DANDAO ZHONGLIUXUE QIANYAN

主　审　黄洁夫

主　编　何晓顺　焦兴元

副主编　朱　青　李梅生　罗时敏

编　者　（以姓氏笔画为序）

马　毅	王小平	王东平	王国栋
王健生	朱　青	朱晓峰	向国安
华赟鹏	刘　超	孙学军	巫林伟
李　悦	李梅生	武兆忠	何晓顺
邰　强	张　鹏	张诗军	陈焕伟
林嘉莹	罗时敏	胡安斌	胡荣林
侯敬申	高　剑	郭志勇	黄　庆
黄晓明	彭和平	蒋小峰	韩　明
韩苏夏	焦兴元	黎东明	鞠卫强

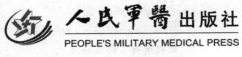
人民军医出版社
PEOPLE'S MILITARY MEDICAL PRESS

北　京

图书在版编目(CIP)数据

胆道肿瘤学前沿/何晓顺,焦兴元主编．一北京:人民军医出版社,2012.9
ISBN 978-7-5091-6047-3

Ⅰ.①胆…　Ⅱ.①何…②焦…　Ⅲ.①胆肿瘤—研究　Ⅳ.①R735.8

中国版本图书馆 CIP 数据核字(2012)第 212661 号

策划编辑:徐卓立　姚　磊　文字编辑:王月红　陈　鹏　责任审读:王三荣
出版发行:人民军医出版社　　　　　　　　经销:新华书店
通信地址:北京市 100036 信箱 188 分箱　邮编:100036
质量反馈电话:(010)51927290;(010)51927283
邮购电话:(010)51927252
策划编辑电话:(010)51927300－8743
网址:www.pmmp.com.cn

印、装:京南印刷厂
开本:787mm×1092mm　1/16
印张:30.5　字数:737 千字
版、印次:2012 年 9 月第 1 版第 1 次印刷
印数:0001－2000
定价:135.00 元

内容提要

　　本书分 15 章,系统介绍了当前有关胆道肿瘤学方面国内外的最新理论、最新观点和最新技术。包括胆道系统的解剖与生理;胆道肿瘤在分子生物学、流行病学和病因学中的进展以及早期诊断的病理学基础;恶性胆道肿瘤的早期诊断、临床分型与治疗概论;还有恶性胆道肿瘤在外科治疗、化学治疗、肝移植治疗、内镜和内镜激光治疗、放射治疗和热疗、介入治疗、生物性治疗和中医治疗等领域的新进展,全面体现胆道肿瘤目前多学科、多中心联合的综合治疗现状。可供外科、内科、中医科、放射科、介入治疗等不同学科的医师和研究人员使用。

编委会名单

侯敬申	硕士		广州医学院第二附属医院
高 剑	硕士		广州医学院第二附属医院
郭志勇	博士		广州中山大学附属第一医院
黄 庆	硕士		广州医学院第二附属医院
黄晓明	博士		广州中山大学附属第六医院
彭和平	博士	教授	广州医学院第二附属医院
蒋小峰	博士	副教授	广州医学院第二附属医院
韩 明	博士		广州中山大学附属第一医院
韩苏夏	博士	教授	西安交通大学医学院第一附属医院
焦兴元	博士	教授	广州中山大学附属第一医院
黎东明	副教授		广州中山大学附属第一医院
鞠卫强	博士		广州中山大学附属第一医院

序

胆道肿瘤主要是指原发于胆囊和肝外胆管系统的肿瘤,而发生在肝内胆管的肿瘤则被称为肝肿瘤。中医学中很早就有对胆道肿瘤的文字记载,称为"肥气""痞气""积气"。如"难经"记载:"在胃脘,腹大如盘,久不愈。令四肢不及,发黄疸,饮食不为肌肤。"宋代《圣济总录》云:"积气在腹中,久不差,按之其状如杯盘老结,久不已,令人身瘦而腹大,致死不消。"在西方国家,1777 年由奥地利维也纳的 Stou 医师首次报道原发性胆囊癌,记述了 1 例患者因黄疸入院,经剖腹探查证实为胆囊癌且已经肝转移,该患者术后第 15 天多脏器功能衰竭死亡。自此,胆囊癌因其极差的预后而受到学者们的广泛关注。

200 多年来,医学界同仁就胆囊癌的早期诊断和治疗状况改善进行了不懈的探索。1882 年德国 Carl Langenbuch 医师在柏林施行了第一例胆囊切除术。1932 年 Finster 首次报道了胆囊癌扩大根治性切除术后生存 5 年的病例,但同时报道胆囊癌的预后极差,5 年生存率仅为 3.4%。1968 年 Siewert 和 Cassell 首次系统临床调查后得出结论,过去的 50 年中胆囊癌恶劣的预后情况没有任何改变。1994 年法国的 Cubertafond 在调查了 73 个不同国家医院的 724 例胆囊癌病例后发现,胆囊癌病人的中位生存期仅为 3 个月,5 年生存率低于 5%。胆囊癌的发病率在世界各地不同,高发地区主要位于南美洲和中欧,发病率较高的国家包括智利(27/10 万)、波兰(14/10 万)、印度(10/10 万)、日本(7/10 万)和以色列(5/10 万)等,而发病率相对较低的地区主要是西欧和北欧、北美洲、大洋洲,如美国和法国发病率分别为 2.5/10 万和 2.3/10 万,处于低发病率水平。2000 年,美国抗癌协会对全美1989—1995年5 488例胆囊癌患者从性别、年龄、发生率、生存率及治疗方式等研究后进行了报道,结果显示胆囊癌的发生具有明显的性别和种族差异。法国抗癌学会对 1976－1995 年近 20 年全法国 484 例胆囊癌的回顾性研究表明,男性发病率为 0.8/10 万,女性发病率为 1.5/10 万,男、女之比为 1∶1.9。在我国,在消化器官最常见的恶性肿瘤中,胆囊癌和肝外胆管癌位于第 6 位。根据全国肿瘤登记中心《2008 年中国肿瘤登记年报》结果显示,2005 年我国肿瘤登记地区胆囊癌发病率为 3.89/10 万,占全部恶性肿瘤发病的 1.51％,中国标化率为 1.87/10 万,世界标化率为 2.59/10 万,胆囊癌发病率女性高于男性,城市高于农村。胆囊癌的死亡率在世界各地也有明显差别。根据世界卫生组织 2008 年 11 月最后更新的 WHO 死亡率数据库发布的 2005 年结果显示,男性胆囊癌世界标化死亡率最高的是韩国(为 6.5/10 万),其次是智利和日本,分别为 6.2/10 万和 5.1/10 万;女性最高的是智利(为 12.7/10 万),其次是捷克和韩国,分别为 4.5/10 万和 4.4/10 万。在我国,居民胆囊癌死亡率水平相对较低,但呈不断上升趋势,且在肿瘤病因构成中比例上升。2004－2005 年全国样本地区胆囊癌死亡率为 1.26/10 万,中国标化率为 0.81/10 万,恶性肿瘤死因构成比为 0.93％,在肿瘤死因顺位中列第 16 位,女性胆囊癌死亡率高于男性。

1840 年,Durant 首先报道了胆管原发性肿瘤,此后陆续仅有少量的临床病例报道,未引起医师们的高度关注。1965 年,Nicolas Klatskin 首次系统总结位于肝门部的肝总管腺癌的独特临床性质,至此胆管癌的研究才引起医学界的兴趣。很长一段时期,人们认为胆管癌是一种少见的、低发的恶性肿瘤,发病率仅为胆囊癌的 1/3～1/2,而比胆管良性肿瘤高。但从近 5 年来陆续公布的统计资料来看,胆管癌的发病率呈逐年上升趋势。西方国家胆管癌在尸体解剖中的发病率为 0.01％～0.3％,低于胆囊癌的发病率,占恶性肿瘤总数的 1％～2％。美国每年的发病率为 1/10 万～2/10 万,日本的发病率较高,约为 5.5/10 万。在我国胆管癌的发病情况稍有不同,但发病率也是逐年增加的,来自上海地区的资料,胆管癌总发病率约为 0.324％,男、女性发病率较以前明显上升。以上翔实的资料表明,肝外恶性胆道肿瘤的发病率处于上升趋势,但来自临床的资料表明,肝外恶性胆道肿瘤患者的 5 年生存率仍然没有明显提高,就其根本原因是,早期诊断准确率仅为 8%～10%,确诊时往往已到晚期,因此胆道肿瘤亦成为我国今后相当一段时期肿瘤防治研究的重点。要想从根本上改变胆道肿瘤的恶劣预后情况,有赖于对胆道肿瘤发病本质和发病机制认识上的突破和创新。近年来通过临床学者和肿瘤基础研究工作者的努力,有关胆道肿瘤的病因、诊断、治疗和预后等方面的新观点、新理论和新技术取得了长足的进步,《胆道肿瘤学前沿》一书及时总结了这些新技术和新理论,对促进我国胆道肿瘤的防治工作深入开展很有意义。

本书具有以下特点:

1. 主编、副主编是中青年学者,他们曾求学于国内外著名大学,师从名师;编著者大多是博士和博士后,正值风华正茂,既秉承了导师严格求实的科研作风,又在各自的科研领域始终保持敏锐的思维,对国内外胆道肿瘤的研究动态比较了解,所参考的许多文献是近期发表的,有较高的参考价值。

2. 对胆道肿瘤从流行病学、病因学、发病机制、早期诊断和治疗等方面进行了十分系统的总结,全书除收集了国外近 10 年来的新进展外,更突出了近年来国内的研究成果。

通观全书,各章主题突出,内容新颖,文字流畅,有较强的可读性,故乐于向从事胆道疾病的同道们推荐这部专著。

中华人民共和国卫生部副部长
北京协和医院外科教授　博士生导师

2012 年 6 月

前　言

在消化器官最常见的恶性肿瘤中,肝外胆道肿瘤(胆囊癌和肝外胆管癌)的排序位于第 6 位。1992 年,中国恶性肿瘤谱(1990—1992 年)的报道表明,22 个省市 242 206 529 例死因回顾性调查研究表明,我国胆囊和肝外胆管恶性肿瘤死亡率男、女分别为 0.41/10 万和 0.49/10 万,每年约有 4 500 人死于胆道恶性肿瘤,其中 90％以上为腺癌。时隔 14 年后,中国恶性肿瘤谱(2004—2005 年)的报道表明,2005 年全国样本地区胆囊癌死亡率为 1.26/10 万,肝外胆管恶性肿瘤死亡率为 1.38/10 万,显而易见,中国居民的恶性胆道肿瘤的死亡率呈上升趋势。在我国,不同来源的资料均说明,胆道肿瘤的发病率呈上升趋势。1989 年全国胆道外科学组的一项肝外胆管癌的报道中,1 089 例胆道癌中胆囊癌占 24.8％,而肝外胆管癌占 75.2％;2000 年,主编曾对广州中山大学附属第一医院 1950—2000 年 50 年间住院的 680 例肝外胆道癌病人进行分析,结果表明胆囊癌占 25.3％(172 例),肝外胆管癌占 74.7％(508 例);时隔 10 年后,2011 年主编再次对广州中山大学附属第一医院 2000—2010 年 10 年间住院的肝外胆管癌病人进行分析,结果表明肝外胆管癌病人为 676 例,胆囊癌占 24.9％,肝外胆管癌占 75.1％,很显然,肝外胆管癌住院人数呈明显上升趋势。手术治疗一直被认为是惟一可治愈胆道肿瘤的有效方法,但是由于其具有起病隐匿、恶性程度高、临床表现缺乏特征性特点,早期准确诊断极为困难,手术切除率仅为 10％~20％。

几百年来,医学界同仁就胆道肿瘤的早期诊断和治疗进行了不懈的探索。1777 年,奥地利维也纳的 Stou 医师首次报道了胆囊癌外科治疗的病例;1800 年,Hochenegg 医师首次成功实施胆囊癌胆囊切除术;1909 年,法国的 D. Clement 医师和 1938 年 H Rouviere 医师分别详细描述了胆囊癌淋巴引流情况；1962 年，Fahim 进行了胆囊癌治疗的临床病理研究；1976 年，J E Nevin 医师首先提出了原发性胆囊癌的临床病理分期和分级方案。1899 年，Halsted 首次报道 1 例胆管下端癌的病人，该病人接受壶腹局部切除并行胆管与十二指肠重新吻合；1935 年，Whipple 报道 3 例壶腹癌行胰十二指肠切除术；1954 年，Brown 首先报道成功切除肝门部胆管癌；1964 年，Gptce 首先就高位胆管癌行右半肝切除及左肝管空肠 Roux-en-Y 吻合术；1976 年，Fortner 报道了 3 例高位胆管癌行原位肝移植……这些学者的工作为胆囊癌外科手术治疗奠定了理论基础和提供了宝贵的临床经验。200 多年过去了，恶性胆道肿瘤患者的 5 年生存率仍然没有提高，仅为 5%～10%。因此，不能只着眼于手术的改进，而要真正认识到提高胆道肿瘤治疗效果的关键在于早期预防、早期诊断和早期治疗。胆道肿瘤的治疗应该是一个多学科、多中心联合的综合性治疗，而且目前改善预后的主要干预方针多集中在早期诊断上。

上百年来，学者们就研究和发现特异肿瘤标志物进行了不懈的探索。1846 年，临床生物化学家 Bend-Jones 从浆细胞瘤患者的小便中发现第一个肿瘤标志物，称为 Bend-Jones 蛋白，迄今已达 150 多年。在跨越这一个半世纪以来，人们已陆续地发现了一系列肿瘤标志物。随着分子生物学、现代遗传学等相关学科的迅猛发展，人们发现肿瘤的发生、发展的根本问题是基因表达的改变，即癌基因的激活和抑癌基因的失活。通过对癌基因、抑癌基因的深入研究，可以逐步了解胆道肿瘤发生、发展的机制，并可找到预防、早期诊断和根治性治疗的有效方法。尤其近 20 年来分子生物学的发展、血清肿瘤标志物的检测为此提供了可能，从 20 世纪 80－90 年代初，诺贝尔奖获得者 Bishop 博士首先提出癌基因与肿瘤发生的相关性，之后美国国立癌症研究所 Vogelstein 等提出人体肠癌演变过程中的分子病理学的模式，使肿瘤标志的研究从分子水平提高到基因水平，从而为拓展肿瘤分子诊断和分子治疗奠定了重要的基础。肿瘤免疫学理论与技术的飞速发展，生物治疗已成为胆道肿瘤综合治疗中的重要组成部分，特别是靶向治疗、基因治疗、抗血管生成治疗、免疫治疗等多种手段相互融合，并逐渐展现出诱人的前景。当然,基于人类基因组学的完成,如何整合基因组数据信息来建立符合我国国情的个性化胆道肿瘤的监测预防系统也是目前迫切解决的关键科技问题。因此,有必要将近年来有关胆道肿瘤的病因、诊断、治疗等方面的新观点、新理论和新的研究方法介绍给广大读者。

受人民军医出版社之托,我们邀请曾在国内外著名大学在读及已毕业的博士、博士后共同编写了这本《胆道肿瘤学前沿》,全书共15章,较系统地介绍了胆道肿瘤的流行病学、病因学、发病机制、早期诊断和治疗的最新观点和新理论,力求介绍新知识、新技术的同时,结合临床,突出实用。由于胆道肿瘤的基础和临床研究发展很快,加之编著者对这一领域的理论水平和临床经验均有限,其中难免存在许多缺点,深望读者不吝惠赐批评。

本书编写过程中始终得到我们尊敬的导师、全国著名的外科专家黄洁夫教授的严格指导,老前辈在百忙之中一直关心着本书的出版,并作为本书的主审,使本书得以顺利出版。在初稿完成后,导师黄洁夫教授赐序,组稿之初得到人民军医出版社的热情帮助,在此,我们以真挚的心情,向所有参加本书编写的同道,向给予编写工作大力支持和指导的前辈表示衷心的感谢。

何晓顺　焦兴元

2012 年 6 月

目　录

第1章

胆道系统的解剖与生理

第一节　胆道系统的解剖学研究进展

一、胆道胚胎学

肝、肝外胆管、胆囊和胰腺的腹侧部分的胚胎原基(primordial anlagen)均是在人胚胎发育的第5周形成的,此时的胎儿仅有3mm长。此原基起源于前肠尾部(与中肠连接部位)腹侧的中胚层增厚区域。前肠尾部胚蕾的上、下部分形成肝胚囊,亦称肝憩室(hepatic diverticulum),并发育生长进入肠系膜的腹侧。此胚囊的头部向膈膜的腹侧及下方移行,形成以横膈分开的胸腔与腹腔。分布在前肠尾部胚蕾头部的内胚层实质细胞群形成肝的左、右两叶。肝胚囊的头部自十二指肠向肝扩展,形成了肝内胆管、肝总管与胆总管的最初期结构。

肝胚囊的尾部形成胆囊与胆囊管。来源内胚层细胞的肝叶与圆柱形细胞已证明其在胚胎发育5mm时形成肝外胆管与胆囊。源自圆柱形细胞群体的空腔依次形成胆总管、肝内胆管、胆囊管,最后是胆囊内腔,其开始于妊娠的第7周,而在此之前整个胆道是实性的。

起初胆总管系于十二指肠腹侧表面,末端连接于腹侧胰腺胚蕾,并随着十二指肠与腹侧胰腺胚蕾的旋转而旋转,肝外胆管的近端部分亦旋转,胆总管最终在十二指肠的左后方进入,此时胆管与胆囊到达正常的生理位置,这一旋转的过程始于胚胎发育7mm而终于12mm,至12mm时完成。胆总管末端的Oddi括约肌的形成源自间质,在十二指肠肌肉发育后的第5周才出现。

从胚胎学分类,最初的消化管道是在胚胎第4周时,由源于内胚层的前肠、中肠和后肠组成。而肝实质、肝内胆管上皮、胆囊、胆囊管、胆总管、十二指肠近端,以及胰腺的腹侧和背侧部(包括胰腺的外分泌细胞核胰腺导管上皮,可能也包括胰腺的内分泌细胞)均源于前肠和消化管内胚层。因此,胆道系统的胚胎发生与肝、胰腺等器官和组织的关系密切,在未来迅速发展的遗传病学研究中应引起注意。

二、胆道的应用解剖学

胆道系统分为肝内及肝外两个部分。肝内部分即从胆道起始部的毛细胆管开始,逐级汇合成管腔增粗的三、二、一级肝管的肝段、肝叶及左、右肝管。另外,三级肝管还包括了一些行程及管道结构比较紊乱的肝内肝管。胆道系统的肝外部分包括由左、右肝管汇合成的肝总管及其延续的胆总管组成的所谓主胆道,以及由胆囊及胆囊管组成的所谓副胆道两部分组成。胆囊管与肝总管汇合成胆总管,后者与主胰管汇合形成肝胰(Vater)壶腹这一胆道末端部分后,与十二指肠贯通连接。

(一)肝内胆管

胆管起始于由相邻肝细胞膜凹陷形成的胆小管,经小叶间胆管逐级汇合成段肝管(三级肝管)、叶肝管(二级肝管),最后在形成左、右肝管(一级肝管)后离开肝。肝管的分支与相应的门静脉和肝动脉分支包绕在同一个结缔组织鞘内,三者合称为肝(或门)静脉三联,

门静脉三联以蒂的形式进入肝叶和肝段。各肝段与肝叶肝管的汇合具有颇多变异(图1-1)。为此,在胆道手术之前及术中对肝管位置进行精确定位和识别,了解其正常或变异的分支连接形式,以及与相应血管的毗邻关系,这对手术的顺利开展无疑是极其重要的。

1. 右前叶肝管和右后叶肝管

(1)右前叶肝管:由右前叶的上段肝管和下段肝管汇合而成,少数肝无右前叶肝管,其上、下段肝管分别汇入右后叶肝管或其中1支连于肝总管的汇合处。右前叶肝管的口径约为相应门静脉支的1/3,伴行其左侧。近85%的右前叶肝管与右后叶肝管汇合,约15%连接于肝总管的汇合处或左肝管的横部。右前叶肝管的膈面伴行有相应的肝动脉,其上、下段肝管在汇合前,一般前者位于相应门静脉的深面,后者位于门静脉支的脏面。

(2)右后叶肝管:由右后叶的上段肝管和下段肝管汇合而成,经门静脉右前支或前下

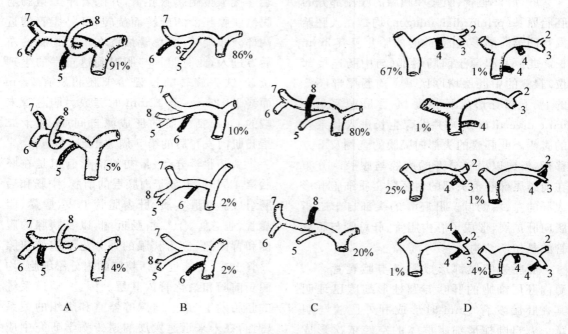

图 1-1 "变异"第 5、6、8 及第 4 肝段肝管的汇合(Healey 及 Schrey,1953 年)

A. 第 5 段肝管;B. 第 6 段肝管;C. 第 8 段肝管;D. 第 4 段肝管

段支或门静脉右支的深面,向后伴行于右后叶静脉。由于右后叶的叶和段肝管均位于相应门静脉的深面,故显露右后叶的肝管不应从肝的脏面切开,以避免伤及相应的血管。有近15%的右后叶肝管直接汇入左肝管或肝总管的汇合处。右后叶下段肝管行程较长,汇入的夹角较小,并与门静脉支紧贴,这些因素可能是导致右后叶下段胆汁回流不畅,而较其他段肝管易发结石的原因。

2. 左内叶肝管和左外叶肝管

(1)左内叶肝管:为左肝管的直接延续,向前行于相应门静脉的右侧,向后近侧段位于肝圆韧带裂及门静脉矢状段的右侧。左内叶肝管1支型和上、下两支型约各占50%,前者多数与左外叶肝管汇合,少数由外下段肝管注入;后者多数注入左肝管,少数上支连于左肝管,下支连于外下段肝管。

(2)左外叶肝管:由左外叶的上段肝管和下段肝管汇合而成,段肝管的口径约为2mm,其中上段肝管略粗于下段肝管。约1/3肝不具有左外叶肝管,其上、下段肝管分别连于左内叶肝管或上段肝管注入左肝管的汇合处。

3. 右肝管和左肝管

(1)右肝管:由右前叶肝管和右后叶肝管汇合而成,右肝管的长度在2～29mm,平均10mm,外径约5mm,相当于门静脉右支的1/3。右肝管行于门静脉右支的前上方,于肝门右切迹附近连于右前、后叶肝管。通常在右肝管与门静脉右支之间有右肝动脉斜行穿过。

(2)左肝管:由左内叶肝管和左外叶肝管汇合而成,平均长度20mm,外径约5.9mm,亦相当于门静脉左支的1/3。左肝管行于门静脉左支的前上方,于门静脉左支角部附近进入肝实质,沿门静脉矢状段的右侧弧形向前延续为左内叶肝管,以及向左侧的左外叶肝管。在左肝管与门静脉左支之间有左肝动脉穿过,其口径细于左肝管。约25%的肝不具有左肝管或其连接形式异常,主要表现为

左内、外叶肝管各自与肝总管相连,或左内叶肝管汇入右肝管或左外叶的上段或下段肝管同时注入肝总管。左肝管接受约50%的尾状叶肝管的注入。当胆总管狭窄时,从肝门的方叶基底部至汇合处的一段左肝管与空肠的高位重建吻合,是分流胆汁的理想部位。

(二)肝门与肝蒂

肝的向肝血流和胆汁出入于肝脏面的肝门部称为第一肝门,第一肝门与胆道系统的解剖有着密切的关系,是肝内胆管与肝外胆管的结合部或称之为肝门部胆管。进入第一肝门的门静脉、肝动脉、肝外胆管又被肝十二指肠韧带包绕形成所谓肝蒂。

1. 第一肝门　第一肝门位于肝脏面的"H"形沟,其中的横沟是肝内的管道结构集中出入的部位,称之为第一肝门。而第一肝门的"H"形沟由胆囊窝、右切迹、横沟、脐静脉窝和静脉韧带窝五部分组成。横沟的前方是肝方叶的后缘,后界是尾状叶及尾状突。胆囊窝是横沟向右前上延伸的部位,肝右切迹是横沟向右下后方深入的部位,其内为右肝门的二级分支;右切迹长约2cm,70%～80%的人有此切迹。脐静脉窝在左矢状沟的前份,而静脉韧带窝构成左矢状沟的后份。在脐静脉窝内有门静脉左支的矢状部和终末部及其所发出的分支,左门静脉的终末部连接着肝圆韧带,即已封闭的脐静脉组织。

2. 肝门横沟　肝门横沟是一长约4cm、宽约1.5cm、深1～2.6cm的沟,此沟的深浅受到肝叶厚薄的影响,特别是在肝门部手术时,肥大增厚的肝方叶可使肝门横沟显得很深而不易暴露。在肝硬化时,由于肝的纤维化收缩而使肝横沟变得深而高。当尾状叶增生肿大时又可使肝门或横沟向前移位并更深入肝实质内。

3. 肝门板(hilar plate)　肝门板是肝门部胆管血管共同被Glisson鞘包绕进入肝门时,与肝被膜及肝十二指肠韧带在肝门部形成的结缔组织板层。实际上肝门板为一层纤

维结缔组织,在肝门的特殊部位而得名,其内还包含着大量淋巴、神经及毛细血管网。在肝门部手术时,如沿肝门横裂将肝被膜切开,将肝门板与肝实质分离可使肝门部胆管及血管分叉部下移,便于手术暴露,是肝门部外科解剖中很关键的一步。

4. 肝门板系统(the plate system) 包括胆囊板(cystic plate)、肝门板(hilar plate)、脐静脉板(umbilical plate)三部分。其在肝门部外科解剖学中均有着不同的应用价值,主要是对肝门及肝内胆管或血管的保护作用,如肝门板对一、二级肝管的识别与保护十分重要;胆囊板在行胆囊切除时可防止进入肝实质内损伤右肝内胆管等。

5. 肝蒂 进入第一肝门的管状结构被肝十二指肠韧带包绕而形成肝蒂。肝蒂内的主要结构有门静脉、肝动脉、肝外胆管、引流肝-胆道的淋巴组织、肝神经丛等。通常在肝蒂内肝动脉位于左前方,胆管居于其右缘,门静脉位于二者后方,但此典型的结构关系有时也会有改变或变异,而其中以门静脉的解剖位置最为恒定。

当肝蒂进入第一肝门时,肝固有动脉的分叉最早,显得偏低偏左并且变异最多。门静脉的分叉点在横沟右端,位于尾状突之前;肝总管的分叉点则最高,深入肝门或肝实质内,正对着肝方叶尖部,有时深入至横沟内且变异较多。

(三)胆囊

胆囊是一个梨形的器官,位于肝右叶脏面的胆囊床内,即肝方叶或肝Ⅳ段与Ⅴ段之间,由疏松结缔组织和囊壁上的腹膜反折连接固定于肝脏面的胆囊床。胆囊偶尔也可被腹膜完全覆盖,形成如同肠系膜样的胆囊系膜,使胆囊呈游离状。极罕见的胆囊可见深入肝实质内(肝内胆囊),必须分开肝实质才能切除胆囊。胆囊长 7～10cm,宽 3～5cm,其容积为 30～60ml;但当胆囊膨胀或胆囊管以下梗阻时容积可达 300ml。正常胆囊收缩

时容积为 15ml,充盈时容积为 90ml。胆囊壁的厚度平均为 1.9mm。胆囊固定于胆囊床的位置相当于肝中裂的部位,是肝左、右叶的分界线。因此,当肝形态变异,左、右叶呈萎缩与增生性不对称变化时,胆囊的部位可随着肝的变异而转位,会给手术途径造成误区或错误的判断,因此外科医师应时常警惕避免发生解剖定位性错误(图 1-2)。

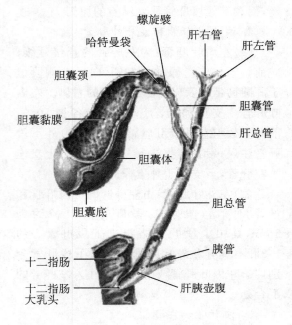

图 1-2 胆囊的解剖

胆囊分为底、体、颈三部分,亦有将颈部的膨大部又称为漏斗部(infundibulum)或哈德曼袋(Hartmann's pouch)的四部分类法。

1. 胆囊底 胆囊底是胆囊的起始部,呈钝圆形,被腹膜覆盖。当人体仰卧位或胆囊充盈时胆囊底可凸出至肝下缘 1～3cm,并可与腹前壁相接触,是临床体格检查中判断胆囊肿大或炎症病变的重要部位。胆囊底部的体表投影较膨大和游离的部分,加之其更接近体表,是外科手术行胆囊造口或胆-肠吻合的常选部位,但经体表的胆囊穿刺造口术,不可直接自胆囊底部穿入,需经过部分肝实质胆囊床后再穿入胆囊,以防胆瘘发生。

2. **胆囊体**　胆囊体为胆囊的中间部分，其部分嵌入在肝脏面形成胆囊床，与胆囊床相连接的胆囊壁没有腹膜或胆囊浆膜覆盖，此间隙内主要为疏松结缔组织和少许细交通血管，是行胆囊切除时将胆囊自胆囊床游离时的解剖间隙。

3. **胆囊颈**　胆囊颈部是胆囊体与胆囊管的接合部，由粗变细，多呈"S"形弯曲，使胆囊颈黏膜面有皱襞形成，并与胆囊管内的黏膜皱襞形成螺旋瓣，瓣膜的层数平均约5.5个。此螺旋瓣可控制胆汁的出入，但此非括约肌的功能。

胆囊颈部近端有一最膨大的部位呈袋状结构，此部位称哈德曼袋，是外科手术解剖中十分重要的部位。因其在牵引暴露胆囊颈管时是外科医师的首选支点，无论是传统的开腹胆囊切除术或是电视腹腔镜胆囊切除术，均首先显露较为游离、膨大、弯曲的胆囊颈部，并将其钳夹和牵引，有利于胆囊颈管和胆囊三角的解剖分离。哈德曼袋式胆囊结石常存积的部位，通常位于胆总管中上段的右侧或侧前方，连同弯曲的胆囊颈部常遮盖住胆囊管和胆囊三角区，其与肝总管、胆总管及十二指肠球部毗邻密切。如果胆囊颈管因结石嵌顿或炎症肿大时，可压迫胆总管或肝总管，导致近端胆管扩张或黄疸发生，临床称为Mirizzi综合征。

胆囊颈部的黏膜含有大量的黏液分泌腺，当胆囊颈管被结石嵌顿或炎症狭窄时，胆汁因胆囊管梗阻而不能进入胆囊，但胆囊壁黏膜的黏液腺仍不断分泌黏液，尤其是在慢性梗阻性胆囊炎时，使胆汁可呈白色黏液状，即称为"白胆汁"。

4. **胆囊管**　胆囊管是胆囊与肝总管的汇合管，其管径0.2～0.3cm，管长0.5～4cm。胆囊管与肝总管或胆总管的汇合角度和位置常变异很大（图1-3），60%～75%的正常胆囊管与肝总管呈锐角（25°～45°）汇入胆总管。由于其与肝总管的汇合部位不同，

使胆囊管的粗细长短个体差异较大。胆囊管汇入胆总管的部位多在肝十二指肠韧带的中1/3范围内（＞65%），下1/3者次之（＞25%），上1/3者较少（＞8.7%）。胆囊管的解剖变异对胆囊切除术和肝外胆道手术，尤其是肝门部胆管手术的影响极大，因为最常见的医源性胆管损伤多发生在胆囊切除时，在处理胆囊管时不慎损伤肝总管或胆总管。

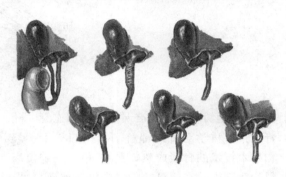

图1-3　胆囊管的变异

胆囊管近端自胆囊颈部的黏膜皱襞形成螺旋瓣，称为海斯特（Heister）瓣，而邻近胆总管的一段侧内壁黏膜光滑。胆囊管的螺旋瓣可以调节胆汁的进出流量，使胆囊内保持一定的压力，有利于胆汁的储存与浓缩，但此螺旋瓣并没有真正的瓣膜作用，而使得经胆囊管的插管（术中经胆囊管胆道造影术）十分困难。

5. **胆囊三角**　由胆囊管、肝总管和肝的脏面之间形成的三角形区域称为胆囊三角（图1-4）或肝胆囊三角。此三角区内有胆囊动脉、肝右动脉、副右肝动脉，并与肝总管及右肝管毗邻，是胆囊切除手术时的解剖危险部位。胆囊三角在临床的实际意义，是在胆囊切除解剖胆囊动脉与胆囊管时，避免损伤肝总管、胆总管、肝右动脉等。约有87%的肝右动脉是经肝总管后方穿过胆囊三角，13%是经肝总管的前方进入肝的；肝右动脉在胆囊三角区内的走行大致是与胆囊管平行的，约有30%的肝右动脉位于胆囊管旁1cm

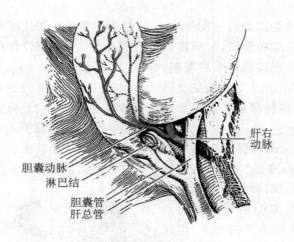

肝右动脉

胆囊动脉
淋巴结
胆囊管
肝总管

图 1-4　胆囊三角

内,是胆囊切除时容易被误伤的动脉血管。随着现代外科学对肝门部解剖结构的深入了解和手术技术的日臻成熟,胆囊三角这一定位局限的解剖提示在胆囊切除术中仍被重视。

6. 胆囊动脉　胆囊动脉的来源与行径有很多变异(图 1-5),主要伴随着来源动脉支的变异而使其行径变异,但胆囊动脉进入胆囊的部位是比较固定的,位于胆囊颈、管交界处的左缘,并分为深、浅两支分别进入胆囊的肝床面及胆囊的游离面。最常见的类型是胆囊动脉起源于腹腔动脉系统的肝右动脉,单支胆囊动脉起源于肝右动脉者占 84%,但其余来源部位比较分散,如来源于肝左动脉、

肝固有动脉、肝中动脉、肝总动脉、胃十二指肠动脉、肠系膜上动脉、腹腔动脉。

（四）肝外胆管

肝外胆管包括由肝总管及胆总管组成的主胆道,以及由胆囊及胆囊管组成的副胆道。胆总管与主胰管末端汇合成壶腹部,三者包绕的括约肌称为 Oddi 括约肌。

1. 肝总管　肝总管由左、右肝管汇合而成,全长为 1.3～6.0cm,平均 3.3cm,外径平均 6.5mm。位于门静脉右侧前方和肝固有动脉的右侧,下行 3～5cm 后与胆囊管汇合续为胆总管。约 90% 的肝固有动脉在肝总管汇合点与胆总管汇合点之间分为左、右肝

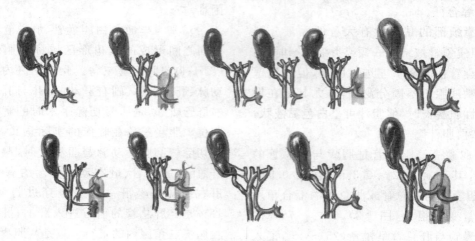

图 1-5　胆囊动脉

动脉,其中大部分右肝动脉向右上经肝总管的后方行经胆囊三角,分出胆囊动脉后进入第一肝门。

2. 胆总管 胆总管全长 5~9cm,平均 7.1cm,外径 6~8mm,一般不超过 10mm。管壁含有大量的弹性纤维,具有较强的舒缩功能,当胆总管梗阻时,管腔可随腔内压力的增加而扩张。根据胆总管的行程和位置,可将其分为 4 段(图 1-6)。

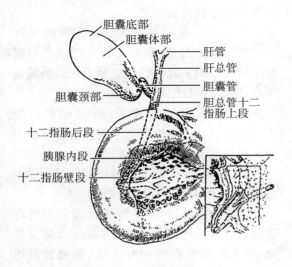

图 1-6　肝外胆管

(1)十二指肠上段:位于肝十二指肠韧带内,其上部位于肝门静脉右侧的前方。向下逐渐偏右,几乎达肝十二指肠韧带的右缘,参与形成小网膜孔(Winslow 孔)的前界。在接近十二指肠上部附近,行于胆总管左侧的肝总动脉向下发出胃十二指肠动脉,肝总动脉弧形向上续为肝固有动脉。

(2)十二指肠后段:本段胆总管长 1.5~2.0cm,下行于十二指肠上部的后方,胃十二指肠动脉的右侧及门静脉的右前方。由于门静脉于胰颈的后方上行,而十二指肠和胰头则靠向右后方,故此段胆总管亦偏向右后方下行,与门静脉逐渐远离,而与左后方的下腔静脉则趋于接近。

(3)胰腺段:此段胆总管长 2.0~3.0cm,

位于靠近十二指肠降部的胰头后面,下行于胰头的胆总管沟内。

(4)十二指肠壁段:是胆总管的末端,包括附十二指肠壁部和十二指肠壁内部两部分。

(五)Oddi 括约肌

在胆总管、胰管末端及肝胰壶腹的管壁内均有数量不等的括约肌纤维围绕,统称为肝胰壶腹括约肌或称 Oddi 括约肌,这些括约肌与十二指肠壁内的环形肌相交叉,可分为以下几组。

1. 壶腹括约肌 由十二指肠环形肌直接延续而来,肌纤维较强,故管壁较厚。括约肌纤维在壶腹开口处向肠腔突出,使此处肠黏膜隆起而形成十二指肠大乳头,黏膜本身则形成瓣膜样皱襞。当括约肌收缩时,可使皱襞回缩或聚合,以此防止十二指肠内容物反流,同时对壶腹的开口大小也起到一定的调控作用。

2. 胆总管括约肌 是位于胆总管末端的环形肌。该肌纤维的存在,使管壁明显增厚,而管腔相对狭窄,因此在胆道造影中可见有生理性的狭窄切迹。胆总管括约肌具有较强的扩张性,收缩时可关闭胆总管的下端。

3. 胰管括约肌 位于胰管末端,肌纤维较弱。该组括约肌可部分或完全缺如。

(六)胆管血液供应

肝内胆管、动脉及门静脉同行于 Glisson 鞘内,胆管的血液供应全部来自于动脉,由肝动脉发出分支达胆管,并在胆管的外层相互吻合形成以胆管为轴心的胆管周围血管丛,然后由输出静脉支汇入伴行的门静脉或直接进入肝窦。因此,肝内胆管的血供全部来自于伴行的动脉。

Glisson 鞘结缔组织的血供也来自肝动脉形成的门管区血管丛,肝门部胆管血供则来自左、右肝动脉的分支。

(七)肝-胆道的神经支配与淋巴引流

1. 神经支配 肝及胆道系统受自主神经支配,神经纤维从肝蒂进入肝门,随血管分布至肝内,胆道的神经支配如同消化道脏器,也有外源性神经和内源性神经支配。

(1)外源性神经支配:支配胆囊和胆管系统的外源性神经为自主神经系统,副交感神经来自迷走神经,交感神经则来自左、右腹腔神经节,其节前纤维来自左、右交感神经干上第7～10胸神经节。迷走神经的前干约在胃贲门水平向肝门方向发出肝支,支配胆道和胰腺;左、右迷走神经干分支至腹腔神经节,通过腹腔神经节,与交感神经纤维交织在一起,组成肝前神经丛和肝后神经丛,肝前丛围绕着肝动脉,肝后丛则靠近门静脉及胆管。肝前神经丛、肝后神经丛随着肝门管道结构进入肝内。胆道也富含传入神经纤维,大部分是经内在神经核迷走神经而达胆道,少部分传入神经是经右膈神经。

(2)内源性神经支配:胆囊及肝外胆管壁内有内源性神经丛,这和肠管的内源性神经丛相一致。在胆道内有两个神经丛,分别位于上皮下和肌肉内。神经节丛的神经细胞均呈胆碱酯酶阳性反应,属副交感神经系统,而交感神经纤维则来自胆道以外的交感神经节。用放射免疫组织化学方法亦测出胆囊及胆管的内在神经丛中含有多种肽能神经纤维,如P物质、脑啡肽、生长抑素、铃蟾肽(蛙皮素)等免疫活性多肽神经。内源性神经支配在协调胆道的生理功能上可能起一定作用。

2. 肝-胆道的淋巴引流　肝的淋巴引流可经第一肝门和第二肝门出肝。肝淋巴系统分为深、浅两部分。肝的浅组淋巴系统是分布在肝表面的纤维结缔组织层,在腹膜层的覆盖之下,淋巴的走向呈多级化沿肝周分散进入膈肌裂孔、腔静脉裂孔、胃左动脉贲门旁、膈动脉及腹腔动脉的淋巴结群。

深淋巴组主要随肝内肝静脉分支至下腔静脉,上行经腔静脉裂孔至膈肌的膈中淋巴结;另一组反方向随门静脉分支下行至肝门部淋巴结。肝的浅组淋巴系统与深组淋巴系统之间又相互沟通,引流肝的绝大部分的淋巴液。

3. 胆囊及肝外胆管淋巴引流　胆囊管的淋巴结恒定存在于75%～100%的人中,主要引流胆囊前面的淋巴液。在胆囊三角处的浆膜下淋巴管网与来自肝的淋巴管网广泛沟通。从胆囊到达肝十二指肠韧带的主要淋巴引流有以下几种途径。

(1)胆囊-胰腺后途径:淋巴引流沿肝十二指肠韧带右缘下降至胰头的后面,该途径被认为是首要的径路。

(2)胆囊-腹腔结途径:淋巴引流至肝十二指肠韧带左缘,达肝动脉淋巴结乃至腹腔动脉淋巴结。此途径经过肝十二指肠韧带的右、内、左淋巴结组。

(3)胆囊-肠系膜途径:淋巴引流经肝十二指肠内淋巴结组下行至胰腺后肠系膜上动脉根部的淋巴结。

肝十二指肠韧带上的淋巴结可以分为5组,彼此之间有着广泛的联系。

①右侧组淋巴结:从胆囊前面收集淋巴管沿胆总管下行至十二指肠的第1、2段交界处,进入胆总管右侧的淋巴结(胆总管淋巴结),此淋巴结比较恒定,来自肝胆系统的淋巴引流均汇至此淋巴结,故为右侧组的关键性淋巴结。部分的淋巴引流经过小网膜游离缘的淋巴结,称为小网膜孔淋巴结。

②前组淋巴结:接受来自肝门、十二指肠第1段和胃右动脉供应区的淋巴引流,在肝十二指肠韧带的左前缘,并沿肝固有动脉走向。

③内组淋巴结:在肝十二指肠韧带的深部,沿门静脉的前方向左侧,达到腹腔动脉和肠系膜上动脉处淋巴结。

④左侧组淋巴结:从第一肝门至沿肝总动脉的淋巴结,经过肝固有动脉左侧的淋巴结组。

⑤后侧组淋巴结:从第一肝门至门静脉后淋巴结走向的途径。

(侯敬申　焦兴元　何晓顺)

第二节　胆道系统的生理学研究进展

一、胆汁的生成

肝与胆管持续地生成胆汁，正常人平均每天分泌胆汁的量为 $800\sim1\,000ml$，即每小时为 $30\sim40ml$。

一般来说，胆汁的分泌可分为两个阶段：第一阶段，肝细胞分泌的胆汁先储存在胆小管中，肝胆汁的溶质成分主要包括胆酸、胆固醇和其他有机物。第二阶段，胆汁由胆小管、经小叶间隔膜排入终末胆管、大导管，最终到达肝导管和胆管。在第二阶段中，导管的上皮细胞可分泌 Na^+ 和 HCO_3^- 进入胆汁，大大增加了胆汁的总量。此后，胆汁或被直接排入十二指肠，或流入胆囊。因此，胆汁按其来源包括肝细胞性胆汁和胆管性胆汁；就其形成机制可分为胆汁酸依存性与非胆汁酸依存性两部分。胆汁酸依存性胆汁是指由于肝细胞主动分泌胆汁酸，导致水分被动转运而生成的胆汁；胆汁酸非依存性胆汁的生成则不取决于胆汁酸，大部分与电解质，尤其是 Na^+ 通过 cAMP 的作用而传递。

胆管胆汁是指由细胆管分泌的胆汁，它是一种由水和 NaCl 及 $NaHCO_3$ 等电解质为主要成分的胆汁，约占总胆汁量的 $1/4$，属于胆汁酸非依存性胆汁，受促胰液素及其他胃肠道激素调节。当食物尤其是高脂质及高蛋白质饮食进入十二指肠后，通过上述激素的作用，使细胆管内出现 HCO_3^- 的主动转移而引起胆管胆汁的显著增加。这种利胆效应，除了电解质形成的渗透压梯度外，可能还有含水量较高的细胆管胆汁对肝细胞性胆汁的稀释，使其中的微胶团质粒变小或使结合的胆汁酸转变为单体从而提高渗透压；另一方面，若肝细胞分泌入毛细血管内的胆汁所含的胆汁酸量很低时，细胆管可以通过对水

分的吸收，使之含量提高。这种吸收甚至可达容量的 $1/2$，显示细胆管对肝胆汁具有修饰作用。

（一）经肝细胞生成的胆汁

肝由大量肝细胞组成，每个肝细胞犹似一个具有多种功能的分泌单位。肝窦内血液中的溶质和水分，可以有两条路径形成胆汁：一是经肝细胞基侧膜（又称窦侧膜或血窦面）进入肝细胞，而后通过细胞器的处理，经顶侧膜进入毛细胆管；另一条途径是通过两个肝细胞之间的间隙，即细胞旁路（paracellular pathway）进入毛细胆管。

经肝细胞生成的胆汁主要涉及 3 个环节。

1. **运送溶质到肝细胞**　这一环节包括溶质在肝窦内血液的运行及通过肝窦内皮细胞。

（1）肝的血供：肝接受肝动脉与门静脉的双重血液供应。来自肝动脉的血液，进入肝的微循环后，胆汁系统首先得到灌注，因此当动脉供血障碍时，先导致胆管系统受损。作为肝实质基本单位的肝腺泡，其血液供应主要来自门静脉。两部分血液汇合后，经肝末端静脉（中央静脉）离开腺泡。位于小叶外周也即腺泡中央的肝细胞（Rappaport Ⅰ 区）首先受到血液灌注，而靠近中央静脉（Ⅲ区）也即腺泡外周的肝细胞则最后受到灌注，介于其间的肝细胞为 Ⅱ 区。当肝的血液供应减少时，由于肝窦内的血量和灌注压降低，可以引起胆汁分泌减少，而这种变化又以肝细胞的分区而异。

用放射自显影及特殊染色法的研究显示，位于 Ⅰ 区的肝细胞摄取的溶质要比 Ⅲ 区的多，存在着小叶梯度。有人认为，不同区带的肝细胞膜的体积并无差异，而是由于血液

内的溶质浓度随着血液流动而渐次降低所致。也有人指出，Ⅰ区肝窦的表面积与体积关系要比Ⅲ区的大，与溶质接触面广，因此该区肝细胞对溶质的摄取多，形成的胆汁也多。扫描电镜观察到靠近汇管区的毛细胆管口径要比中央静脉的宽，表明不同区肝细胞在胆汁生成中的结构差别。在胆汁酸的摄取、转运及其依存性胆汁的分泌上也存在着这种小叶梯度。试验证明，胆汁酸被肝细胞摄取的速度与其在肝窦和门静脉血内的浓度成正比。当肝窦内溶质浓度不高时，越靠近Ⅰ区中央的肝细胞对溶质摄取的比例越高，向毛细胆管内排出的溶质也较Ⅲ区者的多。而当溶质浓度增加时，则周围肝细胞也可得到充分的摄取与分泌。值得指出的是，肝细胞内各处的阻力并不均一，动脉血也可偶尔或间歇地直接进入Ⅱ区及Ⅲ区。因此，这些区带的血供及胆汁生成情况，也处于动态变化中。有实验表明，当用 $40\mu mol$ 的牛磺胆酸给大鼠肝灌流 1h 后，其胆流量可增加 40%，此时Ⅲ区的毛细胆管口径量和胆流量均与Ⅰ区者相似。另外还有实验指出，若用丙烯醇选择性地破坏Ⅰ区肝细胞，Ⅲ区的肝细胞仍保持着胆汁酸的转运与相应的胆流量；若用溴化苯选择性地破坏Ⅰ区肝细胞，则Ⅲ区的肝细胞虽仍保持着对胆汁酸的清除力，但胆流量减少。从而提示Ⅰ区肝细胞产生的主要是胆汁酸依存性胆汁，而Ⅲ区的主要为非胆汁酸依存性胆汁。有人认为这种差异的生理性意义，可能是Ⅲ区生成的胆汁，可以对来自Ⅰ区含有高浓度溶质的胆汁起稀释与调整作用，通过两者的协调补充，从而得以维持合适的胆流。

(2)肝窦内皮细胞：其细胞膜有很大的空隙，血液内的许多溶质可以经由这些细胞空隙通过细胞膜；加上内皮细胞表面有许多微绒毛突入管腔，更增加了转运的面积。有研究指出，当肝静脉压稍有升高，就可产生淋巴液，其组成犹似血浆，此时血浆成分能更自由

地通过狄氏腔。上述两者可喻之为胆汁生成的基础。

2. 肝细胞在胆汁生成中的作用　肝细胞自肝窦的血液内摄取的各种物质，通过载体系统进入细胞内，经处理后又以胆汁的成分分泌排入毛细胆管。有不少溶质曾被用来研究胆汁分泌的情况，其中介绍较多的有胆汁酸、胆红素、靛氰绿(ICG)、酚四溴钠(BSP)以及一些临床诊断用的阴离子物质。每种溶质均有其最大的摄取速度及饱和度。在某些有机阴离子之间，存在着与肝细胞膜载体竞争性结合的情况，例如在牛磺胆酸与 BSP 之间存在着竞争性抑制，但胆汁酸并不干扰肝细胞对 ICG 的摄取；又如去氧胆酸与胆红素之间也存在着竞争性抑制关系，而 ICG 和胆红素对肝细胞摄取胆汁酸则并无影响。这些事例表明肝细胞膜对上述胆汁成分的摄取可能存在着比较复杂而不是单一的运载系统。有些研究还指出，结合型溶质与肝细胞膜载体系统的亲和力较大，容易经膜转运。结合型的 BSP 和胆汁酸在血浆里的清除率以及呈现在胆汁中的含量，均反映了上述特征。

(1)肝窦侧细胞膜(窦侧膜)对胆汁成分的摄取：窦侧膜是能进行两侧物质交换的膜结构，约占整个细胞膜的 37%。由肝细胞制造的清蛋白、脂蛋白及一些凝血因子，由此进入肝窦；在血浆中与清蛋白结合较紧的胆红素、BSP 及结合较松的胆汁酸则经窦侧膜进入肝细胞。窦侧膜上具有许多不规则的微绒毛增加了交换面积，而肝窦内皮细胞的孔隙则为血浆蛋白的直接通过提供了孔道。窦侧膜主要由蛋白质及脂质组成，后者包括糖脂、磷脂及主要为胆固醇的中性脂肪。磷脂的亲水头端由膜的外面伸入血窦，其疏水端则朝向膜的内面，磷脂分子之间有一定的孔隙，它们为细胞两侧的物质交换提供了结构基础。

近年来运用细胞化学、酶标技术等技术所进行的研究证实，在窦侧膜上存在着摄取胆汁酸及其他阴离子的受体，行使着主动转

运这些溶质的作用,它们又与 Na^+ 的转运密切有关。一些资料指出,窦侧膜存在着大量的 Na^+-K^+-ATP 酶。肝细胞对胆汁酸的摄取与跨膜钠梯度,也即通过钠泵活动所造成的细胞内外 Na^+ 浓度梯度,是肝细胞摄取胆汁酸的必要条件。如用锂或其他阳离子代替钠,就可抑制肝细胞对胆汁酸的摄取。有资料指出,胆汁酸是与钠以耦联的形式进行跨膜转运的,凡是影响钠泵的因素,也可同时影响胆汁酸的转移;另一方面,肝窦血中胆汁酸的浓度,在一定程度上又有调节 Na^+-K^+-ATP 酶活性的作用。当胆汁酸浓度增高时,细胞膜上 Na^+-K^+-ATP 酶的活性也增高;用蛋白质合成抑制药则可阻止之;但若胆汁酸浓度过高,则可使该酶的活性受到抑制。有人认为这可能是机体的一种适应性保护反应,以免因胆汁酸摄取过多而造成对细胞的损伤。

(2)胆汁成分在肝细胞内的转运:可能涉及连接蛋白及细胞器等部分。

①连接蛋白:是一种相对分子质量为 44kDa 的蛋白质,其含量约占肝细胞总蛋白的 5%。实验表明,胆红素、类固醇激素、一些诊断用的燃料,以及许多药物均可与之连接,但各自的亲和程度不一,其中胆红素与其的亲和性最高。这种蛋白质具有谷胱甘肽-硫-转移膜的活性,在肝细胞对溶质的摄取、结合以及排出等各方面均具有重要意义,有人称之为细胞内的清蛋白。通过它与药物以及其他溶质的结合,可以免除这些物质对肝细胞的损害。令人感兴趣的是,胆汁酸并不与 Ligadin 结合,表明肝细胞内存在着远非单一的运载系统。进一步的研究指出,肝细胞中存在着另一种运载甾类的蛋白质,其相对分子质量约为 16kDa,它对胆固醇和胆汁酸的转运与合成有重要作用。另有资料报道,在大鼠肝中存在着一种相对分子质量为 26.5kDa 的蛋白质,它广泛分布于胞质、微粒体及线粒体中,具有连接、转运胆固醇的功能。

②细胞器:胆汁成分在肝细胞内要经历生物转化、结合、分泌等多种处理,因此有许多细胞器参与胆汁生成活动。笼统地讲,细胞内的微观系统、微丝及微粒体分别与胆汁成分的生成、处理与排泌有关。众所周知,甾体类物质的代谢,如胆固醇的酯化、胆汁酸的生成以及胆汁酸的酯化、脂蛋白和糖蛋白的生成都是在滑面内质网内进行的,但内质网在胆汁生成中的具体作用还不清楚。已知巴比妥类药物可以使大鼠的内质网增生,同时可以引起胆汁酸非依存性胆汁的分泌。一般认为,由内质网、高尔基复合体及溶酶体组成的肝细胞分泌器,在胆汁的生成中具有甚为密切和更为直接的关系。实验表明,进入肝细胞的各种有机阴离子,如造影剂、诊断用的染料、色素以及 BSP、ICG 等都要经过高尔基复合体的处理后,才排入胆汁。当胆汁分泌加强时,高尔基复合体的小泡明显增大、增多,并在邻近毛细胆管的周围部位出现小泡。从而提示胆汁成分由高尔基分泌器进入毛细胆管,可能是一个出胞过程。从胆汁中检测出酸性水解酶反映了这一分泌有溶酶体的参与。

3. 毛细胆管对胆汁成分的分泌 毛细胆管是由相邻的两个肝细胞的顶侧膜所组成的一个腔隙,该侧膜约占细胞膜的 13%。就成年人而言,其总面积约达 $10 m^2$,比肾的毛细血管网的滤过面积大 6 倍以上。毛细胆管膜表面有许多指状突起伸入管腔,称为微绒毛,是胆汁成分进入毛细胆管腔的交换面。毛细胆管两端由连接复合体缄封,在正常情况下,阻止了一些大分子物质在毛细胆管与血窦之间的流通,构成了所谓的胆血屏障。存在于毛细胆管周围的微丝,围绕毛细胆管组成一层网,有些还伸入微绒毛中,作为细胞的骨架,维持毛细胆管的构型。由于微丝的节律性舒缩,对胆汁的分泌、排出可能具有驱动作用。

毛细胆管的腔隙仅 $0.5\sim1.0\mu m$，迄今尚无通过微穿刺取得其中的胆汁。通常由肝外和（或）肝内胆管取得的胆汁，实际上是肝细胞分泌的毛细胆管胆汁与胆管胆汁的混合物。有关毛细胆管胆汁的生成情况，一般采用溶质清除率的方法进行测算。赤藓醇及甘露醇是两种常用的试剂，它们都是水溶性物质，由于肝对之有屏障，也不被胆道分泌和吸收，因此可以此区分由毛细胆管分泌的肝细胞性胆汁和由细胆管分泌的胆汁量。根据赤藓醇在胆汁和血浆中的浓度比（B/P）进行分析：人和豚鼠的细胆管胆汁中含有较多的水分，其赤藓醇的 B/P 值<1.0；而大鼠的接近1.0；犬在摘除胆囊后，胆汁中的水分由细胆管进行吸收，其 B/P 值>1.0。一些资料指出，胆汁成分在细胆管里进行着近似于水一样的纯转运（net transfer），将总胆汁量×B/P值就是赤藓醇的清除率，也即毛细胆管分泌的胆汁量。给犬或豚鼠注射促胰液素时可见明显的利胆效应，此时赤藓醇的清除率无增加，表明这是细胆管性的利胆现象。在人体进行的研究显示，毛细胆管对赤藓醇的清除值在 24h 的总量平均约 450ml，相当于总胆汁量的 3/4。

研究还表明，毛细胆管胆汁的生成机制与肾小球滤过不同，不是取决于静水压而是由于肝细胞对某些溶质的主动转运所形成的毛细胆管内的渗透压效应。一系列的研究指出，由毛细胆管分泌的胆汁，同样是一种具有载体中介的溶质浓度梯度平衡及电化学梯度平衡的过程，存在着饱和上限和竞争性结合等特点。例如，随着胆汁酸或其他阴离子经载体的主动转运，由于渗透压梯度使水被动弥散入毛细胆管而生成肝胆汁。进入毛细胆管的胆汁酸或其他阴离子，当其达到一定浓度后，可以结聚形成胶粒。由于渗透压取决于溶质分子的数量，结聚后相对分子质量变大而数量减少，通过这一特点，从而使多量的胆汁酸溶存于胆汁中而不致出现像单体那样

大量利胆的效果。试验证明，上述阴离子等在胆汁中绝大部分为胶粒结聚形式，以单体存在者不到 5%，很可能这也是经胆汁排出大量阴离子溶质的重要机制之一。如前所述，在胆汁成分的转运过程中，各种阴离子之间存在着甚为复杂的关系。如胆汁酸的分泌仅具抑制效应。因此，在运用这些物质进行诊断或治疗时，需要注意对胆汁酸代谢的影响。有一种基因突变的 Coriedale 羊，它们的胆汁酸代谢是正常的，但在经胆排除 BSP 及造影剂碘泛酸时却呈现缺陷；有 Dubin-Johnson 综合征的患者则在排出胆红素方面也存在着基因缺陷。从而提示对于不同性质的溶质在毛细胆管膜上也可能存在着不同的排泄途径。

综上所述，溶质进入肝胆汁是一个多步骤过程，涉及摄取、转运、细胞内传送和改造以及毛细胆管分泌等，可以自结合、合成、分泌、排出等各个环节上遭受影响。摄取与分泌均是有载体中介的饱和过程。溶质在细胞内的传送，有连接蛋白及微管、微丝、滑面内质网及高尔基复合体等各种细胞器的参与，而各种溶质之间的互相影响，也是关系到溶质进入胆汁的重要因素。

（二）经肝细胞旁路生成的胆汁

肝细胞旁路是胆汁生成的另一条重要途径，这一通路介于毛细胆管与肝窦之间，其间由复合连接将之分开。试验证明，除非由于过高的静水压破坏这种结构，否则向胆道或门静脉内注射一些大分子物质，不会在毛细胆管和肝窦之间直接沟通。这一屏障也具有一定的通透性，可以通过渗透性梯度而使水与电解质由此进行弥散交换。一些研究指出，蔗糖、葡萄糖等物质在肝细胞内的转运很慢，但在静脉注射或摄食后可以很快地出现于胆汁中并且取得平衡，从而提示肝细胞旁路可能是这类物质进入胆汁的主要途径。一系列放射性核素标记物进行大鼠离体肝灌流，分析它们在胆汁中的出现情况，结果发

现,几种阴离子的胆血屏障程度依次为锂＞钠＞钾;阴离子则为硝酸根＞氯离子＞醋酸＞硫酸。表明上述离子虽均可通过符合连接,但其屏障的程度因不同的离子而异。实验还发现,动物在接受胆酸后,可以引起肝细胞复合连接处的通透性发生改变;在遭受利胆刺激后,在符合连接附件的肝细胞膜可见小泡样内陷;另外,当用毒蕈碱影响肝细胞膜的微丝时,则可使复合连接的通透性明显增强而影响胆汁生成。

至于肝细胞旁路胆汁生成的机制,迄今所知尚少。目前认为由肝细胞向毛细胆管分泌的胆汁,无论其和胆汁酸依存与否,都含有较多的阴离子。由于渗透压及电化学梯度,使 Na^+ 等阳离子及水分子相继通过复合连接弥散入毛细胆管,以保持渗透压平衡及电荷的中和反应,从而构成胆汁成分。

二、胆汁的性状及其主要成分

胆汁是肝细胞和胆管的分泌物,它是一种弱碱性、透明的胶态液体,由于所含的胆汁色素不同而呈不同的色泽。一般来说,肝胆汁(hepatic bile)是从肝初分泌的胆汁,呈金黄色或橘黄色,稀薄、偏碱;肝胆汁进入胆囊后,胆囊壁吸收胆汁中的一部分水和其他一些成分,并分泌黏液进入胆汁,从而形成胆囊胆汁(gallbladder bile)。胆囊胆汁因经浓缩而颜色变深,并因 HCO_3^- 被吸收而呈弱酸性。

胆汁的成分较复杂,主要成分为水,其主要溶质除了与血浆成分相似的电解质、蛋白质等外,还有大量经肝生物转化等处理后的经胆排泄物。其中有些是被扬弃的代谢终产物或有害物质;另有一些胆汁成分则进入肠道后参与食物消化吸收等生理活动;有不少成分还具有肠肝循环的特点。胆汁成分中在临床上受到重视的溶质有胆汁酸盐、胆色素、胆固醇、磷脂、脂肪酸以及胆汁中的各种电解质和酶(如碱性磷酸酶、亮氨酸氨基转肽酶、乳酸脱氢酶、γ 谷氨酰转肽酶等),胆囊可将肝胆汁浓缩 5～10 倍。浓缩时,90% 的水及部分电解质被吸收,钠及胆汁酸的浓度升高,钾与钙的含量亦略增加,而氯及重碳酸盐则减少(表 1-1)。

表 1-1 正常人胆汁的性状和组成百分比

	肝胆汁	胆囊胆汁
比重	1.009～1.013	1.026～1.032
pH	7.1～8.5	5.5～7.7
水	96～97	80～86
固体成分	3～4	14～20
无机盐	0.2～0.9	0.5～1.1
黏蛋白	0.1～0.9	1～4
胆汁酸盐	0.2～2	1.5～10
胆色素	0.05～0.17	0.2～1.5
总脂类	0.1～0.5	1.8～4.7
胆固醇	0.05～0.17	0.2～0.9
磷脂	0.05～0.08	0.2～0.5

(一) 胆汁酸

胆汁酸是胆汁中主要的脂质成分之一,约占固体总重量的 53%。由胆固醇在肝细胞微粒体上经多个酶促作用转化而成。

1. 胆汁酸的分类 胆汁酸按其结构可分为两类:一类是游离胆汁酸(free bile acid),包括胆酸(cholic acid)、脱氧胆酸(deoxycholic acid)、鹅脱氧胆酸(chenodeoxycholic acid)和少量石胆酸;另一类是上述胆汁酸分别与甘氨酸和牛磺酸结合的产物,称为结合胆汁酸(conjugated bile acid),主要是甘氨胆酸、牛磺胆酸、甘氨鹅脱氧胆酸和牛磺鹅脱氧胆酸。若按胆汁酸的来源分类,也有两类,由肝细胞合成的胆汁酸称为初级胆汁酸,包括胆酸、鹅脱氧胆酸及其与甘氨酸和牛磺酸的结合产物;初级胆汁酸在肠管中受细菌作用生成的脱氧胆酸和石胆酸及其在肝中生成的结合产物称为次级胆汁酸。

人胆汁中的胆汁酸以结合型为主,其中甘氨胆酸的量多于牛磺胆酸的量。胆汁中的初级胆汁酸与次级胆汁酸均以钠盐或钾盐的形式存在，即胆汁酸盐，简称胆盐。

2. 胆汁酸的代谢

（1）初级胆汁酸的生成：肝细胞以胆固醇为原料合成初级胆汁酸，这是肝清除胆固醇的主要方式。肝细胞合成胆汁酸的反应步骤较复杂，催化各种反应的酶类主要分别分布于微粒体和胞液。胆固醇首先在胆固醇 7α-羟化酶的催化下生成 7α-羟胆固醇。后者向胆汁酸的转化包括固醇核的还原、羟化、侧链的断裂和加辅酶 A 等多步反应，最后生成具有 24 碳的初级胆汁酸。正常人每日合成 1～1.5g 胆固醇，其中约 40% 在肝内转化为胆汁酸。胆固醇 7α-羟化酶是胆汁酸合成的限速酶，而 HMG-CoA 还原酶是胆固醇合成的关键酶，两者同时受胆汁酸和胆固醇的调节。进入肝的胆汁酸同时抑制这两种酶的活性；高胆固醇饮食在抑制 HMG-CoA 还原酶的同时，增加胆固醇 7α-羟化酶基因的表达，从而提高此酶的活性。糖皮质激素、生长激素可以提高胆固醇 7α-羟化酶的活性。甲状腺激素可使该酶的 mRNA 合成迅速增加，人们认为这是甲状腺激素降低血浆胆固醇的重要原因。

（2）次级胆汁酸的生成与肠肝循环：进入肠道的初级胆汁酸在协助脂类物质的消化吸收后，在回肠和结肠上段细菌的作用下，结合胆汁酸水解释放出游离胆汁酸，并进而发生 7-位脱羟基，形成次级胆汁酸。即胆酸转变成脱氧胆汁酸，鹅脱氧胆酸转变成石胆酸。排入肠道的胆汁酸（包括初级、次级、结合型与游离型）中约 95% 以上被重吸收。其中以回肠部对结合型胆汁酸的主动重吸收为主，其余在肠道各部被动重吸收的胆汁酸经门静脉入肝，被肝细胞摄取。在肝细胞内，游离胆汁酸被重新合成为结合胆汁酸，与新合成的结合胆汁酸一同再随胆汁排入小肠。这样形成胆汁酸的"肠肝循环（enterohepatic circulation）"（图 1-7）。人体每天进行 6～12 次肠

肝循环，从肠道吸收的胆汁酸总量可达 12～32g。由于肝每天合成胆汁酸的量仅 0.4～0.6g，肝、胆的胆汁酸池共 3～5g，即使全部倾入小肠也难满足饱餐后小肠内脂类乳化的需要。因此，肠肝循环可以弥补肝合成胆汁酸能力的不足和满足人体对胆汁酸的生理需要。

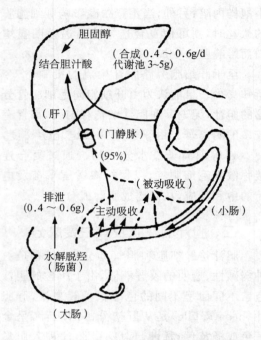

图 1-7　胆汁酸的肠肝循环

未被肠道吸收的小部分胆汁酸在肠道细菌的作用下，衍生成多种胆烷酸的衍生物并由粪便排出，每日的排出量与肝合成的胆汁酸量相当。经肠肝循环回收入肝的石胆酸在肝中主要被硫酸化，生成石胆酸的硫酸酯，后者不能被肠道重吸收，从粪便中排出。

3. 胆汁酸的功能

（1）促进脂类的消化与吸收：胆汁酸分子内部既含有亲水性的羟基和羧基，又含有疏水性的甲基和羟核，而且羟基和羧基的空间配位又全是 α 型，所以胆汁酸的立体构型具有亲水和疏水两个侧面，能够降低油/水两相之间的表面张力。胆汁酸的这种结构特性使

其成为较强的乳化剂,使疏水的脂类在水中乳化成只有 $3\sim10\mu m$ 的细小微团,既有利于消化酶的作用,又有利于吸收。

(2)抑制胆汁中胆固醇的析出:部分未转化的胆固醇由肝细胞分泌入毛细胆管,储存于胆囊。由于胆固醇难溶于水,胆汁在胆囊中浓缩后胆固醇较易沉淀析出。胆汁中的胆汁酸盐与卵磷脂可使胆固醇分散形成可溶性微团,使之不易结晶沉淀。若肝合成胆汁酸的能力下降,消化道丢失胆汁酸过多或肠肝循环中肝摄取胆汁酸过少,以及排入胆汁中的胆固醇过多,均可造成胆汁中胆汁酸、卵磷脂与胆固醇的比值下降($<10:1$),易引起胆固醇析出沉淀,形成结石。

(二)胆固醇

机体内的胆固醇主要来源于食物,也有一部分体内合成。食物中的胆固醇并不完全被吸收,而且有一定的限度,其吸收率约为 40%,最大吸收量为 $600mg/d$,少数人可达 $1g/d$,随个体及食物中的含量而定。当食物胆固醇含量很高,其吸收率则趋向减少,如摄食胆固醇达 $29g/d$ 时,吸收率可降到 12%(约 $340mg/d$),这种吸收的有限性可能是机体的一种保护性机制。体内合成胆固醇约 $0.9g/d$。肝及肠是其主要的合成场所,也是维持体内胆固醇自稳状态的调节器官。胆固醇在血浆、肝及胆汁中的含量保持着动态平衡。

(1)胆汁中的胆固醇:胆固醇占胆汁固形成分的 $3\%\sim11\%$,除少量胆固醇酯外,主要为游离型胆固醇。正常时肝分泌到胆汁中的胆固醇量,依存于胆汁酸的分泌量。当胆汁酸的分泌量$>5\mu mol/min$ 时,两者呈直线相关,但在胆汁酸分泌减少时,这种线形关系就消失,表现为胆固醇分泌量的迅速增加。胆固醇是疏水物质,它所以能溶于胆汁,有赖于与胆汁酸和卵磷脂形成的混合胶团。当胆汁中的胆汁酸含量减少或胆固醇含量增高时,就可以影响胆固醇在水相中的溶存。实验表明,给兔喂食高胆固醇饮食可使胆汁中胆固醇的含量增高。人在饥饿时(空腹时),胆汁分泌减少而胆固醇的含量却显著升高。业已证明,晚间分泌的胆汁是胆固醇过饱和的胆汁,其内的胆固醇呈液晶状态。在胆汁酸分泌相同的情况下,肥胖者胆汁内胆固醇的含量要比普通人大 1 倍,肝胆汁中的胆固醇呈过饱和状态,有形成与析出结晶的趋向,但未能证实它们存在着从液晶到晶体形成前的不稳定的渐变状态。

(2)胆固醇的肠肝循环:胆汁中的胆固醇与血浆内的不同,几乎全部是未酯化的。进入肠道后与酯化者相混合,后者包括来自食物、小肠分泌及脱落的肠黏膜上皮细胞的胆固醇。肠腔内的胆固醇被胰液胆固醇脂酶水解,而增大了游离(醇性)胆固醇的量。肠内的胆固醇被吸收后,即与小肠上皮细胞内的胆固醇相混合,大部分再酯化,以微乳糜方式释入肠淋巴而返回肝。肠内的胆汁酸量与肝合成胆固醇之间存在着某种负反馈机制。当肠内胆汁酸减少时,肝和肠内胆固醇的合成加强;相反则合成减少。肠内胆固醇的吸收增加,可以抑制肝细胞 HMG-CoA 还原酶的活性,但对肠黏膜合成胆固醇并无明显影响,因此在摄食高胆固醇饮食时,肠道成为体内胆固醇的主要来源,此时胆汁内的胆固醇含量及经粪便的排出量均相应增多。

(三)胆色素

胆色素是胆绿素、胆红素及粪(尿)胆原与粪(尿)胆素等一类化合物的总称,主要是血红蛋白的代谢产物,属体内代谢废物,目前尚未发现其有何生理功能。胆色素的代谢涉及多个器官、多个环节。

1. 胆红素的来源　正常人的胆红素约 80% 来自衰老而被脾、骨髓、肝中单核-巨噬细胞破坏和清除的红细胞,20% 来自无效造血释出的血红蛋白及其他含铁卟啉的化合物(如肌红蛋白、过氧化氢酶、过氧化物酶及细胞色素等)的降解。后者因不是来源于衰亡的红细胞,故被称为"旁路胆红素",它可以通过喂食带标记的血红素前身物如甘氨酸后较快地在粪便中测出,所以又有"早期标记的胆色素"之称。正常人每天有 6～7g 血红蛋白被分解,由此可生成胆红素 220～250mg,加上其他来源的胆红素为 20～40mg,故每天总生产量为 250～300mg。在溶血性疾病时,由于大量红细胞的破坏,可使胆红素的产生明显增多。

2. 胆红素在血浆中的运输　经上述途径产生并释放到血液的胆红素是游离的,未经肝细胞代谢转化的胆红素,称为未结合胆红素或非酯型胆红素。这种胆红素在凡登白试验中呈间接阳性反应,所以又称间接胆红素。其特点为脂溶性,易透过生物膜对组织细胞产生毒性作用,但因其在释入血液后即与血浆清蛋白形成复合体,因而增加了在血浆中的溶解度,有利于运输,同时又限制了这种胆红素自由透过生物膜的能力。这种复合物相对分子质量较大,不能透过肾随尿排出,所以尿中不出现非酯型胆红素。在正常情况下,1 个分子的清蛋白可以结合 2 个分子的胆红素,因此胆红素在血液内的转运情况取决于:①胆红素在血液中的浓度;②血浆清蛋白含量及其利用量;③肝的血流量及血液流动情况。当血浆清蛋白相对或绝对减少,引起胆红素在血浆中的运输障碍,血液中以游离状态存在的非酯型胆红素增加,当其透过生物膜,即对组织细胞产生毒性作用。

3. 胆红素在肝内的代谢　肝在胆色素的代谢中起着非常重要的作用,它既是胆红素酯化和排泄的重要器官,又是尿胆原肠肝循环的重要环节。

(1)肝细胞对胆红素的摄取和转运:胆红素在肝细胞内是通过载体介导的体系进行运输,而不是简单的扩散过程。当由血浆清蛋白携带的非酯型胆红素随血液流经肝时,很快被肝细胞摄取,这是因为肝细胞内存在着两种特殊的载体蛋白——Y 蛋白和 Z 蛋白,它们能特异地摄取包括胆红素在内的多种有机阴离子并转运到肝细胞内质网,进行一系列代谢转化。

(2)肝细胞对胆红素的酯化:肝细胞将摄取的胆红素在滑面内质网处,通过一系列酶促反应使之成为酯型胆红素。正常胆汁中酯型胆红素 70％～80％为双葡萄糖醛酸酯,20％～30％为单葡萄糖醛酸酯。双葡萄糖醛酸结合在胆红素的丙酸位置上,成为一个弱的有机酸,带负电荷,故溶于水。最近有人指出,胆红素双葡萄糖醛酸酯的生成涉及两种关键酶,一个是尿苷二磷酸葡萄糖醛酸基转移酶(UDPGT),另一个是胆红素葡萄糖醛酸酯转酯酶。前者催化胆红素单葡萄糖醛酸酯的生成,后者的作用则是将一个胆红素单葡萄糖醛酸酯分子上的葡萄糖醛酸转移到另一个胆红素单葡萄糖醛酸酯分子上,结果产生 1 分子胆红素双葡萄糖醛酸酯及 1 分子非酯型胆红素;非酯型胆红素可被重新酯化,极少部分可与硫酸、甘氨酸、牛磺酸等结合。这些已被结合或酯化的胆红素有结合胆红素、酯型胆红素之称。在凡登白试验中呈直接阳性反应,又称直接胆红素。这种胆红素溶于水,因此很容易通过胆汁从肠道排泄;它不能透过生物膜,故不会造成对脑细胞及其他组织细胞的损害。在正常情况下,血清总胆红素中酯型胆红素仅占 1/5,故尿中一般检测不出,若其在血清中的浓度升高,则可随尿排出。

某些病例情况,如先天性葡萄糖醛酸基转移酶(BGT)缺乏或其活性受抑时,肝细胞对胆红素的酯化功能障碍,可引起非酯型胆红素在血中潴留而导致黄疸。

4. 胆红素在肠中的转变与尿胆原的肠肝循环　酯型胆红素随胆汁排入肠道后,在肠道细菌的作用下,逐步被还原成尿胆原和粪胆原。粪(尿)胆原在肠道下段或随粪便排出后,与空气接触,可被氧化成粪(尿)胆素,成为粪便的主要色素。粪便颜色的深浅与粪胆素的含量有关。

粪(尿)胆原大部分(约80%)从粪便排出;10%～20%被肠道重吸收入血,经门静脉到肝,有部分随胆汁再排回肠道,构成粪(尿)胆原的肠肝循环;仅少量可经肝静脉进入体循环,通过肾随尿排出。

(四)磷脂

1. **胆汁中的磷脂成分及其功能**　胆汁中的磷脂90%以上为亚麻油酰-棕榈油酰型的卵磷脂,主要在肝细胞的滑面内质网内生成;经磷酸甘油酯的甲酰化是形成卵磷脂的另一条途径。体内生成卵磷脂的底物是甘油、葡萄糖及脂肪酸,在其生成过程中的限速步骤尚未阐明。机体每日由肝生成的卵磷脂量为3～6g,绝大部分排入胆汁,占胆汁固体成分的9%～21%,此外还有少量脑磷脂、神经(鞘)磷脂和溶血性卵磷脂。人胆汁中的卵磷脂,其侧链脂肪酸大多是棕榈酯、酸油酸及亚麻酸。胆汁中卵磷脂的含量也受胆汁酸分泌量的影响,而其含量的多少也关系到胆固醇在胆汁中的溶存情况。

卵磷脂具有不对称的极性和非极性区,也是双亲性物质,但它本身在胆汁中的溶解度很低,不能单独形成胶团,然而当它与胆汁酸一起形成混合胶团时,其胶粒性能远比单一者为大。胆固醇在胆汁中的溶存情况与混合胶团的稳定性有关,部分取决于卵磷脂与胆汁酸盐在胆汁中的浓度和比例。1968年,Admirand和Small用三角坐标来阐述胆盐、卵磷脂和胆固醇三者的关系(图1-8),它显示了这三者的最佳比例关系。当胆汁中胆汁酸和(或)卵磷脂降低或胆固醇含量升高,达到一定程度,胆固醇就结晶、析出,这种胆汁就称为胆固醇过饱和胆汁或致石性胆汁。这里的一定程度就是指临界浓度或所谓的胶团区带。在其界内,胆固醇可以稳定地溶存于水相的胆汁中。但有人指出该结果与实际情况有一定距离,因为天然的胆汁是含有蛋白质的胶态溶液,因此蛋白质在此混合胶团中的作用,也必须加以考虑。

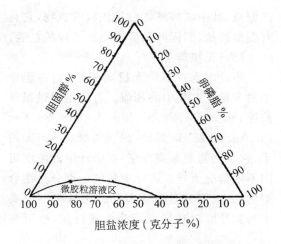

图1-8　Admirand和Small三角坐标

2. **胆汁中磷脂成分的肠肝循环**　内源性卵磷脂随胆汁排入肠道后,与食物中的外源性卵磷脂相混合,在胰磷脂酶的作用下水解成溶血性卵磷脂,被肠黏膜吸收,再乙酰化以乳糜卵磷脂的形式经淋巴进入肝,构成肠肝循环。

胆汁酸是肝合成卵磷脂与分泌其到胆汁的重要调节因素,但卵磷脂的分泌量主要取决于肝的合成情况,因而也就可能受食物中胆碱含量的影响。另外,当脂肪酸底物的饱和情况发生改变时,可影响磷酸甘油酯-胆碱的合成:摄食三酰甘油时可使胆汁卵磷脂的分泌增加,而饥饿则使之减少,从而提示卵磷脂的生成、分泌、经胆入肠,与脂肪的消化和吸收密切相关。

(五)蛋白质

正常人胆汁中的蛋白质量为300～3 000mg/L,犬的为60～400mg/L,其组成成分包括清蛋白、糖蛋白、铁蛋白以及IgG、IgA等多种免疫球蛋白。

胆汁的黏稠性主要是由其中的黏液物质来决定。分析表明,胆汁中大概包含了中性糖蛋白、唾液酸糖蛋白、硫酸糖蛋白和酸性黏多糖。糖蛋白是大分子蛋白,具有数百个共价键,主要的糖基是半乳糖、果糖和N-乙酰己糖氨,其中硫酸糖蛋白是线状有机物,它具有凝聚钙盐、胆固醇和促进晶核形成的性能。

(六)无机离子

胆汁中含有多种无机离子,它们在胆汁中的含量与血浆中的相似。有的是通过胆汁清除,诸如 Cu、Fe、Si、Mu、Zu、Mo、Sn、Cr、Pb、Ag、Al 及 Ba 离子,最受主要的是 Ca 离子,它可由胆囊黏膜分泌,在胆汁中的浓度可因不同情况而异。胆汁中的钙一部分是结合型的,另一部分是超滤型的。胆汁中的钙离子与胆汁酸单独形成可溶性复合物,也可与胆汁酸、卵磷脂形成混合胶团,而使游离的钙离子减少,溶解度增大。肝胆汁中的钙 80% 呈胶团状态,但在胆囊胆汁中呈胶团者仅 50%。当与混合胶团结合者减少时,游离钙增多,其发生沉淀的趋向即增加。当胆囊内的钙含量,由于分泌亢进而增加时,在胆汁 pH 升高的情况下,即可以胆红素钙、碳酸钙、脂肪酸钙或磷酸钙的形式沉淀析出,并与硫酸糖蛋白结合,结聚成块,从而有形成胆石的可能。

(侯敬申　焦兴元　何晓顺)

参 考 文 献

[1] 吴阶平,裘法祖.黄家驷外科学.第 6 版.北京:人民卫生出版社,2000:341-343.

[2] 黄洁夫.肝脏胆道肿瘤外科学.北京:人民卫生出版社,1999:432-434.

[3] 黄志强.黄志强胆道外科.济南:山东科学技术出版社,1998:371-373.

[4] 周宁新.肝胆胰脾外科实践.北京:科学技术文献出版社,2005:147-149.

[5] 施维锦.施维锦胆道外科学.北京:科学出版社,2010:281-284.

[6] 周爱儒.生物化学.第 6 版.北京:人民卫生出版社,2005:121-124.

[7] Lundell K, Wikvall K. Species-specific and age-dependent bile acid composition: aspects on CYP8B and CYP4A subfamilies in bile acid bipsynthesis. Curr Drug Metab, 2010, 9(4): 323-331.

[8] Norlin M, Wikvall K. Enzymes in the conversion of cholesterol into bile acids. Curr Mol Med, 2009, 7(2):199-218.

第2章

胆道肿瘤分子生物学进展

第一节 胆 囊 癌

一、胆囊癌发病中多因素、多步骤和多阶段特点

（一）胆囊癌的致病因素

胆囊癌的病因尚不清楚，临床观察胆囊癌常与胆囊良性疾患同时存在，最常见是与胆囊结石共存。多数人认为胆囊结石的慢性刺激是重要的致病因素。Moosa 指出"隐性结石"存在 5～20 年或以后，发生胆囊癌者占 3.3%～50%。国内大宗资料报道 20%～82.6% 的胆囊癌合并有胆结石，国外报道则高达 54.3%～100%。癌症的发生与结石的大小关系密切，结石直径<10mm 者癌发生的概率为 1%，结石直径 20～22mm 者的概率为 2.4%，结石直径在 30mm 以上者的概率可高达 10%。还有人提出胆囊癌的发生可能与患者的胆总管下端和主胰管的汇合连接处存在畸形有关。因此，畸形致胰液进入胆管内，使胆汁内的胰液浓度提高，引起胆囊的慢性炎症，黏膜化生，最后发生癌变。胆囊癌的病因尚不清楚，可能与以下因素有关。

1. 胆石症与胆囊癌的关系 胆囊癌患者常合并有胆囊结石，其合并率在欧美为 70%～80%，日本为 58.8%，我国为 80%。胆囊癌好发于胆囊颈部，并多发于合并结石时间 10 年以上，故认为胆囊结石与胆囊癌关系密切。结石直径>3cm 者，胆囊癌发病的危险性比直径<1cm 者大 10 倍。有人认为胆石中含有致癌因子，但缺乏确切的证据，且胆石症患者中胆囊癌发生率仅 1%～2%。因此，胆石与胆囊癌之间有无明确的因果关系，目前尚不明确定论。

Strauch 从 18 篇文献中统计发现有 54.3%～96.9% 的胆囊癌合并胆囊结石。Jones 报道约有 75% 胆囊癌伴有胆石。Balaroutsos 等报道胆囊癌病例 77% 伴有胆石。Priehler 与 Crichlow 复习文献报道 2 000 例胆囊癌伴有胆石者占 73.9%。动物实验证明，从胆酸、去氧胆酸、胆固醇制备的甲基胆蒽（methyl- cholanthrene）做成丸剂置入猫的胆囊，可以形成胆囊癌。Lowenfels 认为胆道肿瘤的发生，与这些脏器的梗阻、感染，

致使胆酸转化为更活跃的物质有关。Hill 等在 66.7% 的胆石中发现梭状芽胞杆菌,这种细菌可使胆酸脱氧化后转化为去氧胆酸和石胆酸,两者是与多环芳香碳氢化物致癌因素有关物质。胆石可引起慢性炎症,胆囊钙化的瓷胆囊(procellaneous gallbladder)恶变率高。但是,胆囊结石的长期慢性刺激,是否诱发胆囊癌尚未得到充分的证明,只可以说胆石可使胆囊癌发病率增多。美国印第安人妇女患胆石症 20 年,胆囊癌发病率由 0.13% 上升至 1.5%。Nervi 等应用 Logistic 回归模式计算出胆石患者胆囊癌发生率比无结石者高出 7 倍。

胆囊癌患者中 40%～50% 合并有慢性胆囊炎症。有人研究胆囊切除标本发现,胆囊慢性炎症严重组比不严重组的异型细胞增殖和恶性变的比率高,在非癌部位有很高的肠上皮化生率,在癌灶内有类似肠上皮的肿瘤结构,从而认为肠上皮化生是发生癌变的重要病变。胆囊癌的发生可能是:正常胆囊黏膜→慢性胆囊炎(含结石)→肠上皮化生→分化型胆囊癌(肠型癌)的发生发展过程。

2. 胆囊良性息肉与腺瘤和胆囊癌的关系　在胆囊息肉癌变中多见的是胆固醇息肉,但目前尚未见胆固醇息肉癌变的报道,而胆囊息肉及腺肌增生症则被认为是胆囊癌的癌前病变,大多数学者认为其癌变率是 6%～36%。Sawyer 报道 29 例胆囊良性肿瘤,其中 4 例恶变。他复习了近 20 年文献资料,认为胆囊腺瘤是癌前病变。胆囊腺瘤多单发,有蒂,癌变率约 10%。若合并胆囊结石则癌变的危险性增加。有研究发现,直径＜12mm 者,多为良性腺瘤;直径＞12mm 者,多为恶性病变。所有原位癌和 19% 的浸润癌有腺瘤成分,从而认为腺瘤有癌变的可能。Kozuka 根据组织学研究,提出 5 点证明腺瘤是癌前病变:①组织学上可见腺瘤向腺癌移行;②在恶变的腺癌组织中有腺瘤成分;③随着腺瘤的增大,癌发生率明显增加;④患者的

发病年龄从腺瘤到腺癌有递增趋势;⑤良性肿瘤中有 94% 的肿瘤直径＜10mm,而恶性肿瘤中有 88% 的肿瘤直径＞10mm。

Yamagiwa 及 Tomiyama 研究 1 000 例胆囊的组织学检查,不含胆石者有 4% 肠化生现象,含有胆石症的病例,肠化生者占 30.6%,发育异常者占 69.8%,胆囊癌占 61.1%。36 例胆囊癌的组织中,发育异常与腺瘤分别为 22.2% 与 8.3%。所以,该学者认为胆囊癌是肠化生到发育异常最后至胆囊黏膜癌变。以往认为胆囊腺肌增生症无恶变可能,但近年陆续有胆囊腺肌增生症患者发生胆囊癌的报道,目前已被确认为胆囊癌的癌前病变。

3. 胆胰管合流异常与胆囊癌发病的关系　Kinoshita 及 Nagata 研究证实,胆胰管汇合共同通道超过 15mm 时出现胰胆反流,称为胆胰合流异常。异常胰胆管连接(anomalous pancreaticobiliany ductal union, APBDU)是一种先天性疾病,主胰管和胆总管在十二指肠壁外汇合,这种汇合异常通常被分为两种类型:①胰胆管合流异常(P-C 型),即胰管注入胆总管型;②胆胰管合流异常型(C-P 型),即胆总管注入胰管类型。由于接合部缺少 Oddi 括约肌,造成了两个方面的反流,相应地引起了多种病理改变,现已公认 APBDU 是先天性胆总管扩张的主要原因之一。关于这种异常导致胆系肿瘤高发生率的机制,一般认为胰液反流并淤积于胆囊内能够诱发慢性胆囊炎及肠上皮化生,而肠上皮化生是癌前病变;反流的胰酶和胆汁酸中的去氧胆酸、石胆酸损伤胆囊黏膜上皮,在继发感染、胆汁淤滞、胰蛋白酶抑制因子减少,以及肠激酶刺激等因素作用下逐渐发展为癌。许多学者有报道,内镜逆行胆囊-胰腺造影术(ERCP)检查发现胆囊癌患者中,有 16% 合并胰-胆管汇合部畸形。Kimura 等报道 96 例胆囊癌患者经造影证实 65 例胆胰管合流异常,同时观察 65 例胆胰合流异常者,

16.7%合并胆囊癌,对照组641例胆胰管汇合正常者,胆囊癌发生率为8%。另一组报道胆胰管合流异常者,胆囊癌发生率为25%,正常汇合组635例,胆囊癌发病率为1.9%。

4.Mirizzi综合征与胆囊癌　Mirizzi综合征是指因胆囊管或胆囊颈部结石嵌顿或合并炎症引起胆总管狭窄导致梗阻性黄疸和胆管炎,是胆囊结石的一种少见并发症,占整个胆囊切除术的0.7%~1.4%,大多数学者认为胆囊结石可以引起胆囊黏膜持续性损害,并可导致胆囊壁溃疡和纤维化,上皮细胞对致癌物质的防御能力降低,加上胆汁长期淤积有利于胆汁酸向增生性物质转化,可能是胆囊癌的高发原因,而Mirizzi综合征包含了上述所有的病理变化。

5.其他因素　长期接触橡胶的人员易患胆囊癌。化学致癌物质亚硝基胺可使人类胆囊培养细胞启动非程序性DNA合成;动物实验中,给仓鼠口服亚硝酸胺,同时在胆囊内置入人工胆固醇结石可诱发胆囊癌。在饮食方面,如果热量特别是糖类摄取过多,单糖或双糖类物质通过脂蛋白代谢影响胆汁的形成,可使胆囊癌的危险性增加;富含纤维食物如蔬菜等能降低消化道恶性肿瘤的发病率,同样能降低胆囊癌的危险性。溃疡性结肠炎的患者患胆囊癌的危险性比一般人高10倍,并常发生肝外胆管癌。文献报道,患溃疡性结肠炎的胆囊癌患者发病较一般人早30年左右,但似乎不受结肠炎的病变范围、严重性和治疗方式的影响。

(二)胆囊癌发病中基因组学研究

近年来,随着分子生物学技术的迅速发展,人们已经认识到,恶性肿瘤的发生是由于癌基因、生长基因及其受体基因的活化,以及抑癌基因的失活或丢失引起的,所以在基因水平上诊断和治疗是人类征服癌症的突破点。现在已经可以直接检测和鉴定一些缺陷基因,使胆囊癌的诊断从传统的形态学诊断上升到基因诊断。目前,研究较多的与胆囊癌相关的癌基因有ras、src、c-erB-2、bcl-2、c-myc、bax和Fas基因等,抑癌基因有p53、p16、nm23和rb基因等。

1.抑癌基因

(1)p53基因:p53基因在胆囊癌组织中的阳性表达率达34.7%~65.4%,最高可达92%,但尚未发现p53基因与性别、年龄、种族有密切的相关性。中等分化和低分化以及进展期的癌组织中p53蛋白的阳性表达率,分别较高分化和早期癌组织明显增加,原位癌和不典型增生组织中也有较高的阳性表达率。胆囊腺瘤和化生的上皮组织没有阳性表达。胆囊上皮不典型增生区的p53指数增高,提示p53基因的过度表达在胆囊癌的形成中是一个早期事件,p53基因突变可能与胆囊癌的发生有密切关系。Wistuba发现p53基因杂合型缺失(LOH)达90%,其发生较蛋白表达更频繁且更早,提示检测p53基因的LOH可能更有利于胆囊癌的早期诊断。

(2)p16基因:p16基因是细胞周期蛋白依赖性激酶抑制因子。在多种类型肿瘤中存在基因纯合缺失或突变,被证实是一个多重肿瘤基因,与肿瘤的良恶性、分化程度无关,但参与肿瘤进展、转移,与预后也有关。Yoshida发现原发性胆囊癌细胞的p16基因突变率高达80%,认为该基因突变与胆囊癌形成有关。

(3)nm23基因:在人类基因组中有2个nm23基因,与癌细胞转移关系密切。nm23蛋白的改变,一方面可能使微管聚合异常,从而导致癌细胞染色体非整倍体的形成,进而促进肿瘤发展。另一方面,它可能通过影响细胞骨架而引起细胞运动,从而参与肿瘤的浸润和发育过程。Fujii报道72%(78/107)胆囊癌nm23蛋白呈阳性表达,而正常胆囊黏膜的nm23免疫活性非常弱,没有发现与肿瘤的组织类型、浸润深度(或肿瘤分期)及转移有明显关系。58％的患者中 nm23 的免疫活性由癌巢中心向周围渐减，说明 nm23 可能在局部浸润中起一定作用。

（4）rb 基因：rb 基因位于 13 号染色体长臂上，其产物为核内磷蛋白，广泛存在于各种组织中。在细胞周期中，rb 蛋白的磷酸化程度呈周期性变化。参与细胞周期的调控。rb 基因的缺失或突变，将导致细胞丧失抑制 DRTF/E2F 的能力而进入非正常增殖状态，进而产生肿瘤。在胆囊黏膜不典型增生、原位癌和浸润性癌均有 rb 基因的分子改变，如杂合性缺失，提示该基因可能参与胆囊癌的发生。

2. 癌基因

（1）ras 基因：ras 基因家族包括 h-ras、k-ras、n-ras，该基因存在于胞质膜内侧面，具有同源性 GDP 酶的活性，与 G 蛋白的生化性质相似，可参与细胞生长信号传递。ras 基因家族激活的方式以点突变为主。另外，在 ras 基因附近插入一个起动子和增强子也可以活化此基因。ras 基因参与各种肿瘤的发生发展，胆囊癌中 ras 基因突变多发生在 12 密码子，且绝大多数为单点突变，且多由胞嘧啶转换成腺嘌呤。ras 在胆囊肿瘤组织的阳性表达率为 48％～58.3％，与早期胆囊癌比较，有转移肿瘤的 ras 基因蛋白的阳性表达率明显升高，推测 ras 基因突变也可能与胆囊癌的转移有关。

（2）c-myc 基因：myc 基因具有转化细胞的能力，在调节细胞生长、分化及恶性转化中发挥作用。c-myc 基因表达的失调也是多种细胞凋亡的主要诱因，细胞发生凋亡的速度及其对诱导因素的敏感性均依赖于细胞 myc 蛋白的含量。

Roa 用免疫组化的方法用单克隆抗体对 126 例胆囊癌标本进行了研究，结果发现对照组中阳性率为 4％（1/25），原发性胆囊癌中为 9％（9/103），转移性胆囊癌中为 26％（6/23），有 c-myc 原癌基因表达，与肿瘤的分化程度及扩散无明显关系，说明 c-myc 基因可能参与胆囊癌的发生与转移。

（3）c-erB-2 基因：erb 基因在细胞上定位于胞质和质膜。c-erB-2 的表达与肿瘤组织学分型、淋巴结转移和质膜受侵有关。Chow 报道，c-erB-2 过度表达存在于 63.6％（7/11）的胆囊癌患者中。

（4）bcl-2 基因：bcl-2 其异常表达可以影响肿瘤的生物学行为。另外，有人推测它可能也与肿瘤细胞分化有关。Sasatomi 等研究胆囊癌自发性凋亡发现，bcl-2 基因过度表达存在于 18.4％的患者中，其与 p53 基因表达呈正相关，但未发现 bcl-2 过度表达与细胞凋亡的关系。癌基因 bcl-2 可能对胆囊肿瘤发生起作用。Mikami 研究发现，bcl-2 表达随着胆囊肿瘤的分化程度的降低（即由腺瘤→高分化→中分化→低分化腺癌）而减少。bcl-2 表达与胆囊癌细胞分化呈正相关，并通过抑制凋亡对肿瘤的生长特别是早期肿瘤发生起作用。

（5）bax 基因和 Fas 基因：bax 基因属 bcl-2 相关基因，分子质量为 21kDa，具有对抗 bcl-2 蛋白抑制凋亡的作用。bcl-2/bax 蛋白之间的比例是决定对细胞凋亡抑制作用强弱的关键因素。Fas 蛋白属 TNF 受体（TN-FR）家族成员，与 FaxL 结合后通过白介素-1β 转化酶基因（ICE）介导细胞凋亡。杨汝林等发现，胆囊癌 bax 的阳性表达率低分化或未分化及有转移组明显高于高分化和未转移组。Fas 在高分化组明显低于低分化和未分化肿瘤组，转移组也明显高于未转移组，这两种基因也与胆囊癌发生有关。

综上所述，很多基因与胆囊癌的发生、发展、转移以及预后均有密切关系。胆囊肿瘤的发生、发展是一个多基因共同作用的结果。近年来，研究表明胆囊癌的发生和发展涉及多种癌基因与抑癌基因的异常改变，是多基因变异积累的结果。有实验证实，对血清中一些抑癌基因的甲基化检测可望对胆囊癌的早期诊断有着潜在价值。基因诊断在胆囊癌的早期诊断中有着广阔的应用前景，但尚需要进一步深入的研究。

迄今为止，尚未发现对胆囊癌有特异性的肿瘤标志物，故肿瘤标志物检测只能作为诊断胆囊癌的参考，国外也有学者报道对胆囊组织或胆道脱落细胞端粒酶 mRNA 的检测合并常规组织学检查有助于提高胆囊癌的诊断率。近年来的研究发现，从肿瘤患者的血浆或血清含有的游离 DNA 中，可以检测到多种肿瘤相关的异常基因，乃是一种无创伤性肿瘤诊断的新方法。

二、胆囊癌发病中的遗传因素

随着分子生物学及表观遗传学研究技术的发展，已逐渐发现与胆囊癌发生发展相关的癌基因以及抑制癌基因表达异常，其基因变异的重要机制包括杂合性丢失（LOH）、纯合子缺失、等位基因缺失及微卫星不稳定等。Wistuba 研究指出胆囊癌普遍存在着 3p、8p、9q 及 22q 等染色体区带上等位基因缺失。Yoshida 研究显示 17% 胆囊癌存在微卫星不稳定，但不伴等位基因缺失。表观遗传机制中由转录启动子甲基化、组蛋白去乙酰化所致的抑癌基因表达沉默及癌基因过度激活则起重要作用。

Tadokoro 等在胆囊癌切除标本中研究 p16 表达缺失机制：p16 第二外显子纯合子缺失率为 26%；其所在染色体区带 9p21-22 的杂合性丢失（LOH）率为 56.9%；启动子甲基化发生率为 72.5%；表达缺失率为 62.7%。上述基因表达的异常并不伴基因突变。进一步分析显示，上述基因表达异常均与 p16 表达缺失相关；在 p16 第二外显子纯合子缺失的患者中，15.4% 伴有 9p21 的 LOH；92.3% 伴有 p16 启动子甲基化，因此两者可能为 p16 表达缺失的主要机制。

Roa 等对胆囊癌切除术后组织进行 p16、MLH1、APC、FHIT 和 CDH1 基因启动

子甲基化检测，结合组织病理分级及临床预后进行分析。结果显示上述基因甲基化发生率分别为 20%、5%、40%、30% 和 65%，相关编码蛋白的免疫组化表型转变（AIP）发生率分别为 35%、5%、25%、21% 和 66%。AIP 指相关基因产物在恶性肿瘤组织中表达缺失，而在周围炎性浸润或正常组织中表达的现象。Riquelme 等基于胆囊癌中 3p 常出现等位基因缺失的现象，进一步使用甲基化特异 PCR（MSP）、单链构象多态性（SSCP）及基因杂合性缺失（LOH）等表观遗传和基因突变检测方法，分别对 3p 上 4 个相邻且常在胆囊癌演进过程中出现等位基因缺失的区段进行分析，其中包含了 6 个抑癌基因：DUTT1（3p12）、FHIT（3p14.2）、hMLH1（3p21.3）、BLU（3p22）、RASSF1A（3p23）和 SEMA3B（3p24）。结果显示上述抑癌基因甲基化发生率为 22%、66%、4%、26%、8% 和 92%，以 SEMA3B 和 FHIT 最高，hMLH1 上等位基因缺失发生率为 44%。在 93% hMLH1 等位基因缺失的标本中伴有至少一种上述抑癌基因的甲基化，其中 86% 为 SEMA3B 甲基化。SEMA3B 属于信号素家族成员，可抑制肿瘤血管生成。hMLH1 属于错配修复基因家族，其突变可形成终止密码，导致翻译过早终止而导致肿瘤发生。脆性组氨酸三联体（FHIT）是首个将脆性位点与肿瘤相联系的抑癌基因，可能通过与微管的相互作用、诱导凋亡和参与细胞周期捕获而抑制肿瘤。

最近，Garcia 等在慢性胆囊炎、早期胆囊癌（局限于黏膜或黏膜肌层）及进展期胆囊癌中对 14 个抑癌基因进行甲基化谱及表达情况检测。结果显示，从慢性胆囊炎至进展期胆囊癌，多种基因甲基化水平的升高与年龄无关；DAPK1、DLC1、TIMP3 和 RARβ2 4 种基因甲基化水平在慢性胆囊炎至早期胆囊癌的演进中逐渐升高；其中 DLC1 甲基化水平升高提示预后不良，而 06-甲基鸟嘌呤-DNA

甲基转移酶（MGMT）甲基化水平则与预后呈正相关。提示上述基因甲基化可能为胆囊癌演进过程的早期事件；上述基因甲基化水平可作为胆囊癌的辅助诊断及预后判断的手段。DLC1 是一种新发现的抑癌基因，产物为一种 GTP 酶活化蛋白（GAP），是细胞内多种信号分子的调节开关，在人体各正常组织中均表达，但在多数原发肿瘤和肿瘤细胞系中则呈低表达或表达缺失。MGMT 是一种非常重要的 DNA 修复酶，肿瘤细胞对含甲基和氯乙基抗癌药物的耐药性常与 MGMT mRNA 及蛋白高表达有关；其表达水平与肿瘤恶性程度呈正相关。

Fujisawa 等对肝胆系肿瘤细胞中应用免疫组化及表观遗传学技术检测抑癌基因 Maspin 的表达情况，发现在胆囊癌术后标本及人胆囊癌细胞株 OCUG-1 中，Maspin 呈高表达及启动子低甲基化，组蛋白 H3、H4 呈高乙酰化，而在正常胆囊组织中则不表达及呈高甲基化状态，此现象与正常胰腺组织及胰腺癌中的情况相似。Maspin 属于丝氨酸蛋白酶抑制剂超家族，卵清蛋白亚族和具有抑制肿瘤生长及血管生成，增加细胞黏附，降低细胞运动和抑制肿瘤侵袭、转移等功能。

Lee 等对蛋白基因产物 9.5（PGP9.5）在胆囊癌、胆囊腺瘤以及正常胆囊中的表达及启动子甲基化检测的研究中发现，胆囊癌中 PGP9.5 表达水平较其他两种组织上调，而正常胆囊中几乎不表达。3 种组织中 PGP9.5 启动子甲基化发生率分别为 27.2%、37.5% 和 84.6%，提示胆囊癌中 PGP9.5 启动子存在表观遗传学异常，并可作为预测胆囊癌发生的可靠标志物。Kee 等在胆囊癌、胆囊腺瘤及正常胆囊组织中检测 ras 相关结构域家族 1A 基因（RASSF1A）甲基化状态及其表达水平，并联合 k-ras 基因测序对临床病理资料进行分析。RASSF1A 甲基化发生率在 3 种组织中分别为 22.7%、12.5% 和 0；而 k-ras 突变率在胆囊癌与腺瘤中分别为 4.5% 和 25%。RASSF1A 调

控的靶基因涉及细胞生理的多种途径，其可能在 ras 下游信号传导过程中与 ras 蛋白以 GTP 依赖的形式相互作用，诱导细胞凋亡。RASSF1A 表达缺失可导致 ras 持续发挥促进生长效应而导致肿瘤发生。

胆囊癌的发生和发展涉及多种癌基因与抑癌基因的异常，是多基因变异积累的结果，表观遗传机制方面与相关基因启动子甲基化或组蛋白去乙酰化状态密切相关，探讨表观遗传学及遗传学在胆囊癌中的作用机制，可为提高胆囊癌早期诊断效果及治疗策略提供新的思路。

三、癌基因与胆囊癌

（一）与胆囊癌发生发展相关基因

原发性胆囊癌（primary gallbladder carcinoma，PGC）是胆道系统常见的恶性肿瘤，居消化道肿瘤的第 5~6 位，恶性程度高、病死率高、预后差。因其临床表现不典型，PGC 患者常与胆囊炎、胆囊结石的症状相似，早期诊断仅为 9.1%，就诊时往往已到晚期，失去手术机会，而传统的化学治疗和放射治疗疗效不明显，因此 PGC 患者 5 年生存率仅为 4.9%。

随着分子生物学、现代遗传学等相关学科的迅猛发展，人们发现肿瘤的发生、发展的根本问题是基因表达的改变，即癌基因的激活和抑癌基因的失活。通过对癌基因、抑癌基因的深入研究，可以逐步了解胆囊癌的发生、发展的机制，并可找到预防、早期诊断和治疗的有效方法，是目前肿瘤研究的热点。

癌基因是一类会引起细胞癌变的基因。其实，原癌基因有其正常的生物学功能，主要是刺激细胞正常的生长，以满足细胞更新的要求。只是当原癌基因发生突变后，才会在没有接收到生长信号的情况下仍然不断地促使细胞生长或使细胞免于死亡，最后导致细胞癌变。癌基因可以分成两大类：一类是病毒癌基因，指反转录病毒的基因组里带有可

使受病毒感染的宿主细胞发生癌变的基因，简写成 V-OnC；另一类是细胞癌基因，简写成 c-onc，又称原癌基因（proto-oncogene），这是指正常细胞基因组中，一旦发生突变或被异常激活后可使细胞发生恶性转化的基因。换言之，在每一个正常细胞基因组里都带有原癌基因，但它不出现致癌活性，只是在发生突变或被异常激活后才变成具有致癌能力的癌基因。癌基因有时又被称为转化基因（transforming gene），因为已活化的癌基因是从肿瘤细胞里分离出来的癌基因，可将已建株的 NIH3T3 小鼠成纤维细胞或其他体外培养的哺乳类细胞，转化成为具有癌变特征的肿瘤细胞。癌基因的形成是反映一种功能的获得（gain of function），即细胞的原癌基因被不适当地激活后，会造成蛋白质产物的结构改变。近年来已发现多个癌基因与胆囊癌相关，现将与胆囊癌相关的癌基因研究进展概述如下。

1. k-ras 基因　自 20 世纪 80 年代人们发现 ras 癌基因后，在所有的人类恶性肿瘤中都发现有 ras 癌基因的突变。用一般的方法检测胆囊癌基因 k-ras 癌基因的突变率呈低水平，多在肿瘤的中晚期。自从 1994 年传统的 PCR 方法得到改良后，发现 k-ras 癌基因在早期就发生了突变，从过度增生到不典型增生直至癌变的过程中都可以检测到 k-ras 癌基因的突变，在不典型增生中的突变率高达 73%，并且和胆囊癌的突变热点相一致，说明在胆囊癌的发生、发展中 k-ras 癌基因的突变可能是激发癌变的关键。胆囊癌 k-ras 基因的突变热点在第 12 密码子，突变率约 41%，少数有第 13 密码子突变。在不典型增生和癌变的胆囊上皮细胞中均检测到 k-ras 基因第 12 密码子的改变，突变多为 k-ras 基因第 12 密码子的第一个碱基 GA 转变和第一个碱基 GT 转变。k-ras 癌基因产物 p21 蛋白，具有三磷酸鸟苷酶活性，并能与 GTP 结合，在细胞的信息传递及细胞分化方面起关键作用，p21 蛋白阳性表达的肿瘤恶性度高、预后差，p21 蛋白在胆囊癌中的表达可达 61%。

2. c-erB-2 基因　癌基因 c-erB-2 又称 Neu 或 HER-2 基因，位于人染色体 17q21 上，编码一种分子量为 185 kD 具有酪氨酸激酶活性的跨膜糖蛋白，属于表皮生长因子受体家族，又称 p185。检测 p185 可反映 c-erB-2 基因状态。其结构和功能与表皮生长因子受体（EGFR）有高度相似性，突变后在细胞膜上以凝聚形式存在，增加和细胞转化有关的酪氨酸激酶的活性。在研究中发现 c-erB-2 基因的高表达和胆囊癌的转移有关。有报道 c-erB-2 基因过度表达存在于 63.6% 的胆囊癌中。

3. c-myc 基因　定位于 8 号染色体，编码为 p62 的核内蛋白，共有 3 个外显子和 2 个内含子，属于 myc 家族。c-myc 基因编码的蛋白质产物定位于细胞核内，属 DNA 结合蛋白，为丝氨酸/苏氨酸磷酸化的蛋白质，分子量有 p62 和 p67，半衰期 20～30min。一般认为 c-myc 产物结合在 DNA 链上调节基因转录活性，也有报道与核基质、非核基质成分相互作用而发挥其转录调节因子活性，对其他多种基因的转录也有调节作用。

由于 c-myc 基因产物有直接调节 DNA 合成的作用，在正常细胞中 c-myc 基因的表达水平反映着组织、细胞的增殖状态。一般而言，增殖旺盛的组织中 c-myc 表达水平较高，但其受到严格控制，一旦失控将成为导致恶变的一个重要条件。

c-myc 癌基因的激活主要通过基因扩增、点突变、启动子插入激活、染色体重排、DNA 低甲基化。其中染色体重排为 c-myc 激活的主要机制之一，而外源性序列的插入、点突变在 c-myc 基因激活中较为少见。对正常细胞的生长和分化起重要作用，在细胞静止期几乎不表达，它能通过与 DNA 特异性结合，直接参与 DNA 复制，激活与生长有关基因的转录,抑制细胞的凋亡。近年来发现myc蛋白可与一种结构相似的max蛋白形成异二聚体,结合到DNA复制起始位点,激活靶基因;不饱和脂肪酸可以阻碍此二聚体与基因的形成。最新研究报道胆囊癌的形成、发展及转移可能与c-myc基因的激活有关。推测c-myc基因能通过促进survivin的表达来抑制胆囊癌细胞凋亡。

4. src基因 src是一类由许多细胞外信号分子激活的非受体蛋白酪氨酸激酶src蛋白,主要以两种形式存在:病毒癌基因表达蛋白v-src和细胞癌基因表达蛋白c-src。c-src蛋白的表达和活性异常是某些肿瘤发生、发展的原因之一;v-src蛋白本身就能诱导细胞的转化和肿瘤的发生,他们在胞内信号传导途径中都起着重要的作用。src在进化的过程中高度保守,在不同的物种间具有很高的同源性。人类src基因位于HSA20q12~13,长约60.73 kb,编码536个氨基酸,包括13个内含子和14个外显子,外显子1A/1a、1B和1C编码mRNA的5'翻译区,外显子2~12编码蛋白质和3'非翻译区。src基因编码的蛋白由几个特殊结构域组成,其结构从N-端开始依次为SH4(src homology 4domain)、SH3(src homology 3 domain)、SH2(src homology 2 domain)结构域及酪氨酸激酶域(催化活性中心,SH1),最后为具有一保守酪氨酸磷酸化位点的C端。SH2结构域和酪氨酸激酶域在信号传导中扮演重要的角色,而SH3结构域对细胞骨架的重组及src蛋白的转运具有重要的意义。src非受体酪氨酸激酶家族几乎存在于所有的多细胞动物体内,其活性受各种生长因子、细胞因子、黏附、抗原受体等的调节。src蛋白作为细胞内信号传导过程中的重要一员,在细胞生长、增殖、分化、运动和凋亡等生理过程中起着重要的调节作用。用质粒携带c-src基因,联合转染非致瘤人胆囊癌细胞,该研究表明人胆囊癌细胞的致瘤潜能与c-src基因相关的

信号通路有密切关系。

5. bcl-2基因 是从B细胞淋巴瘤白血病的18号染色体上分离出来的,也是所发现的第一个凋亡抑制基因,基因的蛋白产物定位于线粒体膜、核膜和内质网上,可与bax形成异源性二聚体,从而加强细胞凋亡的发生。bcl-2表达可抑制细胞凋亡,延长细胞寿命,增加细胞其他基因突变机会或使突变基因在细胞内积聚,导致细胞恶性转化,bcl-2还可通过抑制细胞凋亡,增加肿瘤细胞数,导致肿瘤的发生和发展。在淋巴瘤、乳腺癌、神经母细胞瘤等多种肿瘤中均发现bcl-2呈高表达。研究发现bcl-2的表达在不同分级的胆囊癌之间差异有统计学意义,随着组织学分级的增加其阳性表达率呈增加趋势,并且与细胞凋亡率呈负相关,提示bcl-2的表达增加是抑制胆囊病变组织中细胞凋亡的机制之一,与胆囊癌的分化程度有密切的关系。bcl-2蛋白表达与胆囊癌患者的性别、年龄、肿瘤的大小无关,而阳性率在组织分化程度、不同Nevin分期组间差异有显著性。

6. p53基因 是20世纪80年代发现的定位于17号染色体短臂上的片段,被誉为"管家基因",它通过调节细胞生长,监护细胞DNA完整性,诱导DNA损伤且不能修复的细胞发生凋亡而发挥抑癌作用。被认为是与人类肿瘤相关性最高的基因,也是发现较早的抗癌基因之一,在肿瘤的发生发展中起重要作用。大量研究表明,p53与胆道肿瘤密切相关,有较高的阳性表达率,p53的检测有助于胆道肿瘤的诊断。研究发现,p53的表达与胆囊癌的Nevin分期、分化程度、患者年龄、性别、肿瘤大小无相关性,而与淋巴结转移呈正相关,表明p53在胆囊癌的肿瘤发生、发展中起重要作用。还提示Survivin和p53突变对凋亡抑制的协同作用可能在胆囊癌的发生发展过程中起重要作用,但其作用机制有待进一步研究。

7. survivin基因 survivin基因(SVV)

是凋亡抑制蛋白(IAP)家族中结构独特的新成员,是迄今发现的最强的凋亡抑制因子,在已检测的几种肿瘤组织中表达上调,主要通过 caspase 依赖和 caspase 非依赖 2 条途径来发挥抗凋亡作用。SVV 和端粒酶反转录酶(hTERT)在肿瘤细胞凋亡与增殖失控的机制中发挥了重要作用,参与多种肿瘤的发生发展过程。SVV 和 hTERT 蛋白表达于大多数人类的常见肿瘤,而正常组织中多不表达;两者均有可能成为肿瘤诊断与治疗的潜在靶点。对胆囊癌的研究中发现 SVV 表达与胆囊癌患者的发病年龄、性别和肿瘤大小无关,而随着胆囊癌的分化程度减低、浆膜浸润和转移程度的加深,SVV 蛋白阳性表达率增高。SVV 的表达与组织学分级、淋巴结转移和临床分期有关,提示 SVV 高表达可能与胆囊癌的恶性进展有关,但调控 SVV 表达的机制及 SVV 调节细胞凋亡的具体环节尚待证实。随着对 SVV 及肿瘤发病机制的不断研究,胆囊癌基因治疗的前景将非常广阔。

8. p16 基因 是 Kamb 于 1992 年在黑色素瘤细胞中运用染色体杂合性丢失(LOH)分析时发现的一种新型抑癌基因。p16 基因定位于染色体 9p21 上,编码 p16 蛋白,与 cyclin-D 竞争结合细胞周期蛋白依赖性激酶 4(CDK4),抑制其介导的 Rb 蛋白的磷酸化,阻止细胞从 G_1 进入 S 期。目前已知 p16 基因缺失及突变在人类恶性肿瘤中普遍存在。p16 基因突变与失活并不发生于胆囊癌的早期,而是发生在胆囊癌的中晚期。p16 基因的失活使胆囊癌细胞因失控而加速,尤其在发生晚期胆囊癌时的这种趋势更明显,故 p16 基因可为肿瘤进展的重要指标之一。研究显示 p16 基因表达阳性率与胆囊癌的组织类型、分化程度无相关性,与浸润深度、淋巴结转移和预后有显著相关性。

9. cyclin D 与 cyclin E 细胞周期控制系统由细胞周期素(cyclin)、细胞周期素依赖蛋白激酶(cyclin-dependent kinase, CDK)和细胞周期依赖性蛋白激酶抑制物(CDK inhibitor, CDKI)三大类蛋白家族所组成,细胞周期素依赖蛋白激酶是细胞周期调控机制的核心。CDK4、CDK6 与 cyclin D1、D2、D3 结合是 G_1 期运行的必要条件,而 cyclin E 与 CDK2 结合,形成 cyclin E-CDK2 复合物,产生或激活许多细胞周期相关蛋白,启动并进入 S 期,是 S 期启动的必要条件。研究发现 41% 的胆囊癌和 67% 的胆囊腺瘤发生 cyclin D1 过表达,而正常胆囊上皮和胆囊腺肌症中无 cyclin D1 表达,表明 cyclin D1 在胆囊癌中的过表达是胆囊癌发生过程中的一个早期事件,但与年龄、性别、组织学类型、淋巴转移、TNM 分期等无关。cyclin E 在原发性胆囊癌中的阳性表达率亦显著高于胆囊良性病变,并且 cyclin E 在胆囊癌的表达与胆囊癌细胞 PCNA 指数相关,因此 cyclin E 的表达与胆囊癌细胞增生相一致,cyclin E 的过表达通过加快细胞增生周期,促进胆囊癌细胞异常增生,在胆囊癌的发生发展过程中起着重要的作用。

10. nm23 是 Steeg 等于 1988 年发现的转移抑制基因,定位于染色体 17q21.3 上,其有 H1、H2 两种不同类型。对人体多种肿瘤的研究表明 nm23 的低表达与肿瘤的淋巴结转移、高复发率、患者预后及低生存率显著相关。Suzuki 等研究发现结肠癌细胞中 nm23-H1 能通过调节肌球蛋白轻链磷酸化程度降低细胞体外迁移能力和肝转移潜力,这可能是 nm23 调控结肠癌转移的机制之一。nm23 的表达率在有淋巴结转移的胆囊癌组织中明显低于无转移组,说明 nm23 与胆囊癌的转移密切相关。在胆囊癌的发生、细胞恶性转化、侵袭和转移过程中,nm23-H1 与胆囊癌患者的发病年龄、性别和肿瘤大小无关,而随着胆囊癌的分化程度减低、浆膜浸润和转移程度的加深,nm23-H1 蛋白阳性表达率降低,表明 nm23-H1 的表达与胆囊癌的发生、细胞恶性转化密切相关,在胆囊癌的转移过程中起着重要的抑制作用,在临床病理活检中,检测其基因蛋白表达可作为评价肿瘤生物学行为的客观指标。

11. CD44 是一组细胞表面糖蛋白,包括标准型 CD44(CD44 standard,CD44s)和变异型 CD44(CD44 variant,CD44V)。其中 CD44V 与肿瘤的转移关系密切,可使细胞之间黏附力下降,促进肿瘤细胞离开原发部位而转移。CD44S 在正常胆囊黏膜和胆囊肿瘤组织中均有高表达,而 CD44V3、CD44V6 只在中度或高度去分化的肿瘤组织中表达较高,两者与患者的预后均无显著相关性。近年来越来越多的研究表明变异型 CD44 分子(CD44V)与癌细胞的侵袭转移行为有着密不可分的关系。CD44V 通过 V 区外显子选择剪接产生多种不同的变异体,与许多恶性肿瘤的浸润和转移密切相关。研究中发现 CD44V5 与胆囊癌的分化程度无明显相关性,CD44V6 与胆囊癌的分化程度有关。伴有淋巴结转移的胆囊癌中 CD44V5 阳性表达率(74.4%)、CD44V6 阳性率(79.6%)明显高于无淋巴结转移者(30.0%),分别有显著或高度显著性差异($P<0.05$,$P<0.01$)。CD44 分子是黏附分子与肿瘤侵袭转移关系研究中的热点。

12. KAI1 基因 KAI1 基因是新发现的一个肿瘤转移抑制基因。1995 年,Carl Barrel 首先发现 KAI1 基因在动物体内可抑制前列腺癌转移,随后 Dong 等分离了该基因,表达产物为 CD82。KAI1 基因蛋白尚处于试验研究阶段,它是 TM4SF(transmembrane4 superfamily)或称 TST(tetraspanins transmembrane)家族成员。TM4SF 家族调节肿瘤的浸润和转移,可能通过以下两个机制:①与整合素结合在细胞表面形成大的复合体,通过调节整合素的功能,从而影响细胞的黏附;②直接调节细胞黏附。KAI1 基因产物和其他 TM4SF 成员是相互结合在一起

的。KAI1 基因在前列腺癌转移中的肿瘤转移抑制作用已经得到公认。国内研究发现,在 35 例原发性胆囊癌中其病理组织学分化程度高的胆囊癌 KAI1 基因蛋白阳性率占 92.86%(13/14),而在分化程度低的胆囊癌中 KAI1 基因蛋白阳性表达率占 18.18%(2/11),结果显示 KAI1 基因蛋白的阳性表达率与病理组织学分级(从高到低)呈正相关。术后 3 年存活者 19 例中 KAl1 基因蛋白阳性表达占 89.17%(17/19),而术后 3 年死亡者 16 例中 KAI1 基因蛋白阳性表达占 25%(4/16)。KAI1 基因蛋白的高表达预示着胆囊癌患者有较好的预后,KAI1 基因蛋白反映胆囊癌的预后价值。

13. c-fos 与 c-jun c-fos 与 c-jun 属于即刻早期应答基因(immediate early response gene),两者编码的蛋白均为重要的核转录因子,两者通过形成亮氨酸拉链结构以 c-fos/c-jun 杂合二聚体或 c-jun 同二聚体形式构成活化蛋白 21(AP21),参与多个基因的转录调节,控制着细胞的增殖和凋亡,在许多肿瘤中 c-fos、c-jun 蛋白都有异常表达。胆囊癌组织中 c-fos、c-jun 蛋白的阳性表达率显著增高,提示 c-fos、c-jun 与胆囊癌的发生有关,c-fos、c-jun 的协同表达表明两者关系密切,共同参与基因的转录调节。

14. 垂体瘤转化基因(pituitary tumor-transforming gene,PTTG) 是从垂体肿瘤细胞中分离出来的一种原癌基因,定位于 5 号染色体 5q33 区。研究发现人类染色体 5q 区与肺癌等多种肿瘤复发有关。PTTG 在增殖活跃的正常组织,如睾丸和胸腺组织中高表达。在肝癌、乳腺癌、结肠癌、甲状腺癌、卵巢肿瘤及血液系统肿瘤等肿瘤组织中过度表达。胆囊癌组织中 PTTG 的阳性表达同肿瘤病理分期有关,在 Nevin Ⅳ、Ⅴ 期胆囊癌组织中表达阳性率明显高于 Ⅰ～Ⅲ 期胆囊癌组织。PTTG 的表达还与胆囊癌的淋巴转移有关,表明 PTTG 的异常表达与胆囊癌的发

生、发展及侵袭进程密切相关。

(二)与胆囊癌基因治疗有关蛋白

1. 糖基化神经酰胺合成酶(glucoceram-ide synthase，GCS)　是调控神经酰胺代谢的关键酶之一，其活性增高可能是引起肿瘤获得性多药耐药产生的原因之一。研究显示该酶在未经化学治疗的胆囊癌组织中活性较高，但该酶是否能作为反映胆囊癌先天多药耐药的一个生物学指标有待临床进一步验证。

2. 多药耐药基因(multidrug resistance，MDR)　通过检测胆囊癌 MDR-1 基因表达可以了解胆囊癌的耐药程度和预测化学治疗疗效，为逆转耐药提供帮助。

3. P-gp　P-gp 是一种 TAP 依赖性转移泵，能通过主动转运的方式将化疗药从肿瘤细胞内或直接从质膜转运出细胞外，减少化疗药物在肿瘤细胞内聚集。P-gp 由 MDR-1 基因编码，研究表明，P-gp 在胆囊癌中的表达明显高于胆囊炎，P-gp 的过度表达改变了细胞膜的电势和 pH 环境，影响了化疗药物在细胞内的分布和滞留。

4. 胎盘型谷胱甘肽 S 转移酶(glutathi-ones-transferase π，GST-π)　也是肿瘤耐药的原因之一。GST-π 对过氧化物和氧自由基较其他 GST 敏感，能通过酶蛋白自身的氧化(SH 氧化为-S-S)来清除活性或氧自由基。在胆囊癌的对比研究中发现，GST-π 在胆囊癌中的表达明显高于结石性胆囊炎等良性疾病。

5. Topo-Ⅱ　拓扑异构酶(Topo)是 DNA 构象动态变化的关键性核酶，分为两型，即 Topo-Ⅰ 和 Topo-Ⅱ，Topo-Ⅱ 是真核细胞必不可少的核酶，为二聚体，是许多化疗药物插入的作用靶点，Topo-Ⅱ 的改变成为耐药的重要原因之一。许多研究表明，Topo-Ⅱ 数量和功能上的改变与耐药密切相关。

6. 早幼粒细胞性白血病基因(promye-locytic leukemia，PML)　不但在急性早幼粒细胞性白血病的发病过程中起重要作用，而且对前列腺癌、乳腺癌、宫颈癌等具有明显的生长抑制作用。应用重组携带 PML 基因的腺病毒(Ad-PML)感染体外培养的人胆囊癌细胞 GBC-SD，以检测 PML 在胆囊癌细胞中的表达及其对胆囊癌细胞体外生长的影响，结果发现 Ad-PML 在胆囊癌细胞中有较高的传导效率，移植瘤实验发现 Ad-PML 感染的 GBC-SD 细胞不能在裸鼠体内形成肿瘤，结果说明腺病毒介导的 PML 基因不仅能抑制胆囊癌细胞的体外生长，而且能有效地抑制胆囊癌细胞在裸鼠体内的致瘤能力。

7. G207　一种肿瘤细胞溶解酶。Naka-noe 应用 G207 治疗胆囊癌的实验发现，G207 可以杀灭胆囊癌细胞。在 G207 的抗肿瘤作用中，T 淋巴细胞介导的免疫反应在局部和全身都发挥作用。

8. AxdAdB-3　一种剔除了 E1A、E1B 2 种基因的腺病毒，在裸鼠上进行的对比研究显示，AxdAdB-3 在胆囊癌中的复制及细胞毒性与野生型和 AxE1BdB 相比，具有同样的作用，AxdAdB-3 可以有效抑制胆囊癌细胞的生长，明显延长生存时间。

9. CS-706　一种选择性 COX-2 抑制药。Kiguchi 研究发现 CS-706 能延缓 BK5ErB-2 大鼠胆囊腺癌的进展，并有明显的治疗作用，提示单独针对 COX-2 或联合其他化疗药物为胆囊癌的治疗提供了一条新的有效的途径。

胆囊癌的发生、发展是一个多基因联合作用的结果，虽然对各种癌基因和抑癌基因在胆囊癌的发病机制、早期诊断、转移和预后判断、疗效监测等方面的研究已经取得了一定的进展，但目前仍未找到一种理想的基因诊断或治疗胆囊癌的方法，相信随着分子生物学技术和检验医学技术的发展，特别是基因组学和蛋白质组学研究的深入以及更多的临床应用(例如基因芯片在肿瘤诊断的应用)，新的基因载体构建技术和靶向治疗技术的发展等，都将为胆囊癌的早期诊断和治疗开辟有效的方法和手段。

四、细胞 DNA 损伤与修复
调控机制和胆囊癌

DNA 是机体生命活动最重要的遗传物质，其分子结构完整性和稳定性的保持对于细胞的存活和正常生理活动的发挥具有重要意义。但是 DNA 经常受到多种体内外因子的损伤，包括物理因素（如电离辐射、紫外线等）、化学因素（如烷化剂、亚硝胺类等）和生物因素（如病毒感染等）。这些因素中具有遗传毒性物质会造成各种各样的 DNA 损伤，如单链或双链缺口（SSB、DSB）、碱基突变、碱基氧化损伤等。如果损伤被正确修复则细胞存活；如果修复过程中出现缺失、插入等不正确的修复，这些异常碱基的积累就可能导致癌症的发生；如果损伤严重不能修复，细胞就会启动凋亡程序，诱导细胞死亡。这条通路也被认为是机体组织细胞恶性转化的最后一道屏障。由此可见，信号传导、损伤修复和诱导凋亡就形成了一个密切联系、相互影响的复杂网络，使细胞作为一个整体对 DNA 损伤做出反应。因此，任何一个系统功能的障碍都会降低 DNA 的稳定性，为癌症发生奠定基础。

目前已知哺乳类细胞存在 3 种 DNA 损伤修复方式：即错配修复（mismatched repair，MMR）、碱基切除修复（base excision repair，BER）和核苷酸切除修复（nucleotide excision repair，NER）。错配修复系统主要修复 DNA 复制后的错配碱基；碱基切除修复则修复 DNA 损伤；核苷酸切除修复系统主要修复致癌物、碱基加合物或紫外线引起的嘧啶二聚体。

（一）DNA 损伤与修复机制信号传导通路

1. 错配修复机制　DNA 错配修复系统（mismatched repair system，MMRs）是由一系列能特异修复 DNA 碱基错配的酶分子组成。依靠错配修复系统，消除 DNA 生物合成错配，增加了染色体复制的可信性；相反，如果错修复配系统缺陷，DNA 错配在 DNA 复制前不能矫正，导致基因突变甚至肿瘤发生。

MMR 发生突变导致细胞错配修复功能缺陷，结果产生遗传不稳定，表现为复制错误（replication-errors，RER）或微卫星不稳定（microsatellite instability，MSI），同时会使发生在某癌基因和抑癌基因中的突变快速积累，最终影响到细胞的增殖调控，导致其增殖失控和肿瘤发生。自 1993 年以来，已发现人类 MMR 系统的 8 个基因，分别是 hMSH2、hMLH1、hPMSl、hPMS2、hMSH6（GTBP）、hMSH3、hMSH4 和 hMSH5。癌细胞中均存在着微卫星不稳定现象，其具体表现在肿瘤细胞和相应正常体细胞在某些特定的微卫星序列长度上有差异。人们通过对 MSI 的肿瘤细胞系进行体外错配修复活性检测，发现这些肿瘤细胞系均表现有 DNA 链特异性错配修复功能的缺陷，因此推断 MSI 可能是由于 MMR 缺陷所致，而 MSI 可作为一个检测肿瘤细胞突变表型的敏感指标，并且规定 10 个微卫星位点中有不少于 2 个以上的 MSI 即可确认为一个突变表型，称作 DNA 复制差错阳性（replication error，RER＋）。近年来，世界上许多实验室利用 PCR、SSCP 结合 DNA 测序或异源双链分析（HA）、RT-PCR 结合 DNA 测序或变性梯度凝胶电泳（DGGE）、RT-PCR 结合蛋白截短技术（PTT）等方法，对呈现 RER＋的 HNPCC 细胞及其他一些肿瘤细胞系进行 MMR 基因突变的检测，发现 MMR 基因突变的类型主要包括基因内缺失、插入及点突变等。这些突变的表现形式呈广泛异质性，但大多会造成终止密码子的提前，有的是由于无义突变直接造成终止密码子的产生，也可以由于插入或缺失引起移码突变后导致终止密码子的提前出现，而最终形成截短型蛋白质，引起 MMR 基因产物功能丧失。

2. 碱基切除修复机制　碱基切除修复

(base excision repair，BER)是指切除和替换由内源性活性分子作用产生的 DNA 碱基损伤，DNA 糖基化酶参与此过程，随后糖磷酸键断裂，切去碱基残基，DNA 链连接修复损伤。在 DNA 氧化损伤中，8-羟基鸟嘌呤（8-hydroxyguanlne，Oh8Gua)是形成频率最高、致突变能力最强的产物，与肿瘤的发生和发展关系密切。Oh8Gua 是一种常见的 DNA 突变产物，这种异常碱基不能阻止 DNA 链延伸，在复制时由于空间构象改变使该碱基优先与腺嘌呤配对，造成 G∶C—T∶A 转变。这种碱基颠换是在肿瘤中最早发现的变异，特别常见于抑癌基因 p53 中，因此，Oh8Gua 被视为导致细胞转化的一种内源性变异源和氧化损伤的敏感标志物。体内特异识别 Oh8Gua 并将其切除修复的酶称为 8-羟基鸟嘌呤糖苷酶（8-oxoguanine DNA glycosylase，OGGl)，存在于人体的被称作 hOGGl。一旦生物体内的氧化应激负荷超过抗氧化系统所承载的极限，活性氧便可攻击 DNA，造成 DNA 的损伤，如碱基错配、修饰、脱嘌呤或脱嘧啶位点形成、DNA 断裂以及 DNA 蛋白质交联等。损伤的 DNA 在再次复制和分裂时，可形成突变，DNA 突变可激活癌基因或使抑癌基因失活，从而导致细胞的生长周期紊乱。氧自由基造成的 DNA 损伤被认为是肿瘤发生和发展的重要原因。研究已经证明，Oh8Gua 在肿瘤的发生发展过程中占有很重要的地位。有研究报道，胆囊癌组织比相应癌旁组织含有更多的 Oh8Gua。

3. DNA 损伤反应介导的信号通路 DNA 损伤刺激产生一个信号，这一信号最终将被细胞周期或凋亡调控系统所接受。研究表明，细胞周期阻滞和凋亡诱导是通过部分重叠而又明显不同的信号传导通路完成。Ataxia telangiectasia mutated（ATM）蛋白激酶家族是 DNA 损伤反应的核心组成部分，其中包括 ATM、ATM-Rad3- related（ATR）、DNA-depended protein kinase（DNA-PK）和 fluorescence recovery after photobleaching（FRAP）这些大分子蛋白是 DNA 损伤识别的重要组成部分，部分蛋白从酵母（Rad3、MEC-1、TEL-1）到人（ATM 家族）是高度保守的。DNA 损伤可激活 ATM 激酶，后者磷酸化其下游的反应元件，使细胞在细胞周期关卡处停滞分裂，损伤的 DNA 获得时间进行有效的修复，若修复失败则细胞进入凋亡过程。其中 MRN（Mre11-Rad50-Nbs1）复合体是 ATM 的重要效应器。DNA 损伤后染色体的缔合，ATM 的自身磷酸化都需要该复合体的存在。但是也有研究报道在 Nbs1 突变的细胞中 ATM 也能发生低水平的自身磷酸化。ATM 主要对 DNA 双链断裂发生反应并且它的激活比 ATR 更快。与 ATM 不同，ATR 可对广泛的 DNA 损伤发生反应，ATR 激酶激活它的主要靶标关卡激酶（checkpoint kinase 1，Chk1)需要相关蛋白 ATRIP 和蛋白复合体 RAD17 和 9-1-1 （RAD9-RAD1-HUS1），DNA-PK 的主要功能是识别和修复 DNA 双链断裂。总而言之，DNA 损伤通过刺激感受器（sensor proteins）如 ATM 家族蛋白激酶，检测 DNA 的结构异常并启动检控点信号；损伤信号通过传导因子（signal relay protetns）诸如 Chk1/Chk2，经级联传导过程激活相应的效应分子（effector protein）如 CDC25A、CDC25C 和 p21，效应分子则引发一系列的下游生物学事件，对受损的 DNA 有效修复，细胞周期阻滞或凋亡。

4. DNA 损伤和细胞周期阻滞　无论是 DNA 损伤修复还是凋亡诱导，首先会引起细胞周期停滞。ATM 和 ATR 识别 DNA 损伤后，能够磷酸化 p53。在许多类型的细胞中抑癌基因 p53 是 DNA 损伤诱导的细胞周期阻滞的重要调节者。在 G_1/S 检查点，DNA 损伤可引起 p53 依赖的周期阻滞。正常情况下细胞内 p53 表达水平很低，当细胞受到 DNA 损伤刺激时 p53 的表达量和活性会迅速升高。p53 可引起多种基因的转录，如 p21、Mdm2 和 bax。对 p53 损伤诱导的 p21cip1/WAF1 的表达和 G₁ 期阻滞是至关重要的，p53 可通过转录诱导 p21，抑制与 cyclinE、cyclinA 相结合的 CDK 的活性，并由此使细胞阻滞于 G₁/S 检查点。S 期检查点对于维持基因组的稳定性具有重要的意义，但 S 期 DNA 损伤的检查点机制尚不明确，有研究表明 S 期阻滞需要 ATM 介导 Nbs1 的磷酸化作用，ATM-Nbs1-Smc1 通路是 S 期调控的重要机制。DNA 损伤也可诱导细胞阻滞于 G₂/M 期检查点。G₂ 期 DNA 损伤检查点是阻止带有 DNA 损伤的细胞进入有丝分裂期的最后一道关卡。DNA 损伤后 ATM 通过激活 Chk1/2，使 Cdc25 磷酸酶磷酸化失活。激酶对刺激该过程是重要的，该过程将介导细胞进入有丝分裂。除了 CDKs 的磷酸化抑制作用外，p53 也可以在 G₂/M 检查点的调节中发挥作用，DNA 损伤后 p53 的表达量和活性增加，引起 p21 和 14-3-3 表达上调，14-3-3 与周期素 B 的结合增强，抑制周期素入核。此外，p53 还可通过诱导周期阻滞和 DNA 损伤诱导因子 GADD45 的表达，加速 CDK1-cyclinB1 复合物分解。DNA 损伤诱导的 G₂/M 期阻滞作用也可不依赖于 p53 蛋白，如起动 γ 射线和 DNA 损伤药物诱导的 G₂/M 期周期阻滞不需要 p53 和其效应蛋白 CDK 抑制子 p21cip1/WAF1，但是它们对进一步维持其周期阻滞具有重要作用。p53 和 p21cip/WAF1 突变的细胞株过早离开 G₂/M 期周期阻滞，进入有丝分裂或启动 DNA 复制。这将引起基因组的不稳定，最终导致癌突变的积聚。

5. DNA 损伤和细胞凋亡　抑癌基因 p53 被认为是一个"基因卫士"，除了上面所述的在 DNA 修复和周期调控中起重要作用，p53 在细胞受到各种应急刺激包括 DNA 损伤诱导的细胞凋亡过程中起决定性的作用。DNA 损伤无法修复时 p53 可激活某些基因的转录，如 Noxa、bax、PUMA、Fas 以及参与氧化应激反应的相关基因，诱导细胞凋亡。Chk2 是 p53 活性和反式激活的重要的调节因子。激活 Chk2 可导致 ATM 依赖和非依赖性的 p53 介导的细胞凋亡。p53 在 DNA 损伤诱导的细胞凋亡中起重要的作用，但是并非在所有的细胞中其细胞凋亡作用依赖于抑癌基因 p53，DNA 损伤可诱导 p53 依赖和非依赖性的细胞凋亡。DNA 损伤诱导的 p53 非依赖性细胞凋亡可通过 Chk2 活化核 promyelocytic leukaemia（PML）蛋白；此外，Chk2 也能磷酸化激活转录因子 E2F-1，E2F-1 的表达可调节大量的凋亡因子，如 p53 相关蛋白 p73。

6. 细胞对 DNA 损伤反应与肿瘤的发生　细胞对 DNA 损伤反应的异常将导致肿瘤的发生。对基因敲除小鼠和具有遗传突变患者的研究表明那些影响细胞对 DNA 损伤反应（损伤识别、信号传导播或效应阶段）的缺失能够导致癌症的发生。如前面所述的 ATM 蛋白激酶，其主要功能涉及识别 DNA 损伤，当这种蛋白激酶功能缺陷时，可引起多种临床症状，如对射线极度敏感、小脑神经细胞变性、不育症、生长延迟、免疫缺陷和肿瘤易患性等。毛细血管共济失调症（ataxia-telangiectasia AT）是人类常染色体隐性遗传病，是由于编码 ATM 基因缺陷所引起的多组织器官的损伤性疾病。ATM 相关的 DNA 损伤信号激酶 ATR 和 DNA-PKcs 以及它的相关组分 Ku70 和 Ku80 也被认为是一个肿瘤抑制因子。与调节细胞对 DNA 损伤效应的重要角色相一致，转录因子 p53 和它直接的激活者 Chk2 为防止细胞转化增加了障碍。p53 与肿瘤的发生发展有密切的关系，其功能失活是人类肿瘤中非常普遍的现象，在所有人类肿瘤中有大约半数存在 p53 的突变。转录因子 IRF-1 也是 DNA 损伤反应的重要调节因子，并且 p53-/-IRF-1-/-双缺失的小鼠比 p53-/-缺失的小鼠更易形成肿瘤。此外,激活下游 p53 和 IRF-1 的凋亡效应因子和调节因子的反常也能促进细胞的转化。例如,表达转基因 bcl-2 可促进淋巴瘤形成。尽管 bcl-2 不仅能抑制 p53 介导的凋亡还可影响其他的凋亡通路,但因为 p53 缺失不仅能抑制某些凋亡通路也能下调细胞周期调控,故 p53 缺失比过表达 bcl-2 具有更强的致瘤性。归纳起来,DNA 损伤效应组分缺失促进细胞转化和诱发癌症主要有 3 个原因:①DNA 修复不良;②细胞周期检查点消失;③细胞凋亡减少。所有这些缺失均可导致潜在致癌突变的积聚。

(二)DNA 损伤修复与胆囊癌

目前,胆囊癌的发生机制尚未完全阐明,但其发生与 DNA 的损伤密切相关,诱导胆囊癌的主要危险因素包括吸烟、高脂饮食、胆囊结石、慢性胆囊炎等,这些诱因能引起胆囊癌细胞 DNA 的损伤,而且能直接或间接影响损伤修复系统,使 DNA 修复障碍,导致胆囊癌的发生。

1993 年 Fishel 等研究人类遗传性非息肉结肠癌时,分离克隆的第一个人类 MMR 基因(即 hMSH2),hMSH2 基因定位于人类染色体 $2P^1$-P^{22},基因组 DNA 全长约 73kb,含 16 个外显子,CDNA 全长 3 111 bp,含 2 727bp 的开放阅读框架,翻译后编码一个由 909 个氨基酸序列组成的蛋白质,与酵母蛋白的相应区域有 85% 的一致性,hMSH2 基因是高度保守的 DNA 错配修复基因,它通过下列途径保证 DNA 复制的保真性,即能够移动初级模板在 DNA 重复序列滑动时产生的插入/缺失环,纠正逃脱校正读码的单碱基错配,因此可以预防自发突变的堆积,并保证 DNA 的完整性和稳定性。hMLH1 通过矫正错配变异的 DNA 恢复基因的正常功能而发挥抑癌基因的作用,hMLH1 基因的变异将导致一系列恶性肿瘤的发病率上升。hMLH1 基因定位于人类染色体 3p21,基因全长 58bp,有 19 个外显子。CDMA 全长

2 484bp,含 2 268bp 的开放阅读架,编码 756 个氨基酸的蛋白质。hMLH1 基因参与 DNA 错配识别及修复过程,其缺陷可导致细胞突变频率增加和基因组不稳定,由此有可能造成微卫星的不稳定性及相关基因变异不断积累,最终引起细胞恶变,导致肿瘤形成。近年,国内外大量文献均证实 hMSH2 和(或)hMLH1 失表达与许多恶性肿瘤发生发展密切相关,其机制与 DNA 甲基化及基因多态性有关。目前认为基因启动子 CPG 岛甲基化是导致基因特别是抑癌基因失活的重要原因,已发现部分肺癌和胰腺癌等恶性肿瘤存在 DNA 甲基化而致 hMSH2 和(或)hMLH1 失活,从而导致肿瘤发生。多数文献显示 hMSH2、hMLH1 表达水平与恶性肿瘤发生、进展、临床生物学行为及预后密切相关,高水平表达者分化程度高、进展慢及转移发生率低,认为 hMSH2 和 hMLH1 表达水平可能是反映一些恶性肿瘤预后的重要分子标记物,高水平表达者预后好,此外,文献证实 hMLH1 表达与氟尿嘧啶(5-FU)治疗效果密切相关,高水平表达者对氟尿嘧啶治疗具有耐药性。

有研究表明,胆囊腺癌 hMSH2、HMLH1 表达阳性率及其评分明显低于癌旁组织、腺瘤性息肉和慢性胆囊炎组织,hMSH2 和(或)hMLH1 阴性表达的胆囊良性病变胆囊上皮均呈中至重度不典型增生等癌前病变改变;腺瘤癌变或高分化腺癌、肿块最大径<2cm、无淋巴结转移及未侵犯周围组织病例 hMSH2 和 HMLH1 表达阳性率及其评分明显高于低分化腺癌、肿块最大径≥2cm、淋巴结转移及侵犯周围组织病例,说明 hMLH2 和 hMLH1 表达水平与胆囊腺癌发生、临床生物学行为及预后密切相关,检测胆囊良性病变 HMLH2 和(或)hMLH1 表达水平对预防和早期发现胆囊癌可能有重要临床意义。

(三)展望

胆囊癌恶性程度高,起病隐匿,预后非常

差,近年来随着对胆囊癌分子遗传学改变的深入认识,不断产生了一些新的诊断技术和新的治疗策略,为最终改善胆囊癌患者预后带来希望,但肿瘤的发生机制是复杂的,只有深入探讨胆囊癌发生机制,提示其发生发展的关键环节,才有希望在不久的将来最终攻克这一顽疾。

五、细胞凋亡与胆囊癌

细胞凋亡(apoptosis)又称细胞程序性死亡(programmed cell death,PCD),是指细胞在一定的生理或病理条件下,遵循自身的程序,自己结束其生命的过程,是一系列酶参与、由基因控制的一个主动的、高度有序的死亡过程,是机体在生长发育和受外界刺激时,清除多余、衰老和受损伤的细胞以保持机体内环境平衡的一种自我调节机制。在病理上,肿瘤的发生被认为与细胞凋亡的抑制有关。胆囊癌位于消化系肿瘤的第5位,具有浸润迅速、易转移、预后差的特点,随着对其发病机制研究的深入,发现胆囊癌的发生发展与机体细胞凋亡机制紊乱、失控密切相关,诱导细胞凋亡又为胆囊癌的治疗提供新的可能治疗靶点。

(一)胆囊癌发生发展中的细胞凋亡

肿瘤的发生是一个非常复杂的过程。近年来分子生物学的研究进展使人们认识到,肿瘤的发生是癌基因的激活与抑癌基因被抑制或失活共同作用的结果。正常情况下,细胞增殖和细胞凋亡的平衡维持着细胞群体数量的相对恒定。在许多肿瘤中不仅存在细胞增殖,同时亦存在细胞凋亡。肿瘤发生的根本原因在于基因组的不稳定,使本来应停止增殖或生理性凋亡的细胞不停地进入细胞周期,因而造成恶性增生。原发性胆囊癌不同组织学分级中均有细胞凋亡的发生,且细胞凋亡数目与肿瘤组织学分化程度相关,随着组织学分级的增加,细胞凋亡指数呈下降趋势,进一步说明在原发性胆囊

癌的发生过程中,细胞增生与凋亡的失调是肿瘤发生的重要原因,并且影响到肿瘤的分化与预后。

(二)胆囊癌细胞凋亡的信号传导途径

1. 细胞凋亡的死亡受体(death receptor,DR)途径　是一条主要的细胞凋亡调控途径。DR可以传递凋亡信号与一种特殊的死亡配体结合。肿瘤坏死因子受体(TNF-Rs)是具有代表性的最大的死亡受体家族,主要包括TNFR1(p55,CDl20a)、TNFR2(p75,CDl20b)、Fas(CD95,Apo-1)、DR3、DR4(TRAIL-R1)和DR5(TRAIL-R2)。其共同特点是,在它们胞内区都具有传导细胞死亡信号所必需的一段高度同源性的氨基酸序列,称作死亡域(death domain,DD)。近年来,通过酵母双杂交技术发现了一些参与死亡域的下游信号传导蛋白Fas死亡域结合蛋白(FADD)、TRADD死亡域结合蛋白(TNFR1)和受体结合蛋白(RIP)等。FADD的死亡域位于其C末端,其N末端(称作死亡效应域,DED)负责向下传导细胞凋亡信号。TRADD和RIP的死亡域也位于C末端,但是不含DED,它们的死亡信号仍由其死亡域传导。TRADD可通过其死亡域与FADD的死亡域结合,从而传导TNFR1和Fas的死亡信号。

Fas介导细胞凋亡的调控途径是,FasL与Fas结合可以导致Fas胞内的死亡域形成三聚体而活化,并引起与之结合的FADD构象改变,使caspase 8前体集聚、断裂和激活,产生有活性的caspase 8,从而激发一系列下游的caspase级联反应和诱发细胞凋亡。这是一条基本的通过DD和FADD的细胞凋亡调控途径。另外,还存在TNFR1介导的细胞凋亡调控途径。TNF主要是由因感染而活化的巨噬细胞和T细胞产生,通过TNFR1,TNF可以诱导细胞凋亡。与Fas不同的是,TNF诱导的细胞凋亡必须有蛋白质合成的抑制,这表明细胞内存在一些可抑制

TNF 诱导凋亡的因子。而这些抑制性蛋白的表达可能是通过核蛋白因子 κB（NF-κB）和 JUK/AP-1（Jun N-terminal kinase，vk；AP-1，c-fos/c-jun）进行调控的。已经证明，TNFR1 与 DD 和 TRADD（TNF 相关死亡域）相互作用后，是通过 TNF 相关因子 2（TRAF2）和受体相互作用蛋白（RIP）两条途径分别进行传导信号。TRAF2 和 RIP 可以激活 NF-κB 诱导激酶（NIK），NIK 反过来又可以激活 κB 激酶复合物（IKK）的抑制剂（I-κB），导致 I-κB 降解和允许 NF-κB 转移到核内，发挥转录激活效应。同时，从 TRAF2 和 RIP 到 JNK 的途径中还涉及一个包括有丝分裂原激活蛋白激酶 MEKK1（MAP/Erk 激酶激酶 1）-JNKK（JNK 激酶）-JNK 的传导通路。这样，抑制性蛋白就可以最终发挥抑制细胞凋亡的效应。同时，TNFR1 还可以和 RAIDD 或 CRADD（一种接头蛋白）相作用，RAIDD 通过其死亡域和 RIP 死亡域相结合或者通过 cARD（caspase recruitment domain）序列与死亡效应分子 caspase 2 结合，也可以诱发细胞凋亡产生。

2. 细胞凋亡的线粒体途径 在脊椎动物细胞凋亡过程中，线粒体被认为是处于凋亡调控的中心位置，而其关键性分子是细胞色素 C。细胞损伤后，细胞色素 C 从线粒体释放，并与细胞凋亡激活因子 1（apoptotic protease activating factor 1，Apaf-1）结合，并活化 caspase 9 前体，进而激活 caspase 3，引发 caspases 级联反应，从而诱发细胞凋亡。越来越多的实验表明，bcl-2 家族成员在细胞凋亡的线粒体途径中起重要调控作用。亚细胞定位研究显示 bcl-2 和 bcl-XL 定位于线粒体外膜，而 bcl-2 家族促凋亡成员存在于细胞质或线粒体膜。虽然 bcl-2 家族成员也存在于细胞其他部位（核膜或内质网膜），但大量证据显示其主要效应部位是线粒体。在细胞凋亡中，bcl-2 家族促凋亡成员被激活，引起其构象改变，导致 BH3 结构域暴露［可能是通过去磷酸化方式（Bid）或 caspases 蛋白水解作用（Bad）等］，并转移到线粒体。bax、Bad 或 Bid 转移到线粒体后。可引起线粒体释放大量蛋白质，包括细胞色素 C（bax 是在线粒体外膜通过形成离子通道方式促进细胞色素 C 等蛋白分子释放）。细胞色素 C 是胞核基因编码的蛋白质，当它转入线粒体后，形成带有亚铁血红素的细胞色素 C 称为全细胞色素 C，只有全细胞色素 C 才可以诱导 caspases 激活。而 bcl-2 和 bcl-XL 可直接与胞质中 caspases 前体联结的 Apaf-1 相结合存在于线粒体外膜。通过线粒体 bcl-2/bcl-XL-Apaf-1-caspase 9 前体四聚体复合物，对 Apaf-1 结构进行调控，这样，通过抑制细胞色素 C 的释放，bcl-2 和 bcl-XL 等就可以最终发挥抑制细胞凋亡作用。

3. 细胞凋亡的 p53 基因依赖性调控 这条途径主要以核蛋白 p53 调控为主。当 DNA 损伤时，可以激活 p53 基因，从而诱导细胞周期 G_1 和 G_2 阻滞。如果 DNA 损伤严重，p53 基因则可以触发细胞凋亡。具体是通过调控细胞周期、DNA 损伤修复和调节其他凋亡调控基因表达实现。p53 蛋白有转录激活子的作用，明显与细胞周期调控有关。目前已阐明 p53 蛋白与凋亡，特别是以射线为代表的 DNA 损伤因素诱发凋亡之间的关系，DNA 损伤-p53 蛋白-p21 蛋白产生并同各种细胞周期素依赖的蛋白激酶（cyclincyclin dependent kinase，CDK）复合物结合，抑制 CDK 的作用，从而阻止 DNA 的合成和细胞分裂，导致细胞出现 G_1 阻滞。进行 DNA 修复，未修复则发生凋亡。该途径进一步阐明了 p53 基因作为基因组卫士参与细胞周期调控的机制。

另外，p53 蛋白还可以直接调控 DNA 损伤修复和细胞凋亡发生。p53 可以通过 p21（wAFl/CIPl，Wtp53-activatedfragment/CDK-interacting protein，细胞周期依赖激酶相互作用蛋白）直接或间接地终止 DNA 合成。p21

抑制增殖核抗原（PCNA）对 DNA 复制所需的 DNA 多聚酶 δ 的激活。PCNA 是多能 cyclin-CDK 复合物的组成成分，与病毒和细胞复制的起点 δ 有关，它是与 DNA 修复有关的 DNA 多聚酶 δ 的辅助因子。核酸剪切修复亦需 PCNA。射线等因素引起 DNA 损伤后，PCNA 的分布从 DNA 复制处转移至 DNA 损伤处，促进 DNA 损伤修复，不能修复则诱导其凋亡发生。p53 蛋白结合在 GADD45 基因的第 3 个内含子，以增强子身份在转录水平调节 GADD45 表达。射线等因素引起 DNA 损伤后导致 p53 蛋白堆积，诱导 GADD45 基因的 mRNA 和蛋白质表达增加，该增加同细胞 G 阻滞能力相对应。GADD45 抑制 DNA 合成，阻止细胞进入 S 期；GADD45 的降低使细胞的 DNA 修复和细胞存活下降；同时 GADD45 又是 MEKK4（MAPKKK4，蛋白激酶家族成员）的直接激活剂，可通过 MEKK4 依赖的方式激活 JNK（c-Jun 氨基末端激酶）和 p38 而诱导细胞凋亡发生，反过来 JNK 和 p38 的激活又可以诱导 p53 磷酸化和活化。而且，p53 基因还可以通过调节其他凋亡调控基因表达，并与另两条凋亡途径相联系，发挥 p53 基因凋亡的"中心"调控作用。p53 基因可以诱导基因编码蛋白质，催化氧化还原反应，并产生活性氧（reactive oxygen species，ROS），引起线粒体细胞色素 C 释放，从而激活细胞凋亡的线粒体途径。另有研究发现，同时转染 p53 和 bcl-2 基因的 M1 细胞，bcl-2 基因的转录和翻译减少；p53-/-鼠的脾、胸腺、淋巴结和前列腺等组织中 bcl-2 蛋白水平升高，提示 p53 对 bcl-2 的表达有抑制作用。后来发现，bcl-2 基因 5′UTR 端的一个 195bp 区段是 p53 依赖的负反应元件。bax 基因的第 486～489 有一个完整的和 3 个不完整的 p53 结合一致序列，此区段足以使 p53 蛋白发挥转录激活作用。p53 是一个增强的 bax 基因增强子的激活子，也常被 p53 基因诱导转录。在不同实验体系中已证明，射线照射等刺激作用后只诱导 p53＋/＋细胞出现 bax 的表达，并发生凋亡。bax 介导约 50％以上的 p53 依赖性细胞凋亡。其途径可能是，p53 基因上调 bax 的表达，bax 转移到线粒体外膜，诱导线粒体释放细胞色素 C 等效应因子，从而激发细胞凋亡的线粒体调控途径。DNA 损伤使 p53 蛋白活力上升，p53 通过对 bcl-2 和 bax 表达的调节，降低细胞对凋亡刺激的耐力。由此可见，p53 基因能同时在 mRNA 水平激活 bax 基因表达和抑制 bcl-2 基因的表达。这两个基因的蛋白产物有相反的作用，前者加速凋亡，后者促进存活。p53 诱导凋亡可能部分是通过改变细胞内 bax 和 bcl-2 蛋白的比例，依赖于细胞凋亡的线粒体调控途径发挥凋亡控制作用。Fas 也参与细胞凋亡的 p53 调控途径。p53 基因反应成分已在 Fas 基因中被证实。DNA 损伤后，可以通过 p53 基因依赖的方式诱导 Fas 及其配体 FasL（CD95L 或 CD128）表达，并促进 Fas 从高尔基体转运到细胞膜，激活 Fas 通过 DD 和 FADD 细胞凋亡的 DR 调控途径。正是通过 p53 基因的"中心调控"作用，将另外两条细胞凋亡调控途径连在一起，构成复杂的网络状分子调控系统，从而决定着细胞的生存与死亡。

（三）胆囊癌组织中细胞凋亡的诱导

肿瘤的发生和发展不仅同肿瘤细胞的增殖和分化异常有关，而且同细胞凋亡的变化有关。已证实细胞凋亡的减少可引起肿瘤的发生，且通过逃逸凋亡而促进肿瘤细胞恶性转化及演进。目前，胆囊癌仍是一种难于早期诊断且预后极差的肿瘤，并对放射治疗、化学治疗等均有耐受且效果不肯定，因此，诱导胆囊癌细胞凋亡的策略成为近年来胆囊癌治疗方面的重点。

1. 反义寡核苷酸 在胆囊癌组织中，survivin 及 bcl-2 基因均高表达，有研究表明将反义寡核苷酸 survivin 及 bcl-2 分别导入胆囊癌细胞株（GBC-SD），可促进胆囊癌细胞凋亡，而联合转染更具显著性。

2. 早幼粒细胞性白血病（PML）生长抑制因子 PML 生长抑制因子不但在急性早幼粒细胞性白血病的发病过程中起重要作用，而且对部分实体肿瘤具有明显的生长抑制作用。PML 生长抑制因子发挥其肿瘤抑制及生长抑制作用的机制对不同细胞各不相同，对宫颈癌（HELA 细胞）的研究结果发现，PML 生长抑制因子能够延长细胞周期，从而抑制细胞生长。对乳腺癌细胞（MCF-7）既能促进细胞凋亡，又能影响细胞周期，表明 PML 生长抑制因子通过细胞周期和（或）诱导凋亡发挥其肿瘤抑制作用。早幼粒细胞性白血病生长抑制因子感染 GBC-SD 后，用 DNA 片段分析和原位末端转移酶标记检测细胞凋亡，结果发现感染后出现凋亡特征性的 DNA 阶梯带；细胞变圆，体积缩小，可见细胞核浓缩，细胞核染色质凝集在核膜周边或染色质压缩，呈致密碱性等凋亡特征，并且凋亡指数明显升高，表明 PML 基因可促使 GBC-SD 细胞凋亡。

3. 全反式维甲酸（ATRA） 有研究表明，ATRA 体位诱导胆囊癌细胞的过程中伴随 p53、bcl-2、bax 凋亡相关基因表达的变化和染色体结构的变化，呈现较好的特异基因靶向治疗及分子和细胞水平多级调控的效应，为胆囊癌的细胞凋亡提供了一定的试验依据。

总之，细胞凋亡的调控是一种复杂的多水平的调控，多因素相互作用促进或抑制凋亡的发生；胆囊癌的发生发展与转移是多因素参与的生物学行为，其中的每一步都涉及多种基因与宿主微环境间的相互作用。进一步探讨胆囊癌的发病机制，寻求相关凋亡基因变化及抗癌药物作用靶点，对提高胆囊癌的诊治和延长患者生存期有重要的临床价值。

六、胆囊癌变过程中肿瘤血管形成及分子机制

20 世纪 70 年代初，美国学者 Folkman 最早提出肿瘤生长的血管依赖性学说，认为肿瘤生长需要丰富的血液供应，必然伴随新生血管的增加。肿瘤体积一旦 $>2mm^3$，即需新生血管提供氧气及养分。大量实验和临床研究证实，血管化肿瘤的生长速度明显大于未血管化的肿瘤，血管密度高的肿瘤发生转移的可能性也明显高于血管密度低者。上述结果提示，不仅肿瘤生长依赖血管生成，肿瘤转移也同样依赖血管生成。抑制肿瘤新生血管生成已被公认为一种较为有效的抗癌策略。肿瘤血管生成（tumor angiogenesis）包括血管形成（angiogenesis）及血管发生（vasculogenesis）两种形式，前者为在原有血管结构的基础上，以出芽等方式形成新毛细血管的过程；后者则以骨髓来源的成血管细胞（angioblasts）等为胚芽，分化成为血管内皮细胞，从无到有形成血管及毛细血管样网络结构。血管生成是一复杂的病理生理过程，涉及细胞外基质降解、血管内皮细胞增殖和迁移和血管结构及血管网络形成等主要环节，并受到精细且复杂的细胞和分子机制的调控。血管生成是实体瘤发展、转移的关键步骤，也是肿瘤靶向治疗的主要研究领域。

（一）内源性促血管生成调节因子

体内存在许多促血管生成因子，其中以血管内皮细胞生长因子（vascular endothelial growth factor，VEGF）成纤维细胞生长因子（FGF）等生长因子与肿瘤血管生成的关系最为密切。

1. 血管内皮细胞生长因子 又称血管通透性因子（vascular permeability factor，VPF），它是内皮细胞的特异性有丝分裂原，是促血管生成活性最强并在新生血管中对血管内皮细胞具有抗凋亡作用的一种因子。现已发现的 VEGF 家族成员包括 VEGF－A、

VEGF－B、VEGF－C、VEGF－D、VEGF－E 和胎盘生长因子（placenta growth factor, PLGF）。实验研究表明，在小鼠胚胎发育期，将 VEGF 基因或 VEGF 受体（VEGFR）基因敲除，都将因血管生成受阻而导致胚胎死亡。VEGF 在肿瘤血管生成中起重要作用，VEGF 在许多肿瘤细胞中呈现高表达。

2. 碱性成纤维细胞生长因子（bFGF） bFGF 在体内分布广泛，参与了胚胎发育、血管生成、肿瘤生长等多项生理及病理过程。bFGF 可促进内皮细胞有丝分裂、刺激内皮细胞分泌胶原酶和 U-PA（尿激酶型纤维蛋白溶解酶原激活因子）、诱导内皮细胞的增殖和迁移。bFGF 与 VEGF 结合对促血管生成具协同效应，VEGF 可使内皮细胞 bFGF 生成增多，VEGF 体外促血管生成的作用及诱导纤溶酶原激活物的能力也有赖于内皮细胞产生的 bFGF。

3. 基质细胞衍生因子（srtomal-derived factor-1，SDF-1） 又名 CXCL12，可以促进肿瘤血管新生。体内试验发现 SDF-1 可以定向趋化血管内皮细胞，刺激巨噬细胞等产生内皮细胞生长因子，引起肿瘤血管新生。与 VEGF 相比，SDF-1 有较强的趋化作用，并内皮细胞表达 VEGF，VEGF 反过来可上调内皮细胞表面的 SDF-1/CXCR4 表达。这表明 SDF-1 和 VEGF 在促进血管形成过程中有协同作用，因此 SDF-1/CXCR4 轴与 VEGF 之间就构成了一条旁分泌环路，两者间相互影响，共同调节血管生成。

4. 整合素（integrin） 整合素和血管生成有密切关系。αVβ3 在创伤颗粒组织和恶性肿瘤的血管内皮细胞中呈高表达，αVβ3 整合素的作用受到 TNF 和 IFNγ 的抑制，进而与细胞扩增和整合素信号传导的相关蛋白质发生磷酸化。多种整合素都会在肿瘤血管生成过程中表达上调，其中 α5β1 对发育过程中血管的形成有重要作用并且受血管形成的调节。αVβ3 药理学拮抗剂可抑制血管生成，小分子的整合素拮抗药（如 EMD121974）和人工合成的 LM609 阻断性抗体（vitaxin）都是经临床检验后可有效治疗人类癌症的靶标。

5. 其他促肿瘤血管生成因子 目前，已发现还有多种内源性血管生成因子不同程度地参与了促血管生成过程。其中：①血小板源生长因子（PDGF）不仅能使肿瘤血管生成增多，还能降低肿瘤细胞凋亡指数；②PDGF 能促进内皮细胞增殖趋化、参与血管外周细胞的聚集和微血管系统的发育；③肿瘤坏死因子（TNF）在低剂量时可诱发血管的生成，而高剂量的注射可以治疗肢体癌，这其中一部分是通过阻断肿瘤血管快速分布来调节；④基质金属蛋白酶与多种肿瘤细胞的侵袭和转移潜能呈正相关关系；⑤轴突导向分子在血管再生发生过程中的作用日益受到重视，具体作用机制不清楚；⑥CpC 岛可以促进血管生成，人工合成的包含 CpG 基序的寡聚核苷酸，可以刺激内皮细胞生长因子 VEGF 的表达，从而引起新生血管的形成。

（二）内源性抑制血管生成调节因子

为调节血管生成的平衡，人体内除存在许多促血管生成因子外，同时也存在多种抑制血管生成的因子，大部分来自一些蛋白质的水解片断，其中以血管抑素、内皮抑素在抑制血管生成中的作用最为重要。

1. 血管抑素（angiostatin） 血管抑素是一个相对分子质量为 $38×10^3$ Da 的纤溶酶原片段，能够抑制血管生成。实验证明，人的血管抑素在体内能抑制肿瘤血管内皮细胞的增殖，且呈剂量依赖性。血管抑素抑制血管生成的机制可能主要与其下调 VEGF 表达、通过与内皮细胞表面 ATP 合成酶 a 亚单位结合使内皮细胞增殖抑制有关。血管抑素常用皮下注射，有效安全剂量范围较大且未发现不良反应，未表现出抗原性和细胞毒性，也无耐药性，因此可作为肿瘤治疗的靶标之一。

2. 内皮抑素（endostatin） 内皮抑素是相对分子质量为 $20×10^3$ Da 的胶原蛋白，

XVIII羧基末端可水解片段,能抑制血管生成。体内研究表明,内皮抑素能显著抑制血管生成,有效抑制多种实体肿瘤原发灶和转移灶的生长。内皮抑素能特异地通过与成纤维细胞生长因子竞争及通过阻止 G_0/G_1 期向 S 期转变等不同途径抑制内皮细胞增殖,从而导致细胞内信号通路改变并明显抑制肿瘤的生长和转移,其抗肿瘤血管生成作用强于血管抑素,是目前已知的作用最强的内源性血管生成抑制因子。总之,内皮抑素可作为肿瘤生长抑制药应用于肿瘤治疗。

3. 干扰素类(IFN-α 或 IFN-γ)　IFN 是较强的抑制血管生成的细胞因子,可以下调多种肿瘤细胞的 bFGF 和 VEGF 的表达,从而抑制血管生成。IFN-α 和 IFN-γ 均可直接抑制人表皮微血管内皮细胞和人毛细血管内皮细胞的增殖、迁移。

4. 可溶性 VEGFR-1(sFlt-1)　Flt-1mRNA 剪切后产生两种不同产物,其一是编码全长跨膜受体,另一种编码 sFlt-1。VEGF 和两种形式结合的亲和性相似,但与 sFlt-1 结合后不能产生信号传导,因它不与细胞结合且缺乏细胞内的酪氨酸激酶区。sFlt-1 与 VEGF 结合后抑制了 VEGFR 与其结合,从而降低了 VEGF 的促血管生成作用。

5. 其他抑制肿瘤血管生成因子　近来又发现几种细胞因子在体内外也有抑制血管生成作用。其中:①血小板反应蛋白-1(TSP-1)是一种内源性血管生成抑制因子,在体外可抑制内皮细胞增殖,在体内可抑制血管生成;②IL-12、IL-18 抑制 FGF 刺激的内皮细胞增殖和血管形成;③TIMP-1 抑制基质金属蛋白酶降解基底膜;④肿瘤抑素(tumstatin)可以通过和其特异性受体在增殖的内皮细胞相互作用,从而导致细胞内信号通路改变,达到抗血管生成的目的。

(三)抑制血管新生在胆囊癌中的治疗策略

1. 增强血管新生的抑制因素　基于恶性肿瘤依赖于血管新生理论,可通过增强血管新生抑制因子,抑制肿瘤血管新生,遏制肿瘤的发展,达到治疗肿瘤的目的。

2. 干涉内皮细胞间信号传导　干涉内皮细胞间信号传导,是通过阻断促血管新生介质与内皮的联系,达到抑制血管新生的作用。

3. mRNA 水平抑制血管新生　可用核酶或 RNA 干扰技术来使与血管新生有关 mRNA 降解,从而达到抑制肿瘤血管新生作用。

七、胆囊癌的侵袭和转移

侵袭是指瘤细胞侵犯和破坏周围正常组织,进入循环系统的过程。肿瘤转移是指恶性肿瘤细胞脱离原发肿瘤,通过各种转移方式,到达继发组织或器官后得以继续增殖生长,形成与原发肿瘤相同性质的继发肿瘤的全过程。侵袭和转移是同一过程中的两个不同阶段,侵袭是转移的前奏,转移是侵袭的结果。

(一)血管生成与胆囊癌的侵袭转移

血管生成或新生血管的产生对于原发肿瘤的增殖极为重要。业已发现,血管生成与肿瘤厚度和转移相关;新生成的肿瘤血管易通透肿瘤细胞以至于形成新的转移,故高程度的血管生成增加了肿瘤细胞进入循环系统及转移的机会,与肿瘤患者的生存期呈负相关。研究表明,肿瘤血管生成分为血管内皮细胞增殖、细胞外基质破坏和内皮细胞迁徙 3 个步骤。该步骤可被肿瘤细胞所分泌的生长因子即血管形成因子所促进。这些因子包括肝素结合生长因子或成纤维细胞生长因子家族、转化生长因子-α、血管生成素、血管渗透生长因子和血管内皮生长因子。这些因子通过影响由丝氨酸蛋白酶和金属蛋白酶介导的血管生成所需要的肿瘤细胞、内皮细胞和细胞外基质之间的相互作用,从而引起肿瘤生长并伴随血管生成增加。血管内皮生长因子（VEGF）是一种选择性对内皮细胞促有丝分裂的生长因子，或称血管通透因子，可提高肿瘤血管的通透性；其通常在局部缺血缺氧情况下表达，但在恶性肿瘤进展期中则呈过度表达。Quan等报道，胆囊癌的VEGF表达显著高于胆囊腺瘤及胆囊炎，且其表达随Nevin分期升高而升高，提示VEGF可提高新生血管形成，以支持肿瘤的生长及发展，与胆囊癌的转移相关，但没有资料表明VEGF具有直接致癌作用。

（二）细胞黏附与胆囊癌的侵袭转移

肿瘤细胞形成短暂性的黏附能力对于转移是必要的。转移性肿瘤细胞必须能够黏附细胞外基质成分或其他相同或不同的细胞。整合素（intergrin）通过竞争性结合细胞外基质中Arg-Gly-Asp（RGD）片段序列，而在肿瘤细胞黏附到细胞外基质过程中起重要作用。有报道，过多的RGD片段可竞争性结合整合素，从而发挥抑制黑色素瘤细胞转移的作用。

E-cadherin在抑制肿瘤转移方面亦起重要作用。E-cadherin保持同型细胞间的黏附作用，其表达下降与癌发展相关。将E-cadherin cDMA转染进入高转移的上皮肿瘤细胞株中，可导致该株侵袭力下降；而应用抗E-cadherin抗体处理该转移上皮细胞，可阻断这种效果表明，E-cadherin可抑制肿瘤的侵袭及转移。

肿瘤的侵袭及转移与肿瘤细胞表面表达的糖蛋白及其表型有关。转移的肿瘤细胞表面表达的糖蛋白无论在数量及质量上均与无转移细胞表型显著不同。一些改变的糖蛋白有可能影响肿瘤细胞转移过程中的生物学行为。故检测术后标本中这些改变的糖蛋白为术后评估转移潜能提供信息。

黏蛋白（MUC）是跨膜糖蛋白，由转移表型表达。癌相关高分子量唾液酸黏蛋白抑制同型细胞聚合以及细胞-基质黏附，在基质胶（Matrigel）试验中可提高细胞侵袭力。许多实验表明，癌细胞有MUC高水平表达，能够容易地从原发病灶处离开，在循环中生存，逃避免疫监视，从而在转移器官中生存。Toru等的回顾性调查研究表明，MUC与胆道肿瘤的生存期密切相关。在正常上皮，MUC只在细胞极性表达，但在多数癌细胞中极性消失，MUC在整个细胞膜上过度表达，失去细胞-细胞之间黏附，允许肿瘤细胞迁徙和转移。

（三）基底溶解与胆囊癌的侵袭转移

基底膜和间质基质在调节肿瘤细胞侵袭中起重要作用。基底膜构成肿瘤细胞侵袭必须克服的屏障，细胞外基质包含着能被侵袭细胞伪足激活的细胞因子，细胞外基质构成肿瘤细胞的边界。基质金属蛋白酶（MMP）是含锌酶家族，可以分解细胞外基质成分和基底膜，其表达水平与侵袭密切相关。故MMP在肿瘤细胞侵袭中所起作用引起广泛注意，并已将其作为治疗肿瘤中的靶点。

（四）uPA-uPAR与胆囊癌的侵袭转移

尿激酶类纤溶酶原激活物（uPA）是一种分泌蛋白水解酶，调节多种步骤，包括基质分解，细胞动力，血管生成和肿瘤形成、侵袭、转移。肿瘤细胞以无活性酶原形式分泌uPA即PRO-uPA，PRO-uPA能迅速结合到特殊的尿激酶类纤溶酶原激活物受体（uPAR）上；由于uPAR与肿瘤细胞表面高度亲和，这种uPA-uP-AR结合可转化为有活性的二链uPA，从而起到水解蛋白酶的作用；故被认为是肿瘤侵袭和转移的重要步骤。迁徙细胞分散uPAR选择性地分布在细胞膜边缘，并收集这些细胞及邻近基质细胞分泌的uPA，从而发挥uPA-uPAR之间的相互作用，而uPA-uPAR又可反过来极大地促进细胞表面的纤溶酶原转换为纤溶酶，激活的纤溶酶可直接降解细胞外基质（ECM）成分，通过将无活性酶原转换为活性MMP，加速局部基质的分解。

（五）细胞周期与胆囊癌的侵袭转移

逃离正常细胞周期是各种致癌过程中的

关键步骤。在肿瘤发生发展过程中，调控 $G_1 \sim S$ 期细胞周期的一些因子发生了变化。$G_1 \sim S$ 转变是由几种分子包括细胞周期素（cyclin）和细胞周期依赖性蛋白激酶（cycclin dependent kinase，CDk）之间的正调节，以及细胞周期依赖性蛋白激酶抑制药（cycclin dependent kinase inhibitor，CKI）和视网膜母细胞瘤蛋白之间的负调节相互作用所促成的。CKI 根据序列分为 INK 家族（包括 P16INK4、P15INK4B、P18INK6A、P19INK6B）和 LIP/KIP 家族（包括 p21WAF/LIP1、p27kip1、p57kip2）。在这些调控 $G_1 \sim S$ 转变因子中，细胞周期素（cyclin）D 是最强致癌因子，它通过两条途径致癌：①cyclin D-CDK 复合物通过磷酸化使视网膜母细胞瘤蛋白失活。②这些复合物结合并隔绝 LIP/KIP 蛋白。多个研究模型提供了 cyclin D 致癌潜能的证据，cyclin D 表达升高，G_1 期细胞周期缩短，从而促使细胞恶变。cyclin D 过度表达是胆囊致癌早期事件和胆囊癌病患者的独立预后因素之一。

p27kip1 是一种细胞周期依赖激酶抑制药，对细胞增殖起负调节作用。所有胆囊腺瘤均有 p27kip1 表达，p27kip1 表达下降与胆囊癌细胞分化、淋巴侵袭、转移及 TNM 分期显著相关表明 p27kip1 表达是胆囊致癌中的后期事件，p27kip1 表达下降与肿瘤进展显著相关，提示肿瘤进展和转移。Kaplan-Meier 曲线表明，p27kip1 表达下降与胆囊癌术后短的生存率密切相关，预示胆囊癌预后不良。由于 p27kip1 表达易于检测，故具有临床实际价值，可作为胆囊癌一个独立的预后指标。

（六）CD44V6 与胆囊癌的侵袭转移

CD44V6 通过其胞质内结构域连接 Ezrin，进而连接细胞骨架，使肿瘤细胞与 ECM 相关联，从而影响细胞生长；同时改变细胞信号传导系统，促进细胞骨架的重建，参与肿瘤细胞的增殖和转移。有研究证实，在肿瘤细胞转移过程中，CD44-Ezrin 的连接部位的改变比表达水平的改变更有意义。在结肠癌研究中发现，CD44V6 可能通过其细胞内羧基端与 Ezrin 连接的结构变化，影响细胞内骨架蛋白的构象和分布，从而改变肿瘤细胞的运动能力。在对神经系统肿瘤、大肠癌等研究中发现，Ezrin 可直接或间接与细胞表面黏附分子 CD44V6 等结合而调节肿瘤细胞的黏附性，影响肿瘤的侵袭性和转移。Ezrin 和 CD44V6 在胆囊癌发展中的作用机制，有待于进一步研究。

八、胆囊癌的免疫耐受机制

随着对肿瘤免疫机制的不断研究，肿瘤的免疫治疗已成为研究的重点。阐明肿瘤免疫耐受的机制将有助于利用特异而有效的免疫治疗和途径来杀灭肿瘤细胞。

（一）肿瘤细胞参与的免疫耐受机制

1. 肿瘤来源的可溶性免疫抑制因子 肿瘤细胞通过分泌大量的免疫抑制因子如转化生长因子-β（transforming growth factor，TGF-β）、血管内皮生长因子（vascular endothelial growth factor，VEGF）、IL-10（interleukin-10）等抑制免疫细胞如树突细胞、T 细胞、自然杀伤细胞（NK 细胞）的功能，使肿瘤灶成为抗原特异性 T 细胞不能到达的免疫耐受区域，导致肿瘤的免疫耐受。

（1）TGF-β：TGF-β 是介导肿瘤免疫逃避最有效的免疫抑制因子，可通过自分泌或旁分泌途径抑制各种免疫细胞在肿瘤组织中浸润；抑制肿瘤细胞表面靶细胞识别抗原的表达；诱导肿瘤细胞表面 HLA-1 类分子、B7-1、细胞间黏附分子的低表达或不表达；抑制多种免疫细胞的增殖、分化、活化；封闭由细胞因子启动的信号传导通路。

（2）VEGF：VEGF 可诱导幼稚树突细胞（imature dendritic cell）的产生，影响树突细胞的分化与成熟，阻碍其抗原呈递功能，影响细胞毒 T 细胞（CTL）的扩增、活化及肿瘤细胞对 CTL 的敏感性；通过上调 bcl-2 表达抑制肿瘤细胞凋亡，为成纤维细胞和血管内皮细胞植入提供基质，促进血管支持物的生成，导致新生血管的大量形成。

（3）IL-10：IL-10 由肿瘤浸润淋巴细胞及肿瘤细胞产生，IL-10 可阻抑抗原呈递细胞在肿瘤组织的浸润、分化、成熟及对抗原的趋化反应；促进 CTL 处于免疫无能状态。而这种无能 T 细胞又能产生 TGF-β，加重免疫抑制状态；抑制 Th1 细胞的活化和 Th1 类细胞因子的产生，诱导 Th1 向 Th2 偏移；诱导效应性 T、NK 细胞表面杀伤抑制受体（killing inhibitory receptor）的表达。上调肿瘤细胞表面 HLA-G 的表达，从而影响活化和抑制信号的平衡。

2. 肿瘤细胞表面标志物的表达异常

（1）肿瘤细胞 MHC-Ⅰ类分子的表达异常：肿瘤细胞表面表达 MHC 分子可能是机体识别和杀伤肿瘤细胞的关键。CTL 只能识别肿瘤细胞 MHC-Ⅰ多肽复合物，并通过 T 细胞识别受体与肿瘤细胞表面的肽 MHC-Ⅰ类分子复合物结合而攻击肿瘤细胞。肿瘤通过其 MHC-Ⅰ类分子的表达下降或缺失使肿瘤细胞不能为 T 细胞识别并攻击，导致肿瘤的免疫耐受。HLA-G 是表达于母胎滋养层的非经典的 HLA-Ⅰ类抗原，参与母胎免疫耐受的形成。已证实在乳腺癌、结直肠癌、膀胱癌、肺癌等多种肿瘤标本或细胞系中有 HLA-G 表达。HLA-G 可以结合于 NK 细胞和 T 细胞表面的杀伤抑制受体，强烈抑制 T 细胞和 NK 细胞对肿瘤细胞的识别、杀伤活性，造成类似于妊娠母胎界面的免疫耐受状态；同时 HLA-G 调节细胞因子 IL-10 及 IFN-α 的分泌，使 Th1/Th2 平衡移向 Th2，从而引起免疫抑制。

（2）B7 分子家族的表达异常：B7-1 是首先被鉴定的 B7 家族成员，通过与 T 细胞的 CD28 结合参与 CD4$^+$ T 细胞的激活和 CD8$^+$CTL 的细胞毒效应。研究表明，很多肿瘤的 B7-1 分子表达缺失或下降，从而不能促进 T 细胞激活。增强共刺激分子 B7-1 与配体 CD28 的结合可提高 T 细胞的免疫活性并抑制肿瘤的淋巴结转移。PD-L1（programmed death-1 ligand）是新近克隆的 B7 家族新成员，曾命名为 B7-H1，其受体为 PD-1（programmed death-1）。已证实多种肿瘤如胸腺肿瘤、乳腺癌、肺癌、结肠癌和膀胱癌等的细胞膜和细胞质都有 PD-L1 的表达，且在肿瘤细胞的表达强度明显高于正常细胞。PD-L1 在肿瘤的表达削弱其免疫原性，抑制肿瘤的免疫应答的参与，影响其产生特异性 T 细胞应答。研究发现，肿瘤细胞表达的 PD-L1 能通过诱导特异性 CTL 的凋亡而使肿瘤发生免疫逃避，而且肿瘤组织中的巨噬细胞分泌的 IL-10 以及肿瘤细胞产生的 VEGF 均可上调 DC 表面的 PD-L1 的表达，直接阻碍 DC 激活 T 细胞介导的肿瘤相关抗原特异性免疫应答。

（3）FAS/FASL 的表达异常：FAS 抗原（Apo/CD95）与 FASL 组成 FAS 系统，FAS 与 FASL 结合形成二聚体启动凋亡信号的传递，导致表达 FAS 的细胞凋亡，以维持正常机体的生物稳定性。在恶性肿瘤中，FAS 表达下调或丢失使肿瘤组织逃避免疫监视或使 FAS/FASL 系统对其清除作用减弱；另一方面，恶性肿瘤高表达 FASL，当活性的免疫细胞与之接触后，免疫细胞上 FAS 与恶性肿瘤上 FASL 结合，导致这些活化的免疫细胞的凋亡，从而使肿瘤细胞逃避免疫攻击。

（二）肿瘤机体的免疫系统参与的免疫耐受

1. CD4$^+$CD25$^+$调节性 T 细胞的免疫耐受　目前认为 CD4$^+$CD25$^+$调节性 T 细胞（regulory T cells, Tregs）包括 Th3、Tr1 及无反应性 T 细胞，其细胞表面可表达 IL-2 受体 a 链（CD25），通过分泌细胞因子（IL-10、TGF-B）或以细胞-细胞接触依赖方式发挥抑制作用，从而维持自身免疫耐受。Treg 可表达细胞内 CTLA-4、FoxP3 mRNA 和

CD45RO,CTLA-4 竞争 B7 分子产生负性共刺激信号,明显抑制宿主的抗肿瘤免疫应答,促进肿瘤的发生、发展及转移。

2. 影响 T 细胞的代谢活性酶　吲哚胺 2,3 双加氧酶(indoleamine 2,3 -dioxygenase,IDO)是肝外惟一可催化色氨酸分子中吲哚环氧化裂解、沿犬尿酸途径进行分解代谢的限速酶,可以将色氨酸分解为 L-犬尿酸、吡啶甲酸和喹啉酸等多种代谢物,对色氨酸沿犬尿酸途径进行分解起到重要的启动调节作用。IDO 是含血红素的单一肽链,人类 IDO 基因位于第 8 号染色体上,长 15kb,包括 10 个外显子和 9 个内含子,相对分子量为 4.2×10^4Da,pI=6.9。人类 IDO 的 L-色氨酸是 IDO 的生理底物,由于色氨酸是细胞维持活化和增生所必需的氨基酸,同时也是构成蛋白质必不可缺的重要成分,如果 IDO 的活性表达异常增高,会导致细胞微环境中色氨酸的耗竭,从而使局部某些重要功能细胞处于一种"色氨酸饥饿"的状态,细胞便失去正常的功能。IDO 通过诱导"色氨酸饥饿"来抑制 T 细胞增生和分化,进而导致 T 细胞无能或凋亡,导致肿瘤免疫耐受。

(1)IDO 来源与分布:IDO 可来源于肿瘤细胞、树突状细胞和周围基质细胞等。目前大多数学者认为,肿瘤细胞是 IDO 的主要产生来源,并已在多种肿瘤细胞中发现 IDO 的表达明显增强。IDO 表达及活性除了在肿瘤细胞内增强以外,在肿瘤局部具有重要免疫调节功能的 DC 内 IDO 表达也明显增强。IDO 主要分布在胸腺髓质和次级淋巴管的 T 细胞区,并散见于一些免疫耐受或免疫特赦(immuneprivilege site)组织中,如胸腺、胃肠道黏膜、附睾、胎盘及眼前房等,且特异性地表达在巨噬细胞和 DC 上。

(2)IDO 的表达调控:IDO 基因启动子长1 245bp,含有 2 个干扰素刺激反应元件,这 2 个干扰素刺激反应元件序列间隔为 1kb,它们在 γ-干扰素诱导的 IDO 基因转录中必不可少。此外,5′端还包括 X-Box 和 Y-Box。X-Box 和 Y-Box 是主要组织相容性复合物Ⅱ类基因启动子中干扰素反应区域的必要组成部分,该区域还有与干扰素调节因子 1 结合序列一致或互补的 6 个序列。信号传导和活化转录因子 1 仅和干扰素调节因子 1 能在 γ-干扰素作用下协调作用下,诱导 IDO 的表达。TNF-α 只有和 IL1-β 协同下可以增强这种诱导作用。IDO 主要被干扰素(interferon,IFN)、CpG 基序(cytosine phosphate-guanosine oligodeoxynueleotide,CpG ODNs)和脂多糖(1ipopoly- saeeharide,LPS)等诱导,其基因表达的调节区域位于 5′端,可通过干扰素依赖性信号通路和干扰素非依赖性信号通路两种途径诱导 IDO 表达。干扰素家族,尤其是Ⅱ型干扰素,能诱导 IDO 的表达,其中 IFN-γ 具有最强的刺激潜能,能强烈地诱导 IDO 的表达。它不仅能迅速上调 DC、皮肤 Langerhans 细胞的 IDO 表达,而且能够诱导许多肿瘤细胞的 IDO 表达。

IDO 在肿瘤微环境中可以通过 3 种机制来抑制局部 T 细胞免疫反应。①色氨酸耗竭机制:IDO 表达增强后,最直接的结果是消耗局部的色氨酸及产生犬尿氨酸等代谢产物。在无色氨酸和(或)犬尿氨酸的培养条件下,T 细胞会发生增殖抑制、活性降低甚至凋亡。②毒性代谢产物机制:除了犬尿氨酸,其中间代谢产物也可以抑制 T 细胞活性。在犬尿氨酸酶的作用下,3-羟基犬尿酸可以生成羟基邻氨基苯甲酸,该代谢物虽不能直接抑制 T 细胞反应,但可以抑制非抗原依赖的 $CD8^+$ T 细胞的增殖,导致 T 细胞数量的减少。色氨酸代谢物犬尿酸下游代谢酶也可以诱导 T 细胞免疫抑制,而这些酶在 IFN-γ 诱导下 DCs 均可以表达,这样即使在 IDO 功能缺失的情况下,仍然可以维持局部的免疫抑制状态。③诱导 $CD4^+CD25^+$ 调节性 T 细胞的增殖来抑制活化 T 细胞的免疫功能。IDO 和 Tregs 之间存在着调节环路。调节性 T 细胞可通过表面的 CTLA-4 与 DCs 表面 B7 结合，激发 DCs 细胞 IDO 的高表达，高表达 IDO 的 DCs 可通过 CpG 基序上调表面分子 B7 也可使 Tregs 增殖，从而抑制活化 T 细胞的免疫功能。

（高　剑　焦兴元　王健生）

参 考 文 献

[1] Donohue JH, Stewart AK, Menck HR. The national cancer data base report on carcinoma of the gallbladder. Cancer, 1998, 83 (12): 2618-2628.

[2] Sessa F, Furlan D, Genasetti A. Microstaellite instability and p53 expression in gallbladder carcinomas. Diagn Mol Pathol, 2003, 12:96-102.

[3] Kim YT, Kim J, Jang YH. Gentic alterations in gallbladder adenoma, dysplasia and carcinoma. Cancer Lett, 2001, 169:59-68.

[4] Herman JG, Baylin SB. Gene silencing in cancer in association with promoter hypermethylation. N Engl JMed, 2003, 349: 2042-2054.

[5] Takahashi T, Shivapurkar N, Riquelme E. Aberrant promoter hypermethylation of multiple genes in gallbladder carcinoma and chronic cholecystitis. Clin Caner Res, 2004, 15: 6126-6133.

[6] Perrimon N, Bernfield M. Specificities of heparin sulphate proteo glycans in developmental processes. Nature, 2000,404：725-728.

[7] Xu LN, Wang X, Zou SQ. Effect of histone deacetylase inhibitor on proliferation of biliary tract cancer cell lines. World J Gastroenterol, 2008, 14:2578-2581.

[8] Kee SK, Lee JY, Kim MJ. Hypermethylation of the Ras association domain family 1A gene in gallbladder cancer. Mol Cells, 2007, 24: 364-371.

[9] Lee YM, Lee JY, Kim MJ. Hypomethylation of the protein 9.5 promoter region in gallbladder cancer and its relationship with clinicopathological features. Cancer Sci, 2006,97: 1205-1210.

[10] Gerson SL. MGMT：its role in cancer aetiology and cancer therapeutics. Nat Rev Cancer, 2004,4:296-307.

第二节　胆　管　癌

一、胆管癌发病中多因素、多步骤和多节段特点

与胆囊癌的发病率相似的是，胆管癌也是一种临床相对少见的疾病，占所有胃肠道肿瘤的 3%。胆管癌发病的高峰年龄为 70 岁，男性略多于女性。流行病学研究结果表明，胆管癌的发病率在不同的国家和地区间存在很大的差异。比如，在泰国的东北部地区，男性患胆管癌的机会高达 96/10 万；而在澳大利亚，胆管癌的发病率却仅有 0.2/10 万。美国国内统计的年均新发病例数约为 3 000 例，发病率为 1/10 万～2/10 万。这一现象说明，除了受不同种族和人群基因差别的影响，不同地区存在的特殊危险因素也在胆管癌的发病过程中起作用。一般来说，胆管癌是指发生在肝外胆管的恶性肿瘤，而发生在肝内胆管的则被命名为胆管细胞癌（cholangiocarcinoma），习惯上被归入原发性肝癌（primary liver tumor）的分型中。但临床工作中见到的许多晚期病例，很难用现有的检查手段明确肿瘤究竟是起源于肝内胆管

还是肝外胆管。事实上，不论肿瘤的原发部位在何处，从组织病理学的角度来看，它们同属于胆管腺癌，而且无法从病理学层面进行明确的区分。因此，包括胆管癌、胆管腺癌、胆管细胞癌实际上是对同一种疾病的不同命名。目前比较一致的观点是，不考虑肿瘤的原发部位，将其统一命名为胆管细胞癌，这样做有助于减少因命名不同而造成的混乱。

目前对胆管癌的发病机制和发病过程并不十分清楚，用已知的一些危险因素只能解释一小部分的病例。很可能与其他的恶性肿瘤一样，胆管癌的发病也是由多种因素共同作用，并经过不同节段进展的最终结果。胆管上皮慢性炎症的持续存在或反复发作可能就是胆管细胞癌变过程的共同基础。理论上说，所有可导致胆管细胞慢性炎症的因素都有可能导致癌变的发生，但实际情况是，发生慢性炎症的胆管上皮中仅有极少数发生了癌变。从胆管上皮的慢性炎症到胆管癌的发生究竟是经过何种途径，有多少因素在其中起作用，它们又是如何起作用的？到目前为止，我们还无法肯定地回答这些问题。但是，随着对胆管癌研究，尤其是分子生物学研究方面的进展，人们已经在发现事实真相的道路上迈出了一小步。

在已知的所有与胆管癌发病相关的危险因素中，原发性硬化性胆管炎（primary sclerosing cholangitis，PSC）受到了最多的关注，被认为是西方国家导致胆管癌发病的最主要因素。流行病学研究发现，与散发病例相比，原发性硬化性胆管炎患者发生胆管癌的年龄段明显偏低约 20 年，其发病年龄在 30—50 岁，而且发生胆管癌的机会高达 40%。

肝胆管结石是另外一个受到关注的危险因素。由于其高发地区多在包括中国在内的亚洲国家，所以相关的研究报道也大多来自上述地区。来自日本的研究发现，约有 18% 的胆管癌同时合并有肝内胆管结石，而在中国台湾，同时合并肝内胆管结石的比例则高达 70%。作为一个可疑的致癌因素，肝内胆管结石可能是由于导致胆汁淤滞、反复的胆道细菌感染和慢性胆管炎症造成胆管细胞的反复损伤和修复，最终导致胆管癌的发生。

胆道系统的先天性异常与胆管癌的发生也有一定的关系。临床常见的 Caroli 病、先天性胆管扩张症和先天性肝纤维化都证实与增高的胆管癌发生率有关。而且，此类患者发生胆管癌的时间较早，高发年龄在 35 岁左右，癌变的机制目前仍不清楚。有学者认为，胆道系统的先天性畸形会造成胆汁的排泄不畅、胆汁淤滞和胰液反流，进而激活胆汁酸，增加致癌物质的释放。

肝吸虫感染与胆管癌发生的关系已经被流行病学研究所证实。麝猫后睾吸虫（*opisthocis viverrini*）的主要流行区域在东南亚地区，流行地区的感染率高达 50%。泰国政府 1989 年启动了一项旨在控制肝吸虫流行的国家项目，至 2001 年感染率已经降至 9.4%。与肝吸虫流行相一致的是，泰国是全世界胆管癌发病率最高的国家，人群年发病率高达 87/10 万。采用麝猫后睾吸虫感染实验动物的方法，已经在实验室成功诱导出胆管癌。如果同时给予其他致癌物质如亚硝胺，诱导成功的机会也相应明显增加。华支睾吸虫的流行区域主要在中国、韩国等远东地区。虽然长期的流行病学研究已经强烈提示两者之间的相关性，但是至今还没有单独使用华支睾吸虫诱导胆管癌的成功报道。有学者观察到，用华支睾吸虫感染实验动物后，可以发生明显的胆管纤维化。

某些化学物质可能会诱导胆管癌的发生，其中最引人注目的当属氧化钍胶体（thorotrast）。作为一种放射造影剂，氧化钍曾经被广泛应用于临床。由于其明显的致癌作用，很早以前就已经被禁止使用了。但是，时至今日，氧化钍胶体相关性胆管癌（thorotrast associated cholangiocarcinoma，TACC）、氧化钍胶体相关血管肉瘤（thorotrast associated angiosarcoma,TAAS)等专有词汇仍然会让我们对其强致癌作用心有余悸。曾接触过这种致癌物质的人群,发生胆管癌的机会比平均水平高300倍。流行病学研究还提示,胆管癌的发病可能与某些工业副产品、化学物质如二噁英、亚硝胺等有关。此外,吸烟、酗酒等不良生活习惯也与胆管癌的发生有关。现在还不清楚上述物质是单独的致癌因素,还是作为一种辅助的致癌因素起作用。2007年,一项来自美国的研究表明,HCV感染、慢性非酒精性肝病、肥胖和吸烟与肝外和肝内胆管癌(intrahe patic cholangiocarcinoma,ICC)的发生有关,其中吸烟只与肝内胆管癌有关,而与肝外胆管癌的发生率增高没有关系。这一结果有助于解释近年来肝内胆管癌发生率明显升高而肝外胆管癌发病率变化不大的有趣现象。

肝炎病毒在胆管癌发病过程中所起的作用逐渐受到重视。其中乙型肝炎病毒(HBV)和丙型肝炎病毒(HCV)感染由于可以导致肝的慢性炎症和硬化改变,不但能够造成肝细胞癌的发病率增加,也与肝内胆管细胞癌的发生有关。一项针对肝硬化患者的研究发现,11 000名患者经过6年的观察期,胆管癌的发病率比普通人群高10倍。韩国学者在一项对照研究中发现,胆管癌组中HCV和HBV感染率分别为12.5%和13.8%,都明显高于对照组。日本的一项研究称,3.5%的HCV-肝硬化患者10年后会发生胆管癌,发病率是正常人群的1 000倍。意大利的一项研究也观察到了同样的结果。虽然有研究认为HBV、HCV感染都可能增加胆管癌的发病机会,但是HCV感染与胆管癌发生关系的支持依据似乎更多一些。前面提到的美国那项研究,就没有发现HBV感染与胆管癌之间存在任何相关性,反而是在胆管癌的样本中检测到了HCV核心蛋白,而我国学者早在1998年就已经从胆管癌组织中检测到了HCV RNA。

目前已知的危险因素还包括胆道的良性肿瘤(如胆管乳头状瘤、胆管腺瘤等)、糖尿病、螺旋杆菌感染、伤寒沙门菌感染、放射损伤等。胆管癌的发生是单一因素作用的结果或是多因素共同作用的结果目前还不清楚,但后者的可能性明显更大一些。

与其他恶性肿瘤一样,胆管癌的发病同样可能需要经过多个阶段,是多种内外因素共同作用的结果。分子生物学的研究证实,癌变过程中的分子异常主要涉及以下途径:细胞的自主生长、无限增殖、逃避死亡。同样,胆管癌的发生过程也是如此。一般认为,前面提到的各种危险因素作用于正常胆管细胞,造成淤胆和胆管细胞的慢性炎症损害,受损的胆管细胞释放出白介素、转化生长因子和肿瘤坏死因子等多种细胞因子。这些细胞因子通过激活胆管细胞内诱导型一氧化氮合成(inducible nitric oxide synthesis,iNOS)通路产生大量的一氧化氮,对DNA造成直接损害,诱导基因突变的发生。正常情况下,这些发生了突变的细胞会通过细胞凋亡机制被清除出去,这是机体进行自身防卫的重要功能。但是,在胆管癌发生过程中,细胞增殖与细胞凋亡之间的平衡被打破。细胞凋亡受到明显的抑制,而发生突变的细胞出现异常增殖。对胆管癌细胞株的研究发现,胆管细胞在癌变过程中能够逃避免疫监视,从而避免细胞凋亡的发生。采用免疫组化法分析切除的人体胆管癌标本发现,细胞凋亡同样受到了明显的抑制。由此可见,在胆管慢性损伤的基础上,在多个因素的作用下,细胞的DNA受到损害,基因突变的发生率大大增加。细胞的增殖和凋亡平衡被破坏。发生了基因突变的细胞不能被有效清除,而是在局部异常增生,最终导致肿瘤的发生。简而言之,机体外界和自身的各种危险因素通过对胆管上皮的慢性损害促进胆管癌的发生,而机体内的多种遗传改变最终导致了胆管癌的发生。

二、胆管癌发病中的遗传因素

已知某些恶性肿瘤的发生与遗传因素有一定的关系,具有明显的家族聚集性。研究恶性肿瘤与遗传的关系有助于确定高危人群,提出预防措施,提高早期诊断率,对改善恶性肿瘤的治疗效果具有很重要的意义,还可以降低肿瘤普查工作中的盲目性,提高普查工作的针对性,节约有效的资源。在不同类型的恶性肿瘤中,遗传因素导致发病的危险度存在很大的差异。一般来说,外源性致癌物是导致癌症发生的主要因素,而机体本身存在的遗传变异,在癌症的发生过程中通过不同的机制起促进作用。目前已经明确的与肿瘤发生有关的遗传学机制包括:①胚系抑癌基因失活;②胚系癌基因激活;③DNA修复缺陷;④生态遗传性状(对致癌物异常敏感)。肿瘤细胞染色体畸变、染色体断裂点和基因位点的相关性研究是现今肿瘤分子细胞学研究的热点内容。与肝细胞癌不同的是,胆管癌是否存在家族遗传性目前还无结论。李靖等报道,癌基因 k-ras、HER-2/neu、c-myc、c-met 以及抑癌基因 p53、p15、p16、DPC4 的突变、缺失或过度表达与胆管癌的发生关系密切。高戈对 26 例肝门部胆管癌患者进行观察后发现体内染色体的数目异常,瘤细胞染色体数目平均为 62.3 条,以三倍体和超二倍体多见。同时可见染色体结构畸变,发生畸变的部位与其同位或毗邻的癌基因激活或抑癌基因失活有关。而患者外周血淋巴细胞染色体的不稳定性增加,发生裂隙、断裂和异常细胞的比例明显高于正常对照组,这一遗传现象的分子基础与 DNA 的修复缺陷有关,提示这些患者具有较高的肿瘤遗传易感性。但是,现有的研究还没有发现胆管癌患者体内异常的染色体、癌基因和抑癌基因可在亲属间发生遗传的证据。褚光平等对 50 例胆道恶性肿瘤患者和 100 例原发性肝癌患者的血缘亲属进行随访观察,结果显示在 100 例原发性肝癌中,亲属共患占 20.0%。在一级亲属中,男性成员的发病率为 95.0%。而在对 50 例胆道恶性肿瘤患者至少 5 年的随访中,未发现亲属共患的现象。但是该作者将肝内胆管细胞癌归入了原发性肝癌观察组,其研究设计显然不够合理,对由此得出的研究结论应持怀疑态度。

三、胆管癌与癌基因

从胆管癌发生的分子生物学水平来看,胆道系统的慢性炎症改变了局部微环境,从而导致了一系列复杂的基因改变,并最终导致癌变的发生。目前的研究表明,在胆管癌的发生过程中存在多种癌基因与抑癌基因的突变。此外,各种生长因子、信号传导通路、DNA 非整倍体、微卫星不稳定性、杂合性缺失也被认为在胆管癌的发生过程中起重要的作用。

(一)与胆管细胞增殖异常有关的基因

正常情况下,胆管上皮细胞的增殖是通过细胞表面的受体、配体结合后激活细胞内的信号传导通路。但是,胆管上皮细胞的慢性炎症可以导致 IL-6、肝细胞生长因子(hepatocyte growth factor,HGF)等细胞因子和生长因子的生成,进而使胆管细胞 gp80/gp 和 c-met 受体的表达增多,促进胆管细胞的增殖。与 c-met 基因的过表达相似的是,原癌基因 c-erB-2(HER-2/neu)在胆管癌中的表达增加,两者可能都与胆管细胞癌的侵袭转移有关。c-erB-2 编码的 p185 蛋白与一种跨膜受体——表皮生长因子受体(epidermal growth factor receptor,EGFR)高度同源,具有酪氨酸激酶活性,能够结合特异性配体活化,在细胞内传递生长信号。c-erB-2 过表达的机制是基因扩增,有研究表明,c-erB-2 过表达的产物只见于胆管细胞癌组织,而并不存在于正常、增生或异常增生的胆管上皮。c-erB-2 过表达被认为是一种胆管癌发生的早期现象,是胆管组织癌变过程中的一种表现型肿瘤标记物,与肿瘤的病理分级和临床分期无关。

正常情况下 IL-6 主要由门脉旁的基质细胞分泌,而正常的胆管细胞并不分泌。但是,癌变的胆管细胞可以持续分泌 IL-6,通过激活 STAT-3(signal transducers and activators of transcription 3)增强抗凋亡基因 Mcl-1(antiapoptotic myeloid cell leukemia 1)的表达,从而抑制细胞的正常死亡,帮助衰老和异常细胞逃脱免疫监视。而 IL-6/STAT-3 通路的持续激活的原因目前尚不清楚,有学者认为与 SOCS-3(suppressor of cytokine signaling 3)的静默有关。正常情况下,后者通过一个经典的反馈途径控制 IL-6/STAT-3 信号传导。此外,IL-6/STAT-3 信号传导通路还可能通过增加端粒酶(telomerase)的表达来减少细胞的衰亡。

环氧化酶(cyclooxygenase,COX)同工酶与机体内重要的生物递质前列腺素的合成有关。已经有多个研究表明,COX-2 的过表达仅见于癌变的胆管细胞,而不见于正常的胆管细胞。采用免疫组化的方法同样在发生了癌变的胆管上皮中检测到了 COX-2 的增强表达。IL-6 和 EGFR 能够影响 COX-2 的表达。Yoon 等在持续暴露于胆汁酸的胆管上皮中检测到 COX-2 浓度的升高,该作者认为这一现象正是通过 EGFR 信号通路实现的。此外,COX-2 的激活机制还可能和 MAPK(mitogen- activated protein kinase)有关。与 c-erB-2 相似的是,COX-2 的过表达也被认为是胆管癌发生的早期事件。在体外实验中,应用 NS398 抑制 COX-2 可以明显抑制大鼠胆管癌细胞的生长胆汁酸和 COX-2 的上调可激活原癌基因转录因子 β-catenin,并与多种消化道肿瘤如结直肠腺瘤或腺癌有关。β-catenin 不但是 E-cadherin 细胞支持联合体的结构成分,而且是与肿瘤发生相关的 Wnt 介导的信号途径中的重要蛋白。Sugimachi 等认为,β-catenin 蛋白的

表达水平与细胞的分化程度有关。该作者观察到,在肝内胆管细胞癌和高度恶性的乳头状腺癌中 β-catenin 蛋白的表达水平明显降低,而在高分化的肿瘤中则维持正常的表达水平。COX-2 的过表达还可能通过抑制 Fas 基因介导的细胞凋亡来起到致癌作用。在这一复杂的信号系统中,PPARδ 是另外一种可能在胆管癌变过程中起作用的因素。这是一种与脂质氧化有关的核受体,它可能是通过诱导 COX-2 基因的表达和 PGE-2 的生成,从而激活 EGFR 来发挥作用。通过胞质型磷酸脂酶 A2α 的磷酸化,COX-2 来源的 PGE2 可进一步激活 PPARδ,从而形成一种正反馈。

胆管细胞的慢性炎症还可同时激活诱导型一氧化氮合酶(inducible nitric oxide synthase,iNOS)。当发生慢性炎症时,在多种炎症因子的作用下,病变区域的巨噬细胞和胆管上皮细胞即可表达 iNOS,产生具有生物活性的一氧化氮(NO),后者在癌变过程当中具有多种作用。它不但可以造成胆管上皮细胞 DNA 的损伤,还可通过亚硝基化作用与多种蛋白质发生相互作用,并促进 DNA 加合物的生成。通过以上各种机制的作用,DNA 发生基因突变的风险大大增加了。NO 的其他作用还包括抑制 DNA 修复酶的活性从而抑制 DNA 损伤的修复机制,以及通过促进 COX-2 基因的上调刺激细胞增殖。

(二)与细胞周期异常有关的基因

与胆管癌的发生有关的各种危险因素可以引起胆管细胞的慢性炎症和胆汁淤积,在局部形成具有细胞毒性的微环境,造成 DNA 的损伤和基因突变。当损伤较重时,就会超过机体自然的 DNA 修复机制的能力,或者通过一氧化氮依赖途径降低 DNA 修复的效率。两种情况的共同后果都是导致 DNA 的损伤和基因的突变得不到及时有效的修复。而当突变涉及关键基因如 k-ras 和 p53 时,

就有可能引发胆管细胞的癌变。k-ras是一种涉及有丝分裂信号传导通路的原癌基因。通过对手术切除的胆管癌标本的检测发现，k-ras基因的异常表达十分常见，而且这一现象在肝门部胆管癌中尤为明显。在对高危人群的检查发现，在传统的细胞病理学检查明确细胞癌变之前，即可在患者的胆汁和胰液中检测到k-ras基因的突变。文献报道的k-ras基因突变率存在很大的差异。造成这种差异的原因可能与检测方法、地区和致癌因素的不同有关。国内的研究资料显示，肝外胆管癌的k-ras点突变率为21.4%，而日本的Isa报道突变率为39%，泰国则仅为8%。Ohasha早在1994年就比较了肝内和肝外胆管癌k-ras基因的点突变率，结果两者间并没有显著差异。p53基因是一种重要的抑癌基因，其基因突变可见于大多数人类罹患的肿瘤。在大约1/3的胆管癌病例中p53基因存在表达异常。国内的资料显示，胆管癌p53蛋白的表达阳性率为35.7%～47.6%。p53基因在抑制细胞增殖的信号传导及细胞周期的调控中发挥关键性作用。它控制着与细胞周期进展和凋亡有关的重要的蛋白质。前者是通过调节p21/WAF1/Cip 1蛋白发挥作用。p21/WAF1/Cip 1蛋白与细胞分裂激酶(CDK)4/细胞周期蛋白复合体结合后，能够阻止结合型E2F转录因子的释放，而后者正是调节细胞进入S期的关键蛋白。p53基因还具有促进细胞凋亡的作用，其作用机制可能是通过控制一种称作bax的基因产物。bax可以与存在于线粒体中的具有促进凋亡作用的bcl-2蛋白相结合，从而阻止异常细胞发生凋亡。Furubo等在胆管癌细胞中观察到mdm-2的基因表达上调，导致p53基因正常功能受到抑制。p53基因正常功能缺失的结果是对细胞正常周期的进展失去控制，越来越多的静止细胞进入增殖期，同时细胞的凋亡受到抑制，最终可能导致癌变发生。此外，p53蛋白的表达与肿瘤的分化程度有

关，未分化胆管癌p53蛋白阳性率高于低分化和高分化腺癌。

除p53外，其他一些与细胞周期调控有关的基因可能与肿瘤发生的部位、形态和预后有关。Jarnagin等通过对肝内胆管癌、肝门部胆管癌和远端胆管癌手术切除标本的研究发现，p27基因的表达由近到远逐渐降低。而细胞周期蛋白D1和bcl-2的表达情况也因肿瘤的部位不同而不同。该作者还发现，在硬化性肿瘤中异常p53和细胞周期蛋白D1的过表达比在乳头状肿瘤中要高。术后患者出现mdm-2的过表达和p27的表达缺失提示预后不佳。

（三）凋亡机制的调节异常

在肿瘤的发生过程中，不但要有细胞的异常增殖，而细胞死亡的减少则具有更重要的意义。细胞死亡的途径有两种：一种是细胞的坏死；另一种是细胞的凋亡，也被称作细胞的序贯性死亡。正常的细胞凋亡机制对于防止细胞的异常增殖和癌变具有重要的作用。控制凋亡的因素有很多，其机制非常复杂。有些因素可促进凋亡的发生，而另一些因素则可抑制凋亡。当后者占上风时，衰老和病变的细胞发生凋亡的概率减小，受到损伤的DNA和突变的基因在体内积聚，并最终导致病变细胞的无限制生长，即发生了癌变。对切除的人类胆管癌组织的免疫组化研究已经证实存在抗凋亡信号传导增加的现象。前面提到的p53就是一种具有促进细胞凋亡的作用的基因，当其功能受到抑制时，正常的细胞凋亡也受到抑制。而发生突变p53基因还通过影响Fas基因的转录抑制凋亡。一般认为，凋亡是由包括Fas、TNF、CD95和TRAIL等受体的激活和(或)线粒体细胞色素C的释放所产生的caspase细胞凋亡蛋白酶所触发的。COX-2可通过Fas介导的途径抑制凋亡。对胆管癌细胞系的研究发现，当增加FLICE抑制因子的表达后，Fas受体活性降低，癌变的胆管上皮细胞能够逃避凋

亡免疫监视;如果增加 Fas 配体的表达,则可增加侵袭性淋巴细胞的凋亡。有报道称动物实验发现,bcl-2 基因的过表达对胆管癌细胞的凋亡有抑制作用。而人类胆管癌并不表达 bcl-2,而是表达 mcl-1 和 bcl-x 等抗凋亡蛋白。后者只见于癌变的胆管细胞而不在正常胆管细胞中表达。Khan 等的研究发现,IFN-γ 可通过诱导 Fas、Bak 和 caspase 使体外培养的胆管癌细胞发生凋亡。近来的一项研究发现,联合应用酪氨酸激酶抑制药大黄素和 celecoxib 可激活促进凋亡,从而抑制大鼠胆管癌细胞系的生长。

前面提到发生突变的 p53 基因可以影响 Fas 基因的转录,减少其在胆管细胞膜上的表达水平,从而降低细胞对凋亡的敏感性,达到抗凋亡的作用。Jhala 等对 30 例人胆管癌的手术切除标本检测后发现,Fas 基因的表达水平与病变的进程、部位和分化有关。肝外胆管癌的 Fas 表达水平明显高于肝内胆管癌;在不典型增生的胆管上皮的表达水平高于癌变的细胞,而细胞分化越差 Fas 基因的表达水平越低,因此 Fas 基因表达水平的改变有可能在癌变发生的早期具有重要的意义。近几年的一些研究还发现,NO 的水平也影响凋亡。通过模拟细胞缺氧时的状态,增加胆管细胞内的 NO 水平能够抑制凋亡蛋白酶,增加细胞对凋亡的抵抗力。

(四)端粒长度

端粒是位于保存有遗传信息的染色体末端,是一个高度重复的 6 碱基对序列,具有维持染色体稳定性和限制细胞在死亡前的分裂数目的重要作用。由于 DNA 多聚酶不能够复制染色体的全程,所以每一次细胞分裂时,端粒都会变得比之前要短些。直到 DNA 多聚酶不再能与之结合,而且新的 DNA 合成和细胞分裂不再发生为止。在包括胆管细胞癌在内的多种人类罹患的恶性肿瘤中都检测到了端粒酶 mRNA 表达水平的升高。Han-sel 等发现,端粒变短的现象可在化生、异常

的胆管上皮细胞以及胆管癌细胞中观察到,但在正常和炎症的胆管细胞中并不存在,提示端粒变短可能也是一个癌变进程的早期事件。

(五)与新生血管形成有关的基因

胆管细胞癌是一种富血供的恶性肿瘤,在肿瘤的生长过程中需要有足够的血供来满足代谢需要。对人胆管癌标本和胆管癌细胞株的研究发现,转化生长因子 TGF-β1 能够通过刺激血管内皮生长因子 VEGF 来促进新生血管的形成,对肿瘤的生存和进展具有重要作用。

(六)与肿瘤细胞的浸润、转移有关的基因

胆管癌是一种局部浸润生长的恶性肿瘤,其机制与细胞间连接的破坏和细胞外基质的降解有密切关系。研究发现 E-caherin、α-catenin 和 β-catenin 的表达减弱都可以削弱细胞间的连接,而基质蛋白酶 MMP 的表达增强则可降解细胞外的基质蛋白。两者都可增强肿瘤细胞的局部侵袭性,并与肿瘤的组织分级有关。

人类天门冬氨酰 β-羟化酶(HAAH)是另外一种与肿瘤浸润有关的蛋白。在胆管癌和肝癌中都发现有 HAAH 的表达增强。Maeda 等发现,HAAH 的过度表达能够增强胆管癌细胞株的活动能力和侵袭性,并据此认为 HAAH 与胆管癌细胞的浸润性生长方式有关。MUC-1 是一种黏液核心蛋白,它的表达增强见于肝癌和胆管癌,并于肿瘤的组织分化、淋巴结转移、门静脉癌栓和术后复发等有关。

WISP1v 也是一种与胆管癌浸润有关的蛋白标记物。它是 CCN 家族的成员之一。后者是指包括结缔组织生长因子(connective tissue growth factor)、cystein-rich 61、肾母细胞瘤过表达基因在内的基因家族,编码富含半胱氨酸的分泌蛋白,影响肿瘤的生长。WISP1v 的过表达只见于胆管癌,其发生率为 49%。而在正常的胆管细胞中,不存在该

基因的过表达现象。Tanaka 等通过对 HuCCT1 人胆管癌细胞株的研究发现，WISP1v 可激活 p38 和 p42/p44 丝裂原活化蛋白激酶（MAPKs），从而刺激侵袭性表型的胆管癌细胞的生长。通过对人胆管癌切除标本的研究发现，WISP1v 表达水平的提高与肿瘤发生淋巴结转移和腹膜转移明显相关。

（七）杂合性缺失和微卫星不稳定

近年来，在对胆管癌的检测中发现了由多种基因失活导致的所谓杂合性缺失（loss of heterozygosity，LOH）。实际上，细胞的 LOH 代表着细胞基因组中来自父母一方的基因出现了缺失。导致 LOH 发生的原因可能是某些基因的缺失、染色体的丢失或基因转换。杂合性缺失在恶性肿瘤中普遍存在，当某种抑癌基因发生杂合缺失时，剩余的单个功能基因也就很容易因为点突变的发生而失活。有研究表明，24% 的肝内胆管细胞癌存在 APC 基因的杂合性缺失，而且多种基因的 CpG 岛甲基化可能在这种杂合性缺失的发生中起一定的作用。而另一个典型的例子来自对肝外胆管癌的研究，Chen 等发现肝外胆管癌细胞中抑癌基因 RASSF1A 出现因杂合性缺失而致的活性丧失。

微卫星不稳定性（microsatellite instability，MSI）是近些年受到关注的研究热点。所谓微卫星是指在正常的 DNA 中普遍存在的简单的重复序列，通常由 1～4 个碱基对组成，其长度存在明显的个体差异。而继发于 DNA 损伤的 MSI 是由于 DNA 修复功能的缺陷造成的，并被认为和多种肿瘤的发生有关。一项针对肝吸虫相关性胆管癌的研究发现，超过 75% 的病例存在 LOH，而超过 38% 的病例在至少一个区域发生了 MSI。Lee 等认为，MSI 的发生与 hMLH1 基因启动子的高甲基化和失活有关。其他的 MSI 还包括 p16ink4/CDKN2 的点突变，NK4a-ARF 位点的甲基化及表达缺失。在与原发性硬化性胆管炎相关的胆管癌中同样发现点突变导致

p16NK4A、p14ARF 启动子的甲基化。

综合以往的研究和发现，可以认为，和其他肿瘤一样，胆管癌的发生也是环境因素与机体内因相互作用的结果。首先，各种已知和未知的环境危险因素引起胆管的慢性炎症，并导致胆管细胞的 DNA 损害。机体在抑制肿瘤、损伤修复和细胞周期调节方面的基因及机制发生异常改变，当这种改变达到一定的程度时，就发生了癌变。由于最终的癌变需要经过多个步骤，也给早期发现和治愈胆管癌提供了时间条件。目前，最为紧迫的是需要对胆管癌的病因和发病机制进行更为深入和细致的研究，力求找到早期发现胆管癌的关键节点，为预防和最终治愈胆管癌打下基础。

（李梅生 陈焕伟）

四、细胞 DNA 损伤与修复调控机制和胆管癌

人体细胞经常受到多种体内外因素的损伤，包括物理因素（如电离辐射、紫外线等）、化学因素（如烷化剂、亚硝胺类等）和生物因素（如病毒感染等）。这些因素中存在的遗传毒性物质会造成各种各样的 DNA 损伤，如单链或双链缺口（SSB、DSB）、碱基突变、碱基氧化损伤等。如果损伤被正确修复则细胞存活；如果修复过程中出现缺失、插入等不正确的修复，这些异常碱基的累积就可能导致癌症的发生；如果损伤严重不能修复，细胞就会启动凋亡程序，诱导细胞死亡，这条通路也被认为是机体阻止细胞恶性转化的最后一道屏障。由此，信号传导、损伤修复和诱导凋亡就形成了一个密切联系、相互影响的复杂网络，使细胞作为一个整体对 DNA 损伤做出反应。因此，该系统中任何一个环节功能障碍都会降低 DNA 的稳定性，为癌症发生奠定基础。

胆管细胞癌（cholangiocarcinoma）是一种相对少见的肿瘤，约占消化道肿瘤的 3%。

根据肿瘤的位置,胆管细胞癌分为肝内胆管细胞癌(ICC)和肝外胆管细胞癌(ECC),肝内、外胆管细胞癌在流行病学、发病机制、临床表现、治疗方法等方面都存在差异。胆管癌预后很差,在全部癌症死者中占 2.88%～4.65%,并且已经成为肝内原发肿瘤导致患者死亡的第一位肿瘤。最近有数据表明,国内胆管细胞癌的发病率和病死率呈上升趋势,这种发生率增加的原因尚不清楚。诱发胆管癌的主要危险因素包括原发性硬化性胆管炎、肝吸虫、胆总管囊肿、肝内外胆管结石、输注氧化钍胶体和肝硬化,甚至有研究认为与乙型肝炎病毒、肥胖有关。这些诱因能够引起胆管上皮细胞 DNA 的损伤,而且能直接或间接影响损伤修复系统,使 DNA 修复障碍,导致胆管癌的发生。

(一)DNA 损伤与修复机制

DNA 分子结构的任何异常改变都可以看做是 DNA 损伤,包括 DNA 分子中碱基、脱氧核糖和磷酸的各种损伤,其中 DNA 碱基的损伤最为常见。因为碱基顺序决定 DNA 编码信息的正确性,所以 DNA 碱基的损伤对生物体危害最严重。造成 DNA 损伤的因素可分为两大类:体内因素和环境因素。

DNA 损伤的体内因素包括温度、pH、代谢产物等。DNA 损伤的主要表现有 DNA 碱基的自发损伤、复制时的碱基错配、DNA 修复和重排过程中产生的错误以及细胞正常代谢产物对 DNA 的损伤作用。

DNA 损伤的环境因素主要是化学因素和物理因素的影响。近些年来人类的工业活动产生了更多的化学诱变剂,造成了环境的污染。大部分生物都或多或少地暴露在这些诱变剂中,结果可能诱导 DNA 的损伤。化学诱变剂引起 DNA 损伤的分子机制主要是碱基替换和碱基增减、DNA-DNA 交联以及 DNA-蛋白质交联。物理因素对 DNA 的损伤主要包括电离辐射和紫外线,根据其种类和强度的不同,物理因素对 DNA 有多种影响,如碱基替换、碱基增减、DNA-DNA 交联以及 DNA-蛋白质交联均可发生,亦有可能发生更严重的阻碍基因组复制的 DNA 损伤。

DNA 损伤的最终结局往往不仅是取决于损伤本身,因为在细胞内存在着长期进化中建立和发展的 DNA 修复保障系统,它可以针对 DNA 的损伤及时进行清除和修复,这是保持遗传物质稳定性的重要机制。

无论是原核生物还是真核生物,DNA 修复的方式可在 3 个水平上进行:①DNA 复制前水平或非复制 DNA 的修复,如回复修复和切除修复;②DNA 复制水平上的修复,如错配修复;③DNA 复制后水平的修复,如重组修复和 SOS 修复。

如果损伤不能修复或细胞周期停滞过长,细胞就会启动 p53 介导的凋亡通路,诱导细胞凋亡,因此,p53 介导的细胞凋亡被认为是防止细胞恶性转化的重要机制。

在 DNA 损伤后,细胞是进行修复还是诱导凋亡,取决于细胞内生存信号和凋亡信号的强弱,而这又主要取决于 DNA 的损伤程度。轻度的 DNA 损伤,信号传导通路激活,进行修复,细胞存活;中重度的 DNA 损伤,DNA 修复失败,导致不能正常的转录或复制,引起细胞周期停滞时间过长,诱发 p53 介导的细胞凋亡;严重的 DNA 损伤,导致细胞坏死。

不可修复的 DNA 损伤称为基因突变,可导致蛋白质结构和表型的改变。根据对 DNA 结构和功能的影响,基因突变可分为多种类型,其中发生突变频率很高的位点为突变热点。体细胞的基因突变与衰老、肿瘤发生、死亡等具有直接的关系;生殖细胞的基因突变可遗传给后代,导致遗传性疾病的发生。从医学角度来讲,人类的许多疾病都是由基因突变或修复功能缺陷造成的。

总之,从最低等生物到高等哺乳动物细胞都存在 DNA 损伤、修复和突变事件,生物体总是在其相互作用中达到遗传稳定性和变异性的统一。研究 DNA 损伤和修复的机制有助于了解肿瘤等疾病的发病机制,为寻找新的治疗突破口奠定基础。

(二)DNA 损伤修复与胆管癌

DNA 损伤修复是机体对 DNA 损伤所产生的主要生物学反应,它通过不同的损伤修复通路对 DNA 中损伤的、不合适的或错配的碱基进行修复,以保证遗传物质的稳定性。目前已知的 DNA 损伤修复通路主要包括以下 4 种:①碱基切除修复(base excision repair,BER),指切除和替换由内源性氧化水解作用导致的 DNA 碱基损伤,是细胞对 DNA 中单个碱基损伤的主要修复方式。②核苷酸切除修复(nucleotide excision repair,NER),主要修复由环境因素所致的较大的损伤。③错配修复(mismatch repair,MMR),修复 DNA 复制和重组过程中非同源染色体偶尔出现的 DNA 碱基错配,此过程主要由错配识别、修复蛋白的聚集和修复 3 个步骤来调控。④DNA 双链断裂修复(double strand break repair,DSBR),可分为同源重组修复和非同源末端连接,同源重组修复需要在受损的 DNA 和未受损的 DNA 之间存在一个互补序列。如果损伤得不到及时的修复,就会使细胞发生基因突变和癌变,从而影响基因组的稳定性和遗传信息的完整性。

1. 碱基切除修复(BER) 主要修复各种小分子包括活性氧、烷化剂等引起的 DNA 损伤以及脱氨、自发水解等原因引起的 DNA 单链断裂。BER 修复过程可分为损伤探查、形成无嘌呤和无嘧啶位点(AP)、修复复合体形成、修复后连接。参与碱基切除修复的基因主要有 X 线损伤修复交叉互补基因 1(X-ray repair cross complementing gene 1,XRCC1)、甲基鸟嘌呤脱氧核糖核酸甲基转移酶(O6-methylguanine-DNA-methyltransferase,MGMT)、人 8-羟基鸟嘌呤 DNA 糖基化酶基因(human 8-oxoguanine DNA glycosylase,hOGG)、甲基化 CpG 结合结构域蛋白 4(MBD4)、N-甲基化嘌呤 DNA 糖基化酶基因(N-methylpurine DNA glycosylase,MPG)和脱嘌呤核酸内切酶基因(apurinic endonuclease,APE)等。

(1)XRCC 1:位于人 19q1312,其编码的蛋白质通过多聚 ADP 核糖聚合酶(PARP)、DNA 连接酶Ⅲ(LigⅢ)及 DNA 多聚酶 β(Polβ)的相互作用参与 DNA 碱基修复及 DNA 单断裂修复。目前已经发现 XRCC 1 基因编码区有 3 个 SNP 位点导致其蛋白质相应氨基酸改变,可能改变 XRCC 1 功能,从而影响个体肿瘤易感性。

(2)MGMT:是人体中保护 DNA 免受环境致癌物影响的重要蛋白,其在致癌物诱导 DNA 损伤的直接修复中发挥重要作用。人类 MGMT 基因定位于 10q26,全长 170kb,含 5 个外显子、4 个内含子,编码 207 个氨基酸的蛋白质。MGMT 是一种高效的 DNA 损伤直接修复酶,能修复 DNA 序列中的 O6-甲基鸟嘌呤损伤,是人类细胞中迄今发现的惟一一种修复该损伤的甲基转移酶。这种修复蛋白发生异常时,可能导致某些基因突变,整个基因组不稳定。DNA 异常甲基化可使相关抑癌基因活性降低或缺失,从而使肝癌易感性增加。袁丁等研究显示,在肝癌组织中,MGMT 表达水平明显低于正常肝组织,提示 MGMT 水平下降导致细胞 DNA 修复功能降低可能是肝细胞发生病变的重要因素。

(3)hOGG1:该基因位于人染色体 3p25~26 区域内,整个基因由 7 个外显子和 6 个内含子组成。hOGG1 基因第 7 外显子的第 1245 位碱基具有 C/G 多态性,结果使第 326 位密码子编码丝氨酸或半胱氨酸。此外,在第 98 位密码子处及非编码区内,也存在多态位点 hOGG1 基因编码的蛋白产物具有 DNA 糖苷酶和 AP 裂解酶活性,可以特异切除 8-羟基鸟嘌呤（oh8Gua），从而避免在 DNA 复制过程中导致 G：C-T：A 颠换突变。许多流行病学研究发现，hOGG1 基因上 Ser326Cys 多态现象与多种癌症的发生有关，包括食管癌、肺癌、结肠癌、胃癌等。

（4）MBD4：MBD4 基因编码 DNA 糖苷酶，全长 13 059bp，包含 8 个外显子。该基因具有一个糖苷酶结构域和 CpG 结合结构域，可以切除 CpG 区与 G 错配的 T，从而避免因错配而造成突变。小鼠模型实验表明，该基因缺失会明显增加多种癌症风险。张昊等对 MBD4 基因在汉族人群中重新测序发现，第 3 外显子存在 Glu346Lys 高频多态，导致其编码 346 位谷氨酸（Glu）变为赖氨酸（Lys）。

（5）APE：APE 基因定位于人染色体 14q1112～12，含 5 个外显子、4 个内含子和 1 个单一开放阅读框架。它是人体内一种重要的多功能蛋白，具有氧化还原作用，可调节多种转录因子 DNA 连接酶活性，又名氧化还原因子 1（Ref-1），常用 APE/Ref-1 表示其双功能特点。APE/Ref-1 是人类细胞中惟一修复 DNA 上无嘌呤和无嘧啶（Ap）位点的双功能酶。APE 在 BER 中起重要作用，属于限速酶。在 APE 基因 DNA 修复功能区存在 7 个导致氨基酸改变的 SNP，其中最常见多态性是 D148E，携带变异基因型 APE148Asp 者可加重黄曲霉毒素 B_1 诱导后淋巴细胞 DNA 损伤。

Huang WY 等通过检测 411 例胆管癌、891 例胆管结石和 786 例正常人群中 XRCC1、hOGG1 和 APE 的非同义多态现象，研究胆管癌与 BER 之间的关系，发现 XRCC1 和 APE 基因的遗传性变型与胆管癌的易感性有关，而 hOGG1 与之无明显关系。Jiao XY 等发现 hOGG1 Ser326Cys 多态现象与胆囊癌发生密切相关，其中与带大结石的胆囊癌显著相关，而与无结石或小结石的胆囊癌间无统计学意义。Al-Attar A 等发现 44% 的胰胆管癌的病例 APE 核染阳性，并且胞质中 APE 表达的缺失与腹腔侵犯、血管侵犯及低分化相关，推测核表达预示 DNA 的损伤，而胞质表达预示转录。Forsbring M 等分析了 66 例原发性硬化性胆管炎患者（其中 37 例合并胆管癌，而 29 例未合并胆管癌）的 hMYH（腺嘌呤 DNA 糖基化酶）、NEIL1（DNA 糖基化酶核酸内切酶Ⅷ样 1）、hOGG1、NTHL1（DNA 糖基化酶核酸内切酶Ⅲ）和 NUDT1（可水解 8-羟基鸟嘌呤三磷酸盐为单磷酸盐）基因，结果在 hMYH、NEIL1 和 hOGG1 上发现了 18 个变异，其中 NEIL1 G83D 的变异导致其相关双链 DNA 上主要氧化产物 7,8-二氢-8-羟基鸟嘌呤（8oxoG）、胸腺嘧啶乙二醇及二氢胸腺嘧啶的功能失调，并减弱其在无碱基位点上执行 delta-清除的能力，hMYH R260Q 的变异使其腺嘌呤 DNA 糖基化酶的活力严重受损，而 hMYH H434D 的变异则使从 A：8oxoG 上切除腺嘌呤的能力减弱。

2. 核苷酸切除修复（NER）　NER 系统可识别并修复多种结构不相关 DNA 损伤。NER 修复过程为损伤探查、解旋、内切和外切损伤 DNA 片段、寡核苷酸片段重新合成和连接。参与核苷酸切除修复的基因主要有着色性干皮病基因 A-G（xeroderma pigmentosum group A-G，XPA-G）、切除修复交叉互补基因 1（excision repair cross compllementing gene 1，ERCC1）和切除修复交叉互补基因 2（excision repair cross compllementing gene 2，ERCC2）等。

（1）着色性干皮病基因 C（XPC）：XPC 基因定位于染色体 3p25，包括 16 个外显子和 15 个内含子，其第 8 外显子和第 15 外显子均存在 SNP 位点，XPC 第 8 外显子第 499 位密码子 C→T 多态可引起丙氨酸（Ala）→缬氨酸（Val）替代，XPC 第 15 外显子第 939 位密码子 A→C 多态可引起 Lys→Gln，可能导致个体间 DNA 修复能力差异，XPC 蛋白是 XPC 基因编码产物，可与损伤 DNA 结合,从而启动核苷酸切除修复作用。蔡旭玲等研究证实,广东省某市人群DNA修复基因XPC第8外显子Ala499Val、第15外显子Lys939Gln的基因多态与饮酒、丙型肝炎病毒(HCV)感染对原发性肝癌影响,存在交互作用。

(2)着色性干皮病基因D(XPD):XPD基因位于19q1313,含有23个外显子,已经发现XPD基因编码区有6个SNP位点。研究结果显示,XPD基因密码子第156、第312和第751位点的多态性与肿瘤易感性密切相关。XPD基因第751位点的A→C碱基突变会导致对应Lys→Gln氨基酸改变。XPD-751杂合子及突变纯合子型(Lys/Gln和Gln/Gln基因型)会导致NER能力明显下降。许丽等对肝癌病例对照研究显示:XPD-751位点的Lys/Gln或Gln/Gln基因型频率在病例组明显高于对照组(OR=3 113,95%CI=1 116~8 147),并且乙型肝炎病毒(HBV)感染患者伴有XPD-751位点为Lys/Gln或Gln/Gln基因型的个体,其发生肝癌危险性是HBV阴性及XPD-751位点为Lys/Lvs野生型基因型个体的6 168倍(OR=6 168,95%CI=3 143~13 101)。

(3)ERCC1:ERCC1基因位于19q1312~1313,ERCC1在NER中作为结构高度保守的核酸内切酶,主要是对核苷酸进行切除和修复,ERCC1编码一种含有297个氨基酸的蛋白质,这种蛋白质与XPF等基因编码产物可以形成稳定复合物,是NER系统切开受损DNA链5′端的关键分子,并且能与修复基因家族其他成员协同作用,清除体内多种DNA损伤。在对ERCC1基因缺陷大鼠研究中发现,细胞染色体不稳定和修复缺失型表型均明显增加。郑霄雁等对福州市肝癌高发区病例对照研究显示,ERCC1基因第4533位点和第8 092位点发生突变可能是福州市肝癌高发危险因素之一,并且其第8092位点突变与吸烟存在交互作用。谢伟敏等的

研究显示,在HBV(+)人群中,ERCC1C8092A的CA+AA基因型状况与吸烟状况和肝细胞癌(HCC)家族史存在明显交互作用。

但NER系统相关基因与胆管癌的关系目前均尚未见相关报道。

3. 错配修复(MMR) 主要修复错配碱基和插入/缺失环,这些错误主要来自重组过程或重复序列复制过程中的滑动。研究表明,这些微卫星不稳定表型是由MMR缺陷引起,MMR修复过程为错配识别、聚集MMR修复因子、找寻错配信号(即新合成链的错误信号),降解始于错配位点的新合成DNA片段、切除片段重新合成。目前发现参与错配修复的基因主要有MutS同源基因2(MutS homologue gene 2,MSH2)、MSH3、MSH6、MutL同源基因1(MutL homologue gene 1,MLH1)、MLH3、后减数分离基因1(postmeiotic segreg at iong ene 1,PMS1)和PMS2等。该系统中任一基因突变,都会导致细胞错配修复功能缺陷,结果产生遗传不稳定,表现为复制错误或微卫星不稳定,以hMSH2和hMLH1的突变率最高。张翠娟等研究证明,hMSH2基因启动子高甲基化在HCC发生发展中是常见的早期基因改变。Sato K等胆管癌手术标本中57%存在MLH1的缺失,而缺失MLH1患者的预后比未缺失者差,MMR基因与对针对DNA的化疗药物敏感相关。Limpaiboon T等分析了65例肝内胆管细胞癌患者,发现44.6%的患者存在hMLH1超甲基化,而hMLH1杂合子丢失(loss of heterozygosity,LOH)的比例为23.5%,遂推断hMLH1失活是导致MMR缺乏和促成胆管癌形成的主要原因,其中后天的hMLH1超甲基化更为重要。另外,Limpaiboon T等还提出MMR和p53基因的改变参与了胆管癌的形成,并与胆管癌差的预后紧密相关。但Liengswangwong U等通过免疫组化观察hMSH2和hMLH1

蛋白的表达，提出 MMR 系统的变化不是肝吸虫感染相关胆管癌发生的重要影响因素。

4. DNA 双链断裂修复（DSBR）　DSBR 可分为同源重组与非同源末端连接。同源重组过程为同源序列搜寻、断端结合入另一完整的 DNA 分子、DNA 合成、DNA 连接、同源基因重组联合点分开。参与此过程的基因主要有 RAD51、XRCC2、XRCC3、乳腺癌易感基因（breast cancer gene 1，BRCA）1 和 BRCA2 等。非同源末端连接则直接将两断端相连。这一过程主要由末端结合复合体 Ku70/80 和 DNA-PKcs 来完成，前者负责断端保护，后者负责损伤信号传导，而且非同源末端连接中 DNA 分子之间不需要广泛的同源性。

RAD51 是催化同源重组的关键因素，能分辨 DNA 复制过程中的指套样复制叉，维护基因的稳定。Obama K 等发现在肝内胆管细胞癌中 RAD51 相关蛋白 1 通常过表达，而且它的表达与癌细胞的增殖相关，SiRNA 抑制 RAD51 相关蛋白 1 的表达可以胆管癌细胞增殖的抑制，另外 RAD51 相关蛋白 1 的表达也与 γ 射线照射所致的 DNA 损伤有关，γ 射线照射可以致 RAD51 相关蛋白 1 表达增加并在核内浓聚，定位于磷酸化的组蛋白 2AX（histone 2AX，H2AX）和 RAD51。

XRCC3 位于人 14q3213，其编码的蛋白质产物是参与同源重组修复（HRR）的重要酶，与 RAD51 蛋白共同作用参与 DNA 双链和单链断裂修复。有关该基因多态性与癌症易感性研究主要集中在第 7 外显子第 241 密码子发生的 C→T 转换致 Thr→Met 氨基酸替换反应，但目前暂未见胆管癌的相关报道。

综上所述，胆管癌组织中 DNA 损伤修复通路的缺陷与胆管癌的发生密切相关，但目前研究尚未深入，有待今后的继续探索。

五、细胞凋亡与胆管癌

细胞凋亡（apoptosis）又称细胞程序性死亡（programmed cell death，PCD），是指细胞在一定的生理或病理条件下，遵循自身的程序，自己结束其生命的过程。它是由一系列酶参与、由基因控制的一个主动的、高度有序的死亡过程，是机体在生长、发育和受外界刺激时，清除多余、衰老和受损伤的细胞以保持机体内环境平衡的一种自我调节机制。细胞凋亡与细胞增殖共同维持着群体细胞数量的平衡，维持着机体内环境的稳定和功能的正常运行。细胞凋亡失调，包括不恰当的激活或抑制，均可导致机体发生病理改变甚至死亡。细胞凋亡概念提出至今还不到 35 年的时间，但由于它在保证多细胞生物的健康生存过程中作用重要，引起人们对其机制和组分的广泛深入的研究，成为目前生命科学界研究的热点之一。胆管癌发病率逐年升高，但研究进展缓慢，发病机制远未明了，早期诊断困难，外科治疗棘手，放射治疗、化学治疗均不敏感，预后差，是肿瘤临床的一大难题。目前研究发现胆管癌的发生发展与机体细胞凋亡机制紊乱、失控密切相关，诱导细胞凋亡又为胆管癌的治疗提供新的可能治疗靶点。

（一）胆管癌细胞凋亡的信号传导途径及基因调控

对细胞凋亡分子机制的研究表明，细胞凋亡可简要分为 caspase 依赖性和非 caspase 依赖性两大途径。其中 caspase 依赖性途径又可以分为外源性（死亡受体介导）和内源性（线粒体介导）凋亡途径，而非 caspase 依赖性途径则主要是由 p53 介导的细胞凋亡途径。

1. 细胞凋亡的死亡受体途径　细胞凋亡的死亡受体途径是一条主要的细胞凋亡调控途径。迄今发现的受体亚型多是肿瘤坏死因子（tumor necrosis factor，TNF）受体超家族的一部分。这个超家族的特点是在细胞外有 2～5 个富含半胱氨酸的重复序列。死亡受体含有 1 个细胞内的死亡域,这对凋亡的信号传导是必需的。至今已知有 6 个亚型成员:CD95(APO/Fas)、TNF-R1(CD120)、DR3(AP0-3、LARD、TRAMP 和 WSLl)、TRAIL-R1(APO-2/DR4)、TRAIL-R2(DR5、KILL ER 和 TRICK2)以及 DR6,这些途径的失调可导致肿瘤的发生。其中,Fas-FasL 系统被认为是最主要的细胞凋亡信号传导途径之一。

Fas 介导细胞凋亡的调控途径是:Fas 与 Fas 配体(Fas ligand,FasL)结合后形成三聚体,并使细胞内的 3 个死亡域相聚,从而为 Fas 相关死亡结构域提供了高亲和力的位点。死亡结构域通过 C 末端的死亡域与 Fas、FasL 形成三聚体的胞内死亡域,两者相连。这个过程可以激活死亡结构域,使之氨基端的死亡效应结构域和 caspase 8 原域中的死亡效应结构域相互作用,使 caspase 8 前体集聚、断裂和激活,产生有活性的 caspase 8,从而激发一系列下游的 caspase 级联反应,导致细胞凋亡,这是一条重要的通过死亡域和死亡结构域的细胞凋亡调控途径。在许多人类肿瘤中如肺癌、肾癌和结肠癌中发现了 Fas/FasL 的表达上调或下调。

关于胆管癌与 Fas-FasL 系统的关系,FG Que 等首先在 1999 年报道人肝内胆管癌组织及细胞株中发现 Fas 和 FasL 的表达,这为胆管癌治疗提供了一个新的思路。Shimonishi T 等发现 Fas 在非恶性胆管上表达,在慢性炎症胆道疾病和发育不良的胆管上表达增加,也可见在高分化的胆管癌中表达,但低分化或未分化的胆管癌上表达减少甚至缺失。Que FG 等发现 FasLmRNA 的表达在恶性胆管细胞中显著高于非恶性胆管细胞。Pickens A 等证实胆管癌细胞表达 Fas 将抑制胆管癌的生长,Fas 的表达是胆管癌细胞凋亡的重要中介,Fas 是胆管癌生长的一个重要的决定因子。T Shimonishi 等发现肝内胆管癌 FasL 在早期表达的上调和

Fas 在中期表达的下调反映了胆管癌细胞逃避免疫监视,Fas、FasL 基因异常表达是反映胆管癌恶性行为及判断预后的有用指标。K Yamamoto 等研究发现转染了腺病毒的胆管癌细胞表达细胞周期蛋白依赖性激酶抑制药(p27kip1),p27kip1 的过表达可能使 FasL 释放到细胞表面,主要通过 Fas 通路诱导胆管癌细胞凋亡。Chen Y 等提出人肝内胆管细胞癌中 Fas 表达的下调和肿瘤的大小、短的生存时间相一致,在裸鼠成瘤实验中 Fas 抵抗的胆管癌细胞成瘤,而不是 Fas 敏感的细胞。他们还发现 Fas 抵抗的胆管癌细胞 AKT 磷酸化增加,而 AKT 磷酸化增加明显出现在人类胆管癌中和小鼠的胆管癌种植瘤中;二吲哚基甲烷(3,3'-diindolylmethane,DIM)可抑制胆管癌细胞 AKT 磷酸化和 FLIP(FLICE-like-inhibitory-protein)的激活,从而促进胆管癌细胞 Fas 介导的凋亡发生;相反,腺病毒介导的 AKT 持续性激活可保护胆管癌细胞,避免 Fas 介导的凋亡发生。

另外,有报道提出胆管癌可通过 FasL 诱导活化淋巴细胞的凋亡以逃避免疫监视。Duan SQ 等发现层粘连蛋白受体可以诱导胆管癌细胞 FasL 的表达及其对 Fas 敏感的 Jurkat T 细胞的细胞毒性,这一作用依靠 c-myc 上的 Ser-62 磷酸化、ERK 通路激活 FasL 促进子完成,由此完成胆管癌的免疫逃避。Pan G 等发现 Fas 水平高的胆管癌细胞 FasL 表达低水平,而 Fas 水平低的胆管癌细胞 FasL 表达高水平,从 Fas 低水平细胞释放的 FasL 可诱导淋巴细胞凋亡,在 Fas 低水平的胆管癌细胞中 Fas 促进子的活性被抑制而 FasL 促进子的活性被促进,这种现象被 NF-kappaB 调节,NF-kappaB 的抑制药可部分逆转,即促进 Fas 促进子的活性和抑制 FasL 促进子的活性。

2. 细胞凋亡的线粒体途径 近年来发现线粒体跨膜电位与线粒体通透性改变在细胞凋亡过程中起重要作用。在脊椎动物细胞

凋亡过程中,线粒体被认为是处于凋亡的中心位置,而其关键性分子是细胞色素C。对大多数抗癌药物和其他细胞应激反应,线粒体被诱导释放细胞色素C或在外膜中打开通道,或是由于细胞器官的肿胀、断裂发生渗透转换孔的开放。细胞损伤后,细胞色素C释放至胞质中,导致产生caspase接头-Apaf-1(细胞凋亡的激活因子)和促caspase 9的激活,两者形成全酶复合物,caspase 9和这个全酶复合物构成凋亡体,再去共同激活下游的caspase(主要是caspase 3,也有caspase 8),引起DNA片段化而发生凋亡。bcl-2家族成员在细胞凋亡的线粒体途径中有重要的调控作用。研究显示bcl-2家族中促凋亡蛋白和抗凋亡蛋白的紊乱,在胆管癌的发生发展中起了关键作用。

(1)bcl-2基因家族:根据bcl-2在细胞凋亡调控中的不同作用,bcl-2蛋白家族分为两大类:一类是抗凋亡蛋白,主要包括bcl-2、bcl-X1、bcl-w、Mcl-1、Ced-9等;另一类是促凋亡蛋白,主要包括bax、Bak、Bok、Bid及Bim等。

bcl-2基因是1984年Tsujimoto等从人类B细胞滤泡状淋巴瘤中分离出的一种癌基因,位于18q21,由染色体易位t(14;18)所致。bcl-2蛋白定位于细胞核膜、内质网、线粒体外膜上,bcl-2基因及其表达蛋白可抑制多种组织细胞的凋亡和延长细胞寿命,是细胞凋亡的重要抑制基因。由于bcl-2具有对抗凋亡的作用,因此认为其高表达与患者的低存活期有关,bcl-2基因的过度表达延长肿瘤细胞的生存,阻止细胞凋亡的发生,增加肿瘤的播散侵袭能力。

bax是与bcl-2共免疫沉淀的蛋白,可以诱导细胞色素C的释放,激活caspase 3蛋白酶,引起细胞凋亡,因此认为bax是重要的促凋亡基因之一。bax定位于细胞质,自身形成同源二聚体或与bcl-2形成异源二聚体。研究表明,bcl-2与bax的比例可能是决定细胞凋亡刺激信号敏感性的重要因素之一,对细胞凋亡的发生具有决定性作用。bcl-2表达>bax表达时,bcl-2与bax的异源二聚体增多,细胞趋于存活;bcl-2表达<bax表达时,则bax本身形成同源二聚体占主导,细胞趋于凋亡。

Ito Y等检测41例胆管细胞癌的bcl-2的表达,发现13例(31.7%)可见bcl-2表达,但他们发现bcl-2的下调与淋巴结转移、血管侵犯、周围神经侵犯、Ki-67标记指数、异常p53表达相一致。Gao LL等检测了29例肝内胆管细胞癌中bcl-2和bax蛋白,发现72.4%表达bcl-2蛋白,仅10.3%表达bax蛋白,遂提出bcl-2/bax蛋白比例增高促进了肝内胆管细胞癌的形成。Romani AA等检测了22例肝内胆管细胞癌上的乳腺丝氨酸蛋白抑制酶(maspin,可通过增加bax诱导凋亡)和bax,发现maspin和bax表达可使肿瘤细胞对凋亡敏感,延缓肿瘤的生长。Werneburg NW等发现Bid和bak的SiRNA并不会阻止胆管癌细胞凋亡的发生,而bax和Bim的SiRNA会阻止胆管癌细胞凋亡的发生。Huang Q等发现抗肿瘤基因WWOX抑制胆管癌细胞的生长和促进细胞凋亡的作用是通过减少bcl-2表达和增加bax、caspase-3表达实现的。Hahnvajana-wong C等发现夹氧杂蒽酮的诱导胆管癌细胞凋亡的作用是通过细胞凋亡的线粒体途径实现的,可见bax/bcl-2比例的增加和sur-vivin表达的减少。Shen DY等β-七叶素可诱导胆管癌细胞株细胞的凋亡,同时可见bcl-2表达的下调和活性氧(reactive oxygen species,ROS)的增多,而bax和p53蛋白水平未改变。然而也有不同结果,Arora DS等检测28例人胆管癌标本,无一例表达bcl-2。

Taniai M等检测人胆管癌细胞株中bcl-2抗凋亡家族(bcl-2、bcl-X和Mcl-1)的表达,仅可见Mcl-1的过表达,用SiRNA敲除bcl-2、bcl-X和Mcl-1,仅发现Mcl-1敲除后促进凋亡,而且不受 bcl-2 的影响。Kobayashi S 等发现癌前病变原发性硬化性胆管炎和胆管癌标本上 AKT 和 Mcl-1 高表达,3 株人类胆管癌细胞株也可见 AKT 表达并持续性磷酸化,抗 IL-6 的中和抗血清和 AKT 拮抗药可以减少 AKT 磷酸化以及 Mcl-1 的表达,增加凋亡的发生。Werneburg NW 等也提出 Mcl-1 的 SiRNA 可诱导胆管癌细胞的凋亡。

由此可见,在 bcl-2 基因家族间可能存在复杂的反应关系,单一基因的相对表达水平尚不足以解释细胞凋亡的发生及其与患者存活期的关系,要想证实 bcl-2 与胆管癌发生及其对癌细胞生长的影响,还需要对其家族中基因间的相互关系做进一步了解。

(2)survivin:survivin 基因是 1997 年 Ambrosini 等利用效应细胞蛋白酶受体 21cDNA 在人类基因组的杂交筛选中分离并克隆出来的,全长 15kb,含 4 个外显子、3 个内含子,编码 1 个分子质量为 $16.5 \times 10^3 Da$、由 142 个氨基酸组成的蛋白,是迄今发现的最强的凋亡抑制因子,属于凋亡抑制蛋白(inhibition apoptosis protein,IAP)家族成员,主要通过直接抑制 caspase 级联反应下游的终末子 caspase3、caspase7 的活性,阻止由 caspase 激活剂或凋亡诱导剂诱导的细胞自杀酶的累积,发挥抗凋亡作用。

在正常情况下,survivin 仅表达于胚胎组织和发育中的胎儿组织,在除甲状腺、胸腺及生殖腺以外的分化成熟的成年人组织中不表达或低度表达,而在绝大多数肿瘤组织中表达阳性。欧阳波等研究发现,survivin 基因参与了胆管癌细胞增殖和凋亡过程,在人胆管癌标本中高度表达,提示 survivin 可能对胆管癌的发生发展起重要作用。Qin XL 等检测 59 例肝外胆管癌标本上 survivin 蛋白表达,可见肿瘤上的阳性率为 67.8%(40/59),而癌旁标本阳性率为 20%(4/20),survivin 与肝外胆管癌组织分化无关,但与肿瘤

TNM 分期、淋巴管浸润、淋巴结转移、周围神经侵犯密切相关,survivin 阴性患者的生存率显著高于阳性患者,是肝外胆管癌预后的独立影响因素。Shen YC 等发现人胆管癌标本上 survivin 和 p53 表达阳性率均为 34.2%,而且发现在肝内胆管细胞癌标本上 survivin 表达的阳性率更高,为 47.3%。Obama K 等检测肝内胆管细胞癌和非癌性胆管上皮细胞上 27 648 个基因,发现了肝内胆管细胞癌上 52 个上调基因和 421 个下调基因,其中上调的基因包括 surviving 基因,然后他们用免疫组化证实胆管癌组织上 survivin 为高表达。Javle MM 等对 24 例胆管癌病例进行研究,可见 11 例中 survivin 核表达,其中 4 例强阳性,观察患者预后发现,survivin 核表达强阳性病例中为生存时间为 11 个月,显著低于 survivin 核表达弱阳性的 20 个月,通过多因素分析发现 survivin 核表达上胆管癌预后的独立影响因素。

Zhu ZB 等利用条件复制性腺病毒为载体靶向性将 survivin 启动子导入胆管癌细胞,可见明显强的细胞毒性,并可抑制小鼠种植瘤的生长。

(3)c-myc:c-myc 基因位于人类第 8 号染色体长臂 8q24。目前认为,c-myc 基因可以介导两种不同的过程,即凋亡或者增殖。研究发现 c-myc 基因的持续表达可以促进细胞凋亡,能使细胞对广泛的促凋亡刺激敏感,而且细胞凋亡的程度与细胞内 myc 蛋白的活性及其表达有关。其促凋亡作用是通过细胞色素 C 从线粒体释放到胞质来调节,即 c-myc 活化首先引起细胞色素 C 的释放,这种释放可以被生存因子阻断。与此同时,c-myc 基因也具有促进细胞转化增殖的功能。

关于 c-myc 基因介导两种不同过程的机制,一般认为是由于 myc 蛋白中促进细胞凋亡的活性区、转化区及自身调节区是在同一区域,它的表达只是提供一个启动细胞增殖与转化或细胞凋亡的信号,只有在第二个生

长信号刺激后才能抑制细胞凋亡,促进细胞增殖。由此可见,c-myc 促进细胞凋亡或增殖过程依赖其他基因的协同。

现在研究多发现 c-myc 原癌基因与许多肿瘤有关。在多种人类肿瘤中发现有 c-myc 的扩增与高表达,它不仅能促进细胞的增殖与恶性转化,而且可以抑制细胞的分化,是肿瘤发生、发展的重要影响基因。Itatsu K 等发现在胆管内乳头状肿瘤中 c-myc 蛋白的阳性率为 54%。Mott JL 等发现在胆管癌细胞上 c-myc 的激活可以保护癌细胞免遭 TRAIL 诱导的凋亡。Duan SG 等提出层粘连蛋白受体诱导胆管癌细胞表达 FasL,从而导致 Jurkat T 细胞的凋亡,这是通过 c-myc 上 Ser-62 磷酸化完成的。Li Z 等抑制胆管癌细胞 c-myc 的表达,可见体外胆管癌细胞侵袭性减弱。Yang H 等提出 c-myc 的敲除可减缓胆管癌的进展,miR-34a 的下调可上调 c-myc 的表达,加速胆管癌的进程。Naqai K 等将 4 种干细胞样基因(c-myc、SOX2、OCT3/4、KLF4)转入胃肠癌细胞内获得诱导的多潜能癌干细胞(iPC),然后培养 3 个月以上,可见仅 c-myc 基因仍激活,其他 3 个基因已经下调,但 iPC 细胞已经引出了胆管癌细胞的侵袭性表现,可能同 c-myc 基因活性密切相关。

3. 细胞凋亡的非 caspase 依赖性途径
这条途径主要以核蛋白 p53 调控为主,p53 传导途径显示了细胞周期与凋亡之间的分子联系。

p53 基因位于染色体 17p13.1,全长约 20kb,由 11 个外显子和 10 个内含子组成,编码 393 个氨基酸组成的核内磷酸化蛋白,分为野生型和突变型两种:使细胞周期停在 G_1 期,抑制细胞繁殖的为野生型 p53;具有突变能力的为突变型 p53。

正常 p53 基因即野生型 p53,是一种抑癌基因,其最重要的功能是监视并维持基因组的完整性。当细胞 DNA 受到损伤后,野生型 p53 被激活,能诱导或抑制 150 多种基因的表达,包括 GADD45、IGFBP3、bax 等。这些基因能引起细胞在 1～2 个细胞周期检查点停滞,如 G_1/S 或 G_2/M,以便有足够的时间修复损伤的 DNA。当 DNA 损伤过重而无法修复时,野生型 p53 就活化那些诱导凋亡的基因转录,如上调靶基因 bax 和 p21,同时抑制 bcl-2 基因,诱导细胞凋亡,从而阻止具有癌变倾向的基因突变细胞产生。p53、G_1 期停滞和凋亡这三者的生化反应环都是相互依赖的。

突变型 p53 是一种癌基因,多为点突变,丧失了野生型 p53 诱导细胞凋亡的能力,可以抑制细胞凋亡。突变型 p53 失去了与细胞核内特异性 DNA 结合的能力,而且不能与 p53 结合蛋白结合或仅微弱地结合,同时可以产生变异蛋白,与野生型 p53 蛋白亚单位形成寡聚体复合物,使后者的正常活性受到抑制,产生细胞的恶性转化。因而突变型 p53 的生物学功能与野生型 p53 相反,它不仅失去抑癌功能,而且可以使编码产物的调节紊乱,细胞分化障碍,生长失控,为恶性肿瘤发生创造条件。因此,p53 基因被认为在肿瘤的发生和发展中起着重要的作用。

Wang J 等分析 p53 与肝外胆管癌间的关系,发现 p53 与一些肿瘤的临床病理指标密切相关,是肝外胆管癌总生存率有效的预测指标。Fevery J 等和 Briggs CD 等也都提出变异的 p53 是胆管癌预后的预测子。Karamitopoulou E 等发现肝外胆管癌 p53 阳性率较多,在胆管癌发病机制中起重要作用。Burgguist A 等发现 75% 胆管癌上 p53 蛋白表达阳性,而非肿瘤组织未见如此 p53 的过表达。Tannapfel A 等分析 41 例 R_0 切除的肝内胆管细胞癌,发现 37% 病例可见 p53 的变异,通常的改变是 G→C 和 C→T 的转变,改变的热点核苷酸位置在外显子 4—8,同时可见 15 个肿瘤标本中 14 例免疫组化 p53 阳性。

Wakai T 等分析肝外胆管癌标本发现，14 例胆管切缘阳性的肿瘤上 11 例 p53 连接蛋白 1（p53-binding protein 1）失活，4 例有活性，而 11 例有向外侵犯性生长的胆管癌标本 p53 连接蛋白 1 全部失活；相比 p53 连接蛋白 1 阳性肿瘤，p53 连接蛋白 1 失活的肿瘤上凋亡指数显著减少，而且对于胆管切缘残留肿瘤的病例而言，p53 连接蛋白 1 失活者局部复发率显著高于 p53 连接蛋白 1 有活性者。Zhang K 等发现在胆管癌中 p53 凋亡上调调节子（p53 upregulated modulator of apoptosis，PUMA）的表达是 Slug 依赖的，Slug 沉默和顺铂化疗可上调 PUMA 表达，促进胆管癌细胞的凋亡。

综上所述，参与细胞凋亡的因素众多，当各种因素启动凋亡过程时会引起连锁反应。各种凋亡调控基因相互作用，各种凋亡信号传导途径交织进行，形成一个大的、复杂的网络调节系统。就细胞凋亡的 3 条信号传导途径而言，它们也是相辅相成、互相影响的一个庞大的调控系统，其中 p53 基因具有中心调控作用。p53 基因的激活是大多数细胞凋亡的线粒体途径的必需条件。由于细胞凋亡发生的具体过程非常复杂，受多方面因素的影响，许多细节问题的阐明还有待于今后的研究。

（二）胆管癌组织中细胞凋亡的诱导

诱导细胞凋亡是肿瘤治疗的新策略，而特异诱导肿瘤细胞凋亡已成为研究的一个热点，也将成为评价肿瘤治疗效果的标志之一。目前，胆管癌仍然是一种难于早期诊断和预后极差的肿瘤，胆管癌对放射治疗、化学治疗等治疗均有耐受性，而且化疗药物的靶向性差，对健康细胞亦有杀伤作用从而导致严重的不良反应，寻找新的靶向凋亡诱导药物已成为胆管癌治疗的一种共识。随着对胆管癌细胞凋亡机制的认识不断深入，从基因水平诱导细胞凋亡必将成为综合治疗胆管癌的一个重要内容。现在常用的方法包括转染野生型 p53、bax、Bim 等促进凋亡的因子表达，反义寡核苷酸或小干扰 RNA 抑制 bcl-2、Mcl-1、survivin 等抗凋亡因子表达。但关于特异诱导胆管癌细胞凋亡的报道不多，加之细胞凋亡的调控是种复杂的多水平的调控，多因素相互作用促进或抑制凋亡的发生，故特异诱导胆管癌细胞凋亡的工作有待今后逐一展开研究，评估治疗效果和可行性。

六、胆管癌变过程中肿瘤血管形成及分子机制

1970 年 Folkman 首次提出肿瘤生产依赖于血管生产（tumor angiogenesis）的观点，后又提出血管生成切换（angiogenic switch）的概念，即将肿瘤的生长分为两期：①血管前期（prevasular phase），又称为无血管期，肿瘤细胞处于休眠状态；②血管期（vascular phase），肿瘤细胞处于分裂、生长和转移状态。在无血管期，由于肿瘤主要依赖周围组织的弥散来获取营养物质和排泄代谢产物，所以明显抑制了其持续生长，肿瘤直径为 1～2mm；而到血管期，肿瘤内出现新生血管，并获得进一步生长的能力，肿瘤从而迅速生长并发生转移。

血管生成过程包括内皮细胞（endotheliocyte，EC）趋化、移动、增殖、管腔结构的形成及血管平滑肌细胞等血管周围细胞的移入、黏附至内皮层进而形成完整的血管壁，再经重塑形成成熟的血管系统等。血管生成有两种方式：①发芽性血管生成，即内皮细胞降解细胞外基质，并通过趋化移动、增殖，形成新的管腔。②非发芽性血管生成，是已存在的血管通过分裂的方式或相邻血管通过融合成为新的血管。

肿瘤的生长依赖于大量新生血管的形成。丰富的血液供应给肿瘤提供充足的氧气和营养物质，对于肿瘤的生长和发展都很重要。一般认为，当肿瘤直径≤3mm 时，肿瘤细胞间通过弥散作用取得营养，此时不产生

血管生长因子,且很少发生转移。当肿瘤直径>3mm时,必须需要新生血管来提供充足的血液。血管再生是一个非常复杂的过程,主要包括:①血管周围的支持细胞和细胞外基质的解体;②内皮细胞在血管再生因子诱导下发生迁移;③内皮细胞增殖和新形成的血管塑形。许多因子参与血管再生过程。当肿瘤组织新生血管被阻断时,即使是巨大的肿瘤也会被抑制。因此,抗血管生成在肿瘤的治疗中已成为引人注目的靶点。

(一)肿瘤血管生成相关因子

1. 血管内皮生长因子　目前已发现具有直接或间接地促进血管新生作用的因子有30多种,其中VEGF是目前所知道的最强的直接作用于血管内皮细胞的生长因子。

VEGF又称血管通透因子(vascular permeability factor,VPF),是1989年由Connolly等发现并命名的一种糖蛋白,为血管生成的主要调控因子,通过与内皮细胞表面上的特异性受体结合而发挥其生物学活性。人VEGF基因位于6号染色体的p12.3,全长为28 kb,由7个内含子和8个外显子组成,编码VEGF的基因约14kb。其家族中有6个成员:VEGF(即通常所指的VEGF-A)、VEGF-B、VEGF-C、VEGF-D、VEGF-E和胎盘生长因子,它们都是由2个相同的多肽链通过二硫键交联构成的同源二聚体糖蛋白,相对分子质量为34 000～45 000Da。根据编码VEGF mRNA的剪接方式和VEGF蛋白含氨基酸数目的不同分为5种形式,即VEGF121、VEGF145、VEGF165、VEGF189和VEGF206。其中前两者为可溶性分泌蛋白,是VEGF最常见的形式。血管内皮生长因子受体(vascular endothelial growth factor receptor,VEGFR)仅存在于血管内皮细胞中,按其结构和功能不同主要分为VEGFR-1(Flt-1)、VEGFR-2(Flk-1或KDR)和VEGFR-3(Flt-4),前两种是研究最多,而且是最重要的受体,许多肿瘤的血管内皮细胞都高度表达这两种受体,提示VEGF可能通过旁分泌、自分泌两条途径发挥作用;而VEGFR-3存在于胚胎及成年后的淋巴管内皮细胞,肿瘤细胞表达阳性与淋巴结转移有关。另外,还有Npn-1和Npn-2受体。但研究较多的是可溶性VEGF受体,是由VEGFR-1 mRNA不同剪接而产生的,是VEGF的高亲和力受体。

目前发现,VEGF的生物学效应只有与VEGFR结合才能发挥作用。在肿瘤生长过程中,与受体结合的VEGF作用表现为:①增强血管内皮细胞有丝分裂和迁移;②增加血管尤其是微小血管的渗透性;③促淋巴管形成及肿瘤淋巴转移。目前的研究表明,VEGF促进新生血管生成的可能机制有:①通过活化磷酸酯酶C和刺激第二信使的形成来直接促进血管内皮细胞的有丝分裂;②在核酸和蛋白水平诱导纤维蛋白溶解酶原活化物的表达,参与细胞外蛋白水解和基底膜的降解,有利于血管内皮细胞的迁移和增生;③增加血管通透性,造成纤维蛋白原等血浆蛋白的外渗,形成血管内皮细胞生长的必需基质——纤维蛋白凝胶。

VEGF及其受体的表达受多种因素的影响,其中最重要的是缺氧,其次为癌基因、抑癌基因和细胞因子。VEGF的调节机制主要为以下3个方面:①由于VEGF一般以游离形式存在,结合型是一种储备形式,故机体需要时,细胞通过释放蛋白水解酶消化并激活与细胞外基质结合的VEGF;②VEGF/胎盘生长因子二聚体的形成,降低了VEGF与其受体的结合概率;③可溶性VEGF竞争结合KDR受体或结合后不传导信号。目前,VEGFR表达的调节机制尚不清楚。另外,肿瘤血管的形成受多种因子的调控,许多细胞因子通过调节VEGF的表达而达到促血管生成和抗血管生成的效应。促进VEGF合成分泌的因子有成纤维细胞生长因子(fibroblast growth factor,FGF)4、血小板衍生因子、转化生长因子、胰岛素样生长因子1、白细胞介素（interleukin，IL）1、IL-6等，而IL-10、IL-13等可以抑制VEGF的合成。也有研究发现，某些肿瘤细胞可以直接激活VEGF基因启动子。

Guedj N等提出VEGF-A肝内胆管细胞癌内表达较高，达到69%，显著高于肝门部胆管癌的25%，与肿瘤血管密度的增加相一致。Fava G等发现内皮素是通过抑制VEGF-A和VEGF-C的表达控制胆管癌的生长。Mancino A等发现在人肝内胆管细胞癌标本上和HuH-28细胞上表达VEGF-A、VEGF-C以及其相应受体，17β-雌二醇可以刺激HuH-28细胞的生长，提高VEGF-A、VEGF-C、VEGFR-1、VEGFR-2、VEGFR-3蛋白的表达，VEGFR阻滞药可阻断17β-雌二醇70%的促生长作用。Liu YF等检测58例肝门部胆管癌切除标本上VEGF的表达，阳性率达72.4%。Wang WB等发现69例肝外胆管癌上VEGF-C的阳性率为84.1%，VEGF-C的表达是肝外胆管癌预后的独立危险因素，与淋巴结转移密切相关。Yoshikawa D等检测232例胆管癌标本上VEGF的表达，发现肝内胆管细胞癌和肝外胆管癌的表达分别为53.8%和59.23%，VEGF与肝内胆管细胞癌肝内转移关系密切。Alvaro D等检测胆管癌血清中VEGF的含量（0.97ng/ml），发现其显著高于良性胆道梗阻患者（0.28ng/ml）。

Huang FK等提出，索拉菲尼（sorafenib）可以有效抑制肝内胆管细胞癌种植瘤在裸鼠体内的生长，其机制可能通过下调VEGF-C或VEGF-D和VEGFR-3表达完成。Lubner SJ等将VEGF抑制药贝伐单抗（bevacizumab）和表皮生长因子受体（epidermal growth factor receptor，EGFR）酪氨酸激酶抑制药厄洛替尼（erlotinib）联合用于不能切除胆管癌的Ⅱ期临床，发现12%的患者有一定的治疗效果，另51%的患者维持稳定，中位生存时间是9.9个月。

2. 基质金属蛋白酶 肿瘤浸润的另一关键步骤是发生了癌细胞和细胞外基质（extracellular matrix，ECM）的异质性黏附，并降解ECM。基质金属蛋白酶（matrix metallop roteirasea，MMPs）是降解ECM的主要酶类，是一组在结构和功能上具有极大同源性的锌、钙依赖性内肽酶，这种酶的主要功能是分解细胞外基质，参与人体许多生理和病理过程。该酶在人体内可广泛表达，但在正常成年人体内表达水平和活性较低，当系统受到刺激或处于某种病理状态时有所升高。

该蛋白酶最早由Gross和Lapiere在研究蝌蚪形态变化时发现的。几乎可以降解细胞外基质中各种蛋白成分。目前已经克隆出20多种MMP，根据其结构特点、生化特征与底物特异性不同可分为5类：①间质性胶原酶（intersitial collagenase）；②间质溶素（stromelysin）；③明胶酶（gelatinase）；④膜型MMPs（membrauetypeMMPs，MT-MMPs）；⑤其他MMP，即缺少明显的分类特征。

1980年，Liotta等首先报道了MMPs在癌细胞转移中的作用。MMPs在癌细胞侵袭和转移中的意义在于：一方面通过降解、破坏ECM及血管基底膜，利于癌细胞突破基底膜和细胞外基质构成的组织化学屏障，促进癌细胞血管外侵袭渗透形成远处转移；另一方面可使血管内皮细胞繁殖并向肿瘤方向发展，以"发芽"的方式从原有的血管发出新的分支，并且在血管形成后期重塑基底膜和管腔的过程中发挥作用，对肿瘤支持血管的形成具有重要作用。此外，MMPs还能调节血管活性因子的活性，从而影响血管生成。例如，MMPs能激活潜伏形式的转化生长因子β（TGFβ），通过降解基质成分，释放出与基质成分结合的碱性成纤维生长因子（bFGF）和血管内皮生长因子，通过降解血管基底膜而释放出膜结合的肿瘤坏死因子α

（TNFα）等。

在肿瘤组织中，肿瘤细胞和基质细胞均可表达并分泌 MMPs，一种肿瘤组织可以表达并分泌多种金属蛋白酶。肿瘤细胞和基质细胞协同作用创造了一种有利于肿瘤细胞浸润和转移的微环境。这些相互作用的机制有：①某些肿瘤细胞分泌胶原酶刺激因子（TCSF），刺激肿瘤周围的基质细胞表达 MMPs；②肿瘤细胞或其周围的基质细胞表达膜型金属蛋白酶（MT-MMPs），MT-MMPs 不仅是 MMP 的激活剂，也是 MMP 的受体；③细胞表面的其他受体，如细胞表面的 αγβ3 可以与活化的 MMP-2 结合，从而使该酶的活性集中在细胞表面，更有效地发挥降解 ECM 的功能。

体内外研究表明，MMPs 降解 ECM 和基底膜与肿瘤的浸润和转移密切相关。肿瘤细胞和 ECM 的相互作用在肿瘤的浸润与转移过程的各个阶段均存在，基底膜的降解意味着肿瘤的浸润与转移，而在良性病变过程中，基底膜总是完整的。MMPs 高表达的肿瘤浸润性和转移性强。酶谱分析表明，活性 MMP-2 的比率与乳腺癌的分级和胃癌的局部侵袭呈正相关，已发生淋巴结转移的肺癌组织同无转移的相比，具有较高的活性 MMP-2 比率。Furukawa 等报道浸润性膀胱癌细胞株 UCT-2 分泌 MMP-2 比非浸润性肾盂癌细胞株 UCT-1 多，高转移性的肾癌高表达 MMP-2。

Subimerb C 等提出胆管癌细胞很少表达 MMP9，但胆管癌内的巨噬细胞（MAC387 阳性细胞）分泌、表达 MMP9，参与 ECM 的降解和肿瘤的转移，60% 以上的胆管癌存在 MAC387 阳性细胞，且其存在与胆管癌差的预后相关。Prakobwong S 等通过观察仓鼠胆管癌形成，发现胆管癌形成中 MMP-9 表达增加，MMP-9 可能导致胆管周围纤维化，诱导诱生型一氧化氮合酶（inducible nitric oxide synthase，iNOS）和 Rac1 的表达，促进

DNA 损伤以及胆管癌形成。Zhang C 等检测肝内胆管细胞癌内 MMP-2 和细胞外基质金属蛋白酶诱导子（extracellular matrix metalloproteinase inducer，EMMPRIN）的表达，发现 MMP-2＋/ EMMPRIN＋的病例生存率最低，MMP-2＋/ EMMPRIN＋、MMP-2-/ EMMPRIN-是胆管癌预后的独立影响因素。Leelawat K 等发现胆管癌血清 MMP-7 水平显著高于良性胆管疾病，提出血清 MMP-7 水平是胆管癌诊断有价值的指标。Kirimlio H 等报道肝内胆管细胞癌可见 MMP-2 表达，但肝门部胆管癌则不表达，MMP-9 和 MMP-14 出现在所有胆管癌标本上，而且 MMPs 表达越高出现神经转移的也多。

Nuntagowat C 等发现中性粒细胞明胶酶相关的脂质运载蛋白（neutrophil Gelatinase-associated Lipocalin，NGAL）通过与 MMP-9 形成复合物，稳定 MMP-9 的活性，促进胆管癌的侵袭和转移，用 SiRNA 抑制 NGAL 表达，可见体外胆管癌侵袭、转移能力下降，前 MMP-9 活性下降，但细胞增殖未受影响。Mon NN 等发现黏附斑激酶（focal adhesion kinase，FAK）在 MMP-9 的产生和胆管癌的侵袭转移中起关键性作用，SiRNA 抑制 FAK 的表达，可以减少 MMP-9 的表达，有效抑制胆管癌的侵袭。Itatsu K 等提出 MMP-9 抑制药或 SiRNA 可以抑制 MMP-9 表达，抑制胆管癌细胞的迁徙。French JJ 等用 MMPs 的抑制药 Marimastat（10mg bd）治疗 4 例解除了胆道梗阻的晚期胆管癌患者，发现 2 例患者 CA19-9 的水平显著下降并维持在很低水平，中位生存时间为 21.5 个月（4～48 个月）。

3. 黏附因子　血管生成过程中需要内皮细胞（EC）与细胞外基质（ECM）间、EC 与 EC 间及 EC 与其他周围细胞间的相互作用。这种作用是由黏附因子完成的。整合素（integrin）是介导细胞与细胞外基质、细胞间黏

附作用的主要因子。由 α 和 β 两个亚单位通过非共价键结合的异二聚体，目前已知至少有 22 种 α 亚单位和 11 种 β 亚单位按不同的组合构成不少于 24 种的整合素受体。各亚基都具有 1 个较长的胞外域、1 个跨膜域和 1 个较短的胞内域（30～40 个氨基酸）。其中，胞外域为整合素和配体的特异性接合部位，跨膜域的近膜区结构变异多样，为多种细胞因子及可溶性调节因子的作用点，而胞内域的羧基端形态多样，当胞内域 β 亚基与酪氨酸激酶（Src 激酶）、黏着斑激酶（Fak）结合形成黏着斑复合体，再连接细胞骨架蛋白可启动胞内信号级联反应。整合素的主要功能是通过与相应配体结合介导细胞与基膜、细胞与细胞的黏附，对细胞的生长、增殖、分化、运动、胚胎发育、炎症、伤口愈合等生物学过程起着重要的调节作用。在肿瘤方面，除了其细胞黏附作用外，在肿瘤的形成、生长、侵袭、转移、细胞凋亡和血管生成等过程中也起着重要的调节作用。

现在研究认为，整合素在肿瘤进展中的作用可能具有两重性，即肿瘤发生早期，整合素表达降低可致瘤细胞与基底膜或 ECM 成分的黏附作用减弱，从而有利于肿瘤在局部生长与扩散；当瘤细胞进入血液循环后，整合素表达增高有利于瘤细胞黏附于血管内皮继而定位增殖。另外，整合素在肿瘤血管新生的过程中起着不可缺少的作用，在体外和体内实验中，整合素表达在血管内皮细胞的有腔面和无腔面，介导内皮细胞的迁移和毛细血管管腔的形成。SoldiR 等研究发现，αγβ3 介导的内皮细胞与 ECM 之间的黏附对 VEGFR-2 的激活至关重要，从而促进血管的生成。

Patsenker E 等发现胆管癌细胞上整合素 αγβ6mRNA 的水平是正常胆管细胞的 125 倍，在人胆管癌 αγβ6 转录是正常肝的 100 倍，88％胆管癌表达 αγβ6，而肝细胞癌不表达，其对胆管癌的特异性为 100％，超过现

在所有的实验室指标，敏感性也达到 86％。Uhm KO 等发现整合素 α4 甲基化在 55.17％的胆管癌标本中出现，而且有淋巴结转移的标本中 100％存在 α4 甲基化，因此被认为是胆管癌转移的有效标志物。郑秀海等将人胆管癌细胞系 QBC939 细胞接种于鸡胚尿囊膜（CAM）无血管区，然后给予整合素 αγβ3 单克隆抗体，发现单克隆抗体组血管数目在给予抗体后第 2～8 天均显著低于磷酸盐缓冲液对照组，光镜下瘤细胞分布稀疏，瘤组织新生血管腔减少，故认为整合素 αγβ3 单克隆抗体能够抑制胆管癌新生血管的生成，具有显著的抗肿瘤作用。

4. 血管生成素（Angiopoietins, Angs）是一种新发现的调节血管生成的重要信息途径。目前发现 Angs 共有 4 种亚型：Ang-1、Ang-2、Ang-3、Ang-4，均能与表达于内皮细胞上的特异性受体酪氨酸激酶-2 受体（Tie-2，又称作 Tek）结合，但效应不同。Ang-1 和 Ang-4 能激活 Tie-2，而 Ang-2 和 Ang-3 与 Tie-2 结合后具有抑制效应。这些因子的不同参与，对于维持血管稳定、促进血管再生、保持血管完整性起到很大的作用，其中 Ang-1 和 Ang-2 在新生血管方面的调节中起主要作用。国内外关于 Ang-1 和 Ang-2 在肿瘤血管新生中的意义的研究报道比较多，而 Ang-3 与 Ang-4 对肿瘤血管调节的研究报道较少。

Ang-1 基因定位于第 8 号染色体长臂上（8q22），由 498 个氨基酸组成的同源六聚体，人鼠同源性为 97.6％。Ang-1 主要在胚胎期的血管间质和成年人的肺、冠状动脉、皮肤、肌肉、子宫内膜、卵巢、前列腺等富含血管的组织中表达。Ang-1 可以激活酪氨酸激酶 Tie-2 受体发挥作用，对血管的生成、血管内皮细胞的稳定和血管的重塑起调节作用。Ang-2 基因定位于第 8 号染色体短臂上（8p23），由 496 个氨基酸组成的同源二聚体，人鼠同源性为 85％。Ang-2 与 Ang-1 的同

源性为 60%。Ang-2 在胚胎中分布较广,在成熟组织中主要限于血管重塑明显的器官,如胎盘、子宫、卵巢等。Ang-2 不能激活 Tie-2,主要通过竞争性阻断 Ang-1 与 Tie-2 受体的结合,降低内皮细胞间的黏附作用,破坏血管稳定性。

Ang-1 与内皮细胞上特异性受体 Tie-2 结合,吸引血管平滑肌细胞、周细胞等血管周围细胞包围,支持内皮细胞,促进血管重塑、成熟,维持血管的完整性和调节血管功能。Ang-2 与 Ang-1 的作用相反,被认为是 Ang-1 天然拮抗剂,它竞争性与内皮细胞特异性受体 Tie-2 结合,阻止 Ang-1-Tie-2 引起的磷酸化,减弱内皮细胞与周围支持细胞及细胞外基质间的黏附作用,降低血管稳定性,最终内皮细胞从原来的血管床上脱离,迁移到新生血管部位开始增殖,诱导新生血管的生成。一般认为,在血管形成早期 Ang-2 占主要优势,成熟血管稳定性遭到破坏,内皮细胞发生迁移。而在血管形成后期 Ang-2 表达减弱,而 Ang-1 表达逐渐增强,促进了新生血管的成熟和稳定。

大量研究证实,Ang-2 在富血管的肿瘤中表达上调,并且 Ang-2 在肿瘤中的表达与肿瘤的血管生成、侵袭、转移潜能及不良的预后关系密切。但对于 Ang-1 在肿瘤血管新生中的作用尚存在一些争议。Moon 等报道,与接种 Ang-2 转基因小鼠相比,接种 Ang-1 转基因的小鼠体内肿瘤体积较小,新生血管也较少。乳腺癌细胞试验证明 Ang-1 过量表达对血管再生和肿瘤生长均无影响。也有报道 Ang-1 可促进血管再生,抑制 Ang-1 在 Hela 细胞培养中的表达,可抑制异种皮移植肿瘤细胞的生长。关于胆管癌,仅发现 Tang D 等的报道,他们检测了 33 例切除后的胆管癌标本,发现 75.6% 标本 VEGF 阳性、36% Ang-1 阳性和 57.6% Ang-2 阳性。VEGF、Ang-2 的表达和微血管密度高相一致,被认为在胆管癌血管形成上起重要作用。

(二)抑制血管生成因子

1. 血管生长抑制因子(angiostatin,AS)

首次于 1994 年由 O'Reilly 等从荷瘤鼠的尿液及血清中分离出来,为一种特异性抑制肿瘤血管及转移瘤的多肽。它是血纤溶酶原的部分片段,相对分子质量为 $38 \times 10^3 Da$,相当于 98~440 个氨基酸残基区,即纤溶酶原的第 1~4 Kringle 区,而 Kringle 区是 3 个二硫键组成的 3 个环状区域。一般认为它是由体内的某种丝氨酸弹性蛋白酶或尿激酶,或肿瘤细胞分泌的某种因子如粒细胞集落刺激因子(GM-CSF)促使巨噬细胞产生的酶水解纤溶酶原而形成的。血管生成抑制素特异性作用于血管内皮细胞,促进内皮细胞的凋亡,具有特异的抑制内皮细胞生长、抑制血管新生、抑制肿瘤生长和转移的活性,且动物实验中未见其耐受性、抗原性及不良反应,即对正常细胞和肿瘤细胞的增殖无抑制作用。

一般认为,AS 在肿瘤不同时期的作用如下:早期阻止肿瘤血管开始形成;中期干涉小肿瘤的快速生长;晚期诱导肿瘤消退。最近,Walter 等证实 AS 还可抑制血管平滑肌细胞的增殖和迁移,从而促成其抗血管生成作用。Miwa 等发现对于增殖的内皮细胞,AS 可选择性地提高 E-2 选择素的多肽表达,同时 E-2 选择素的 mRNA 和黏附活性也相应提高。利用小鼠异种移植入神经纤维瘤的体内模型,Koukourakis 等研究发现,AS 可降低 VEGF mRNA 水平,指出 AS 抑制肿瘤的生长部分是由下调 VEGF 的表达来实现的。

关于胆管癌方面的研究,仅张阳春等提出 AS 的表达强度与胆管癌的发生部位及淋巴结转移呈正相关。AS 在胆管癌组织中的高表达提示肿瘤恶性程度增高,血管形成促进因子及蛋白水解酶分泌增加,导致更多的血管抑制因子释放来对抗促血管因子的刺激作用。

2. 基质金属蛋白酶组织抑制因子（tissue inhibitor of metalloproteinase，TIMP）是 MMPs 的特异性抑制药，目前报道的共有 4 种。TIMP-1 和 TIMP-2 研究较多，而 TIMP-3 和 TIMP-4 研究较少。Stetler S 等于 1989 年最先发现 TIMP-2 与前 MMP-2 形成复合物，抑制明胶酶的活性。TIMP-2 是分子量为 21kDa 的非糖基蛋白，选择性地与 MMP-2 形成复合物。TIMP-2 既可与活化的 MMP-2 也可与非活化的 MMP-2 以共价键形式结合，还可以抑制金属蛋白酶家族所有成员的水解活性。因此，TIMP-2 也与肿瘤的浸润和转移有关。

Haijtou A 等用反转录病毒介导基因转移的方法，观察了近交小鼠转染有 TIMP-2 基因的 EF43、FGF4 细胞系种植型乳腺癌，发现 TIMP-2 高表达的同时，伴有 VEGF 的表达下降和微血管密度值（MVD）、血管直径和供血量的降低，认为 TIMP-2 可通过下调 VEGF 的表达，抑制肿瘤血管的形成，抑制肿瘤的浸润和转移。杨吉龙等观察了 TIMP-2 在食管鳞癌组织中的表达情况及其与肿瘤浸润转移、血管形成、VEGF 等因素的关系，结果显示在分化较好、浸润表浅的肿瘤中 TIMP-2 高表达，而在分化较差、浸润性较强的肿瘤中表达阳性率显著降低，未转移组 TIMP-2 的阳性率高于转移组。

Selaru FM 等发现 TIMP-3 在胆管癌中表达较少，miR-21 可能通过抑制 TIMP-3 的表达起到致瘤效果，抑制 miR-21 可以增加 TIMP-3 的表达，遂提出 TIMP-3 是胆管树的一种肿瘤抑制基因。Xiao M 等检测了 50 例肝门部胆管癌标本中的 MMP-2 和 TIMP-2 表达，发现 MMP-2 和 TIMP-2 表达水平与胆管癌肝内侵袭转移相一致，MMP-2/TIMP-2 比例可以作为肝门部胆管癌预后的有效检测指标。Jo Chae K 等发现 MMP-2/TIMP-2 和 MMP-9/TIMP-1 比例的失衡是胆管癌侵袭生长的重要原因。Terada T 等发现胆管癌标本上 MMP-1、MMP-2、MMP-3、MMP-9、TIMP-1 和 TIMP-2 阳性率分别为 100%、45%、73%、27%、82% 和 82%，有严重转移的胆管癌表达更强，而在肝细胞癌中未见表达，提出 MMPs 和 TIMPs 在胆管癌侵袭转移中起着很重要的作用。

3. 展望　转移是影响患者生命和治疗效果的主要原因。应用多种抗体检测肿瘤转移相关基因表达，提供较全面的信息，有助于判断肿瘤的转移潜能，使临床医师能够合理选择干预治疗，避免不必要的辅助治疗。一些肿瘤转移因子特异性抑制药的开发，将为临床控制肿瘤转移开辟新的治疗前景。

目前，抗血管生成治疗作为不同于常规抗肿瘤治疗的新策略，已成为肿瘤研究的热点之一。抑制肿瘤血管生成，可望成为阻断肿瘤侵袭转移的重要手段之一。微血管的增多可能会增强肿瘤的恶性程度，而微血管的减少提示肿瘤抗血管治疗的敏感性增强。肿瘤血管生成相关因子表达的调控机制、在血管形成过程的作用以及它们之间的关系是今后研究中应该关注的重点，这些研究将有助于发展针对于胆管癌等恶性肿瘤的抗血管疗法和策略。

七、胆管癌的侵袭和转移

肿瘤的发生、发展和转移是一个多阶段、多步骤、多基因参与的过程，涉及大量的基因结构和表达调控的改变，诸如基因突变、原癌基因激活、抑癌基因失活等。肿瘤的转移对于肿瘤治疗来说至关重要，研究肿瘤的转移将为肿瘤治疗提供更多的理论基础。肿瘤的转移过程主要包括以下几个环节：①原发部位的肿瘤对周围血管、淋巴管及邻近的其他组织的浸润和破坏，肿瘤细胞表面黏附分子表达降低，细胞之间黏附性下降，从而使肿瘤细胞容易脱落，某些具有较强转移能力的肿瘤细胞逃逸；②肿瘤细胞进入组织间隙、血液或淋巴系统内迁移；③血液和淋巴循环中的免疫细胞和细胞分子作用于逃逸的肿瘤细胞,部分肿瘤细胞残留下来;④得以生存的肿瘤细胞经过一些分子的作用,附着在一些特异性的部位,如邻近组织、血管或淋巴管的内皮细胞或基底膜;⑤突破基底膜,游出血管或淋巴管;⑥转移部位的肿瘤细胞休眠或继续生长。总的来说,只有不到 0.01% 肿瘤细胞最终完成了肿瘤转移的全部过程,形成肿瘤转移灶。因此,转移是一个低效率的过程,然而一旦发生转移将给肿瘤的治疗带来相当大的困难。

(一)转移相关分子生物学因素

胆管癌的转移与许多肿瘤一样,与许多分子生物学因素有关,包括细胞黏附性、ECM 降解和血管的生成等因素。

细胞黏附能力下降是肿瘤转移的前提条件,也是肿瘤转移的第一步,主要原因是肿瘤细胞表面的黏附分子的改变导致了肿瘤细胞和 ECM 及间质细胞之间的结合能力下降。其中涉及的肿瘤转移相关黏附分子,根据其化学结构和功能特征可以分为几个基因家族:钙黏附蛋白家族(cadherins)、整合蛋白家族(integrins)、免疫球蛋白超家族(immuno-globulin superfamily)、选择素家族和透明质酸家族等。肿瘤细胞的黏附包括同质黏附和异质黏附,肿瘤细胞间的同质黏附减弱可以是肿瘤细胞从原发灶中脱离出来,而非肿瘤细胞间异质黏附力增强可以使肿瘤细胞与宿主特异性结合,两者共同促进了肿瘤细胞的转移。国内石景森等报道胆管癌的 E-cad 的表达与胆管癌淋巴结转移相关联。邹声泉等采用免疫组化 En Vision 法检测 9 例良性胆管组织、35 例肝外胆管癌及 6 例胆管源性转移癌中 aPKC-ι 和 E-cad 的表达,发现 aPKC-ι 和 E-cad 的表达与肝外胆管癌分化程度和侵袭性有关。aPKC-ι 是一种极化调节相关蛋白,可与其他细胞极化调节蛋白形成复合物从胞质转运到细胞间结合位点,并定位于上皮细胞间的紧密结合部,对上皮细胞间的接触及黏附位点的形成和维持起着重要的作用。

ECM 是细胞外基质的简称,由细胞分泌到细胞外间质中的大分子物质,主要包括胶原、蛋白多糖、糖蛋白、糖胺多糖和弹性纤维等五大物质。ECM 起着支持和将不同组织分隔的作用,肿瘤细胞能分泌一些 ECM 降解酶,降解肿瘤细胞邻近的 ECM,从而为其浸润和转移提供条件。ECM 降解酶系统主要包括 5 类:①丝氨酸蛋白酶,包括胰蛋白酶、凝血酶、纤溶酶、尿激酶型和弹性蛋白酶等;②半胱氨酸蛋白酶,以组织蛋白酶为代表,是一类溶酶体蛋白酶;③天冬酰胺蛋白酶;④糖苷酶,如玻璃酸酶、肝素酶等,能降解 ECM 中的糖胺聚糖;⑤基质金属蛋白酶(MMP),是调节 ECM 动态平衡最重要的一种酶系,对 ECM 具有广泛的降解作用。胆管癌的侵袭和转移与 ECM 的降解是有关联的,2002 年在《Cancer》上发表的一篇论文显示基质金属蛋白酶-7 可能是胆管癌预后的一个指标,可能与胆管癌的转移有关联。Shirabe 等认为基质金属蛋白酶-9 可能是胆管癌淋巴结转移的一个指标。Itatsu 等研究发现胆管癌患者的癌组织中各型 MMP 表达阳性率为 MMP-2(33.9%),MMP-7(75.8%),MMP-9(47.5%),MT1-MMP(54.5%),同时发现表达 MMP-7 的胆管癌患者肿瘤组织分化程度更低,更容易神经浸润、手术切缘阳性率要更高,同时,他们最近又报道 TNF-α 可以诱导激活了环氧化酶 2 和前列腺素 E_2,进而促进胆管癌细胞产生 MMP-9,影响胆管癌的侵袭和转移。

肿瘤的生长和转移都要依赖于新生血管的生成,而肿瘤细胞诱导血管生成的能力是肿瘤转移灶形成和发展的基础。大量研究表明,体内有许多因子与新生血管的形成密切相关,如血管内皮细胞生长因子(VEGF)、成纤维细胞生长因子(FGF)、肿瘤坏死因子 α(TNF-α)、血小板内皮细胞生长因子(PD-

PDGF)、肝细胞生长因子(HGF)等。血管生成在其他肿瘤中的重要作用得到了广泛的研究,然而在胆管癌中却研究得不多。Benckert 等研究发现,胆管癌组织表达 VEGF 蛋白(19/19)及其受体 VEGFR-1(15/19)、VEGFR-2(10/19),提示在胆管癌的恶性转移中 VEGF 及其受体均上调,说明胆管癌细胞可以自身产生 VEGF,促进肿瘤血管生成。Yoshikawa 等分析了 236 例胆管癌患者的 VEGF 及其表皮生长因子受体(EGFR)和人表皮生长因子受体 2(HER2)的表达情况,发现三者在肝内胆管癌表达依次为 27.4%、53.8% 及 0.9%,而在肝外胆管癌表达依次为 19.2%、59.2% 及 8.5%,并做了临床病理学多元化分析得出 EGFR 的表达可能是肝内胆管癌的一个预后指标并涉及胆管癌的进展,而 VEGF 的表达可能影响胆管癌的血管转移。Menakongka 等在体外实验发现肝细胞生长因子能够诱导胆管癌侵袭,说明肝细胞因子可能是胆管癌的侵袭的一个因素。

(二)转移相关的学说

肿瘤生物学中与肿瘤转移相关的学说,较为代表性的有两个:上皮间质转化学说(epithelial- mesenchymal transitions,EMT)和肿瘤干细胞学说(caner stem cells,CSC)。其中肿瘤干细胞将在本节论述。2003 年举行的第一届国际 EMT 会议将 EMT 正式定义为上皮细胞经历多重生物化学改变以获得间充质细胞表型的过程。根据 EMT 发生的特定生物学环境可将其分为 3 种亚型:①与胚胎植入、发育和器官形成相关的 EMT 为 1 型 EMT;②与损伤修复、组织再生和器官纤维化相关的 EMT 为 2 型 EMT;③与上皮细胞恶性肿瘤相关的表型转化为 3 型 EMT。肿瘤细胞的 EMT 过程与前两种 EMT 有所不同,前两种 EMT 形成的是完全丧失了上皮细胞表型的间充质细胞,而 3 型 EMT 形成的转移性肿瘤细胞在获得间充质表型的同时还保持一定的上皮细胞特性。EMT 过程

引起了肿瘤细胞的一系列分子的改变,它们直接参与或调节了肿瘤的转移。目前研究显示,多种因素参与肿瘤细胞的 EMT 过程:信号通路(主要包括酪氨酸激酶受体通路、整合素通路、Wnt 通路、NF-κB 通路和 TGF-β1 通路等)、转录因子(Snail 和 Twist 等)、MicroRNA、细胞表面蛋白以及细胞外基质蛋白等。胆管癌的侵袭与转移与 EMT 密切相关,但目前研究报道比较少。Yoo 等分析胆管癌细胞 EMT 时,使用微阵列分析胆管癌细胞系(SCK、JCK1、Cho-CK 和 Choi-CK)的 cDNA 时发现有 260 个基因表达上调,247 个基因表达下降,同时发现这些基因的表达上调、下降可能与胆管癌细胞的 EMT 有关。国内王曙光等研究 34 例胆管癌患者,发现丙型肝炎核心蛋白阳性表达与 E-cadherin、α-catenin 的缺失以及 N-cadherin、Vimentin、Fibronectin 的阳性表达相关,并与胆管癌组织的淋巴结转移及其他脏器转移相关,因此他们推测丙型肝炎核心蛋白可能通过诱导胆管癌组织的 EMT 发生来促进胆管癌的浸润和转移。最近,Sato 等使用 TGF-β1 诱导胆管癌细胞系(CCKS-1 和 TFK-1)的上皮细胞钙黏蛋白和细胞角蛋白 19 表达下调,而间充质细胞标志物波形蛋白和 S100A4 表达上调,同时他们发现 TGF-β1 可以诱导胆管癌细胞系的 Snail 表达并增加胆管癌细胞的侵袭和转移能力;他们把胆管癌细胞移植到小鼠中并对小鼠使用 TGF-β1,发现腹腔转移可以被诱导恶化。他们还检测了 37 例胆管癌患者的 Snail 表达情况,发现有 6 位患者的癌组织中表达 Snail,而这六位患者的细胞角蛋白 19 表达下降,波形蛋白表达显著上升,并且 Snail 的表达与胆管癌淋巴结转移以及低生存率相关联。因此,他们认为 TGF-β1/Snail 可以诱导胆管癌的 EMT,并且可以影响胆管癌的侵袭和转移。MicroRNA 是目前肿瘤研究的热点,它是一种长度约为 22 个核苷酸大小、参与转录后基因调控的非编码

RNA。miRNA 具有广泛的生物学功能，不仅影响着机体正常的生长发育，而且与多种肿瘤的发生、发展及转移密切相关。miRNA 在胆管癌细胞或组织中表达水平有不同程度的上调和下降（表 2-1），但癌组织样品和胆管癌细胞株中 miRNA 的表达谱有所不同，这可能是由于样品来源不同导致的，通过这一现象可以揭示 miRNA 的异常表达与胆管癌的发生发展密切相关。MicroRNA 中的 miR-200 家族与肿瘤细胞的 EMT 过程密切相关，主要包括 miR-200a、miR-200b、miR-200c、miR-141 及 miR-429 等 5 个成员。miR-200 家族可通过抑制 ZEB1 及 ZEB2 的表达来增强上皮细胞钙黏蛋白（E-cadherin）的表达，从而在 EMT 过程中有着重要作用。研究显示在胆管癌细胞中，miR-200 家族中的 miR-141 及 miR-200b 存在过表达，可能对胆管癌的 EMT 产生重要影响。

表 2-1　胆管癌中异常表达的 MicroRNA

	胆管癌组织（a）	胆管癌细胞（b）		
		Mz-ChA-1	TFK	KMCH
上调	miR-106a、miR-224、miR-374、miR-193、miR-15a、miR-21、miR-25、miR-130b、miR-17-5p、miR-331、miR-19a、miR-142-3p、miR-223、miR-324-5p、miR-20、miR-17-3p、miR-15b、miR-106b、miR-103、miR-107、miR-93、miR-27a	miR-200b、miR-21、miR-23a、miR-141、miR-27a		
下调	miR-198、miR-302b、miR-204、miR-337、miR-371、miR-302d、miR-200c、miR-184、miR-338、miR-185、miR-320、miR-373、miR-98、miR-214、miR-145、miR-222、miR-328、let-7b、miR-197、let-7a、miR-560、miR-370、miR-188、miR-662、miR-191、miR-512-3p、miR-520e、miR-513、miR-494	miR-125a、miR-31、miR-95、miR-29		

a. 胆管癌组织与正常组织的比较；b. 三株胆管癌细胞与胆管细胞的比较

（三）特征型转移

胆管癌的转移途径除了包括一些与其他肿瘤相同的途径，如淋巴转移、血液转移和局部浸润等，还包括一种特征型的转移途径，即神经周围浸润和转移。胆管癌神经浸润的途径一般分为两个观点：①由于解剖的关系，肿瘤与周围神经丛的距离近，胆管癌直接发生周围神经浸润。这个观点又分两个分支，一种观点认为胆管癌距离腹腔神经丛比较近，因此易发生肿瘤周围浸润转移；另一种观点则认为胆道系统有丰富的自主神经，因而发生周围神经浸润的机会较高。②肿瘤细胞是通过神经周围淋巴管侵犯神经。胆管癌的神经周围浸润和转移的机制是近几年的研究热点之一，目前还不清楚具体的机制，可能与以下因素有关：①神经周围的潜在间隙有利于胆管癌细胞的移动和扩散生长；②肿瘤细胞表面有嗜神经的黏附分子存在；③自分泌或旁分泌激素的作用，胆管癌细胞可能通过分泌蛋白酶，降解神经束膜，侵入神经周围间隙。

胆管癌神经浸润与许多分子相关联，主要包括神经生长因子、神经黏附分子、神经递质以及转化因子等。神经生长因子（nerve growth factor，NGF）是神经营养家族成员之一，它广泛表达于多种肿瘤组织中并参与肿瘤的发生与发展，它有两种受体蛋白：高亲和力的 TrkA 和低亲和力的 p75。研究显示，胆管癌细胞可以高表达 NGF，这促使胆管癌细胞与表达高亲和力受体 TrkA 的神经束膜结合，促进肿瘤细胞向神经纤维生长，进而导致胆管癌的神经浸润和转移。神经黏附分子（NCAM）是黏附分子免疫球蛋白家族中的一员，在外周神经组织高度表达，属于 Ig 类免疫球蛋白超家族，介导细胞间黏附。NCAM 对神经组织有亲嗜性，对胆管癌的发生和转移有重要影响。黄志强等研究 78 例胆管癌患者，发现有 51 例患者肿瘤细胞中 NCAM 表达阳性与神经浸润阳性（68 例）呈正相关，因此他们认为 NCAM 可以引导胆管癌细胞向神经纤维趋化和黏附，引起胆管癌的神经浸润和转移。神经递质对胆管癌神经浸润的影响，主要表现在交感神经系统的神经递质。Kanno 等发现胆管癌细胞株 Mz-ChA-1 可以表达 α-2A、α-2B、α-2C 肾上腺素能受体亚型。国内王曙光等研究发现，周围神经及淋巴转移的胆管癌细胞表达 α-肾上腺素受体的阳性率明显高于未发生转移的胆管癌细胞。

总之，胆管癌侵袭和转移的分子生物学研究还需要深入了解，它将为胆管癌的诊断和治疗提供更多的理论依据，为人类早日战胜胆管癌做铺垫。

八、胆管癌的免疫耐受机制

肿瘤的免疫耐受就是肿瘤逃避机体免疫监视的过程。胆管癌的免疫耐受机制是胆管癌发生、发展和转移的关键环节。研究胆管癌的免疫耐受机制不仅有助于对胆管癌发病机制的认识，更重要的是能为胆管癌的免疫治疗提供理论基础。肿瘤的免疫耐受主要包括两个方面：①肿瘤因素，肿瘤抗原表达异常、Fas 与 FasL 功能异常、抑制性细胞因子的分泌和共刺激分子作用等；②宿主因素，T 细胞的免疫无反应、受体信号传导异常和树突细胞功能缺陷等。胆管癌的免疫耐受机制目前研究报道比较少，以下将总结目前胆管癌免疫耐受相关的一些研究。

（一）肿瘤因素

肿瘤抗原表达异常主要表现在肿瘤通过其 MHC-I 类分子的表达下降或缺失使肿瘤细胞不能被 T 细胞识别并攻击，导致肿瘤的免疫耐受。研究发现许多人类肿瘤或肿瘤细胞株的 MHC-I 类分子表达缺失或下调，分化差的肿瘤细胞表达更弱，转移的肿瘤则最弱甚至消失，如转移性黑色素瘤、乳腺癌、结肠癌、胃癌等的 MHC-I 类分子都有改变。但是不同的肿瘤大多有各自特定的 MHC-I 等位基因的丢失，而不是所有的 MHC-I 类基因缺失。目前胆管癌没有 MHC-I 类分子表达异常的相关报道。

Fas 与 FasL 功能异常：Fas（Apo-1/CD95）及 FasL（CD95L）属肿瘤坏死因子受体及配体家族成员之一，Fas 与 FasL 结合能传递死亡信号，诱导表达 Fas 的细胞凋亡。在恶性肿瘤中，肿瘤组织的 Fas 表达下调或丢失，使肿瘤组织逃避免疫监视或使 Fas/FasL 系统对其清除作用减弱；同时肿瘤组织高表达 FasL，可与免疫细胞上的 Fas 结合，导致免疫细胞凋亡，进而逃避免疫攻击。据研究，肺癌、结肠癌、乳腺癌、鼻咽癌、食管癌、黑色素瘤、卵巢癌及肝癌等高表达 FasL，而 Fas 不表达或低表达。1999 年 Que 首先发现 Fas/FasL 系统参与胆管癌的免疫耐受，他们发现人类胆管癌细胞系表达 Fas、FasL 和 FLICE 抑制药，胆管癌可以通过两种方式实现免疫耐受：①表达 FasL 诱导 T 细胞凋亡；②表达 FLICE 抑制药阻断自身的 Fas 信号通路。邹声泉等研究 FasL 在人肝门部胆管癌组织和胆管癌细胞中的表达及其诱导细胞凋亡的能力时，发现 48 例手术切除的肝门部胆管癌组织中均有 FasL 蛋白的表达，胆管癌细胞株 QBC939 中可检测到 FasLmRNA 及蛋白的表达，并且可使共培养的 Jurkat 细胞发生凋亡，因此，他们认为胆管癌可通过 FasL 诱导活化的淋巴细胞凋亡以逃避免疫监视。同时,他们在另一篇文献中报道 γ-干扰素(INF-γ)可调控胆管癌细胞 Fas/FasL 系统的表达从而降低其发生免疫逃逸的能力。国内也有报道 Fas、FasL 基因异常表达情况与胆管癌临床分期及是否转移密切相关,它们的异常表达是反映胆管癌的恶性行为及判断预后的有用指标。

抑制性细胞因子的分泌:肿瘤细胞可通过分泌大量的免疫抑制因子如转化生长因子-β(TGF-β)、血管内皮生长因子(VEGF)和 IL-10 等抑制免疫细胞的功能,导致肿瘤的免疫耐受。TGF-β 可通过抑制各种免疫细胞在肿瘤组织中浸润,诱导肿瘤细胞间黏附分子的低表达或不表达,从而诱导肿瘤的 EMT 过程,诱导肿瘤细胞表面靶细胞识别抗原的低表达等途径,进而介导肿瘤免疫逃避。国内研究显示胆管癌组织中 TGF-β1 阳性表达率为 76.6%(36/47),较癌旁正常胆管组织高,而 TGF-β 的Ⅱ型受体 TGF-βRⅡ 表达降低为 59.6%(28/47);并发现 TGF-β1 与胆管癌的临床分期及淋巴结转移和肝转移相关,但与组织学分级无关;TGF-βRⅡ 表达与胆管癌临床分期相关,与组织学分级和淋巴结转移及肝转移无关,证实了 TGF-β1 及其受体参与了胆管癌的免疫耐受。王家林等研究胆管癌中 TGF-β 的两种亚型及其受体的表达情况,他们检测了 38 例肝外胆管癌、14 例非肿瘤胆管组织(8 例胆总管囊肿、6 例正常胆管)中 TGF-β1、TGF-β2、TGF-βRⅠ 及 TGF-βRⅡ 的表达,发现 TGF-β1 及 TGF-β2 的阳性表达率增高(94.75% 与 92.11%);TGF-βRⅠ 及 TGF-βRⅡ 的阳性表达率明显降低(31.58% 与 28.95%),TGF-βRⅠ、TGF-βRⅡ 的阳性表达率在转移组中明显低于未转移组,证实了 TGF-β 的两种亚型 TGF-β1 和 TGF-β2 及其受体参与了胆管癌的免疫耐受。VEGF 可通过诱导新生血管的大量形成;诱导幼稚树突细胞的产生,影响树突细胞的分化和成熟,阻碍其抗原呈递功能等途径

来促进肿瘤的免疫耐受。陈鸽等研究 VEGF 蛋白在 36 例胆管癌标本、30 例胆管癌旁组织和 12 例胆管良性病变中的表达情况,在胆管癌组织和癌旁组织中 VEGF 的阳性表达率分别为 83.3%(30/36)和 76.7%(23/30),而在胆管良性病变组织中未检测到 VEGF 的表达,并且 VEGF 的表达情况与胆管癌的转移与否关系密切,表明 VEGF 参与胆管癌的免疫耐受。最近国外一项临床研究,使用厄洛替尼(erlotinib,一种表皮生长因子受体酪氨酸激酶抑制药)和贝伐单抗(bevacizumab,一种 VEGF 的抑制药)治疗胆管癌患者,发现患者的生存时间有提高,肿瘤进展更缓慢,提示抑制 VEGF 可以阻止胆管癌的免疫耐受,使化疗效果更好。IL-10 可由肿瘤浸润的淋巴细胞及肿瘤细胞产生,它能促进 DC 的凋亡,并下调 MHC-Ⅱ类分子的表达,故对抗肿瘤免疫反应的启动和维持有很大的负面影响。目前国内外没有报道胆管癌与 IL-10 的关系,笔者认为 IL-10 可能参与胆管癌的免疫耐受。

肿瘤的免疫耐受还有一些共刺激分子的作用。已知 T 淋巴细胞的激活需特异性抗原信号(即第一信号)和共刺激分子信号(即第二信号)的双重刺激。在 T 淋巴细胞激活过程中,若无第二信号刺激会导致 T 淋巴细胞特异性无应答。介导共刺激的分子有很多,目前研究最多的为 B7 分子。B7 分子可通过与 T 细胞的 CD28 结合参与 CD4[+] T 细胞的激活和 CD8[+] CTL 的细胞毒效应。研究表明,肿瘤组织的 B7 分子表达缺失或下降,进而不能促进 T 细胞激活,导致肿瘤的免疫耐受。郑树森等最近研究 B7-H1(B7 分子家族一员)及其受体 PD-1 在胆管癌中的表达情况,发现 B7-H1 和 PD-1 在胆管癌组织中表达显著上调,而且表达情况与胆管癌的 TNM 分期相关,并且与 CD8[+] 肿瘤浸润淋巴细胞呈负相关,他们认为 B7-H1/PD-1 通路可能与胆管癌的恶性程度相关并且可能通过

促进 CD8$^+$ 肿瘤浸润淋巴细胞的凋亡来实现免疫逃避。因此，B7 分子应该在胆管癌的免疫抑制机制中起重要作用。

（二）宿主因素

肿瘤通过多种途径促使 T 细胞免疫无反应，从而逃避机体免疫监视，到达免疫耐受，前面已述。肿瘤免疫抑制有关宿主因素，目前研究比较多的是树突状细胞的功能缺失。树突状细胞作为最重要的抗原递呈细胞，在抗肿瘤免疫中起重要作用。而肿瘤可通过分泌一些细胞因子、蛋白质、神经酰胺等引起树突状细胞功能缺陷和数量的减少，还可以诱导其凋亡。其中，肿瘤诱导幼稚树突状细胞表达吲哚胺 2,3 双加氧酶（IDO），导致肿瘤微环境中的色氨酸减少，引起 T 细胞凋亡或免疫无能，产生免疫耐受的过程备受研究者的关注。IDO 是肝外惟一可催化色氨酸分子中吲哚环氧化裂解、沿犬尿酸途径进行分解代谢的限速酶，可以将色氨酸分解为 L-犬尿酸、吡啶甲酸和喹啉酸等多种代谢物，对色氨酸沿犬尿酸途径进行分解起到重要的启动调节作用。IDO 是含血红素的单一肽链，人类 IDO 基因位于第 8 号染色体上，长 15kb。由于色氨酸是细胞维持活化和增生所必需的氨基酸，同时也是构成蛋白质必不可缺的重要成分，如果 IDO 的活性表达异常增高，会导致细胞微环境中色氨酸的耗竭，从而使局部某些重要功能细胞处于一种"色氨酸饥饿"的状态，细胞便失去正常的功能。IDO 通过诱导"色氨酸饥饿"来抑制 T 细胞增生和分化，进而导致 T 细胞无能或凋亡，导致肿瘤免疫耐受。IDO 通过 3 种机制参与了肿瘤局部的免疫耐受。①色氨酸耗竭机制：色氨酸是 T 细胞活化增生过程中的必需氨基酸；②中毒机制：体外研究表明，色氨酸毒性代谢产物 L-犬尿酸和吡啶甲酸可以直接抑制活化 T 细胞功能，甚至诱导 T 细胞凋亡，这种抑制作用具有选择性，仅对正经历活化的 T 细胞产生抑制作用，对静息细胞无

明显影响；③IDO 还可通过诱导 CD4$^+$、CD25$^+$ 调节性 T 细胞（CD4$^+$、CD25$^+$ regulatory T cells，Tregs）的增生来抑制活化 T 细胞的免疫功能。我们的研究显示 IDO 与胆囊癌的免疫耐受关系密切，然而与胆管癌的免疫耐受目前没有研究报道，但作者认为 IDO 可能是胆管癌免疫耐受的一个重要因素。

总之，胆管癌的免疫耐受机制系统的研究较少，但它作为一种恶性肿瘤，也与其他肿瘤的免疫耐受相似。弄清楚胆管癌的免疫耐受机制将有利于阐明胆管癌发生、发展和转移的机制，同时为胆管癌的治疗提供理论基础。

九、干细胞与胆管癌

（一）肿瘤干细胞

肿瘤干细胞（cancer stem cells，CSC）理论是肿瘤生物学最具吸引力的理论之一，该理论认为肿瘤是由一群功能异质性的细胞组成，只有部分具有干细胞特性的癌细胞才具有自我更新和分化成不同肿瘤细胞的能力，它们在维持肿瘤的恶性增殖、侵袭、转移和复发等方面中起着决定性的作用。肿瘤干细胞的起源有 3 种假说：①肿瘤干细胞源自正常成体干细胞（normal stem cells，NSC）发生突变，可能是正常成体干细胞分化过程中被过度激活和调控出错导致恶性转化；②正常组织的祖细胞在分化过程中发生突变获得自我更新能力终止分化，转化为肿瘤干细胞；③成熟的终末分化细胞由于突变获得自我更新和分化能力，而转变为肿瘤干细胞。目前，支持肿瘤干细胞源自正常成体干细胞的证据最多，它们之间有许多相似的特性及共享许多信号通路。肿瘤干细胞的生物学特性主要有自我更新能力、极强的致瘤性和转移能力、抗放化疗能力。肿瘤干细胞的自我更新不仅能够维持自身的数量，而且能够产生具有强大增殖能力的子代细胞，这是肿瘤生长和扩增

的必备条件。据研究,200个乳腺癌干细胞能够在免疫缺陷小鼠体内形成肿瘤并且可以连续传代,而20 000个普通乳腺癌细胞却不能形成肿瘤。肿瘤转移是一个复杂的多步骤过程,肿瘤细胞必须具有侵袭迁移的能力、归巢的能力和在转移部位重新增殖形成肿瘤的能力。据研究,肿瘤干细胞的转移能力要明显高于普通肿瘤细胞,Hermann等发现胰腺癌干细胞侵袭和转移能力要明显强于普通肿瘤细胞。肿瘤对放射治疗、化学治疗的抵抗是肿瘤治疗的难题之一,近年来的研究显示与肿瘤干细胞有关联。Bao等研究发现神经胶质瘤肿瘤干细胞,在接受放射治疗时表现出更为优异的生存能力,其放射线诱导的凋亡比率也明显低于神经胶质瘤的普通肿瘤细胞。肿瘤干细胞耐药可能与以下原因有关:①肿瘤干细胞多处于静止和缓慢分裂状态,而目前的化疗药物多针对增殖期的肿瘤细胞。②肿瘤干细胞高表达三磷腺苷结合盒转运蛋白,其中包括MDR1和ABCG2,它们能够将多种特异性的化疗药物排出体外。③肿瘤干细胞中有较强的DNA修复机制。目前,肿瘤干细胞的分选、鉴定的方法主要包括:①免疫学分选法,包括荧光活化分选法(FACS)和免疫磁珠分离法(MACS)。该方法是利用待分选细胞表面抗原与荧光素标记或连有磁珠的特异性抗体结合能力的差异来分选出肿瘤干细胞,主要依赖于肿瘤干细胞表面标志物。这种方法迅速方便,特异性高。②功能学分选,即SP细胞分选法,根据SP细胞特异的表面标志物ABCG2应用流式细胞仪将其分离出来。③体外培养分选法,是利用肿瘤干细胞可以在无血清的培养基内生长并形成克隆性细胞团,而其他肿瘤细胞无法耐受无血清培养条件这种差异分离出肿瘤干细胞。目前从肿瘤细胞中分离出干细胞的肿瘤包括白血病、乳腺癌、脑肿瘤、前列腺癌、恶性黑色素瘤、肺腺癌、结直肠癌、胃癌和胆管癌等。从临床应用角度来看,肿瘤干细

的假说具有深远意义,为肿瘤的治疗提供了一个理论基础和新的途径。肿瘤干细胞靶向治疗目前主要有几种方式:①利用表面标志物进行靶向治疗。②诱导肿瘤干细胞分化。目前,大部分的肿瘤干细胞的标记物在正常干细胞中也存在,但随着更多的肿瘤干细胞的特异性标记物的发现,肿瘤干细胞有望成为治疗的靶点。

胆管癌分为肝内胆管癌、肝外胆管癌和肝门部胆管癌,其中58%～75%位于肝门部,25%位于远端肝外胆管,占肝胆系恶性肿瘤的10%～20%。目前研究胆管癌干细胞的文献报道较少,大部分都集中在肝内胆管癌。肝内胆管癌被认为起源于Hering管(介于肝实质细胞与终末胆管上皮之间的过渡区域),而肝卵圆细胞(肝的成体干细胞)也是源于Hering管,所以有研究者认为肝内胆管癌是肝卵圆细胞增殖、分化障碍导致的。

(二)胆管癌与成体干细胞

肝卵圆细胞是1956年Farber等在研究大鼠肝细胞癌变机制时首先发现的一种非实质细胞,其形态学特点为体积小、卵圆形、核质比例大、胞质嗜碱性且浅染,因而将其命名为卵圆细胞(hepatic oval cell, HOC),后来也有学者称为肝干/祖细胞(hepatic stem/progenitor cells, HSC/HPC)。肝卵圆细胞的来源有两种观点,有学者认为其来自骨髓造血干细胞的转化,而大多数学者认为肝卵圆细胞来源于肝的Hering管(介于肝实质细胞与终末胆管上皮之间的过渡区域)。肝卵圆细胞在正常的肝中处于休眠或静止状态,因为肝细胞可修复肝的轻度受损,所以只有当肝实质受到严重破坏或由于病毒、药物、肝毒物、致癌物致肝硬化时,肝卵圆细胞才被激活增殖,分化为肝细胞和胆管细胞来修复和重建肝。肝卵圆细胞作为肝的成体干细胞,具有自我更新能力,除了能分化成肝细胞和胆管细胞外,还能分化为神经干细胞、胰腺细胞和肠型上皮细胞等。肝卵圆细胞与许多细

胞有共同的标志物，如与肝细胞相同的标志物有 CK8、CK18、HNF4、HBD-1、c-Met 等，与胆管上皮细胞相同的标志物有 CK19、CK7、CK14、γGT、GST-P、MPK、OV-6（识别 CK14 和 CK19）、OV-1、A6、CD24、MUC1、DMBT1 等，与造血干细胞相同的标志物有 c-kit、CXCR4、CD34、Sca-1 等，与胚胎肝细胞相同的标志物有 αFP、dlk、c-Met、CD24、CD44 等。

肝卵圆细胞与肝癌有着密切关系，越来越多的研究认为肝癌可能与肝卵圆细胞的异常分化有关。有研究显示，酒精性肝病、遗传性血色病和丙型病毒性肝炎患者的肝组织内均可见肝卵圆细胞增生，而这 3 种肝病都与原发性肝癌的发生密切相关。Dumble 等给予野生型 p53 敲除小鼠 CDE 饮食，以诱导肝卵圆细胞的增殖，通过体外分离培养建立 5 株肝卵圆细胞株，发现其中 3 株细胞株在第 32 代自发地发生转化，将其注射给裸鼠后产生了肿瘤。国内方驰华等利用特异性 Y 染色体研究肝卵圆细胞在原发性肝癌发生中的作用，发现大鼠的肝卵圆细胞可分化为肝癌细胞。肝卵圆细胞与癌症的密切联系，为其与胆管癌的关系提供了可能。据研究，胆管癌与肝卵圆细胞相关联。Nomoto 等发现肝内胆管癌表达肝卵圆细胞标志物细胞角蛋白 34、c-kit 等，他们认为肝内胆管癌可能来源于肝卵圆细胞。Komuta 等研究了 30 例胆管细胞癌（胆管癌的一种亚型）患者的癌细胞与肝卵圆细胞的关系，发现胆管细胞癌细胞与肝卵圆细胞有许多共同的标志物，具有高度的同源性，因而他们认为胆管细胞癌可能来源于肝卵圆细胞的转化。由于胆管癌与肝卵圆细胞的密切联系，以及肝卵圆细胞表面有许多干细胞的标志物，如 c-kit、CXCR4、CD34、Sca-1、αFP、dlk、c-Met、CD24、CD44 等，所以很多学者推测肝卵圆细胞的一些干细胞标志物可能是肝内胆管癌的肿瘤干细胞标志物，并且根据这些表面标志物筛选出了胆管癌干细胞。

（三）胆管癌干细胞

甲胎蛋白（AFP）是一种糖蛋白，在胚胎肝细胞、肝卵圆细胞和肝癌细胞中都有表达，且有 70%～95% 的原发性肝癌患者血清中的 AFP 含量升高。AFP 既是肝卵圆细胞的一个重要标志物，也是临床上诊断肝癌的一个重要指标。最近，有研究显示胆管癌细胞中产生 AFP 的细胞可能是胆管癌的肿瘤干细胞。Ishii 等发现胆管癌细胞中产生 AFP 的细胞表现有肿瘤干细胞样特性，他们用含有目的基因 AFP 和报道基因增强型绿色荧光蛋白（EGFP）的质粒转染到 5 种不同的胆管癌细胞系中，发现只有 EGFP 阳性的细胞可以自我更新和分化，并且发现 EGFP 阳性的细胞有更强的致瘤性。同时他们还发现 Notch 信号通路在表达 AFP 的胆管癌干细胞中发挥重要作用，可调节其自我更新和高致瘤性等干细胞性能。CD133 是一种表达于人体干细胞表面的糖蛋白，研究发现它是多种肿瘤干细胞的表面标志物，包括乳腺癌、脑肿瘤、前列腺癌、肺癌、肝细胞肝癌、胃肠肿瘤、胰腺肿瘤、头颈部肿瘤以及卵巢癌等。最近发现 CD133 与肝内胆管癌有显著相关性，Shimada 等用免疫组化等方法发现在 29 名肝内胆管癌患者中有 14 人 CD133 表达阳性，15 人 CD133 表达阴性；同时他们随访发现 CD133 表达阳性群体的 5 年生存率只有 8%，并且更容易发生转移，而表达阴性的群体 5 年生存率为 57%，因而他们认为 CD133 可能为肝内胆管癌的一个预后指标。也有学者提出 CD133 可能为胆管癌干细胞的标志物，但目前还没证实。

目前，国内外胆管癌干细胞的分选的研究报道极少，国内秦仁义等在这方面研究较多，他们通过不同的方法筛选出了胆管癌干细胞。他们首先用体外侵袭实验，从胆管癌细胞系 QBC939 中筛选出 1 个高侵袭转移潜力和 1 个低侵袭转移潜力的细胞亚系，并且比较着两个亚系的生物学特性以及分析其干细胞因子 Oct-4 的表达情况,发现干细胞因子 Oct-4 的表达强度与胆管癌细胞系 QBC939 的侵袭转移能力密切相关,推测可能是胆管癌干细胞特异性分选标记物。后来,他们又通过流式细胞术等技术分离出了胆管癌干细胞,并分析了其肿瘤干细胞特性。他们在 6 例人胆管癌组织标本和 2 例移植瘤中,发现 CD24$^+$ CD44$^+$ EpCAMhigh 在人胆管癌中表达率为 0.58%~2.43%(平均值为 0.94%),并运用 NOD/SCID 鼠移植瘤模型,分选得到 CD24$^+$ CD44$^+$ EpCAMhigh 亚群细胞。在 NOD/SCID 鼠移植瘤实验中,发现 1×10^3 个 CD24$^+$ CD44$^+$ EpCAMhigh 细胞能成瘤,而 CD24$^-$ CD44$^-$ EpcAMlow/-细胞在 5×10^4 才能成瘤,并且 CD24$^+$ CD44$^+$ EpCAMhigh 胆管癌细胞 NOD/SCID 鼠移植瘤的组织类型及标记物的表达率和原代肿瘤相似。由此,他们认为胆管癌 CD24$^+$ CD44$^+$ EpCAMhigh 亚群具有强大的成瘤能力、自我更新和分化能力,具备肿瘤干细胞样特性,可能是胆管癌干细胞。

总之,研究胆管癌与干细胞的关系有利于寻找胆管癌干细胞的证据,同时为针对胆管癌干细胞的治疗提供了理论依据。

(李梅生　陈焕伟　华赟鹏　黄　庆
黎东明　焦兴元　彭和平)

参 考 文 献

[1] 焦兴元,任建林主编. 消化系肿瘤学(新理论 新观点 新技术). 北京:人民军医出版社,2004:345-347.

[2] 何平,石景森. E-cadherin 在胆管癌中的表达及其与浸润转移的关系. 中华普通外科杂志,2000,15(10):630-631.

[3] 邹声泉. 胆管癌分子生物学特性研究进展. 中华实验外科杂志,2009,26(12):1585-1587.

[4] 李强,王剑明. 肝外胆管癌中 aPKC-ι,E-cadherin 的表达及与侵袭性和预后的关系. 中华肝胆外科杂志,2008,14(4):243-246.

[5] Miwa S, Miyagawa S, Soeda J, et al. Matrix metalloproteinase-7 expression and biologic aggressiveness of cholangiocellular carcinoma. Cancer, 2002, 94(2):428-434.

[6] Shirabe K, Shimada M, Kajiyama K, et al. Expression of matrix metalloproteinase-9 in surgically resected intrahepatic cholangiocarcinoma. Surgery, 1999, 126(5):842-846.

[7] Itatsu K, Zen Y, Yamaguchi J, et al. Expression of matrix metalloproteinase 7 is an unfavorable postoperative prognostic factor in cholangiocarcinoma of the perihilar, hilar, and extrahepatic bile ducts. Hum Pathol, 2008, 39(5):710-719.

[8] Itatsu K, Sasaki M, Yamaguchi J, et al. Cyclooxygenase-2 is involved in the up-regulation of matrix metalloproteinase-9 in cholangiocarcinoma induced by tumor necrosis factor-alpha. Am J Pathol, 2009, 174(3):829-841.

[9] Menakongka A, Suthiphongchai T. Involvement of PI3K and ERK1/2 pathways in hepatocyte growth factor-induced cholangiocarcinoma cell invasion. World J Gastroenterol, 2010, 16(6):713-722.

[10] Yoshikawa D, Ojima H, Iwasaki M, et al. Clinicopathological and prognostic significance of EGFR, VEGF, and HER2 expression in cholangiocarcinoma. Br J Cancer, 2008, 98(2):418-425.

[11] Yoo H J, Yun B R, Kwon J H, et al. Genetic and expression alterations in association with the sarcomatous change of cholangiocarcinoma cells. Exp Mol Med, 2009, 41(2):102-115.

[12] Li T, Li D, Cheng L, et al. Epithelial- mesenchymal transition induced by hepatitis C virus core protein in cholangiocarcinoma. Ann Surg Oncol, 2010, 17(7):1937-1944.

[13] Sato Y，Harada K，Itatsu K，et al. Epithelial-mesenchymal transition induced by transforming growth factor-{beta}1/Snail activation aggravates invasive growth of cholangiocarcinoma. Am J Pathol，2010，177(1)：141-152.

[14] Meng F，Henson R，Lang M，et al. Involvement of human micro-RNA in growth and response to chemotherapy in human cholangiocarcinoma cell lines. Gastroenterology，2006，130(7)：2113-2129.

[15] Selaru F M，Olaru A V，Kan T，et al. MicroRNA-21 is overexpressed in human cholangiocarcinoma and regulates programmed cell death 4 and tissue inhibitor of metalloproteinase 3. Hepatology，2009，49(5)：1595-1601.

[16] Chen L，Yan H X，Yang W，et al. The role of microRNA expression pattern in human intrahepatic cholangiocarcinoma. J Hepatol，2009，50(2)：358-369.

[17] Kawahigashi Y，Mishima T，Mizuguchi Y，et al. MicroRNA profiling of human intrahepatic cholangiocarcinoma cell lines reveals biliary epithelial cell-specific microRNAs. J Nippon Med Sch，2009，76(4)：188-197.

[18] 陈强，李文岗. MicroRNA 与胆管癌研究进展. 世界华人消化杂志，2010，18(6)：563-567.

[19] 李天宇，王曙光. 丙型肝炎病毒核心蛋白在胆管癌组织上皮间叶样表型转化中的作用. 中华外科杂志，2007，45(21)：1491-1493.

[20] 郭伟，邹声泉. 神经生长因子对人胆管癌细胞体外侵袭力影响的研究. 中华普通外科杂志，2006，21(1)：38-40.

[21] Kanno N，Lesage G，Phinizy J L，et al. Stimulation of alpha2-adrenergic receptor inhibits cholangiocarcinoma growth through modulation of Raf-1 and B-Raf activities. Hepatology，2002，35(6)：1329-1340.

[22] 朱迅. 免疫学新进展. 北京：人民卫生出版社，2002：585-604.

[23] Que F G，Phan V A，Phan V H，et al. Cholangiocarcinomas express Fas ligand and disable the Fas receptor. Hepatology，1999，30(6)：1398-1404.

[24] 张炳远，张建余，赵凯，等. 胆管癌组织 Smad4 和转化生长因子 β1 及 Ⅱ 型受体的表达及意义. 中华外科杂志，2005，43(13)：846-849.

[25] Lubner S J，Mahoney M R，Kolesar J L，et al. Report of a multicenter phase Ⅱ trial testing a combination of biweekly bevacizumab and daily erlotinib in patients with unresectable biliary cancer：a phase Ⅱ Consortium study. J Clin Oncol，2010，28(21)：3491-3497.

[26] 王贵强，周业江. 肿瘤免疫耐受机制的研究进展. 实用医学杂志，2008，(18)：3263-3265.

[27] 陈鸧，汤恢焕，冯超. 肝外胆管癌组织中 PTTG 和 VEGF 的表达及相关性研究. 中国普通外科杂志，2006，15(3)：185-189.

[28] Ye Y，Zhou L，Xie X，et al. Interaction of B7-H1 on intrahepatic cholangiocarcinoma cells with PD-1 on tumor-infiltrating T cells as a mechanism of immune evasion. J Surg Oncol，2009，100(6)：500-504.

[29] 张鹏，焦兴元，石景森. IDO 与胆囊癌的免疫耐受. 国际外科学杂志，2010，37(7)：476-479.

[30] 李子禹，张林，邹声泉. FasL 在人肝门部胆管癌组织和胆管癌细胞中的表达及其对细胞凋亡的诱导作用. 中华医学杂志，2002，(9)：33-36.

[31] 李子禹，王剑明，汤聪，等. γ-干扰素对胆管癌细胞 Fas/FasL 系统调控作用的研究. 中华外科杂志，2002，(7)：231-232.

[32] Al-Hajj M，Wicha M S，Benito-Hernandez A，et al. Prospective identification of tumorigenic breast cancer cells. Proc Natl Acad Sci U S A，2003，100(7)：3983-3988.

[33] Reya T，Morrison S J，Clarke M F，et al. Stem cells，cancer，and cancer stem cells. Nature，2001，414(6859)：105-111.

[34] Hermann P C，Huber S L，Herrler T，et al. Distinct populations of cancer stem cells determine tumor growth and metastatic activity in human pancreatic cancer. Cell Stem Cell，2007，1(3)：313-323.

[35] 宋尔卫. 实体瘤中肿瘤干细胞研究进展. 中山大学学报(医学科学版)，2010，(2)：172-178.

[36] Bao S, Wu Q, Mclendon R E, et al. Glioma stem cells promote radioresistance by preferential activation of the DNA damage response. Nature, 2006, 444(7120): 756-760.

[37] 林彦, 马保金. 肿瘤干细胞的研究进展. 肝胆胰外科杂志, 2009, (6): 495-498.

[38] Nomoto K, Tsuneyama K, Cheng C, et al. Intrahepatic cholangiocarcinoma arising in cirrhotic liver frequently expressed p63-positive basal/stem-cell phenotype. Pathol Res Pract, 2006, 202(2): 71-76.

[39] Komuta M, Spee B, Vander B S, et al. Clinicopathological study on cholangiolocellular carcinoma suggesting hepatic progenitor cell origin. Hepatology, 2008, 47(5): 1544-1556.

[40] Ishii T, Yasuchika K, Suemori H, et al. Alpha-fetoprotein producing cells act as cancer progenitor cells in human cholangiocarcinoma. Cancer Lett, 2010, 294(1): 25-34.

[41] Shimada M, Sugimoto K, Iwahashi S, et al. CD133 expression is a potential prognostic indicator in intrahepatic cholangiocarcinoma. J Gastroenterol, 2010, 45(8): 896-902.

[42] Wang M, Xiao J, Shen M, et al. Isolation and characterization of tumorigenic extrahepatic cholangiocarcinoma cells with stem cell-like properties. Int J Cancer, 2011, 128(1): 72-81.

[43] 朱峰, 王敏. 人胆管癌 CD24＋ CD44＋ EpCAMhigh 细胞亚群的分选及其肿瘤干细胞样特性的鉴定. 中华实验外科杂志, 2010, 27(7): 867-869.

[44] 王敏, 秦仁义. Oct-4 在不同侵袭转移能力的人胆管癌细胞系中的表达. 中国普通外科杂志, 2008, 17(2): 134-139.

[45] Dumble M L, Croager E J, Yeoh G C, et al. Generation and characterization of p53 null transformed hepatic progenitor cells: oval cells give rise to hepatocellular carcinoma. Carcinogenesis, 2002, 23(3): 435-445.

[46] 方驰华, 陈铁军, 刘胜军. 利用特异性 Y 染色体研究肝脏卵圆细胞在原发性肝癌发生中的作用. 中华外科杂志, 2006, 44(21): 1501-1504.

[47] 胡荣林, 焦兴元, 黄庆. SDF-1/CXCR4 轴在肝卵圆细胞分化过程中的作用研究进展. 中华外科杂志, 2011, 49(6): 125-126.

[48] Khan SA, Taylor-Robinson SD, Davidson BR, et al. Cholangiocarcinoma: seminar. Lancet, 2005, 366: 1303-1314.

[49] Malhi H, Gores GJ. Cholangiocarcinoma: modern advances in understanding a deadly old disease. J Hepato, 2006, 45: 856-867.

[50] Shaib YH, El-Serag HB. The epidemiology of cholangiocarcinoma. Semin Liver Dis, 2004, 24: 115-125.

[51] Broome U, Olsson R, Loof L, et al. Natural history and prognostic factors in 305 Swedish patients with primary sclerosing cholangitis. Gut, 1996, 38: 610-615.

[52] Watanapa P, Watanapa WB. Liver fluke- assosiated cholangiocarcinoma. Br J Surg, 2002, 89: 962-970.

[53] Thamavit W, Bhamarapravati N, Sahaphong S, et al. Effects of dimethlnitroamine on induction of cholangiocarcinoma in Opisthorchis viverrini-infected Syrian golden hamsters. Cancer Res, 1978, 38: 4634-4639.

[54] 刘国兴, 吴秀萍, 王子见, 等. 三种肝吸虫感染与胆管癌发病关系的研究进展. 中国寄生虫学与寄生虫病杂志, 2010, 28(4): 301-304.

[55] Andrews RH, Sithithaworn P, Petney TN. Opisthorchis viverrini: an underestimated parasite in word health. Trens Parasitol, 2008, 24(11): 497-501.

[56] Lim JH, Mairiang E, Ahn GH. Biliary parasitic diseases including clonorchiasis, opisthorchiasis and fasciochiasis. Abdom Imaging, 2008, 33(2): 157-165.

[57] Simeone. Gallbladder and Billiary tree: anatomy and atructural anomalies, In: Yamada, ed. Textbook of Gastroenterology. Philadelphia: Lippincott, Williams and Wilkins, 1999: 2244-2257.

[58] Kubo S, Kinoshita H, Hirohashi K, et al. Hepatolithiasis associated with cholangiocarci-

noma. World J Surg, 1995, 19: 637-641.

[59] Sahani D, Prasad SR, Tannabe KK, et al. Thorotrast- induced cholangiocarcinoma. Abdom Imaging, 2003, 28:72-74.

[60] Welzel TM, Graubard BI, El-Serag HB, et al. Risk factors for intrahepatic and extrahepatic cholangiocarcinoma in the United States. Clin Gastroenterol Hepatol, 2007, 5:1221-1228.

[61] Shaib YH, El-Serag HB, Davila JA, et al. Risk factors of intrahepatic cholangiocarcinoma in the United States: a case control study. Gastroenterology, 2005, 128:620-626.

[62] Kobayashi S, Werneburg NW, Bronk SF, et al. IL-6 contributes to Mcl-1 upregulation and TRAIL resistance via an Akt-signaling pathway in cholangiocarcinoma cells. Gastroenterology, 2005, 128: 2054-2065.

[63] Isomoto H, Mott JL, Kobayashi S, et al. Sustained IL-6/STAT-3 signaling in cholangiocarcinoma cells due to SOCS-3 epigenetic silencing. Gastroenterology, 2007, 132:384-396.

[64] Yamagiywa Y, Meng F, Patel T. Interleukin-6 decreases senescence and increases telomerase activity in malignant human cholangiocytes. Life Sci, 2006, 78: 2494-2502.

[65] Chariyalertsak S, Sirikulchayanonta V, Mayer D, et al. Aberrant cyclooxygenase isozyme expression in human intrahepatic cholangiocarcinoma. Gut, 2001, 48:80-86.

[66] Watanabe O, Yoshimatsu K, Shiozawa S, et al. different expression of cyclooxygenase-2 in biliary epithelia of bile duct cancer with or without pancreaticobiliary maljunction. Anticancer Res, 2004, 24:671-674.

[67] Xu L, Han C, Wu T. A novel positive feedback loop between peroxisome proliferator-activated receptor-delta and protaglandin E2 signaling pathways for human cholangiaocarcinoma cell growth. J Biol Chem, 2006, 281: 33982-33996.

[68] Jaiswal M, Larusso NF, Gores GJ. Nitric oxide in gastrointestinal epithelia cell carcinogenesis: linking inflamation to oncogenesis. Am J Physio Gastrointest Liver Physiol, 2001, 281: G626-634.

[69] Ishimura N, Bronk SF, Gores GJ. Inducible nitric oxide synthase upregulates cyclooxygenase-2 in mouse cholangiocytes promoting cell growth. Am J Physio Gastrointest Liver Physiol, 2004, 287:G88-95.

[70] Evan GI, Vousden KH. Proliferation, cell cycle and apoptosis in cancer. Nature, 2001, 17: 411:342-348.

[71] Khan SA, Taylor-Robinson SD, Carmicheal PL, et al. Analysis of p53 mutations for a mutational signature in human introhepatic cholangiocarcinoma. Int J Oncol, 2006, 28: 1269-1277.

[72] Jarnagin WR, Klimstra DS, Hezel M, et al. Differential cell cycle-regulatory protein expression in biliary tract adenocarcinoma: correlation with anatimic site, pathologic variables, and clinical outcome. J Clin Oncol, 2006, 24: 1152-1160.

[73] Jhala NC, Vickers SM, Argani P, et al. Regulators of apoptosis in cholangio carcinoma. Arch Pathol Lab Med, 2005, 129:481-486.

[74] Torok NJ, Higuchi H, Bronk S, et al. Nitric oxide inhibits apoptosis downstrwam of cytochrome C release by nitrosylating caspase 9. Cancer Res, 2002, 62:1648-1653.

[75] Hansel DE, Meeker AK, Hicks J, et al. Telomere length variation in biliary tract metaplasia, dysplasia, and carcinoma. Mod Pathol, 2006, 19:772-779.

[76] Khan SA, Davison BR, Goldin R, et al. UK guidelines for the diagnosis and treatment of cholangiocarcinoma. Gut, 2002, 51(Suppl 6): V11-V19.

[77] Yuan SF, Li KZ, Wang L, et al. Expression of MUC1 and its significance in hepatocellular and cholangiocarcinoma tissue. World J Gastroenterol, 2005, 11: 4661-4666.

[78] Tanaka S, Sugimachi K, Kameyama T, et al. Human WISP1v, a member of the CCN family, is associated with invasive cholangiocarci-

noma. Hepatology, 2003, 37: 1122-1129.

[79] Limpaiboon T, Tapdara S, Jearanaikoon P, et al. Prognostic significance of microsatellite alterations at 1p36 in cholangiocarcinoma. World J Gastroenterol , 2006, 12: 4377-4378.

[80] Chen YJ, Tang QB, Zou SQ, et al. Inactiva-tion of RASSF1A, the tumor suppressor gene at 3p21. 3 in extrahepatic cholangiocarcinoma. World J Gastroenterol, 2005, 11: 1333-1338.

[81] Haimeet M, Gregory JG. Cholangiocarcinoma: mordern advances in understanding a deadly old disease. J Hepatol, 2006, 45: 856-867.

第 3 章

胆道肿瘤的流行病学和病因学进展

第一节　良性胆道肿瘤的流行病学和病因学进展

一、流行病学

胆道良性肿瘤是一类在临床上少见的疾病，根据病灶解剖位置的不同，可以分为胆囊良性肿瘤与胆管良性肿瘤。以往诊断主要靠手术和病理检查，发现率很低，且容易与胆道结石或胆囊癌、胆管癌相混淆。随着现代诊疗技术的进步，特别是影像学技术的发展，对该类疾病的诊断水平明显提高。

随着 B 超等影像学检查技术的进步，胆囊良性肿瘤的检出率逐步提高，其发病率为 $2.1\%\sim4.6\%$，超声普查发现率为 $3\%\sim7\%$。胆囊良性肿瘤发病年龄分布广泛，国外文献曾报道最小患儿是一名 3 岁儿童，国内统计以中年人发病较多，儿童发病较少。目前暂无大规模临床统计数据显示此类疾病有明显的性别、地域和人种差异。

胆管良性肿瘤在临床上可分为肝内胆管良性肿瘤和肝外胆管良性肿瘤，主要见于胆总管和壶腹部，文献报道肝外胆管良性肿瘤发生率为 $0.02\%\sim0.1\%$，而肝内胆管良性肿瘤更是罕见，多为个案报道。胆管良性肿瘤术前常误诊为胆管结石或胆管癌，必须依据术后病理检查才能明确诊断。

二、病因及病理特点

胆道良性肿瘤可分为良性上皮性肿瘤、非上皮性良性肿瘤和胆道瘤样病变。

(一)良性上皮性肿瘤

1. 腺瘤(adenoma)

(1)概述：胆囊腺瘤是胆道系统最常见的良性肿瘤(上皮内肿瘤)。发病年龄范围跨度很大，多发生于 40－50 岁的成年人，在女性比男性更多见，发生在儿童者极为罕见。肿瘤直径通常小于 2cm，罕见肿瘤直径超过 5cm，大约 1/3 为多发性。腺瘤在胆囊比肝外胆管更多见，腺瘤通常较小、无症状，大部分胆囊腺瘤是偶然在体检时发现。在因胆石症或慢性胆囊炎做胆囊切除的病例有 $0.3\%\sim0.5\%$ 发现有腺瘤。胆管内的腺瘤可造成阻塞性黄疸、上行性胆管炎和胆道出血。不到 50% 的腺瘤伴有胆石症。偶尔胆囊腺瘤伴发 Peutz-Jeghers 综合征、Gardner 综合征。乳头状腺瘤在瓦特壶腹部比肝外胆管的其他部位似乎更为常见。肝外胆管腺瘤常有症状并引起胆道梗阻。这些良性肿瘤与结石病无明显相关性。据 Noda 等报道，74％的腺瘤均可见明显的癌前病变，即上皮内瘤变，小部分的腺瘤可进展为癌。

（2）巨检（肉眼检查）：肿块多为单发性（孤立），大约 1/3 为多发性。极少数肿瘤数量多得可充满整个胆囊腔。体积大小不等，通常直径 1～2cm。典型的腺瘤呈息肉状，可以有蒂，也可无蒂，呈广基样，肿瘤呈现红褐色至灰红色，表面光滑或细绒毛状，质软脆、易碎、境界清楚。

（3）组织学：肿瘤分管状腺瘤（tubular adenoma）、乳头状腺瘤（papillary adenoma）和管状乳头状腺瘤（tubulopapillary adenoma）。腺瘤表面衬覆的腺上皮呈现立方状或柱状，具有黏液分泌。约 50％的腺瘤衬有结肠样上皮，包括杯状细胞（50％）、潘氏（Paneth）细胞（33％）和神经内分泌细胞（33％）。银染色和免疫组化可以证实含有数量不一的内分泌细胞，这些细胞含有 5-羟色胺和（或）肽激素。伴鳞状上皮化生也有报道，有时形成鳞样梭形细胞的桑椹样（morules）结构。管状腺瘤主要由紧密排列的短管状腺体、衬以大多数具有黏液分泌的立方或柱状上皮组成的境界清楚的肿瘤。由类似于幽门腺腺体组成的管状腺瘤在胆囊中最常见。少数管状腺瘤形态与结直肠的管状腺瘤相似。结肠样腺上皮组成的腺瘤中，高级别上皮内瘤变和原位癌远多于由幽门腺腺体组成的管状腺瘤。乳头状腺瘤是由似树枝状的结缔组织轴心、被覆以立方或柱状上皮所组成的、以乳头状结构占优势而形成的良性肿瘤。此型腺瘤中的黏膜上皮高级别上皮内瘤变和原位癌较管状腺瘤更为常见。管状乳头状腺瘤由管状腺体和乳头状结构混合组成的腺瘤，每种成分均占 20％以上。

2. 囊腺瘤（cystadenoma）

（1）概述：为一种罕见的、含有黏液或浆液的多囊（房）的薄壁良性肿瘤。该肿瘤在肝外胆管比胆囊更常见。该肿瘤少见发生恶性变（即囊腺癌变）。

（2）巨检：大体形态类似于卵巢的黏液（浆液）性囊腺瘤，为多囊（房）的薄壁肿块，直径通常 2～10cm。

（3）组织学：含有黏液或浆液的多囊（房）的薄壁肿瘤。组织结构与胰腺黏液性囊腺瘤相似。肿瘤囊腔内衬以黏液染色阳性的、单层立方或柱状细胞，也可衬以浆液性立方或柱状细胞。偶然可有内分泌细胞存在。囊腺瘤内衬上皮可增生、上皮内瘤变，甚至发生癌变。肿瘤壁由特征性的、类似于卵巢间质细胞的原始结缔组织所组成。通常见局部纤维化区域。

肝内胆管囊腺瘤（intrahepatic biliary cystadenoma，IBC）是一种囊性肿瘤，Keen 于 1892 年报道了世界第 1 例 IBC。此种囊腺瘤在肝脏部囊性肿瘤中所占比例不超过 5％。IBC 多见于女性，超过 80％的患者发病年龄在 40－80 岁。该病的发病高峰在 50 岁左右。樊翌明等报道 1 例 3.5 岁女性患儿病例。IBC 80％发生在右肝，20％在左肝叶，呈多房囊性，囊内液为蛋白样黏液或胶陈状液体。其囊肿内壁上皮细胞可分泌黏液或浆液，目前文献报道的 IBC 绝大部分分泌黏液，罕有浆液性的。Edmonsion 将 IBC 定义为柱状上皮覆盖的多囊性肿瘤，伴有致密的细胞基质。这种定义可以覆盖大部分 IBC 的病理特点。本病的组织学起源目前尚不十分清楚，虽然多数研究证实肿瘤内具有卵巢样的基质，但仍未明确其是否来源于异位的卵巢组织。逄利博等将 IBC 的可能来源归纳为以下几种：①异位卵巢组织；②由胚胎时期原始前肠在肝内退化后残余异常增生所形成；③异位的形成胆囊的胚胎组织；④胚胎期发育异常所形成的肝内迷走胆管。

IBC 的病因尚不完全明了,有报道本病患者有甲型肝炎病史。刘燕等认为本瘤与乙型肝炎病毒感染引起的炎症损伤有关。在炎症因子持续刺激作用下,胆管上皮由良性增生逐渐发展为异型增生,最终发生癌变。近年来有报道称该肿瘤的发生与口服避孕药有关,理由是至少有 75% 的病例有口服避孕药史,停药后则可见瘤体萎缩;而在口服避孕药尚不普及的 20 世纪 50—60 年代,此病罕见,且肿瘤组织雌激素受体水平比周围肝组织显著增高。也有认为,IBC 是胆管炎性增生或液体潴留囊性扩张所致;或起源于肝内胚胎性胆囊组织的异位卵巢及胚胎时期原始前肠在肝内退化后残余异常增生,以及对某些肝灶性损伤的反应;亦见有与肝硬化、肝细胞结节性增生有密切关系的报道。

3. 乳头瘤病(腺瘤病)[papillomatosis (adenomatosis)]

(1)概述:临床上可引起阻塞性黄疸、上腹痛及胆绞痛。以男性较为多见。以多发生、复发性乳头状腺瘤为特征的一种临床病理状况,并以广泛地累及肝外胆管,甚至波及胆囊和肝内胆管。

(2)巨检:大体上为突入胆囊或胆管腔内的多发性息肉样肿物,大多有蒂,少部分可为广基的肿物。

(3)组织学:以大量的乳头状结构和复杂的腺管组成的多发性乳头状腺瘤。由于常伴有高级别上皮内瘤变,不易与乳头状癌区别。乳头状瘤病比孤立的腺瘤具有更大的恶变潜能。部分乳头瘤病中可含有明显的癌灶。

(二)非上皮性良性肿瘤

1. 颗粒细胞瘤(granular cell tumor)

(1)概述:颗粒细胞瘤是肝外胆管最常见的非上皮性良性肿瘤。发生在胆管比胆囊更常见,发生胆管者常引起胆道梗阻。国外大多为青年黑种人女性,国内报道的也多为女性,年龄范围为 11—61 岁,中位年龄为 31.8 岁。临床表现为反复发作的胆绞痛(右上腹痛)及黄疸。虽然本病良性,但肿瘤可长入到胆管周围的结缔组织中,甚至可以进入到邻近的淋巴结中。尽管胆道的颗粒细胞瘤多为单发,但也可呈现多中心性或伴有其他部位的颗粒细胞瘤,尤其是皮肤。

(2)巨检:呈现黄褐色、孤立性、境界不清的结节,包膜不完整或无包膜,质地硬,通常肿块直径<3cm。发生在胆总管内的肿块有两种形态,一种为向腔内突起的团块,直径 1.0~3.0cm,黄白色,质地较硬;另一种为沿胆管壁呈多灶性分布。

(3)组织学:肿瘤由成片或束状分布的、大的卵圆细胞或圆形细胞组成,有结缔组织束将瘤细胞分隔。瘤细胞胞质内充满丰富的嗜酸性颗粒,核小,居中,核染色质丰富,可见小核仁。瘤组织周围可有明显的胆管上皮反应性增生。瘤细胞胞质 PAS(消化后)阳性。

免疫组化标记:多数瘤细胞表达 S-10 蛋白,Vim、SMA、ACT、α-AAT 和溶菌酶均可见阳性。

电镜下瘤细胞胞质内见大量圆形、外界有膜的溶酶样物质或称之为"角小体"(angulate bodies)的特异性颗粒,或前两者过渡的中间型颗粒。细胞周围有丰富的基膜样物质。

2. 节细胞神经纤维瘤病(ganglioneurofibromatosis)

(1)概述:胆道的节细胞神经纤维瘤病是Ⅱb 型多发性内分泌肿瘤综合征(MEN-Ⅱb)的一个组成部分。散发的节细胞神经纤维瘤病主要发生在胆管,发生在胆囊者极其罕见,但有报道与系统性多发性神经纤维瘤病有关。

(2)组织学:胆管壁内见大量增生的、成片分布的施万细胞和散在的神经节细胞组成肿瘤的主体。肿瘤增大常破坏胆管壁肌层和浆膜层的神经组织,使神经组织增粗和扭曲。

3. 平滑肌瘤

(1)概述:平滑肌瘤少见。因此在人口统

计学、临床特点或大体特点上缺乏有意义的资料。总体上以中老年为主,无性别差异。最近报道了发生在胆囊的、伴有 Cajal 间质细胞表型的良性间质肿瘤。

(2)巨检:该肿瘤与外周软组织发生的相同组织起源肿瘤相似。

(3)组织学:平滑肌瘤由少量或中等量的温和梭形细胞组成,呈束状、丛状排列,瘤细胞质嗜酸,核卵圆形,可以出现局灶性的核非典型性,偶尔也可见极少数的核分裂象。

(4)免疫表型:典型的平滑肌瘤只有结蛋白和平滑肌肌动蛋白显示瘤细胞阳性,而CD34 和 CD117(KIT)阴性。

(三)胆道瘤样病变(tumor-like lesions)

在临床上有时将胆囊和肝外胆管的瘤样病变误诊为肿瘤,故应重视胆囊瘤样病变病理特征。

1. 断端(创伤性)神经瘤〔amputation (traumadic)neuroma〕

(1)概述:断端(创伤性)神经瘤是与胆囊切除后有关的神经纤维增殖性病变。在胆囊切除术后短期内或数年后发生,并且能引起局部疼痛。极少数断端神经瘤可长入肝外胆管腔内,类似于真性肿瘤,并引起阻塞性黄疸。

(2)组织学:病变包括所有的神经成分,轴索、神经鞘细胞和神经周围成纤维细胞在肿物中均可见到。增生的神经鞘细胞和神经周围成纤维细胞排列成编织状或漩涡状,并在薄层的纤维组织或胶原纤维分隔。增生的神经细胞分化成熟,通常不见核分裂和坏死。

2. 先天性胆总管囊肿(congenital cyst)

(1)概述:先天性胆总管囊肿又称先天性胆总管囊性扩张或特发性胆总管囊肿,是肝外胆道系统一种常见的异常情况,为纤维性肝病的前肠囊肿病。多为单发性,少部分为多发性,多发性者常为先天性多囊肾的一部分。病程进展非常缓慢,可迁延数年,甚至数十年之久。临床表现主要有上腹部疼痛、右

上腹肿块、阻塞性黄疸及陶土色大便等。症状多呈间歇性、急性发作。

(2)巨检:病变特征为胆总管一段呈囊性扩张,好发于胆总管上部及中部,囊肿大小不一,直径通常<4cm,表面光滑,可与周围脏器有粘连。

(3)组织学:囊肿壁由致密的纤维组织(胶原纤维及少量的弹性纤维)构成,其中可见散在的少量平滑肌束,间质水肿,并有少量淋巴细胞浸润。囊肿壁内衬以柱状上皮或立方上皮,也可衬覆假复层纤毛柱状上皮,部分病例也可以没有上皮衬覆。

3. 腺肌瘤样增生(adenomymatous hyperplasia)

(1)概述:胆囊腺肌瘤样增生是以胆囊腺体和平滑肌增生为特征的病变。腺肌瘤样增生被认为是癌前病变,因为国外已有腺肌瘤(adenomyoma)的腺上皮恶变的报道。

(2)组织学:病变部位的胆囊壁内见有增生的分支状、腺管样结构的腺上皮,其间伴有增生的平滑肌细胞。这些分支状、腺管样结构是表面上皮内陷、扩张而形成,即罗-阿窦(Rokitansky-Aschoff sinuses)。典型者可继发性地出现幽门型腺体,同时刺激胆囊壁平滑肌细胞增生而形成腺肌瘤样增生。腺肌瘤样增生可以被局限(形成所谓的腺肌瘤)或节段性或弥漫性。

4. 异位(heterotopias)及化生(metaplasia)

(1)组织异位:异位的组织如胰腺、胃黏膜、肝、肾上腺皮质和甲状腺等组织,可以异位于胆管树的管壁。仅在胰腺异位和胃黏膜异位的患者中可出现临床症状。其他异位组织偶然在外科手术或尸体解剖时发现。

(2)小肠上皮化生(intestinal metaplasia):因胆石症和慢性胆囊炎而切除的胆囊标本中,小肠上皮化生占 12%～52%,并常以幽门腺化生有关。小肠上皮(胃肠)化生常与胆石症和炎症性大肠病(如溃疡性结肠炎)有关。小肠上皮化生被认为是癌前病变。正常的胆道

上皮局部或完全被以下一种或几种上皮所替代(杯状细胞、潘氏细胞、内分泌细胞),并伴有小肠型的微绒毛上皮和(或)浅表的胃型上皮。小肠上皮化生的区域可发生上皮非典型增生,并且可能进一步进展成为腺癌。

(3)幽门腺化生(pyloric gland metaplasia):是指在胆道壁发生以幽门型腺体增生的病变。这类病变通常与慢性胆囊炎有关。小的分叶状形式的幽门型腺体通常被证实在黏膜固有层。这些腺体罕见延伸到肌层,甚至到达浆膜层。腺体内衬柱状上皮,其胞质空泡状,细胞核位于基底部。大多数病例含黏液的细胞间有内分泌细胞和潘氏细胞,幽门腺化生可以单独存在,也可同时伴有小肠上皮化生。

(4)鳞状上皮化生(squamous metaplasia):罕见,由鳞状上皮局灶性替代胆道上皮为特征的化生性病变。胆囊鳞状上皮化生通常与慢性胆囊炎有关。有些病例可以进展到上皮非典型增生和原位癌。鳞状上皮化生常见于胆囊浸润性鳞状细胞癌邻近的黏膜。

5. 炎性息肉(inflammatory polyp) 是指含有慢性炎症细胞浸润和多量增生扩张的小血管、小的息肉样病变。病变为灰红色息肉状小肿物,直径通常<1cm,质地柔软。息肉表面被覆单层柱状或立方上皮,实质为多量增生扩张的小血管、增生的纤维细胞和成纤维细胞及多量慢性炎症细胞浸润。息肉表面也可无上皮被覆,代之以炎性坏死物及炎性肉芽组织。

6. 胆固醇息肉(cholesterol polyp) 为良性的肿瘤样病变。可能与胆固醇代谢障碍有关。胆囊腔内见到小的、淡黄色、有蒂息肉状结构,表面呈桑椹样或略分叶状,常为多发性,也可单发,直径通常0.3~1.0cm。息肉为数量不等的分枝绒毛状结构,表面覆盖完整的正常黏膜上皮,上皮下(实质内)为大量成片分布的、形态一致的泡沫样巨噬细胞。泡沫样巨噬细胞苏丹Ⅲ染色阳性,说明其胞质内富含脂质。

7. 黄色肉芽肿性胆囊炎(xanthogranulomatous cholecystitis) 是胆囊的一种含有脂质的、炎症性的瘤样病变。本病几乎总是与胆石症有关。临床上常将本病误诊为胆囊癌,同时本病还要与胆囊肉瘤或其他肉芽肿性病变鉴别。大体上为境界不清的黄色孤立性结节(直径可达3cm)或多结节状或弥漫性分布的病变,质地偏硬。病变由泡沫样组织细胞、淋巴细胞、分叶核粒细胞、浆细胞和异物巨细胞以不同比例组成。病变表面被覆黏膜可有不同程度的糜烂或溃疡。成纤维细胞增生是其明显的特征,并且可相似于恶性纤维组织细胞瘤。一些组织细胞含有胆色素或蜡样质色素(ceroid pigment)。一些病例中的另一部分组织细胞胞质内含有嗜酸性的粗颗粒,其PAS染色阳性。

8. 伴有淋巴样增生的胆囊炎(cholecystitis with lymphoid hyperplasia) 明显的淋巴样组织增生可能与慢性胆囊炎有关。本病更常见于伤寒患者,有报道也见于原发性硬化性胆管炎患者。肉眼观胆囊壁局灶性增厚或偶呈息肉样结构突入胆囊腔。增生的淋巴样组织是由伴有生发中心的淋巴滤泡所组成。偶然,淋巴样组织形成息肉样结构、突入胆囊腔,类似于小肠的良性淋巴样息肉。这类病变与淋巴瘤相似,特别是当淋巴样滤泡发育差时或当弥漫性的淋巴组织增生占主导地位时,易与胆囊黏膜相关边缘区B细胞淋巴瘤相混淆。

9. 软斑症(malacoplakia) 软斑症(软化症)是胆囊的一种极罕见的、主要由成片的巨噬细胞、淋巴细胞和浆细胞组成的肿瘤样病变。临床上易误诊为癌,黏膜层多发性结节性增厚。多数圆形的巨噬细胞聚积于表面上皮下,其胞质具有嗜酸性颗粒,典型者病变中的巨噬细胞胞质内可见圆形、呈同心层的包涵体,铁和钙染色阳性,其被称之为Michaelis-Gutmann小体或钙化球。组织细胞周围伴有多量淋巴细胞、浆细胞浸润。

电镜下巨噬细胞胞质内常见细菌,部分巨噬细胞含有脂类包涵体及 Michaelis-Gut-mann 小体,其为前者的过渡型,意味着后者系细菌退化的最终结果。

(罗时敏)

参 考 文 献

[1] 戴佳奇,王坚. 胆囊良性肿瘤. 见:施维锦主编. 施维锦胆道外科学. 北京:科学出版社,2010:365-371.

[2] 王坚,戴佳奇. 胆管良性肿瘤. 见:施维锦主编. 施维锦胆道外科学. 北京:科学出版社,2010:371-372.

[3] 张杰,刘歆农,张培建. 肝内胆管囊腺瘤诊断与治疗的研究进展. 中国普通外科杂志,2010,19(2):190-194.

[4] Vogt DP, Henderson JM, Chmielewski E. Cystadenoma and cystadenocarcinoma of the liver:a single center experience. J Am Coll Surg, 2005, 200(5):727-733.

[5] Thomas KT, Welch D, Trueblood A, et al. Effective treatment of biliary cystadenoma. Ann Surg, 2005, 241(5):769-773.

[6] Erdogan D, Busch OR, Rauws EA, et al. Ob-structive jaundice due to hepatobiliary cystade-noma or cystadenocarcinoma. World J Gastro-enterol, 2006, 12(35):5735-5738.

[7] 蒋智明,张炜炜,孔文韬,等. 超声误诊肝内胆管囊腺瘤 2 例. 临床超声医学杂志,2008,10(9):645-646.

[8] 牛俊杨,王晓秋,王志华,等. 肝胆管黏液性囊腺瘤的临床病理分析. 临床与实验病理学杂志,2004,(8):406-409.

[9] 徐新运,吕翔,王益华,等. 肝内胆管囊腺瘤癌变 1 例. 诊断病理学杂志,2008,15(4):349.

[10] 梅建民,于聪慧,吕民生,等. 肝巨大胆管囊腺瘤癌变误诊并复习文献. 临床误诊误治,2008,21(8):80-82.

[11] 周晓军. 胆道疾病病理. 见:邹声泉主编. 胆道病学. 北京:人民卫生出版社,2010:106-127.

第二节　胆囊癌的流行病学和病因学

一、流行病学

原发性胆囊癌在临床上并非常见,占全部癌肿的 0.8%～1.2%。根据我国恶性肿瘤的死亡调查(1990－1992 年)的报告,胆囊癌在我国不属于常见的恶性肿瘤,约占全国恶性肿瘤的第 19 位,位于消化道肿瘤的第 6 位。

(一)区域特点

胆囊癌在世界各地的发病率不同,高发地区主要位于南美洲、中欧等,发病率较高的国家主要包括智利(27/10 万)、波兰(14/10 万)、印度(10/10 万)、日本(7/10 万)和以色列(5/10 万)等;而发病率相对较低的地区主要是西欧和北欧、北美洲、大洋洲,如美国和法国发病率分别为 2.5/10 万和 2.3/10 万,处于低发病率水平。相比较而言,我国某些地区则处于中等发病率行列,2006 年上海市胆囊癌的男、女标化发病率分别为 3.19/10 万、4.61/10 万。1997 年 4 月间,中华外科学会胆道外科学组在西安市召开的第七届全国胆道外科会议上,共有 31 组 2 300 多例的原发性胆囊癌资料,提示我国胆囊癌的特点是占同期胆囊疾病手术的 1%～2%。例如,上海中山医院胆囊癌占同期胆囊切除总数的1.1%;昆明医学院为 1.5%;湖南湘雅医院为 1.65%;湖北省 14 家医院平均为 1.2%;

黑龙江 6 大城市为 2.0%；南京地区为 1.18%。总的情况是，胆囊癌占胆囊外科患者的 1%～2%，但其中亦有少数医院的资料可高达 3%～4%。邹声泉等回顾性分析了 3 922例全国胆囊癌临床流行病学调查（1986 年 1 月至 1998 年 12 月）资料，表明我国胆囊癌占同期胆道疾病的构成比为 0.4%～3.8%，平均为 1.53%（≈3 922/255 205人），并显示我国胆囊癌发病的分布情况存在着较明显的地理分布差异，西北和东北地区最高，华北地区居中，中南、华东和西南地区低，其中陕西省最高，为 3.8%。该项研究显示胆囊癌可能存在城市和乡村、平原和山区之间的差异。湖北省 14 家医院 1986－1996 年 10 年间外科住院患者行回顾性分析，共计胆囊癌 106 例，结果表明在湖北省江汉平原地区和鄂西北山区胆囊癌占同期胆道疾病的 1.6%，平原组占同期胆道疾病的 0.9%，两者间有显著性差异，说明在同一省份不同地区胆囊癌的发病率不同，平原组胆囊癌发病率低于山区组。黑龙江省六大城市（哈尔滨、齐齐哈尔、牡丹江、佳木斯、大庆和伊春市）的胆囊癌病例 15 年（1982－1996 年）间变迁分析显示，在 1982－1986 年、1987－1991 年、1992－1996 年的 3 个时段内胆囊癌的发生率，城市要比县乡的发生率高，3 个时段内城市和县乡胆囊癌发生率的比例分别为 1.25:1、1.2:1、1.35:1。美国国立癌症研究所关于美国各市县病死率的资料显示，在白种人中胆囊癌和胆囊结石的发病率在南部山区和西南地区高，该地区中美籍墨西哥人聚集地最多见，胆囊癌与胆囊结石的发病率分布呈现一致性。

原发性胆囊癌是相对发病率低但病死率高的恶性肿瘤，其发病率和死亡率有着相似的规律和特征。智利的原发性胆囊癌死亡率为 12.4/10 万，1997 年日本有 275 143 例死于癌症，而原发性胆囊癌死亡人数占肿瘤死亡人数男、女性分别为 1.25%、3.49%。而在一些低发国家，胆囊癌的死亡率也很低，如苏格兰国家癌症登记处数据显示，1968－1998 年的 31 年间，仅有 397 例男性和 1 149 例女性死于胆囊癌。我国胆道恶性肿瘤平均死亡率为 0.45/10 万，位于消化道恶性肿瘤的第 6 位。天津市胆囊和肝外胆道恶性肿瘤的年标化死亡率为 1.16/10 万，男性为 1.30/10 万，女性为 1.02/10 万。上海杨浦区 1995－1998 年流行病学资料显示胆囊癌和胆管癌的死亡率为 5.61/10 万。山东省 1990－1992 年胆囊癌标化死亡率，男性为 0.51/10 万，女性为 0.54/10 万。山西河津市 1995 年回顾性调查表明恶性肿瘤的死亡率胆囊癌为 2.69/10 万，位居全部恶性肿瘤的第 9 位。

（二）个体因素

胆囊癌的发病率与个体因素密切关联，研究表明其与性别、年龄、种族等之间存在关联。胆囊癌的女性发病率是男性发病率的 2～6 倍，发病率随着年龄的增长不断上升。资料显示，日本胆囊癌的男、女发病率比为 1:（2～6），美国男女胆囊癌的发病率分别为 0.9/10 万和 1.5/10 万，而印度胆囊癌发病率男、女之比为 1:4.3。我国胆囊癌男、女发病之比为 1:2.54，2006 年上海市的胆囊癌男、女发病率比为 1:1.7。研究显示，胆囊癌的性别差异可能与雌激素、孕激素有关，多孕多产也可能增加患胆囊癌的风险。法国抗癌协会曾对 1976－1995 年近 20 年 484 例胆囊癌进行回顾性研究，结果表明男性发病率为 0.8/10 万，女性发病率为 1.5/10 万，男、女之比为 1:1.9（表 3-1）。

各国的流行病学调查及临床资料都显示胆囊癌的发病率随着年龄的增长而升高。美国胆囊癌发病率在 >65 岁人群中较高，最近美国国立癌症研究所数据（1973－2002 年）胆囊癌发病率趋于年轻化，<50 岁人群的胆囊癌发病率有所升高。我国胆囊癌发病年龄分布在 25－87 岁，平均为 57 岁，50 岁以上者

表 3-1　1976－1995 年法国抽样地区胆囊癌粗发生
率和调整发生率(1/10 万)

每 5 年时间	粗发生率[a]		世界调整发生率[b]	
	男性	女性	男性	女性
1976－1980	0.5	2.6	0.3	1.0
1981－1985	1.6	4.1	0.9	1.8
1986－1990	0.7	2.9	0.4	1.2
1991－1995	1.3	4.4	0.6	1.7

a. 每 10 万人中发生率;b. 按世界标准人口的调整发生率

占 70％～85％,发病的高峰年龄为 50－70岁,尤以 60 岁左右居多。同时,研究显示不同人种的胆囊癌发病率亦不相同,黄色人种的发病率最高,其次为白色人种,黑色人种的发病率最低,黄色人种中以美洲印第安人和日本人居多。在美国,白种人患胆囊癌较黑种人多 50％,西班牙后裔、印第安人和爱斯基摩人的发病率最高。美国抗癌协会对 1989－1995 年全美 5 488 例胆囊癌从性别、年龄、发病率、生存率及治疗方式等指标进行了研究,结果提示胆囊癌的发生具有明显的性别和种族差异,该报道指出,1989－1990年西班牙语系白种人患胆囊癌的人数占全美胆囊癌人数的 9.7％,1994－1995 年西班牙语系白种人患胆囊癌的人数占全美胆囊癌人数的 8.1％,但两个时期中西班牙语系白种人人口占全美总人口的 10％,由此推断,该语系白种人胆囊癌的发病率有下降趋势(表3-2)。目前,我国尚无大宗的统计资料显示胆囊癌的分布存在民族差异的报道。

表 3-2　1989－1995 年美国 5 488 例胆囊癌的人口统计特征

特　征	1989－1995 年例数	占百分比(％)	1994－1995 年例数	占百分比(％)
非西班牙语系白种人	1 733	67.6	2 076	71.5
西班牙语系白种人	248	9.7	236	8.1
黑种人	187	7.3	266	9.2
其他	72	2.8	100	3.5
未知	325	12.7	225	7.8
总计	2 574	100	2 914	100

(三)生活环境

胆囊癌发病与患者的生活环境存在一定的联系,调查研究显示与患者的饮食、职业、社会经济条件等有关联。胆囊癌发病与饮食存在一定的相关性,Moerman 等在荷兰的一项病例对照研究报道了胆囊癌的发病率随着蔬菜摄入量增多而降低。Zatonski 等认为饮茶可能是胆囊癌患者的保护因素,较之不饮茶者,饮茶发生胆囊癌的风险也降了约50％。在国内,高玉堂等对上海市的一项大型病例对照研究显示,多摄入葱属类蔬菜尤其是大蒜、洋葱可降低胆囊癌的发生率,腌制品的摄入可增加胆囊癌的发生率。胆囊癌在不同的职业人群中发病率有所不同,Mancu-so 等早在 1970 年发现橡胶业工人的胆囊癌发病率较高,可能是环境中的化学物质导致的。瑞典的一项研究显示,从事炼油、造纸、化工、制鞋及纺织等行业的人群中胆囊癌的发病率较高。德国的一项队列研究显示,从事橡胶制品运输、保管以及后勤人员的胆囊癌发病率要明显高于一般人群。同时,也有研究显示从事杀虫制造业、金属业、军工业及油漆业人群的胆囊癌发病率要高于普通人群。国内邹声泉等报道原发性胆囊癌职业分布特点为农民占 51％,工人占 25％,干部占17％,其他占 7％,其中以农民为主。由于这方面的研究报道较少,所以职业与胆囊癌的联系仍有待于进一步的研究。国内外有许多调查显示,胆囊癌的发病率还与社会经济条件相关,大部分胆囊癌患者是来自低收入阶层和农村的人群,这可能与其生活与医疗条件相对较差,不能及时地接受胆囊切除术而导致胆囊癌变有关。

（四）疾病因素

胆囊癌与许多疾病存在相关性,如胆囊结石、胆囊息肉样变、胰胆管连接异常、Mirizzi综合征、溃疡性结肠炎等疾病,其中与胆囊结石的关系最密切。流行病学调查显示,胆囊癌与胆囊结石发病率的地理分布呈现一致性,同时它们之间还有许多共同的危险因素,如女性优势、肥胖优势、老年优势等。据国外报道,54.3%～96%的胆囊癌患者合并有胆囊结石,而国内研究显示为20%～82.6%。胆囊结石有1%～3%发生癌变,Logistic回归模式计算分析得出胆囊结石患者的胆囊癌发生率比无结石者高出7倍。胆囊癌合并胆囊结石绝大部分为胆固醇结石(82%～90%),而胆色素结石仅为7%～15%。有研究显示,胆囊癌的发生与胆结石的大小和数目有很大关系,Csendes等研究发现胆囊癌患者大多为多发性结石,大胆囊结石患者易诱发癌变,而Andrew报道显示,胆囊癌与胆囊结石大小有关,与胆囊结石的数目却无关,直径>3cm的胆囊结石发生胆囊癌的危险性显著升高。

胆囊息肉样变(简称胆囊息肉,PLG)是一组胆囊壁向囊腔突出的局限性病变,从形态学角度来看,由于其表现为隆起,又称为胆囊隆起性病变。胆囊息肉在丹麦男、女发病率分别为4.6%和4.3%,在日本男、女发病率分别为6.28%和3.51%,在我国发病率约为5%。胆囊息肉可分为胆固醇性、炎性、增生性和腺瘤性,目前普遍认为腺瘤性息肉和腺肌增生症为胆囊癌的癌前病变,大多数学者认为其癌变概率是6%～36%。胆囊腺瘤约占人群中的1%或占B超发现胆囊息肉样病变的17%。胆囊腺瘤的特征为有蒂、单

发,肿瘤直径>1cm者,多视为是胆囊的癌前病变。邹声泉等在3 922例胆囊癌全国临床病理资料中胆囊腺瘤的恶变率为15%。Kozuka等复习1 665例胆囊的组织学时,发现7例是癌变的腺瘤,79例有浸润性腺癌,组织学检查证实良性腺瘤可转化为癌。胆囊腺肌增生症是一种增生性病变,主要以胆囊黏膜和肌层增生为特点,形成壁内憩室、囊肿和罗-阿窦(Rokitansky-Aschoff sinus)增多。胆囊腺肌增生症病理学上可分为3型。①节段型:在增厚的胆囊壁中段出现环状狭窄,把胆囊分隔成相互连通的两个小腔,以致胆囊形似葫芦;②基底型:胆囊底部囊壁呈局限性增厚;③弥漫型:整个胆囊壁呈弥漫性增厚。Otani等研究显示,3 197例胆囊切除的标本中检出279例胆囊腺肌病,其中在188例节段性中有12例(6.4%)发生胆囊癌变,而非节段性或非腺肌病的胆囊癌发病率仅为3.1%(91/3 009),这提示节段型胆囊腺肌病也是胆囊癌发生的高危因素之一。过去认为胆囊腺肌增生症无恶变的可能,近几年,日本和法国都陆续报道了胆囊腺肌增生症发生胆囊癌变的病例。

胰胆管连接异常(APBDU)又称胰胆管合流异常(PBM)或异常合流的胰胆管系统(AJPBDS),它是一种先天性疾病,正常主胰管和胆总管在十二指肠壁内段汇合,共同通路长度多为0.4～1.2cm;如果共同通路长度>1.5cm(成年人)或0.5cm(儿童),则定为胰胆管连接异常,这种汇合异常通常被分作P-B型、B-P型及复杂型3种类型。胰胆管连接异常患者癌变率为15%～44%,其中不合并胆总管囊肿者更是高达50%～73%。据研究(1996－2005年)日本1 361例胰胆管连接异常患者中,合并胆道肿瘤的有252例(占18.5%),其中胆囊癌占14.8%,胆管癌占4.9%。国内王亚东等报道我国APBDU的发生率为11.07%(28/253),APBDU合并胆囊癌为14.29%(4/28),而非APBDU合

并胆囊癌的发生率为2.22%（5/225）。Chang等报道我国台湾省APBDU的发生率为8.7%（59/680），APBDU合并胆囊癌为62.5%（5/8），其中80%是P-B型。

Mirizzi综合征是由胆囊结石引起的，是因胆囊管或胆囊颈部结石嵌顿或合并炎症引起胆总管狭窄所致梗阻性黄疸和胆管炎者。研究表明，Mirizzi综合征与胆囊癌密切相关，Mirizzi综合征患者发生胆囊癌的危险性明显增加。Redaelli等研究发现，Mirizzi综合征患者的胆囊癌发病率为27.8%，显著高于一般结石患者的胆囊癌发病率（2%）。

二、致病因素研究

胆囊癌的致病因素包括很多，主要有个体因素、生活方式及疾病因素。这与前面探讨的流行病学有所重复，下面则着重探讨一些机制性的研究。

（一）个体因素

胆囊癌的发病率与个体因素相关联，而个体因素中有许多原因导致胆囊癌的发生。女性胆囊癌的发病率要明显高于男性，研究显示与雌激素、多孕多产等女性特有的因素有关。研究发现，雌激素在胆囊成石及癌变过程中起着极为重要的作用。对绝经后的女性进行雌激素替代治疗会提高患者的胆囊癌发病率，Gallus等在意大利做了一项病例对照试验，发现绝经后女性使用雌激素治疗的患者患胆囊癌的OR值为3.2。最近一项动物实验研究显示，雌激素导致胆囊癌发生可能涉及TGF-β信号通路。也有许多研究显示胆囊癌患者雌激素受体（ER）和孕激素受体（PR）的表达率较高，Baskaran等报道ER、PR在胆囊癌中的表达率较高，并且PR在早期胆囊癌中的表达率比晚期胆囊癌高，PR阳性患者的中位生存时间明显长于PR阴性的患者，即PR的表达与胆囊癌的临床分期、预后等有关。高玉堂等发现胆囊癌的发病风险随妊娠次数增多而升高，与妊娠次数≤2

次者比较，妊娠次数（3次、4次、5次及≥6次）的各组OR分别为1.33、1.34、1.39和2.67。其可能的机制为女性怀孕时体内雌激素和孕激素水平升高，引起胆道平滑肌松弛，造成胆囊容积增大，从而增加胆汁中胆固醇分泌，减慢胆汁排空，增加胆道上皮细胞暴露于胆汁中各种可能致癌物的概率和时间；还能改变胆汁酸成分造成胆道上皮细胞损伤，这些都会促进胆石形成而增加胆囊癌的患病风险。胆囊癌与体重也存在一定的关联。据报道，体重超过正常的20%～30%可增加胆囊癌发生的危险性。体重指数为24～25 mg/m²、26～28mg/m²及>28mg/m²的人，相对危险度分别为1.6、1.3和2.6（$P=0.03$）。Endoh等研究结果显示，体重指数≥24.0是一个胆囊癌的高危因素。青年时期肥胖可能会增加胆囊癌的发病风险；腰臀围比也是胆囊癌和肝外胆管癌独立的危险因素。

（二）生活方式

不良的生活方式可能增加胆囊癌的发病风险，而一些好的生活习惯却能降低胆囊癌发病风险。据研究，多食腌制品、接触一些化学物质等可能增加胆囊癌的发病风险；而饮茶、多食蔬菜等可能降低胆囊癌的风险。腌制食品与胃癌、喉癌、鼻咽癌和前列腺癌发病呈正相关，并存在一定的剂量效应关系。最近研究显示，腌制品的摄入增加也可增加胆囊癌的患病风险，这可能与腌制食品中富含N-亚硝基化合物及其前体物质的致癌作用有关。高玉堂等研究显示，多摄入葱属类蔬菜尤其是大蒜、洋葱，对胆囊癌有一定的保护作用。大蒜、洋葱等葱属类食物与其他植物相比，含有丰富的微量元素硒、甲硫氨酸以及维生素A等，但其更突出的是含有大量的烯丙基硫化物，而烯丙基硫化物已被证实是大蒜等葱属类蔬菜的主要活性成分。烯丙基硫化物可能的作用机制为：①可通过对Ⅰ相、Ⅱ相代谢酶和抗氧化酶的选择性诱导作用来抑制致癌物的活性,从而达到抗癌作用;②烯丙基硫化物可以通过对细胞周期的阻滞作用使细胞周期停滞在 G_1 或 G_2/M 期,从而抑制细胞分裂和繁殖;③还可以增强机体免疫力,诱导肿瘤细胞凋亡,促进 DNA 修复;④烯丙基硫化物对多种微生物具有抑制作用,包括幽门螺杆菌、痢疾杆菌、流感病毒、肺炎双球菌等。据研究,饮茶可降低胆囊癌的发病风险。茶叶的抗癌作用主要与茶中的多酚类物质,主要是表没食子儿茶素没食子酸酯(EGCG)、表没食子儿茶素(EGC)、表儿茶素没食子酸酯(ECG)和表儿茶素(EC)4 种儿茶素的抗氧化作用有关,茶多酚可以直接与体内的活性氧结合,从而起到抗癌和抑制细胞增殖的作用。研究表明,茶叶尤其是绿茶中的 EGCG 可以有效地抑制胆道肿瘤细胞增殖和扩散。除此之外,其他一些生活方式,如吸烟、饮酒等对胆囊癌的影响目前还不明确。

(三)疾病因素

许多疾病参与胆囊癌的发生,包括胆囊结石、胆囊炎、胆囊息肉样病变、APBDU、Mirizzi 综合征、胆管囊肿、溃疡性结肠炎、伤寒、副伤寒、胆道寄生虫等。

胆囊结石与胆囊癌关系最为密切,但其具体机制并不清楚。胆囊结石对胆囊黏膜的机械性损伤导致胆囊炎性渗出增生,胆囊壁炎性反应增生、纤维化,胆囊收缩功能减弱,引起胆汁排空障碍、胆汁淤积和感染,进而使黏膜上皮异型化或不典型增生,最后导致癌变。巩凤岐等研究 379 例胆石症及胆囊炎切除的连续胆囊标本病理形态发现,黏膜单纯增生为 76.68%,不典型增生 16.89%,原位癌 1.32%,浸润癌 2.11%,并有以下特点:①各型单纯增生存在于胆石症或胆囊炎的黏膜中;②不典型增生和癌发生于单纯增生的背景上;③原位癌伴存有各级不典型增生;④浸润癌伴存有原位癌和重度不典型增生;⑤单纯增生、不典型增生、原位癌及浸润癌平

均年龄显示有递增的规律。该学者从形态学角度提出胆囊黏膜单纯增生分为上皮样增生、绒毛样增生、海绵样增生、腺瘤状增生及混合性增生;不典型增生分为Ⅰ、Ⅱ、Ⅲ级;原位癌。除了炎症刺激外,也有研究提出胆道梗阻和炎症可促发胆酸转化为更为活跃的物质,如去氧胆酸和石胆酸是与芳香碳氢化合物致癌因素有关的物质,用胆酸、去氧胆酸和甲基胆蒽制成的丸剂置入猫胆囊内会诱发胆囊癌。另外,有研究表明,从胆囊炎患者的胆汁中可培养出一种厌氧菌属的梭状芽胞杆菌,它促使胆酸发生核脱氢反应,转化为致癌性多环芳香族羟类的同族化合物,可能参与了癌变的过程。马浙夫等通过检测胆固醇结石患者胆汁的肿瘤启动性和促癌性,显示成石胆汁本身具有潜在的促癌作用。Kowntewsk 等用二甲基亚硝酸铵致癌物饲养大白鼠,发现这些大白鼠仅在胆囊置入胆固醇颗粒才会引起胆囊癌,其可能机制是胆石引起胆囊黏膜受损,而受损的黏膜对致癌物质敏感性更高,进而导致胆囊癌的发生。也有研究显示,给鼠口服亚硝胺时,胆囊内置入胆固醇结石的胆囊癌发生率要比单纯口服亚硝胺高出 10 倍。尽管目前很多研究支持胆囊结石引起胆囊癌的发生,但是,胆囊结石是否会导致胆囊癌目前还没有定论,许多理论还处于实验室阶段或推测。

慢性胆囊炎胆囊上皮组织出现化生是胆囊癌癌前病变。不论有无胆囊结石,胆道炎症都可能最终导致胆道黏膜上皮间变、化生和产生新生物,临床研究显示,胆囊癌患者多数伴有胆囊炎并且比较严重,萎缩性胆囊炎比早期轻型胆囊炎发生胆囊癌的危险性大,非结石性胆囊炎亦有可能发生胆囊癌病变。研究显示,胆囊癌的发生与细菌感染引起的胆囊炎密切关联,石景森等对 29 例胆囊癌患者的癌组织及胆汁经厌氧及需氧培养后,均为兼性厌氧,胆汁中厌氧菌阳性检出率为 65.5%(19/29),胆囊组织中厌氧菌阳性检出

率为 55.6％。他们认为胆道细菌感染可能引起肿瘤的发生：①抑制宿主机体免疫应答反应，导致肿瘤迅速发展；②促进宿主产生致癌物质；③有些细菌被动成为致瘤病毒的宿主，病毒在细菌内复制并与细菌共同作用促进肿瘤的生成；④部分细菌可产生雌激素类物质，从而促进肿瘤的发生和发展。作者的研究显示胆囊癌的发生与 L 型细菌有关联，作者用非高渗透压培养法从胆囊癌组织、胆汁中分离细菌 L 型，获得了 85％ 的检出率，且绝大多数是稳定 L 型，应用改良革兰染色和免疫组化（SP 法）对胆囊癌切片的染色发现，胆囊癌革兰染色切片中细菌 L 型的感染率是 72.55％（29/40），31 例胆囊癌巢、间质及部分空泡变性的癌细胞胞质内可见 L 型巨型体、长丝体、棒状体、圆球体和原生小体等。胆囊癌免疫组化染色结果显示，以间质 L 型抗原阳性检出率最高为 80％，其次为癌细胞胞质内 70％。透射电镜结果显示，胆汁中 L 型细菌大小不等，直径多在 $0.5 \sim 2\mu m$，形态各异，有圆形、椭圆形、短杆状，细胞壁缺失；组织中 L 型细菌位于细胞间质或癌细胞及巨噬细胞的细胞胞质内。因此，可以推论细菌稳定 L 型在胆囊组织中广泛存在；由于慢性炎症刺激，致胆囊组织细胞过度增生和癌变；细菌及其 L 型感染引起不同程度的炎症反应，尤其是巨噬细胞在吞噬病原微生物的过程中引起呼吸爆发，产生大量衍生的自由基、MDA、H_2O_2、O_2，致组织细胞器破坏，直接影响组织 DNA，引起 DNA 修复错误，导致细胞发生恶性转化；由于 L 型细菌极易黏附于红细胞、体细胞表面，L 型细菌易进入到体细胞内生长，致 L 型 DNA 可能与体细胞 DNA 整合使细胞癌变。

胆囊腺瘤常被视为胆囊癌癌前病变，其癌变率大约为 10％。Kozuka 等研究发现，所有良性胆囊腺瘤的直径都 <12mm，而恶性腺瘤直径都 >12mm；所有的胆囊原位癌和 19％ 的胆囊浸润癌有腺瘤成分，这进一步证实了腺瘤有癌变的可能性。Kozuka 等认为胆囊腺瘤可癌变的依据有以下几点：①组织学上存在着腺瘤向腺癌的移行；②所有的胆囊原位癌都伴有腺瘤样成分；③浸润型腺癌中常有腺瘤的残存组织；④在恶性进程中病灶逐渐增大；⑤从良性腺瘤到恶性变，再到浸润型癌，患者平均年龄逐渐增大；⑥无论腺瘤还是腺癌，女性患者居多。腺瘤癌变的机制可能与下列因素有关：①腺瘤多合并有胆囊炎及胆囊结石；②胆汁在细菌作用下和化学反应过程中形成胆蒽、甲基胆蒽，甲基胆蒽能溶于胆固醇内，并存在于结石内，慢性胆囊炎及胆囊结石的长期慢性刺激可能是腺瘤癌变的诱发因素；③在感染的胆汁中，部分厌氧杆菌促使胆酸发生脱氢转化为去氧胆酸和石胆酸，后两者均为致癌多环芳香族羟类化合物的同族物。以上的因素均可使胆囊黏膜肠上皮化生，而化生型腺瘤具有癌前病变的特征。

胰胆管连接异常（APBDU）的患者胆管癌可发生在胆囊、胆总管或肝门部胆管，但以胆囊最为常见。APBDU 患者胆囊癌变机制有 3 种学说：①胰液反流学说。APBDU 常引起胰液的反流，是发生胆囊癌的重要因素之一。正常的胰管最大压力为 $0.94 \sim 4.91kPa$，而胆管压力为 $2.45 \sim 2.94kPa$，胰胆管连接正常者的 Oddi 括约肌可以阻止胰液的反流，而胰胆管连接异常时胰胆管连接处失去了 Oddi 括约肌的"阀门"控制作用，高压的胰液可以反流到胆管和胆囊内。由于胆囊浓缩胆汁的功能，使反流的胰液和胆汁混入胆囊后浓缩，致使胆囊内反流的胰液浓度较高。Nagata 等指出胰液反流并淤积易诱发慢性胆囊炎及胆囊壁肠上皮化生，胆汁酸碱浓度变化可能是诱发胆管恶性肿瘤的因素之一。Todami 等认为胰液反流致使癌变的机制是：反流的胰酶和胆汁酸中的去氧胆酸、石胆酸损伤胆囊黏膜上皮，在继发感染、胆汁淤滞、胰蛋白酶抑制因子减少，以及肠激酶刺激等因素作用下逐渐发展为癌。②胆汁中致突变物质致癌学说。有研究显示,APBDU 患者的胆汁中可检测到致突变物质,因为这些致突变物质与致癌性有极强的相关性。因此,它们可能是导致胆囊癌的一个重要因素。有研究显示,反流的胰液可以使肝排泄物中的致突变物质重新变成致突变物质。③胆汁酸致癌学说。APBDU 的胆汁结构变化,可能增加胆汁转变成致癌物质的可能。

除了上述一些疾病与胆囊癌发生相关外,还有一些疾病可引起胆囊癌的发生。如Mirizzi 综合征也可能诱发胆囊癌的发生,它导致胆囊癌可能的机制是胆囊黏膜癌变,胆囊结石引起胆囊黏膜持续性损害,并导致胆囊壁溃疡和纤维化,使之上皮细胞对致癌物质的防御力降低,胆汁长期淤积有利于胆汁酸向增生性物质转化。溃疡性结肠炎也与胆囊癌的发生有关,Ritchie 等报道慢性溃疡性结肠炎常伴发胆囊癌。溃疡性结肠炎患者患胆囊癌的危险性要比一般人高 10 倍,并常发生于肝外胆道。有文献报道,患溃疡性结肠炎的胆囊癌患者发病较一般人早 30 年左右,但似乎不受结肠炎的范围、严重性和治疗方式的影响。胆总管囊肿也与胆囊癌有相关

性。胆总管囊肿的囊壁平滑肌缺如、胆汁淤滞,胆总管内压力升高,胆囊排空障碍,而囊肿内的反复炎性发作也经常波及胆囊。胆囊壁黏膜可出现反复受损、修复的病理过程,因而容易引发胆囊癌。但胆总管囊肿与胆囊癌在病因学上有着同源性,如胰胆管连接异常,因此胆总管囊肿与胆囊癌的病因学联系可能还与其他的一些因素相关。伤寒、副伤寒与胆道肿瘤的发生有一定关系。研究显示,慢性沙门菌感染的患者或沙门菌带菌者的胆囊癌发生率是正常人的 6 倍。Shukla 等研究胆囊癌患者、胆囊结石患者和正常对照组的伤寒杆菌携带情况,发现胆囊癌患者的伤寒杆菌携带率为 29.4%,胆囊结石患者的携带率为 10.7%,而对照组为 5%,他们发现携带有伤寒杆菌的人群胆囊癌的发生率要比正常人群高 8.47 倍。因此,他们认为伤寒杆菌带菌状态可能是胆囊癌变的一种机制。Dutta 等也发现,合并胆囊结石的长期慢性伤寒沙门菌携带者易继发胆囊癌。国内也曾有报道胆囊蛔虫病、华支睾吸虫、猫后睾吸虫与胆囊癌的发生有关,但这一观点目前还没有确切的定论。

(黄 庆 焦兴元 孙学军)

参 考 文 献

[1] 焦兴元,任建林. 消化系肿瘤学(新理论 新观点 新技术). 北京:人民军医出版社,2004:295-312.

[2] 黄洁夫. 肝脏胆道肿瘤外科学. 北京:人民卫生出版社,1999:738-740.

[3] 石景森. 原发性胆囊癌流行病学研究. 肝胆胰外科杂志,2003,15(1):1-3.

[4] 邹声泉. 胆道病学. 北京:人民卫生出版社,2010:641-682.

[5] 邹声泉,张林. 全国胆囊癌临床流行病学调查报告. 中国实用外科杂志,2000,20(1):43-46.

[6] 王敬晗,姜小清. 原发性胆囊癌流行病学研究进展. 中华普通外科学文献(电子版),2010,6(4):271-273.

[7] Eslick GD. Epidemiology of gallbladder cancer. Gastroenterol Clin North Am, 2010, 39(2):307-330.

[8] Kayahara M, Nagakawa T. Recent trends of gallbladder cancer in Japan:an analysis of 4 770 patients. Cancer, 2007, 110(3):572-580.

[9] Kumar J R, Tewari M, Rai A, et al. An objective assessment of demography of gallbladder cancer. J Surg Oncol, 2006, 93(8):610-614.

[10] 上海市疾病预防控制中心. 2006 年上海市恶

性肿瘤发病率. 上海预防医学杂志，2010，22
（1）：52-53.

[11] Wood R, Fraser L A, Brewster D H, et al. Epidemiology of gallbladder cancer and trends in cholecystectomy rates inScotland, 1968-1998. Eur J Cancer, 2003, 39（14）：2080-2086.

[12] 郭仁宣. 胆道肿瘤外科学. 沈阳：辽宁科学技术出版社，2002：240-241.

[13] Endoh K, Nakadaira H, Yamazaki O, et al. Risk factors for gallbladder cancer in Chilean females. Nippon Koshu Eisei Zasshi, 1997, 44（2）：113-122.

[14] Moerman C J, Bueno D M H, Smeets F W, et al. Consumption of foods and micronutrients and the risk of cancer of the biliary tract. Prev Med, 1995, 24(6)：591-602.

[15] 张学宏，高玉堂. 饮食与胆囊癌关系的流行病学研究. 肿瘤，2005，25(4)：351-356.

[16] Zatonski W A, La Vecchia C, Przewozniak K, et al. Risk factors for gallbladder cancer：a Polish case-control study. Int J Cancer, 1992, 51(5)：707-711.

[17] Zatonski W A, Lowenfels A B, Boyle P, et al. Epidemiologic aspects of gallbladder cancer：a case-control study of the SEARCH Program of the International Agency for Research on Cancer. J Natl Cancer Inst, 1997, 89(15)：1132-1138.

[18] Mancuso T F, Brennan M J. Epidemiological considerations of cancer of the gallbladder, bile ducts and salivary glands in the rubber industry. J Occup Med, 1970, 12(9)：333-341.

[19] Albores-Saavedra J, Alcantra-Vazquez A, Cruz-Ortiz H, et al. The precursor lesions of invasive gallbladder carcinoma. Hyperplasia, atypical hyperplasia and carcinoma in situ. Cancer, 1980, 45(5)：919-927.

[20] Dutta U, Garg P K, Kumar R, et al. Typhoid carriers among patients with gallstones are at increased risk for carcinoma of the gallbladder. Am J Gastroenterol, 2000, 95(3)：784-787.

[21] 杨艺荣，莫达伟. 胆囊息肉样病变 204 例临床分析. 国际医药卫生导报，2009，15(17)：42-44.

[22] Gallus S, Negri E, Chatenoud L, et al. Postmenopausal hormonal therapy and gallbladder cancer risk. Int J Cancer, 2002, 99(5)：762-763.

[23] Gabbi C, Kim H J, Barros R, et al. Estrogen-dependent gallbladder carcinogenesis in LXR-beta-/- female mice. Proc Natl Acad Sci U S A, 2010, 107(33)：14763-14768.

[24] Baskaran V, Vij U, Sahni P, et al. Do the progesterone receptors have a role to play in gallbladder cancer? Int J Gastrointest Cancer, 2005, 35(1)：61-68.

[25] Redaelli C A, Buchler M W, Schilling M K, et al. High coincidence of Mirizzi syndrome and gallbladder carcinoma. Surgery, 1997, 121（1）：58-63.

[26] 张学宏，高玉堂. 饮茶与胆道癌胆石症关系的全人群病例对照研究. 中华肿瘤杂志，2005，27(11)：667-671.

[27] Csendes A, Becerra M, Rojas J, et al. Number and size of stones in patients with asymptomatic and symptomatic gallstones and gallbladder carcinoma：a prospective study of 592 cases. J Gastrointest Surg, 2000, 4(5)：481-485.

[28] 焦兴元，黄洁夫，吕明德，等. L 型细菌的研究及其与胆囊病变的关系. 中国现代普通外科进展，2001，4(2)：71-74.

[29] 焦兴元，黄洁夫，吕明德，等. L 型细菌感染对胆囊黏膜肿瘤坏死因子和血小板源生长因子水平的影响. 中国普通外科杂志，2002，11（2）：102-105.

[30] 焦兴元，黄洁夫，石景森. 胆囊癌组织细菌 L 型的检测与 p21 及 p53 基因突变的关系. 中国普外基础与临床杂志，2003，(3)：341-343.

[31] Shukla V K, Singh H, Pandey M, et al. Carcinoma of the gallbladder-is it a sequel of typhoid? Dig Dis Sci, 2000, 45(5)：900-903.

[32] Dutta U, Garg P K, Kumar R, et al. Typhoid carriers among patients with gallstones are at increased risk for carcinoma of the gallbladder. Am J Gastroenterol, 2000, 95(3)：784-787.

第三节　胆管癌的流行病学和病因学

一、流行病学

胆管癌的发生在全球都有增多的趋势。此病在远东地区的发病率比欧美国家高,可能与胆管疾病之间有一定联系。国外尸检发现率为 0.01%～0.5%,占恶性肿瘤总数的 2%,我国尸检肝外胆管癌占 0.07%～0.3%。发病年龄多在 50－70 岁。在美国,估计每年肝癌、胆管癌约15 000例,绝大多数为胆囊癌及肝细胞癌,有 15%～20% 为胆管肿瘤。从尸检资料来看,胆管癌及胆管细胞癌为尸检总数的 0.01%～0.46%。在国内,关于胆管癌的发病率数据尚缺乏大宗病例报道。从临床材料看,胆管癌手术患者逐渐明显增多。曹秀虎报道,广州中山大学附属第一医院10 年共手术治疗胆管癌 158 例,男、女比例为 2.8:1,平均年龄 57 岁。过去曾经认为我国的胆管癌发病率很低,但近年调查发现,上海的胆管癌发病率到 1994 年达 0.324%,比 1972 年发病率男性增加 119%,女性增加 124%。因此,胆管癌在我国的发病率似乎在逐渐增高,这可能在很大程度上与影像诊断技术的发展、人们生活水平、健康意识的提高以及人们对此病认识加深有关。

约 2/3 胆管癌位于肝门部,1/4 位于远端肝外胆管,其余为肝内胆管细胞性肝癌。近年随着影像诊断技术的发展和临床上对此病的重视,发现胆管癌的发病率和病死率呈逐年增高趋势。胆管癌是继肝癌之后第二大肝胆系癌肿。在美国每年约3 000例新增病例。胆管癌在胆管的不同部位的相对发病率与不同的地区的报道之间有一定差别。临床上一般是采用 Longmire 提出的简单、实用的分类方法,即将肝外胆管分成 3 类,即上 1/3、中 1/3 和下 1/3,根据癌所在不同部位,

称为上段胆管癌与中、下段胆管癌,实际上中、下段胆管癌在临床诊断和手术方法上都是相同的,故一般不再加以划分。不同部位的胆管癌的相对发病率有一定差别,而临床资料与病理资料之间亦常有差别,特别是在较晚期的病例,往往很难判定肿瘤最初的部位。重庆西南医院在 1975－1985 年间收治肝外胆管癌 82 例,其中下段胆管癌 20 例,中段胆管癌 2 例,而肝门部胆管癌(上段胆管癌)60 例,占全部病例的 75%。广州中山医科大学附属第一医院的 106 例肝外胆管癌中,肝门部胆管、中段胆管、胰腺段胆总管和弥漫性侵犯者各为 51%、20%、22.6% 和 5.6%。中华外科学会胆道外科学组对全国 40 家医院 1977－1989 年的 1 098 例胆道癌手术病例的调查发现,其中胆管癌 826 例,占 75.2%;胆囊癌 272 例,占 24.8%,而胆管近端癌(proximal bile duct carcinoma)累及肝管及其分叉部者,占胆管癌病例的 58.4%,而更有一些报道其比率可高达 75%。Reding 等根据法国外科学会对 55 所医院的调查,在 552 例肝外胆管癌患者中,位于胆管上段者 307 例,占 56%;位于胆管中段者 71 例,占 13%;位于胆管下段者 101 例,占 18%;另有 73 例(13%)属于弥漫型胆管癌。Launoy 报道法国人 1978－1986 年胆管癌粗发病率为 8.14/100 000。

胆管癌在我国消化道恶性肿瘤中居第 5 位。20 世纪 80－90 年代占各种肿瘤死亡的 0.48%。据中国恶性肿瘤死亡谱(1990－1992 年)的报道,对 22 个省市 242 206 529 例死亡病因回顾性调查分析表明,我国胆囊和肝外胆管恶性肿瘤的调整死亡率(1/10 万)总计为 0.45/10 万,其中男、女调整病死率分别为 0.41/10 万和 0.49/10 万,比世界调整

病死率略低,全世界平均水平调整病死率总计为 0.61/10 万,其中男、女调整病死率分别为 0.56/10 万和 0.66/10 万。我国每年约有 4 500 人死于胆道恶性肿瘤,其中 90% 以上为腺癌。我国肝和肝内胆管癌调整病死率总计为 17.75/10 万,其中男、女调整病死率分别为 25.73/10 万和 9.55/10 万,低于世界平均水平,世界调整病死率总计为 22.90/10 万,其中男、女调整病死率分别为 33.15/10 万和 12.49/10 万。我国每年约有 1 775 000 人死于肝和肝内胆管癌。

华中科技大学同济医学院附属同济医院等单位从各地区的胆管癌和同期胆道疾病的比例中对胆管癌的发病率作出了初步的分析。肝外胆管癌占常规尸检发现肿瘤的 2%。湘雅医院 1990 年 6 月至 1996 年 5 月间行胆囊切除术 2 324 例,发现胆囊癌 38 例,约为 1.7%。武汉同济医院 1986—1996 年 10 年间普通外科患者数 59 000 人(胆道外科患者数 9 834 人),其中胆道恶性肿瘤 118 例,占同期普通外科患者的 0.2% 和胆道外科患者的 1.2%,其中胆囊癌占 27.1%(32/118),胆管癌占 72.9%(86/118)。泸州医学院 1986—1995 年 10 年中收治肝外胆道癌为同期胆石症手术的 11.8%,胆囊癌占 28.9%,肝外胆管癌占 71.1%。西安医科大学第一临床学院对 40 年肝外胆管癌的回顾性分析,胆道癌和同期胆道疾病的比例为 6.77%,其中胆囊癌占 72.4%,胆管癌占 27.6%。而根据全国 1989 年的一项肝外胆管癌的报道,在 1 089 例胆道癌中胆囊癌占 24.8%,而肝外胆管癌占 75.2%。从这些调查统计资料报道看,全国一般水平上胆管癌的发病率较胆囊癌为高,但是仍存在着地区性差异。据报道,世界上胆管癌的发病率一般是男性较高,并且变化范围较小,发病率最高的国家和地区有以色列、拉丁美洲、日本和德国,最低的是在非洲和印度。而胆囊癌在世界各国中几乎均是女性的发病率高于男性,在拉丁美洲、

以色列等国家和地区的发病率均高,而在非洲黑种人中发病率最低。在英国每年有超过 2 000 人的男性和 3 500 人的女性死于胆囊癌,在美国每年也有超过 4 500 人死于胆道癌。各国研究表明,胆囊癌的发生和胆石症等胆囊疾病的发生密切相关,因而胆囊癌和胆管癌不同,呈现高发区分丰趋势,即使是同一国家、同一人种,因地理位置、饮食习惯等不同也可产生地区差异。

与世界胆道癌的发生率相比,我国胆道癌的发生率较世界高发地区要低。在我国的肝胆道肿瘤中相对少见。

(一)区域特点

胆管癌的发病率,随国家或地区不同而存在差异。Saco 统计全球 129 571 例尸检病例,肝外胆管癌的构成,北美占 0.10%,南美占 0.09%,欧洲四国占 0.01%～0.12%,日本占 0.46%,山本正治总结 1983—1987 年日本各都道府县胆管癌的病死率,呈现出东高西低的走势。Strom 的资料中同样显示出,因地域不同而存在的差异。

(二)个体因素

1. 年龄分布 西方国家的统计资料表明,胆管癌的平均好发年龄约为 60 岁。其中,美国的数据则显示,胆管癌的发生多见于 65 岁以上的老年人,发病高峰在 80—89 岁的年龄段。日本的胆管癌发病率自 30 岁以后开始骤升,在 80 岁时达到峰值。国内统计的胆管癌的好发年龄段为 50—70 岁,很少有患者在 40 岁以前患病的。我国的上海市(1994 年)胆管癌调查的数据显示,男性多发于 45—54 岁和 75—84 岁,女性则多发于 55—74 岁。

2. 性别比例 调查表明,欧美的胆管癌发病率在男、女之间存在着差异,以男性多见(60%)。而美国每年因胆道肿瘤死亡的男、女分别为 0.41/10 万、0.49/10 万。1990 年,我国公布 757 例胆管癌的男、女发病比例大致为 1:1。1991 年,中华医学会第五届全国

胆道外科会议上所报道的 657 例肝外胆管癌,男:女为 1.48:1。广州中山大学附属第一医院在以往 10 年间(1989—1999 年)手术治疗的胆管癌 158 例中,男、女比例则为 2.8:1。青岛市公立医院(2000 年)报道的 117 例胆管癌中男、女比例为 46:30。

3. 种族差异　亚洲(特别是东南亚、日本)地区的胆管癌发病率比欧美明显增高,美国西南部的印第安人和拉美裔发病率较高,美国非洲裔的发病率很低,这可能是由于各种族的遗传背景有差异。研究资料还表明,东方民族之间的遗传背景也不尽相同,其胆管癌相关基因的突变类型和发生率有明显的差别。泰国最近报道的一组胆管癌 k-ras 的突变率为 16%,就明显低于日本和英国所调查的结果。我国的台湾学者 Lee 等报道的台湾胆管癌患者中 k-ras 基因的突变率为 33%,基因突变类型为甘氨酸(GGT)点突变成为天门冬氨酸(GAT),其突变率高于泰国曾公布的突变率(8%),而低于日本的检查率结果(60%)。抑癌基因 p53 的突变及类型在亚欧人群中也存在差异,亚洲胆总管患者的 p53 突变率明显高于欧洲患者。

4. 生活习惯

(1)吸烟:Chow 以美国退役军人为对象,在长达 26 年里,跟踪调查吸烟与胆管癌的关系时发现,吸烟者比不吸烟者罹患胆管癌的危险性高 50%,而自 20 岁以前开始吸烟且每日超过 10 支的人,其危险系数接近常人的 2 倍。Altaee 收集的 112 例胆管癌中有吸烟史者 34 例,占 30%。而 Yen 根据一组 67 例肝外胆管癌(含胆囊癌)与 273 例患其他癌症患者的潜在因素进行比较的结果,得出吸烟并不比不吸烟者患病率高,与前述相反的结论,推测其原因可能与降低体内雌激素水平有关。

(2)饮酒:Altaee 的 112 例胆管癌资料中,每日饮酒至少 60ml、时间达 5 年以上者共 43 例,占 38%。而 Yen 的资料却认为与饮酒无关。在西方国家的原发性硬化性胆管炎(primany sclerosing cholangitis, PSC)合并胆管癌的患者多有酗酒史,发病概率高达 2.95%。

(3)咖啡与茶:Yen 的资料中还显示出,患病组与对照组在咖啡用量上无差别,而茶的消耗量比对照组要少,虽然饮茶与降低危险因素有关,但尚无接触量的反应关系存在。

5. 遗传因素　胆道肿瘤的家庭聚积性罕见,仅有的文献报道是 1997 年 Devor 报道新墨西哥的西班牙人中,有 2 个家族有胆囊癌的聚积现象。

(三)生活环境

胆管癌的发生还可能与职业、生活环境的恶化有关。职业研究表明,橡胶制造、金属冶炼、木棉生产、飞机、汽车制造、化工、石油等职业,患胆囊癌、胆管癌的概率较高。一些化学物质的接触(如联苯胺、甲苯二胺、亚硝胺和某些农药等)、药物的使用(如异烟肼、甲基多巴、口服避孕药、照影剂——胶质二氧化钍等)可能诱发胆管癌。职业环境中的化学致癌物,亚硝基胺可使人胆道细胞产生异性的 DNA 合成。二氧化钍系已表明其与胆管癌的发生强烈相关,其危险性比普通人群增加 300 倍,但明显是因为化学放射性污染致使胆管细胞恶变的病例较少见。

肝吸虫和麝猫后睾吸虫感染与胆管癌发生密切相关。泰国是肝吸虫病和麝猫后睾吸虫病流行的地区,也是胆管癌的高发地区,肝内胆管癌患者常见有华支睾吸虫或麝猫后睾吸虫感染。泰国肝吸虫高发区的胆管癌发病率高达 54/10 万,而欧美地区仅为 2/10 万。Juttjudata 报道曼谷地区 1974—1978 年的连续 189 例胆道疾病中,63 例(30.1%)为胆道的恶性肿瘤,其中 61 例为胆管癌,在泰国 96.7% 的胆管癌分布在肝内胆管。泰国的胆管癌与该地区流行的肝吸虫病(麝猫后睾吸虫感染)有关。Elkins 指出严重肝吸虫病感染者,尤其是男性患者胆囊功能紊乱加上慢性炎症与胆道纤维化是胆管癌形成的重要原因。实验研究证明,感染麝猫后睾吸虫的叙利亚黄金地鼠,若喂以高亚硝胺的泰国人喜爱的酸菜食物,可以在100%的实验动物中诱发胆管癌。

在东方国家中,患肝吸虫的患者发生胆管癌的很多。肝吸虫包括中华分支睾吸虫、麝猫后吸虫和猫后吸虫。这些感染引起胆道系统增生性炎性反应,可导致肝内胆管癌,同样的肿瘤还见于接触了麝猫后吸虫的囊蚴和二甲基硝基胺的田鼠。东南亚及我国四川、广东等地为肝吸虫病流行地区,恰为胆管癌的高发区,这可能与肝吸虫不无关系。吴志棉报道95例伴肝吸虫感染的肝胆手术中,有胆管癌16例(16.8%),其中14例(87.5%)生活在肝吸虫高发区,且有食生鱼习惯。来自泰国一组61例胆管癌的报道,合并麝猫后睾吸虫感染4例,占6.5%,癌肿发生的部位,96.7%位于肝门,3.3%位于胆管下1/3段,作者分析与肝吸虫的感染可能有关。肝吸虫寄生于胆管内,时间可达20~30年,反复感染,虫体及其代谢产物对胆管黏膜的长期刺激,引起胆管上皮腺瘤样增生、乳头状改变、胆管周围纤维化等,可能导致癌的发生。

以前还有学者认为伤寒感染与胆管癌也有一定的关系,其感染者和携带者也可诱发胆管癌。Welton追踪观察471人肠伤寒带菌者与942人非带菌者达50年,结果带菌者比非带菌者罹患胆管癌的病人高出6倍,伤寒菌对胆盐的降解,可能是其致病的因素。

(四)疾病因素

1. **胆结石** 黄志强等报道47例肝外胆管癌中,肝门部胆管癌30例(占63.8%),中段胆管癌4例(占8.5%),下段胆管癌10例(占21.3%);而30例肝门部胆管癌有6例原患有肝内胆管结石和肝胆管狭窄,尚有2例合并原发性胆总管结石和2例合并胆囊结石,故胆石的合并率在1/3。全国调查826例肝外胆管癌手术病例中,140例合并胆结

石,占16.9%。

在我国大约有1.2亿人患有胆结石,在美国约有1 500万人患有胆结石,但是他们中只有一小部分人发生了胆道肿瘤。在国内外有关胆囊癌流行病学的报道中胆囊癌和胆结石的合并率高,国外报道为54.3%～100%,国内报道平均为46.3%。从近年的文献报道中看胆囊合并胆结石的发生率在50%左右,胆管癌一般都低于30%。

2. **胆道感染** 慢性胆囊炎胆囊上皮组织出现化生被认为是一种胆囊癌癌前病变。不论有无胆石症,胆道炎症都可能最终导致胆道黏膜上皮间变、化生和产生新生物,大量临床资料显示,胆囊癌患者的胆囊炎症比较严重;萎缩性胆囊炎比早期轻型胆囊炎发生胆囊癌的危险性大;非结石性胆囊炎可发生胆囊癌;对一系列因胆结石或胆囊炎而行胆囊切除的胆囊标本做病理学检查,发现有一系列胆囊上皮组织的前驱性变化,即由单纯型上皮增生、不典型增生到原位癌。在分子水平慢性胆囊炎胆囊的致癌机制为慢性炎症可引起p53基因杂合性丢失和p53蛋白过度表达,有学者研究提示慢性炎症可引起胆道环氧合酶-2基因表达上调。

不论有无胆石症、胆汁淤积或胆道感染,胆道流体动力学的改变也可以增加胆管癌发生的危险性。有人从胆囊炎的胆汁中培养到一种厌氧的梭状芽胞杆菌,后者可使胆酸发生核脱氢反应,转化为致癌的多环芳香族化合物。有学者将胆酸、去氧胆酸和甲基胆蒽制成丸剂置入猫的胆囊内诱发出胆囊癌,胆道炎症、感染和胆道流体动力学的改变可使胆酸转化为更活跃的去氧胆酸和甲基胆蒽等致癌物质。

3. **溃疡性结肠炎** 患溃疡性结肠炎的患者患胆道肿瘤的危险性比一般人高10倍,并常发生于肝外胆管。文献报道,患溃疡性结肠炎的胆道肿瘤患者发病较一般人早30年左右,但似乎不受结肠炎的范围、严重性和

治疗方式的影响。

4. 胆管手术 Hakamada 报道 108 例十二指肠括约肌成形术后 1 年零 3 个月至 20 年内，有 8 例发生胆管癌，胆管癌的发生率为 7.4%。当肝胰壶腹括约肌的功能丧失之后，肠内容物和被其激活的胰液以及细菌逆流入胆管内，对胆管上皮的反复而长期的刺激有促使癌变的可能。不仅如此，胆总管十二指肠吻合术可能发生盲端综合征，胆总管或肝管空肠的襻式吻合可能发生盲襻综合征，Roux-en-Y 吻合术因阻断了源于十二指肠的启动波而丧失了蠕动功能，均可使胆汁淤积，肠内容物和细菌的逆流，有引发慢性炎症、异型增生、结石、恶变的可能。

二、致病因素研究

通过流行病学和遗传学的研究发现，肿瘤是多因素、多阶段、多基因作用的结果，既有外在诱变的始动因素，又有内在的遗传基础。在肿瘤的发生和发展过程中，在个体的遗传背景和肿瘤相关基因突变的基础上，不良的环境因素或致癌剂的直接刺激，诱使癌基因的失调和机体细胞的生物学特性发生恶性转化。因为胆管癌发病率相对较低，在人群中分布散在，肿瘤流行病学和病因学的调查难以全面开展，以往相关的研究报道少见，其发病原因和危险性因素至今尚不明确。尽管如此，国内外的胆管癌病因学的研究报道相继发表，胆管癌与先天性疾病、结石、良性疾病、感染性疾病、生活习惯及胆肠手术等因素有关。分子生物学技术还为我们提供了基因病因学的证据，使我们能更加系统地阐明和总结胆管癌的发病因素及其机制。

（一）个体因素

胆管癌是指源于肝外胆管包括肝门区至胆总管下端的恶性肿瘤。从 Musser 于 1889 年报道 18 例肝外胆管癌开始，人们对胆管癌的认识已经有一个多世纪。但是直到今天，其治疗效果及预后也无明显改观。究其原因，与目前尚缺乏早期诊断胆管癌的手段和对胆管癌发病机制的深入了解有关。目前认为，胆管癌的发生与其他肿瘤一样，也是一个多因素参与的渐变过程，已经发现胆管癌的发病与解剖学先天畸形（包括先天性胆总管囊肿、Caroli 病和胰胆管汇合异常）、自身免疫性病变（原发性硬化性胆管炎、慢性溃疡性结肠炎）、病毒感染（乙肝病毒、丙肝病毒）、寄生虫感染（华支睾吸虫、麝猫后睾吸虫）、胆管结石、致癌物（钍造影剂、二噁英）以及遗传因素有关。

胆管癌由于其发生率较低，目前尚未证实其有家族性遗传疾病倾向，多为散发性癌，其遗传方式表现为体细胞遗传，是指由于多种致瘤因素导致某个胆管上皮细胞遗传学特性发生改变，并逐渐积累、恶变，形成肿瘤细胞，然后通过细胞增殖将其恶性行为传给子代细胞，最终导致肉眼可见的肿瘤的形成。目前发现胆管癌的细胞遗传学异常主要表现在以下几个方面。

1. 染色体数目异常及结构异常 21 世纪初提出染色体平衡失调是肿瘤病因的假说，其后随着免疫组织化学技术和分子生物学方法的发展和改进，已经证明绝大多数肿瘤细胞都会出现染色体非随机性改变，常伴有染色体数目的异常及结构的畸变，而这些异常又是肿瘤发生中癌基因和抑癌基因异常表达的细胞学基础。最常见为染色体数目的非整倍体改变，染色体畸变则以易位、重排、缺失和插入等多见。

Shiraishi K（Oncology，1999）等于 1999 年首先利用比较基因组杂交（comparative genomic hybridization，CGH）检测了 18 例肝外胆管癌组织中的异常染色体，结果发现在胆管癌细胞中染色体拷贝数目增多的有 17q（33%）、5p（28%）、3q（22%）、7p（22%）、8q（22%）以及 12p（22%）。而在胆管癌细胞中染色体拷贝数目减少的有 6q（28%）、18q（28%）、4q（22%）、5q（22%）和 9p（22%）。

进一步分析发现,染色体异常在临床Ⅳ期的胆管癌的发生率明显高于3期胆管癌,因此作者认为染色体数目异常与胆管癌的发生发展有关。同期,Rijken A M 等(Genes Chromosomes Cancer,1999)利用传统的细胞遗传技术和比较基因组杂交技术检测了 14 例原发性胆总管癌,发现有 11 个染色体拷贝数目增加,而有 9 个染色体拷贝数目减少。常见的拷贝数目增加的染色体有 8q、20q(各43%);12p、17q 和 Xp(各 36%);2q、6p、7p、11q、13q 和 19q(各 29%)。常见的拷贝数目减少的染色体有 18q(57%)、6q(50%)、10p(50%)、8p、12q、17p(各 43%)以及 7q、12p、22q(各 29%)。Wong N 等(Jepatol,2002)报道在 13 例胆管癌中,最常见的拷贝数目增加的染色体有 1q、3q、8q、15q 以及 17q,而常见的拷贝数目减少的染色体有 3p、4q、6q、9p、17p 和 18q。

分析以上的结果我们可以看到,3 位研究者的结果部分相似,如 17q、8q、7p、12p、6q、18q 等,但是也有部分染色体的异常在 3 组结果中各不相同,这可能是由于两者所检测的标本数目太少(18 例、14 例和 13 例)所导致,这也是胆管癌研究一直以来的难题,增大样本含量可能会使研究结果更可靠。

华中科技大学同济医学院附属同济医院课题组在先前的研究中发现,胆管癌瘤细胞存在明显染色体数目畸变,呈现异倍体,多为亚三倍体和超二倍体,同时发现染色体结构畸变率为 62.8%(78/124),染色体结构畸变常见于 6、7、8、9、12、14、17 号染色体;常见扩增片段有 4q、8p、11q,常见缺失片段有 5q、7p、9p、14p、17p,其中 9p 缺失频率高达50.8%,研究结果与以上两位学者的结果部分相近。

2. 染色体脆性位点　染色体在环境因素作用下可以发生断裂(由于遗传因素,某些个体的染色体更容易发生断裂),断裂染色体可能发生缺失、倒位、易位等结构改变,这本身是随机发生的。但染色体发生断裂的位置现在已肯定是非随机的,染色体反复发生断裂的特殊位置称脆性位点。而这些位点与某些肿瘤关联,由于这些断裂所形成的畸变染色体已成了某些肿瘤的标记染色体。因此,有人认为,染色体的非随机断裂以及由此所形成的染色体畸变,改变了细胞中遗传物质的平衡,使细胞的生长、分化失去了协调,终于使细胞恶化。华中科技大学同济医学院附属同济医院课题组在研究中也发现,是胆管癌患者外周血淋巴细胞在 8p22、9p21、11q13、17p12 号染色体出现高频率的裂隙、断裂和脆性部位,提示胆管癌患者存在较高的肿瘤遗传易感性。

3. 染色体的杂合性缺失　目前,国内外关于胆管癌的细胞遗传学研究多集中在胆管癌遗传不稳定性方面,即染色体的杂合性缺失(loss of heterozygosity,LOH)和微卫星不稳定性(microsatellite instability,MSI)。

E Hidaka 等(Gut,2001)研究了 34 例肝外胆管癌的遗传学改变,结果发现在息肉性和非息肉性胆管癌组织中,染色体 5q、9p、17p 及 18q 杂合性缺失发生率分别为 73%/26%、63%/59%、55%/50% 以 及 20%/18%。染色体 5q 杂合性缺失在息肉性胆管癌组织中的发生率明显高于非息肉性胆管癌组织,作者认为该区段的缺失与息肉性肝外胆管癌的发生密切相关。Yoshida S 等(Cancer Res,1995)对 25 例原发性胆管癌以及 4 株胆管癌细胞株通过检测位于 9p21 区段的微卫星序列的方法,发现有不同程度的 p16/INK4A 以及 p15/INK4B 表达的缺失,其原因是基因的突变以及 9p21 区段的杂合性缺失。Caca K 等(Int J Cacer,2002)研究了 9 个胆道系统肿瘤细胞株和 21 例原发性胆管癌肿瘤组织中,9p21 区段的杂合性缺失(LOH),结果发现在细胞株及肿瘤组织中,LOH 导致了 p14、p16 基因的表达丧失。Ogawa A(J Hepatobiliary Pancreat Surg,

2001)等利用 PCR-SSCP 检测了胆管癌组织中 5 条染色体中的多个微卫星位点，发现染色体 5q、6q、9p、17p 和 18q 都有高频率的 LOH 发生。最近 Park S（Anticancer Res，2003）检测了 22 例肝外胆道系统的腺瘤、22 例癌以及 10 例癌侵犯组织中染色体 3p、8p、8q、9p、10q、13q、17p、17q 及 18q 的杂合性缺失，结果发现 9 号染色体短臂在各种组织中 LOH 发生率均＞50％，而在恶性肿瘤中，13q（D13S118）、17q（D17S520）和 18q（D18S34）的 LOH 发生率明显高于良性的腺瘤，这提示染色体的 LOH 是胆管癌发生发展过程中的一个重要机制。

4. 微卫星不稳定性 自 1993 年在遗传性非息肉性结直肠癌（hereditary nonpolyposis colorectal cancer，HNPCC）证实有微卫星不稳定存在以来，有关 MSI 在人实体瘤中的作用进行了大量的研究。MSI 是指由于复制错误引起的简单重复序列的改变。就肿瘤而言，MSI 指的是肿瘤组织与其相应的非肿瘤组织 DNA 结构性等位基因的大小发生改变，发现 MSI 也存在于非肠来源的实体瘤，但是在肝外胆管癌中鲜有报道，目前大多集中在肝内胆管癌。Abraham SM（Mod Pathol，2002）等检测了 17 例内生型胆管癌以及癌旁正常组织，他们采用了 D2S123、D5S346、D17S250、Bat-25 和 Bat-26 5 个微卫星位点，发现在肿瘤组织中有不同程度的 MSI 发生，其中有 2 例呈高频度 MSI，而 6 例呈低频度 MSI。Bernasconi B（Cancer Genet Cytogent，2002）在 2 例散发的肝外胆管癌组织中也发现染色体 1p36 有高频率的 MSI 发生。

5. 遗传学异常在胆管癌发生发展机制中的意义 目前认为肿瘤的发生过程是一个多基因多步骤的过程，在这个过程中包含有原癌基因的激活和抑癌基因的失活。而各种抑癌基因和原癌基因又分别定位于不同的染色体上或同一染色体的不同片段。如在胆管癌中常见的拷贝数目减少的染色体 17q 含有 p53 基因，5q→APC，10q→PTEN，18q→SMAD4，3p→RASSF1、EHIT 等，染色体拷贝数目减少可以导致位于其中的抑癌基因失活。而在拷贝数目增加的染色体中多含有原癌基因，如 8q→c-myc，12p→k-ras，11q→bcl-1，6p→cerB-1 等，染色体数目的增多可能导致原癌基因的激活。同时，染色体的杂合性缺失以及微卫星不稳定性可以使位于其中抑癌基因受累，导致抑癌基因的缺失或突变，不能翻译出正常的蛋白，丧失了抑癌功能，从而导致肿瘤的发生。

华中科技大学同济医学院附属同济医院课题组研究了 51 例肝外胆管癌和 10 例胆管炎组织中染色体 9p21 区段的遗传不稳定性，该区段包含有 p14、p15、p16 3 个抑癌基因，目前在多种肿瘤中都发现有改变。他们采用了 PCR-SSCP 方法检测染色体上的 D9S171、D9S161 和 D9S947 3 个微卫星位点的 LOH 以及 MSI，结果发现，在 30 例发生 LOH 或 MSI 的病例中，有 27 例发生了 p14 或 p16 基因表达的缺失。在伴有局部浸润或淋巴结转移的病例中，染色体 9p21 区段的 LOH 或 MSI 的发生率显著高于局部浸润或淋巴结转移阴性的病例（81.25％∶48.57％）。他们认为在胆管癌的发生机制中，染色体 9p21 区段的 LOH 及 MSI 导致了位于其中的抑癌基因 p14 和 p16 的表达丧失，丧失抑癌功能，而且 LOH 扮演了一个比 MSI 更重要的角色。

（二）生活方式

在东南亚，由于吃生鱼感染肝吸虫者导致胆道感染、胆汁淤滞、胆管周围纤维化和胆管增生，是导致胆管癌发生的因素之一，在吃富有亚硝酸食物习惯的地区，更增加诱癌的可能。在中华分支睾吸虫感染盛行的地区（如我国珠江三角洲及其附近），可能是肝胆管癌的病因之一。中华分支睾吸虫是一种胆道寄生虫，寄生于肝胆管系统内，寄生在人体内的虫体用其吸盘吸附在胆管壁上，吮吸胆管周围血管丛渗出的组织液或混合黏蛋白、胆汁中的葡萄糖和蛋白质,虫体及其分解产物对胆管黏膜上皮长期刺激,造成胆管上皮损伤、脱落和增生。虫体和虫卵代谢产物、分泌的毒素及虫尸腐败产生的有毒物质,对胆管是化学刺激。这种对胆管的物理与化学刺激的综合作用引起胆管分泌增加,导致胆管黏膜上皮乳头样增生、腺瘤样改变等细胞增生。1900 年,Katsurada 首先提出肝吸虫与原发生肝癌的关系。在日本,中华分支睾吸虫感染已非常少,其感染率在 22 043 例尸检中只为 0.02%,但其胆管癌发生率并不低,且在病理上未见胆管癌与寄生虫并存的关系。而在中华分支睾吸虫感染盛行的地区如我国四川、广东等南方省份则情况不一样,1956 年侯宝璋报道香港胆管癌病例的 58% 有肝吸虫感染。1982 年,广州朱师晦统计 2 214 例肝吸虫感染患者,肝细胞癌 47 例,占 2.2%;胆管上皮癌 5 例,占 0.22%。广州中山医科大学附属第一医院吴志棉等报道 1982－1990 年收治中华分支睾吸虫感染合并肝胆道恶性肿瘤 19 例中,有胆管癌 16 例,其中 15 例发生在肝门部胆管。故胆道寄生虫病与胆管癌的关系是有一定的地区性,而胆道寄生虫病变可能在影响胆管癌的进程上起作用。肝吸虫引起胆管癌的机制不清,可能与下列因素有关:①肝吸虫对胆管壁的物理与化学刺激;②肝吸虫感染的胆管上皮对致癌物质的易感性;③与患者的内在因素有关,如遗传因素、低蛋白、免疫功能下降等;④肝吸虫感染患者酗酒亦是发生胆管癌的高危因素。

根据 1994 世界卫生组织(WHO)和国际癌症研究机构(IARC)的报道,估测全球感染华支睾吸虫的患者约有 700 万,主要分布在中国大陆、中国台湾、韩国和越南。在这些国家和地区,生食淡水鱼的习惯导致了华支睾吸虫病的高发生率。有关华支睾吸虫诱发胆管癌或肝癌的关系已被发现 1 个世纪以上,并做了不少发病机制的研究,但迄今华支睾吸虫与癌肿之间真正的病因关系尚未完全阐明,应深入研究其分子生物学。流行病学调查发现胆管癌或肝癌高发地区居民有食用生鱼的习惯,这为华支睾吸虫感染提供了途径,特别是外来居民食用生鱼后更易感染华支睾吸虫,因而改变饮食习惯、减少华支睾吸虫感染是防止胆管癌或肝癌发生的重要措施,做到早期发现、早期确诊,以改善治疗效果,同时要寻找有效的控制华支睾吸虫的药物,积极预防感染。

当人类摄入未经加工煮熟的鱼类时,这些鱼的肌肉和结缔组织中包含着具感染性的华支睾吸虫包囊(后囊蚴)。后囊蚴在人类十二指肠部位释放出包囊并沿着胆总管内层上皮迁移至肝胰壶腹。30d 内,它们在肝内胆管,也可以是在胆囊、胆总管和胰管发育为成虫。这些成虫用一对巨大的吸盘吸附在胆管壁上并产卵,虫卵包含在人类排泄出的粪便中。而后,虫卵被第一中间宿主卑斯尼亚种蜗牛所摄取,逐渐发育并最终以自由游动的尾蚴形式离开蜗牛,并侵入第二中间宿主——淡水鱼。在淡水鱼的肌肉和结缔组织中,尾蚴发育成为有感染力的后囊蚴。

当华支睾吸虫的第二宿主——淡水鱼被人类摄入消化后,大多数虫卵能直接迁移至胆管。成虫寄生于肝、小胆管内,早期引起水肿、胆管上皮脱落、胆管增殖及炎性反应,胆管上皮细胞分裂增殖被认为是胆管癌发生过程中的一个重要环节。晚期在腺样增生边缘出现鳞状化生,产生腺瘤样增生、管壁增厚、嗜酸性粒细胞浸润,且炎性细胞释放的细胞因子及成虫分泌的排泄物,可能进一步刺激胆管的分裂增殖,最后产生明显的胆管周围纤维化,胆管上皮细胞恶变。临床病理学上可见因虫体梗塞胆管导致的胆汁淤积和胆管及其周围组织的慢性炎症,因而认为华支睾吸虫具有作为胆管细胞癌启动因子作用的可能性。

致癌原可引起细胞增殖时的 DNA 损害,若 DNA 的损害涉及细胞周期控制基因,即发生肿瘤变化。在慢性炎症的胆管区,由于炎性细胞局部生成氧化氮,促使亚硝基化合物的生成,使华支睾吸虫病患者体内的内源性亚硝基化合物增加。不少食物中的硝酸盐或亚硝基化合物具有外源性致癌作用。因此,胆管上皮细胞持续接触高浓度亚硝基化合物而促使肿瘤的转化。另外,华支睾吸虫病患者可见 CYP2A 6(细胞色素 P450 的同工酶)表达,在组织内 N-2 亚硝基二甲基胺(NDMA)被 CYP2E1 和 CYP2A 6 明显代谢,生成引起 DNA 损害的甲基化制剂。此外,华支睾吸虫感染的胆管上皮对致癌物质的易感性增加,成虫吸盘对胆管上皮的长期机械刺激以及成虫降解产物所致的化学刺激都有导致胆管上皮恶变的可能。在基因学发病机制上,有学者提出,华支睾吸虫在长期的进化过程中,获得了与宿主相近的一些功能基因,这些基因具有调控细胞生长发育的功能,它们作用于胆管上皮,表现出与促癌或抑癌基因类似的调节宿主细胞生长发育的活性,从而诱导或调节胆管上皮细胞的恶性转化。再者,患者本身的营养状态、免疫功能,遗传因素可能与胆管癌的发生也有关。

(三)疾病因素

1. 先天性胆总管囊肿和 Caroli 病　随着 Kassai 等报道了最初的一例胆管囊肿恶变病例开始,大量流行病学的调查发现,胆管癌确与先天性胆总管囊肿和先天性肝内胆管扩张症(Caroli 病)有关。Caroli 病、先天性肝纤维变性和胆总管囊肿、胆道囊状扩张等有 15% 的恶变率,平均生存年龄为 34 岁,其具体的发病机制还不清楚,可能与胆汁淤积、胰液反流引起的慢性炎症、胆酸的激活有关。有文献报道,Caroli 病其癌变一般以腺癌为主,另外胆管腺瘤和胆道乳头状瘤亦与胆管癌的发生有关。Irwin 与 Morison(1944 年)还发现胆管囊肿合并胆管癌与正常人群的发病年龄相比提前至 40 岁。现多数学者将先天性胆总管囊肿(choledochal cyst)看做是胆管癌的癌前病变。

先天性胆总管囊肿又名先天性胆管扩张症,表现为肝外胆管或肝内胆管的囊性扩张或两者并存。女性与男性比例为(3～4):1。Vater 和 Ezler 于 1973 年最早发现解剖学上的异常,1852 年 Douglas 首次报道临床病例,Alonso Lej 在 1959 年作了系统的临床和解剖学上的详细报道。目前发病原因尚不明确,可能的原因为:①先天性发育异常,管壁的支撑组织的先天性缺损或异位胰腺组织使管壁处于低张状态。②胆总管远端梗阻,致管内压力增加引起扩张,梗阻原因可以为先天性闭锁或胆管发育期上皮细胞异常增生而狭窄或胆总管十二指肠连接部分角产生瓣膜样结构,造成梗阻。③胆总壁上的神经节细胞缺乏,Oddi 括约肌的神经肌肉共济失调或胆总管远端自律神经不平衡而发生痉挛。④最近的研究发现,先天性胆总管囊肿与胰胆管合流异常关系密切,大多数的胆总管囊肿存在着胰胆管合流异常(anomalous pancreat biliary junction,APBJ),胰胆管合流异常的特点是主胰管汇入胆总管 1cm 以上以至更远至肝胰壶腹处(P2B 型)或胆总管汇入主胰管(B2P 型)。Miyano 和 Yamatake 研究发现,90% 以上的胆总管囊肿患者存在胰胆管合流异常。Komi 等报道,胆总管囊肿中,伴胰胆管合流异常者占 92.2%。陈炳等在 52 例无先天性胆管囊性扩张型 APBJ 中胰管汇入胆总管者 32 例、胆总管汇入胰管者 20 例。胰液反流进入胆总管,碱性条件下胰腺酶原激活后可造成胆总管炎症和管壁的薄弱。

先天性胆总管囊肿主要的并发症为胆总管远端梗阻而淤胆肿大,甚至发生胆汁性肝硬化,从而引起门脉高压症。亦可因门脉直接受囊肿压迫而产生门脉高压症。囊肿感染可引起肝内胆管炎,甚至多发性肝脓肿。囊肿破裂或因穿刺发生漏,可导致弥漫性腹膜炎。近年来,先天性胆总管囊肿与胆管癌的关系日益引起重视。先天性胆总管囊肿患者胆管癌发生率随年龄增长癌变率明显增高,特别是在合并胰胆管合流异常病例中,发生胆管癌的报道逐渐增多。未治疗的胆总管囊肿患者,胆管癌总的发生率为28%。胆总管囊肿癌变亦可发生于囊肿以外的胆道系统、肝和胰腺。日本 Kabayashi 和 Ishibashi 报道的881例胆总管囊肿病例中,癌变率为17.5%,其中胆管癌占57.8%,胆囊癌占40.3%,肝癌0.6%,胰腺癌1.3%。具体发生机制还不清楚,有可能与胆汁淤积、胰液反流引起的慢性炎症、胆酸的激活有关。近年来,对本病的癌变机制研究主要有如下几种学说。①胰液反流破坏学说:先天性胆总管囊肿伴胰胆管合流异常时,由于胰液的分泌明显高于胆道压,胰液反流入胆道,各种胰酶被激活,激活的胰酶对胆道黏膜产生破坏作用,致胆道黏膜脱落,细胞浸润,修复后再破坏的过程中发生上皮化生而致癌。有学者对先天性胆总管囊肿的囊壁进行组织学观察,发现有类似肠上皮细胞的结构,即上皮化生,可能是癌前期病变。②胆汁中的致癌物质致癌学说:有学者在胰胆管合流异常的胆汁中检测到有致突变物,认为致突变物质可能是诱发癌变的因子。故早期诊断及时行根治手术实属重要。③胆汁酸致癌学说:胆汁酸的代谢产物胆酸和脱氧胆酸在胰胆合流异常和胰液向胆道的反流的情况下,这两种胆酸的含量明显增加。另外,正确情况下含量极微少的石胆酸在胰胆合流异常患者胆汁中明显增多,而这种胆酸已被证实对胆汁中致突变性的产生具有促进作用,因此早期诊断及时行根治手术非常重要。

先天性胆管囊肿的癌变总发生率(2.5%～15%)是正常人群的好几倍,西方国家胆总管囊肿较多见,其总癌变率10%,累计的危险度为1%。最近,日本73家医疗机构的统计资料表明,胆管囊肿的恶变发生率高达17.5%。胆总管囊肿合并恶变者往往在原发疾病出现15～20年或以后才进入一个肿瘤高发的"平台期",多见于成年患者在青年时期没有进行过积极有效的治疗或仅行胆总管囊肿内引流者。根据年龄划分,可见成年人胆总管囊肿的癌变率(30%)远高于婴幼儿患者,<10岁的胆总管囊肿患者癌变率仅为0.7%,而>20岁的则高达14%。还有人发现胆总管囊肿的患病年龄在10岁以内的癌变率占总数的34%,患病年龄在11—30岁的癌变率占49%,患病年龄>30岁的则为17%。其癌变的好发部位为囊肿后壁以及囊肿部分切除后与小肠的吻合处。先天性胆管囊肿的患者自身可能已合并有胰胆管解剖及胰液动力学的异常,扩张的胆管内常伴有结石、感染及慢性炎症,可见胆管上皮增生和黏膜化生(goblet 细胞和幽门样腺的形成),而手术内引流更是加重了胰肠消化液的异常反流及炎症的发生,最终导致胆管上皮的恶变,其胆管癌发病率可高达50%～80%。

Caroli 病以女性多见,伴有炎症感染、上皮异型增生,癌变率(7%)是正常的100倍,平均发病年限仅为5.5年,以 Caroli 病Ⅰ、Ⅳ型居多(70%),Ⅴ、Ⅱ、Ⅲ型少见(10%～20%)。胆管癌还可见于先天性肝纤维化、肝纤维多囊病、先天性胆道闭锁及胆汁淤积等,其终身癌变率为8%～15%。有人将胰胆管汇合部发育异常看做是胆管癌发病的危险性诱因。中国台湾省一组680例内镜逆行胆囊-胰腺造影术(ERCP)检查的患者中,胰胆管异常汇合(APBDU)的发病率为8.7%。其中,所有27例胆总管癌中合并 APBDU 的占9例,而47例肝门部胆管癌中合并 APBDU 的仅1例,此组资料表明 APBDU 在胆总管癌的发生过程中的重要作用。有人用 APBDU 患者胆汁直接与人胆管癌细胞共同孵育来研究 APBDU 患者胆汁对胆管癌细胞增殖的影响,实验显示 APBDU 患者胆汁与正常对照胆汁比较明显促进胆管癌细胞的增殖。

2. 胆管结石　　自从 Sanes 和 McCallum（1942 年）首次报道胆管癌合并肝内胆管结石，其他报道的病例似有增多。临床还常见胆总管远端结石与近端恶性肿瘤共生的病例，常令人怀疑胆石症也是胆管癌发病的高危因素。西方国家的胆管癌发病率与胆石症的关系不如在亚洲多见。国内也有学者对胆石症和胆管癌的发病情况进行过调查，发现胆石症患者中的胆管癌发病率比正常人群高。1990 年国内调查的 826 例胆管癌中有 16.9% 伴有胆结石，其中中段胆管癌伴结石的占中段胆管癌总数的 35.3%，而有趣的是上段胆管癌中有 50% 伴有胆囊结石。但胆管癌与结石的关系不如胆囊癌与其关系的密切，往往只能在很少的胆结石病例中同时检出胆管癌。许多研究资料表明，占胆管癌总数的 5%～13.7% 的患者可伴有胆结石，反过来有 2.3%～9% 的胆管结石患者最终将发生胆管癌，但胆管癌的发生仅与较大的胆管结石（>3cm）有密切的关系。还有学者提出，大约有 2% 的无症状的肝内胆管结石最终会发展为胆管癌，需要医师引起关注并密切观察。大多数研究者支持胆结石所引发的胆管慢性炎症是诱发胆管癌的高危因素的解释，除了胆石直接机械性刺激，胆结石可引起胆道慢性感染、胆汁淤积、胆管周围炎症及周围组织慢性纤维化增生，胆管细胞在此种环境下，出现不典型增生和癌变，这可以与炎症介质和胆汁成分过度的化学刺激作用有关。

胆管癌合并肝内胆管结石的预后较差，这主要是因为胆石症掩盖真正的恶性病变造成诊断治疗上的延误，以及胆石症患者的肝功能常已受损。

自 1952 年 Sanes 报道 2 例肝胆管结石合并胆管癌以来，肝胆管结石并发胆管癌一直是临床肝胆疾病治疗中的难点和热点问题。尸检资料表明，肝内胆管癌（intrahepatic cholangiocarcinoma，ICC）占肝内结石患者的 10% 左右。由于该病发生在长期肝胆管结石的基础上，症状、体征不典型，早期诊断困难，缺乏有效的治疗方法，预后较差。近年随着基础与临床研究的深入，对该病的诊疗有了更全面的认识。

ICC 的发生与长期反复的胆道感染和胆管内皮的慢性损伤，如硬化性胆管炎、胆管囊肿、Caroli 病和肝内胆管结石密切相关。肝内胆管结石其特点为慢性感染、胆汁淤积和胆管上皮细胞转运率增加。尽管肝内胆管结石合并肝内胆管癌的发病机制目前仍不清楚，多数学者认为，结石引起的细菌感染、胆汁淤积和机械性刺激可能导致黏膜腺上皮增生和增生性胆管炎。所有肝胆管结石及癌旁组织标本中均存在慢性增殖性胆管炎表现，癌组织与增生、不典型增生胆管组织相互移行；增生性胆管炎能导致非典型上皮增生，继而转化为胆管癌。感染胆汁中石胆酸以及其代谢产物甲胆蒽，均为强烈致癌物，长期作用于胆管上皮对其发生癌变也起到促进作用。反复胆管炎症可导致某些生长因子释放增多，在肝胆管癌形成中起重要作用。然而没有直接证据支持结石能导致癌变，部分病例中肝胆管癌组织并非直接发生于含结石的胆管，而是发生于附近受炎症波及的胆管上皮及腺体组织。如临床观察发现，患者结石在右叶，但肿瘤在左叶；或结石在左叶，但肝两侧均有肿瘤。

肝内胆管结石合并 ICC 形成是一个慢性的多阶段演变过程，而在这一长期致癌过程中存在着多分子事件改变的异常积累。在肝胆管结石合并肝胆管癌时，肝胆管癌和异常增生的胆管细胞癌基因 c-erB-2、人端粒酶 RNA（htR）、端粒酶相关蛋白 1（TP1）等均表达增强，而正常的胆管细胞无表达。说明癌基因和端粒酶的异常表达存在于胆管癌和非癌性的胆管异常增生。最近基因芯片研究也显示，与正常肝组织对比，肝胆管结石标本中癌基因和抑癌基因全部激活，而 DNA 损伤修复基因没有激活，保持无变化，表明有肝胆管结石的胆管上皮细胞中,控制细胞生长的基因表达处于不稳定状态,而损伤修复过程没能强有力激活。在合并肝内胆管结石的胆管乳头状瘤病中,p16基因因其启动子发生甲基化而表达下降。免疫组化研究发现,在胆管癌组织和存在结石的肝内胆管组织中均有COX-2高表达。在合并结石的肝内胆管组织中,较增生的小胆管(直径500～1 000 μm),COX-2高表达更常见于增生的大胆管(直径>1 000 μm),这一发现也与胆管癌多源于大胆管的学说相符。在取自肝内胆管结石患者的慢性增生性胆管标本中,PGE$_2$及PGE受体亚单位EP2、EP3、EP4的表达水平显著高于正常胆管。文献报道,81%(26/32)的肝内胆管结石增生胆管上皮细胞有c-met蛋白过表达,且以大胆管和其周围的增生腺体最为明显。58%(15/26)的ICC胆管细胞有c-met蛋白过度表达,并与肿瘤分化程度呈正相关。研究还显示,c-met蛋白在存在结石的肝内胆管组织和ICC中表达率均为35%,与肿瘤大小、淋巴结转移、神经浸润呈负相关,提示c-met蛋白主要在肝内胆管结石ICC形成的早期阶段发挥作用。

上述临床及实验研究结果显示,结石的物理刺激、炎症刺激、胆汁淤积后胆红素的刺激引起的胆管上皮的异型增生属于胆管癌的癌前病变。如同慢性肝炎、肝硬化、肝癌的关系一样,肝内胆管结石到肝癌也是经过一步步演变而来,当然也不排除其他因素的参与。

在肝胆管结石基础上发生的肝胆管癌有其特殊的病理学改变,大多发生于肝内较大胆管上皮及管周腺体,癌旁组织呈现慢性增殖性胆管炎表现,癌组织与不典型增生胆管上皮相互移行混杂,并沿胆管壁向周围蔓延,较早即可发生淋巴转移,肿瘤富含纤维,有时可在肿瘤组织中见到胆色素结晶。

大体形态上可分为4种类型。①肿块型:肿块较大,占据某一肝叶或肝段,呈灰白色,质硬,肿块内常可见扩张、含结石的胆管,

常向外侵犯;②结节型:肝内单个或多个大小不一的灰白色结节,可在胆管腔内形成实体;③乳头型:在胆管腔内呈乳头状生长,可向管腔外浸润;④弥漫硬化型:癌组织沿胆管壁向四周蔓延生长,受累胆管壁僵硬,管腔狭窄,肝内不形成肿块。

组织学类型以管状腺癌为主,其次为乳头状腺癌,少见有黏液腺癌、硬化性胆管癌、未分化癌。肿瘤分化程度大部分为高、中分化癌,低分化癌较少,未分化癌罕见;高分化癌常与胆管上皮不典型增生相混杂,有时在病理形态上很难鉴别。

3. 胆管良性肿瘤　胆管的良性肿瘤较罕见,多发于中老年人,男、女性的患病率大致相等。多数胆管良性肿瘤症状隐袭,生长缓慢。按肿瘤组织的来源划分,胆管良性肿瘤可以是来源于上皮组织(包括腺瘤、囊腺瘤、乳头状瘤)和间叶组织。其中,较为多见的是胆管乳头状瘤,其好发于胰胆管Vater乳头处,一般直径<2cm,但癌变率仅占5%,故乳头状瘤恶变为乳头状癌者极为少见。胆管上皮其他良性肿瘤,如胆管腺瘤、囊腺瘤均有恶变为胆管腺癌、囊腺癌的可能。一般将良性肿瘤恶变的原因考虑是胆汁中的胆盐及由胆盐所形成的甲基胆蒽的化学性致癌作用或基因突变所致。

4. 原发性硬化性胆管炎　原发性硬化性胆管炎(primary sclerosing cholangitis,PSC)是一种病因不明的肝内外胆管周围性慢性非特异性炎症,其特征为胆管局限性或弥漫性的胆管壁增生增厚和纤维性改变,在PSC阻塞部的近端可出现炎性的狭窄。西方国家的PSC发病率很高(7%～30%),故相关的研究较多,其病因曾被怀疑是细菌或病毒感染、自身免疫疾病和先天性遗传等,但很少有公布的资料能证明这些。近来发现PSC与自身免疫性疾病有关,部分患者体内可存在多个人白细胞抗原(HLA)单倍体,患者血清学检查可检出高水平的免疫循环复合

物（IC）、Ig 和非组织特异性的自身抗体。在西方国家中，80％的 PSC 患者伴有程度不等的肠道炎症（主要为溃疡性结肠炎），少数患者伴有纤维性甲状腺炎和后腹膜纤维化，其血清中还可检出核周细胞质抗原。

在 PSC 尸检中有高达 40％检出胆管癌，手术切除肝的组织学检查则有 36％发生癌变，其胆管癌的发病率是正常人的 30 倍，被多数学者认为是胆管癌的癌前病变。PSC 临床诊断困难，主要是难以鉴别胆管是否发生恶性的病变，甚至有人怀疑 PSC 病程发展的最终结果都是癌变，只有经过反复细致的病理学检查才能最终确定是否癌变。

治疗上随着介入放射和胆道外科的发展，可以缓解 PSC 的临床症状，但目前尚无有效的治愈方法，合并胆管癌成为主要的死亡原因之一。肝移植是晚期 PSC 肝硬化患者的惟一选择，除了移植后 PSC 复发，胆管癌是影响肝移植疗效的不利因素，成为移植治疗的主要障碍。通过少量的病例分析，早期肝移植似乎不能减低 PSC 合并胆管癌的病死率，PSC 在发生癌变后，即使进行了肝移植，患者生存期平均也只有 5 个月。肝移植最好是在 PSC 恶性病变之前才能取得良好效果。用肝移植治疗有恶变倾向的硬化性胆管炎或早期恶变的胆管癌时，术前放射治疗和化学治疗可以减少手术转移，可望提高移植成功率。有时，PSC 合并癌变者经治愈性的肝切除也可取得较好的疗效。威斯康星医学院 Ahrendt 统计报道的 139 例 PSC 患者中，与 PSC 同时诊断合并有胆管癌的 12 例，经过长期（平均 64 个月）跟踪观察最终诊断为胆管癌者有 13 例，其中胆管癌可切除患者的 1 年、3 年生存率分别为 56％、28％，明显高于不能手术者（13％、0）。

PSC 中具体有哪些危险因素促使胆管细胞的恶性转化尚不完全清楚，一般认为除了 PSC 所致的慢性炎症，还可能与染色体变异和癌基因的突变有关。Bergquist、Ahr-endt 等发现，PXD 癌变的癌细胞中的 DNA 非整倍体现象（80％）明显高于其他原因的胆管癌（39％），部分接受调查的患者中，常有各种基因结构和功能的失常，如染色体 9p21 的等位基因的缺失（9/10），抑癌蛋白 p16 的失活（4/7）及 p16 基因的启动子中一个 CpG 的甲基化失活（2/8）等。Boberg 调查了 33 例 PSC 恶变的组织中 k-ras 密码子 12、13 突变（33％）和 p53 聚集现象（31％）的情况，其中发现 k-ras 密码子 12 的突变（9/11）、密码子 13 突变（2/11），最常见的密码子 12 的置换是 GGT→GAT（5/9）和 GGT→TGT（3/9），而 PSC 阴性对照中没有 k-ras、p53 的异常。Ahrendt 还检测了 12 例 PSC 恶变的患者，发现肿瘤组织的 p53 过表达和 k-ras DNA 序列的变异分别占总数的 50％和 33％，其中 p53 过度表达者从 PSC 发病到胆管癌诊断的间隔时间明显短于无过度表达者（2 个月/47 个月），生存期也明显缩短。

5. 肠道慢性疾病 据 Parker Kendall 等（1954 年）统计，欧美的慢性溃疡性结肠炎患者的胆管癌发病率 0.4％～1.4％，国内朱师晦（1982 年）的统计资料为 0.22％，其发病率比自然人群高 9～21 倍。溃疡性结肠炎继发胆管癌的发病时间大多在原发病的 10～15 年或之后，合并胆管癌的发病年龄提前 20 年。

6. 病毒感染 在肿瘤病因的探索过程中，常考虑是否有病毒性感染的作用。人类肿瘤的发生不仅与细胞异常增殖和分化有关，也与细胞凋亡的异常有关。肿瘤细胞的自发凋亡是机体抗肿瘤的一种保护机制，也是机体清除病毒的主要方式。乙型肝炎病毒（HBV）和丙型肝炎病毒（HCV）分属嗜肝病毒科和黄病毒科。嗜肝细胞性是这两种病毒的特点，大量的流行病学和分子生物学研究已证实其在人类肝细胞癌（HCC）发生中的作用；而且，这两种病毒都具有一定的泛嗜性，除可感染肝细胞外，还能感染包括淋巴细胞、胰腺及胰岛细胞、肾小管上皮细胞乃至骨髓干细胞在内的全身各系统组织。部分胆管癌患者伴有 HBV 引起的慢性肝炎、肝硬化，联系病毒与肿瘤的关系，HBV 感染也可能是胆管癌的病因之一。有人认为其发病机制可能是 HBV 蛋白的持续高表达导致胆管细胞癌基因表达的失调控，影响着细胞恶性转化的过程。陈汝福等研究发现，HCV 感染促进肝门部胆管癌细胞增殖，抑制细胞凋亡。因为病毒可以产生一些蛋白质发挥抗凋亡作用，HCV 的主要抗凋亡成分是 C 蛋白，因此通过 C 蛋白抑制肝门部胆管癌细胞凋亡，延长了感染细胞的生存时间，减弱机体的免疫防御机制，从而导致肿瘤的发生。

（1）乙型肝炎病毒：HBV 感染是肝内胆管细胞癌的潜在危险因素。肝内胆管细胞癌是源于肝内胆管上皮细胞的肿瘤，是一种发病率仅次于 HCC 的原发性肝恶性肿瘤，占原发性肝恶性肿瘤的 5%。它的发病率和病死率在某些地区持续增长。HBV 作为 HCC 的危险因素已得到广泛认可。然而，直到最近才有报道指出 HBV 也是肝内胆管细胞癌（ICC）的危险因素。Shaib 等研究表明，慢性肝病、HCV、HBV 可能是 ICC 的诱发因素。Lee 等报道，在韩国 ICC 的发生与 HBV 感染而不是 HCV 感染密切相关，表明 HBV 感染可能是 ICC 的危险因素。Hising 等的一项研究报道，HBV 也可能是肝外胆管细胞癌（ECC）的危险因素，尤其是高位胆管细胞癌。

中国是 HBV 感染高发区，人群 HBsAg 阳性率约为 9.09%，但丙型肝炎病毒感染率低（0.42%～2.1%）。而在大部分欧美国家，HCV 的感染率明显高于 HBV，这些国家的 ICC 发病呈现与 HCV 的明显相关性，而与 HBV 无明显相关性。因此，不同地区肝炎病毒类型的差异可能与其 ICC 发病率的不同相关。Zhou 报道，ICC 患者有较高的血清 HBsAg 阳性率，这说明 HBV 感染在中国可能是 ICC 的重要危险因素。

最近有许多基础研究表明，HBV 参与了胆管细胞癌病理改变。Alison 等表明 ICC 癌细胞可能来自干细胞，就是普遍公认的肝卵圆形细胞。肝卵圆形细胞是肝内胆管细胞中潜在的多能分化细胞，能够分化为肝细胞和肝胆管细胞。这种细胞主要存在于胎儿肝或成年人的肝胆管终端 Hering 管中。当肝细胞的再生被病毒抑制时，卵圆细胞就被激活、增殖和分化，参与肝修复和重建。Yamamoto 等认为，小结节型 ICC 与肝炎病毒感染相关，同 HCC 一样，经历慢性肝炎或肝硬化之后癌变。另外，HBV 可能参与 ICC 发病的炎症过程。最近有人提出，慢性乙型肝炎时，HBV 可感染胆管上皮细胞，这可能会导致胆管细胞遭受免疫攻击。

Perumal 等发现 27 例的 ICC 病理含有 HBV 和（或）HCV 核酸，表明 HBV 感染可能是 ICC 的病因。另外，胆管细胞癌组织中可以检测到较高浓度的乙型肝炎病毒 X（HBx）蛋白及 mRNA。Wang 等报道 HBV 抗原特别是 HBxAg 在 ICC 组织和周围肝组织发现率很高，这表明乙型肝炎病毒持续感染与 ICC 密切相关。HBx 在体内外都可与 p53 蛋白结合，从而抑制 p53 基因介导的细胞凋亡，它也可以在体外激活原癌基因 c-jun 和 c-fos。Zou 等表明顺式激活 hTERT 的 mRNA 是 HBx 基因诱发胆道上皮细胞的增殖、分化和癌变的主要机制。正常胆管细胞感染 HBV 后，HBx 蛋白转染可以激活人端粒酶反转录酶（hTERT）基因转录表达，这可能是 HBV 感染诱发胆管细胞癌的基本机制。

Mason 等报道，HBV 可感染胆管上皮细胞，在免疫作用下造成病毒性胆管炎，使胆管上皮受到不同程度的损伤；而在慢性丙型病毒性肝炎中也发生增生的胆管上皮细胞中有 HCV 颗粒。在 HCC 组织中发现的 HBV DNA 多以整合状态存在，而在急性肝炎中则为游离型，因此 HBV DNA 的整合被认为是致 HCC 的第一步。但进一步研究则表明，其基因在宿主染色体上整合部位并无规律可循，在远离功能区段的染色体部位整合后同样导致肿瘤发生。此后，发现 HBV DNA 的 X 基因所表达的 X 蛋白具有反式激活活性，可激活 ras、AP-1、c-jun 等基因，通过改变细胞信号传导体系或抑制抑癌基因 p53 的 DNA 结合功能，使其失活，从而改变细胞癌基因与抑癌基因的平衡，使正常细胞转变为肿瘤细胞。

（2）丙型肝炎病毒：HCV 是一单链正义 RNA 病毒，属于黄病毒科丙型肝炎病毒属，HCV 基因组全长 9 600bp，包含有一个可编码约 3 010 个氨基酸的聚合蛋白的开放读码框架（openreading frame）。HCV 存在 6 个基因型和多个亚型，不同的基因型之间氨基酸序列存在约 30％ 的变异。另外，还有一些变异体被认为是 HCV 的准种（quasispecies），是病毒复制时病毒 RNA 聚合酶高度出错率的结果。RNA 多聚蛋白在翻译时或翻译后被宿主和病毒蛋白酶分解成至少 10 种成熟蛋白［C（核心蛋白）、E1、E2、P7、NS2、NS3、NS4A、NS4B、NS5A 和 NS5B］。结构蛋白主要存在于内质网胞质侧以及从内质网膜出芽的脂质小滴表面 E1 和 E2 属于Ⅰ型膜蛋白，在 HCV 结合并侵入细胞的过程中发挥重要作用，它们具有广泛的糖基化外功能区，两者可形成非共价异源二聚体并固定于内质网中。大部分 HCV 颗粒与脂蛋白有关，可分别与极低密度脂蛋白、高密度脂蛋白结合。与脂蛋白相关的 HCV 颗粒具有极高的传染性，而与脂蛋白无相关性的 HCV 颗粒感染性极弱。

美国 2005 年及 2007 年公布的病例对照研究中表明，HCV 是胆管癌的显著危险因素，随后的一系列研究证实丙型肝炎病毒在胆管癌发生过程中起着重要作用。

韩国的病例对照研究报道，12.5％ 的胆管癌患者丙型肝炎病毒检测阳性和 13.8％

乙型肝炎表面抗原阳性；而对照组分别为 3.5％ 和 2.3％。而来自意大利的研究表明，23％ 的胆管癌患者丙型肝炎抗体阳性，而 11.5％ 的乙型肝炎表面抗原阳性；而对照组分别为 6％ 和 5.5％。日本一项前瞻性对照研究报道，HCV 引起的肝硬化患者 10 年胆管癌的风险达 3.5％，比一般人群高 1 000 倍。HCV 是已被确定为肝细胞癌危险因子，而肝细胞和胆管细胞具有相同的先祖细胞，此也证明了病毒在胆管癌发生中的作用，并且在胆管癌组织中已识别出 HCV 的 RNA。HCV 和胆管癌形成的相互关系已明确确定。但是，最近世界范围内的 HCV 感染流行能否单独解释胆管癌发生率的增加还不知道。HCV 的致癌机制与 HBV 不同，其是正链 RNA 病毒，不整合入宿主细胞的染色体中，也未发现有反式激活转录因子。目前对于 HCV C 蛋白致癌的机制，主要集中在 HCV C 蛋白对癌细胞的转化和增殖过程中癌基因、抑癌基因和细胞凋亡所发挥的作用上；HCV C 蛋白是一种多功能的调节蛋白，可充当信号传导的靶酶，使细胞的信号传导系统发生紊乱，导致肿瘤细胞增殖和凋亡平衡的失调。HCV 已被公认与肿瘤发病密切相关，HCV C 蛋白是 HCV 基因组编码的结构蛋白之一，由 191 个氨基酸残基组成，是 HCV 基因组中较为保守的结构区域；HCV C 蛋白具有潜在的致癌作用，Moriya 等用编码 HCV C 蛋白基因（1b 基因型）转入小鼠基因组，转基因小鼠早期出现慢性丙型肝炎的组织学特征；在 16 个月龄后发生了 HCC，其病理学特征及演变过程与慢性 HCV 感染致早期 HCC 相似。作者在先前的研究中也发现 HCV C 蛋白在肝门部胆管癌组织中的表达明显高于癌旁组织中，HCV 感染与肝门部胆管癌的发生密切相关。以上研究均提示 HCV C 蛋白具有调节细胞生长和分化的作用，提供了其致癌的直接依据。

（1）HCV 在胆管癌中的表达：HCV 有

一定的泛嗜性,除感染肝细胞外,还能感染几乎全身各系统细胞,只是有些系统不支持病毒连续复制,病毒在其中只能经历不完整的生活周期,不能形成完整的病毒颗粒。胆管上皮细胞与肝细胞在发生上有共同起源,在组织学上也较为接近,HCV可在其中复制并形成完整的病毒颗粒。Haruna等研究发现慢性丙型病毒性肝炎患者存在明显的胆管系统受损现象,甚至出现胆管缺失现象,可能与病毒介导的宿主免疫反应有关,对此采取某种针对性措施后能取得一定的改善。日本多种新资料显示,胆管癌患者HCV感染率平均为30%,而一般人群HCV平均感染率约为1%,在与HBV的对比研究发现,HCV在诱导胆管癌的作用上可能更强于HBV。Kobayashi等前瞻性地研究了600例HCV感染患者胆管癌的累计发病率5年时为1.6%,10年时为3.5%,高于普通人群1 000倍。胆管癌组织中HCV-RNA阳性率明显高于癌旁组织,提示HCV感染可能也与胆管癌发生有关。

(2)HCV核心蛋白与胆管癌

①HCV C蛋白在胆管癌组织中的表达意义:目前认为,HCV的致癌机制是通过其蛋白产物间接影响细胞增殖分化或激活癌基因,使抑癌基因失活而致癌,其中HCV C蛋白在致癌中起重要作用。Moriya等用编码HCV C蛋白的基因(1b基因型)转入小鼠基因组,转基因小鼠早期出现慢性HCV感染。这一研究提示HCV C蛋白具有调节细胞生长和分化的作用,提供了其致癌的直接证据。肝门部胆管癌组织中HCV C蛋白阳性率明显高于癌旁组织,说明HCV C蛋白在肝门部胆管癌的发生中起一定的作用。HCV C蛋白在肝门部胆管癌胞质、胞核中有较高的阳性表达率,提示HCV可能通过结构基因表达产物核心抗体影响胆管细胞基因组的表达调控,进而影响细胞增殖、分化而致癌。

②HCV C蛋白对胆管癌细胞中NF-κB

活性的调控:NF-κB为核转录因子,在静息状态下NF-κB在胞质中受到强抑制物IB的抑制而处于隐蔽状态,使NF-κB以无活性方式留在胞质。在某些刺激因素如炎症介质、免疫刺激、病毒感染等作用下,使Iκ Bα磷酸化而降解,释放NF-κB分子进入核内。许多高表达NF-κB的肿瘤细胞表现出对射线、化疗药物、肿瘤坏死因子介导的细胞凋亡有抵抗作用,故可抑制肿瘤细胞的凋亡。有学者研究发现,HCV C蛋白具有抑制胆管癌细胞凋亡和促进细胞增殖的作用。李志花等研究了HCV C蛋白在胆管癌细胞中对NF-κB的调控作用,其研究表明HCV C蛋白主要通过Iκ Bα磷酸化降解方式激活NF-κB,使得NF-κB核定位信号暴露并转入核内与靶基因的κB基序结合,进而促进胆管癌细胞生长,抑制细胞凋亡。因此,将来可以把NF-κB作为药物或基因治疗的靶点,通过阻断引起NF-κB激活的信号传导途径或通过抑制NF-κB与靶DNA的结合来达到防止胆管癌发生的目的。

③HCV C蛋白对胆管癌细胞中p53表达的调控:p53蛋白对调控细胞的正常生长,维持细胞的正常表型,防止肿瘤的发生有重要作用。p53基因可将DNA受损的细胞封闭于G_1期直到DNA修复;若无法修复,则启动凋亡机制引起凋亡;而突变的p53基因则丧失了该功能,通过其突变产物与正常p53蛋白结合,形成寡聚蛋白复合物沉淀使p53蛋白失活,促进细胞的恶性转化。刘小方等研究发现胆管癌细胞株QBC939转染HCV C基因后其p53异常表达增多,说明HCV C蛋白可使胆管癌细胞中p53基因突变增加,这种病毒感染易于转化为恶性细胞,这与HCV感染的胆管癌细胞的发生可能有关。

④HCV C基因对胆管癌细胞中端粒酶反转录酶基因(hTERT)表达的影响:端粒酶/hTERT机制在人类肿瘤发生中的作用已被广泛研究,端粒酶激活被认为是肿瘤发

生的重要事件，85％以上的人类恶性肿瘤组织、细胞可以表达端粒酶活性；而 hTERT 又是调节端粒酶活性的限速决定因素，上调 hTERT 表达在肿瘤的发生中起关键因素。HCV C 基因编码产生的 C 蛋白是有确切致癌作用的病毒癌蛋白，其具有的广泛反式激活作用，被认为是 HCV 引起胆管癌发生的病因之一。研究发现转染的 HCV C 基因可以上调胆管癌细胞株 QBC939 hTERT 的活性，而端粒酶的激活在胆管癌的发生中起重要作用，因此，推测 HCV C 蛋白调控端粒酶活性的作用可能是丙型肝炎病毒诱发胆管癌的一种途径。

⑤HCV C 蛋白在胆管癌组织上皮-间叶样表型转化（EMT）中的作用：EMT 是指上皮细胞向间叶样细胞转化，为胚胎发育过程中的生理现象，但近来发现在胃癌、结肠癌、乳腺癌等多种肿瘤中，E-钙黏蛋白、α-连环蛋白及 β-连环蛋白的表达下调、表达丧失、异位分布等都与肿瘤的侵袭转移行为相关。李天宇等检测了胆管癌和正常胆管组织中 E-钙黏蛋白、α-连环蛋白及 β-连环蛋白的表达情况，结果发现大部分胆管癌组织中却发生了 3 种蛋白的表达下调、缺失及异位等情况；间叶标志物纤连蛋白也是评价 EMT 的重要指标，为了评价胆管癌组织中的 EMT 现象，进一步检测间叶性标志物 N-钙黏蛋白、波形蛋白、纤连蛋白的表达情况，发现正常胆管组织中未见 3 种蛋白的表达，而在大部分胆管癌组织中却出现了 3 种间叶性标志物不同程度的阳性表达。由此推测，HCV C 蛋白可能通过 EMT 作用促进了胆管癌浸润和转移，但 HCV C 蛋白诱发胆管癌 EMT 的具体机制仍需进一步探讨。

⑥HCV C 蛋白对胆管癌 ras p21 及 p16 蛋白表达的调控作用：ras 基因是在人类肿瘤中最早发现而又常见的活化癌基因，p21 蛋白是 ras 基因的编码产物，定位在细胞膜的内表面，只有定位在该部位 p21 蛋白才能发挥正常生理功能。ras 癌基因参与细胞内信息的传递，对细胞周期起调节作用，是肿瘤发生的启动基因，人类多种恶性肿瘤可见 ras 基因的突变与激活。抑癌基因 p16 为细胞周期蛋白依赖性激酶的主要抑制因子，可使细胞周期停滞于 G_1 期，使细胞分裂受到抑制。当 p16 出现异常改变时，处于 G_1 期的细胞迅速进入 S 期而过度增殖生长，导致肿瘤发生 HCV C 蛋白阳性组 ras p21 蛋白的阳性发生率和 p16 蛋白表达缺失率明显高于 HCV C 蛋白阴性组，因而提示 HCV C 蛋白致癌的分子学机制与 ras 基因的激活和 p16 基因的功能受抑制有关。HCV C 蛋白在胆管癌胞质、胞核中有较高的阳性表达率，同时伴有相关癌基因和抑癌基因的改变，因而提示 HCV 可能通过其结构基因表达产物核心蛋白影响细胞基因组的表达调控，进而影响细胞增殖、分化而致癌。

⑦其他：唐南洪等研究发现胆管癌组织中有 HCV 基因的高表达，认为 CD81 是 HCV 进入胆管细胞的主要受体；CD81 介导 HCV 进入胆管细胞后，HCV 的增殖导致 CD81 分子表达的改变而影响胆管癌细胞分化，推测 CD81 可能与胆管细胞恶变有关。

（3）EB 病毒：除了肝炎病毒，可能的癌病毒还包括 EB 病毒。EB 病毒可以长期潜伏在人体内，诱导淋巴样细胞和非淋巴样细胞发生恶性的转化。中国台湾是 EB 病毒高发地区，Jeng 收集了本地区 5 例淋巴上皮瘤样胆管癌（LELC），组织学上可见瘤体中富含淋巴细胞及不同比例的未分化腺上皮细胞和腺体成分，用原位杂交技术在所有 5 例 LELC 的腺样成分中都可检测出 EB 病毒 ER-1 蛋白，而在对照的 36 例非 LELC 胆管癌组织中 ER-1 的表达则是完全阴性。LELC 的发生说明胆管癌与 EB 病毒感染有着密切的关系。国内也有研究者在胆管腺癌组织细胞中检测到 EB 的潜伏膜蛋白（LMP-1）的表达。尽管如此，目前尚无确凿证据证明 EB 病毒能直接诱导胆管上皮细胞致癌。EB 病毒如何感染胆管细胞、胆管细胞内的病毒扩增及病毒蛋白的表达是通过何种途径影响胆管细胞的基因调控,还有待进一步研究。

7. 胆肠手术　胆肠手术破坏胆肠的正常解剖关系,使 Oddi 括约肌失去功能,容易引起十二指肠内容物长期刺激胆管上皮,诱发胆管系统的炎症、结石和癌变。Tocchi 回顾调查了欧洲 1 003 例因良性病变行胆肠吻合内引流的患者,发现在一段时间(132～218 个月)后,有 5.5% 的患者患有原发性胆管癌,其中经十二指肠括约肌成形术的患者占总数的 5.8%、胆总管十二指肠吻合的占 7.6%、肝管小肠吻合的占 1.9%。用单因素和多因素分析的结果显示,胆管癌的发生与术式的选择关系并不大,而与胆肠手术后继发的胆道炎症密切相关,绝大多数胆管癌患者都曾经有过严重的反复发作的胆管炎病史,术后没有胆管炎症状的尚无一例发生胆管癌。近 20 年来,内镜乳头括约肌切开术(EST)的广泛开展,长期的并发症可能增加胆管癌的发病率,但目前尚无证据表明 EST 与胆管癌有关。

胆道手术后继发胆管癌者病情发展往往隐匿而不典型,胆道的手术狭窄与癌性狭窄相混淆。因患者有胆道手术史,容易误导医师向胆肠吻合术后胆管炎联想,患者多被当做"胆管炎"诊治,到症状明显而确诊时,已有 43% 的患者失去根治性手术治疗的机会,其姑息性治疗效果和预后均较差,即使施行手术根治,其术后复发迅速,往往生存期不超过 9 个月。故有胆肠吻合的患者(特别是反复发作胆管炎者)需要长期密切的观察,避免后期胆管癌的发生。

8. 癌基因突变　依据现代分子医学的观点,任何肿瘤的发生与发展和机体的基因背景和癌基因突变是分不开的。在细胞癌变的过程中,可发现某个或某些基因的调控异常,导致正常细胞生理功能发生恶性变化。细胞的原癌基因在正常情况下低水平表达,参与调节和维持正常细胞的生命功能,但当受到各种致癌因素激活后,被激活的癌基因大量表达并产生特异性转化蛋白,最终导致细胞的恶性扩增。除了癌基因的激活外,肿瘤的发生机制还包括抑癌基因的缺失或突变和细胞凋亡的失调等参与其中。

现在发现有胆管癌细胞的染色体多有非随机性的改变,最常见的是染色体数目的非整倍体改变和染色体畸变(易位、重排、缺失和插入等)。其中,肿瘤细胞染色体的异常还和其恶性程度、转移及预后相关联。有资料表明,分化好的肿瘤细胞的染色体接近于正常的二倍体,而恶性程度高的肿瘤细胞的染色体数目则变动较大。陈汝福等报道的 36 例肝门部胆管癌细胞中 DNA 非整倍体的病例数占总数的 83.3%,而且他们还跟踪调查发现胆管癌 DNA 非整倍体的病例的预后较差。

以前研究较多的是 ras 癌基因家庭及其基因产物,p21 蛋白具有细胞膜的 GTP 酶活性,参与细胞膜信号的传递,其表达占胆管癌中总数的 87.5%。胆道肿瘤主要为 k-ras 基因第 12 密码子的点突变,但其突变率在正常和肿瘤人群中间相差很大。目前有学者认为 k-ras 并不是引起癌变的起始基因,而仅是恶变过程中相关基因的表达,不具备有癌细胞基因突变的特异性。还有研究者发现多种癌基因(c-erB-2、c-myc、c-met 等)的表达异常与胆管癌的发生有关。

抑癌基因 p53 的突变是肿瘤细胞中最常见的基因突变,其突变对细胞恶变的影响也是研究较多的肿瘤发生机制。研究发现,胆管癌 p53 基因的突变均发生在其 DNA 序列高度保守区域,主要是在 CGP 位点,由 G:C→A:T 转化。Head 等进一步证实在胆道癌细胞中的 p53 基因第 272－282 密码子存在错义、插入及缺失突变。Tullo 在调查了欧洲部分肝门部胆管癌患者中癌细胞 p53 的突变情况,发现其发生率也较低,可以解释为因地理环境因素的不同影响该基因的表达。他所发现的p53突变位点为第5个外显了的单个核苷酸位点（146、163、175、158、175）置换和2个CfoⅠ位点的缺失，与亚洲胆管癌患者的均不相同，其他抑癌基因（p16、p15）与肿瘤发生有关的基因的功能性基团尚未研究清楚。

现代分子生物学技术用于胆管癌的癌基因研究，使研究者能更加清楚地阐述胆管癌的发生机制，必将推动胆管癌的基础性研究。其中各种癌基因和抑癌基因在胆管癌发生中的作用是一个多层次、网络化的调节机制，但它们是如何相互作用和协调的关系尚不清楚。

9. 肥胖　虽然Ahrens等研究中的因素包括了肥胖与胆石症，但许多其他的胆管细胞癌危险因素没有被纳入，这可能缘于研究人口中这些危险因素发病率低。此研究的另一个特点是其排除了壶腹部肿瘤，该排除并没有明显影响研究结果。

肥胖可能提高了胆管细胞癌的发病率，即使在胆结石调整后。肥胖和胆囊癌的联系，特别是成年女性，已经被以前的研究所报道。当然也有相反结论的研究，Welzel等的丹麦人口研究没有发现肥胖与胆管细胞癌的相关性。在一项韩国男性患者的研究中，Oh等报道，体重指数＞30kg/m²是胆管细胞癌而非胆囊癌的危险因素。Chow等研究还发现，肥胖是美国人胆管细胞癌的高危因素。Hising等发现整体肥胖和腹部肥胖都是胆管细胞癌的潜在威胁因素。Ahrens等通过调查研究对象固定年龄段的体重指数，比如研究对象35岁时的最高体重和最低体重，从而可能消除减肥所引起的偏移，以及消除患者诊断出癌症后体重下降或在患者住院时由肿瘤和饮食等因素所导致的体重下降，也得出了相似的结论。Andreotti等研究发现，低水平或高水平的总胆固醇、低密度脂蛋白、载脂蛋白A和载脂蛋白B均与胆管细胞癌发病相关。

肥胖已被认为是多种恶性肿瘤的危险因素，但其发病机制尚不清楚。最近的一项研究表明，肥胖相关的核受体参与了胆管细胞癌细胞生长某些代谢信号通路。肥胖可能是最近世界各地胆管细胞癌发病率升高的一个重要原因。

10. 其他危险因素　其他危险因素包括人免疫缺陷症病毒（HIV）感染、糖尿病和肝硬化等，任何引起肝硬化的原因均与胆管癌有关。日本一项前瞻性对照研究报道，HCV引起的肝硬化患者10年胆管癌的风险达3.5%，比一般人群高1 000倍。一组超过11 000例的肝硬化患者，随访研究超过6年，胆管癌危险性比普通人群相比高10倍。

（罗时敏）

参 考 文 献

[1] 邹声泉. 胆管癌的流行病学. 见：邹声泉主编. 胆道病学. 北京：人民卫生出版社，2010：683-686.

[2] 邹声泉. 胆管癌的成因. 见：邹声泉主编. 胆道病学. 北京：人民卫生出版社，2010：686-694.

[3] 史立伟，邵川，柳建发. 华支睾吸虫与胆管上皮癌及肝癌的发病关系研究进展. 地方病通报，2009，24(1)：79-80.

[4] Choi D, Lim JH, Lee KT, et al. Cholangio-carcinoma and clonorchis sinensis infection: a case-control study in korea. J Hepatol, 2006, 44(10): 1066-1073.

[5] Papachristou GI, Schoedel KE, Ramanathan R, et al. Clonorchis sinensis-associated cholangiocarcinoma: a case report and Review of the literature. Dig Dis Sci, 2005, 50(11): 2159-2162.

[6] 傅诚强. 肝吸虫伴发的胆管癌. 国外医学外科学分册，2003，30(3)：151-152.

[7] 龚伟，刘颖斌. 先天性胆总管囊肿与胆管癌. 肝胆外科杂志，2010，18(5)：333-334.

［8］ Miyano T，Yamataka A，Kato Y，et al. Hepati-coenterostomy after excision of choledochal cyst in children：a 30 year experience with 180 cases. J Pediatr Surg，1996，31(10)：1417-1421.

［9］ Kobayashi S，Asano T，YamasakiM，et al. Risk of bile duct carcinogenesis after excision of extrahepatic bile ducts in pancreaticobiliary munction. Surgery，1999，126(5)：939-944.

［10］ Ishibashi T，Kasahara K，Yasuda Y，et al. Malignant change in the biliary tract after excision of choledochal cyst. Br J Surg，1997，84(12)：1687-1691.

［11］ 刘颖斌，马孝明，王建伟，等. 先天性胆总管囊肿癌变 20 例报告. 中国实用外科杂志，2007，27(9)：723-724.

［12］ 季林华，吴志勇. 胆管癌的当前认识与诊治进展. 外科理论与实践，2009，14(2)：230-234.

［13］ 窦科峰，安家泽. 复杂胆道结石与胆管癌. 中国实用外科杂志，2009，29(7)：556-557.

［14］ Shaib Y，El-Serag HB. The epidemiology of cholangiocarcinoma. Semin Liver Dis，2004，24(2)：115-125.

［15］ Patel T. Cholangiocarcinoma. Nat Clin Pract Gastroenterol Hepatol，2006，3(1)：33-42.

［16］ 李潺，李乾国. 丙型肝炎病毒与胆管癌关系的研究. 医学教育探索，2009，8(9)：1176-1178.

［17］ Shaib YH，El-Serag HB，Davila JA，et al. Risk factors of intrahepatic cholangiocarcinoma in the United States：a case-control study. Gastroenterology，2005，128(3)：620-626.

［18］ Shaib YH，El-Serag HB，Nooka AK，et al. Risk factors for intrahepatic and extrahepatic cholangiocarcinoma：a hospital-based case-control study. Am J Gastroenterol，2007，102(5)：1016-1021.

［19］ Nart D，Ertan Y，Pala EE，et al. Intrahepatic cholangiocarcinoma arising in chronic viral hepatitis-associated cirrhosis：two transplant cases. Transplant Proc，2008，40(10)：3813-3815.

［20］ El-Serag HB，Engels EA，Landgren O，et al. Risk of hepatobiliary and pancreatic cancers af-ter hepatitis C virus infection：a population-based study of U. S. veterans. Hepatology，2009，49(1)：116-123.

［21］ Suriawinata A，Thung SN. Hepatitis C virus and malignancy. Hepatol Res，2007，37(6)：397-401.

［22］ Chen RF，Li ZH，Zou SQ，et al. Effect of hepatitis C virus core protein on modulation of cellular proliferation and apoptosis in hilar cholangiocarcinoma. Hepatobiliary Pancreat Dis Int，2005，4(1)：71-74.

［23］ 李志花，陈汝福，孔宪和，等. HCV C 蛋白调控肝门部胆管癌细胞中 NF-κB 活性的研究. 肿瘤，2004，24(6)：550-553.

［24］ 陈汝福，李志花，陈积圣. 丙型肝炎病毒核心基因转染对胆管癌细胞中端粒酶反转录酶 mRNA 表达的调控. 中华普通外科杂志，2004，19(7)：426-428.

［25］ Chen RF，Li ZH，Liu RY，et al. Malignant transformation of the cultured human normal biliary tract epithelial cells induced by hepatitis C virus core protein. Oncol Rep，2007，17(1)：105-110.

［26］ Phongkitkarun S，Srisuwan T，Sornmayura P，et al. Combined hepatocellular and cholangio-carcinoma：CT findings with emphasis on mul-tiphasic helical CT. J Med Assoc Thai，2007，90(1)：113-120.

［27］ 唐南洪，许春森，王晓茜，等. 丙肝病毒受体 CD81 与肝外胆管癌的相关性. 中国肿瘤临床，2005，32(18)：1034-1036.

［28］ 王健东，全志伟. 胆管癌基础研究现状. 中国实用外科杂志，2008，28(4)：297-300.

［29］ Harmeet M，Gregory JG. Cholangiocarcino-ma：modern advances in understanding a dead-ly old disease. J Hepatol，2006，45(6)：856-867.

［30］ Khan SA，Thomas HC，Davidson BR，et al. Cholangiocarcinoma. Lancet，2005，366(9493)：1303-1314.

［31］ 陈汝福. 胆管癌. 见：焦兴元，任建林主编. 消化系肿瘤学(新理论，新观点，新技术). 北京：人民军医出版社，2004，327-380.

第4章

胆道肿瘤早期诊断的病理学基础

第一节 良性胆道肿瘤的早期诊断病理学基础

良性胆道肿瘤指发生在胆囊和肝内、外胆管的良性肿瘤和肿瘤样病变。胆道良性肿瘤临床少见,但随着影像学检查的广泛应用和人群中健康检查的普及,胆道良性肿瘤的检出率明显增加,加之部分良性胆道肿瘤还具有恶变倾向,故重视对良性胆道肿瘤的早期诊断病理学基础十分重要。

学术界对于胆道良性肿瘤尚无统一的分类,目前广泛参考 Christensen 等 1970 年的分类法,他将胆囊良性肿瘤分为真性的胆囊良性肿瘤和假性肿瘤。①良性肿瘤:a. 上皮性良性肿瘤有乳头状腺瘤、非乳头状腺瘤。b. 非上皮性良性肿瘤有血管瘤、脂肪瘤、平滑肌瘤、颗粒细胞瘤。②良性假瘤:a. 增生性良性假瘤有腺瘤样增生、腺肌瘤。b. 组织异位有胃黏膜、小肠黏膜、胰腺、肝。c. 息肉有胆固醇性息肉、炎性息肉。d. 其他有纤维黄色肉芽肿性炎症、寄生虫感染及其他假瘤。WHO 2006 年版的"胆囊和肝外胆管肿瘤"的分类中将上皮性良性肿瘤分为腺瘤、管状腺瘤、乳头状腺瘤、管状乳头状腺瘤、乳头瘤病(腺瘤病)。

一、上皮性良性肿瘤

1. 腺瘤(adenoma) 胆囊腺瘤是胆道最常见的良性真性肿瘤。多发于 40－50 岁女性。肿瘤直径通常＜2cm,极少数超过 5cm,约 1/3 为多发性。胆囊腺瘤比肝外胆管腺瘤更常见。多数腺瘤较小,无症状,大部分在体检时偶然发现。在因胆石症或慢性胆囊炎行胆囊切除的病例中有 0.3％～0.5％发现胆囊腺瘤。胆囊腺瘤偶伴 Peutz-Jeghers 综合征、Gardner 综合征。胆管腺瘤可造成梗阻性黄疸、急性胆管炎和胆道出血。胆道腺瘤可癌变。

【肉眼观】 肿块 2/3 单发,1/3 为多发。极少数肿瘤数量多至充满胆囊腔。体积大小不等,通常直径 1～2cm。典型的腺瘤呈息肉状,有蒂或无蒂,呈广基样,肿瘤呈红褐色至灰红色,表面光滑或细绒毛状,柔软,质脆,边界清楚。

【组织学】 按照腺瘤的生长方式,可将

其分为管状、乳头状和管状乳头状腺瘤 3 种类型;按细胞形态,可分为幽门腺型、肠型和胆道型。乳头状腺瘤在肝胰壶腹比肝外胆管的其他部位更常见。幽门腺型的管状腺瘤在胆囊更常见,而肠型腺瘤在肝外胆管更常见。腺瘤表面的腺上皮呈立方状或柱状,具有黏液分泌。约 50% 的腺瘤衬覆有结肠样上皮,包括杯状细胞(50%)、潘氏细胞(33%)、神经内分泌细胞(33%)。银染色和免疫组化可以证实含有数量不一的内分泌细胞,这些细胞含有 5-羟色胺和(或)肽激素。也可伴鳞状上皮化生,有时形成鳞样梭形细胞的桑椹样结构。管状腺瘤主要由紧密排列的短管状腺体衬以大多数具有黏液分泌的立方或柱状上皮组成。少数管状腺瘤形态与结直肠的管状腺瘤相似。结肠样腺上皮组成的腺瘤中,高级别上皮内瘤变和原位癌远多于由幽门腺腺体组成的管状腺瘤。乳头状腺瘤是由类似树枝状的结缔组织轴心被覆以立方或柱状上皮所组成的以乳头状结构占优势而形成的良性肿瘤。乳头状腺瘤中的黏膜上皮高级别上皮内瘤变和原位癌较管状腺瘤更常见。管状乳头状腺瘤由管状腺体和乳头状结构混合组成,每种成分均占 20% 以上。

2. 囊腺瘤(cystadenoma)　胆道囊腺瘤较罕见,为一种含有黏液或浆液的多囊薄壁良性肿瘤。发生于肝外胆管者比发生在胆囊者更常见。该肿瘤少见发生恶变。

【肉眼观】　大体形态类似于卵巢的黏液(浆液)性囊腺瘤,为多囊的薄壁肿块。直径通常为 2~10cm。

【组织学】　组织结构与胰腺黏液性囊腺瘤相似。肿瘤囊腔内衬以黏液阳性的、单层立方或柱状细胞,也可衬以浆液性立方或柱状上皮。偶可见内分泌细胞存在。囊腺瘤内衬上皮可增生、上皮内瘤变,甚至癌变。肿瘤壁由特征性的、类似于卵巢间质细胞的原始结缔组织所组成。通常见局部纤维化区域。

3. 腺瘤病(adenomatosis)　又称乳头状瘤病,可引起梗阻性黄疸、上腹痛及胆绞痛。男性多见。以多发性、复发性乳头状腺瘤为特征的一种临床病理状况,可以广泛地累及肝外胆管,甚至波及胆囊和肝内胆管。

【肉眼观】　大体上为突入胆囊或胆管腔内的多发性息肉样肿物,大多有蒂。

【组织学】　以大量的乳头状结构和复杂的腺管组成的多发性乳头状腺瘤。由于常伴有高级别上皮内瘤变,不易与乳头状癌区别。腺瘤病比孤立的腺瘤具有更大的恶变潜能。部分腺瘤病病灶中含有明显的癌灶。

二、非上皮性良性肿瘤

1. 颗粒细胞瘤(granular cell tumor)　颗粒细胞瘤是肝外胆管最常见的非上皮性良性肿瘤。发生在胆管者比发生在胆囊者更常见,可引起胆道梗阻。女性发病率高于男性,年龄范围可从 11-61 岁,中位年龄为 31.8 岁。临床表现为反复发作的胆绞痛及黄疸。肿瘤还可长入胆管周围的结缔组织中,甚至可进入邻近的淋巴结。虽然胆道颗粒细胞瘤多为单发,但也可呈多中心性或伴有其他部位的颗粒细胞瘤,如皮肤。

【肉眼观】　单发、黄褐色、境界不清的结节,包膜不完整或无包膜、质硬,直径<3cm。发生在胆总管内的肿块有两种形态,一种为向腔内突起的团块,直径 1~3cm,黄白色,质地较硬;另一种则沿胆管壁呈多灶性分布。

【组织学】　肿瘤由成片或束状分布的、大的卵圆形细胞组成,有结缔组织束将瘤细胞团分隔。瘤细胞胞质内充满丰富的嗜酸性颗粒,核小、居中,核染色质丰富,可见小核仁。瘤组织周围可见明显的胆管上皮反应性增生。瘤细胞胞质内 PAS(消化后)阳性。免疫组化标记见多数瘤细胞表达 S-100 蛋白,Vim、SMA、ACT 和溶菌酶均可阳性。电镜下瘤细胞胞质内见大量圆形、有膜的溶酶体样的特异性颗粒或称之为角小体。细胞周围有丰富的基膜样物质。

2. 神经纤维瘤（neurofibroma）　胆囊神经纤维瘤较为罕见，一般见于中老年患者，多表现为胆囊腔内的息肉样肿块，可同时侵犯肝内外胆管。

【肉眼观】　胆囊壁内结节或胆囊腔内结节，病灶大小 0.1～0.2cm。

【组织学】　和发生于其他部位的神经纤维瘤类似，肿瘤细胞集聚成丛，为纺锤形，细胞核不稳定。间质疏松，富含黏液素。光学显微镜下可见肿瘤组织内含有大量突触样结构，电镜显示由神经鞘细胞构成。免疫组化显示 S-100 蛋白染色阳性。

3. 节细胞神经纤维瘤病（ganglioneuro-fibromatosis）　胆道的节细胞神经纤维瘤病是Ⅱb型多发性内分泌肿瘤综合征（MEN-Ⅱb）的一个组成部分。散发的节细胞神经纤维瘤病主要发生在胆管，发生在胆囊者极罕见，但有报道与系统性多发性神经纤维瘤病有关。

【肉眼观】　多发条索样肿块，色红、质韧。

【组织学】　胆管壁内见大量增生的、成片状分布的施万细胞和散在的神经节细胞组成的肿瘤主体。肿瘤增大常破坏胆管壁肌层和浆膜层的神经组织，使神经组织增粗和扭曲。

4. 平滑肌瘤（leiomyoma）　胆道平滑肌瘤少见。总体上以中老年为主，无性别差异。

【肉眼观】　该肿瘤与外周软组织发生的相同组织起源肿瘤相似。

【组织学】　平滑肌瘤由少量或中量的梭形细胞组成，呈束状、丛状排列，瘤细胞胞质呈嗜酸性，核卵圆形，可以出现局灶性的核非典型性，偶尔也可见极少数的核分裂象。免疫表型：典型的平滑肌瘤只有结蛋白和平滑肌肌动蛋白显示瘤细胞阳性，而 CD34 和 CD117 阴性。

三、良性假瘤

1. 胆固醇息肉　是胆固醇代谢紊乱的局部表现。发病率无明显性别差异。可发生在胆囊的任何部位。少数病例同时伴有胆囊结石。该病大部分为多发，少数为单发。外观呈黄色分叶状或桑椹样，柔软易脱落，与胆囊黏膜有蒂相连。有的蒂细长，息肉可在胆囊内摆动；有的蒂粗短，息肉呈小结节状。胆固醇息肉大小不等，一般为 3～5cm，绝大多数＜10cm，偶见 10cm 以上者。组织学显示胆固醇息肉由集聚的吞噬脂质的泡沫样巨噬细胞团构成，其表面由单层柱状上皮覆盖。大部分患者胆囊黏膜被胆固醇沉淀呈草莓样改变。胆固醇息肉无肿瘤特征，也未见恶变报道。

2. 增生和化生性息肉　又称腺瘤样息肉，一般直径＜0.5cm，常多发，有蒂或无蒂，呈局灶性颗粒状或绒毛状突起。镜下为结节状幽门腺增生或胆囊上皮的乳头状增生，或两者兼有，也可伴有肠上皮化生和异型增生。与胆囊腺瘤的鉴别在于，腺瘤样息肉主要由增生的高柱状黏膜上皮构成，周边无明显分界和纤维包膜，乳头状结构不如腺瘤明显，且体积较小，多有蒂。

3. 炎性息肉　单发或多发，一般直径 3～5cm，蒂粗或无明显蒂，颜色与邻近的胆囊黏膜相近或者稍红。可伴胆石。常伴有严重的胆囊慢性炎症或黄色肉芽肿性胆囊炎。组织学显示：灶性腺上皮增生伴血管结缔组织间质和明显炎性细胞浸润，上皮与邻近的胆囊黏膜上皮相似。尚未见到胆囊炎性息肉恶变的报道。

4. 纤维性息肉　比炎性息肉大，多同时伴存胆囊结石和慢性胆囊炎。组织学显示：呈分叶状结构，由散在的腺体或导管样结构与纤维性间质构成，表面覆盖胆囊黏膜上皮。息肉富含纤维性间质和腺体。

5. 淋巴样息肉　可单发或多发，呈隆起的小结节，直径 2～5cm，多有蒂。常伴慢性胆囊炎。组织学显示：增生的淋巴组织形成淋巴滤泡，其生发中心可很大，表面覆盖一层正常的胆囊上皮，又被称为淋巴假瘤。

6. **混合性息肉** 不同类型的息肉混合存在，增生的腺体形成假乳头结构。大者直径可达15cm。镜下见息肉由上述两种以上的成分构成，如腺瘤样息肉与胆固醇息肉并存。

7. **腺肌瘤样增生** 又称为胆囊腺肌病，是一种由于胆囊壁的增殖表现为胆囊壁肥厚性病变，有胆囊上皮和平滑肌增生。分为局灶型、节段型和弥漫型3种。局限型的腺肌瘤样增生绝大多数发生在胆囊底部，又常被称为腺肌瘤。大多数病例伴有不同程度的慢性胆囊炎。肉眼观可见局灶性病变呈半月形隆起的结节，多位于胆囊底部，受累区域胆囊壁明显增厚，直径5～25cm，伴有中心部脐样凹陷。节段型和弥漫型病变主要是累及的范围不同。病变的断面呈灰白色，有多数小囊样腔隙。组织学特点主要是胆囊上皮（罗-阿窦，PAS）和增生肥厚的平滑肌束混杂排列，表层上皮常呈乳头状增生，在病变的中心最明显。周围的腺体常呈囊状扩张并充满黏液，并可见钙质沉着。在大多数的病例中，间质中有轻度的慢性炎性细胞浸润。

8. **腺瘤样增生** 呈局灶性或弥漫性的黏膜增厚。分为绒毛型和海绵型两种。绒毛型以高的乳头状的黏膜隆起为特征；海绵型以分支状的腺体为特征，有时伴有囊性扩张。尚未见与本病有关的恶变报道。

9. **组织异位** 此病罕见，异位组织可有胃黏膜、小肠黏膜、胰腺组织、肝与甲状腺组织等。全部异位的组织结节均位于胆囊壁内，发生在胆囊颈或胆囊管附近者较多见。肉眼观见突入胆囊腔的结节，一般1～2.5cm，断面呈灰白色。镜下可见异位的组织细胞。

10. **黄色肉芽肿性炎症** 本病的组织发生为胆汁从破裂的罗-阿窦渗入胆囊壁组织内引起的一种弥漫性或局灶性炎症改变。单个病灶结节可达2.5cm，突出于胆囊黏膜表面，其底部有宽蒂与胆囊相连或胆囊壁高度增厚。镜下所见在胆囊壁深部肌层形成组织细胞肉芽肿，由吞噬类脂质和含铁血黄素的泡沫样组织细胞、Touton多核巨细胞及数量不等的炎性细胞和纤维组织构成。此病易与恶性肿瘤相混淆，需细心鉴别。

（胡荣林　焦兴元　朱晓峰）

参 考 文 献

[1] Christensen AH, Ishak S. Benign tumor and pseudotumors of gallbladder. Arch Pathol, 1970, 90: 432-435.

[2] 石景森. 胆囊息肉样病变和胆囊良性肿瘤的分类. 中华肝胆外科杂志, 2001, 7(5): 320.

[3] 邹声泉. 胆道病学. 北京: 人民卫生出版社, 2010: 143-144.

[4] Yamamoto M, Nakajio S, Ito M, et al. Histological classification of epithelial polypoid lesion of the gallbladder. Acta Pathol Jpn, 1988, 38: 181-192.

[5] Morohoshi T, Kunimura T, Kanda M, et al. Multiple carcinoma associated with anomalous arrangement of the biliary and pancreatic duct system. Acta Pathol Jpn, 1990, 40: 36-43.

[6] Guo K J, Yamaguchi K, Enjoji M. Undifferentiated carcinoma of the gallbladder. A clinicopathologic, histochemical and immunohistochemical study of 21 patients with a poor prognosis. Cancer, 1988, 61: 1872-1879.

[7] Vardaman C, Albores-Saavedra J. Clear cell carcinoma of the gallbladder and extrahepatic bile ducts. Am J Surg Pathol, 1995, 19: 91-99.

[8] Van der Wal AC, Van Leeuwen DJ, Walford N. Small cell neuroendocrine (oat cell) tumor of the common bile duct. Histopathology, 1990, 16: 398-400.

[9] Papotti J, Galliano D, Monga G. Signet-ring-

cell carcinoid of the gallbladder. Histopathology, 1990, 17: 255-259.

[10] Henson DE. Carcinoma of the extrahepatic bile ducts. Histologic type, stage of disease, grade and survival rates. Cancer, 1992, 70: 1498-1501.

第二节　胆囊癌早期诊断的病理学基础

一、胆囊癌的相关疾病和癌前病变

1. 胆囊结石、胆囊炎　胆囊结石是一种与胆囊癌密切相关的疾病，其可诱发胆囊癌的观点已被广泛认可。国内文献报道的胆囊癌合并胆囊结石的发生率为50%～70%，国外文献的报道则更是达到了70%～90%。胆囊结石患者的胆囊癌发生率约比无胆囊结石者高7倍。另外，胆囊癌的发生还与胆囊结石的大小有关，结石直径＞3cm者，胆囊癌的发生率明显增加。

结石引发胆囊癌的具体机制还不十分清楚，一般认为胆囊结石对胆囊黏膜的慢性刺激作用是重要的诱癌因素。结石长期对胆囊黏膜产生机械性刺激，导致其炎性渗出，并发生反应性增生、纤维化，胆囊收缩功能减弱，导致胆汁排空障碍、胆汁淤积和感染，引起胆囊黏膜出现不典型增生和肠上皮化生，最终发生癌变。此外，在部分胆囊结石或感染患者的胆囊胆汁中可培养出一种厌氧的梭状芽胞杆菌，这种存在于消化道的厌氧菌能促使胆酸发生核脱氢反应转化为去氧胆酸和石胆酸，而后两者在结构上是致癌性多环芳香烃类化合物的同族物。胆囊壁黏膜上皮细胞在胆石的机械破坏和致癌物的双重作用下更易发生癌变。胆囊结石至发生胆囊癌的时间为10～15年。

慢性胆囊炎胆囊上皮组织出现化生也是一种癌前病变。无论有无胆石，胆囊炎症都可能最终导致胆囊黏膜上皮间变、化生和产生新生物，非结石性胆囊炎亦可发生胆囊癌。大量临床资料显示，胆囊癌患者的胆囊炎症比较严重，萎缩性胆囊炎比早期轻型胆囊炎发生胆囊癌的危险性大。慢性胆囊炎的胆囊壁可变薄或变厚，失去正常弹性，黏膜层有不同程度破坏，囊壁纤维化和点片状钙化，进一步可发展为整个胆囊壁增厚和变硬，形成瓷化胆囊（porcelain gallbladder），瓷化胆囊的黏膜则通过不典型增生发生癌变。巩风歧等对379例胆石症和胆囊炎切除的连续标本病理形态进行研究，结果发现黏膜单纯增生占76.68%，不典型增生占16.89%，原位癌占1.32%，浸润癌占2.11%，各型单纯增生存在于胆石症或胆囊炎的黏膜，不典型增生和癌发生于单纯增生的背景上，原位癌伴不典型增生，浸润癌伴原位癌和重度不典型增生。

2. 胆囊息肉样病变（polypoid lesion of the gallbladder, PLG）　是一种胆囊壁向囊腔突出的局限性病变，又称胆囊隆起样病变。胆囊息肉样病变是否癌变与其本身的大小有关，直径＜1cm者几乎不发生癌变，而直径≥1cm者的癌变率较高。从息肉的性质来说则主要是胆囊腺瘤和胆囊腺肌增生症。

胆囊腺瘤在人群中的发生率约1%，占B超发现的胆囊息肉样病变的17%。胆囊腺瘤多单发、有蒂，是胆囊癌重要的癌前病变。良性腺瘤的直径多＜1.2cm，而恶性腺瘤的直径都在1.2cm以上。Kozuka等认为胆囊腺瘤发生癌变的依据有以下几点：①组织学上存在腺瘤向腺癌的移行；②所有的胆囊原位癌都伴有腺瘤样成分；③浸润型腺癌中常有腺瘤组织残存；④腺瘤在恶性进程中病灶逐渐增大；⑤从良性腺瘤到恶变，再到浸润癌，患者平均年龄逐渐增大；⑥无论腺瘤还是腺癌,女性患者居多。胆囊腺瘤无论单发还是多发,都具有明显的癌变潜能,一般认为,多发、无蒂、直径＞1.0cm 的和伴有结石以及病理类型为管状腺瘤者,癌变概率更大。

胆囊腺肌增生症主要以胆囊黏膜和肌层增生为特点,形成壁内憩室、囊肿和罗-阿窦增多。胆囊腺肌增生症病理上可分为以下 3 型。①节段型:在增厚的胆囊壁中段出现环状狭窄,把胆囊分成相互连通的两个小腔,胆囊呈葫芦状;②基底型:胆囊底部囊壁呈局部性增厚;③弥漫型:整个胆囊壁呈弥漫性增厚。过去认为胆囊腺肌增生症无恶变可能,但近年日本、法国等陆续有胆囊腺肌增生症发生胆囊癌的报道。

3. 胰胆管异常合流　异常胰胆管合流(anomalous pancreaticobiliary ductal union,APBDU)是一种先天性疾病,正常胰胆管在十二指肠壁内段汇合,共同通路在 0.4～1.2cm。共同通路长度＞1.5cm,胰胆管在十二指肠壁外汇合定为胰胆管合流异常。按 Komi 分类标准,APBDU 可分为 3 型。①Ⅰ型:胆胰管合流异常型(B-P 型)即胆总管注入胰管,约占 35.3%;②Ⅱ型:胰胆管合流异常型(P-B 型)即胰管注入胆总管,约占 21.6%;③Ⅲ型:复杂型,有开放的副胰管开口于十二指肠,伴或不伴有复杂的管道网,约占 43.1%。国内外文献报道均显示胰胆管合流异常患者中的胆囊癌发病率显著高于胰胆管合流正常者。APBDU 与胆囊癌发生的具体机制尚不清楚,主要有以下几种原因。①胰液逆流破坏:正常的胆总管下段 Oddi 括约肌分布超过胰胆管汇合处,胰管的最大压力虽然可以超过胆道压力,但胰胆管合流正常者的 Oddi 括约肌阻止了胰液反流。APBDU 时 Oddi 括约肌的"阀门"作用失效,高压胰液反流入胆囊,诱发慢性胆囊炎和囊壁肠上皮化生。②胆汁中致癌物增加:有学者在 APBDU 患者胆汁中检测到致突变物质,实验证明胆汁中反流的胰液可使已被肝

解毒排入胆汁中的某些成分重新恢复致突变性。另外,APBDU 患者胆汁中次级胆酸和自由胆酸浓度增高,具有潜在致癌性。

4. Mirizzi 综合征　Mirizzi 综合征是胆囊管或胆囊颈结石压迫肝胆管,出现狭窄、梗阻、瘘管形成和肝功能受损等表现的临床综合征。Nishimura 等报道 Mirizzi 综合征患者合并胆囊癌的比例远远高于全组胆囊结石患者。结石引起胆囊黏膜持续性损害,上皮细胞对致癌物的防御力降低,加之胆汁淤积使胆汁酸出现促增生性物质,种种原因增加了胆囊癌的发病风险。

5. 胆囊壁钙化　胆囊壁钙化又称瓷化胆囊,瓷化胆囊的恶变率约为 20%。胆囊壁钙化分为完全壁内钙化和选择性黏膜钙化。选择性胆囊黏膜钙化是胆囊癌的危险因素,至于完全壁内钙化,研究并未发现其与胆囊癌有显著关联。

6. 其他　胆总管囊肿与胆囊癌相关,胆总管囊肿的囊壁平滑肌缺如,胆汁淤积、反复炎症发作可致胆囊癌。伤寒、副伤寒也与胆囊癌的发生关系密切,研究发现慢性沙门菌感染的患者或带菌者的胆囊癌发生率是正常人的 6 倍。除此之外,胆囊癌的发生还与溃疡性结肠炎、胆道寄生虫病等有关。

二、胆囊癌的发生部位和病理形态学

胆囊癌可发生于胆囊的任何部位,但以胆囊底部(约 60%)最多见,其次为体部(约30%),胆囊颈部则较为少见(约 10%)。胆囊管癌以前被归为肝外胆管癌,但在 2009 年推出的美国癌症联合委员会(AJCC)第 7 版胆囊癌 TNM 分期中则将其并入胆囊癌范畴进行讨论。

(一)原发性胆囊癌

1. 大体病理特征　原发性胆囊癌的大体形态可分为浸润型、结节型、胶质型和混合型。

(1)浸润型:最多见,占总体的 70%～

80%，癌组织向胆囊壁内浸润性生长，胆囊壁增厚，切面灰白，质地僵硬，此型胆囊癌纤维化明显，较早累及周围脏器，如肝、胆管、胰腺、结肠肝曲等。

（2）结节型：占15%左右，肿块多突出于胆囊腔内生长，呈息肉状或乳头状，切面灰白色或棕黄色，多质脆，外周浸润少。发生于胆囊颈者易出现梗阻和积液。随着肿块的增大，有出血、坏死的倾向，以乳头状癌为著。

（3）胶质型：约占5%，肿瘤组织内含有大量的黏液蛋白，呈胶胨样改变。

（4）混合型：较少见。

2. 组织学特征　原发性胆囊癌的病理类型以腺癌最多见，占70%～90%，此外尚有鳞癌、腺鳞癌、小细胞癌、类癌等。

（1）腺癌（adenocarcinoma）：胆囊腺癌按分化程度分为高、中、低分化腺癌。高分化腺癌的诊断要求95%的肿瘤具有腺样结构；中分化腺癌为40%～94%；低分化腺癌为5%～39%；未分化癌则低于5%腺样结构。

无其他亚型的（not otherwise specified, NOS）腺癌，为腺癌中最常见者，占腺癌的60%～70%。该型腺癌大多分化良好，可形成比较规则的腺腔。以管状腺癌多见，也可为乳头状腺癌或腺泡状腺癌，其特征是肿瘤由长短不一的管状腺体组成，衬覆立方或高柱状细胞，表面类似胆囊上皮。细胞和腺腔中常有黏液，少见情况下细胞外的黏液可发生钙化。胆囊壁常显示明显纤维化，腺体分散于纤维组织中，轮廓不整齐。约1/3的高分化腺癌有局灶的肠上皮化生，可见杯状细胞和内分泌细胞。内分泌细胞数量可很多，5-羟色胺和肽类激素免疫组化染色阳性，但不足以诊断神经内分泌肿瘤。癌组织中罕见潘氏细胞。另一种低分化型的腺癌仅约23.5%，由小圆细胞组成，排列呈片状、结节状、索状和不规则的腺样结构，癌细胞有空泡状核、明显的核仁和稀少的细胞质。常与弥漫性大B细胞淋巴瘤相混淆，免疫组化实验

可鉴别。典型的胆囊腺癌细胞分泌非硫酸性酸性黏液（唾液酸黏液、涎黏蛋白），与正常或炎性胆囊分泌的硫酸性黏液蛋白不同。虽然NOS腺瘤分化程度高，但其浸润生长能力强，发现时大多数已经有远隔转移，生存率低。正是由于此种病理类型的胆囊癌占了绝大多数，使原发性胆囊癌的总体预后明显恶化。

乳头状腺癌（papillary adenocarcinoma）占胆囊腺癌的4%～20%。乳头状腺癌比其他类型的腺癌预后更好。肿瘤大小不一，大多直径在0.5～5.0cm，常有蒂，呈乳头状或菜花样外观，灰白色，质脆易碎。少数乳头状腺癌在侵犯胆囊壁前可充满整个胆囊腔。乳头状腺癌是由类似树枝状结缔组织的轴心、被覆立方或柱状上皮所组成的乳头状结构占优势而形成的恶性上皮性肿瘤。乳头表面衬覆的立方或柱状上皮有显著的异型性和不均一性，核质比例增加，核仁明显，核分裂象易见。肿瘤细胞常含有不同数量的黏液。部分腺癌可有小肠上皮化生，可见杯状细胞、内分泌细胞和潘氏细胞。

黏液腺癌（mucinous adenocarcinoma）占胆囊腺癌的4%～7%，其定义为腺癌组织中多于50%的成分含有细胞外黏液。黏液癌切面呈黏液样或胶胨样。胆囊黏液腺癌有两种组织学类型：一型为衬覆柱状上皮的肿瘤腺体，细胞核轻-中度异型性，腺腔由于大量黏液而扩张；另一型为丰富的黏液湖（池）中可见小簇的肿瘤细胞，黏液湖中也可见小团块或条索状排列的印戒细胞。丰富的黏液使肿瘤看上去细胞稀疏。部分肿瘤兼有两种生长方式。

肠型腺癌（adenocarcinoma intestinal type）罕见，约占胆囊腺癌的1%。为管状腺体或乳头状结构组成，主要衬覆于肠型上皮，即由核位于基底的杯状细胞或结肠样上皮或两者皆有之，酷似结肠的隐窝上皮。癌组织不伴或伴有多少不一的内分泌细胞和潘氏细胞。

透明细胞癌(clear cell adenocarcinoma)为一种罕见的、细胞质内富含糖原的恶性上皮性肿瘤。肿瘤主要由富含糖原(PAS阳性)、胞界清楚、核染色质丰富的透明细胞组成。除了透明细胞外,还有数量不一的嗜伊红颗粒胞质的癌细胞,其排列呈巢状、片状、梁索状、小管状或乳头状结构,形态类似肾腺癌,故常与转移性肾腺癌混淆。胆囊的透明细胞腺癌通常可见局灶性的经典腺癌伴局灶性的黏液分泌,这一点在区分原发性还是转移性透明细胞癌有诊断意义。部分透明细胞腺癌的柱状细胞含有核下空泡,类似于分泌期子宫内膜腺体。电镜下癌细胞胞质内可见大量糖原颗粒和脂质。已有报道,胆囊的透明细胞癌可有局灶的肝样分化,并可产生甲胎蛋白(AFP)。

印戒细胞癌(signet-ring cell carcinoma)约占胆囊腺癌的3%。印戒细胞癌切面呈黏液样或胶胨样。由含有细胞内黏液、使核移位于细胞一侧,形似印戒样的癌细胞组成的恶性上皮性肿瘤。黏膜下生长是印戒细胞癌的一个重要的特点。可为低分化腺癌伴大量印戒细胞。通过固有膜向四周蔓延生长是此类型癌的一个常见特征。癌细胞PAS染色(消化后)阳性。在一些病例中观察到类似"皮革胃"的弥漫浸润性直线生长方式。

(2)鳞状细胞癌(squamous cell carcinoma):占胆囊癌的4%,可能源自胆囊黏膜上皮的鳞状上皮化生,这类肿瘤在黏膜的鳞状上皮化生区域能够找到鳞状上皮的上皮内瘤变。巨检多为灰白色、质硬、广泛浸润的肿块。癌组织完全由鳞状细胞组成。可为角化型和非角化型鳞状细胞癌。当癌组织分化较差、以梭形细胞为主时,容易与肉瘤相混淆,特别是恶性纤维组织细胞瘤或癌肉瘤。免疫组化标记有鉴别诊断的意义,细胞角蛋白染色可用于鉴别这些梭形细胞肿瘤。

(3)腺鳞癌(adenosquamous carcinoma):由腺上皮和鳞状上皮两种成分组成的恶性上皮性肿瘤,即具有腺癌和鳞癌共同特征的癌。肿瘤分化程度不一,但通常倾向于中分化。鳞癌成分常见角化珠,肿瘤性腺体通常含有黏液。

(4)小细胞癌(small cell carcinoma):又称燕麦细胞癌(oat cell carcinoma),生长方式及细胞形态类似于肺小细胞癌的恶性上皮性肿瘤,约占5%,是高度侵袭性的肿瘤,早期即可发生转移,多数于诊断后短期内死亡。大体上小细胞癌是最常见坏死的类型之一。黏膜下生长是小细胞癌的一个重要特点。大约25%的小细胞癌中含有微腺癌样成分。肿瘤多由圆形或梭形细胞组成,胞质少,核质比例大,部分为裸核的癌细胞,癌细胞排列成片、巢、索和(或)花环状。大多数病例可见菊形团结构,偶见小管状结构。易见核分裂象、广泛的坏死和上皮下浸润性生长是此癌恒定的特征。免疫组化标记见癌细胞常表达NSE、Syn、CgA。电镜下癌细胞胞质内可见有界膜的、圆形的、致密核心颗粒。

(5)未分化癌(undifferentiated carcinoma):未分化癌占胆囊癌的5%~20%,缺乏腺样结构是其特点。这类胆囊癌从组织学上可以分为①梭形和巨细胞型,肿瘤由不同比例的梭形细胞、巨细胞和多角形细胞组成;②未分化癌伴有破骨细胞样巨细胞,这一亚型肿瘤由单个核细胞和较多的均匀分布的破骨样巨细胞组成,类似骨的巨细胞肿瘤;③小细胞型,本型肿瘤由成片的小圆细胞组成,有泡状核和明显的核仁,胞质内偶有黏液;④结节型或小叶型,由境界清楚的结节状或小叶状的肿瘤细胞组成,粗略观察类似乳腺癌。

(二)继发性胆囊癌

继发性胆囊癌指身体其他部位肿瘤转移至胆囊的转移性胆囊癌,临床较为罕见,尸检报道的发生率约为5.8%。报道的发生胆囊转移的原发性肿瘤有肝细胞癌、肾癌、乳腺癌、肺癌、恶性黑色素瘤等,其中恶性黑色素瘤最容易发生胆囊转移,其占继发性胆囊癌的 30%～60%。转移的方式包括直接侵犯和血行转移。晚期肝细胞癌和胰腺癌可直接侵犯胆囊。恶性黑色素瘤、肾癌、乳腺癌、肺癌、胃癌等则可通过血行播散至胆囊。

转移性肿瘤首先在黏膜下形成小的扁平结节,然后生长为带蒂肿瘤。大部分转移性胆囊癌没有症状,以致很少发现。少数有症状的患者,主要表现为急性胆囊炎,梗阻性黄疸、胆囊穿孔则较少发生。①恶性黑色素瘤胆囊转移:胆囊转移性黑色素瘤的原发部位多位于皮肤,也可在其他含黑色素的器官,如口腔、尿道、阴道等。在组织病理学上,胆囊原发性黑色素瘤与转移性黑色素瘤十分相似,一般来说,转移性黑色素瘤常为多发性、浸润性病灶。黑色素瘤细胞在上皮内生长,皮肤等部无黑色素瘤存在,则常提示原发性胆囊黑色素瘤。②乳腺癌胆囊转移:乳腺癌胆道转移少见,尸检报道的乳腺癌胆囊转移发生率为 4%～7%,其中浸润性小叶癌和导管癌最常发生胆囊转移。在组织病理学上,转移性肿瘤并不形成腺体样或管状结构,而常以小巢和成串的肿瘤细胞形式发生浸润,且这些肿瘤细胞常是印戒细胞。免疫组化实验可与原发性胆囊癌相鉴别。③肾癌胆囊转移:肾癌转移至胆囊亦十分罕见,转移性肿瘤通常表现为黏膜下扁平小结节或带蒂的息肉样肿块,肿块内可有不同程度坏死或出血。光镜下见透明细胞排列成片状、小梁样或腺样和乳头样。

三、胆囊癌的侵袭和转移

胆囊癌侵袭力强,转移发生早,进展迅速,恶性程度很高。胆囊癌的转移方式包括浸润转移、淋巴转移、血行转移、神经转移、胆道内转移。其中最主要的转移方式是直接浸润和淋巴转移。

(一)局部浸润和腹腔播散

胆囊癌的局部浸润以肝受累最为常见,约占全部转移的 60% 以上。石景森等报道的 699 例原发性胆囊癌中,确诊时有 249 例已经存在肝转移,比例高达 35.6%。虽然近年来胆囊癌早期发现比例增加,肝转移发生率有所下降,但仍不可忽视。

一般认为胆囊癌肝转移有以下几种途径。①直接浸润:原发性胆囊癌可经过胆囊床直接侵犯到肝实质,尤其是原发病灶位于胆囊壁靠近肝处时,胆囊表面无腹膜覆盖,肿瘤容易浸透胆囊壁,很快侵犯至肝。②静脉转移:胆囊的静脉回流主要进入肝静脉循环,胆囊癌细胞可经静脉转移至邻近肝叶,出现原发灶附近肝内局部转移灶,有时可伴有小卫星灶形成。胆囊癌细胞尚可经门静脉循环入肝,在肝内任何部位形成转移灶。在晚期,肿瘤细胞经两种回流途径均可形成肝内多发性转移结节,亦可形成门静脉或肝静脉癌栓。③淋巴转移:胆囊的淋巴管多在胆囊管与肝总管交界周围汇合向下引流,极少见逆流入肝门的上行淋巴引流途径,但当晚期肿瘤致肝十二指肠韧带内淋巴管梗阻时,可反流入肝发生经淋巴的肝转移。有研究表明,肝转移灶切除标本在显微镜下观察可见淋巴管淤滞和淋巴结转移。上述 3 种转移机制并非相互独立,而是相互联系的。有研究认为,直接扩散的途径是通过胆囊静脉进入肝静脉或门静脉,所谓直接侵犯也与血行转移有关。门静脉系统的转移可能来源于进入其中的淋巴管。淋巴转移有时可伴有直接侵犯和静脉转移。

胆囊癌还较容易发生腹腔内种植转移,种植灶主要生长于右上腹,有时可有弥漫性的腹腔粟粒状转移结节。胆囊癌腹腔种植可涉及几乎所有腹腔脏器。此外,腹腔镜胆囊切除术后意外发现胆囊癌的病例,尚可发生套管针孔转移。

(二)淋巴转移

淋巴转移是胆囊癌最常见的转移方式。淋巴转移与癌肿浸润的深度有关。当肿瘤局限于胆囊黏膜层时,无淋巴结转移。而当浸润至肌层后,淋巴结受累率高达 62.5%。淋巴结转移的范围与胆囊癌的手术方式及预后密切相关。

对于胆囊癌淋巴引流的研究主要分为淋巴结引流途径和淋巴结引流分站。胆囊癌淋巴结回流途径有右、左、肝门 3 个方向:右侧是沿胆总管旁经由胰十二指肠后上方淋巴结或者门静脉后淋巴结,最终汇入腹主动脉旁淋巴结,此途径最恒定,约占 95%;左侧途径是经肝十二指肠韧带至胰头后方的淋巴结,见于 50% 的病例;肝门途径只见于 20% 的病例。右侧淋巴结回流途径被认为是胆囊癌经淋巴转移的主要途径,左侧及肝门途径是次要引流途径。另有研究也证明胆囊的淋巴引流途径主要有 3 条,分别为胆囊胰腺后途径、胆囊腹腔干途径、胆囊肠系膜途径,但具体表述不尽相同。AJCC 肿瘤分期第 7 版将胆囊癌淋巴结分为两站:胆囊管、胆总管、肝动脉、门静脉淋巴结为第一站;十二指肠旁、胰腺周围、腹腔干、肠系膜上动脉、腹主动脉和下腔静脉淋巴结为第二站淋巴结。

经解剖学发现,沿肝蒂虽有淋巴结,但仅在肝动脉周围引流肝左叶,既不与胆道淋巴网相通,亦不收纳来自胆囊的淋巴,故胆囊癌的淋巴转移首先涉及胆囊管和胆总管周围淋巴结。

(三)血行转移

胆囊癌血行转移常见,特别是晚期,可发生肝转移、肺转移等。

胆囊静脉可直接流向邻近的肝或经胆管静脉丛进入肝叶。少数病例也可直接汇入门静脉。胆囊经血行转移到肝,是通过肝静脉还是通过门静脉,近年来一直存在争议。有学者研究发现,胆囊静脉直接进入肝实质后由毛细血管汇入门静脉,与门静脉支不直接交通。但是另有研究提出不同的理论,认为胆囊静脉回流主要进入肝静脉,而且临床发现血行转移至肝的病灶,一般局限于胆囊周围的肝组织,而不同于其他消化道的恶性肿瘤可弥散于肝的任何部位,故应该以肝静脉途径为主。但是还有报道指出,临床上胆囊癌的肝转移远较肺转移多见,支持门静脉途径。

(四)沿神经蔓延

沿神经蔓延是独特的转移方式,在胆囊癌,这种转移一般仅限于胆囊壁内。文献报道其发生率为 22%～24%。

(五)胆管内扩散

胆管腔内播散转移是胆囊癌的一种特殊转移方式,常见于乳头状腺癌等类型,约占乳头状腺癌的 19%。癌组织脱落进入胆总管可能引起梗阻性黄疸,无黄疸者常被忽视。有人认为这可能是肿瘤多源性的一种表现。但有研究报道表明确实有这种特殊转移方式,而且根治性胆囊切除术加胆总管游离栓取出术后,患者预后良好。国内也有 3 例行胆囊切除加胆总管切开取栓手术,术后获较长生存期的病例。

四、胆囊癌的临床分期

Nevin 等 1976 年首先根据肿瘤的侵犯深度和有无转移制定了原发性胆囊癌的临床分期方案,由于其简便、科学,很快为广大学者所接受,现今仍被广泛使用。具体分为 5 期 3 级。①分期:Ⅰ期,肿瘤仅限于黏膜;Ⅱ期,肿瘤侵犯到黏膜下和肌层;Ⅲ期,肿瘤侵犯胆囊壁全层,但无淋巴结转移;Ⅳ期,肿瘤侵犯胆囊壁全层并有淋巴结转移;Ⅴ期,肿瘤侵犯或转移至肝,或其他部位。②分级:Ⅰ级,高分化癌;Ⅱ级,中分化癌;Ⅲ级,低分化癌。分期和分级与预后单独相关,分期和分级的相加值与预后有明显的相关性,数值越高,预后越差。

1987 年起，AJCC 与国际抗癌联盟（UICC）开始在恶性肿瘤的 TNM 分期标准上达成共识，推出了肿瘤 TNM 分期手册，并定期更新。根据 2009 年 AJCC 最新推出的第 7 版肿瘤 TNM 分期手册，胆囊癌的 TNM 分期见表 4-1。

表 4-1　AJCC 胆囊癌 TNM 肿瘤分期（第 7 版）

TNM 分期	原发肿瘤（T）	淋巴结（N）	远处转移（M）
0	Tis	N_0	M_0
I	T_1	N_0	M_0
II	T_2	N_0	M_0
IIIa	T_3	N_0	M_0
IIIb	$T_{1\sim3}$	N_1	M_0
IVa	T_4	$N_{0\sim1}$	M_0
IVb	任何 T	N_2	M_0
	任何 T	任何 N	M_1

T——原发肿瘤

T_x：原发肿瘤无法判断；

T_0：无原发肿瘤证据；

Tis：原位癌；

T_1：肿瘤侵犯固有层或肌层；

T_{1a}：肿瘤侵犯固有层；

T_{1b}：肿瘤侵犯肌层；

T_2：肿瘤侵犯肌层周围结缔组织，未侵及浆膜层或肝；

T_3：肿瘤浸透浆膜层和（或）直接侵犯肝和（或）一个邻近器官或结构，例如胃、十二指肠、结肠、胰腺、肠系膜、肝外胆管；

T_4：肿瘤侵犯门静脉主干、肝动脉或侵犯两个或两个以上的肝外器官或结构

N——淋巴结

N_x：区域淋巴结有无转移无法判断；

N_0：无区域淋巴结转移；

N_1：胆囊管、胆总管、肝动脉和（或）门静脉旁淋巴结转移；

N_2：腹主动脉、下腔静脉、肠系膜上动脉和（或）腹腔干旁淋巴结转移

M——远处转移

M_0：无远处转移；

M_1：远处转移

正确判定胆囊癌的 TNM 分期在制定手术方式、辅助治疗计划时非常必要。

（胡荣林　焦兴元　何晓顺）

参 考 文 献

［1］　巩风歧，高振亚，王居彬. 胆囊癌前病变的病理研究. 中华肿瘤杂志，1989，11：127-128.

［2］　焦兴元，吕明德，黄洁夫. 胆囊炎、胆囊结石及其他相关危险因素与胆囊癌关系的研究进展. 中华普通外科杂志，2002，17：117-119.

［3］　Nishimura A，Shirai Y，Hatakeyama K. High coincidence of Mirizzi syndrome and gallbladder carcinoma. Surgery，1999，126：587-588.

［4］　石景森，杨毅军，赵凤林，等. 原发性胆囊癌 44 年诊治的临床回顾. 外科理论与实践，2001，6：137.

［5］　Uesaka K，Yasui K，Morimoto T，et al. Visualization of routes of lymphatic drainage of the gallbladder with a carbon particle suspension. J Am Coll Surg，1996，183：345-350.

［6］　Yokoyama Y，Nishio H，Ebata T，et al. New classification of cystic duct carcinoma. World J Surg，2008，32：621-626.

［7］　Crippa S，Bovo G，Romano F，et al. Melanoma metastatic to the gallbladder and small bowel：report of a case and review of the literature. Melanoma Res，2004，14：427-430.

［8］　Kaufmann O，Deidesheimer T，Muehlenberg M，et al. Immunohistochemical differentiation of metastatic breast carcinomas from metastatic adenocarcinomas of other common primary sites. Histopathology，1996，29：233-240.

［9］　Aoki T，Inoue K，Tsuchida A，et al. Gallbladder metastasis of renal cell carcinoma：report of two cases. Surg Today，2002，32：89-92.

[10] Nevin JE, Moran TJ, Kay S, et al. Carcinoma of the gallbladder: staging treatment and prognosisl. Cancer, 1976, 37: 141-148.

[11] Edge SB, Byrd DR, Compton CC, et al. AJCC Cancer Staging Manual [M]. 7th ed. New York: Springer, 2009: 211-217.

[12] 邹声泉. 胆道病学. 北京: 人民卫生出版社, 2010: 341-343.

第三节　胆囊癌的预后因素

一、胆囊癌的生物学特征

胆囊癌最常以浸润性的方式生长，长入并破坏胆囊壁和周围组织。此外，肿瘤还有诱导血管生成的能力。肿瘤细胞本身及炎细胞(主要是巨噬细胞)能产生血管生成因子，如血管内皮细胞生长因子(vascular endothelial growth factor，VEGF)，诱导新生血管的生成，为肿瘤的进行性生长提供营养支持。

恶性肿瘤不仅可以在原发部位浸润性生长，累及邻近器官和组织，还可以通过多种途径发生远处扩散，这是恶性肿瘤最重要的生物学特征，也是影响预后的主要原因。胆囊癌的恶性程度高，进展迅速，一般较早就发生转移，其中以直接浸润和淋巴转移最为常见。胆囊癌的血行转移亦常见，特别是在晚期患者，可发生肝、肺转移。另外，胆囊癌还具有两种特殊的转移方式，胆管内扩散和神经蔓延。胆管腔内播散常见于乳头状癌等类型，癌组织落入胆总管可能引起梗阻性黄疸。神经浸润在胆道肿瘤十分常见，尤以胆管癌明显，在胆囊癌的发生率为 22%～24%，神经浸润者预后较差。

二、肿瘤标志物

胆囊癌的早期诊断困难，迄今为止尚未发现一种对胆囊癌兼有高特异性和高灵敏度的肿瘤标志物，故肿瘤标志物检测只能作为胆囊癌诊断过程中的参考指标。肿瘤相关糖链抗原 CA19-9 和癌胚抗原 CEA 在胆囊癌患者中有一定阳性率，升高程度与病期相关，对诊断有一定帮助，还可作为胆囊癌的治疗、动态观察和预后评价的指标。有报道称，CEA 浓度超过 4 µg/L 对胆囊癌诊断的特异度达 93%，但敏感度仅为 50%；CA19-9 浓度超过 20U/ml 对胆囊癌诊断的敏感度为 79.4%，特异度为 79.2%。胆囊癌肿瘤标志物除了血清检测外，还包括胆汁检测，并且检测胆汁内的肿瘤标志物较血液内的更为敏感。近年来兴起的胆汁蛋白组学研究在筛选高效、特异的胆道肿瘤标志物方面具有明显的优势，现已发现不少较为理想的胆道肿瘤候选标志物，如 Mac-2-Binding 蛋白(Mac-2BP)、胰弹性蛋白酶 3(PE3B)、胆汁淀粉酶(Amy)、DMBTI、CEACAM6 等。另外，联合多种不同肿瘤标志物也可提高诊断的灵敏度和特异性，如 Mac-2BP 联合 CA19-9、PE3B 联合 Amy 等。

三、手术治疗

彻底的手术切除，是现有的治愈胆囊癌的惟一有效手段。手术的疗效主要取决于肿瘤的生物学特性和临床病理分期，同时也与手术方式密切相关。

1. 手术治疗原则　胆囊癌的手术治疗方式主要取决于患者的临床病理分期。经典的观念认为，对于 Nevin Ⅰ、Ⅱ 期的病例，单纯胆囊切除已经足够，对 Nevin Ⅲ 期病例应采取根治性手术，范围包括胆囊切除术和距胆囊 2cm 的肝楔形切除术、肝十二指肠韧带内淋巴结清扫术，而对于 Nevin Ⅳ、Ⅴ 期的晚期病例,手术治疗已无价值。多年来,随着术前确诊的胆囊癌病例逐渐增加,以及对胆囊癌转移方式的深入研究,不少学者也对原发性胆囊癌的手术原则提出新的看法,主要包括:①对于 Nevin Ⅰ、Ⅱ期的病例应行根治性胆囊切除术;②对于 Nevin Ⅳ、Ⅴ期的病例应行扩大切除术。

2. 早期胆囊癌的根治性手术 早期胆囊癌是指 Nevin Ⅰ、Ⅱ期或 TNM 分期 0、Ⅰ期。对此类患者以往认为仅行胆囊切除术可达到治疗目的,对 Tis 和 T_{1a} 期(肿瘤侵及黏膜固有层)可行单纯胆囊切除术,无需进一步治疗已得到公认,多个研究显示这种情况下患者的术后 5 年总生存率达到 100%。但对 T_{1b} 期(肿瘤侵及黏膜肌层)胆囊癌的治疗目前还存在争议。有研究显示 T_{1b} 期的淋巴结转移为 0,单纯胆囊切除术对照扩大根治性切除结果没有差别,且术后 10 年总存活率亦达到 87%,因此单纯性胆囊切除术已足够治疗 T_{1b} 期胆囊癌。近年研究表明,由于胆囊管壁淋巴管丰富,胆囊癌可有极早的淋巴转移,甚至肝转移,因此尽管是早期病例,亦有根治性切除的必要。因为一些 T_{1b} 期胆囊癌已波及胆囊管周围淋巴结或胆总管周围淋巴结,单纯胆囊切除只摘除了胆囊管周围淋巴结,并未清除胆总管周围淋巴结。一些研究也显示 T_{1b} 期淋巴结转移为 15%～28%,而单纯胆囊切除术后局部复发的治疗失败率较根治术高。许多学者的实践证明对 Nevin Ⅰ、Ⅱ期病例行根治性胆囊切除术的长期生存率显著优于单纯胆囊切除术,故强调包括肝楔形切除及胆囊引流区域淋巴结清扫术在内的胆囊癌根治术的重要性。有报道显示,单纯胆囊切除术后 5～10 年的累计生存率 T_{1a} 期患者为 100%,T_{1b} 期患者为 37.5%;根治性切除术后 T_{1b} 期的 5～10 年累计生存率则为 100%。故现在的主流观点认为,T_{1a} 期患者可行单纯胆囊切除术,T_{1b} 期患者应行根治性手术。

3. 中晚期的胆囊癌扩大根治术 因为中晚期的概念范围较大,临床常用的 Nevin 分期和 TNM 分期中包括的情况在不同的病例中也有很大的差别,故对此类患者不能一概而论。如有些位于肝床面的胆囊癌很早发生了肝浸润转移,而此时尚无淋巴结转移,这种患者按临床病理分期已属晚期,但经过根治性胆囊切除术可能取得良好效果。由于胆囊的淋巴引流途径很广,更为常见的是一些病例无肝转移,但淋巴结转移却已达第三站,这时虽然分期较早,但治疗效果却明显要差。通常所说的扩大根治术,基本是指在清扫肝十二指肠韧带淋巴结、胰十二指肠后上淋巴结、腹腔动脉周围淋巴结、腹主动脉淋巴结和下腔静脉淋巴结的同时,做肝中叶、扩大的右半肝或肝三叶切除,仅做右半肝切除是不合适的,因为胆囊的位置在左、右叶之间,胆囊常见的转移包括肝左内叶的直接浸润和血行转移。目前有人加做邻近的浸润转移脏器的切除,甚至加做胰头十二指肠切除术。这些手术创伤大、并发症多、病死率高,尽管在某些病例中取得了较好的疗效,但还是应该谨慎选择。

(1)S4a、5、6 肝段切除术:适合于胆囊癌通过胆囊静脉已发生肝内转移及肝床浸润者。

(2)中央二区域切除:对胆囊癌的肝中央二段切除是肝 4a、5 段切除延长线上的手术,适合于肝床浸润型的进展癌及浸润范围限于肝右前叶及左内叶的癌或形成较大的肿瘤,但仍局限者。

(3)扩大右叶切除＋肝外胆管合并切除:适合于肝浸润右侧 Glisson 鞘,有必要施行右叶切除的进展期胆囊癌,加上肝外胆管浸润的胆囊癌。即使胆管造影未明确肝浸润,但处于颈部及胆囊管原发的进展期癌,浸润 Calot 三角者也适合本术式。

(4)扩大的肝右叶切除＋肝外胆管保留:肝门浸润型、肝床肝门浸润型的大多数病例及肝床浸润型,肝内广泛浸润者,即靠近右前、后 Glisson 鞘者都为适应证,但两者间术式的内涵不同,肝床浸润型可能保留肝外胆管,不必切除尾叶,对某些局限性肝转移作为预防性扩大手术,也可考虑。

(5)胰头十二指肠切除:基本为胰头十二指肠切除与各种肝切除术式的组合。宜行胰头十二指肠切除者,胆囊癌已属相当晚期,几乎均需合并各种肝切除,涉及肝右叶以上的大量肝切除,术后并发症与病死率仍很高,采用门脉栓塞术以防止肝功能不全是不可缺少的,此手术应该权衡其安全性和根治性。适用于主病灶和淋巴结转移直接浸润胰头和十二指肠者。

4. 胆囊癌姑息性手术 胆囊癌恶性度高、早期诊断率低,临床上相当部分的患者就诊时已属晚期,丧失了根治性切除的机会。此时,为了缓解症状、提高患者的生存质量,多考虑姑息性手术治疗。姑息性手术治疗主要包括姑息性肿瘤切除、胆道转流和胃肠道转流术 3 类,需根据患者的具体情况进行选择。

(1)姑息性肿瘤切除:对于在手术中发现的晚期胆囊癌,肝十二指肠韧带广泛浸润、固定或已发生腹膜、网膜、肠系膜根部等远处转移,应尽可能在术中做姑息性胆囊及其肿瘤和邻近受累脏器的部分切除,通常切除范围为胆囊切除、胆囊床部分的肝切除以及胆囊周围部分淋巴结清除。

(2)胆道转流术:胆囊癌往往较早发生肝外胆道系统转移,所以为缓解胆道梗阻而进行的胆道转流术是胆囊癌姑息性手术的重要内容。胆道梗阻的转流需遵循以下原则。①引流 30% 以上的肝才能有效减黄;②引流广泛转移的肝叶不能减轻黄疸;③引流萎缩的肝叶不能减轻黄疸;④急性胆道感染需要引流。

(3)消化道转流:如胆囊癌累及十二指肠第一段或幽门时,在临床上常引起消化道梗阻症状,此时宜行胃空肠吻合术。

5. 意外胆囊癌的手术治疗 意外胆囊癌的肿瘤分期整体上较术前诊断的胆囊癌分期早,所以早期根治切除率高,预后相对较好。术后一旦确诊为意外胆囊癌应尽早再次按胆囊癌规范化治疗手术方案实施手术,力求根治性切除。另外,如果在胆囊切除术或其他腹部手术中发现以下情况,应视为意外胆囊癌的危险因素,可考虑适当扩大胆囊切除术的范围,减少再次手术问题,并送病理确认:①胆囊息肉直径>1cm 者;②胆囊结石直径>3cm,病程 10～15 年者;③患者年龄>70 岁,且胆囊壁增厚(≥1cm);④术中有胆汁漏出且胆囊壁不规则;⑤胆囊十二指肠瘘;⑥Mirizzi综合征;⑦萎缩性填满型胆囊结石。

6. 腹腔镜切口种植转移的处理 随着腹腔镜胆囊切除术的普及,腹腔镜切开种植转移亦引起高度关注。腹腔镜切口种植转移复发率为 14%～29%,复发时间的中位数为 6～10 个月。假如手术中胆囊破裂,复发率更高达 40%。腹腔镜切口种植转移较常发生在 T_3 期或 T_4 期胆囊癌及发生在腹腔镜手术中取出胆囊的切口。但是,这种转移亦可发生在 T_1 期或 T_2 期胆囊癌。腹腔镜切口种植转移的原因可能有:①人工气腹通过持续性气腹的压力差造成含癌细胞的气体(癌细胞气雾化)流经切口,当附于切口的癌细胞达到一定数量后,造成种植转移;②二氧化碳人工气腹对人体免疫系统的负面影响;③手术中反复挤压胆囊,癌细胞溢出;④癌细胞污染手术器械,然后依附切口;⑤手术操作不熟练,增加癌细胞扩散的机会;⑥胆囊癌细胞本身的高度侵袭性。因此,胆囊手术应注意:①若术前诊断或疑似胆囊癌,应施行开腹手术;②若腹腔镜下怀疑胆囊癌时,应中转为开腹手术,确诊后,腹腔镜切口必须切除,并对肿瘤进行评估分期;③若术后确诊胆囊癌,病理报告示 T_{1b} 期或以上者,需再次行根治性切除术,同时切除腹腔镜切口。

四、放 射 治 疗

放射治疗以往多用于无法切除和复发的胆囊癌患者的姑息性治疗,近年来随着放射治疗设备更新及技术方法的提高。放射治疗在胆囊癌治疗中的应用亦增加。文献报道较多且疗效肯定的是术后辅助性放射治疗、术中放射治疗。此外,术前放射治疗和姑息性放射治疗也具有一定的疗效。

1. 术前放射治疗 术前放射治疗的目的是让有手术机会的患者应用后缩小肿瘤体积,提高手术切除率。对已无手术机会的患者则可以使肿瘤缩小,创造二期手术机会,减少肿瘤细胞种植,提高生存率。有研究组对14例胆囊癌进行术前放射治疗,剂量为60Gy,手术切除9例,其中治愈性切除4例,术前放射治疗者手术切除率为64.2%,对照组为61.5%。术前放疗组可略提高手术切除率,而且不会增加组织脆性和术中出血。Aretxabula 等对 18 例胆囊癌患者予术前4 500cGy 的放疗,同时给予 5-FU 静脉滴注,15 位患者获得了再次手术机会,其中 3 例治疗前有肝和淋巴结转移。

2. 术后放射治疗 临床上应用最多的是术后放射治疗,多数研究证实,与单纯手术治疗相比,术后辅助性体外放疗(external beam radiation therapy,EBRT)可延长患者的存活期。Houry 等资料显示术后辅助性放射治疗患者存活时间可达 23～63 个月,而单纯手术者为 10～29 个月;对某些术后无肉眼或镜下残留的Ⅳ、Ⅴ期患者辅助性放射治疗可延长生存时间;病例中 12 例Ⅳ、Ⅴ期中有 4 例在治疗后 5 个月、17 个月、22 个月、27个月仍然存活,而其他 8 例的平均存活时间为 16 个月。Todomki 等报道对一组 T_4 期胆囊癌患者行术后放射治疗,5 年生存率为14%,平均生存时间为 396d;而单纯手术患者 5 年生存率为 6%,平均生存时间为 194d。手术中明确肿瘤的部位和大小,并以金属夹对术后将要放射的区域进行标记,一般在术后 4～5 周开始,外照射 4～5 周,总剂量40～50Gy。近年,亦有报道通过经皮肝穿刺置管引流术(percutaneous transhepatic cholangial drainage,PTCD)的腔内照射与体外照射联合应用具有更好的效果。

3. 术中放射治疗 现在提倡术中放射治疗(intraoperative radiation therapy,IORT),就是在术中对靶区实施单次的、高剂量照射。优点是直接向肿瘤照射,同时周围正常组织暴露最小,又能获得高照射剂量,但需要靠近手术室的特殊治疗装置。Houry 等回顾性分析了 1974－2000 年经体外放射治疗、术中放射治疗和近距离放射治疗的病人,结果显示可局部控制和缩小肿瘤体积,从而可改善胆囊癌患者状况和外科治疗效果。G Lindell 等对 10 例胆囊癌行胆囊切除、淋巴结清扫、肝部分切除的扩大性根治术,以术中及术后行 IORT 和 EBRT,结果显示 5 年生存率为 47.08%,高于单纯手术组的 13.0%,中位生存期为 28.8 个月。国内一些医院的经验是,术中一次性给予肿瘤区域 20Gy 的放射剂量,时间 10～15min,可改善患者的预后。

五、化 学 治 疗

胆囊癌的化学治疗仍缺少系统的研究和确实有效的化学治疗方案,已经使用的化学治疗方案效果并不十分理想,但适当合理的化学治疗对于难以根治性切除的胆囊癌患者来说,还是有益的。

1. 单药化学治疗 就单一化学治疗药物而言,目前研究最深入的是氟尿嘧啶(5-FU),其单药反应率约为 10%。当加用修饰剂亚叶酸钙或 α-干扰素时,反应率可达30%,但代价是黏膜炎和腹泻等毒性反应增加。Patt 等应用一种新近研制的氟尿嘧啶前体——卡培他滨,对包括胆囊癌在内的肝胆肿瘤病人做了相关试验,结果显示 50% 的胆囊癌患者症状完全缓解或部分缓解。也有学者采用另一种胞嘧啶衍生物——吉西他滨（gemcitabine）或健择治疗胆囊癌，也具有一定的效果。

2. 联合化学治疗 典型的联合化学治疗以 5-FU 为基础，多采用 FAM 方案（5-FU 1.0g，多柔比星 40mg，丝裂霉素 20mg）和 FMP 方案（5-FU 1.0g，丝裂霉素 20mg，卡铂 500mg）。国外一项应用 FAM 方案的多中心研究表明，对丧失手术机会的胆囊癌患者，化学治疗后可使肿瘤体积明显缩小，生存期延长，甚至有少部分病例得到完全缓解。选择性动脉插管灌注化学治疗可减少药物的全身毒性反应，一般在手术中从胃网膜右动脉置管入肝动脉，经皮下埋藏灌注药泵，在切口愈合后，选用 FMP 方案，根据病情需要间隔 4 周重复使用。此外，通过门静脉注入碘化油（加入化学治疗药物），使其微粒充分进入肝窦后可起到局部化学治疗和暂时性阻断肿瘤扩散途径的作用。临床应用取得了一定效果，为无法切除的胆囊癌伴有肝转移的患者提供了可行的治疗途径。腹腔内灌注顺铂和 5-FU 对预防和治疗胆囊癌的腹腔种植转移有一定的疗效。目前正进行 5-FU、左旋咪唑和叶酸联合化学治疗的研究，可望取得良好的疗效。此外，由于对化学治疗药物的敏感性存在个性差异（即不同个体对一种药物、不同药物对同一个体的药物敏感性均不同），且化学治疗药物具有毒性反应，若不能正确选用患者敏感的药物，将影响疗效并给患者带来不必要的痛苦和经济负担。因此，通过肿瘤化学治疗药敏试验指导个体化用药的研究受到了国内外肿瘤学界的重视。肿瘤患者化学治疗药物敏感性检测和筛选对指导医师为患者选择适合自己的最佳化学治疗药物，提高疗效，减轻不良反应等具有重要意义。

3. 耐药机制 胆囊癌化学治疗存在的一个重要挑战是耐药机制的存在。针对胆囊癌抗化学治疗特性，一些学者进行了研究。P-糖蛋白（P-glycoprotein，P-gp）一直被认为

是耐药的主要原因，P-gp 存在于肿瘤细胞膜中，其过量表达不仅对化疗药物的选择及疗效判断有重要意义而且其表达与否与某些恶性肿瘤的预后呈正相关。P-gp 是一种膜转运蛋白，它在清除细胞代谢产物方面有一定的生理功能。起源于正常表达 P-gp 组织的肿瘤，常具有较高 P-gp 表达水平，且往往对化疗药物不敏感。胆囊癌免疫组化分析得到的 P-gp 蛋白表达比例是 77%，PCR 法得到的表达多药耐药基因-1（MDR-1）mRNA 的比例是 52%，显著高于正常胆囊。但 TNM 分期较早的病例与进展期病例相比，P-gp 和 MDR-1mRNA 的表达无显著性差异，提示胆囊癌从早期阶段开始即对化疗药物产生耐药性。另有研究发现，P-gp 和胎盘型谷胱甘肽 S 型转移酶（placental glutathione S-transferase，GST-π）在胆囊癌的表达阳性率分别为 78.9% 和 65.7%，而在胆囊良性病变中分别为 25% 和 16.6%（$P < 0.05$）。在进一步的研究中表明 P-gp 的耐药谱并不完全相同，胆囊癌患者 P-gp 和 GST-π 表达的不同构成了胆囊癌耐药的多样性。

六、免 疫 治 疗

近年对于肿瘤免疫的研究有了较大的进展，由此而发展的单克隆抗体、肿瘤疫苗和过继免疫治疗等免疫治疗技术大大降低了肿瘤负荷，提高了肿瘤患者的生存率，由原来的辅助治疗手段发展成为肿瘤治疗的一个主要手段之一。肿瘤免疫治疗可分为肿瘤疫苗治疗、单克隆抗体治疗、细胞因子治疗、免疫过继治疗和基因治疗等。

1. 肿瘤疫苗治疗 肿瘤疫苗治疗是肿瘤的特异性主动免疫治疗，主要是用肿瘤疫苗刺激机体产生针对肿瘤特异性抗原的免疫应答。肿瘤疫苗主要包括以下几种。

（1）肿瘤全细胞疫苗：其优点是细胞上所有的分子，包括一些未知的分子都可暴露于免疫系统，机体可能产生针对多个分子的免

疫应答。但全细胞疫苗存在特异性差、免疫原性不强、制备复杂等缺点,且其抗原成分复杂,因此疗效不明显。通过腺病毒、反转录病毒等载体可将外源性基因导入肿瘤细胞,应用基因修饰细胞疫苗的目的是通过增强肿瘤的免疫原性,以及提高T细胞对肿瘤抗原的反应性(如将共刺激分子的基因转染到肿瘤细胞,提供T细胞活化的第二信号),来刺激抗肿瘤免疫应答。某些外源基因的表达产物可直接作用于免疫细胞,促进免疫细胞的增殖和分化,从而提高机体的抗肿瘤效应。目前研究最多的是各种细胞因子以及趋化因子基因修饰的肿瘤细胞疫苗,多种细胞因子IL-2、IL-4、IL-6、IL-12、IL-18、GM-CSF等都被导入到多种组织类型和具有不同免疫原性的肿瘤细胞中,有一定的抗肿瘤效果。

(2)肿瘤抗原疫苗:肿瘤抗原主要包括肿瘤特异性抗原(TSA)和肿瘤相关抗原(TAA),肿瘤抗原疫苗是以肿瘤抗原(包括TSA、TAA,如癌胚抗原CEA和前列腺特异性抗原PSA等)作为疫苗刺激机体,产生针对肿瘤细胞的免疫应答。有关蛋白多肽疫苗的研究较多,目前多以黏蛋白核心肽、突变的ras蛋白、p53蛋白、Her-2/neu蛋白、CEA、端粒酶、热休克蛋白等作为免疫原。

(3)肿瘤抗原修饰的DC细胞:由于DC具有更为专业和更为强大的免疫激发活性,作为肿瘤疫苗能诱导更为有效的特异性免疫反应。转基因修饰的DC疫苗是将肿瘤抗原基因或细胞因子基因转染DC。这可以使抗原分子或细胞因子在DC内长期稳定表达,因而具有更好的刺激效果。虽然这种方法尚不成熟,制备的DC疫苗进入临床研究的也不多,但仍是目前DC疫苗的研究热点。有多项研究表明,转基因修饰的DC疫苗对肺癌、前列腺癌、鼻咽癌、恶性黑色素瘤等肿瘤有较好的疗效。目前,DC疫苗是研究最多、临床应用开展最广泛的肿瘤疫苗。

(4)亚细胞结构疫苗(exosome):exo-some是由细胞分泌至细胞外的膜性小囊泡,表面含有大量与其来源和功能密切相关的蛋白质和脂质成分。如树突状细胞和肿瘤细胞分泌的exosome可同时表达MHC Ⅰ、Ⅱ类共刺激分子,热休克蛋白HSP70-90和肿瘤抗原,可有效辅助抗原呈递,打破原有的免疫耐受。在体内和体外实验中,能诱发和增强机体的免疫应答,表现出与抗原呈递细胞相似的功能。exosome作为一种亚细胞成分,在治疗肿瘤方面具有组成明确、活性稳定、安全有效和便于保存等优点,从而显示出良好的潜在应用前景。利用exosome的辅助抗原呈递功能,可为肿瘤免疫治疗提供一种新的策略,在肿瘤防治上已经显示一定的效果,如在晚期黑色素瘤和肺癌患者以exosome为基础的免疫治疗中,观察到明确的肿瘤逆转现象。肿瘤疫苗的优势在于一旦诱导产生特异性抗肿瘤免疫反应,可产生长期的免疫记忆细胞,对消除肿瘤微小残留灶并减少肿瘤复发有更大的优势。

2. 单克隆抗体和细胞因子治疗　单克隆抗体治疗肿瘤属于肿瘤的被动免疫治疗,其特点是靶向明确、疗效快、副作用小,缺点是用量大、费用高。同时要配合靶抗原的检测,实行个体化治疗方案才能取得最佳的疗效,例如某些结肠癌不表达Her 2或血清中游离的Her 2过高,都会影响郝塞汀的疗效。早年采用IL-2、TNF等细胞因子治疗肿瘤,因其用量大、毒性反应重而逐渐改为辅助治疗。近年细胞因子配合免疫细胞治疗和基因治疗又成了新的方向。给予沙格司亭(GM-CSF)或非格司亭(G-CSF)不但能迅速提高肿瘤患者因放化疗导致的白细胞低下,而且可以增强DC细胞疫苗的抗原刺激活性,诱导更强的免疫反应。由于肿瘤患者体内Treg等抑制性T细胞活性较高,抑制了抗肿瘤免疫反应,所以近年又尝试免疫治疗的同时给予IL-2-白喉毒素等,选择性去除这些细胞,释放出更强的抗肿瘤免疫反应,取得了较好的效果。IFN-γ可以上调肿瘤细胞的MHC表达，也可以用于增强肿瘤疫苗的活力。

3. 免疫过继治疗和基因治疗　体外活化、扩增具有抗肿瘤活性的免疫细胞，再将其回输患者的治疗称为免疫过继治疗。早年，将患者外周血的外周血淋巴细胞（PBL）在体外用IL-2活化和扩增成为淋巴因子激活杀伤细胞（LAK），然后回输给患者治疗肿瘤，有一定的疗效。但LAK细胞的特异性较差，产生的体内效力还较弱。由于对肿瘤抗原的深入了解和特异性T细胞毒细胞（CTL）分离扩增技术的发展，现在已可以利用人工合成的肿瘤抗原分子，在体外冲击DC，并以此诱导、活化和扩增具有更专一和更强杀伤活性的CTL过继治疗肿瘤或与肿瘤疫苗联合使用，也已成为一个新的肿瘤免疫治疗方向。这类技术也许对病毒相关的肿瘤治疗更为有效。免疫基因治疗主要是利用基因转染技术提高肿瘤的抗原提呈能力或在体内分泌免疫增强因子，提高机体抗肿瘤免疫活性。采用的原理还是肿瘤免疫识别、杀伤和调节。目前的方向是靶向的肿瘤相关特异性启动子高效表达的免疫基因治疗技术。

肿瘤免疫治疗应该是一个典型的个体化治疗类型，必须根据每一个体的实际免疫状态和肿瘤的性质、抗原表达类型和浓度来确定方案。肿瘤的免疫治疗可以建立长程的免疫记忆反应，对于预防复发的效果可能更强。由于胆囊癌的发病率相对较低，目前对胆囊癌免疫治疗的研究还相对较少，但相信随着临床试验的推广和技术的成熟，免疫治疗必将在胆囊癌的治疗上发挥不可忽视的作用。

（胡荣林　焦兴元　何晓顺）

参 考 文 献

[1] Kristiansen TZ, Bunkenborg J, Gronborg M, et al. A proteomic analysis of human bile. Mol Cell Pmteomics, 2004, 3: 715-728.

[2] Chen CY, Tsai WL, Wu HC, et al. Diagnostic role ofbiliary pancreatic elastase for cholangiocarcinoma in patients with cholestasis. Clin Chim Acta, 2008, 390: 82-89.

[3] Farina A, Dumonceau JM, Frossard JL, et al. Proteomie analysis of human bile from malignant biliary stenosis induced by pancreatic cancer. J Proteome Res, 2009, 8: 159-169.

[4] Koopmann J, Th uluvath PJ, Zahurak ML, et al. Mac-2-Binding protein is a diagnostic marker for Biliary Tract Carcinoma. Cancer, 2004, 101: 1609-1615.

[5] Houry S, Barrier A, Huguier M. Irradiation therapy for gallbladder carcinoma: recent advances. J Hepatobiliary Pancreat Surg, 2001, 8: 518-524.

[6] Lindell G, Holmin T, Evers SB, et al. Extended operation with or without intraoperative (IORT) and external (EBRT) radiotherapy for gallbladder carcinoma. Hepatogastrenterology, 2003, 50: 310-314.

[7] Patt YZ, Hassan MM, Aguayo A, et al. Oral capecitabine for the treatment of biliary tract and gallbladder cancer. Invest New Drugs, 2004, 27: 565-569.

[8] Malik IA, Aziz Z, Zaidi SH, et al. Gemcitabine and cisplatin is a highly efective combination Chemotherapy in patients with advanced cancer of the gallbladder. Am J Clin Oncol, 2003, 26: 174-177.

[9] Wysocki P J, Kazlmier CZAK U, SUCHORSKA W, et al. Gene-modified tmnor vaccine secreting a designer cytokine Hyper-Interleukin-6 is an effective therapy in mice bearing orthotopic renal cell cancer. Cancer Gene Ther, 2010, 17: 465-475.

[10] Antonia S J, SEIGNE J, DIAZ J, et al. Phase I trial of a B7-1 (CD80) gene modified autologous tumor cell vaccine in combination with

systemic interleukin-2 in patients with meta-static renal cell carcinoma. J Urol, 2002, 167: 1995-2000.

[11] Nemunaitis J. GVAX(GM-CSF gene modified tmnor vaccine)in advanced stage non small cell lung cancer. J Control Release, 2003, 91: 225-231.

[12] Huhm, Urba Wj, Fox Ba. Gene-modified tumor vaccine with therapeutic potential shifts tumor-specific T cell response from a type 2 to a type l eytokine profile, J lmmtmol, 1998, 161: 3033-3041.

[13] Buchner A, Pohla H, Willimsky G, et al. Phase 1 trial of allogeneic gene- modified tumor cell vaccine RCC-26/CD80/ IL-2 in pa-tients with metastatic renal cell carcinoma. Hum Gene Ther, 2010, 21: 285- 297.

[14] Wang X Y, Sun X, chen X, et al. Superior an-titumor response induced by large stress pro-tein chaperoned protein antigen compared with peptide antigen. J Inununol, 2010, 184: 6309-

6319.

[15] Steinman RM. Dendritic cells in vivo: a key target for a new vaccine science. Immunity, 2008, 29: 319-324.

[16] Tacken PJ, De Veies IJ, Torensimch, et al. Dendritic-cell immunotherapy: from ex vivo loading to in vivo targeting. Nat Rev Innnunol, 2007, 7: 790-802.

[17] Cho JA, Yeo DJ, Son HY, et al. Exosomes: a new delivery system for tumor antigens in cancer immunotherapy. Int J Cancer, 2005, 114: 613-622.

[18] Iero M, Valentir, Huber V, et al. Tumourre-leased exosomes and their implications in canc-er immunity. Cell Death Differ, 2008, 15: 80-88.

[19] 张立煌, 王青青. 恶性肿瘤免疫治疗的现状及展望. 浙江大学学报(医学版), 2010, 4: 339-344.

[20] 邹声泉. 胆道病学. 北京: 人民卫生出版社, 2010: 342-344.

第四节 胆管癌早期诊断的病理学基础

一、胆管癌的相关疾病和癌前病变

(一)先天性胆总管囊肿

先天性胆总管囊肿(congenital chole-dochal cyst),又称先天性胆管囊性扩张症(congenital dilatation of the bile duct),是一种常见的胆道畸形。大量流行病学资料显示胆管癌的发病率和先天性胆总管囊肿有关,是胆管癌的一种癌前病变。婴幼儿和成年人均可发病,女性发病率高于男性,约为 4.5:1。本病的癌变发生率随着年龄的增长而增加,<10 岁的胆总管囊肿患者癌变率为 0.7%,成年人患者的癌变率则高达 10% 以上。

先天性胆总管囊肿的病因尚不十分清楚,可能与胆道发育不良、胰胆管合流异常、巨细胞病毒(CMV)感染、胆总管远端狭窄梗阻、胆总管远端神经肌肉发育不良等因素有关。

本病常见的病理改变包括:①胆总管改变。胆总管扩张的程度、胆总管远端狭窄的直径大小,可因病程的长短、病理分型及有无并发症而不同。随着病情的进展,胆总管远端梗阻、胆汁淤积、囊内压增加、囊肿扩大反复感染,以致胆管壁增厚,结缔组织增生,内层黏膜上皮消失,弹性纤维断裂被结缔组织代替,表面覆以一层胆色素沉积物,有时伴有溃疡面及胆色素结石。反复发生胆管炎者,胆汁浑浊,并可见黄绿色脓苔附着于囊壁内层,囊壁水肿,表面血管增多形成致密的血管网,组织切片上见有炎性细胞浸润,术中剥离极易出血,尤其在成年人的先天性胆总管扩张,因病程长,多次感染,周围广泛粘连,层次不清,给囊肿的切除造成极大的困难。扩张的胆总管远端均可见一直径大小不一的狭窄段,有时可达胰腺被膜下。②肝的病变。由于胆管长期受阻,胆汁淤积,反复感染以致肝功能受损,其损害程度与病程长短、梗阻轻重有关。光镜下观察轻者汇管区少有或没有纤维组织增生、炎性细胞浸润。严重者肝小叶间大量纤维组织增生,中等量炎性细胞浸润小胆管,胆汁淤积,肝细胞变性坏死,逐渐呈现典型的肝硬化改变,如早期手术解除梗阻,肝的病变可以恢复。③胰腺病变。胆总管扩张合并症中的急、慢性胰腺炎已被人们重视,尤其伴有胰胆管合流异常者,是引起胰腺病变的重要原因。胰腺病理所见为胰腺充血、水肿、变硬,严重者可见红褐色坏死灶,在坏死灶周围的肠系膜或大网膜上有许多灰黄色皂化点,多数慢性胰腺炎时胰腺变硬、色苍白、纤维化和白细胞浸润,胰管扩张及出现蛋白栓等改变。光镜下可见胰腺内炎性细胞浸润、纤维结缔组织增生等改变。④在众多的胆总管囊肿病例中,均发现不同程度的胆囊炎改变,胆囊变大、增厚、充血、水肿、炎性细胞浸润,亦可合并胆囊结石,晚期可致发胆囊癌。

先天性胆总管囊肿的病理分型可按囊肿形态分为以下3型:Ⅰ型,胆总管囊性扩张;Ⅱ型,胆总管憩室;Ⅲ型,胆总管口囊性脱垂,即胆总管十二指肠壁内囊肿。其中,胆总管囊性扩张最为常见,Ⅱ、Ⅲ型则较少见。近年也有报道将合并肝内胆管扩张者列为Ⅳ型。关于先天性胆总管囊肿的病理研究,现已不仅限于胆总管的形态异常,并应注意肝内各级胆管有无扩张,狭窄与胆管结合部的形态异常,对术式选择及预后判断十分重要。

(二)胆管结石

胆管癌与结石的关系不如胆囊癌与结石的关系密切,往往只能在很少数的胆结石病例中同时检出胆管癌。许多研究资料表明,5%～13.7%的患者可伴有胆结石,反过来有2.3%～9%的胆管结石患者最终将发展为胆管癌,且胆管癌的发生仅与较大的胆管结石(>3cm)有密切的关系。还有研究提出,大约有2%的无症状肝内胆管结石最终会发展为胆管癌,需引起医师的关注并密切观察。一般认为胆结石引发的胆管慢性炎症是诱发胆管癌的重要原因,除了结石的直接机械性刺激导致的炎性反应外,胆汁淤积和胆汁化学成分的改变,也可刺激胆管出现不典型增生和癌变。

(三)胆管良性肿瘤

胆管的良性肿瘤较罕见,多发于中老年人,男、女发病率大致相等。多数胆管良性肿瘤症状隐匿,生长缓慢。按肿瘤组织的来源划分,胆管良性肿瘤可以是来源于上皮组织(包括腺瘤、囊腺瘤、乳头状瘤等)和非上皮组织(如颗粒细胞瘤、节细胞神经纤维瘤等)。其中,较为多见的是胆管乳头状瘤,其好发于胰胆管 Vater 乳头处,一般直径<2cm,癌变率仅占5%,恶变为乳头状癌者相对少见。胆管上皮来源的其他良性肿瘤,如胆管腺瘤、囊腺瘤均有恶变为胆管腺癌、囊腺癌的可能。一般考虑良性肿瘤恶变的原因是胆汁中的胆盐及由胆盐所形成的甲基胆蒽的化学性致癌作用或基因突变所致。

(四)原发性硬化性胆管炎

原发性硬化性胆管炎(primary sclerosing cholangitis, PSC)是一种少见的原因不明的综合征,以胆管壁慢性炎症和纤维化为特征。不包括手术或感染后胆管狭窄引起的硬化性胆管炎。多数病例可见肝内外胆管同时受累,80%的患者经胆管造影可见肝内外胆管狭窄、不规则,胆管壁也见增厚。由于胆管壁纤维化,上皮下腺体不规则分布,并见再生上皮的异型性,很容易与胆管的高分化腺癌相混淆。本病好发于男性,以45岁以下者多见,常于发病后10～15年死于继发性胆汁性肝硬化。70%的PSC患者可伴有慢性溃疡性结肠炎,而伴有Crohn病者少见。在PSC尸检中有40%可检出胆管癌,手术取出的肝组织则有36%发生癌变,多数学者认为其是胆管癌的癌前病变。一般认为,PSC所致的慢性炎症、染色体变异和癌基因突变与胆管癌的发生有关。

PSC最显著的胆管周围病变是纤维闭塞性的改变，中等或大胆管周围呈现"洋葱皮"样的纤维化，胆管上皮变性萎缩，但黏膜常保持完整，胆管最终由纤维条索取代。极少数病例仅见肝内小胆管受累，被纤维瘢痕取代，这些病变加上间叶胆管数目的减少，对PSC最具有诊断意义，但这可能仅见于不到40％的肝活检病例中。部分病例汇管区可显示弥漫性炎细胞（淋巴细胞、浆细胞和中性粒细胞）浸润，但主要聚集在胆管周围，可出现淋巴细胞聚集或形成淋巴滤泡，但极少见到肉芽肿。小胆管上皮变性，有一水肿或透明变的纤维化带环绕，在许多汇管区，胆管实际上已消失，不留任何痕迹，仅见小片淋巴细胞或巨噬细胞聚集，同原发性胆汁性肝硬化（primary biliary cirrhosis，PBC）一样，若仅见肝动脉分支血管，而无胆管伴行，意味胆管的缺失。偶尔可见汇管区肝动脉分支血管异常明显，这可能也是由于胆管消失，造成胆管周围血管丛扭曲的缘故。

在病程的不同阶段，并根据胆管阻塞及叠加的胆管炎程度的不同，组织学改变可有不同表现。随着病程进展，炎症趋于消退，仍见汇管区纤维化、水肿，严重者可因纤维组织增生而使管腔阻塞，局灶性胆管增生及进行性胆管数量减少，管腔内有胆汁淤积，偶见汇管区炎症不仅持续存在，还延伸至汇管区周围的实质区，酷似慢性活动性肝炎的碎片样坏死。

PSC与PBC仅根据组织学有时很难鉴别。一般PBC时的肉芽肿性胆管炎在PSC时看不到，纤维闭塞性胆管炎在PBC看不到，PBC时炎症变化更严重些。在两类疾病的晚期（肝硬化期），通常都可有胆管的完全消失，病理医师很难将两者区分开来。长期的肝外梗阻（如手术后管腔狭窄）可能酷似PSC，前者常引起胆管增生，而不是缺乏，但在很长时期的阻塞后，小叶间胆管也的确

能消失。识别淤胆的类型是重要的，在肝外胆管阻塞时，淤胆常为小叶中央性，而在PSC及PBC时常以小叶周边性淤胆为主。与PSC类似的病变也可以发生于慢性肝外胆管梗阻、细菌性胆管炎、胆总管结石、先天性囊肿或某些抗癌药物损伤血管内腔时。

（五）寄生虫感染和病毒感染

肝吸虫和麝猫后睾吸虫感染与胆管癌发生密切相关。泰国是肝吸虫和麝猫后睾吸虫病流行的地区，也是胆管癌的高发区，肝内胆管癌患者常见有华支睾吸虫和麝猫后睾吸虫感染。国内早期的一些调查则显示，华支睾吸虫病患者肝胆肿瘤发病率高。胆道寄生虫病患者的胆管病变与感染虫体的数量和感染时间有关。具体病理变化为：肉眼见肝轻度肿大，尤以左叶为著，严重时在左叶被膜下可见到因成虫机械阻塞而扩张的胆管分支。肝切面可见肝内大、中胆管呈不同程度扩张和管壁增厚，胆管直径可达3～6mm，胆管壁厚度可达0.5～3mm。胆管腔内充满胆汁，并含有数目不等的成虫。镜下可见肝内胆管扩张，胆管上皮细胞呈不同程度增生，严重者上皮向管腔内呈乳头状增生，并可在黏膜下见多量增生腺体，形成腺瘤样结构。上皮细胞还常发生杯状细胞化生而分泌大量黏液。管壁有淋巴细胞、浆细胞和嗜酸性粒细胞浸润。慢性病例则伴有明显的纤维结缔组织增生。部分病例汇管区的结缔组织也呈轻度增生，伴有上述炎性细胞浸润，而肝实质细胞一般无明显改变。胆囊壁亦有淋巴细胞和嗜酸性粒细胞浸润，但上皮细胞增生多不明显。成虫若进入胰管还可致胰管扩张、增厚，镜下见胰管上皮增生，并伴有鳞状上皮化生。亦有国内学者证实，在寄生虫感染所致的胆管上皮腺瘤样增生的基础上，可发生癌变，在人工感染的家猫实验中也得到证实，推测是成虫的蠕动刺激以及虫体代谢产物的刺激等原因导致癌变发生。

部分胆管癌患者伴有乙型肝炎病毒

（HBV）或丙型肝炎病毒（HCV）引起的慢性肝炎、肝硬化，联系病毒与肿瘤的关系，肝炎病毒感染也有可能是胆管癌的病因之一。有学者报道，HBV可感染胆管上皮细胞，造成病毒性胆管炎，损伤胆管上皮；而在HCV所致的慢性肝炎中也发现增生的胆管上皮细胞中含有HCV颗粒。除肝炎病毒外，可能致癌的病毒还包括EB病毒。EB病毒可长期潜伏在人体内，诱导淋巴样细胞和非淋巴样细胞发生恶性转化。有学者在一些淋巴上皮瘤样胆管癌（LELC），组织学上可见瘤体中富含淋巴细胞及不同比例的未分化腺上皮细胞和腺体成分，用原位杂交技术还可检测出EB病毒ER-1蛋白，而在对照的非LELC胆管癌组织中的ER-1蛋白则是阴性。

二、胆管癌的发生部位和病理形态学

胆管癌最常发生于肝门部，约2/3的胆管癌为肝门部胆管癌，约1/4位于肝外胆管，其余为肝内胆管癌，即胆管细胞性肝癌。

（一）肝内胆管细胞癌

肝内胆管癌的肿块生长部位、数目、大小等均无特异性。肿块切面呈灰白色，质硬，坏死多见。按肿瘤具体形态，可将肝内胆管癌分为巨块型、结节型和弥漫型。亦有学者根据肿瘤生长部位，把发生于肝门部较大肝内胆管者称为肝门型，把发生于肝内较小肝内胆管者称为外周型。日本肝癌研究会按肉眼形态将其分为包块型、胆管周围浸润型和胆管内生长型。包块型通过门静脉系统侵犯肝，随着肿瘤的增大可通过淋巴管侵犯Glisson鞘；胆管周围浸润型通过沿Glisson鞘经淋巴管扩散，因此对胆管周围浸润型及包块型侵犯Glisson鞘者，应广泛切除肝叶与肝外胆管。肝门型表现为癌结节，可或沿胆管壁浸润，也可表现为导管内乳头状癌；外周型由排列成小导管或腺样结构的癌肿组成，癌细胞呈柱状或立方状，胞质嗜碱性，无胆汁小滴，偶有黏液分泌，有时黏液量较大，甚至出现印戒细胞。小胆管癌则来源于Hering管，细胞立方形，呈双排排列，中有小空隙，胞核小，罕见。另外，发生于肝内胆管的肝腺鳞癌也少见。免疫组织化学染色，细胞角蛋白（CK）、上皮膜抗原（EMA）、癌胚抗原（CEA）呈阳性反应。

（二）肝门部胆管癌

肝门部胆管癌指肿瘤发生在胆囊管开口以上的肝外胆管，可以是在肝总管、肝管分叉处、左右肝管的第一、二级分支。肉眼观见肿块灰白色，质地较硬，可以呈息肉状或乳头状突入管腔，使管腔部分或完全阻塞。但更常见的则是结节状或硬化型，后者常弥漫性浸润管壁，使管壁增厚、僵硬、扭曲、管腔环状狭窄。阻塞处以上的胆管腔可出现不同程度的扩张。偶尔胆管癌呈多中心性生长和（或）伴胆囊癌。癌组织偶可见胶样（黏液样变）区域。病程长的病例，可导致胆汁性肝硬化，肝呈绿褐色、变硬、表面细颗粒状。

肝门部胆管癌根据大体形态可分为4种类型。①硬化性胆管癌：肝门部胆管癌多数属于这种类型，肿瘤在肝内外胆管广泛浸润，肿瘤段长0.8~3cm，病变灰白，有大量纤维结缔组织增生，肿瘤与正常组织分界不清，很多病例很难确定肿瘤的始发部位。此型切除率低，预后差。②结节型胆管癌：黏膜上皮肿瘤细胞呈结节状向胆管腔突出，瘤体表面不规则，基底宽，向周围组织浸润的程度较轻，因此手术切除率高于硬化性胆管癌，预后亦较好。③乳头状胆管癌：此型较少见，可发生于胆管的任何部位。肿瘤组织主要向腔内生长，随着病程的进展也可向胆管壁浸润，肿瘤体积较大，为灰白色或粉红色乳头状团块，质脆，若能早期切除，预后较好。④弥散浸润型胆管癌：此型为弥散浸润性病变，侵犯胆管壁，有大量纤维结缔组织增生，管壁增厚狭窄，病变广泛，几乎无根治机会，预后差。

光镜下病理形态：绝大部分胆管癌是分泌黏液的高分化腺癌。肿瘤可以分化很好，甚至转移至他处的癌灶也是如此，以至于很难确定其为恶性。具重要鉴别诊断意义的形态学特征是同一腺体中肿瘤细胞的不一致性（部分细胞核、质比例增大，核仁明显），间质和周围神经被侵犯，以及肿瘤性腺体周围富含细胞的间质呈同心圆排列等。其中特别重要的诊断线索是正常细胞间出现具有大核和明显核仁的细胞。此外，需注意不要将正常存在于胆管壁内被称作 Beale 腔周小囊的丛状小腺泡误认为癌浸润。癌组织可发生广泛黏液化，癌细胞胞质及癌巢腺腔内充盈黏液，具有黏液性腺癌的特征；癌组织也可向管腔内形成乳头状突起，此种病变多见于胆管较远端的癌组织。另外，胆管癌也具有某些与胆囊癌相似的特征，即癌组织邻近部位上皮可发生化生和非典型增生；胆管癌也可为鳞状细胞癌、透明细胞癌或神经内分泌癌（包括小细胞癌）。

（三）中、下段胆管癌

临床上一般按 Longmire 提出的方法，将肝外胆管分为 3 段：上 1/3、中 1/3 和下 1/3，根据肿瘤发生在肝外胆管的不同部位，分别称为上、中、下段胆管癌。上段胆管癌主要指肝门部胆管癌；中段胆管癌是指胆囊管、肝总管及其汇合部和胆总管十二指肠上段等部位的癌（其中胆囊管癌，第 7 版 AJCC 分期将其归为胆囊癌范畴）；下段胆管癌指十二指肠上缘至肝胰壶腹括约肌上缘之间的癌症。由于中段胆管癌和下段胆管癌在临床诊断和手术方法上都是相同的，故一般合称为中、下段胆管癌。

大体病理：肉眼所见改变与肝门部胆管癌基本相同。中、下段胆管癌按大体形态可分为 3 类。①乳头状：最少见的类型，常呈多发性；②结节状：也不多见，但较乳头状型多见，常为单发；③弥漫型：最多见，约占总数的 2/3。胆管壁呈广泛性增厚，周围组织有纤维化。这类癌肿常在黏膜下蔓延，局部广泛浸润，但较少发生远处转移。大多数肿瘤生长缓慢，但亦有少数肿瘤生长迅速，早期即可方式转移，并可累及整个肝外胆管。

光镜改变：该部位肿瘤绝大多数为腺癌。其组织学类型包括以下几种。①分化型腺癌：此种类型占绝大部分，光镜下改变同肝门部胆管癌，有时癌组织局部出现低分化腺癌病灶，可能系浸润性生长过程转化的结果。②乳头状腺癌：癌组织形成乳头状结构，乳头可细长或粗短。它们具有绒毛状腺瘤或绒毛腺管状息肉的形态学特点，给诊断造成困难。此种病例必须对病变基底部进行检查，一般总能找到浸润癌。而浅表部分应视为恶性肿瘤中分化较好的成分。③未分化型腺癌：癌巢小，不呈绒毛样结构或仅有很少不明显的腺样结构，核的异型性特别明显。④黏液癌：癌巢内出现多数杯状细胞，产生黏液乃至黏液化形成黏液癌。⑤其他：该部位偶尔可有鳞状细胞癌、含腺癌和鳞癌成分的腺鳞癌及小细胞癌（类癌）等，但均极为罕见。

三、胆管癌的侵袭和转移

发生于胆道上 1/3 的肿瘤常直接侵犯肝。局部和胰腺周围的淋巴结转移也是常见的，最常受累的淋巴结是肝十二指肠韧带下部周围及胰十二指肠后上和肠系膜上动脉组淋巴结，偶尔在颈淋巴结形成转移。胆管癌可以转移到腹腔各脏器及腹膜，晚期可能经血道转移至肝、肺等处。胆管癌沿神经鞘蔓延是引起患者右上腹疼痛的主要原因。

胆管癌的一个重要特性是易于侵犯周围神经，进而沿神经纤维发生转移，这不仅给患者带来难以忍受的疼痛，而且使肿瘤术后易于复发，成为影响疾病预后和患者生存质量的重要因素之一。迄今为止，神经浸润与转移尚未被公认为是一种独立的肿瘤浸润途径。虽然与 4 种经典的肿瘤转移途径相比其发生率较低，但在胆道恶性肿瘤中却甚为常见。通过计算机三维重建观察胆管癌神经浸润的标本，可见肿瘤细胞在神经周围间隙内具连续性分布。光镜下见孤立的肿瘤细胞团与肿瘤之间可通过广泛的分支网络相连接。此外,虽然肿瘤细胞可以分泌蛋白酶来向神经周围组织侵犯,但是三维重建技术观察到肿块与神经间隙和周围的间质组织有直接连接,在肿瘤生长过程中神经易于在阻力小的间隙内播散的情况提示,沿神经浸润的转移可能是恶性肿瘤一种独立的扩散途径。

据报道,有 80% 的胆管癌患者在术后发现有神经周围组织癌细胞浸润。胆道恶性肿瘤的神经浸润和转移多发生于肝十二指肠韧带内神经、肝神经丛、右侧腹腔神经丛、胰腺周围神经丛、肠系膜上动脉神经丛,具有较高的隐蔽性,通常在手术中很难对神经受累的范围进行准确的判断,造成了治疗上的困难。局部复发是胆管癌致死的主要原因,而最常见的是腹膜后复发,主要表现为腹膜后神经浸润和淋巴浸润。约 14% 具有神经浸润的胆管癌出现局部复发,而无神经浸润者复发率明显要低,故存活率也显著高于有神经浸润者。

有研究发现,神经周围浸润在结节浸润型和浸润型胆管癌中的发生率明显高于乳头状癌和结节状癌。还有不少学者发现胆管癌的神经浸润与血管、淋巴管浸润呈正相关,而与淋巴结转移无关。此外,神经浸润还与肿瘤的 TNM 分期密切相关,有研究表明在 T_1、T_2 期无神经浸润,T_3 有时可出现神经受累,而在 T_4 则全部发生神经浸润。可能与神经浸润和转移有关的因子包括表皮生长因子及其受体(EGF/EGFR)、转化生长因子 α(TGF-α)、神经生长因子与酪氨酸激酶受体 A(NGF 与 TrkA)、神经胶质细胞源性神经营养因子(GDNF)、多涎酸(PSA)、神经细胞黏附因子(NCAM)等。

四、胆管癌的临床分期

胆管癌的分期是决定手术范围和判断预后的重要因素。根据 AJCC 第 7 版胆管癌 TNM 分期标准,不同部位的胆管癌临床分期见表 4-2～表 4-4。

表 4-2　肝内胆管癌 TNM 分期(AJCC,第 7 版)

TNM 分期	原发肿瘤 (T)*	淋巴结 (N)**	远处转移 (M)***
0	Tis	N_0	M_0
I	T_1	N_0	M_0
II	T_2	N_0	M_0
III	T_3	N_0	M_0
IVa	T_4	N_0	M_0
IVb	任何 T	N_1	M_0
	任何 T	任何 N	M_1

* T——原发肿瘤

T_x:原发肿瘤无法判断;

T_0:无原发肿瘤证据;

Tis:原位癌;

T_1:单个肿瘤无血管侵犯;

T_{2a}:单个肿瘤伴血管侵犯;

T_{2b}:多个肿瘤,伴或不伴血管侵犯;

T_3:肿瘤穿透脏腹膜或直接侵犯局部肝组织;

T_4:肿瘤侵犯导管周围组织

** N——淋巴结

N_x:区域淋巴结有无转移无法判断;

N_0:无区域淋巴结转移;

N_1:出现区域淋巴结转移

*** M——远处转移

M_0:无远处转移;

M_1:远处转移

表 4-3　肝门部胆管癌 TNM 分期(AJCC,第 7 版)

TNM 分期	原发肿瘤 (T)*	淋巴结 (N)**	远处转移 (M)***
0	Tis	N_0	M_0
I	T_1	N_0	M_0
II	T_{2a-b}	N_0	M_0
IIIa	T_3	N_0	M_0
IIIb	$T_{1\sim3}$	N_1	M_0
IVa	T_4	N_{0-1}	M_0
	任何 T	N_2	M_0
IVb	任何 T	任何 N	M_1

* T——原发肿瘤

T_x:原发肿瘤无法判断;

T_0:无原发肿瘤证据;

Tis:原位癌;

T_1:肿瘤局限于胆管,侵及肌层或纤维组织;

T_{2a}:肿瘤侵犯超过胆管壁,达周围脂肪组织;

T_{2b}:肿瘤侵犯邻近肝实质;

T_3:肿瘤侵犯单侧门静脉或肝动脉分支;

T_4:肿瘤侵犯门静脉主干或其双侧分支;或肝动脉主干;或双侧二级胆管的根部;或单侧二级胆管根部伴对侧门静脉或肝动脉受累。

** N——淋巴结

N_x:区域淋巴结有无转移无法判断;

N_0:无区域淋巴结转移;

N_1:胆囊管、胆总管、肝动脉和门静脉旁淋巴结转移;

N_2:腹主动脉、下腔静脉、肠系膜上动脉和(或)腹腔干旁淋巴结转移。

* * *M——远处转移

M_0:无远处转移

M_1:远处转移

* T——原发肿瘤

T_x:原发肿瘤无法判断;

T_0:无原发肿瘤证据;

Tis:原位癌;

T_1:肿瘤局限于胆管内;

T_2:肿瘤穿透胆管壁;

T_3:肿瘤侵犯胆囊、胰腺、十二指肠或其他邻近器官,但不伴腹主动脉或肠系膜上动脉侵犯;

T_4:肿瘤侵犯腹主动脉或肠系膜上动脉;

* *N——淋巴结

N_x:区域淋巴结有无转移无法判断;

N_0:无区域淋巴结转移;

N_1:区域淋巴结转移。

* * *M——远处转移

M_0:无远处转移;

M_1:远处转移

（胡荣林　焦兴元　何晓顺）

表4-4 末梢胆管癌 TNM 分期(AJCC,第7版)

TNM 分期	T*	N**	M***
0	Tis	N_0	M_0
I a	T_1	N_0	M_0
I b	T_2	N_0	M_0
II a	T_3	N_0	M_0
II b	T_1	N_0	M_0
	T_2	N_0	M_0
	T_3	N_0	M_0
III	T_4	N_0	M_1
IV	任何 N	任何 N	M_1

参 考 文 献

[1] Chapman R W. Risk factor for biliary tract carcinogenesis. Ann-Oncol, 1999, 10: 4308-4311.

[2] Wang HP, Wu MS, Lin CC, et al. Pancreaticobiliary diseases associated with anomalous pancreaticobiliary ductal union. Gastrointest-Endsosc, 1998, 48: 184-189.

[3] Ahrendt S A, Pitt H A, Nakeeb A, et al. Diagnosis and management of cholangiocarcinoma in primary sclerosing cholangitis. J Gastrointest Surg, 1999, 3: 357-367.

[4] 陈汝福, 邹声泉, 赵西平. 丙肝病毒基因在肝门部胆管癌组织中的表达及其意义. 中华实验外科杂志, 2000, 17: 223-224.

[5] Nagano K, Fukuda Y, Nakano I, et al. A case of the development of two hepatocellular carcinomas and a cholangiocarcinoma with cirrhosis after elimination of serum hepatitis C virus RNA with interferon therapy. Hepatogastroenterology, 2000, 47: 1436-1438.

[6] Tocchi A, Mazzoni G, Liotta G, et al. Late development of bile duct cancer in patients who had biliary-enteric drainage for benign disease: a follow-up study of more than 1000 patients. Ann Surg, 2001, 234: 210-214.

[7] 王大东, 黄志强, 周宁新, 等. 神经细胞粘附分子在胆管癌神经浸润转移中的作用. 中华实验外科杂志, 2000, 17: 171-172.

[8] 邹声泉. 胆道病学. 北京: 人民卫生出版社, 2010: 342-344.

[9] Edge SB, Byrd DR, Compton CC, et al. AJCC Cancer Staging Manual. 7th ed. New York: Springer, 2009: 211-217.

第五节　胆管癌的预后因素

胆管癌起病隐匿,无特异性症状,在梗阻性黄疸出现之前常无症状,待出现症状而就诊时,往往已属晚期,胆管已被广泛侵犯,难以准确了解胆管癌的原发部位和起病时间。未经治疗的胆管癌在出现临床症状后平均存活时间3~4个月,也有作者认为自然存活时间为6~12个月。患者多因肿瘤扩散、胆道阻塞引起胆管炎反复发作、肝衰竭而死亡。影响胆管癌预后的相关因素很多,主要包括肿瘤的生物学特性、治疗方法等。

一、肿瘤的生物学特征

胆管癌的病理类型也是影响患者预后的重要因素。一般来说,胆管癌的分化程度越高,生存期越长,预后越好,而分化程度越低,预后越差。1988年Yamaguchi K等报道指出:高分化腺癌较低分化腺癌生存时间长。1994年范跃祖等比较了不同组织病理学分类和细胞分化程度对患者预后的影响。浸润型、结节型、乳头型胆管癌平均生存期为8.71个月,13.88个月,23.38个月;低分化组胆管癌生存期为9.76个月,而中、高分化组生存期为18.30个月。说明不同的病理类型对患者的预后有影响。Schoenthaler R等也认为肿瘤分化程度影响生存期,即分化差的肿瘤易转移,预后差;肝门部胆管癌的分化程度越差,其浸润和转移的特征越突出,预后也越差。

一般情况下,胆管癌合并转移者的生存期比未转移者的生存期短。1988年Yamaguchi K等报道指出,有淋巴结转移、神经周围癌组织侵犯者预后差。1993年李升平等也发现无淋巴结转移者术后生存时间较有淋巴结转移者长。1994年范跃祖等比较了有无淋巴结转移、肝转移对生存期的影响。结果显示,有、无淋巴结转移组的平均生存期分别为9.83个月,17.11个月,两组差异显著;有、无肝转移组的平均生存期分别为6.58个月,12.83个月,两组差异显著。说明淋巴结转移、肝转移对患者的预后有影响。王曙光等研究了40例胆管癌的细胞生物学特性和浸润、转移情况,结果显示,肿瘤附近淋巴管受侵犯29例(72.5%),肿瘤组织内血管受侵犯31例(77.5%),神经周围受侵犯33例(82.5%);有转移组术后3年复发率为100%,平均复发时间9.6个月,而无转移组3年复发率为64.3%,平均复发时间17.5个月。提示胆管癌细胞除直接浸润及沿淋巴系统转移外,血管和神经周围间隙均是重要的转移途径;有转移组较无转移组预后差。

神经浸润和转移是一种特殊的肿瘤浸润途径,在胆管癌和胰腺肿瘤中较为常见。对神经的高亲和性和早期扩散是胆管癌的特殊生物学行为之一,它可在神经纤维周围发生浸润并沿神经转移,且与术后复发和预后有密切关系。有作者分析了26例肝门部胆管癌的神经浸润情况。结果发现,神经浸润发生率为100%;而神经浸润阴性胆管癌患者的生存周期明显延长。这说明神经浸润对肿瘤术后复发和预后有重大影响。有作者利用cDNA微列阵技术分析37例胆管癌中相关基因表达谱。结果发现,在神经浸润阳性和阴性的标本之间存在明显差别,通过该差别来判断有无神经浸润的准确率可达100%。目前认为,与胆管癌神经浸润和转移有关的因子有神经生长因子(NGF)、神经黏附分子(N-CAM)、表皮生长因子(EGF)、转化生长因子-α(TGF-α)和基质金属蛋白酶(MMPs)等。重视对胆管癌的神经浸润和转移这一生物学特性行为的研究,将有助于提高人们对胆管癌发生、发展机制的认识，并为人们提供了一条新的辅助诊断途径，有助于正确评估手术切除范围，以减少术后复发和判断预后。

除胆管癌的病理类型和转移状态外，胆管癌的其他生物学特性也是影响胆管癌患者预后的重要因素。胆管癌细胞核 DNA 含量可作为胆管癌恶性程度的一项参考指标，与胆管癌的发生部位、生长方式、转移状态等有明显的相关关系，自然与预后关系密切。胆管癌增殖细胞核抗原（PCNA）与肝外胆管癌分化程度、浸润程度有关，对估计胆管癌预后有一定价值。胆管癌组织中上皮膜抗原（EMA）、细胞内角蛋白（CK）与肿瘤分化程度有关，EMA、CK 阴性胆管癌可能预后不良。IV型胶原酶是胆管癌浸润和转移过程中参与降解细胞外基质的重要蛋白酶之一，其活性大小与肿瘤细胞系转移能力呈平行关系。胆管癌核苷二磷酸激酶/nm23（NDPK/nm23）表达与胆管癌组织的分化、局部浸润及淋巴转移密切相关，对正确估计肿瘤的侵袭性、淋巴转移潜能及预后有重要价值。Sato Y 等用流式细胞仪测定 58 例肝门部胆管癌 DNA 含量后发现，整倍体肿瘤患者的存活期明显长于非整倍体肿瘤患者；整倍体肿瘤比非整倍体肿瘤易于切除；非整倍体肿瘤对放射治疗的敏感性高。故认为，DNA 倍体数是决定肝门部胆管癌预后以及选择治疗方案的重要指标。许春森等用 CMIAS007 真彩色医学图像分析系统测定 30 例胆管癌的 DNA 含量发现，III期胆管癌二倍体组预后比高倍体组好，可能由于高倍体肿瘤容易复发和转移。黄生福等用自动图像分析系统测定 36 例胆管癌的 DNA 含量，异倍体细胞含量高的胆管癌易于向周围浸润生长或发生转移，故认为胆管癌的发生部位、生长方式、转移状态与其细胞核 DNA 含量有明显相关关系，细胞核 DNA 的测定可作为胆管癌恶性程度和预后的一项参考指标。杨竹林等用 ABC 免疫组化法研究 42 例胆管癌组织中增殖细胞核抗原（PCNA）的表达及其意义。发现高分化和组织学分级 I 级的胆管癌 PCNA 阳性细胞率评分均数明显低于低分化或未分化和组织学分级 III 级的胆管癌；转移组胆管癌 PCNA 阳性细胞率评分均数明显高于未转移组。说明 PCNA 阳性细胞率高的恶性肿瘤分化差，易转移，预后不良。孔凡民等用免疫组化法研究 40 例肝外胆管癌组织中的 PCNA 表达发现，PCNA 表达与肝外胆管癌分化程度、浸润程度有关，即分化程度越高，PCNA 表达越弱，而 PCNA 表达越强，则更易发生胆管壁外浸润。而且 PCNA 表达越强，生存期越短，预后越差。许春森等的研究也说明 III 期胆管癌 PCNA 高增殖组平均生存期显著低于 PCNA 低增殖组。杨竹林等应用免疫组化方法研究了 42 例胆管癌组织中上皮膜抗原（EMA）、细胞内角蛋白（CK）表达及其意义，发现高分化腺癌 EMA、CK 阳性率及半定量分级很明显高于低分化腺癌和未分化癌；转移组 EMA、CK 阳性率低于未转移组。结果提示，EMA、CK 可能是反映胆管癌生物学行为的重要标记物，EMA、CK 阴性胆管癌可能预后不良。王曙光等用免疫组化方法和图像分析系统观察胆管癌原发灶和转移灶标本切片癌细胞IV型胶原酶的表达。发现无转移的原发灶切片癌细胞呈弱阳性染色反应，合并转移的原发灶切片和转移灶切片呈强阳性染色，转移灶及合并转移的原发灶切片免疫反应物平均光密度显著大于无转移的原发灶切片。结论：IV型胶原酶是胆管癌浸润和转移过程中参与降解细胞外基质的重要蛋白酶之一，其活性大小与肿瘤细胞系转移能力呈平行关系。韩庆用免疫组化 ABC 法对 12 例胆管癌 NDPK/nm23 表达进行测定，结果发现 NDPK/nm23 表达与胆管癌组织的分化、局部浸润及淋巴转移密切相关（$P < 0.05$），提示：nm23 检测对正确估计肿瘤的侵袭性、淋巴转移潜能及预后有重要价值。

二、肿瘤标志物

随着蛋白组学、生物芯片和纳米技术等的广泛应用，胆管癌基础研究的范围也逐渐扩大，使得人们能够在分子水平对胆管癌的发生、发展机制及预后进行多方面的研究。

肿瘤标志物是指肿瘤组织和细胞由于相关基因及其产物异常表达所产生的抗原和生物活性物质，在正常组织中不产生或产量甚微，可在肿瘤患者组织、体液和排泄物中检测到。肿瘤标志物不仅与肿瘤诊断有关，对检测肿瘤复发和转移、判断肿瘤治疗效果以及随访观察等均有较大价值，而且为研究肿瘤发生和发展的机制开辟新的途径。胆管癌由于早期诊断困难和治疗效果很差，对其肿瘤标志物的研究已引起了人们的关注。

(一)抑癌基因

1. p53 基因　p53 基因位于人类染色体 17p13.1，是人类肿瘤研究中较为重要的肿瘤抑制基因，分为野生型和突变型。野生型 p53 基因是一种肿瘤抑制基因，参与细胞的分化调控，并以基因调控方式阻抑癌基因的活动，阻止异常染色体的形成。p53 基因约有 50% 以上的突变率，突变型 p53 基因包括无义突变和错义突变，突变的 p53 基因表达的蛋白丧失了抑癌作用，这种突变对肿瘤的发生、转移、复发有着十分重要的意义。p53 基因血清学和免疫组化联合检测具有一定的优势，可以从基因角度判断肿瘤发生、发展及转移并对预后进行判断。p53 抑癌基因发生无义突变时不形成突变型 p53 蛋白，只有错义突变产生的突变型 p53 蛋白才能用免疫组化方法检出，而且能产生相应的抗体。丁谷华等研究发现，胆管癌组织免疫组化检测突变型 p53 蛋白阳性表达为 71.4%(30/42)，而门静脉血中 p53 抗体阳性表达为 52.4%(22/42)，同时他们检测了外周血 p53 抗体阳性 3 例，阳性率为 7.1%(3/42)，明显低于门静脉血途径和肿瘤组织 p53 突变阳性率。

Argani 等发现 p53 阳性组生存率有提高。而 Havlik 等研究表明该蛋白的过度表达与预后没有关系。p53 蛋白过度表达与预后之间的关系仍有待进一步的研究。

2. DPC4　DPC4(Smad 4)是一种抑癌基因，它编码的蛋白调控 TGF-β 超家族，而 TGF-β 是一个重要的细胞增殖抑制药，DPC4 的缺失被认为会加快细胞周期 $G_1 \sim S$ 期的进程，从而增快了细胞的增殖，转染 DPC4 基因能部分恢复对 TGF-β 的反应性。两项 DPC4 蛋白表达的研究表明，在肝外胆管癌肿分别有 55% 和 60% 的 DPC4 蛋白表达缺失，但它与生存期无相关性。肖广发等发现 DPC4 阳性率 57.7% 显著低于对照组 93.7%($P < 0.05$)。DPC4 染色阳性与胆管癌患者年龄、性别、肿瘤部位、大小无关。DPC4 染色阳性和胆管癌病理组织学类型有关，乳头状腺癌及管状腺癌的表达阳性率 (28/35)高于黏液腺癌组($P < 0.05$)。DPC4 的表达与胆管癌分化程度相关，随分化程度降低而减弱，高分化组与低分化组比较，有显著性差异($P < 0.01$)。在高分化腺癌中 DPC4 表达高于中、低分化腺癌，提示胆管癌恶性程度越高，DPC4 表达越低，表明 DPC4 在调控胆管癌的恶性程度中可能占有重要地位。神经浸润转移组 DPC4 表达率 16.7% 低于无神经浸润转移组者 79.4%($P < 0.01$)。他们亦检测了神经细胞黏着分子(NCAM)和 DPC4 在胆管癌及其神经浸润转移中表达的关系，结果表明 DPC4 与 NCAM 表达呈负相关，DPC4 的低表达和 NCAM 的高表达预示神经浸润转移的可能性较高，可能作为临床预测胆管癌神经转移倾向的生物学指标。

3. 眼癌基因　眼癌基因编码 Rb 蛋白，该蛋白在非磷酸化期间阻碍了细胞周期从 G_1 期向 S 期的转化，而这个过程是在当 DNA 被破坏时阻碍细胞增殖所必需的。Tannapfel 等在 51 例肝内胆管癌及 Cui 等在

34 例肝外胆管癌研究中发现,Rb 蛋白的表达和生存期无相关性。胡义利等研究发现 Rb 蛋白阳性表达产物位于细胞核。肝门部胆管癌组 Rb 蛋白阳性表达率为 56.5%,明显低于胆管囊性扩张症组 90.0%($P<0.05$),Rb 蛋白在肝门部胆管中的表达与淋巴结转移、TNM 分期明显相关($P<0.05$),说明 Rb 基因蛋白表达异常在肝门部胆管癌的发生机制中也具有重要作用。

4. p73 基因 p73 基因与 p53 基因有着高度的同源性,尽管在人类肿瘤中未发现突变的 p73 基因,但是过度表达的 p73 蛋白被认为是通过激活 p53 反应基因去诱导抑制细胞生长和凋亡。Tannapfel 等 1 项 41 例肝内胆管癌切除标本研究发现,32% 的肿瘤过度表达 p73 蛋白(>10% 核染色阳性),单变量分析发现其表达与改善生存率有关,但多变量分析时无此结果。

5. p16 基因 p16 基因位于人染色体 9q21 区,是一种细胞周期依赖性激酶 4 的抑制因子,p16 蛋白的作用是能与 CyclinD1 竞争性结合 CDK4,阻止细胞由 G_1 期进入 S 期、抑制细胞的过度增殖,p16 基因的缺失与失活见于多种恶性肿瘤。袁松林等发现在胆管癌中,p16 阳性表达率为 7.78%(17/45),其中(+)10 例(22.22%),(卅)7 例(15.56%),在正常胆管中 p16 均为阳性(100%),两者间有显著性差异($P<0.05$)。p16 在 Ⅱ~Ⅲ 期与 Ⅳ 期胆管癌组间,阳性率分别为 54.17%(13/24)和 19.05%(4/21),其阳性表达有显著性差异($P<0.05$),与淋巴结转移及无淋巴结转移不相关,表明 p16 阳性表达仅与胆管癌临床分期有关。张建生等研究发现胆管癌组中 p16 为低表达,临床早期的表达高于晚期,与组织学分级及淋巴结转移均无显著相关,认为 p16 低表达与胆管癌的发生及进展之间存在一定的关联。

6. PTEN 基因 PTEN 基因是具有磷酸化作用且突变率很高的抑癌基因,具有 9 个外显子可发生突变,主要发生在第 5 外显子磷酸化合成酶的核心基序列以及第 7、8 外显子的磷酸化酶区域。它通过抑制 PI3K/Akt 介导的信号传导途径,达到细胞周期抑制和促进凋亡的目的。PTEN 还可通过抑制 MAPK 细胞信号传导途径抑制生长分化。崔平等研究结果示 PTEN 基因总阳性表达胆管癌低于胆囊癌,差异无显著性。不同恶性程度的胆管癌中 PTEN 基因表达差异无显著性。PTEN 可通过 FAK 的去磷酸化抑制细胞的转移和浸润,但由于 PTEN 基因的突变,失去对细胞生长的负调控,导致肿瘤细胞的生长或转移。

7. nm23 基因 人类 nm23 基因主要有两个亚型,即 nm23-H1 和 nm23-H2,临床研究最多的是 nm23-H1,人 nm23-H1 基因定位于 17q21.3-22,其编码的蛋白质为核普二磷酸激酶(NDPK)。张炳远等人的研究表明,nm23-H1 表达阳性率在胆管癌中显著低于胆管良胜病变组织,nm23-H1 表达阳性与胆管癌的临床分期和转移呈显著负相关,nm23-H1 表达阴性的患者术后 18 个月复发和转移的机会显著增高,存活率明显降低。他们还发现 nm23-H1 表达阳性的肿瘤组织中存在着染色强度不同的细胞群,尤其是在肿瘤边缘向邻近正常组织浸润的细胞多为阴性表达,这表明在同一肿瘤内存在着侵袭力不同的多个细胞亚群,阴性的细胞系是参与浸润和转移的具有高侵袭潜能的细胞,对肿瘤的发展及预后起重要作用,同时也反映了 nm23-H1 基因对胆管癌浸润的抑制作用。

(二)癌基因

1. k-ras 癌基因 ras 基因家族包括 k-ras、h-ras 和 n-ras。研究表明 k-ras 基因点突变与胆管癌的关系密切。k-ras 癌基因位于人类第 12 号染色体,编码分子质量为 21 000Da 的 GTP 或 GDP 结合蛋白——p21 蛋白,p21 蛋白与 G 蛋白有关,在细胞生长刺激信号的传递和细胞生长调节中起着一定的作用。人体细胞的 k-ras 原癌基因在正常情况下呈低水平表达,参与调节和维持正常细胞的功能,当受到各种因素激活后,被激活的癌基因大量表达,产生特异性转化蛋白,最终导致正常细胞的癌变。卢海武等报道,胆管癌组的胆汁标本及十二指肠液标本中 k-ras 癌基因突变检出率为 56.7% 和 43.3%,而良性胆道疾病组中,除胆汁标本发现 1 例 k-ras 基因突变阳性外,其余病例均未发现变异,两组比较 k-ras 癌基因的突变率差异有显著性。胆汁中 k-ras 基因检出率与十二指肠液差距不大,提示十二指肠液中 k-ras 癌基因可能来源于胆管癌组织,获取十二指肠液标本较简易且无创,所以,应用十二指肠液行分子标志物检测对胆管癌行早期诊断的方法,临床上有可行性,对提高胆管癌的早期诊断是有价值的。Isa 等应用 PCR-RELP 对 23 例肝内胆管癌的 k-ras 基因进行分析显示,9 例(39%)发生了 k-ras 基因突变,k-ras 基因点突变与胆管癌的生物学行为密切相关,伴有淋巴结转移的患者发生 k-ras 突变率(58%)与无淋巴结转移的患者(18%)相比有显著性差异,而发生 k-ras 基因突变的患者其生存期显著低于无突变的患者,推测 k-ras 基因点突变可能是判断胆管癌预后的一个独立性指标。

2. KIT KIT(CD117)是一种Ⅲ型受体酪氨酸激酶,在多种类型细胞的信号传导通路中发挥作用。正常情况下,KIT 结合其受体——干细胞因子后被激活(磷酸化),导致磷酸化级联反应,最终在不同类型的细胞中激活各种相应转录因子。这种激活作用能够调节凋亡、细胞分化、增殖、趋化以及细胞黏附。Hong 等用免疫组化法检测了 289 例胆管癌,发现细胞质及细胞核 KIT 表达分别为 19% 和 20%,而细胞质 KIT 阳性表达,利用单变量分析和多变量分析均发现与改善生存率有明显的关系($P<0.05$)。

(三)凋亡调控

1. bcl-2 与 bax bcl-2 蛋白家族成员,如促凋亡的 bax、Bak 和 BAD 等,抗凋亡的 bcl-2、bcl-w 和 bcl-xl 等,影响线粒体膜通透性。在这些家族成员中,bcl-2 和 bax 已在胆管癌中被研究。Tan 等研究发现,bcl-2 在胆管癌组织中的表达率为 75%,明显高于胆管腺瘤(20%)和胆管炎性组织(16.7%)。bcl-2 的表达与胆管癌分化程度呈正相关,与病程分期及浸润程度呈负相关,可作为判断胆管癌恶性程度的指标。Arora 等用免疫组化法对 28 例切除的胆管癌标本进行分析,未发现有 bcl-2 表达。Romani 等对 22 例肝内胆管癌切除标本研究中,bax 表达检出率 45%,并指出 bax 表达与预后无关联,但未检测 bcl-2 表达情况。该文献指出,在这些标本中,Maspin(一种多功能蛋白,通过 bcl 蛋白调控诱导凋亡)表达检出率 77%。该蛋白低表达提示肿瘤侵犯较深($P<0.05$),有血管侵犯($P<0.05$),多变量分析提示它是胆管癌预后较差的一个独立影响因素。目前对 bcl-2 蛋白家族成员作用的研究仍停留在单个成员的研究,联合研究 bcl-2、bax 和 Maspin 表达情况或许更有意义。

2. DAP-kinase 死亡相关蛋白激酶(DAP-kinase)是一种新的钙离子/钙调蛋白调节的丝/苏氨酸激酶,其广泛参与多种途径介导的细胞凋亡,被认为是肿瘤的抑制药,与肿瘤细胞的分化转移有关,它的表达缺失会引起细胞凋亡的降低。Tozawa 等研究发现,DAP-kinase 启动子的超甲基化,随后的蛋白表达降低,与高等级的肿瘤有明显相关性($P<0.05$),降低了总生存率($P<0.05$),是一个独立的预后标记物($P<0.05$)。

(四)糖类标记物

CA19-9 是一种高分子糖蛋白,抗原决定簇为含唾液酸的神经结苷脂,胆管癌患者中血清 CA19-9 升高的敏感性、特异性分别为 88.15%、92%(>37U/ml),对胆管癌患者的诊断有较高价值,且血清 CA19-9 在监测术后复发中也具价值。陈漪等研究显示,血清 CA19-9 浓度升高与肝内胆管癌患者预后显著相关。Jan 等以及李方华等研究显示,血清 CEA 和 CA19-9 均为肝内胆管癌独立预后因素,同时李方华等研究显示总胆红素(TBIL)为肝内胆管癌独立预后因素,他们认为将术前 CEA、CA19-9、TBIL 浓度联合作为判断肝内胆管癌患者预后的预测因子,可能起到更好的预测作用。Wahab 等运用单变量及多变量分析发现胆管癌切除术后 CA19-9 的升高与患者预后差有相关性。但 CA19-9 表达依赖于 Lewis 抗原及其分泌基因的表达,人群中约 7% 的人 Lewis 抗原阴性,这部分人查不到 CA19-9;另一方面,在胆石症、胆道感染患者中 CA19-9 也可升高,因此对这部分患者在临床诊断中应予注意。

(五)蛋白类标记物

1. 癌胚抗原 CEA 是一种分子量为 18 000Da 的酸性糖蛋白,胚胎期合成于消化系统,出生后其浓度下降,来源于内胚层。是由肿瘤组织产生的、具有人类胚胎抗原特异决定簇的酸性蛋白。Hirohashi 等研究 35 例肝内胆管癌标本,运用单变量及多变量分析发现,CEA 高水平与胆管癌预后差有相关性($P<0.05$)。而 Miwa 等研究发现胆管癌患者术前 CEA 水平与预后无明显相关性。

Okami 等对从 15 例胆管癌患者中取得的 209 枚淋巴结用反转录聚合酶链反应法(RT-PCR)进行 CEA 测定,并与淋巴结的组织学检查结果进行了比较。结果显示,所有 20 枚组织学上癌转移的淋巴结都显示了 CEA,而 189 枚组织学上未发现癌转移的淋巴结中,24 枚(13%)显示了 CEA,从而提示 CEA 不仅是胆管癌早期诊断的指标,也是其微转移的指标,对患者的治疗及预后都有意义。

2. C 反应蛋白(CRP) CRP 是一种肝合成的急性反应性蛋白,主要功能是调理炎症部位的反应和对抗创伤及感染部位释放的溶蛋白酶的有害作用等。在各种感染性疾病的急性期以及风湿性疾病和恶性肿瘤患者血清中 CRP 值均有升高,研究表明它与许多恶性肿瘤的预后有相关性。Gerhardt 等在一项 98 例肝门部胆管癌研究中发现,CRP 的升高是胆管癌低生存率的一项独立判断指标。

(六)其他标记物

1. MUC5AC 黏液素是一种高度糖基化的糖蛋白,由黏液素分泌细胞分泌,分布在上皮组织表面,起到润滑和保护上皮细胞的作用,胆道黏膜上皮持续表达 MUC3、MUC6 和 MUC5B,MUC5AC 在正常胆道黏膜上皮尚未发现表达,而在胆管癌细胞中可检测到 MUC5AC 表达,Boonla 等对 179 名组织学上确诊为胆管癌的患者进行随访,发现血清 MUC5AC 黏液素阳性的胆管癌患者,中位生存时间 127d,而血清 MUC5AC 黏液素阴性的胆管癌患者,其中位生存时间 329d($P<0.001$)。多变量分析显示,血清 MUC5AC 黏液素阳性的胆管癌患者死亡危险性较阴性患者高 2.5 倍。

2. 基质金属蛋白酶 7(MMP7) 异常分泌的基质金属蛋白酶使得肿瘤浸润和转移,Miwa 等用免疫印迹法检测 26 例胆管癌 MMP7 表达,分析其与临床病理特征和预后的关系,推测胆管癌中 MMP7 高表达者恶性程度高,预后不良。

3. RCAS1 RCAS1 是一种 40kDa 的 II 型膜蛋白。Suzuoki 等检测 60 例肝外胆管癌标本显示,RCAS1 在肝外胆管癌所有阶段均可表达,其阳性率 86.7%(52/60),RCAS1 表达与胆管癌临床病理特征间没有显著性联系,其高表达是一个独立的不良预后因素。

随着蛋白组学、生物芯片和纳米技术等的广泛应用,胆管癌预后标记物取得一定进展,虽显示有临床应用价值,但其应用前景尚有争议。目前面临的问题就是如何进一步证实和筛选这些指标,评价其作为胆管癌预后指标的价值,正确组合应用有效的预后标记物。这一问题的解决将有助于胆管癌患者手术方式的选择,术后综合治疗及个体化治疗,提高胆管癌患者生存率。

三、手 术 治 疗

根治性手术切除或联合肝叶的扩大根治术是胆管癌惟一的治愈方法。因此,争取根治性手术,努力提高根治性切除率,是延长胆管癌患者生存期、改善预后的最佳方法。能否达到根治切除的目的主要取决于两方面的因素:一是胆管癌的类型和浸润范围;二是外科医师的经验和技能。术前肝动脉造影、门静脉造影、经门静脉血管内超声检查可有助于了解血管受侵犯情况,作为判断能否根治性切除的参考依据。对下列情况要争取根治性切除手术:①肿瘤呈结节样生长,边缘清楚,无远处转移;②肿瘤病理类型为分化好的乳头状或管状腺瘤;③肿瘤浸润偏重一侧肝叶,相对肝叶增生代偿;④曾经手术未能切除,但仍生存良好的;⑤黄疸不深,肝功能较好者。联合肝尾状叶的切除对达到根治目的十分重要,且远期生存率明显提高。若肝门部主要血管受侵犯,可采用切除、修补或血管移植的方法处理。姑息治疗若无法根治性切除,可争取姑息性切除,以延长生存期;次选经肿瘤置管内引流术或胆肠内引流术。作为姑息性治疗方法,内镜胆管引流术是一种比较安全可靠的方法。

根据统计学资料分析,可以得出结论,根治性切除术已被公认为治疗效果最好,姑息性切除术效果次之,胆肠吻合内引流组、外引流组效果差,PTCD组与非手术治疗组效果更差。内镜胆管引流术、局部放射治疗和化学治疗是姑息性治疗的手段,效果有限。1994年范跃祖等比较了不同的治疗方法对患者生存期的影响。结果显示,胆管癌手术切除组、胆肠吻合内引流组、手术外引流组、

PTCD组、非手术治疗组患者的平均生存期分别为21.35个月、12.23个月、7.41个月、4.30个月、2.31个月;切除组与各组生存期比较,差异显著;胆肠吻合内引流组与外引流组比较也有差异;但PTCD组与非手术治疗组比较,无统计学差异。Schoenthaler R等认为胆管癌全切除且切缘阴性者,其预后明显改善,生存期长,而切缘阳性者,生存期较前者短,经放射治疗尤其是置入粒子,能部分改善生存期。而总体上化学治疗对生存期无影响。1993年,周宁新等比较了手术切除后有残癌者与根治性切除者的生存率,后者显著高于前者,故认为影响胆管癌远期疗效的关键是手术能否达到根治切除的目的。1997年,周宁新等报道103例肝门部胆管癌的远期疗效,结果显示,根治性切除术后生存时间最长,1年、3年、5年生存率分别为96.7%、23.3%、13.3%,最长1例超过8年;姑息性切除术后1年、3年生存率分别为61.5%、3.8%;非切除的胆道内引流术和单纯外引流术者,生存均不超过1.5年。1998年何晓顺等报道52例高位胆管癌,结果显示,治愈性切除组平均生存期为21.1个月,姑息性切除组则为7.5个月,差异显著。

随着外科技术的不断进步和围术期处理的完善,胆管癌切除术的病死率明显下降,但5年生存率仍不理想。因此,了解影响胆管癌切除术后患者生存率的预后因素显得极为重要。胆管癌主要沿胆管壁向上、下直接浸润,浸润周围的血管和神经,引起局部淋巴结转移。另外,由于胆管及周围存在丰富的淋巴管、血管、神经纤维及疏松的结缔组织,为胆管癌细胞的"跳跃式"生长提供了途径,这种多途径的转移方式使术后的局部复发往往不可避免。因此,在手术过程中应注重实现胆管、大血管的骨骼化,尽可能地切除区域淋巴、神经纤维、脂肪及纤维结缔组织,并根据不同的肿瘤类型联合各种肝切除及胰十二指肠切除,将有利于减少复发,提高根治性切除

的远期存活率。

以胆管的解剖分段，可分为上、中、下段胆管癌，而不同部位的癌肿类型也不同，好发、转移途径也有差异。统计研究发现，胆管癌好发于大的胆管细胞即大胆管内皮，特别是上段胆管即肝门部周围胆管癌可占60%～80%。1965年，Klatskin首先报道了13例肝管汇合部的恶性肿瘤，因此肝门部胆管癌又称为Klatskin瘤。李维华等报道1986年8月至1991年1月手术切除50例病理标本和5例尸检材料的研究，有26例肿瘤转移；神经浸润15例（57.7%），肝浸润11例（43.3%），肝门纤维脂肪浸润11例（42.3%），同侧肝转移结节2例（7.7%），淋巴转移1例（3.8%），显示了浸润和转移的特点。癌肿沿胆管浸润生长至肝，特别是肝尾状叶，日本的专家报道认为肝门胆管癌95%存在肝尾叶胆管受累。因此，尾状叶作为常规切除的范围。但是也有人认为增加部分肝切除的手术方式也大大增加手术的病死率，但是却并不能提高平均生存期。结果的不同与术者的手术技巧也有很大的关系，提高术者的手术水平，术中多次冰冻确保切缘阴性，毫无疑问对根治是有好处的。胆管癌从病理上分型，95%以上是腺癌；而从大体形态上，胆管癌可以分为硬化型、结节型、乳头状和弥漫型4种类型。其中硬化型癌好发于肝门部胆管，是肝门部胆管癌中最常见的类型，有报道达56.8%。硬化型癌常沿胆管黏膜下层浸润，使管壁增厚、纤维组织增生，并向管外浸润形成纤维化硬块。虽然此型胆管癌细胞分化良好，但是由于此型癌有明显的沿胆管壁向上浸润，向胆管周围组织、血管、肝实质及神经淋巴间隙侵犯的倾向，故根治性手术切除时常需切除肝叶，并且即使切除肝叶，手术切缘也还经常残留癌组织，以至达不到真正的根治性切除，往往术后很快就发生复发、转移，预后较差。结节型癌多发生于中段胆管，肿瘤呈结节状向管腔突出。此型肿瘤常

沿胆管黏膜浸润，向胆管周围组织和血管浸润程度较硬化型轻，手术可以切除部分胆管或增加左、右肝管，手术切除率相对较高，预后也较好。乳头状癌好发于下段胆管，呈息肉样突至胆管腔内。其生长转移主要是沿胆管黏膜向上浸润，但一般不浸润肝组织、胆管周围组织以及血管、神经、淋巴间隙，因此根治手术成功率高，预后好。另外，弥漫型癌，较少见，约占胆管癌的7%，癌组织广泛浸润肝内、外胆管，难于确定癌肿的原发胆管部位，一般无法手术切除，预后差。

肝门部胆管癌是肝外胆管癌中最常见的也是治疗上最困难的部位。回顾肝门部胆管癌外科治疗40多年的历程，反映出外科实践对这个位于"险区"上难治的癌症所走过的崎岖道路，虽在"山重水复疑无路"时，出现过"柳暗花明又一村"。然而，现实仍然是严峻的，尚须付出艰辛努力，也许有待治疗理念上的突破。

（一）根治性切除与远期存活率

根治性（治愈性）切除为肿瘤的纵轴和横轴前沿5mm以外切除后，镜下观察无癌残留，同时清除肝十二指肠韧带内可能转移的淋巴结。R_0切除是指切缘镜下无癌残留。肝门部胆管癌尤其是恶性程度高的低分化癌与黏液腺癌呈浸润性生长，容易浸润周围软组织。由于解剖部位的特殊性，周围有重要血管，在一个狭窄的区域里手术，术中肉眼认为是R_0切除，可是术后病理发现切缘有癌残留。为达到根治性切除或R_0切除，术中切缘冷冻病理检查十分重要。

目前，虽然手术切除率高达54.3%～83.3%，但根治性手术切除率仅为28.2%～37.6%，根治性切除术后5年存活率为13.4%～25.75%。肝门部胆管癌根治性切除术后远期疗效不及胃癌和大肠癌。从外科治疗结果来看，肝门部胆管癌预后与胰腺癌相近。

（二）关于肝尾状叶切除

尾状叶胆管和实质容易受肿瘤直接浸润。1979 年 Blumgart 施行了第 1 例肝门部胆管癌联合尾状叶的根治切除术。肝门部胆管癌切除术后病理检查尾状叶胆管癌浸润发生率，1990 年 Nimura 等报道为 98%，1993年 Ogura 等报道为 36%，2000 年 Tabata 等报道为 46%。因此，日本学者强调在行肝门部胆管癌切除时尾状叶切除的重要性。

在国内肝门部胆管癌切除是否合并肝尾状叶切除，看法尚不一致。肝门部胆管癌切除时，一般在高位切断尾状叶胆管，未常规切除尾状叶。对于 Bismuth Ⅰ、Ⅱ 期肝门部胆管癌，大多数只是在适当部位切断尾状叶胆管，而当尾状叶受累时，才行尾状叶整块切除。肖梅等报道肝门部胆管癌联合肝叶切除的 74 例中 57 例为根治性切除，只有 2 例（2.7%）合并尾状叶切除。刘树荣等报道肝门部胆管癌切除 53 例中 17 例为姑息性切除，原因为肝尾状叶、门静脉壁和肝侧胆管有癌残留。赵建勋等认为对于肝尾状叶处理应积极，行半肝切除时应切除尾状叶，在其报道的肝门部胆管癌切除 83 例中有 30 例合并不同范围的尾状叶切除，生存 5 年以上的 11 例中有 6 例合并尾状叶切除。何振平等报道根治性切除 51 例中有 40 例获得随访，术后 1、3、5 年肿瘤复发率分别为 10%、75% 和 85%，其中合并肝尾状叶切除的 4 例中有 3 例生存 5 年以上且无肿瘤复发证据。在复发的类型中肝尾状叶复发率为 25%，明显高于其他部位复发率（$P < 0.01$）。上述资料表明：①肝门部胆管癌切除术后肝尾状叶是肿瘤复发的主要部位之一；②肝尾状叶切除应是肝门部胆管癌根治性切除及 R_0 切除的重要组成部分；③合并肝尾状叶切除可降低术后复发率，延长术后生存时间。

（三）联合门静脉切除

肝门部胆管癌容易侵犯肝门区血管，特别是门静脉。肝切除合并受累门静脉切除是近来肝门部胆管癌扩大根治讨论的热点，越来越多的学者对此持肯定态度。国内、外多组报道均说明门静脉切除后重建不增加手术风险，也不增高术后病死率，但对改善生存期仍缺乏有力证据。Hemming 等比较了门静脉切除组（26 例）与无门静脉切除组（34 例）的病死率，其差异无统计学意义（4% 比 12%，$P = 0.39$），5 年生存率差异也无统计学意义（39% 比 41%，$P > 0.05$）。Miyazaki 等报道了 118 例无血管切除、34 例门静脉切除和 9 例肝动脉切除的对照研究，门静脉切除组相比无血管切除组其手术风险未增加，但 1 年、3 年以及 5 年生存率无血管切除组较门静脉切除组高（63%、39% 及 30% 比 50%、19% 及 16%）。Neuhaus 等总结 80 例肝门部胆管癌患者的随访资料显示，行门静脉切除病例的 5 年生存率高达 65.0%。Ebabta 的研究也表明，肝切除合并门静脉切除可以帮助某些中、晚期的肝门部胆管癌患者获得长期生存的机会。Miyazaki 对伴有门静脉和肝动脉侵犯的肝门部胆管癌患者行联合血管切除的治疗效果进行了研究，发现未行血管切除组患者的 1 年、3 年和 5 年生存率分别为 72%、52% 和 41%，而联合单纯门静脉切除组和联合肝动脉切除组患者的 1 年、3 年和 5 年生存率则分别为 47%、31%、25% 和 17%、0、0。未行任何切除的患者的 1 年、2 年生存率仅为 15% 和 0。虽然，联合门静脉切除的肝门部胆管癌患者的生存率低于未行门静脉切除的患者，但仍高于门静脉受侵却未行切除的患者。因此，对存在明确门静脉侵犯的肝门部胆管癌患者，如果联合门静脉切除，可达到根治性切除的基本要求，应力争做门静脉切除、重建以获得根治性切除，不应因血管侵犯的单一因素而放弃根治性切除的机会。对是否行门静脉切除联合肝动脉切除、重建，目前还存在争议。主要原因是联合肝动脉切除、重建对肝血供的影响较大，术后患者肝衰竭的发生率及病死率均较高，在选择实施这种手术时应慎重。

(四)联合肝动脉切除

对于肝动脉切除，由于报道的病例较少，且众说纷纭，目前尚持谨慎态度。Sakamoto 等报道 11 例肿瘤侵犯肝右动脉切除后重建，术后未出现死亡及相关并发症，说明肝动脉切除、重建具有可行性，如果能保证 R_0 切除，肝动脉切除还是有意义的。Miyazaki 等则认为动脉切除存在较高手术风险（病死率达 33%）且对预后无明显改善（与非手术组相比，两者生存率差异无统计学意义），肝切除加肝动脉切除后重建在大多数情况下都同时须合并门静脉切除，因此必然会延长肝缺血时间，影响术后余肝功能，同时肝动脉切除后会影响胆肠吻合部位血供，且切除后重建的动脉容易发生堵塞。目前尚无相关报道提示肝动脉切除后门静脉供血可以保证余肝功能，若肝动脉切除后不重建，则余肝也很难继续生存。肝动脉切除较门静脉切除风险要高，因此建议应在有较丰富临床经验的中心开展。对于切除后重建对患者生存期是否有改善，则仍需做进一步研究讨论。随着对肿瘤浸润特点的了解，人们发现神经侵犯是肝门部胆管癌的主要浸润方式及预后影响因素，而神经多围绕动脉分布，为进一步提高 R_0 切除率，肝动脉切除将成为未来肝门部胆管癌关注的热点。

(五)淋巴结清扫

肝门部胆管癌以浸润性生长为特点，早期容易侵犯胆管周围淋巴管、神经和疏松结缔组织，出现淋巴结转移，其转移途径多经胆总管旁淋巴结到肝总管旁、门静脉后、胰十二指肠后，再到腹主动脉旁淋巴结。淋巴结转移成为影响预后的重要独立因素。即使是进展期病例，术后无淋巴结转移者，生存期亦可超过 5 年，最长者达 121 个月，而有淋巴结转移者分别于 3 年内死于肿瘤转移。目前，对淋巴结清扫范围及程度尚无定论，大多数学者认为采用肝门部血管"脉络化"加胰头周围、肝总动脉旁淋巴结清扫，可以尽量清除残余癌细胞，减少复发。而一旦出现腹主动脉旁淋巴结阳性则提示远处转移，预后极差。扩大淋巴结清扫可以提高 R_0 切除的可能性，但同时也增加并发症发生率，且术中很难将局部的受累组织和淋巴结彻底清除，术后难免出现局部复发。Tojima 等比较发现周围淋巴结有微转移并不影响生存曲线的改变，也有学者不建议行扩大淋巴结清扫。

(六)肝移植

肝门部胆管癌虽然是肝移植的适应证，但患者术后的长期生存率并不高。近年来，一些研究报道又开始引起了人们对肝移植治疗肝门部胆管癌价值的重视。吴幼明等报道，对 6 例早期肝门部胆管癌患者实施外照射、近距离放射治疗后，行肝移植联合 Whipple 手术。除 1 例因无关原因死于术后 55 个月外，其余 5 例分别生存 5.7 年、7.0 年、8.7 年、8.8 年和 10.1 年。这表明，联合 Whipple 手术行肝外胆管全切除术，是提高肝移植治疗早期肝门部胆管癌治疗效果的有效方法。Rea 等对 38 例 Bismuth Ⅰ、Ⅱ期的肝门部胆管癌行术前辅助化学治疗、放射治疗后再施行肝移植，患者术后 1 年、3 年、5 年生存率分别为 92%、82% 和 82%，而单纯手术治疗组的 1 年、3 年、5 年生存率分别为 82%、48% 和 21%。这些结果表明，结合术前放、化疗或联合胆管全切是提高肝移植疗效的重要手段。然而，目前报道的病例数有限，肝移植治疗肝门部胆管癌的价值尚有待进一步研究。

四、化学治疗和放射治疗

胆管癌是一种起源于胆管上皮的恶性肿瘤。根据肿瘤生长的位置，胆管癌可以分为肝内胆管癌和肝外胆管癌。尽管手术切除是胆管癌可能治愈的惟一手段，但大多数患者发现时均为晚期，无法手术治疗，即使能手术的患者也有很高的复发率；不能手术切除的胆管癌患者的预后差，中位生存期不足 1 年。

获诊的患者中,能够行根治性手术切除的病例只有 20%～30%,使得外科手术在胆道恶性肿瘤治疗中的价值比较局限,多数病例的治疗有赖于其他的治疗手段。

(一)化学治疗

至于药物治疗方面,现已发现胆管癌可以显著地抵抗常规化疗药物。有研究评估了部分药物[氟尿嘧啶、安吖啶、顺铂(DDP)、利福平、丝裂霉素(MMC)、紫杉醇、2,2-二氟脱氧胞嘧啶核苷]单独用于不可切除胆管癌患者的疗效,其Ⅱ期临床结果显示,反应率只有0～9%,患者平均存活 2～12 个月。氟尿嘧啶是最常用的化疗药物,但其单一使用的结果与其他药物同样令人失望。近年来,一个对于 13 个Ⅱ期临床研究的回顾性分析认为,2,2-二氟脱氧胞嘧啶核苷可作为支持治疗的选择性用药,但仍需要随机对照研究以进一步证实该药物对胆管癌患者提高生存率确实有效,而且其低度毒性有待明确。至于联合疗法,最常用的治疗策略是 ECF(表柔比星＋顺铂＋氟尿嘧啶),但其结果却令人失望。数个Ⅰb、Ⅱ期研究评估了 2,2-二氟脱氧胞嘧啶核苷、西妥昔单抗、奥沙利铂或顺铂、厄洛替尼或卡培他滨联合用药的价值。在这些研究中显示,卡培他滨联合奥沙利铂或顺铂的效果似乎更好。此外,近来有研究证实索拉非尼存在着显著抑制肿瘤和延长生存率的作用。在这一研究中,发现索拉非尼降低了肿瘤酪氨酸(705)ST AT3 磷酸化,由此增加了肿瘤细胞的凋亡。

1. 胆管癌的辅助化学治疗 曾经认为胆管癌术后的辅助化学治疗是无效的。一项关于辅助化疗的Ⅲ期临床试验显示化疗虽然可以延迟术后 2 年之内的复发,另一个Ⅲ期临床试验入组共 508 例胰胆管肿瘤患者,随机分为辅助化疗组及观察组,结果显示化疗只使胆囊癌亚组患者微弱受益。近年来,有一些回顾性分析显示了辅助化疗在延长生存期、减少复发危险性等方面存在优势。Liu

等回顾性分析了 115 例肝门部胆管癌患者术后化疗对比未化疗的预后,其中位生存期为41 个月比 36 个月($P<0.05$)。但是迄今为止,尚无大规模、前瞻性的随机对照研究显示胆管癌辅助化疗的疗效。

2. 胆管癌的新辅助化学治疗 对一些经选择的患者来说,术前予新辅助性放、化疗,再行手术切除,以达到治愈的目的是可行的。McMasters 等报道了 9 例肝外胆管癌患者接受术前放、化疗,3 例得到病理学上的完全缓解,9 例全部术后切缘阴性。Rea 等回顾性分析肝门部胆管癌的新辅助治疗效果,入组的 125 例患者包括Ⅰ期、Ⅱ期胆管癌及不能手术的晚期胆管癌,分析显示放疗序贯化疗之后行肝移植者,其 1 年、3 年、5 年生存率分别为 92%、82% 和 82%,显著高于单纯手术切除者的 82%、48% 和 21%($P=0.022$)。然而这种放、化疗的联合使用并无相关的前瞻性、随机对照研究,以上结果尚需验证。

3. 进展期胆管癌的化学治疗 从 1985年以来,有上百个试验研究进展期胆管癌化疗的效果,其中大部分试验为小型、非随机的Ⅱ期研究。Eekel 等总结了从 1985－2006年的 104 个试验、112 个亚组,累计 2 810 例胆道肿瘤患者,总的化疗反应率为 22.6%,疾病控制率为 57.3%。同时分析显示化疗的反应率、疾病控制率与总生存期有着显著的相关性;此外,亚组分析显示胆囊癌患者的化疗反应率较胆管癌患者高,但总生存期却短于后者。

(二)放射治疗

由于胆管和肝密不可分,且肝是一个放射敏感器官,所以以往放射治疗很少用于胆管癌。近年来,对肝胆管癌的放射治疗疗效已被认可。放射治疗以往多用于无法切除和复发患者的姑息性治疗,近年来随着放射治疗设备更新及技术方法的提高,放射治疗在胆道恶性肿瘤治疗中的应用亦增加。文献报道较多且疗效肯定的是术后辅助性放射治疗、术中放射治疗,此外姑息性放射治疗和术前放射治疗也受到关注。

多数研究证实,与单纯手术治疗相比辅助性放射治疗可延长患者的存活期。Houry等资料显示术后辅助性放疗患者存活时间可达 23~63 个月,而单纯手术者为 10~29 个月;对某些术后无肉眼或镜下残留的Ⅳ、Ⅴ期患者辅助性放疗可延长生存时间;病例中 12 例Ⅳ、Ⅴ期中有 4 例在治疗后 5 个月、17 个月、22 个月、27 个月仍然存活,而其他 8 例的平均存活时间为 16 个月(5.5~48 个月)。

受胆道肿瘤邻近的肝、小肠、胃、肾、脊髓等危险器官的剂量影响,使得常规外照射剂量有所影响。有效提高靶区放射剂量是降低肿瘤复发、提高局部控制率的关键。近 15 年来,术中放射治疗在动物实验剂量模式、照射技术方法及临床应用方面已日趋完善,术中在有效保护危险器官的同时,给予单次大剂量照射(10~20Gy)是安全有效的。Abe 等首先报道了术中放射治疗肝门部胆管癌,其后发展了术中结合术后放射治疗。Todoroki 等 2000 年报道筑波大学 1976—1999 年的资料显示,术后镜下残留组术中+术后放射治疗 5 年生存率为 39%,明显高于单纯手术的 13%;手术+术中放射治疗的 5 年生存率为 17%,手术+术后放射治疗的为 0;手术+放射治疗组肿瘤局部控制率为 79.2%,明显高于单纯手术组的 31.2%。因此,认为术中放射治疗作为手术未切净病例的挽救治疗其疗效是肯定的,结合术后放射治疗则疗效更好。

术前放射治疗可以降低肿瘤细胞的活性以减少术中医源性播散和降低病期以增加手术切除的机会。有资料显示,肝门部胆管癌术前放射治疗可减少种植转移。Gonzalez 等报道一组 109 例胆管癌患者中手术切除 71 例,其中术后放射治疗 52 例,另有 19 例接受了术前+术后放射治疗,结果表明术前放射治疗对患者生存期并无影响,但在随访期内接受术前放射治疗的患者均无局部复发,而未接受术前放射治疗的患者局部复发率为 15%。

此外,近距离放射治疗、三维适形放射治疗(3DCRT)等也受到关注,尤其是后者,可以准确定位,精确勾画病灶靶区形状,并精确控制放射野及高剂量区域与病灶三维形状高度一致,可最大限度减少病灶周围正常组织的受放射剂量,从而在提高靶区治疗剂量和治疗效果的同时降低并发症的发生。

以往的传统放射治疗对晚期胆管癌的治疗效果不尽如人意,因其照射野较大,肿瘤周围许多重要的脏器如十二指肠、胃和肝等包括在照射野内,这些器官因不能耐受较高的照射剂量而发生了严重的并发症,致使治疗不得不停止,往往达不到对胆管癌杀灭的效果。在 3DCRT 应用于晚期胆管癌治疗后,利用它的精确定位、精确治疗和精确照射技术,照射野与肿瘤形状适形一致,大大提高了肿瘤区的照射剂量,同时减少了周围正常组织的照射量,从而获得了比较满意的肿瘤局部控制率,但因胆管周围的特殊解剖关系,胃、十二指肠与之紧临,照射时相邻的肠道必然有部分在照射野之内,故会有胃肠道反应及胃肠溃疡等发生。

随着 3DCRT 的发展,对于不能手术的胆管癌,已拓宽了外线束放射治疗指征。对大部分胆管癌,虽然 3DCRT 不能将其治愈,但较高的放射治疗剂量可以增加无进展生存时间和延长生存期,加大剂量有可能提高肿瘤的局部控制率。但有关照射的分割方法及剂量仍无定论。于金明等用立体定向放射治疗治疗 10 例晚期胆管癌,单次剂量 5~7Gy,总剂量 35~50Gy,有效率 100%,1 年、2 年生存率为 90%、70%。聂晨阳等用立体定向适形放射治疗治疗晚期胆管癌,单次剂量 4~6Gy,总剂量 32~48Gy,有效率 88.9%,1 年生存率 61.5%。另外,剂量的增加也有可能增加放射性肝损伤的风险。有关报道表明,放射诱发肝疾病的发生率和肝所受平均剂量是密切相关的,然而接受 30Gy 或更高剂量照射的肝部分体积与放射诱发的肝疾病关系不大。Ohara 等的研究结果表明,肝对放射治疗的耐受性似乎依赖于未受损肝的功能储备,这就可以解释为什么放射所诱发的肝疾病与超过 30Gy 受照体积无关,而与肝平均剂量相关。另一个重要的因素是肿瘤所致肝的功能障碍,其可以影响肝的功能储备和放射治疗的体积效应,从而导致放射治疗耐受性减低。

单因素分析显示,3DCRT 的剂量也是一个重要的预后因素。放射治疗剂量<50Gy,患者的生存时间明显低于放射治疗剂量为 50~59Gy 的患者。放射治疗剂量≥60Gy,患者 2 年总生存率、中位生存时间与放射治疗剂量为 50~59Gy 的患者相比,差异无统计学意义。目前关于放射治疗剂量的大小意见不一,有学者认为应当限制剂量,也有学者指出提高照射剂量与改善无进展生存期和总生存期密切相关。然而,其结果的可信度已被患者不均一性和研究的非随机性所弱化,因此胆管癌 3DCRT 最佳剂量有待进一步研究。

在晚期胆管癌的治疗方法中,国外文献中多有放射治疗结合化学治疗和内照射联合外照射等方法治疗胆管癌的报道。Matsumoto 等报道,外照射结合灌注化学治疗可明显提高肝门区胆管癌治疗的疗效,其 1 年、2 年、3 年生存率分别可达 59%、36% 和 18%。Crane 等报道,适形放射治疗加上具有放射增敏作用的化学治疗药物治疗晚期胆管癌是未来的研究发展方向。有文献报道,腔内近距离放射治疗能迅速缓解症状和提高生存率;但腔内近距离放射治疗只在 1cm 范围内有治疗作用,对>1cm 且不规则的胆管癌起不到有效的杀灭作用,故治疗效果有限。在使用内照射联合外照射治疗胆管癌后就很好地解决了以上不足,使肿瘤区照射剂量合理分布,局部控制率和生存率都有了明显提高。

五、免 疫 治 疗

基于明确的免疫机制,进行肿瘤免疫治疗始于 20 世纪 80 年代中期,发展了 IL-2 为主的细胞因子治疗和 IL-2 体外诱导的 LAK 细胞过继治疗。21 世纪初,肿瘤的免疫治疗有了很大的发展,并取得了明确的临床疗效。一些治疗方法,例如单克隆抗体治疗在某些肿瘤,如淋巴瘤的治疗中已成为一线药物。一批新的免疫治疗方法处在临床验证的不同阶段,展示出很好的前景。根据临床治疗的材料,肿瘤免疫治疗主要分为单克隆抗体和细胞因子治疗、体细胞过继治疗和基因治疗。

(一)单克隆抗体和细胞因子治疗

单克隆抗体治疗肿瘤取得的进展比较大,已形成了一个新的产业。其特点是靶向明确,疗效快,不良反应小。缺点是用量大,费用高。同时要配合靶抗原的检测,实行个体化的治疗方案才能取得最佳的疗效,例如某些结肠癌不表达 Her 2 或血清中游离的 Her 2 过高都会影响 Heceptin 的疗效。

早年采用 IL-2、TNF 等细胞因子治疗肿瘤因其用量大,毒性反应重而逐渐改为辅助治疗。近年细胞因子配合免疫细胞治疗和基因治疗又成了新的方向。给予粒细胞集落刺激因子(GM-CSF 或 G-CSF)不但能迅速提高肿瘤患者因放化疗导致的白细胞低下,而且可以增强 DC 细胞疫苗的抗原刺激活性,诱导更强的免疫应答反应。由于肿瘤患者体内 Treg 等抑制性 T 细胞活性较高,抑制了抗肿瘤免疫反应。所以近年又尝试免疫治疗的同时给予 IL-2 白喉毒素等,选择性去除这些细胞,释放出更强的抗肿瘤免疫反应,取得了较好的效果。IFN-γ 可以上调肿瘤细胞的 MHC 表达,也可用于增强肿瘤疫苗的活力。

(二)免疫细胞治疗和基因治疗

细胞治疗进展较快的是肿瘤疫苗。除了 HPV 和 HBV 这类病毒相关肿瘤的疫苗已取得了成功外,利用体外修饰或基因修饰的肿瘤疫苗研究也取得了显著的进展。肿瘤疫苗主要分为两类,一类是体外修饰的肿瘤细胞,通过基因转染或与活化 B 细胞或 DC 融合获得了增强的肿瘤抗原和共刺激分子,注入体内可以诱导特异性抗肿瘤免疫反应。另一类是肿瘤抗原修饰的 DC 细胞。由于 DC 具有强大的免疫激发活性,作为肿瘤疫苗能诱导更为有效的特异性免疫反应。为了进一步加强 DC 肿瘤疫苗的效力,还可以将增强抗原提呈和活化 T 细胞的其他分子,如热休克蛋白 HSP90 等与 DC 合用。肿瘤疫苗的优势在于一旦诱导产生特异性抗肿瘤免疫反应,可产生长期的免疫记忆细胞,对消除肿瘤微小残留病灶并减少肿瘤复发有更大的优势。

体外活化、扩增具有抗肿瘤活性的免疫细胞,再将其回输患者的治疗称为免疫过继治疗。早年,将患者外周血的 PBL 在体外用 IL-2 活化和扩增成为 LAK,然后回输患者治疗肿瘤,有一定的疗效。但 LAK 细胞的特异性较差,产生的体内效力还较弱。由于对肿瘤抗原的深入了解和特异性 T 细胞毒细胞(CTL)分离扩增技术的发展,现在已可以利用人工合成的肿瘤抗原因子,在体外冲击 DC,并以此诱导、活化和扩增具有更专一和更强杀伤活性的 CTL 过继治疗肿瘤或与肿瘤疫苗联合使用,也已成为一个新的肿瘤免疫治疗方向。这类技术也许对病毒相关的肿瘤治疗更为有效。最近在 New England Journal of Medicine 上的一篇报道引起了新的关注(Hunder, et al. N Engl J Med,2008,358:2698-2703.),作者将出现转移的黑色素瘤患者的外周血淋巴细胞在体外与黑色素瘤相关抗原 NY-ESO-1 进行孵育并分离扩增自身抗原特异性 CD4 T 细胞,然后回输给患者,结果患者肿瘤缩小,抗黑色素瘤特异性 T 细胞免疫活性明显上升,提示通过肿瘤特异性辅助性 T 细胞回输,打破肿瘤的免疫抑制状态,也可以取得显著的疗效。这一结果也提示,未来可以将肿瘤疫苗的主动免疫与 CTL 过继治疗和免疫正向调节治疗有机地结合起来,可能会获得最大的疗效。

免疫基因治疗主要是利用基因转染技术提高肿瘤的抗原提呈能力或在体内分泌免疫增强因子,提高机体抗肿瘤免疫活性。采用的原理还是肿瘤免疫识别、杀伤和调节,技术发展日新月异。目前的方向是靶向的和肿瘤相关特异性启动子高效表达的免疫基因治疗技术。基因免疫调节的目的是增强体内免疫系统对恶性肿瘤的识别和杀伤作用。直接的方式是增加或增强肿瘤细胞内某种基因的表达,使肿瘤相关抗原、黏附分子、组织相容性复合分子及细胞因子等的表达水平提高,使机体免疫系统识别肿瘤细胞的能力增强。间接的方式是激活机体自身免疫效应细胞,使它们识别和杀伤肿瘤细胞的能力提高。其中细胞因子基因在肿瘤免疫中的作用受到广泛重视,使恶性肿瘤的过继性免疫治疗进入了基因水平。在众多的细胞因子中,与肿瘤的基因免疫调节关系较为密切的是干扰素家族和白介素家族。Yagi 等报道携带人 β-IFN 基因的质粒 pSV2IFN-β 包装于脂质体中,然后将其注射于裸鼠的 U251-SP 恶性胶质瘤模型中,观察到治疗组动物体内的肿瘤可完全消失,动物的生存期明显延长。Ariental 等报道采用反转录病毒载体将人类 IL-2 基因整合于黑色素瘤细胞内,可见肿瘤的恶性表型消失。体外培养条件下,转染 IL-2 基因的肿瘤细胞可以诱导特异性和非特异性的淋巴细胞活化。Vile 等报道转染并表达 IL-2 或 IL-4 的鼠 B16 黑色素瘤细胞在免疫功能正常的小鼠体内成瘤性丧失。这些实验结果表明,当肿瘤细胞表达细胞因子后,可以激活机体的免疫系统产生抗肿瘤效应。除上述列举的细胞因子外,报道较多的还有 IL-6、GM-CSF 以及共刺激因子如 B7-1 和 B7-2 等。肿瘤免疫调节还包括基因疫苗的应用。基因疫苗就是将外源性的肿瘤特异性抗原裸基因或基因的 mRNA 转录产物作为疫苗注射入体内,使机体对表达该抗原的肿瘤产生免疫杀伤作用。Conry 等将癌胚抗原的 mRNA 直接注射于小鼠的肌肉中,发现动物产生了癌胚抗原抗体,大肠癌细胞 MC38-CEA-2 在实验组动物体内不能生长。由于对特异性的肿瘤相关抗原认识还不够,而且机体对一些原癌基因的表达产物无法产生免疫反应,所以目前基因疫苗的应用还有明显的局限性。

肿瘤免疫治疗应该是一个典型的个体化治疗类型,必须根据每一个体的实际免疫状态和肿瘤的性质、抗原表达类型和浓度来确定方案。肿瘤免疫治疗可以建立长程的免疫记忆反应,对于预防复发的效果可能更强。随着临床验证和使用越来越多,技术越来越成熟,肿瘤免疫治疗更趋于肿瘤的早期治疗和其他根治术后的加强治疗。

(罗时敏)

参 考 文 献

[1] 廖彩仙,杨家丁. 胆管癌的基础与临床. 上海:第二军医大学出版社,1997:122-130.

[2] 郁飞,孙跃明. 肿瘤标记物与胆管癌预后. 实用临床医药杂志,2010,14(5):122-126.

[3] Ross S , Hill CS. How the smads regulate transcription. Int J Biochem Cell Biol, 2008, 40(3):383-408.

[4] 肖广发,汤恢焕. NCAM 和 DPC4 的表达与胆管癌神经浸润的关系. 中国普通外科杂志, 2006,15(10):806-808.

[5] Sun A, Bagella L, Tutton S, et al. From G_0 to S phase:a view of the roles played by the retinoblastoma(Rb)family members in the Rb-E2F pathway. J Cell Biochem, 2007, 102(6): 1400-1404.

[6] 张建生,刘三光,路文彦,等. 胆管癌 p16、CyclinD1 蛋白表达的定量分析及临床意义. 中华实验外科杂志,2006,23(8):958.

[7] 卢海武,薛平,郑强,等. 十二指肠液 k- ras 癌基因检测在胆管癌早期诊断中的应用价值. 肝胆胰外科杂志,2008,20(2):88-91.

[8] Hong S M, Hwang I, Song DE, et al. Clinical and prognostic significances of nuclear and cytoplasmic KIT expressions in extrahepatic bile duct carcinomas. Mod Pathol, 2007, 20(5): 562-569.

[9] Romani A, Soliani P, Desenzani S, et al. The associated expression of Maspin and bax proteins as a potential prognostic factor in intrahepatic cholangiocarcinoma. BMC Cancer, 2006, 6:255.

[10] Abdel Wahab M, Fathy O, Elghwalby N, et al. Resectability and prognostic factors after resection of hilar cholangiocarcinoma. Hepatogastroenterology, 2006, 53(67):5-10.

[11] Miwa S, Miyagawa S, Kobayashi A, et al. Predictive factors for intrahepatic cholangiocarcinoma recurrence in the liver following surgery. J Gastroenterol, 2006, 41(9):893-900.

[12] Gerhardt T, Milz S, Schepke M, et al. C- reactive protein is a prognostic indicator in patients with perihilar cholangiocarcinoma. World J Gastroenterol, 2006, 12(34):5495-5500.

[13] 陈孝平. 肝门部胆管癌外科治疗的前景与挑战. 腹部外科,2010,23(2):68-69.

[14] Ito F, Agni R, Rettammel RJ, et al. Resection of hilar cholangiocarcinoma:concomitant liver resection decreases hepatic recurrence. Ann Surg, 2008, 248(2):273-279.

[15] 周宁新,黄志强,张文智,等. 402 例肝门部胆管癌临床分型、手术方式与远期疗效的综合分析. 中华外科杂志,2006,44(23):1599-1603.

[16] 孙学军,石景森,何平,等. 影响胆管癌切除术后的预后因素分析. 中国普外基础与临床杂志,2006,13(1):85-88.

[17] 蔡秀军,沈波. 肝门部胆管癌术中淋巴结清

扫. 中国实用外科杂志, 2007, 27 (5): 366-367.

[18] Baton O, Azoulay D, Adam DV, et al. Major hepatectomy for hilar cholangiocarcinoma type 3 and 4: prognostic factors and longterm outcomes. J Am Coll Surg, 2007, 204 (2): 250-260.

[19] Jonas S, Benckert C, Thelen A, et al. Radical surgery for hilar cholangiocarcinoma. Eur J Surg Oncol, 2008, 34 (3): 263-271.

[20] Thelen A, Neuhaus P. Liver transplantation for hilar cholangiocarcinoma. J Hepatobiliary Pancreat Surg, 2007, 14 (5): 469-475.

[21] Han SS, J ang JY, Lee KU, et al. Actual longterm outcome of Klatskin's tumor after surgical resection. Hepatogastroenterology, 2008, 55 (88): 1986-1992.

[22] 黄志强. 肝门部胆管癌外科治疗观念能否有所转变. 临床外科杂志, 2008, 16 (1): 3-4.

[23] Miyazaki M, Kimura F, Shimizu H, et al. Recent advance in the treatment of hilar cholangiocarcinoma: hepatectomy with vascular resection. J Hepatobiliary Pancreat Surg, 2007, 14 (5): 463-468.

[24] 田雨霖. 肝门部胆管癌国内外科治疗 40 年回顾. 中国实用外科杂志, 2007, 27 (5): 347-350.

[25] 尹文, 马力文. 胆管癌的化疗现状. 临床肿瘤学杂志, 2009, 14 (9): 856-859.

[26] Hezel AF, Zhu AX. Systemic therapy for biliary tract cancers. Oncologist, 2008, 13 (4): 415-423.

[27] Liu YB, Fang CH, Jian ZX, et al. Surgical management and prognostic factors of hilar cholangiocarcinoma: experience with 115 cases in China. Ann Surg Oncol, 2008, 5 (8): 2113-2119.

[28] Rea DJ, Heimbach JK, Rosen CB, et al. Liver transplantation with neoadjuvant chemoradiation is more effective than resection for hilar cholangiocarcinoma. Ann Surg, 2005, 242 (3): 451-458.

[29] Eckel F, Schmid RM. Chemotherapy in advanced biliary tract carcinoma: A pooled analysis of clinical trials. Br J Cancer, 2007, 96 (6): 896-902.

[30] Ikeda M, Okusaka T, Ueno H, et al. A phase II trial of uracil-tegafur (UFT) in patients with advanced biliary tract carcinoma. Jpn J Clin Oncol, 2005, 35 (8): 439-443.

[31] Park JS, Oh SY, Kim SH, et al. Single-agent gemcitabine in the treatment of advanced biliary tract cancers: A phase II study. Jpn J Clin Oncol, 2005, 35 (2): 68-73.

[32] Chatni SS, Sainani RS, Mehta SA, et al. Infusion chemotherapy with cisplatinum and fluorouracil in the treatment of locally-advanced and metastatic gallbladder cancer. J Cancer Res Ther, 2008, 4 (4): 151-155.

[33] Hong YS, Lee J, Lee SC, et al. Phase II study of capecitabine and cisplatin in previously untreated advanced biliary tract cancer. Cancer Chemother Pharmacol, 2007, 60 (3): 321-328.

[34] Kim YJ, Im SA, Kim HG, et al. A phase II trial of S-1 and cisplatin in patientswith metastatic or relap sed biliary tract cancer. Ann Oncol, 2008, 19 (1): 99-103.

[35] Meyerhardt JA, Zhu AX, Stuart K, et al. Phase-II study of gemcitabine and cisplatin in patients with metastatic biliary and gallbladder cancer. Dig Dis Sci, 2008, 53 (2): 564-570.

[36] Riechelmann RP, Townsley CA, Chin SN, et al. Expanded phase II trial of gemcitabine and capecitabine for advanced biliary cancer. Cancer, 2007, 110 (6): 1307-1312.

[37] 王健生, 石景森. 胆道肿瘤的辅助治疗进展. 临床外科杂志, 2006, 14 (2): 77-78.

[38] Robertson JM, Lawrence TS, Andrews JC, et al. Long-term results of hepatic artery fluorodeoxyuridine and conformal radiation therapy for primary hepatobiliary cancers. Int J Radiat Oncol Biol Phys, 1997, 37 (2): 325-330.

[39] 于金明, 于甬华, 尹勇, 等. X 线立体定向放射治疗肝门部胆管细胞癌临床分析. 中华外科杂志, 2001, 39 (8): 633.

[40] 聂晨阳，陈龙华. 立体定向适形放疗治疗晚期胆管癌的疗效评价. 实用癌症杂志，2003，18（3）：285-287.

[41] Lawrence TS, Ten Haken RK, KesslerML, et al. The use of 3-D dose volume analysis to p redict radiation hepatitis. Int J Radiat Oncol Biol Phys, 1992, 23(4): 781- 788.

[42] Cheng JC, Wu JK, Huang CM, et al. Radiation-induced liver disease after radiotherapy for hepatocellular carcinoma: clinical manifestation and dosimetric description. Radiother Oncol, 2002, 63(1): 41-45.

[43] Cheng JC, Wu JK, Huang CM, et al. Radiation-induced liver disease after three-dimensional conformal radiotherapy for patients with hepatocellular carcinoma: dosimetric analysis and imp lication. Int J Radiat Oncol Biol Phys, 2002, 54(1): 156-162.

[44] Dawson LA, McGinnn CL, Normolle D, et al. Escalated focal liver radiation and concurrent hepatic artery fluorodeoxyuridine for unresectable intrahepatic malignancies. J Clin Oncol, 2000, 18(11): 2210-2218.

[45] 王兵，于甫华，刘希军，等. 三维适形放疗治疗胆管癌的预后因素分析. 肿瘤基础与临床，2010，23(1)：37-39.

[46] 王小宁. 胆道免疫. 见：邹声泉主编. 胆道病学. 北京：人民卫生出版社，2010：177-185.

第5章

恶性胆道肿瘤的早期诊断

第一节　胆囊癌的早期诊断和发展中的胆囊癌早期筛检

由于原发性胆囊癌早期(通常认为是 Nevin Ⅰ、Ⅱ期)缺少特有的临床表现,诊断较为困难,早期诊断率仅为 19.1％,大多数患者发现时已属中晚期,因而导致其治疗效果及预后极差,5 年生存率不到 5％,但早期胆囊癌的预后较好,5 年生存率可达 90％左右。因此,早期诊断是提高胆囊癌治疗疗效的重要环节。

一、胆囊癌的早期诊断

(一)胆囊癌的分期

到目前为止,胆囊癌的临床分期包括 4 种:Nevin 分期、AJCC 分期、JSBS 分期和 TNM 分期。Nevin 分期是由 Nevin 等在 1976 年提出,并在 1990 年被 Donahue 等修订,其依据是胆囊癌组织浸润生长和扩散范围以及细胞分化程度,由于没有具体划分淋巴结转移情况,因此,在手术治疗及预后分析等方面也存在不足。AJCC 分期是由美国癌症联合会(American Joint Committee on Cancer,AJCC)在 1995 年制定。JSBS 分期

是在 Nevin 分期的基础上,由日本胆道外科协会(Japanese Society of Biliary Surgery,JSBS)在 20 世纪 80 年代提出,主要依据术中肉眼所见和术后组织学所见进行分期。TNM 分期是目前国际上统一认定的恶性肿瘤分期标准,是由国际抗癌联盟(UICC)在 1950 年制定,在 2002 年已发布第 6 版恶性肿瘤 TNM 分期标准。对于胆囊癌分期,我国尚无统一的标准,但大多数报道比较倾向于 Nevin 分期。同时大量文献显示,大多数国外学者为了便于交流更倾向于用 TNM 分期或者 AJCC 分期。

4 种分期肿瘤浸润程度(T)基本一致,即以 UICC 的 TNM 分期为标准(如表 5-1 所示)。Nevin 分期为 Ⅰ～Ⅴ期,JSBS 分期为 Ⅰ～Ⅳ期,AJCC 分期与 TNM 分期均为 0～Ⅳ期。早期胆囊癌是指 TNM 分期或 AJCC 分期 0、Ⅰ期,或 Nevin 分期 Ⅰ、Ⅱ期,或 JSBS 分期 Ⅰ期[除外 AJCC 的 Ⅰb 期 $T_2N_0M_0$(第 6 版)]。它们又分两种情况:局限于黏膜层

（T$_{1a}$）或肌层（T$_{1b}$）；局限于黏膜层（T$_{1a}$）和固有肌层（T$_{1b}$）且无淋巴结转移的胆囊癌。由于最终需要病理证实，几种分期虽略有不同，但基本一致。

表 5-1　胆囊癌各种临床分期

Nevin	AJCC	JSBS	TNM
肿瘤浸润程度（T）	同 Nevin	同 Nevin	同 Nevin
Tx　原发肿瘤无法评估			
T$_0$　无原发肿瘤证据			
Tis　原位癌			
T$_1$　肿瘤侵及黏膜固有层或黏膜肌层			
T$_{1a}$　肿瘤侵及黏膜固有层			
T$_{1b}$　肿瘤侵及黏膜肌层			
T$_2$　肿瘤侵及肌层周围结缔组织；但未突破浆膜或侵及肝			
T$_3$　肿瘤浸透浆膜（脏腹膜）和（或）直接侵犯一个邻近脏器（浸润肝深度≤2cm）			
T$_4$　肿瘤浸润肝深度＞2cm 和（或）侵及 2 个以上邻近脏器（胃、十二指肠、结肠、胰腺、网膜、肝外胆管、肝任何部位）			
淋巴结转移（N）			
Nx　区域淋巴结转移无法评估	Nx　区域淋巴结转移无法评估	Nx　区域淋巴结转移无法评估	Nx　区域淋巴结转移无法评估
N$_0$　无区域淋巴结转移	N$_0$　无区域淋巴结转移	N$_0$　无区域淋巴结转移	N$_0$　无区域淋巴结转移
N$_1$　胆囊周围淋巴结转移	N$_1$　胆囊管、胆总管周围和（或）肝十二指肠韧带淋巴结转移	N$_1$　胆囊管，胆总管周围淋巴结转移	N$_1$　有区域淋巴结转移
	N$_2$　胰头周围、十二指肠周围、肝门静脉周围、腹腔动脉和（或）肠系膜上动脉周围有淋巴结转移	N$_2$　N$_1$＋肝十二指肠韧带、胰头周围和（或）肝总动脉旁淋巴结转移	
		N$_3$　胰周（除外胰头）、腹腔动脉、肠系膜上动脉和（或）腹主动脉周围淋巴结转移	
		N$_4$　N$_3$ 更远处淋巴结转移	

（续　表）

Nevin	AJCC	JSBS	TNM
远处转移（M） 　Mx　远处转移无法评估 　M_0　无远处转移 　M_1　已有远处转移分期	同 Nevin	同 Nevin	同 Nevin
	$0：TisN_0M_0$		$0：TisN_0M_0$
$I：T_{1a}N_0M_0$	$I_A：T_1N_0M_0$ $I_B：T_2N_0M_0$	$I：T_1N_0M_0$	$I_A：T_1N_0M_0$ $I_B：T_2N_0M_0$
$II：T_{1b}N_0M_0$	$II_A：T_3N_0M_0$ $II_B：T_{1\sim3}N_1M_0$	$II：$ $T_1N_1M_0$，　$T_2N_0M_0$， $T_2N_1M_0$	$II_A：T_3N_0M_0$ $II_B：T_1T_2T_3，N_1，M_0$
$III：T_2N_0M_0$	$III：T_4NxM_0$	$III：$ $T_1N_2M_0$，　$T_2N_2M_0$， $T_3N_0M_0，T_3N_1M_0$	$III：T_4$ 任何 NM_0
$IV：T_2NM_0$	$IV：TxNxM_0$	IV a：$T_4N_0M_0$，$T_4N_1M_0$， $T_4N_2M_0$，任何 TN_3M_0 $IVb：$任何 TN_4M_0，任何 $T/$ NM_1	$IV：$任何 T 任何 NM_1
$V：$任何 T 任何 NM_1， T_3T_4 N_0M_0			

（二）胆囊癌分期与预后的关系

影响胆囊癌预后的因素很多，如性别、年龄、体质、营养状况、手术方式和临床分期等，而这些因素中最重要的是临床分期。1978年，国外一组回顾性分析6 222例胆囊癌5年生存率为4％，生存中位值是5～8个月；随着医学技术水平的进步和发展，癌症患者的术后生存率有明显提高，胆囊癌的生存率也有了一定的改善。最近10年的国外有文献显示胆囊癌术后5年生存率提高到35％左右。

胆囊癌的分期和分级与预后单独相关，分期和分级的相加值与预后有显著的相关性，其数值越高，预后越差。4 种分期方法的 I 期术后生存率无明显差异，患者术后均获得长期生存。TNM 分期的术后 5 年生存率分析结果，I 期可达 100％，II 期、III 期分别为 75％和 33％，IV 期仅有 0～13％。国内报道 AJCC 分期的术后 5 年生存率，I 期可达100％，II 期、III 期分别为 24.7％和 17.8％，IV 期仅有 9.5％。国外一组 60 例胆囊癌的病例报道时，用不同的分期方法显示其分期和预后的关系，AJCC 分期时 II 期的 3 年、5 年生存率分别为 82.5％和 70.7％，而 JSBS II 期的 3 年、5 年生存率分别为 70.8％和 61.9％，可见 AJCC 的分期方法要比 JSBS 更好，究其原因是 AJCC II 期并不包括淋巴结浸润，而 JSBS II 期包括了 N_1 浸润；III 期的 3 年和 5 年生存率分别为 44.8％和 22.4％（AJCC），而 JSBS 分别为 46.2％和 23.1％，III 期有差别但无统计学意义；IV 期 1 年、3 年生存率分别为 33.3％和 25％（AJCC），JSBS 分为 16.7％和 0，IV 期两者有显著差异，原因在于 AJCC 分期的 IV 期受累淋巴结包括了十二指肠后上方淋巴结和肝总动脉淋巴结。因此，可以推断 JSBS 分期能较好地反映手术效果。

尽管各种分期方法各有其优点及缺陷，

但总体来说,胆囊癌的生存率随着分期的级别高而降低。胆囊癌的分期可以对胆囊癌的治疗提供更多指导意义,尤其是胆囊癌手术切缘位置的选择,并且直接影响着胆囊癌的预后。因此,如果能对胆囊癌进行正确地分期,将对临床工作特别是胆囊癌手术能提供更多的帮助,并能更好地改善胆囊癌的预后。

(三)早期胆囊癌与可治愈癌的关系

世界卫生组织指出,1/3 以上甚至 50% 以上的癌症都是可以预防的,而癌症预防的成本,远远低于癌症治疗。古人云:不治已病治未病,未病先防,既病防变。癌症作为一种慢性病,最关键的是在早期就遏制它的发展。因此,胆囊癌能否治愈,关键还在于预防,而预防的关键在于早期胆囊癌的筛查。

胆囊癌的早期诊断率低,临床表现不明显,因而导致其目前的病死率较高。有研究报道,早期胆囊癌的 5 年生存率为 90%,甚至有些研究达到 100%,可见如果胆囊癌在早期就发现并治疗,将可能明显提高胆囊癌的治愈率。虽然早期胆囊癌缺乏特异的症状和体征,但其仍存在一些高危因素,流行病学及临床研究资料显示,胆囊癌发病的高危人群主要有:①50 岁以上的女性胆囊结石患者;②胆结石病程>5 年;③B 超提示胆囊壁有局限性增厚;④结石直径>2.0cm;⑤胆囊颈部嵌顿结石;⑥胆囊萎缩或囊壁明显增厚;⑦瓷器样胆囊;⑧合并有胆囊息肉样病变;⑨合并异常胰胆管连接;⑩继往曾行胆囊造口术。上述疾病人群应持积极治疗措施,并强调术中冰冻检查和术后病理检查,可望发现较多的早期病例,取得更好的治愈效果,力求避免腹腔镜胆囊切除术(LC)术后发生的套针(trocar)转移。关于胆囊癌的早期诊断问题,石景森提出了几点见解:①强调早期诊断的意义;②合理选择辅助检查手段,包括最常用的影像学、分子生物学等,相关进展将在下一小节论述;③提高医师和患者对胆囊癌的警惕性,应强调消化内科、普外科、影像学

科等多学科合作,对一些高危人群应进行仔细筛查;④加强基础研究探索胆囊癌的早期诊断方法,如肿瘤标志物、基因诊断等,相关进展下一小节将论述。

总之,胆囊癌的早期诊断是改善胆囊癌预后的关键。尽管目前胆囊癌与可治愈癌差距甚远,但我们有理由相信随着胆囊癌分子标记物研究的不断发展,可以发现胆囊癌的特异性标记物,从而使早期胆囊癌的诊断水平得到突破性进展,进而让胆囊癌在早期就得到控制。

二、发展中的早期胆囊癌筛检

(一)发展中的胆囊癌影像学检查

胆囊癌缺乏特异的临床表现,常掩盖在胆囊炎或肝病的表现之中,如果临床体征出现,已是中晚期。早期诊断问题一直困扰着临床医生。目前,胆囊癌的早期诊断方法主要还是影像学诊断方法。

1. 超声检查方法 胆囊癌的影像学检查方法中,超声检查(BUS)对胆囊癌的诊断率最高,诊断率一般在 80% 左右,目前 B 型超声检查方法为胆囊癌的首选方法。胆囊癌的超声诊断类型有 5 类:Ⅰ型为小结节型;Ⅱ型为蕈伞型;Ⅲ型为壁厚型;Ⅳ型为实块型;Ⅴ型为混合型。根据胆囊癌各型二维超声像表现:①小结节型。此型多为早期胆囊癌征象,声像图似腺瘤或息肉,其边界多不规则,需多次随访加以区别。②蕈伞型。癌肿呈蕈伞突入胆囊腔内,边缘不规则。③厚壁型。胆囊壁呈不规则增厚,回声不均匀,有时不易与慢性胆囊炎鉴别。④实块型。表现为正常胆囊癌狭小或消失,内充满回声不均或低回声实体,从胆囊壁一侧突入胆囊腔内,表现不光滑,境界不清,也常与肝分界不清。⑤混合型:此型多为晚期胆囊癌,可见胆囊壁不规则增厚,同时可见结节状实体突入或蕈伞状肿块回声。

B 型超声对胆囊癌的诊断率较高,但早

期胆囊癌的诊断较困难,吴钢等认为病变>10mm,形态不规则,基底宽,内部回声不均,呈单发或≤3个结节,合并结石,特别是结石≥1cm,胆囊壁局限性增厚≥3.5mm,有自觉症状者应高度怀疑早期胆囊癌。尽管B型超声检查有其独特的优越性,但由于易受腹壁肥厚及肠管积气等影响,早期胆囊癌仍较难检出。为了提高胆囊癌的早期诊断率,国内外开始应用内镜超声(EUS)诊断胆囊疾病。EUS可清晰显示胆囊壁三层图像,胆囊癌呈乳头状,胆囊层次结构破坏,可确定癌肿侵犯的深度,有助于早期胆囊癌与良性隆起性病变鉴别。并且由于内镜超声采用高频探头仅隔胃或十二指肠壁对胆囊进行扫描,因而较好地避免了受腹壁肥厚和肠管积气的影响,使胆囊癌的检出率进一步提高,尤其对早期胆囊癌的诊断效果较好,并能判定胆囊壁各层结构受肿瘤浸润的程度。

2. CT检查 CT检查对软组织分辨率高、横断成像并可进行增强扫描,可以清楚地显示胆囊癌原发病变的位置、形态、扩散范围及血流动力学变化,对胆囊癌的分期和临床治疗方案的制订及预后估计有重要价值。胆囊癌的CT表现常分为3型:①肿块型。胆囊区有软组织块影,胆囊壁因广泛的癌浸润而增厚,肿块强化明显。②腔内型。肿瘤呈乳头状或结节状影,肿瘤由胆囊壁突入囊腔内,而胆囊腔仍存在,因血流丰富,肿块有明显强化。③厚壁型。正常胆囊壁厚度为1~2mm,若>3.5mm为异常,胆囊癌的囊壁多呈局限性或弥漫性不规则增厚。3型中肿块型为最常见类型,而厚壁型最少见。尽管CT对胆囊癌的检查有许多的优势,但对早期胆囊癌不及B型超声和内镜超声,其检出率大约为50%。CT检查的限度:①对早期胆囊癌或病变较小时,CT诊断有一定的难度;②厚壁型胆囊癌与胆囊壁增厚为主的胆囊炎之间的鉴别诊断较为困难,厚壁型的胆囊癌易误诊为胆囊炎,而当胆囊壁呈连续性

或非对称性增厚时,应考虑胆囊癌的可能;③对胃肠道及肝十二指肠韧带受侵犯的诊断有一定的困难。为了提高CT对胆囊癌的检出率,最近人们开发了新的CT扫描的方法,有报道Dynamic CT扫描方法可使胆囊癌的检出率提高到91%。所谓的Dynamic CT即在短时间内静脉注射大量造影剂,然后定时动态CT扫描,也可称动态增强CT扫描,根据肿瘤被造影剂染的深浅度变化与周围脏器逐一对比,从而得出早期胆囊癌局限性增厚图像。对于合并结石及胆囊呈萎缩改变者,该方法在观察胆囊壁的改变上要明显优于超声检查,弥补了超声检查方法的不足。而通过内镜逆行胆囊-胰腺造影术(ERCP)或经皮经肝穿刺胆管造影(PTC)行CT扫描的方法在胆囊癌中亦有报道,但它属于侵入性检查,一般在早期胆囊癌的诊断中较少采用。

3. ERCP检查 ERCP对胆囊癌的诊断并不十分突出,由于50%以上的患者ERCP检查胆囊不显影。在被显示的胆囊中,可见胆囊显示不清,息肉样充盈缺损、肝总管和胆总管受压移位等征象。ERCP在胆囊癌诊断尽管有其局限性,但也有其优点,ERCP可帮助了解胆管病变,并发现胰胆管合流异常,对鉴别诊断有一定的意义,并且可通过ERCP取胆汁和细胞做细胞学检查及肿瘤标志物检查,这也会有助于定性检查。

4. 其他影像学检查 彩色多普勒、频谱多普勒检查及血管造影也常用于帮助诊断胆囊癌。彩色多普勒检测较易显示胆囊肿瘤内部血流,根据病变中血流状况可鉴别胆囊良、恶性病变。胆囊癌的彩色多普勒特点为血流信号丰富,并可检测到穿支血流,频谱多普勒可检查到搏动型动脉血流频谱。但目前彩色多普勒检查对胆囊癌过小者,有时并不敏感,因此在早期胆囊癌诊断上亦不如B型超声和CT增强扫描。血管造影检查对胆囊癌的诊断和分期有一定的帮助,对病变的检出、胆囊癌与胆囊炎的鉴别以及病变的确定有较高

的价值,有助于手术方式的制定。血管造影常见表现为胆囊动脉不规则增粗、囊壁内动脉中断,细小的肿瘤新生血管显影等。然而,血管造影对早期胆囊癌的诊断并不敏感,因为一旦发现肿瘤血管多属于肿瘤中晚期。MRI 由于空间分辨率和对比分辨率低,且费用昂贵,并未显示比 B 型超声和 CT 的优越之处,但是其在肿瘤是否侵犯浆膜,并在厚壁型胆囊癌和慢性胆囊炎的鉴别中具有一定的价值。胆囊癌的 MRI 表现与 CT 一样分 3 型表现①肿块型:胆囊窝呈肿块影,在 T_1W_1 上为低或稍低信号,在 T_2W_1 上则为高或稍高信号,且强化不均匀,胆囊腔消失,肿块与肝组织分界不清;②腔内型:肿瘤突向腔内,呈蕈伞样生长,多呈结节状,常同时伴有胆囊壁的侵犯;③厚壁型:胆囊壁呈弥漫性不规则增厚。近年来,随着影像学的不断发展,采用胆道子母镜直接导入胆囊癌观察病变以及经皮经肝胆囊镜检查(PTCCS)、经皮经肝胆囊双重造影法(PTDCC)、磁共振胆道造影(MRCP)、磁共振仿真内镜(MRVE)及 B 型超声引导下胆囊穿刺造影及腹腔镜检查等技术方法早已用于胆囊癌的诊断。

总之,在胆囊癌的早期诊断方面,影像学诊断方法仍然占据主要地位,其中 BUS、EUS 以及 CT 扫描包括动态 CT 扫描方法在诊断早期胆囊癌方面都有其各自的优越性,应相互取长补短,综合利用。

(二)胆囊癌肿瘤标志物进展

20 世纪 80 年代以来,国内外对肿瘤标志物进行了广泛的研究,然而迄今为止发现的胆囊癌标志物尚无特异性,其临床实用价值有待深入研究。

1. **癌胚抗原(CEA)** 是一种酸性糖蛋白,胚胎期在小肠、肝、胰腺合成,成年人血清含量极低(<5μg/L,吸烟者中有 29% 为 15～20μg/L,6.5% 可达 20～40μg/L)。CEA 于是 1965 年被发现,被认为是结肠癌的标志物(60%～90% 的患者升高),以后发现在其他

脏器的肿瘤中也有升高,如胰腺癌(80%)、胃癌(60%)、肺癌(75%)、乳腺癌(60%)等。研究发现胆囊癌患者的癌细胞和癌细胞间质中 CEA 表达水平有升高。Dowaki 等研究胆囊癌病例时,发现 CEA 在胆囊癌癌细胞中表达升高(63%,34/54),而且在癌细胞间质中也表达(29.6%,16/54),按肿瘤 TNM 分期,上述患者 T_2～T_4 期有 75%(30/40)的胆囊癌癌细胞阳性表达 CEA,40%(16/40)胆囊癌患者癌细胞间质阳性表达 CEA,但 T_1 期有 28.6%(4/14)患者的癌细胞阳性表达,而癌细胞间质无阳性表达 CEA。Agrawal 等最近研究 51 例胆囊癌病例,也发现有 82% 的胆囊癌患者癌细胞表达 CEA。尽管一些学者认为胆囊癌细胞表达 CEA 可作为其诊断和预后的一个指标,但是也有学者并不认为胆囊癌患者血清中的阳性表达 CEA 是胆囊癌的一个诊断和预后指标。Vij 等研究胆囊癌患者(28 例)血清 CEA 水平和胆囊结石(30 例)血清 CEA 水平,发现胆囊癌患者血清 CEA 平均值为 15.1μg/L,而胆囊结石患者血清 CEA 平均值为 12.6μg/L,两者无明显差异,因此他们认为胆囊癌血清的 CEA 水平不能成为胆囊癌诊断和判断预后的一个指标。因此,CEA 是否为胆囊癌的一个肿瘤标志物还有待深入研究。

2. **糖链抗原 19-9(CA19-9)** 是一种糖蛋白,属于唾液酸化 Lewis 血型抗原。正常人涎腺、胰腺、乳腺、前列腺、胃、支气管、胆管、胆囊的上皮细胞存在微量 CA19-9。血清中 CA19-9 正常值<$3.7×10^4$ U/L。CA19-9 是胰腺癌的首选肿瘤标志物,在胰腺癌早期,当特异性为 95% 时,敏感性为 80%～90%。它在其他肿瘤也可检测出来,如结肠癌(58%)、肝癌(49%)、胃癌(67%),而胆囊癌的阳性检测率为 67%。CA19-9 并不是胆囊癌的特异性指标,一方面因为在其他消化道肿瘤中可表现,另一方面因为在非肿瘤性梗阻性黄疸患者的血清 CA19-9 常有升高,因此在临床上还需

要依靠影像学检查予以鉴别。

3. 癌抗原50（CA50）　是一种肿瘤糖类相关抗原，在正常组织中一般不存在，当细胞恶变时，糖基化酶被激活，细胞表面糖基结构发生改变而形成，主要由唾液酸糖脂和唾液酸糖蛋白组成。正常人血清 CA50<20μg/L。许多肿瘤都可检出 CA50，各种肿瘤的阳性检出率是胰腺癌 87%、肝癌 73%、胃癌 69%、乳腺癌 20%，在胆囊癌中可达 80%。

4. 环氧合酶-2（COX-2）　是环氧合酶的一型，是花生四烯酸代谢合成前列腺素过程中关键的限速酶。它在大多数正常组织中未被检测到，但可见于某些炎症和肿瘤组织。流行病学调查研究显示，长期服用阿司匹林或其他非甾体类抗炎药的人群消化系肿瘤的发生率降低，可能与非甾体药物抑制 COX-2 的增加有关。研究显示，COX-2 的抑制药可以抑制胆囊癌细胞的增殖及促进胆囊癌细胞的凋亡，也有临床病例报道显示胆囊癌组织中的 COX-2 表达高于正常胆囊组织，且与胆囊癌的分期和淋巴结转移有关。研究显示，大约有 60% 的胆囊癌患者的癌组织中可检测到 COX-2 阳性表达，其表达可能影响胆囊癌的侵袭及预后。COX-2 在胆囊癌发生发展中的作用机制目前还不清楚，有学者推测其可能机制为，提高肿瘤血管生长因子 VEGF 的表达，并通过花生四烯酸代谢产物 PGE_2、PGI_2 和血栓素 A_2 刺激诱导肿瘤血管的生成；通过催化花生四烯酸代谢产物促进肿瘤细胞增殖，并抑制肿瘤组织周边的免疫功能。随着 COX-2 与胆囊癌的不断深入研究，将为 COX-2 成为胆囊癌的一项肿瘤标志物奠定基础，并为胆囊癌的诊断和治疗提供更多的辅助指标。

总之，胆囊癌的肿瘤标志物的研究需不断探索，其特异性肿瘤标志物目前还没有发现。相信随着分子生物学的不断发展，胆囊癌的发生、发展和转移的机制将逐渐被揭示，并寻找到特异性高、敏感性高、简便实用的肿瘤标志物用于胆囊癌的临床检测。

（三）胆囊癌的分子生物学检查进展

随着分子生物学的发展，胆囊癌的早期诊断也有了长足进步。近年来，对基因组学的不断深入研究，胆囊癌基因诊断的研究得到了极大的关注，有希望为胆囊癌的诊断开辟新的途径。肿瘤的发生、发展、转移及预后均与基因水平异常有关，如癌基因和抑癌基因的突变。研究肿瘤的基因水平，将为肿瘤的早期诊断、治疗及预测预后等方面提供更多参考依据。胆囊癌作为一种恶性程度高、病死率高、预后差的，并在胆道系统较为常见的恶性肿瘤，其基因诊断将为胆囊癌早期诊断提供更多的帮助。目前，发现与胆囊癌相关的基因如下。

1. k-ras 基因　是 ras 家族（包括 k-ras、n-ras 和 h-ras）的一员，它位于染色体 12p12.1 上编码 21kDa（p21）蛋白的编码基因。p21 的活性化在传达细胞外源性增殖信号中起重要作用。变异的 p21 和正常的 p21 比较，其 GTPase 活性明显下降，与癌变有关。有 30% 的人类肿瘤中有 ras 基因的异常表达，且发生在癌变前期。从胆囊上皮过度增生到不典型增生再到癌变的过程中都可以检测到 k-ras 基因的突变，有研究显示，胆囊的癌肿、增生和炎性上皮中 k-ras 基因突变率分别为 80%、58% 和 44%，提示高表达者癌变的可能性增高。现今对胆囊癌发病机制的认识，大多主张是从胆囊上皮增生、不典型增生、癌前病变，再到原位癌的发展过程，因此 k-ras 的基因过表达可能是胆囊癌早期病变的有效标志。

2. p53 基因　被认为是与人类肿瘤相关性最高的基因，也是发现最早的抑癌基因之一。p53 基因位于染色体 17p13.1 上，编码 p53 蛋白，为转录因子，以二聚体的形式发挥作用。野生型 p53 可以通过上调 bax 基因和下调 bcl-2 基因的表达促进细胞凋亡，进而达到抑制癌症的作用。突变型 p53 半衰期延长,与 SV40 的 T 抗原结合后抑制细胞凋亡和诱导癌细胞增殖,导致肿瘤的发生。胆囊癌细胞 p53 的突变率为 40%～92%,且癌组织分化越差,突变蛋白表达越强。Roa 等研究胆囊癌患者的 p53 表达情况时,发现有 45%(86/191)的患者胆囊癌组织 p53 蛋白表达阳性,与胆囊癌的低分化、浸润明显相关,但与年龄、性别、人种不相关。Ajiki 等亦发现 p53 蛋白在 39.6%(19/48)的胆囊癌患者的癌组织中表达阳性,但在腺瘤和发育不良的胆囊上皮中表达阴性,这表明 p53 蛋白的过表达在癌前期至癌变期这段时期可能起着重要作用。因此,p53 蛋白的检测可能有助于胆囊癌的早期诊断。

3. bcl-2 基因 首先在人类滤泡型非霍奇金 B 淋巴细胞瘤染色体断裂点中发现,故称为 bcl-2(B-cell lymphoma/leukemia-2)。它是位于 18q21.3 染色体上,编码 26kDa 和 22kDa 的 bcl-2 蛋白,是凋亡抑制基因。研究显示,胆囊癌组织中 bcl-2 表达阳性率达 69%,且与 p53 基因表达呈正相关。Mikami 等检测 68 例胆囊癌患者和 15 例胆囊腺瘤患者,发现 bcl-2 基因蛋白表达和细胞凋亡指数随着胆囊肿瘤分化程度的降低(由腺瘤-高分化腺癌-中分化腺癌-低分化腺癌)而减少,并发现有 53.4% 的早期胆囊癌 bcl-2 蛋白表达阳性。因此,可以看出 bcl-2 蛋白与胆囊癌细胞分化呈正相关,可能在胆囊癌的发展中起重要作用,故对胆囊癌的早期诊断可能有重要价值。

4. c-myc 基因 是 myc 基因家族中一员,为原癌基因。它定位于 8 号染色体上,编码 p62 蛋白,参与细胞周期的调控、细胞增殖、凋亡及永生化等过程,在许多肿瘤的发生、发展中起到重要作用。有人研究 103 例原发性胆囊癌和 23 例转移性胆囊癌时,发现 c-myc 阳性表达率分别为 40% 和 82%,提示 c-myc 可能参与胆囊癌的发生和转移。p62 蛋白的表达可见于慢性胆囊炎、胆囊腺瘤及

早期胆囊癌,在早期胆囊癌的表达率为 30%,但与肿瘤组织分化类型无明显相关。

5. c-erB-2 基因 是一种癌基因,又称 Neu 或 HER-2,位于人染色体 17q21 上,编码 185kDa 的跨膜蛋白,故又称 p185,具有酪氨酸激酶活性,属于表皮生长因子受体家族。Yukawo 等报道 c-erB-2 基因在胆囊炎中阳性表达率为 11%,而在胆囊癌中达 40%～60%,并指出 c-erB-2 基因参与了胆囊黏膜上皮细胞向癌变演变的过程。Kiguchi 等研究发现在胆管上皮基底层过度表达 c-erB-2 基因的小鼠,100% 地发展为胆囊腺癌,并向胆管侵袭。胆囊癌的发展经过过度增生到腺瘤发生再到腺癌发生的过程,并且这个过程中还有细胞分裂素活化蛋白激酶和环氧合酶-2 的升高。因此,c-erB-2 基因可能是胆囊癌发展过程中的一个重要因素。

6. survivin 基因 是凋亡抑制蛋白(IAP)家族中结构独特的新成员,定位于 17q25,编码 16.5kDa 的蛋白,是迄今发现最强的凋亡抑制因子之一。它主要通过抑制 Caspase-3 和 Caspase-7 而阻断细胞凋亡过程,在许多肿瘤组织中表达上调,胃癌为 34.5%、结肠癌为 53.2%、胰腺癌为 76.9%。陈德志等发现 76 例原发性胆囊癌中,survivin 基因表达阳性的为 56 例,而 24 例胆囊腺瘤仅有 1 例表达阳性,提示 survivin 基因可能参与胆囊癌的发生、发展。屠金夫等发现原发性胆囊癌中 55.2%(21/38)survivin 基因表达阳性,且与 p53 蛋白表达、肿瘤病理分级和临床分期无显著相关,推测可能是 survivin 基因通过不同机制影响了胆囊癌细胞的凋亡和增殖,在胆囊癌的发生和发展过程中起重要作用。沈汉斌等发现胆囊癌中 survivin 基因与 CD44V6 和 nm23 有协同表达关系,它们可能共同参与胆囊癌发生和发展。因此,survivin 基因与胆囊癌发生、发展有密切关系,此为胆囊癌的早期诊断提供线索依据。

7. p16 基因 是一种抑癌基因,位于染

色体 9p21 上,可与 CyclinD1 竞争性结合 G_1 期激酶 CDK4 或 CDK6,抑制其对 Rb 的磷酸化作用。p16 可间接抑制 DNA 合成在内的多种生化反应,进而抑制细胞周期的进行,阻止细胞周期从 G_1 期向 S 期转化,而一旦 p16 基因发生突变或 p16 的功能缺失将导致细胞周期调控系统紊乱,细胞发生异常增生进而导致肿瘤的发生。石景森等发现 p16 在胆囊癌的表达率为 48.8%(20/41),并且发现在低分化肿瘤阳性表达率明显低于高分化肿瘤,p16 的突变与失活参与了胆囊癌的进展,与胆囊癌的浸润和转移密切相关,提示 p16 的存在可能阻止胆囊癌的发展。因此,p16 可能是胆囊癌发生、发展和转移过程中的一项重要指标。

8. 其他基因 胆囊癌的发生、发展和转移是一个复杂的过程,它有着众多基因的参与,除了上述一些重要的基因外,还包括 CD44 基因、nm23 基因和 DPC4 基因等。CD44 基因定位于 11 号染色体短臂,可编码的蛋白有 CD44S、CD44H 和 CD44V。CD44S 可促进淋巴细胞归巢及信号传导等功能,CD44V6 则与肿瘤的转移有关。有研究显示,CD44V6 在胆囊癌中的表达率为 82%(41/50),并发现其有助于预测胆囊癌癌前病变的转化及肿瘤的侵袭和转移。nm23 基因是一种抑癌基因,定位于染色体 17q21.3,有 6 种亚型:nm23H1、nm23H2、nm23H3、nm23H4、nm23H5 和 nm23H6。有研究报道,胆囊癌中 nm23 基因产物的阳性表达率最高仅为 51.9%(27/52),与良性组织的表达率相比,显著下降。DPC4 基因是最近发现的一种新的抑癌基因,因其在胰腺癌中首先发现缺失,所以命名为胰腺癌缺失基因 DPC4。它定位于染色体 18q21.1,编码 552 个氨基酸组成的蛋白质,属于 Smad 基因家族。DPC4 蛋白是 TGF-β 信号通路的枢纽,所以它的缺失将导致细胞缺失 TGF-β 信号通路诱导的生长抑制作用,使细胞不断增殖而形成肿瘤。研究显示,DPC4 蛋白缺失可能导致胆囊癌的发生和发展,胆囊癌中 DPC4 基因表达率为 11%(2/18),显著低于良性组织的表达率。

(四)发展中的胆囊癌细胞学检查

细胞学检查已有百余年的历史了,从最早的脱落细胞学检查方法,到后来的针吸细胞学检查,再到现在的利用影像学等技术的细胞学检查,其发展的过程也为肿瘤的检查提供了诸多便利。胆囊癌作为一种诊断率较低的癌症,细胞学检查可以为其提供一定的参考价值。胆囊癌的细胞学检查主要包括胆汁细胞学和 ERCP 细胞刷检等方法,因其检查的敏感性较低,因而目前使用并不特别广泛。胆汁细胞学检查的关键是要获取胆汁,近年来随着内镜和介入检查等技术的开展,胆汁可在 ERCP、PTC 时或经 T 形管较方便地获得。有研究显示,恶性胆道狭窄梗阻患者胆汁细胞学检查的阳性率为 11.6%,如此低的原因可能有:①胆道肿瘤引起结缔组织增生而被包埋;②脱落的癌细胞可能在胆汁中变性溶解;③胆道肿瘤以高分化腺癌居多,单从细胞形态观察有时不易与非典型增生的细胞及正常胆道上皮细胞相区别。ERCP 细胞刷检,目前报道一般在胆管癌的检查,对胆囊癌的检查目前报道较少。有研究显示,在胆管癌中使用 ERCP 细胞刷检阳性率为 53.8%(7/13),而胆汁脱落细胞学检查为 7.7%,说明细胞刷检优于胆汁脱落细胞学检查,但不足的是,因其灵敏性较低,阴性结果不能完全排除恶性病变。近年来,由于免疫学的发展,人们对临床肿瘤细胞进行免疫细胞化学的方法进行检查。免疫细胞化学,就是利用免疫反应检查肿瘤细胞内的某些肿瘤抗原成分、细胞内酶的变化、细胞标志的改变等。同时,也可以在细胞刷检或胆汁细胞学检查时应用肿瘤细胞核及核仁等形态计量、细胞 DNA 定量检测分析等技术。因此,在胆囊癌的细胞学检查可进行多种检测手段联合检测,以提高其诊断的敏感性。

总之,胆囊癌的细胞学检查目前还在一个发展阶段,尽管现在应用不是很广泛,但是其方法简单、快速、经济等特点,仍可作为一种常规检测项目。

（黄　庆　焦兴元　郭志勇）

参 考 文 献

[1] 焦兴元,任建林. 消化系肿瘤学(新理论 新观点 新技术). 北京:人民军医出版社,2004:313-326.

[2] 黄洁夫. 肝脏胆道肿瘤外科学. 北京:人民卫生出版社,1999:743-745.

[3] 石景森,刘刚,于跃利,等. 原发性胆囊癌的早期诊断. 中华肝胆外科杂志,2000,6(6):436-438.

[4] Donohue J H, Stewart A K, Menck H R. The National Cancer Data Base report on carcinoma of the gallbladder, 1989 — 1995. Cancer, 1998, 83(12): 2618-2628.

[5] Nevin J E, Moran T J, Kay S, et al. Carcinoma of the gallbladder: staging, treatment, and prognosis. Cancer, 1976, 37(1): 141-148.

[6] Donohue J H, Nagorney D M, Grant C S, et al. Carcinoma of the gallbladder. Does radical resection improve outcome?. Arch Surg, 1990, 125(2): 237-241.

[7] Japanese Society of Biliary Surgery. General rules for surgical and pathological studies on cancer of the biliary tract. 4th ed. Tokyo: Kanehara, 1997: 30-39.

[8] American Joint Committee on Cancer. AJCC cancer staging manual. 6th ed. New York: Springer-Verlag, 2002: 145-149.

[9] 卢乐,孙学军,石景森,等. 胆囊癌临床分期研究的临床意义. 中华肝胆外科杂志,2009, 15(1): 72-75.

[10] Piehler JM, Crichlow RW. Primary carcinoma of the gallbladder. Surg Gynecol Obstet, 1978, 147: 929-942.

[11] Cubertafond P, Gainant A, Cucchiaro G. Surgical treatment of 724 carcinomas of the gallbladder: results of the French Surgical Assoeiation Survey. Ann Surg, 1994, 219: 275-280.

[12] Wilkinson DS. Carcinoma of the gallbladder: an experience and review of the literature. Aust N Z J Surg, 1995, 65: 724-727.

[13] Chijiiwa K, Noshiro H, Nakano K, et al. Role of surgery for gallbladder carcinoma with special reference to lymph node metastasis and stage using western and Japanese classification systems. World J Surg, 2000, 24(10): 1271-1277.

[14] 石景森,李宗芳. 原发性胆囊癌早期诊断的问题. 2010中国普外科焦点问题学术论坛论文汇编,2010: 138-139.

[15] 石景森. 进一步做好胆囊癌的早期诊断. 中华肝胆外科杂志,2005,11(6): 362-363.

[16] 张瑞,周光文,韩宝三,等. 107例原发性胆囊癌的外科治疗分析. 中国肿瘤临床,2009, 36(4): 195-198.

[17] 林礼务. 现代超声临床诊断. 厦门:厦门大学出版社,1991: 75.

[18] 吴刚,蔡端. 原发性胆囊癌的影像学诊断分析. 肝胆胰外科杂志,2001,13(3): 12-13.

[19] Agrawal V, Goel A, Krishnani N, et al. p53, carcinoembryonic antigen and carbohydrate antigen 19. 9 expression in gall bladder cancer, precursor epithelial lesions and xanthogranulomatous cholecystitis. J Postgrad Med, 2010, 56(4): 262-266.

[20] Vij U, Baskaran V. Value of serum CEA and AFP in the diagnosis and prognosis of carcinoma gallbladder. Trop Gastroenterol, 2001, 22 (4): 227-229.

[21] Dowaki S, Kijima H, Kashiwagi H, et al. CEA immunohistochemical localization is correlated with growth and metastasis of human gallbladder carcinoma. Int J Oncol, 2000, 16

(1)：49-53.

[22] Asano T, Shoda J, Ueda T, et al. Expressions of cyclooxygenase-2 and prostaglandin E-receptors in carcinoma of the gallbladder：crucial role of arachidonate metabolism in tumor growth and progression. Clin Cancer Res, 2002, 8(4)：1157-1167.

[23] Legan M, Luzar B, Ferlan-Marolt V, et al. Cyclooxygenase-2 expression determines neo-angiogenesis in gallbladder carcinomas. Bosn J Basic Med Sci, 2006, 6(4)：58-63.

[24] Zhi Y H, Liu R S, Song M M, et al. Cyclooxygenase-2 promotes angiogenesis by increasing vascular endothelial growth factor and predicts prognosis in gallbladder carcinoma. World J Gastroenterol, 2005, 11(24)：3724-3728.

[25] Legan M. Cyclooxygenase-2, p53 and glucose transporter-1 as predictors of malignancy in the development of gallbladder carcinomas. Bosn J Basic Med Sci, 2010, 10(3)：192-196.

[26] Kim H, Song J Y, Cho J Y, et al. Strong cytoplasmic expression of COX2 at the invasive fronts of gallbladder cancer is associated with a poor prognosis. J Clin Pathol, 2010, 63(12)：1048-1053.

[27] Roa I, Villaseca M, Araya J, et al. p53 tumour suppressor gene protein expression in early and advanced gallbladder carcinoma. Histopathology, 1997, 31(3)：226-230.

[28] Ajiki T, Onoyama H, Yamamoto M, et al. p53 protein expression and prognosis in gallbladder carcinoma and premalignant lesions. Hepatogas-troenterology, 1996, 43(9)：521-526.

[29] Sasatomi E, Tokunaga O, Miyazaki K. Spontaneous apoptosis in gallbladder carcinoma. Relationships with clinicopathologic factors, expression of E-cadherin, bcl-2 protooncogene, and p53 oncosuppressor gene. Cancer, 1996, 78(10)：2101-2110.

[30] Mikami T, Yanagisawa N, Baba H, et al. Association of bcl-2 protein expression with gallbladder carcinoma differentiation and progression and its relation to apoptosis. Cancer, 1999, 85(2)：318-325.

[31] Kiguchi K, Carbajal S, Chan K, et al. Constitutive expression of ErbB-2 in gallbladder epithelium results in development of adenocarcinoma. Cancer Res, 2001, 61(19)：6971-6976.

[32] 陈德志, 王永安. Survivin 基因在原发性胆囊癌中的表达及其意义. 中华实验外科杂志, 2005, 22(8)：924.

[33] 屠金夫, 黄秀芳, 蒋飞照, 等. Survivin 基因在原发性胆囊癌中的表达及其与 p53, PCNA 蛋白表达的关系. 肝胆胰外科杂志, 2005, 17(1)：17-19.

[34] 马红兵, 陈宇敏, 耿政莉, 等. 抑癌基因 p16、Rb 的表达与胆囊癌预后的关系. 西安医科大学学报, 2001, 22(4)：343-345.

[35] Hui A M, Li X, Shi Y Z, et al. Cyclin D1 overexpression is a critical event in gallbladder carcinogenesis and independently predicts decreased survival for patients with gallbladder carcinoma. Clin Cancer Res, 2000, 6(11)：4272-4277.

第二节　胆管癌的早期诊断和发展中的早期胆管癌筛查

一、胆管癌的早期诊断

(一)胆管癌的分期

明确胆道系统肿瘤的病理分期具有十分重要的意义,有助于制定合理的治疗方案、预测治疗的结果并对现有治疗方法的效果作出评价。与其他器官肿瘤的分期相似的是,TNM 分期也被广泛应用于胆道系统恶性肿瘤。世界卫生组织 WHO 曾经发布了一个基于肿瘤组织病理分型的分期系统,但没有得到广泛的临床应用。目前应用的 TNM 分期系统是由美国癌症联合会 AJCC 定期发布第 7 版。肝内胆管细胞癌的 TNM 分期基本与肝细胞癌一致（表 5-2），因此这里我们仅讨论肝胰壶腹以上的肝外胆管癌的临床和病理分期（表 5-3）。

表 5-2　肝内胆管细胞癌的 TNM 分期

分期	肿瘤大小 （T）	区域淋巴结 （N）	远处转移 （M）
I	T_1	N_0	M_0
II	T_2	N_0	M_0
IIIa	T_3	N_0	M_0
IIIb	T_4	N_0	M_0
IIIc	任何 T	N_1	M_0
IV	任何 T	任何 N	M_1

区域淋巴结指肝十二指肠韧带淋巴结

表 5-3　肝外胆管癌的 TNM 分期

分期	肿瘤大小 （T）	区域淋巴结 （N）	远处转移 （M）
0	Tis	N_0	M_0
I a	T_1	N_0	M_0
I b	T_2	N_0	M_0
II a	T_3	N_0	M_0
II b	T_1，T_2，T_3	N_1	M_0
III	T_4	任何 N	M_0
IV	任何 T	任何 N	M_1

区域淋巴结包括胆囊淋巴结、胆总管旁淋巴结、肝门淋巴结、胰周淋巴结、十二指肠淋巴结、肝门静脉旁淋巴结和肠系膜上淋巴结

在此有必要对肝外胆管的解剖特点作一个简单的回顾。首先左、右肝管在肝门处汇合形成肝总管。肝总管在肝十二指肠韧带内下行，接受胆囊管的汇入后形成胆总管。胆总管经十二指肠和胰头后方单独或与胰管汇合进入十二指肠降段的内侧壁，扩大形成 Vater 壶腹。从组织结构来看，肝外胆管具有其独有的一些特点。首先，胆管壁很薄，平均只有 1.5mm，由内到外分别是黏膜层、致密的弹力胶原纤维和不连续的平滑肌肌束。

胆管周围是疏松的结缔组织，包裹着血管、淋巴和神经组织。因此，发生于胆管上皮的肿瘤很容易穿过胆管壁侵犯周围的组织。肝外胆管癌在形态上存在多种类型，包括浸润型、结节型、息肉型或缩窄型。除了容易沿胆管壁侵犯周围的结缔组织外，还常累及肝门静脉和肝动脉、肝甚至胰腺。从肿瘤的好发部位来看，大约 70% 的肝外胆管癌起源于肝门胆管汇合部，而下段胆管癌仅约占 20%。位于肝门胆管汇合部的胆管癌又常被称作 Klastkin tumor，也有学者将其命名为近端胆管癌。在少部分病理中，肿瘤同时累及肝外胆管的不同节段，以至于无法确定肿瘤的真正原发部位。

对于肝门部胆管癌，目前临床应用较为广泛的分期系统包括 Bismuth-Corlette 改良分期和前面提到的 AJCC 分期系统。前者由 Bismuth 和 Corlette 于 1975 年提出，并于 1988 年进行修改。这个分型方法对手术方式的选择有一定的帮助，但由于其只能反映肿瘤与胆道系统的关系，不能反映肿瘤与周围结构的关系，因此对判断肿瘤的分期帮助不大。AJCC 分期是另外一个常用的分期系统。由于引入了肿块的大小、淋巴结受累情况和有无远处转移，与 Bismuth-Corlette 分型比较在确定肿瘤分期方面具有明显的优势。但是，由于这两个分期系统中都没有考虑到肝门静脉受累和肝叶萎缩情况，导致其与肿瘤根治性切除率的相关性不强，对生存率的判断价值不大。Gazzanign 等曾介绍一个"解剖学-外科"分类方法，但该方法同样存在不适用术前分期的明显缺陷。1998 年 Burke 等提出了一种新的 T 分级系统（proposed T-staging system），并于 2001 年进行了改良，内容见表 5-4。与以往的分期方法比较，由于充分考虑了肿瘤的局部状况，并引入了肝门静脉的受累情况和肝叶萎缩的情况，该改良分期系统对肿瘤可切除性判断的准确性有了明显的提高。目前该分期系统已

被越来越多的机构和学者所接受。国内一些大的医疗单位也相继对其进行了临床应用研究。但是，由于该分期系统缺乏对肝动脉受累情况及淋巴结受累情况的考虑，仍然并不完善。此外，就整个肝外胆道来看，肿瘤的原发部位（近端、远端）、肿瘤的组织分型和分级都会对患者的预后产生影响。比如，远端胆管癌的生存率明显高于近端胆管癌，乳头状肿瘤、病理分级较低的肿瘤预后比较好等。由此可见，现有的各种分期方法都存在明显的不足，虽然对肿瘤根治性切除率的术前判断有了显著的提高，但是与总的生存率相关性不足。目前仍然缺少一种能够全面考虑各种因素与预后相关的理想的分期系统。

表 5-4　肝门部胆管癌的"建议性 T 分期"

分期	标　准
T_1	肿瘤侵及肝管汇合部和（或）单侧扩展至二级胆管
T_2	肿瘤侵及肝管汇合部和（或）单侧扩展至二级胆管，同时合并同侧肝静脉受累和（或）同侧肝叶萎缩
T_3	肿瘤侵及肝管汇合部并双侧都扩展至二级胆管；或肿瘤单侧扩展至二级胆管同时合并对侧肝静脉受累；或肿瘤单侧扩展至二级胆管同时合并对侧肝叶萎缩；或肿瘤累及肝门静脉主干或双侧肝门静脉受累

（二）胆管癌的分期与预后的关系

对于恶性肿瘤的治疗效果与预后，目前一致的观点是，越早发现预后越好。如果能早期发现肿瘤，是完全有可能达到治愈的效果。但是，由于胆管癌本身的生物学和病理解剖特点，早期发现胆管癌几乎是不可能的。胆管癌发病隐匿，呈多极化浸润生长。肝内胆管细胞癌多以腹痛和肝肿块就诊，但大多因肿块体积过大、边界不清或较早出现淋巴结转移而无法切除。肝外胆管癌中 70％ 位于肝门部，肿瘤除了沿着胆管壁向肝内生长外，极易侵犯毗邻的肝动脉、肝门静脉。早期并无任何特征性的临床表现，绝大多数的患者是因为肿瘤堵塞胆管后出现黄疸而就医，此时肿瘤实际上已属中晚期。其中，部分 Bisthmus Ⅲ 型的肿瘤仅造成一侧胆管的堵塞，对侧胆管的胆汁排泄途径仍然通畅，因此患者并不出现黄疸。只有当肿瘤侵犯对侧胆管或堵塞了肝总管时，患者才会因为黄疸就医，因此对这部分患者来说，获得确诊和治疗的时机更趋延后。因此，总体上看，经过多年的研究和治疗方法的发展，胆管癌的治疗效果仍然比较差，并没有出现大的突破。由于与胆管癌的发生有关的危险因素很多，预防和确定高危人群非常困难。依靠常规体检来增加胆管癌检出率的可能性不大，而一些特殊的检查手段包括影像、肿瘤标志物等，要么是费用昂贵、要么是存在创伤风险、要么是操作复杂或效果不确切，不能作为筛查的手段。因此，胆管癌的早期诊断和彻底治愈目前仍然只是人们的一种理想。由此可见，对胆管癌的诊断和治疗现阶段只能着眼于尽早发现、尽早治疗。

毋庸置疑，手术根治性切除仍然是改善患者预后的首选方法。Shinchi 等报道，未经手术切除和其他治疗的患者平均生存期仅为 3 个月，主要死亡原因是胆道感染和肝衰竭。而姑息性手术切除的疗效与姑息性胆道引流的疗效相似，平均 6～12 个月。对这部分患者，治疗方式和肿瘤分期对患者的预后没有影响。手术的根治性切除率直接影响患者的预后。无论是肝外或是肝内胆管癌，绝大多数的研究已经证实了根治性切除的重要性，是患者能否获得较长时间生存的关键性因素。所以，目前临床研究的焦点是如何进一步提高胆管癌的根治性切除率。

对于肝内胆管细胞癌,采用 TNM 分期不存在争议。分期越早,根治性切除的机会越高,预后也就越好。但是,对于肝外胆管癌,现有的各种分期方法比较混乱,与预后的相关性还有很多争议。2000 年前,大多数的研究报道采用 Bismuth-Corlette 分期。国内黄志强报道了 Bismuth 分期早的病例手术后获得长期生存,Robles 的报道也指出,Bismuth Ⅰ、Ⅱ期病例的根治性切除率较高,术后复发率低,而 Bimuth Ⅲ期病例的根治性切除率明显降低,术后 2 年的复发率高达80%。但是,该分型方法常与术中探查结果和术后病理分型差异较大,很多时候需要在手术后对术前的分型进行调整。Gerhard 报道的术后调整率为 38%。与 Bismuth-Corlette 分期系统一样,AJCC 的 TNM 分期系统也没有将肝门静脉受累和肝叶萎缩引入考虑范围,导致其与根治性切除率的相关性较差。而 Burke 的"建议性 T 分期"由于充分考虑了肿瘤的局部情况,相对来说较为完善,国内黄志强也认为这个分期"似乎更较合适"。Jarnagin 等认为,AJCC 分期与切除率和预后无相关性,而"建议性 T 分期"与预后有一定的相关性。他们采用 Logistic 回归分析了 225 例肝门部胆管癌的手术病例,结果显示,T 建议分期不但与肿瘤的根治性切除率有关,还与手术方式和范围有关。其中,T_1 期患者有 65% 需合并肝切除、4% 合并肝门静脉切除、重建;T_2 期则 100% 需合并肝切除、24% 需合并肝门静脉切除、重建。通过术后随访,T 分期系统与患者的预后存在相关性。该研究小组同时观察了 AJCC 分期系统与切除率和预后的相关性。他们采用 Logistic 回归和 Cox 回归模型对 187 例患者进行了分析,发现两者间并无相关性。张昆松等采用建议 T 分期对 127 例肝门部胆管癌进行了术前分期,发现可切除性和根治性切除率与 T 分期呈负相关。随着 T 分期的提高,肿瘤的切除率和根治性切除率均明显下

降。通过对患者存活率的比较,T_1 期的存活率明显高于 T_2、T_3 期。彭承宏等报道了 47 例肝门部胆管癌的手术切除病例,结果显示随着分期的提高,手术切缘的阳性率显著下降。T_1、T_2、T_3 的 1 年累积生存率分别为60%、39% 和 0;3 年累积生存率分别为35%、9% 和 0;各分期的生存率差异具有统计学意义。

尽管现有的各种分期系统还存在明显的不足,但肿瘤的分期越晚、预后越差已经是一个共识。如何进一步完善或制定新的分期系统,提高术前临床分期与肿瘤的可切除性、根治性切除率和预后的相关性是目前亟待解决的问题。就目前的情况分析,与其他的分期系统相比,"建议性 T 分期"似乎更有优势。

(三)早期胆管癌与可治愈癌的关系

胆管癌的早期发现非常困难,当因出现临床症状而就诊时绝大多数已属晚期,治疗效果较差。而早期胆管癌经根治性手术后其5 年生存率可以达到 80% 以上,部分患者甚至可得到治愈。目前的观点认为,胆管癌是由于胆管上皮细胞经过长期的慢性炎症后逐步发展而来,依次经过上皮细胞增生、不典型增生、细胞癌变等过程。研究证明,在出现癌变的病理改变之前就可以检测到分子生物学方面的异常。因此,对癌变的早期诊断和发现集中在高危人群的筛查和特异性肿瘤标志物的研究。虽然近些年在上述方面已经取得了一些进展,但是由于一方面和胆管癌相关的危险因素种类较多,导致高危人群的确定比较困难;另一方面,现有的各种肿瘤标志物在准确性和特异性方面仍然不尽如人意,也影响了病变的早期检出率。对于一些与胆管癌有明确关系的因素,如果能够尽早进行治疗和纠正,有可能提高胆管癌的早期发现和切除率,对改善胆管癌的预后有重要意义。原发性硬化性胆管炎(PSC)是西方国家胆管癌的主要病因,其癌变概率为 5% ~ 10%。对这部分患者,严密的随访和观察非常有必

要，结合影像学和肿瘤标志物检查有助于早期发现胆管癌变。肝内胆管结石是肝内胆管癌的重要诱因，对这类患者也应该进行密切的随访和观察。因结石而施行的手术中意外发现胆管癌的情况并不少见。有研究发现，胆胰管汇合异常（PBM）是胆管癌的危险因素之一。日本在 20 世纪末进行的一项研究发现，合并有胆管扩张的 PBM 中胆管癌的检出率为 10.6%，其中 33.6% 是胆管癌，其余为胆囊癌。分子生物学研究表明，在合并胆管扩张的 PBM 中，k-ras 基因的突变率较高。另外一项研究则发现，即使没有胆管的扩张，k-ras 基因和 p53 基因也都存在较高的突变率。Masaru 等主张，对于合并胆管扩张的 PBM 应预防性施行肝外胆管切除和胆肠吻合，并将其作为一种标准的手术方式。对于不合并胆管扩张的 PBM 患者是否需要施行预防性的手术治疗还存在争论，有学者建议应常规施行胆囊切除术。

随着对胆管癌病因及发病机制的研究进展，随着各种新的影像技术的发展和新的检查手段的诞生，胆管癌的早期诊断率已经较前有所提高。但是，问题仍远未得到解决，还有很多的热点在等待着人们去研究和突破。

二、发展中的早期胆管癌筛查

（一）胆管癌肿瘤标志物进展

对肿瘤生化改变和基因异常的研究和理解，有助于发现新的标志物。这些标志物对于肿瘤的筛选、诊断、监测甚至是寻找特异性的治疗都有重要的意义。最成功的例子是胃肠间质瘤的标志物 c-kit 的确定和靶向药物伊马替尼（格列卫）的应用。

胆管上皮细胞是沿胆管排列的单细胞层，具有多种生理功能。除了影响胆汁的流动外，还有防止胆汁内的毒性物质回吸收的作用。胆管上皮细胞分泌的含有碳酸氢盐和其他多种成分的黏液也具有重要的保护作用，也是寻找新的胆管癌肿瘤标志物的重要

来源。一般认为胆管癌是胆管上皮细胞在长期慢性炎症的基础上逐步变化而来。胆管慢性炎症的常见病因有原发性硬化性胆管炎、胆管结石、胆管囊肿等。在黏膜细胞由化生—不典型增生—癌变的过程中，黏液的组成成分也在发生相应的变化。这种改变足以影响到组织的蛋白组学。

肿瘤标志物在临床上有很高的应用价值。无论是在肿瘤的筛选、诊断、对治疗方法和途径的选择，或是对治疗效果的判断等方面都是如此。但是，就目前的情况来看，试图找到一种特异性和敏感性很高的标志物是非常困难的。尤其是对胆管癌这样的临床相对少见的疾病。因为即使假阴性的比率很小，也会影响肿瘤标志物的实际应用价值。此外，胆管细胞在严重创伤和中毒的情况下，会表现出肠上皮、胰腺腺泡或肝细胞的形态特征。如果这些异常细胞继续进展发生癌变，那么肿瘤就会表现出相应不同的来源特点。因此，很难找到某一特定的标志物来将胆管癌与非肿瘤性的胃肠道疾病鉴别开来。

CA19-9 和 CEA 作为肿瘤标志物已经被应用于胆管癌的临床常规诊疗中。CA19-9 是一种低聚糖类肿瘤相关抗原，分子量＞500kDa，抗原决定簇为还有唾液酸的神经节苷脂，正常人血清中含量极低。CA19-9 被认为是胆管癌最重要的血清学指标。Levy 等报道当血清 CA19-9＞129kU/L 时，对胆管癌诊断的敏感性为 78.6%，特异性为 98.5%，阳性预测值为 56.6%，阴性预测值为 99.4%；当血清 CA19-9＞632kU/L 时，其敏感性和特异性升高至 90.0% 和 98.0%。此外，CA19-9 的表达与胆管癌的分化程度呈负相关，肿瘤分化越低，表达量越高。而且研究表明，不可切除胆管癌患者的 CA19-9 水平显著高于可切除者。CEA 通常不在正常的胆管组织中表达，在恶性胆管组织中，CEA 常表达于腺癌，而在腺鳞癌中的表达量很低。虽然有大量的研究证明，胆管癌患

的 CA19-9 和 CEA 水平比胆管良性病变的患者要高,但也有同样多的研究认为它们的临床应用价值有限。研究表明,许多消化道肿瘤的癌细胞都能分泌 CA19-9,包括胆管癌和结肠癌。在很多胆道感染的病例中,可以观察到 CA19-9 的水平升高,在少数病例中可以达到很高的水平。而且,这两种标志物在帮助鉴别胆管癌和其他类型的消化道肿瘤方面帮助不大。此外,PSC 的病情变化常造成 CA19-9 的水平出现暂时性的升高,无法单纯依靠 CA19-9 判断是否已经发生了胆管癌变。对于 PSC 患者来说,CEA 和 CA19-9 都存在敏感性高而特异性差的问题。因此,在对所得结果进行分析时应格外谨慎。Frebourg 等曾经进行过一项研究,他们对有胆道系统临床症状的 866 例患者进行了 CA19-9 的检测和严密的随访。结果,在 2 年的随访期结束时,117 例 CA19-9 升高的患者中仅有 2 例发生了胆道恶性肿瘤,而 115 例为假阳性。因此,CA19-9 一直没有被当做胆管癌的筛查手段。另外,在评价检测结果时还应该注意,CA19-9 的表达依赖 Lewis 抗原及其分泌基因的表达,人群中约有 7％ 的人为 Lewis 抗原阴性,在这部分人中无法检测到 CA19-9 的表达。

如前所述,胆管上皮在慢性炎症的基础上发生化生－不典型增生－癌变的过程中,可以有不同的细胞表型。其黏液组分也会相应有所不同。而这种改变可能在早期就已经发生,并且可以持续贯穿整个癌变的过程。MUC 是一种跨膜糖蛋白,又名多态性上皮黏蛋白(polymorphic epithelial mucin),与多种肿瘤相关。MUC1 的异常表达会影响细胞表面分子间的黏附,有利于肿瘤细胞的转移和生长。Takao 等报道,MUC1 在 65％ 的胆管癌中呈高表达,并且与肿瘤的转移及预后不良相关。当胆管上皮细胞化生类似胃细胞时,可以检测到 MUC1 的含量增加;而当这些增生的细胞类似肠细胞时,黏液中

MUC2 的表达量就会明显增多,提示两者存在恶性度的不同。研究发现,胆管上皮的不典型增生和胆管癌常表现为胃细胞型并伴随着 MUC1 的表达增多。但是,由于这种情况也可见于炎症性疾病和消化道及乳腺肿瘤,从而使 MUC1 在疾病的鉴别方面作用不大。胆管癌中恶性度最低、预后最好的乳头状瘤分泌大量的胶状黏蛋白,主要是 MUC2。这种现象也见于胰腺肿瘤。即恶性度低、侵袭性差的肿瘤类型主要分泌 MUC2,而恶性度高的肿瘤则主要分泌 MUC1。在一项包含 268 例胰腺肿瘤患者的研究中,恶性度较低的导管内乳头状瘤大多表达 MUC2,而恶性程度较高的上皮内瘤变(PanINs)多数表达 MUC1,并且 MUC1 的阳性率随 PanINs 恶性度的升高而升高。有研究证明,MUC2 的表达与 CDX2 同源异性基因有关,后者可诱导肠上皮细胞的分化。其他一些类型的黏蛋白,包括 MUC4 和 MUC5AC 也可以出现在胆管细胞癌变过程的早期(如异常增生和非典型增生阶段)。其中 MUC4 是一种新的跨膜配基,可与酪氨酸激酶 ErbB2 受体相结合,提示预后较差,MUC5AC 只在胆管癌细胞中表达,而在正常胆道上皮中未见表达。它可能与不典型增生向癌细胞转化的过程有关。Sopit 等对 179 例胆管癌患者和 62 例良性胆道疾病患者及 74 例健康人血清中的 MUC5AC 进行了定性测量,结果胆管癌患者的血清 MUC5AC 阳性率为 62.2％,良性胆道疾病患者的血清阳性率为 3.2％,而在 62 例健康人血清中没有检出 MUC5AC。Boonla 等对上述患者进行随访后发现,MUC5AC 阳性的患者中位生存期 127d,而阴性患者的中位生存时间为 329d。多变量分析显示,血清 MUC5AC 阳性胆管癌患者的死亡危险性较阴性患者高 2.5 倍。由此可见,黏蛋白的类型与肿瘤的预后有关。总的来说,MUC2、MUC5B 和 MUC6 提示患者的预后可能相对较好,而 MUC1、MUC5AC、

MUC3、MUC4、MUC12 和 MUC17 则提示预后相对较差。

CA15-3 和 CA27.29 常被用来检测外周血中的循环 MUC1 抗原，而且已经被用作对早期乳腺癌的临床筛查。实际上，乳腺癌患者的 MUC1 生成量远低于胆管癌患者。因此，有理由认为这些标志物对胆管癌的早期诊断存在更高的临床应用价值。这两种标志物的检测结果在相同的患者中基本一致。尽管研究提示它们与肿瘤的预后和复发有关，但仍缺少前瞻性的随机对照研究对它们这方面的价值进行评价。CA15-3 和 CA27.29 可以和其他临床检查手段（包括病史的询问、体检和影像学检查等）结合应用，但不宜单独作为一种筛查和诊断手段，其临床应用价值仍有待进一步研究。

血型抗原和血型相关抗原是一组发生于血细胞的特异性因子。多种恶性肿瘤的血型抗原异常已被报道，其表达的状态与细胞的分化、肿瘤的发生发展及预后等密切相关。抗原 A、抗原 B 和抗原 H 主要表达于相对较大的胆管，如肝内粗胆管和腺体。Lewis(a)、Lewis(b)、Lewis(y) 则散布于整个胆管树。抗原 A 和 Lewis(a)、Lewis(b)、Lewis(y) 的表达与腺癌的分化程度成反比。Lewis(x) 和 Lewis(y) 主要表达于胆管癌，而在肝细胞癌中则少有表达，可以作为胆管细胞癌和肝细胞癌的鉴别指标之一。

Silayl Lewis(x) 抗原是一种肿瘤细胞表面的含有寡聚糖的一组糖类抗原，与肿瘤细胞的恶性程度呈正相关。Silayl Lewis(x) 在正常胆管组织中不表达，而在胆管癌组织中的表达明显高于慢性胆管炎组织。约有 60% 的胆管癌存在该抗原的高表达，其表达的上调与胆管癌的发生密切相关，并在胆管癌的分化、进展和转移中起重要作用，可以作为胆管癌生物学行为和预后的评价指标。

Silayl Tn 抗原、Tn 和 T 抗原是上皮细胞来源的恶性肿瘤细胞的抗原。Motoko 等对其在胆管癌和肝细胞癌中表达情况的对比研究显示，胆管癌组织 Silayl Tn 抗原、Tn 抗原和 T 抗原的表达率分别为 89%、95% 和 51%，而在肝细胞癌中为 12%、6% 和 0。两者间的差异有统计学意义。因此，可用于鉴别胆管癌和肝细胞癌的参考指标。

CK19 和 CK7 只在胆管癌表达，而在肝细胞癌中未见有表达。Dumes 等报道其在胆管癌中的表达率达 90%，因此可以作为鉴别胆管癌和肝细胞癌的可靠指标。有研究表明，CK19 和 CK7 与肿瘤的高侵袭性及术后早期复发相关。

作为一种特异性相对较高的肿瘤标志物，CA125 可能更优于 CA19-9 和 CEA。其优势在于，它的血清学水平较少受到胆道炎症的影响。联合应用能够提高对胆管癌诊断的准确性。

DNA 非整倍体是指细胞染色体数目的异常增加，在许多恶性肿瘤中可以见到，与细胞的异常增生有明确的关系。它的出现往往提示预后较差或对化学治疗的反应较好。DNA 非整倍体的检测可从活检标本或胆管刷取的细胞中获得，通常采用流式细胞技术。但所得结果不但受操作人员技术的影响，还受检测标本的质量、设备等的影响。如果采用数字影像分析（digital image analysis）可以明显提高检测的准确性。目前对于胆管癌非整倍体研究的报道很少，但是有学者报道已经成功利用组织石蜡切片进行检测，提示该方法有更大的可能被应用于临床。有研究表明，在与其他标志物的检测联合应用时，DNA 非整倍体分析有更高的诊断价值。Lindberg 等用流式细胞仪法检测了 57 例胆道 PSC 患者经胆道刷获取的标本，发现了 28 例胆管癌，相应的诊断敏感性为 52%，特异性为 96%。而当与血清 CA19-9 和 CEA 结合应用时，获得诊断的胆管癌例数增多至 39 例，相应的诊断敏感性和特异性分别为 100% 和 85%。该作者认为，使用流式细胞技术检测 ERCP 胆管刷取细胞对胆管癌的诊断价值要高于血清 CA19-9 和 CEA 水平的检测，当两者联合应用时对在高危人群中尤其是在 PSC 患者中早期发现胆管癌有很高的价值。Rumalla 等用数字影像分析法对27 例胆道疾病患者进行了检测，发现 10 例胆管癌诊断的敏感性和特异性分别为 90% 和 100%，与实用流式细胞技术相比有了明显的提高。虽然对 DNA 非整倍体的研究提示其在胆管癌的早期诊断方面具有良好的应用前景，但是由于现有的研究资料还不很充分，对是否将其作为一种常规的临床检查手段还缺乏判断依据。

抑癌基因 p53 的失活是人类恶性肿瘤最常见的基因异常，与肿瘤的发生和发展有密切的关系。研究证明，在胆管癌中也普遍存在 p53 基因的突变。其表达产物已经可以在石蜡包埋组织切片中检测到。p53 基因的突变导致 p53 蛋白的降解减少并在细胞核中异常堆积。目前已经发现的 p53 基因的突变类型约有 90 种之多，而对其蛋白表达产物的研究不多。有学者曾对胆管癌 p53 基因的异常和 p53 蛋白的表达异常与肿瘤的病理和临床特征间的关系进行了研究。结果显示，在 36例患者中 22 例发现有 p53 基因突变（61.1%），19 例有蛋白表达异常（52.8%）。不同病例肿瘤细胞的分化和侵袭性与是否存在基因变异没有明显的关系，而与是否表达 p53 蛋白存在明显的联系。该学者认为，与p53 蛋白相比，p53 基因的突变对胆管癌的诊断具有更高的准确性，而 p53 蛋白的异常表达不能作为判断胆管癌预后的独立指标。Hughes 等报道，肝吸虫相关胆管癌 p53 蛋白异常的现象比散发性胆管癌更为普遍，提示不同的危险因素通过不同的途径致癌。

uPA 系统包含一个细胞表面受体uPAR，该系统的激活是通过 uPAR 与 uPA蛋白的结合实现的。有研究表明，uPAR 和uPA 的表达增多提示肿瘤的预后不良。对

胰腺-胆道系统肿瘤的研究还发现，PAI-1 和PAI-2 能够抑制该系统的激活。现在已经有多种方法可以用来对其进行检测，包括免疫组化（IHC）、实时定量反转录 PCR（qRT-PCR）和酶联免疫吸附试验（ELISA）。Smith等采用 IHC 和 qRT-PCR 对胰腺癌患者的检测分析提示，PAI-2 的表达增多提示肿瘤预后较好，是一个独立的预测指标。但是，这些标志物在胆管癌方面的应用价值如何尚无明确的结论。Terada 等的研究发现，组织蛋白酶与胆管癌的转移有关。细胞周期蛋白有促进细胞向 S 期转化的作用，在胆管癌中也发现有异常表达的情况存在。采用免疫组化方法可以在经 40% 甲醛溶液固定石蜡包埋的组织中对组织蛋白酶和细胞周期蛋白进行检测。采用 RT-PCR 技术或 Western blot 分析可对新鲜冷冻组织中的细胞周期蛋白 E的 mRNA 或低分子量（LMW）形式进行定量检测。但是上述两种方法的检测结果常存在差异，可能与所用的抗体有关。因为该抗体是用来检测完整的细胞周期蛋白 E 的，而与其 LMW 片段可能不起反应。

目前认为，胆管癌的发生部位可能与致癌因素有关，而且对癌变的过程发生影响。采用免疫组化方法进行的一项研究显示，近端胆管癌多见细胞周期蛋白 D1、bcl-2 和 p27的过表达；而在远端胆管癌中，p53 和 Mdm2的过表达发生率较高。但是，这种现象缺乏足够的诊断价值。在 Jarnagin 的一项多变量研究中，Mdm2 和 p27 的过表达是提示预后较差的独立因素，但是目前还不能作为判断预后的独立指标。

（二）胆管癌的分子生物学研究发现在临床的应用

近年来，随着新的方法和技术的不断涌现，人们对胆管癌的发病机制有了更为深入的了解。目前的研究焦点在于寻找更为特异性的肿瘤标志物，力求做到早期诊断、早期治疗，彻底改变胆管癌治疗效果差、预后不佳的

现状。分子生物学方面的研究成果已经显示出良好的前景,其中最为人们关注的是基因芯片技术和蛋白组学研究。

1. 基因芯片技术　医学基础研究的成果正在不断转化成临床的实用技术。基因芯片又被称为基因微阵列技术,是近10多年来发展起来的新技术,目前已经得到了广泛的应用。它利用分子杂交的原理,首先将已知的 DNA 序列固定在固相支持物玻片或尼龙膜表面做成检测探针,与样品中的标记的 DNA 杂交,然后用共聚焦自动扫描仪扫描,经计算机分析所得信息得到最终的检测结果。基因芯片主要用于对大量基因组序列的多态性和突变情况进行检测,具有高通量、多样化、微量化和集成化的优点。目前基因芯片主要有两种,一种是比较基因组杂交芯片(comparative genomic hybrizationarray, CGH),另一种是单核苷酸多态性基因定型芯片(single nucleotide polymorphism, SNP),前者的应用较为广泛。CGH 需要对照样品,比较检测样品和对照样品的拷贝数;SNP 不使用对照样品,它通过检测样品的杂交信号反映待测样品的相对拷贝数变化。CGH 最初使用人造染色体改造的质粒作为探针,近年又发展出以细菌染色体为探针的 BAC-CGH 芯片、以 cDNA 为探针的芯片和以寡核苷酸序列为探针的芯片。cDNA 上的核酸较长,主要用于 RNA 分析。寡核苷酸芯片即可用于 RNA 表达分析,也可用于序列分析。与 BAC-CGH 芯片相比,寡核苷酸芯片具有灵敏度、可重复性高和特异性强的优点。SNP 最初用于基因的测序、分型和表达方面的研究,近些年发展迅速。芯片上的探针密度已较前有了明显的提高,而且在进行基因定型的同时可以检测拷贝数的变化。最新的 SNP Array 6.0 芯片中有906 600个 SNP 探针和 744 000个拷贝数探针以及 202 000个已知的拷贝数变异区。可以同时进行基因定型、拷贝数变化和杂合性丢失的检测。

基因芯片技术已经在基础研究中得到了广泛应用,并且已经初步进入临床分子诊断领域,但是在胆管癌方面的应用和研究并不多见。国内一些学者对此做了有益的尝试。田志刚等应用人类全基因组寡核苷酸芯片对肝门部胆管癌和胆管中下段癌进行了基因表达差异检测。结果显示,肝门部胆管癌与胆总管中下段癌之间的基因表达既存在共性,又存在差异。与正常胆管组织相比,两者共同上调的基因有 244 条,共同下调的基因有 399 条。两者表达差异的基因 82 条,其中显著表达差异的基因 40 条。在具有显著表达差异的基因中有上调基因 29 条,下调基因 11 条。包括 ARGE、EPHA2、SPP1、PACE 等。该学者认为,应用基因芯片技术有助于胆管癌相关基因的筛选,初步的结果还提示肝门部胆管癌与中下段胆管癌的基因表达有着明显的聚类性质差异。曹庭加等应用 cDNA 芯片对肝外胆管癌的基因表达谱进行了检测分析,试图筛选出胆管癌的相关基因。通过与正常胆管黏膜的基因表达谱比较,发现有 194 条基因存在表达差异,其中 47 条胆管癌相关基因出现一致的上调或下调。该研究发现,CD24、CD44 在胆管癌中出现表达上调,而在正常组织和其他多种肿瘤中表达下调或不表达,表达谱具有特异性,由此认为这两种基因可能是胆管癌潜在的标志物。

基因芯片技术已经在突变检测方面显示出强大的应用价值,而在基因测序、多态性分析、克隆选择、文库筛选等方面的应用已经获得了初步的成果。尽管基因芯片技术的发展非常迅速,而且一部分商品化的芯片已经进入临床实验室作为常规检验手段,要进行大规模的临床应用还存在许多需要解决的问题。首先,在标记过程中,某些探针对同一基因异构体缺乏特异性,部分寡核苷酸探针存在二级结构,标记的一致性不足。其次,在杂交过程中,由于不同探针的杂交条件不同,不同的检测平台间存在灵敏度和特异性方面的差异。最后,目前普遍采用的荧光标记法还存在灵敏度较低的缺点。上述问题的解决需要多学科的融合和发展,涉及领域包括物理、化学、计算机和信息学等。例如,新的杂交信号检测技术如质谱法、化学发光检测、DNA生物传感器检测和光导检测等能够进一步提高荧光标记法的敏感性。

2. 蛋白质组学研究　随着人类全基因组计划的完成,生命研究的重点由基因转移到蛋白质,诞生了蛋白质组学(proteomics)。该研究是以蛋白质组为研究对象,在蛋白质水平对发病机制、细胞模式和功能进行研究的科学。蛋白质是基因组的表达产物,不同组织的蛋白质合成、表达受多种因素的影响。即使在细胞发育的不同阶段,其蛋白质组的构成也在不断地变化当中,是在空间和时间上动态变化着的整体。通过比较不同组织的蛋白质组,有助于寻找到与肿瘤的发病机制、癌变途径、预后有关的特异性蛋白。但是,任何疾病的发生和发展都不太可能是由某一种蛋白的改变引起的,很可能是由一组相关联的蛋白质发生改变所引起的。这些蛋白质或肽片段、或是其代谢产物及可溶性的膜抗原成分可以释放入血液中,为比较不同个体间蛋白质谱提供了条件,也使寻找肿瘤相关蛋白或蛋白组成为可能。目前国内外机构已经进行了大量的研究工作,并且获得了初步的研究成果。检索 PubMed 文献库,2007 年有362 篇文章报道涉及肿瘤的蛋白组学分析研究。

蛋白组学分析的标本来源可以是肿瘤细胞本身、间质组织、胆汁、血清及分泌物,但是不同的样本中蛋白含量和种类有很大的不同,尤其是血清中的蛋白数量多、不同蛋白质含量差异大、低丰度蛋白质的种类多。因此,首先必须对标本进行预处理,去除高丰度蛋白质的干扰,分离出小分子量低丰度蛋白质进行鉴定和分析。对标本的预处理常采用染色法、液相层析法和免疫亲和法等。采用商品试剂盒较为简便、快速,但可能会因非特异性吸附作用丢失部分小分子量低丰度蛋白质,影响鉴定结果。

双向凝胶电泳(2-DE)利用蛋白质质量和等电位点的不同可以将复杂混合物中的蛋白质在二维平面上充分分开,并且可以对分离出的蛋白质进行定性和定量分析。具有高通量、高灵敏度、高分辨率和重复性好的优点。但是,该方法对操作者技术的要求比较高,而且对样本中的低丰度蛋白质的分辨率不高。在极酸、极碱或疏水情况下分辨率受到明显影响。而且,与其他的方法相比,双向凝胶电泳的分离速率相对较慢。与其他技术联合应用能够明显改善双向凝胶电泳的分离能力。例如,采用激光捕获显微切割技术(LCM)可以降低样本中的组织异质性,进一步提高双向凝胶电泳的异质性。差异凝胶电泳(DIGF)采用荧光标记技术有助于提高蛋白质的分离率,避免了电泳时的人为误差,提高了结果的灵敏度和可靠性。

质谱技术是蛋白质组学最主要的鉴定技术,能够对蛋白质进行准确的分离和鉴定。通过质谱分析还能够准确测量蛋白质和肽片段的相对分子量、氨基酸序列及翻译后的修饰,具有灵敏度高和准确度高的特点,而且容易实现自动化。质谱技术与双向凝胶电泳的联合应用被认为是目前最可靠的蛋白质组学研究方法。在质谱技术的基础上又衍生出了多种分析方法,如表面增强激光解析电离质谱(SELDI-MS)、基质辅助电离化飞行时间质谱(MALDI-TOF)、激光解析电离化飞行时间质谱(SLED I-TOF-MS)等。MALDI-TOF 的检测上限为 30kDa,可对蛋白质和寡核苷酸进行测序。SLED I-TOF-MS 与MALDI-TOF 的原理相似,但进行了表面强化处理,采用时间飞行技术对测定样本中的蛋白质,有助于对低丰度蛋白质的分离,但是在对未知蛋白质进行鉴定时需要进一步的样本分离。为克服质谱技术的缺点，目前多采用与其他一种或多种技术的联合应用。例如与蛋白质芯片技术的联合应用，能够直接检测样品中蛋白质的分子量、糖基化和磷酸化位点等参数，提高了对蛋白质的鉴定能力，可帮助寻找差异表达的蛋白质。质谱技术与液相色谱（LCMS/MS）联合应用，可以对复杂样品中的蛋白质进行快速、准确的鉴定，具有检测范围大和不需要样本处理的优点，可进行大规模的临床分析应用。

多抗体 ELISA（multiplex ELISA）利用荧光检测技术检测抗原抗体反应，可以同时检测多种蛋白质，但要求 $50\mu l$ 的样本，并且对所用抗体的质量有较高的要求。噬菌体显示技术（phage display）通过构筑基因 DNA 反应文库筛选目标蛋白或多肽，可以同时检测多种蛋白，适合进行大样本的分析。蛋白微阵列技术（protein microarry）用于检测目标蛋白。寡核苷酸适配子微阵列技术（aptomere microarry）利用适配子与目标分子的高结合力进行检测，其结合力超过其他方法1 000倍，主要用于对低浓度样本的检测分析。

放射性核素亲和标签（ICAT）技术是将两种 ICAT 试剂标记不同状态下细胞中的半胱氨酸，利用串联质谱技术对样本进行检测分析，比较不同样本中蛋白质的表达水平。可直接对混合样本进行检测，尤其是对低丰度蛋白、疏水蛋白的检测速度快、准确性高。其缺点是仅能对含有 cys 的样本进行分析，在安全性和操作上存在一定的局限性。

多种检测方法和技术的联合应用，有助于进一步提高检测的速率、准确度、扩大检测范围，不但可以对某种标志物进行筛选，还可帮助对多种标志物的联合应用价值进行评价。俞颖等利用蛋白质芯片技术与 SELDI-TOF 技术结合对 33 例肝内胆管细胞癌进行检测，并与健康人进行对照。结果显示，两组间存在 10 个差异蛋白，其中 5 个在血清中高表达，5 个低表达。利用计算机分析从中自动选取了 2 个差异蛋白。Scarlett 利用 SELDI-TOF 技术检测胆管癌患者的血清蛋白，并与胆管良性疾病患者和健康人进行对照，结果显示，筛选出的差异蛋白在鉴别诊断方面具有一定的价值。该研究发现了一个蛋白峰（m/z4462），其鉴别良、恶性胆管疾病的能力与 CEA 或 CA19-9 相似。如果将三者联合应用可大大提高诊断的准确性。

胆汁中富含多种蛋白质，而且通过 ER-CP 可以很容易获得胆汁样本。因此，从胆汁中筛选肿瘤相关蛋白或标志物具有很好的前景。但是，如何将胆汁中的各种蛋白准确地分离出来是问题的难点所在。因为，胆汁中的黏液、脂质、胆盐、无机离子以及它的高 pH 都会影响分离的效果。Chen 等采用多种方法去除胆汁中的脂质、胆盐等杂质后，利用双向凝胶电泳得到了满意的分离效果。利用该方法比较胆管癌和胆道良性疾病患者后分别得到 16 和 23 个差异蛋白。这结果为进一步的研究提供了很好的方法。Koopmann 等应用串联质谱技术从胆管癌患者的胆汁中发现了 Mac-2BP 的高表达，并且与 CA19-9 的升高具有相关性。ELISA 检测结果显示，Mac-2BP 能够鉴别胆管癌和 PSC。其他的研究表明，CK7、CK19、U2/2 和乳糖凝集素可能是潜在的标志蛋白。

（三）胆管癌的细胞学检查进展

与其他种类的恶性肿瘤相比，胆管癌的定性诊断相对比较困难。随着超声、CT、MR/MRCP 等技术的发展和临床应用的普及，胆管癌定位诊断的准确率与以前比较已经有了质的飞跃。但是除了肝内胆管细胞癌外，对肝外胆管癌的组织细胞学诊断一直是一个棘手的问题。如何从影像学表现方面鉴别良、恶性胆道疾病，尤其是一些高分化的恶性肿瘤确实是非常困难的。良性疾病被当做恶性肿瘤施行根治性手术切除或者恶性肿瘤被误当成良性疾病治疗的情况并不在少数。据国内上海市的报道，利用现有的影像学检查诊断胆管癌容易出现误诊,误诊率达到19.1%。从理论上说,胆管的恶性肿瘤沿着胆管壁浸润生长,无论是胆汁中脱落的肿瘤细胞还是肿瘤组织本身都可以成为细胞学检查的样本来源。但是,由于种种因素的影响,胆管癌的细胞学检查还没有被医疗单位作为常规的确诊要件。近些年,这方面的应用和研究有逐渐增多的趋势。目前获取胆道组织学样本主要有3种途径:胆汁中的脱落细胞检查、胆管细胞刷检和胆管组织活检。这3种不同的检查方法是建立在 ERCP 技术和经皮胆管穿刺引流(PTBD)技术在临床成功应用的基础上。这两种微创技术为我们提供了直接观察胆道内部情况并获得检查标本的重要途径。其中,胆汁中的脱落细胞检查是最简单的,但是诊断的特异性、敏感性相对较低。这可能是由于胆管癌肿瘤细胞大多沿着胆管壁浸润生长,肿瘤细胞间有大量的纤维组织增生,这些增生的纤维组织将肿瘤细胞包埋其下使其不易脱落。而且,脱落的肿瘤细胞在胆汁中发生变性溶解,胆汁黏稠、离心沉淀困难等因素都对该项检查的敏感性产生不利的影响。文献报道,其检查的敏感性仅为 6%～32%,远低于细胞刷检的 42% 和组织活检的 59%。Uchida 等提出,通过重复取样的方法可以明显提高检查的敏感性,甚至可以显著高于细胞刷检和组织活检的敏感性。而且,由于可以通过 ERCP 技术和 PTBD 技术留置胆道引流管,因此反复获取胆汁样本非常简便,而且不会增加患者的痛苦。国内章诺贝等的研究表明,经鼻胆管单次取样的阳性率为 34.33%,而经重复取样后阳性率上升至 73.13%。该作者认为,通过鼻胆管引流反复获取胆汁脱落细胞进行病理学检查是胆管癌简便有效的诊断方式,重复取样的最佳次数为 5 次,增加胆汁的单次采集量对提高诊断率有帮助。此外,用扩张器扩张胆管狭窄处后再取胆汁也能提高检查的敏感性。胆管细胞刷检是在行经皮经肝穿刺胆

管造影(PTC)或 ERCP 怀疑有胆管癌变时,经工作通道置入专用的细胞刷反复刷取胆管内可疑部位尤其是胆管狭窄处,并对获取的标本进行细胞学检查。与胆汁脱落细胞检查比较,胆管细胞刷检的阳性率较高,但同样存在敏感性不足的问题。一些回顾性研究的结果表明,细胞刷检的特异性接近 100%,但敏感性由最低的 23% 到 80% 不等。Forgel 改用一种长的细胞刷来获取标本,希望能够提高诊断的敏感性,但是结果并不令人满意。此外,细胞刷检阴性并不能完全排除胆管癌的可能。有报道反复刷检(一般不超过 3 次)可以提高检查的灵敏性,降低假阴性率。De Bellis 采用这种增加刷检次数的办法,将诊断的敏感性由 35% 提高到了 44%。但是,该检查具有侵入性,存在一定的风险,可能会导致胆管炎、胰腺炎等并发症的发生,应予重视。胆管癌组织活检是 3 种方法中敏感性最高的,Dumonceau 报道为 81%。但是凡事都有两面性,它也是三者中风险最高的。胆管癌组织活检对检查者的技术要求相对较高,需要根据检查部位的不同采用不同的方法和器械。位于胆总管末端的病变最为容易,普通的胃镜活检钳就可以满足要求;胆管中上段病变则需要用到特制的器械。Sugiyama 等设计了一种新的活检钳,可以在不切开乳头括约肌的情况下经导丝引入胆管,比传统的活检钳有明显的优势。随着一些新的器械的陆续问世,胆管内组织活检的范围也逐渐扩大,对左、右肝管进行选择性活检已经成为现实。但是,其增加内镜并发症风险,尤其是发生胆道穿孔的可能性也是显而易见的。Sato 认为行钳夹活检仅从胆管黏膜和纤维肌层表面获取组织样本,而且以往的研究已经表明,尽管正常的胆管壁厚仅为 1mm,但癌变的组织在局部增殖时导致该处的胆管壁明显增厚,可达 6～10mm。因此,造成胆道穿孔的可能性不大,仍然是一种比较安全的检查方法。Wright 等采用一种新的标本制

备技术,力图进一步提高 ERCP 组织活检的阳性率。该作者将 ERCP 时所得组织标本进行即时的研磨、固定和染色,由病理学专家现场进行诊断。结果表明,在 29 例胆管癌患者中,敏感性达到 79%(23/29),没有假阳性结果,全组无并发症发生。进行胆管组织活检时的次数和部位与肿物的类型有关,Tamada 等建议,如果胆管肿物为息肉状,应从肿物的尖端取材,3 次取材可以达到 100% 的诊断敏感性;如果肿物为结节状或浸润型,应从狭窄胆管处及狭窄胆管的边界处多次取材,有助于提高诊断的敏感性。

经 PTBD 途径的胆管组织活检也是一种新的方法。Tapping 等对比了经 PTBD 胆道活检和细胞刷检对胆管癌诊断的敏感性。结果显示,组织活检和细胞刷检对胆管癌诊断的敏感性分别为 78% 和 61%。当组织活检为阴性时,未出现细胞刷检阳性的情况;而在 2 例细胞刷检为阴性的病例中,组织活检证实是胆管癌。

Tamada 等曾报道,对息肉状胆管癌,单次和 2 次活检的敏感性分别为 67%(4/6)和 100%(6/6);而在结节型胆管癌中,单次、3 次、6 次和 9 次活检的敏感性分别为 40%、80%、90% 和 95%。上述研究的结果说明,对结节状胆管癌,增加取材次数能够显著提高诊断的敏感性。近年来,又出现了一些新的细胞学检查技术,如数字影像分析(DIA)和原位杂交荧光技术(FISH)。DIA 通过特殊染色定量分析细胞核 DNA 检测非整倍染色体的存在,而 FISH 则利用荧光探针技术检测染色体的多体性。Moreno Luna 等的一项前瞻性研究发现,与常规细胞学检查相比,DIA 的敏感性和特异性均没有明显的改善,但 FISH 的敏感性由 35% 提高到 60%。Fritcher 于 2009 年发表研究报道称,FISH 技术将常规细胞学检查的敏感性由 20.1% 提高到 42.9%,同时保持了与后者相似的高特异性。该研究结果还表明,DIA 不是一种

很好的提高胆管癌细胞学诊断敏感性的方法。Levy 等对胆管细胞刷取和活检阴性的病例采用 DIA、FISH 以及联合 DIA/FISH 检测,发现对胆管癌的诊断率分别为 14%、62% 和 67%。上述结果表明,FISH 技术确实能够明显提高胆管癌细胞学检查的临床应用价值。

虽然超声引导下的细针穿刺活检(EUS-FNA)已经在临床工作中得到广泛应用,而且其诊断价值已经获得一致认可。但是,对肝外胆管的穿刺活检依然十分困难。与常规经腹超声相比,内镜超声具有更高的分辨率,能够引导穿刺 3mm 大小的肿物。内镜超声引导下的穿刺活检既往多被用于胰头病变的诊断,近年来已经有学者将其用于肝外胆管的癌诊断。在最近的一些研究报道中,对肝门部胆管狭窄同时细胞刷检阴性的病例采用 EUS-FNA,诊断的敏感性、特异性和准确性分别为 77%~89%、100%、79%~91%。但是,采用该技术存在肿瘤腹膜种植的潜在风险。因此有学者建议对于不可切除的胆管癌,如果 ERCP 检查阴性才考虑采用。

(四)胆管癌的影像学检查进展

1. **X 线检查** 目前常用的胆系 X 线检查主要有经皮经肝穿刺胆管造影(PTC)和内镜逆行胆胰管造影(ERCP)。作为直接胆管造影检查方法,PTC 和 ERCP 均具有良好的空间分辨率,对明确病变的部位有较高的准确性。但它们共同的缺陷是有创性,可能引起出血、胆瘘、感染等并发症的发生,严重时可导致患者死亡,部分患者因对造影剂过敏也不宜采用。检查的成功率受到患者的自身情况、检查者的技术水平以及胆管梗阻程度的影响,有时不能完整显示被肿瘤分隔的胆系情况。

2. **超声检查** 经腹超声是诊断腹部疾病的首选方法,具有便捷、经济、无创和无辐射的优点。但是,其诊断价值受到检查者和设备水平的明显影响。而且,由于受到分辨

率和胃肠道内气体的影响，经腹超声对胆管下段疾病的诊断价值不高。有研究表明，经腹超声对胆管阻塞部位和原因的诊断率分别为95%和88%，其对肝内胆管细胞癌和近端胆管癌的诊断率相对较高。位于胆管远端的肿瘤通常较小，经腹超声很难发现肿瘤本身或胆管壁的增厚，而仅能根据近端胆管的扩张作出判断，造成诊断的准确率偏低。彩色多普勒超声、三维超声等已经广泛应用于胆道肿瘤的诊断。彩色多普勒超声可准确区分胆管和血管，不但可以发现肿瘤边缘的异常血管形态，还能观察肿瘤内部的血供情况。配合二维超声能够进一步提高其诊断价值。三维超声能够提供比二维超声更为丰富的诊断信息。三维超声最小透明模式图像能更清晰地显示胆管的解剖、左右肝管是否相通，对于壶腹周围癌还可显示肿瘤侵犯大血管、胰头及胆管壁的情况。但三维超声存在成像慢、量化分析信息不足、对较大病变难以完全成像等缺点。经腹超声是诊断腹部疾病的首选方法，具有便捷、经济、无创和无辐射的优点。但是，其诊断价值受到检查者和设备水平的明显影响。而且，由于受到分辨率和胃肠道内气体的影响，经腹超声对胆管下段疾病的诊断价值不高。超声引导下的细针穿刺活检对肝内病变的诊断价值很高，但却不适用于肝外胆管，因为有误穿肝门部血管引起大出血的危险。超声造影并不是一种新的技术，但最近才有为数不多的胆管癌诊断方面的研究报道。超声造影采用直径为$2\sim8\mu m$的发泡物质作为造影剂，保证其能够安全地通过肺循环而不致造成栓塞。经腹或术中超声造影能够显著改善常规超声检查的分辨率，增加检查的信息量。与传统超声检查相比，超声造影在小病灶的检出、鉴别诊断和肿瘤的分期方面有比较高的价值。内镜超声（EUS）是将超声探头经内镜放入十二指肠中进行扫描，能够提供高分辨率的图像，而且不受胃肠道气体的影响。法国的一项前瞻性研究中，63例阻塞性黄疸患者分别接受MRCP和EUS检查。结果表明，MRCP对胆管癌诊断的敏感性和特异性分别为95%和98%，而EUS的这两项指标均为100%。EUS在早期胆管癌的诊断方面也存在价值。Sai等对还没有出现黄疸的胆管癌患者进行联合MRCP和EUS检查，敏感性和特异性分别达到了90%和98%。目前认为，如果经腹常规超声发现肝外胆管扩张，而且同时有胆酶异常，应考虑行EUS检查。近期有研究表明，对于CT检查没有发现肿物的胆管狭窄病例，EUS也有一定的价值。

腔内超声（IDUS）也是内镜超声的一种，但与EUS不同的是IDUS将一个直径仅$2\sim2.4mm$的高频超声探头直接放进胆管腔内，以获取高质量的胆管图像。不少的研究报道已经证明IDUS能够明显降低ERCP诊断的假阴性率，是对ERCP技术很好的补充。Tamada曾经对IDUS的影像特征进行了多因素回归分析，结果表明，胆管内、外无蒂肿物，肿物直径>10mm以及胆管壁结构改变是胆管癌的独立预测因素。但是，应该注意的是，胆管壁的不对称性、局灶性增厚不伴有胆管壁结构的改变，不但可见于胆管癌，还可见于原发性硬化性胆管炎和其他的胆管炎性改变。

3. CT检查　CT一直是胆管癌诊断的主要影像手段之一。与B型超声相比，在分辨率、信息量和图像的后处理方面具有明显的优势。CT二维显示技术包括多平面重建（MPR）和曲面重组（CPR）；三维显示技术有最大强度投影（MIP）和最小强度投影（mIP）、表面遮盖显示（SSD）和容积再现技术（VRT）等。近年来出现的多层螺旋CT（MSCT），尤其是阴性法胆管成像融合后处理技术对胆道肿瘤的定位和定性诊断的准确率有了明显的提高，有助于改善对早期胆管癌的诊断能力。近年来，随着MSCT技术的不断发展，传统的二维成像正在向多维成像发展。我们曾在 2006 年报道 MSCT 联合 CT 胆管造影对肝门部胆管癌可切除性的研究报道，此后又出现了联合 CT 血管造影的研究报道。由于上述技术需要在直接胆管造影的基础上进行，有学者采用阴性法螺旋 CT 胆管造影（nCTC）技术进行 3D 血管成像和图像融合，结合 2D CT 对肝外胆管进行检查。张追阳等报道 3D 结合 2D 图像对判断肝门部胆管癌能否切除的敏感性、特异性和准确性分别为 80.0%、83.3%、82.4%。CT 灌注成像扫描技术是在注入静脉造影剂的同时，对选定的层面进行同层动态扫描，全面反映肿瘤的 CT 增强特点及 CT 值的变化过程，利用后处理工作站绘制时间-密度曲线（TDC），并计算出血流量（BF）、血容量（BV）、达峰时间（TTP）、通透性（per）及 Patlak 血容量（pBV）等灌注参数，生成 256 色彩色血流图。根据血流图和灌注参数可以直观分析组织的灌注情况和病变的范围，帮助判断胆管癌的生物学行为和预后。姚田岭等对此做了有益的尝试，并且获得了一些初步的研究结果。

4. MRI 检查　目前在胆道疾病的诊断方面应用最多的 MRI 技术首推磁共振胆胰管成像（MRCP）。MRCP 是基于水成像的原理，利用重 T_2W_1 技术使富含游离水的胆汁呈现出高信号，从而使含有胆汁的胆管结构显影。在 MRCP 出现之前，对超声检查发现的胆管扩张通常需要行 ERCP 检查。由于 MRCP 的无创优势，已经有逐步代替 ERCP 检查的趋势。Sai 等对无黄疸的经超声检查发现胆管直径超过 8mm 的病例进行 MRCP 检查，结果表明，MRCP 对肝外胆管癌的诊断敏感性为 90%。国内外其他的一些研究也报道了相似的结果。但是，单纯 MRCP 对胆管中、下段癌的诊断率较低。目前多采用 MRCP 结合常规 MRI 动态增强扫描的办法提高其诊断能力。有学者采用 MRCP 结合磁共振血管造影（MRA）和常规 MRI 来评价胆管癌的可切除性。但是，MRCP 存在空间分辨率不足的缺陷，某些患者如体内有金属物、心脏起搏器或患有幽闭症患者不适合接受此项检查。

5. 光学相干层析成像（optical coherence tomography，OCT）　OCT 是一种新的利用红外光的断层成像技术，其分辨率可达高频超声的 10 倍。初步的研究表明，利用 OCT 可以得到高分辨率的胆系图像，而且与组织学检查结果保持一致。但是由于 OCT 还没有获得普及应用，在全球范围只有少数单位拥有，因此还没有办法对它在胆管癌诊断中的应用价值作出判断。

6. PET-CT　正电子发射断层摄影术（PET）能够发现直径 1cm 以上的胆管肿瘤，其原理是利用 18 氟脱氧葡萄糖（FDG）作为放射示踪剂，根据 FDG 在肿瘤组织中较正常组织消耗更快来对病变作出诊断。由于 PET 能够发现远处转移和淋巴结转移，所以在肿瘤分期方面相对有优势。但是，PET 的假阳性率较高是一个主要的问题。目前，为了提高 PET 检查的敏感性，多是将其与 CT 结合使用。有学者认为，由于 PET-CT 的图像分辨率不高，其在胆管癌的早期诊断方面价值不大。

7. 内镜检查　尽管经口母子胆道镜（POCS）已经被用于临床，但是在胆管癌的诊断方面仍然很少有大样本的研究报道。之所以出现这样的结果，原因可能有：第一，子镜纤细，直径仅为 3.2～4.1mm，对操作者的要求高，而且容易损坏；第二，受视频技术的限制，图像的质量不高，影响观察效果；第三，工作通道仅有 1.2mm，限制了活检的成功率。尽管如此，Fukuda 报道与 ERCP 相比，POCS 对胆管疾病的诊断能力无论在准确性还是在敏感性方面都有了很大的提高。近些年，随着电视视频技术的不断发展，POCS 的图像质量已经有了明显的改善，组织活检的准确性和成功率也显著提高。当与窄频影像系统(NBI)联用时能够观察到病变部位的表面结构和黏膜血管。有学者认为,POCS与NBI联用能够显著提高对胆道疾病的诊断能力,有助于早期发现胆管内的小病灶。但存在的问题是,采用NBI系统时胆汁的颜色与血液相似,会影响图像的质量。此外,检查比较费时。

早在1977年就有应用经口直接胆道镜的报道。当时是采用直径8.8mm的纤维镜,通过预先切开的十二指肠乳头插入到胆管内进行观察。但是,由于受到插管成功率不高、新的设备特别是子母镜出现的影响,没有在临床得到推广。最近,出现了一种新的直接胆道镜。这种胆道镜的镜身直径很小,但却有一个直径达2.0mm的工作通道,可以进行大块的组织活检。

最近,一种叫做SpyGlass的胆胰管内镜系统被开始用于临床。这种内镜的外径为3.3mm(10French)。与传统的胆道镜相比,SpyGlass仅需要一人单手操作,镜头端可进行4向调节,容易进入三级胆管分支。此外,灌洗通道(0.6mm)和工作通道(1.2mm)是独立分开的,允许在使用工作通道的同时进行灌洗,为直视下的活检提供了很好的条件。据Chen等的20例应用报道称,使用Spy-Glass进行胆管组织活检的敏感性和特异性分别为71%和100%。

胆管癌尤其是肝外胆管癌的影像学诊断是医学影像领域的热点和难题之一。如何更早期、更全面、更安全地对胆管癌作出诊断一直是人们努力的方向和目标。尽管我们已经拥有种类繁多的检查方法和技术,但是没有一种能够同时满足对早期诊断、胆管癌的部位、范围和与邻近组织关系进行准确判断等方面的要求,各种方法均有其优缺点。相信随着科学技术的不断发展,会有越来越多、越来越先进的技术和设备进入临床应用,进一步提高目前的胆管癌影像学诊断水平,使更多的患者受益。

(李梅生　陈焕伟)

参 考 文 献

[1] Bismuth H,Corlette MB. Introhepatic cholangioenteric anastomosis in carcinoma of the hilus of the liver. Surg Gynecol Obstec, 1975, 140：170-178.

[2] Pichilmayr R, Weimann A, Klempnauer J, et al. Surgical treatment in proximal bile duct cancer：a single-center experience. Ann Surg, 1996, 224：628-638.

[3] Patel T. Cholangiocarcinoma. Nat Clin Prac Gastroenterol Hepatol, 2006, 3：33-42.

[4] Jarnagin WR, Fong Y, Dematteo RP, et al. Staging, resectability, outcome in 225 patients with hilar cholangiocarcinoma. Ann Surg, 2001, 234：507-517.

[5] 黄志强,周宁新,黄晓强. 肝门部胆管癌的外科治疗. 消化外科, 2003, 4：229-238.

[6] Helmut W, Frieder B, Ulrike, et al. Surgical and palliative management and outcome in 184 patients with hilar cholangiocarcinoma. Ann Surg, 2006,244：230-239.

[7] 张昆松,梁丽建,彭宝岗,等. 肝门部胆管癌改良T分期临床应用价值探讨(附127例回顾性分析). 中国实用外科杂志, 2007, 27(5)：378-380.

[8] 彭承宏,赵之明,彭淑牖,等. 用T-分期系统回顾分析47例肝门部胆管癌. 中华外科杂志, 2005, 43(1)：56-59.

[9] Culen SN, Chapman RW. Review article：current management of primary sclerosing cholangitis. Aiment Pharmacol Ther, 2005, 21：933-948.

[10] Van Eyken P, Desmet V. Ductular metaplasia of hepatocytes. In：Sirica AE, Longnecker DS (eds). Biliary and Pancreatic Ductal Epithelia.

New York: Marcel Dekker, 2008: 201-228.

[11] Sasaki M, Ikeda H, Nakanuma Y. Expression profiles of MUC mucins and trefoil factor family (TFF) peptides in the introhepatic biiary system: physiological distribution and pathological significance. Prog Histochem, 2007, 42: 61-110.

[12] Ishikawa A, Sasaki M, Ohira S, et al. Aberrant expression of CDX2 is closely related to the intestinal metaplasia and MUC2 expression in intraductal apilary neoplasm of the liver in hepatolithiasis. Lab Invest, 2004, 84: 629-638.

[13] Komatsu M, Jepson S, Arango ME, et al. MUC4/sialomucin complex, an intramembrane modulator of ErbB2/ HER2/ Neu, potentiates primary tumor growth and suppresses apoptosis in a xenotransplanted tumor. Oncogene, 2001, 20: 461-470.

[14] Rouzbahman M, Serra S, Adsay, et al. Oncocytic papillary neoplasms of the biliary tract: a clinicopathological, mucin core and Wnt pathway protein analysis of four cases. Pathology, 2007, 39: 413-418.

[15] Berthiaume EP, Wands J. The molecular pathogenesis of cholangiocarcinoma. Sem in Liver Dis, 2004, 2: 127-137.

[16] Scarlett CJ, Saxby AJ, Nielsen, et al. Proteomic profiling of cholangiocarcinoma: diagnostic potential of SELDI-TOF MS in malignant bile duct stricture. Hepatoogy, 2006, 44: 658-666.

[17] Murray MD, Burton FR, Di Bisceglie AM. Markedly elevated serum CA19-9 levels in association with a benign biliary stricture due to primary sclerosing choangitis. J Clin Gastroenterol, 2007, 41: 115-117.

[18] Saxby AJ, Nielsen A, Scarlett CJ, et al. Assessment of HER-2 status in ancreatic adenocarcinoma: correlation of immunohistochemistry, quantitive realtime RT-PCR, and FISH with aneuploid and survival. Am J Surg Pathol, 2005, 29: 1125- 1134.

[19] Khan SA, Thomas HC, Toledano, et al. p53 mutations in human cholangiocarcinoma: a review. Liver Int, 2005, 25: 704-716.

[20] Liu XF, Zhang H, Zhou XT, et al. Correlation of p53 gene mutation and expression p53 protein in cholangiocarcinoma. World J Gastroenterol, 2006, 12: 4706-4709.

[21] Jaragin WR, Klimstra DS, Hezel M, et al. Differential cell cycle-regulatory protein expression in biliary tract adenocarcinoma: correlation with anatomic site, pathologic variables, and cinical outcome. J Clin Oncol, 2006, 24: 152-1160.

[22] Smith R, Xue A, Gill A, et al. High expression of plasmminogen activator inhibitor-2 (PAI-2) is a predictor of improved survival in patients with pancreatic adnocarcinoma. World J Surg, 2007, 31: 493-502.

[23] Scarlett CJ, Saxby AJ, Nielsen A, et al. proteomic profiling of cholangiocarcinoma : diagnostic potential of SELDI-TOF MS in malignant bile duct stricture. Hepatology, 2006, 44: 658-666.

[24] 吕济相, 王济明, 罗诗樵, 等. 胆管癌的蛋白质组学分析. 中国癌症杂志, 2010, 20(6): 411-414.

[25] 俞颖, 谭潘丽, 钱丽丽. 肝内胆管细胞癌患者血清蛋白指纹图谱的检测和意义. 中国卫生检疫杂志, 2010, 20(4): 808-810.

[26] 田志刚, 徐智, 张亮, 等. 胆管癌全基因组表达差异的初步观察. 中国微创外科杂志, 2007, 7(5): 480-485.

[27] 曹庭加, 易继林, 卢绮萍. 基因芯片在筛选胆管癌相关基因差异性表达的应用研究. 临床外科杂志, 2005, 13(3): 148-150.

[28] Chen B, Dong JQ, Chen YJ, et al. Two-dimensional electrophoresis for comparative proteomic analysis of human bile. Hepatobiliary Pancreat Dis Int, 2007, 6: 402-406.

[29] Koopmann J, Thuluvath PJ, Zahurak, ML. Mac-2-binding protein is a diagnostic marker for biliary tract carcinoma. Cancer, 2004, 101: 1609- 1615.

[30] Lempinen M, Isoniemi H, Makisalo H, et al. Enhanced detection of choangiocarcinoma with serum trypsinogen-2 in patients with severe bile duct strictures. J Hepatol, 2007, 47: 677-683.

[31] Farrell RJ, Jain AK, Brandwein SL, et al. The combination of stricture dilation, endoscopic needle aspiration, and biliary brushings significantly improves diagnostic yied from malignant bile duct strictures. Gastrointest Endosc, 2001, 54: 587-594.

[32] Fogel EL, Dbellis M, McHenry L, et al. Effectiveness of a new long cytology brush in the evaluation of malignant biliary obstruction: a prospective study. Gastrointest Endosc, 2006, 63: 71-77.

[33] Kitajima Y, Ohara H, Nakazawa T, et al. Usefulness of transpapillary bile duct brushing cytology and forceps biopsy for improved diagnosis in patients with biliary strictures. J Gastroenterol Hepatol, 2007, 22: 1615-1620.

[34] Harewood GC, Baron TH, Stadheim LM, et al. prospective, binded assessment of factors influencing the accuracy of biiary cytology interpretation. Am J Gastroenterol, 2004, 99: 1464-1469.

[35] 章诺贝, 黄年根. 经鼻胆引流管检测恶性胆道梗阻脱落细胞最佳取样次数的探讨. 第三军医大学学报, 2011, 33(5): 449-458.

[36] 刘素丽, 王鼎鑫, 邢国璋, 等. 内镜下胆管癌组织活检方法研究. 中国内镜杂志, 2009, 15(5): 456-461.

[37] Tapping CR, Byass OR, Cast JE. Cytological sampling versus forceps biopsy during percutaneous transhepatic biliary drainage and analysis of factors predicting success. Cardiovasc intervent radio, 2011, [Epub ahead of print].

[38] Wright ER, Bakis G, Srinivasan, R, et al. Intraprocedural tissue diagnosis during ERCP employing a new cytology preparation of forceps biopsy(Smash protocol). Am J Gastroenterol, 2011, 2: 294-299.

[39] Hui-Xiong Xu. Contrast-enhanced ultrasound in the biliary system: potential uses and indications, 2009, 1: 37-44.

[40] 丁军明, 张毅, 胡可明, 等. MR 多种显像在肝门部胆管癌诊断中的价值. 江苏医药, 2011, 1: 107-109.

[41] Chen HW, Pan AZ, Zhen ZJ, et al. Preoperative evaluation of respectability of klatskin tumor with 16-MDCT angiography and cholangiography. AJR, 2006, 186: 1580.

[42] Chen HW, Lai EC, Pan AZ, et al. Preoperative assessment and staging of hilar cholangiocarcinoma with 16- multidetector computed tomography cholangiography and angiography. Hepatogastroenterology, 2009, 56: 578-583.

[43] Sai JK, Suyama M, Kubokawa Y, et al. Early detection of extrahepatic bile-duct carcinomas in the nonicteric stage by using MRCP followed by EUS. Gastrointest Endosc, 2009, 70: 29-36.

[44] Saifuku Y, Yamgata M, Koike T, et al. Endoscopic ultrasonography can diagnose distal biliary strictures without a mass on computed tomography. World J Gastroenterol, 2010, 16: 237-244.

[45] Jung JY, Lee SK, Oh HC, et al. The role of percutaneous transhepatic cholangioscopy in patients with hilar strictures. Gut Liver, 2007, 1: 56-62.

[46] Weber A, Von Weyhern C, Fend F, et al. Endoscopic transpapillary brush cytology and forceps biopsy in patients with hilar cholangiocarcinoma. World J Gastroenterol, 2008, 14: 1097-1101.

[47] Dumonceau JM, Macia Gomez C, Casco C, et al. Grasp or brush for biliary sampling at endoscopic retrograde cholangiography? A binded randomized controlled trial. Am J Gastroenterol, 2008, 103: 333-340.

[48] Barr Fritcher EG, Kipp BR, Slezak JM, et al. Correlating routine cyctology, quantitative nuclear morphometry by digital image analysis, and genetic alterations by fluorescence in situ hybridization to assess the sensitivity of cytolo-

gy for detecting pancreatobiliary tract malignancy. Am J Clin Pathol, 2007, 128: 272-279.

[49] Igarashi Y, Okano N, Ito K, et al. Effectiveness of peroral cholangioscopy and narrow band imaging for endoscopically diagnosing the bile duct cancer. Dig Endosc, 2009, 21 (1): S101-102.

[50] Tanaka K, Kida M. Role of endoscopy in screening of early pancreatic cancer and bile duct cancer. Dig Endosc, 2009, 21 (1): S95-100.

[51] Ueki T, Mizuno M, Ota S, et al. Carbon dioxide insufflation is useful for obtaining clear images of the bile duct during peroral cholangioscopy (with video). Gastrointest Endosc 2010, 71: 1046-1051.

[52] Choi HJ, Moon JH, Ko BM, et al. Over-tube balloon-guided direct peroral cholangioscopy by using an ultra-slim upper endoscope (with video). Gastrointest Endosc, 2009, 69: 935-940.

[53] Chen YK, Pleskow DK. Spyglass single- operator peroral cholangiopancreatoscopy system for the diagnosis and therapy bile-duct disorders: a clinical feasibility study (with video).

Gastrointest Endosc, 2007, 65: 832-841.

[54] Testoni PA, Mangiovillano B. Optical coherence tomography in detection of dyspasia and cancer of the gastrointestinal tract and biliopancreatic ductal system. World J Gastroenterol, 2008, 14: 6444-6452.

[55] Pollack MJ, Gholam PM, Chak A, et al. EUS-FNA in unresectable cholangiocarcinoma: a novel indication. Gastrointest Endosc, 2008, 67: 444-445.

[56] Park HS, Lee JM, Choi JY, et al. MRI combined with MR cholangiopancreatography versus MDCT with direct cholangiography. AJR Am J Roentgenol, 2008, 190: 396-405.

[57] Senda Y, Nishio H, Oda K, et al. Value of multidetector row CT in the assessment of longitudinal extension of cholangiocarcinoma: correlation between MDCT and microscopic findings. World J Surg, 2009, 33: 1459-1467.

[58] Kim HM, Park JY, Kim KS, et al. Intraductal ultrasonography combined with percutaneous transhepatic cholangioscopy for the preoperative evaluation of longitudinal tumor extent in hilar cholangiocarcinoma. J Gastroenterol Hepatol, 2010, 25: 286-292.

第6章

胆道肿瘤临床分型和治疗概论

第一节　胆囊肿瘤临床分型和治疗原则

一、胆囊良性肿瘤

胆囊良性肿瘤是指经病理证实的胆囊良性的真性肿瘤病变,与非肿瘤性息肉样病变在外形上相似,一般都表现为胆囊壁向内的隆起。胆囊息肉是指突入胆囊腔的局限性肿块,属于一种增生型病变,近年来文献报道有恶性倾向,因此本文将在本节中一并介绍。

(一)胆囊息肉

1. 胆囊息肉的病理类型　1970年Christensen对胆囊息肉进行了系统分类,1985年Cruloff进行了补充,分类如下。①胆囊性息肉(真性):上皮源性腺瘤(乳头状瘤)和间质源性纤维瘤(黏液瘤);②非肿瘤性息肉(假性):胆固醇类(炎性增生)和组织易位性(腺肌增生症)。良性的胆囊黏膜息肉样病变包括:①胆固醇性息肉;②炎性息肉;③腺肌增生症;④胆囊黄色肉芽肿。

2. 良性胆囊黏膜息肉样病变

(1)胆固醇性息肉:发病原因可能与胆汁成分改变有关。胆汁呈胆固醇过饱和状态,但血液中胆固醇浓度不一定升高。胆固醇的沉积以及慢性炎症可能成为胆固醇性息肉的共同因素。临床上最为常见,肉眼可见胆固醇结晶体在胆囊黏膜上聚集成小结节或带有蒂的赘生物,呈黄色,质软,易碎脱落,直径在1.0mm以内。显微镜下见表面为柱状上皮细胞脱落,并有胆固醇结晶沉着。

临床表现无特异性,常见为上腹闷张性隐痛,易误认为胃病。息肉脱落可嵌顿于胆囊管引起胆绞痛或阻塞于壶腹部导致胰腺炎反复发生。

治疗原则:手术仍是治疗的主要手段。

(2)炎性息肉:病理学表现为息肉单发或多发,大小一般在0.3~1.0cm,颜色与邻近胆囊黏膜相近。显微镜下见上皮及血管结缔组织增生呈乳头状或息肉样,并有大量以淋巴细胞和单核细胞为主的炎性细胞浸润。扫描电镜示绒毛变小、变短、减小或缺损,呈"剥脱现象"。可合并结石,一般认为不发生癌变。

大多数患者有临床症状,因无特征性,故而与慢性胆囊炎难以区别。除手术和病理检查外，术前难以确诊。症状明显，影像学检查见肿物＞0.8cm以及合并结石、胆囊结构和功能明显异常等均为手术指征，胆囊切除效果良好。

（3）腺肌增生症：属于胆囊增生性病变，可呈弥漫性或局限性改变。其发病可能与胆囊内长期高压有关。扩大并增多的R-A窦形成假憩室，内含黏液或泥沙胆石，有管道与胆囊相连，故亦有胆囊憩室之称。

病理类型有弥漫型、节段型和局限型。临床表现常无特殊症状，在胆囊排空不畅则表现为右上腹疼痛，合并胆囊结石可出现绞痛反复发作。

多年来，人们认为胆囊腺肌丧失症是一种非肿瘤型疾病，主张非手术治疗。自1981年Nakaffull首次报道1例腺肌丧失症发生恶变以来，陆续有该病恶变的报道，引起人们的重视，1991年Aldridge提出胆囊腺肌症是一种癌前病变，因此，近年来多数学者认为胆囊腺肌丧失症应以胆囊切除术为首选治疗。

（4）胆囊黄色肉芽肿：本病首先由Mcay等于1976年描述，据统计在常规胆囊切除标本中占0.7%～9.0%，甚至比胆囊癌还要多见。该病的病因是，胆汁中脂质进入胆囊黏膜内被巨噬细胞吞噬所形成的增生性病变，是常见而熟悉的胆固醇沉着症，局限者亦称为胆固醇息肉。如果脂质及胆汁进入胆囊壁深部结缔组织中，形成以巨噬细胞吞噬增生为主，并伴有变性坏死及微小脓肿形成，巨噬细胞集中吞噬脂质形成大的圆而白的黄色瘤细胞，随着炎症的发展，部分黄色瘤细胞变成长锭形，亦出现异物性巨噬细胞。

临床表现与急性或慢性胆囊炎无明显差别。通常在术中冷冻切片或术后确定诊断。手术治疗为首选治疗措施。

（二）胆囊良性肿瘤

1. 上皮性肿瘤　腺瘤是最常见的胆囊良性肿瘤，来自于胆囊黏膜上皮。胆囊腺瘤可发生于胆囊的任何部位，以体、底部多见。

大多数为单发，少数多发，平均直径1～25mm，大多数腺瘤＜10mm。瘤体以蒂与胆囊壁相连或呈广基性隆起，呈桑椹状，色不一，褐色至红色，质软。女性比较多见，小儿偶见报道。部分病例同时伴有胆囊结石。临床病理分为乳头状腺瘤、非乳头状腺瘤及混合性腺瘤。

（1）乳头状腺瘤：可再分为有蒂和无蒂两种，前者多见。镜下显示呈分支状或树枝结构，带有较细的血管结缔组织蒂与胆囊壁相连，有单层立方上皮或柱状上皮覆盖，与周围正常的胆囊黏膜上皮移行较好。

（2）非乳头状腺瘤：又称腺管腺瘤，大部分有蒂，由紧密排列的腺体和腺管组成，内衬单层立方或柱状细胞。镜下可见多数增生的腺体被中等量的结缔组织间质包绕，覆盖的单层柱状上皮与胆囊黏膜上皮相连续。偶尔见腺体显示囊样扩张。有时可见杯状细胞或基底颗粒细胞的肠上皮化生改变。

（3）混合性腺瘤：少数腺瘤可介于乳头状腺瘤和非乳头腺瘤之间，也可合并胆囊结石。

目前多数学者认为腺瘤具有癌变倾向，是胆囊癌的癌前病变。Vadheim于1944年首先报道4例胆囊腺瘤癌变后，不断有腺瘤恶变的报道，并从不同的角度总结出胆囊腺瘤癌变的一些证据。Kozuka等的研究发现，所有良性腺瘤的直径都＜12mm，而恶性腺瘤的直径都＞12mm，所有的原位癌和19%的侵袭癌有腺瘤成分，这进一步证实了腺瘤的恶变性。Kozuka提出腺瘤恶变的证据是：①组织学上存在着腺瘤向腺癌的移行；②所有的胆囊原位癌都伴有腺瘤样成分；③浸润型腺癌中常有腺瘤的残存组织；④在恶性进程中病灶逐渐增大；⑤从良性腺瘤到恶性变，再到浸润型癌，患者平均年龄逐渐增大；⑥无论腺瘤还是腺癌，女性患者居多。

2. 支持组织肿瘤　此类良性肿瘤罕见，包括血管瘤、脂肪瘤、平滑肌瘤和颗粒细胞瘤等。

血管瘤、脂肪瘤及平滑肌瘤的镜下结构

与发生在其他部位的同类肿瘤完全相同。胆囊颗粒细胞瘤（ganular cell tumor，GCT）非常罕见，既往该病被称为颗粒细胞成肌细胞瘤，多见于胆囊管，占肝外胆道系统 GCT 的37％。肉眼所见胆囊管为褐黄色局限性肉样病变，造成胆囊管的狭窄和梗阻，导致胆囊的黏液囊肿。组织学上显示神经源性，细胞内的嗜酸性颗粒，呈 PAS 强阳性反应。

（三）治疗原则与方式选择

1. 治疗原则　首先明确是良性或是恶性病变，主要依靠影像学区别。其治疗原则，我们的主张是：①无临床症状，且直径＜5mm，无需处理；②无临床症状，但直径在5～8mm，则定期复查，宜每 3 个月做 B 型超声复查一次，一旦发现由突变增大，则需及时手术治疗；③对伴有胆道症状或结石者，无论息肉大小均应手术；④直径＞10mm 的息肉，无论有无结石均应手术；⑤伴有胆囊壁不规则增厚者，应手术治疗；⑥胆囊丧失功能或功能不良者均应手术；⑦所有无蒂或基底宽度＞10mm 的息肉均应手术，手术切除胆囊后，应仔细观察胆囊，初步判断病变性质，并立即送快速冷冻切片检查，如有癌变，则遵循与分期相应的胆囊癌手术方式进行手术。

2. 手术方法的选择

（1）单纯胆囊切除术：适合于胆囊腺瘤等良性病变以及胆囊原位癌。

（2）扩大胆囊切除术：经病理检查，发现病变已浸润到或超出肌层达胆囊床附近部分肝组织者，应考虑扩大的根治性胆囊切除术。

二、胆　囊　癌

（一）胆囊癌的病理学分型

胆囊癌较多发生在胆囊底部和颈部，体部较少。由于胆囊腔内体积相对较少，当癌肿发展到一定程度后便难辨别癌肿的原发部位。

1. 大体形态分型　胆囊癌在大体观上分为以下类型。①肿块型：约占 15％。癌肿呈肿块状向胆囊腔内生长，此型的预后较好。②浸润型：较常见，占 75％～80％。癌肿在胆囊壁内呈浸润型生长，胆囊壁广泛增厚、变硬，较易侵犯邻近组织和脏器，预后差。③胶质型：占 5％～8％。肿瘤组织内含大量黏液而呈胶胨样改变，胆囊壁常有癌肿浸润。④混合型：较少见。

2. 组织学分型　根据国际抗癌协会（UICC）的标准，胆囊癌依其分化程度可分为高分化（G_1）、中分化（G_2）、低分化（G_3）和未分化（G_4）癌。

在组织学上，胆囊癌可分为以下几型。①腺癌：最为多见，约占 85％。腺癌中又可分为硬化型腺癌、乳头状腺癌、管状腺癌和黏液腺癌，其中又以硬化型腺癌多见。②未分化癌：恶性程度高，预后差，约占 10％。③腺鳞癌：病理特点为腺癌组织中含有较大量的鳞状细胞，较少见，约占 3％。④鳞癌：由胆囊黏膜鳞状上皮化生后癌变而成，较少见，占 2％～3％。其他少见的恶性肿瘤类型有类癌、恶性淋巴瘤、癌肉瘤、腺棘皮癌、恶性组织细胞瘤等。

3. 按肿瘤侵犯的深度分型　Nevin 于1976 年较完善地将胆囊癌的病理学类型与肿瘤的临床侵犯程度相结合，根据肿瘤侵犯深度和转移将胆囊癌分为 5 期：Ⅰ期，肿瘤侵犯仅限于胆囊黏膜的原位癌；Ⅱ期，肿瘤侵犯到黏膜下及肌层；Ⅲ期，肿瘤侵犯至胆囊壁全层，但尚不伴有淋巴结转移；Ⅳ期，胆囊壁全层受累，合并胆囊管周围淋巴结转移；Ⅴ期，肿瘤侵犯至肝或其他脏器伴胆总管周围淋巴结转移。

（二）胆囊癌的分期

美国癌症联合委员会（American Joint Committee on Cancer，AJCC）和国际抗癌联盟（International Union Againt Cancer，UICC）根据肿瘤侵犯胆囊壁的深度（T）、淋巴结转移的远近（N）及远处转移（M）将肿瘤分为 4 期，2010 年第 7 版的胆囊癌 TNM 分期见表 6-1。

表 6-1　胆囊癌 TNM 分期(2010 年,第 7 版)

肿瘤浸润深度(T)	T_x	原发肿瘤无法评估
	T_0	无原发肿瘤证据
	Tis	原位癌
	T_{1a}	肿瘤侵及黏膜固有层或黏膜肌层
	T_{1b}	肿瘤侵及黏膜肌层
	T_2	肿瘤侵及肌层周围结缔组织,但未突破浆膜或侵及肝
	T_3	肿瘤浸透浆膜层,直接侵犯肝或邻近一个脏器
	T_4	肿瘤侵犯邻近 2 个或 2 个以上脏器(胃、十二指肠、肝、结肠、肠系膜、肝外胆管等)
淋巴结转移(N)	N_0	无淋巴结转移
	N_1	胆囊管、胆总管、肝动脉和肝门静脉淋巴结转移
	N_2	腹主动脉、下腔静脉、肠系膜上动脉和(或)腹腔干旁淋巴结转移
远处转移(M)	M_1	无远处转移
	M_2	已有远处转移
分期		
0	$TisM_0$	
I	T_{1a},T_{1b},N_0M_0	
II	$T_2N_0M_0$	
III	$T_3N_0M_0$(III A 期),$T_{1\sim3}N_1M_0$(III B 期)	
IV	$T_4N_{0\sim1}M_0$(IV A 期);$T_{1\sim4}N_2M_0$(IV B 期),$T_{1\sim4}N_{1\sim2}M_1$(IV B 期)	

(三)胆囊癌治疗概论

原发性胆囊癌(primary gallbladder carcinoma,PGC)发病率在不同地区,不同种族差异较大。我国胆囊癌在消化道肿瘤中位第 5 位,居胆道肿瘤首位,并呈上升趋势,由于其早期准确诊断率低,恶性程度高,预后差,而且早期就有淋巴结、血行转移或直接侵犯肝,极易种植播散,5 年存活率低(仅为 4.9%),故胆囊癌的早期诊断和个性化综合治疗是提高患者预后的重要手段。

胆囊癌外科手术方法的选择主要决定于胆囊癌的分期。1976 年 Nevin 首先提出原发性胆囊癌的临床分期,Nevin 分期简便实用,曾为学者广泛采用,但由于其未对淋巴结转移进行分组,也未将肝动脉和肝门静脉侵犯等因素考虑在内,学者们发现对于预后的判断与实际病情有明显的出入,因此国际上逐渐减少应用 Nevin 分期评价胆囊癌的病程及预后。日本胆道外科协会(JSBS)于 1980 年制定了独立的胆囊癌分期标准,逐步改进

并于 2003 年推出了 JSBS 的分期(第 5 版),JSBS 分期系统对淋巴结的分组更为细致,根据淋巴结转移情况和肿瘤侵犯范围将胆囊癌分成 4 期,该分期系统将有淋巴结转移列入 II 期,由于西方国家的研究显示胆囊癌伴淋巴结转移的患者很少有长期无瘤存活者,因此遭到了欧美等西方学者的反对,在日本以外很少应用。恶性肿瘤的 TNM 分期最早由法国学者 Pieer Denoix 1940 年首次提出,旨在通过提供一个合适的平台及共同的语言,指导临床医师制订治疗计划,有助于评价疗效和肿瘤的连续研究,因此美国癌症联合委员会(American Joint Committee on Cancer,AJCC)和国际抗癌联盟(International Union Againt Cancer,UICC)采用此理念并联合发布国际公认的 TNM 分期,主要根据肿瘤侵犯胆囊壁的深度(T)、淋巴结转移的远近(N)及远处转移(M)将肿瘤分为 4 期,2010 年第 7 版的胆囊癌 TNM 分期开始使用,其重要特点是更强调淋巴结转移代表肿瘤不同的生

物学行为,同时意味着可以选择局部放射治疗等治疗方案。

1. 胆囊癌前病变和早期胆囊癌的治疗 根治性手术切除是提高患者长期存活率的先决条件,根治性切除方式有多种,包括单纯胆囊切除术、标准胆囊癌根治性切除术和扩大胆囊癌根治性切除术等。已经公认下列因素是胆囊癌的高危因素:①慢性胆囊炎、胆结石;②胆囊息肉样变;③胆道解剖结构异常即异常胆胰管连接(APBDU);④Mirizzi 综合征;⑤环境因素,长期接触橡胶的人员易患胆囊癌;⑥家族性;⑦饮食因素,如热量特别是糖类摄取过多,单糖或双糖类物质通过脂蛋白代谢影响胆汁的形成可使胆囊癌的危险增加;⑧溃疡性结肠炎的患者。大量的文献证实原发性胆囊癌是通过典型增生、非典型增生到原位癌逐步发生,作者们的研究已证实上述高危因素致胆囊黏膜癌变也是通过上述模式。目前临床上对胆囊结石患者的处理意见是,大部分胆囊结石患者应进行预防性胆囊切除术,包括:①年龄>50 岁的女性患者;②病程 5 年以上者;③B 型超声提示胆囊壁限性增厚;④结石直径>2cm;⑤胆囊颈部嵌顿结石;⑥胆囊萎缩或囊壁明显增厚;⑦瓷器样胆囊;⑧合并胆囊息肉样病变;⑨曾行胆囊造口术;⑩胆胰管合流异常。基于胆囊息肉作为胆囊癌的高危因素,许多学者提出下列处理原则:①无临床症状,但直径在 5mm 的无须处理;②无临床症状,但直径在 5~8mm 的则定期复查,一旦发现有突变增大,则须手术治疗;③对伴有胆道结石或症状者,无论息肉大小均应手术;④直径>10mm 的息肉无论有无结石均应手术;⑤伴有胆囊壁增厚者应手术治疗。

早期胆囊癌指 TNM 分期 Tis 和 T_1 期的病人,目前国内外学者认为对于 Tis 期和 T_{1a} 期的胆囊癌仅行单纯胆囊切除术即可,T_{1b} 期胆囊癌加做肝十二指肠韧带清扫,5 年生存率可达 82.6%~100%。

2. 进展期胆囊癌的治疗方式 进展期胆囊癌包括 T_2 期和 T_3 期。T_2 期肿瘤应行根治性手术,切除范围包括:①胆囊切除联合肝Ⅳb 和Ⅴ段切除,若右肝动脉切除或肝门静脉右支受侵犯,则需扩大肝切除范围,行右半肝切除或扩大右半肝切除;②有时为了 R_0 切除、需要行胆管切除重建;③常规行 N_1 组淋巴结清扫。随着手术技术、麻醉管理和围术期管理的进步,肝胆外科手术的并发症发生率已明显下降,T_3 期肿瘤仍可考虑行根治性切除:①肝切除和区域性淋巴结清扫;②大多数情况下胆管需要切除、重建;③如果怀疑邻近器官如结肠、胃或十二指肠受肿瘤侵犯,则应联合这些器官整块切除。

3. 晚期胆囊癌的治疗方式 晚期胆囊癌指 T_4 期病人,传统的观点认为该类患者即使接受根治性切除手术也很难达到根治,而且手术并发症的发生率和病死率都很高,因此建议行姑息治疗,但日本学者提倡行扩大的胆囊癌根治性切除术,Nakamura 认为胆囊体部得癌肿侵及胆囊全层,并已明显侵犯肝实质,可考虑行根治性胆囊切除,右半肝或肝右三叶切除术及肝十二指肠韧带淋巴结清扫。国内学者认为,在正确评估风险的基础上,只要能达到 R_0 切除,对 T_4 期肿瘤可行扩大根治性切除术,切除范围包括:①联合一个或以上肝外脏器切除;②联合肝门部血管切除、重建;③联合 N_2 组淋巴结清扫;④必要时联合肝胰十二指肠切除术。

胆囊癌的综合治疗方式包括手术治疗、放射治疗、化学治疗和综合治疗,手术治疗是肿瘤治疗的首选方式,一般来说,TNM 分期 Tis、T_1 和 T_2 期多选外科治疗,T_3 期和 T_4 期多采用与手术方式相配套的放射治疗或化学治疗。

(焦兴元 韩 明 何晓顺)

参 考 文 献

[1] 焦兴元，任建林. 消化系肿瘤学（新理论 新观点 新技术）. 北京：人民军医出版社，2004：313-326.

[2] 黄洁夫. 肝脏胆道肿瘤外科学. 北京：人民卫生出版社，1999：743-745.

[3] 石景森，刘刚，于跃利，等. 原发性胆囊癌的早期诊断. 中华肝胆外科杂志，2000，6(6)：436-438.

[4] 卢乐，孙学军，石景森，等. 胆囊癌临床分期研究的临床意义. 中华肝胆外科杂志，2009，15(1)：72-75.

[5] 石景森，李宗芳. 原发性胆囊癌早期诊断的问题. 2010 中国普外科焦点问题学术论坛论文汇编，2010：138-139.

[6] 石景森. 进一步做好胆囊癌的早期诊断. 中华肝胆外科杂志，2005，11(6)：362-363.

第二节　胆管肿瘤临床分型和治疗概论

一、胆管良性肿瘤类型

按 WHO 胆管肿瘤组织学分类方法，将胆管良性肿瘤分为三大类：良性上皮肿瘤、良性非上皮肿瘤和类肿瘤病变。

良性上皮肿瘤包括胆管乳头状瘤、多发乳头状瘤病、胆管腺瘤（分管状、乳头状和乳头管状 3 种类型）和胆管囊腺瘤；良性非上皮肿瘤包括颗粒细胞肿瘤、脂肪瘤、血管瘤、淋巴管瘤、神经节神经纤维瘤病和神经纤维瘤；类肿瘤病变则包括先天性胆管囊肿、胆固醇息肉、腺肌增生、乳头状增生、鳞状上皮化生和幽门腺化生等。

二、几种主要的胆管良性肿瘤

（一）上皮性肿瘤

1. 腺瘤　目前腺瘤分为 3 型：管状、乳头状及乳头管状，最常见的是管状腺癌。管状腺癌通常表现为无症状的肝结节，肿瘤位于肝胞膜下，大小 1～20mm，界线清楚，无包膜，颜色为灰白、黄色或棕黄色。肝外胆管腺瘤常位于胆管远段 1/3，接近壶腹部。腺瘤属癌前病变，治疗方式以根治性切除为佳。

2. 多发性乳头状瘤病　属最常见的胆管良性肿瘤，常发生在乏特乳头处，其病理特点是多发性，大小在 2～20mm，肿瘤质软而脆，呈粉红或白色，组织学上是由向胆管内突起的伴纤细纤维血管茎组成，主要由单层立方和柱状上皮细胞覆盖，其尖端分泌黏液，易被黏液胭脂红与 PAS 染色，单层乳头状瘤外观，无核异型性，有似分裂或恶变。

临床表现一般无症状，后期可出现上腹疼痛，梗阻时黄疸及寒战、发热等胆管炎症状，系由绒毛状肿瘤的碎片及分泌的物质造成，多见于女性，年龄为 19—89 岁，高发年龄在 60—70 岁。查体可发现胆囊肿大及肝增大。

根治性切除是惟一可治愈的方法，如病变位于肝内可行右或左半肝切除、肝段或肝叶切除，病变位于胆管，可行胆管局部切除；姑息性治疗则行胆囊切除和胆道内引流术。此种患者容易癌变和复发，故预后极差。

3. 囊腺瘤　胆管囊腺瘤可分为肝内胆管型、肝外胆管型及胆囊型。病因不明，虽然囊腺瘤病理发现有迷走胆管提示病变可能为先天性或良性，但切除后易复发，并可发展为囊腺癌，临床又显示恶性的特征。囊腺瘤可持续生长，直径最长可达 20cm 以上，病变含有黏液、浆液，呈淡胆汁色或褐色的云翳状，缺乏细胞成分。其病理特征呈多房状，肉眼或镜下均可见房性结构,囊壁和中隔衬以高柱状上皮,类似正常胆管的衬里,典型的囊腺瘤由浓染的柱状细胞组成,此种细胞伴有凸起的核,频繁的有丝分裂形成乳头状突起和多形腺体的病变。

临床表现:胆管囊腺瘤常见于中年女性,以腹痛、黄疸为主要症状(50%～80%),伴不同程度淤胆症,偶有发热。查体可发现腹部包块、皮肤黄疸等。诊断主要根据 B 型超声和 CT 作出诊断。B 型超声显示肝内液性占位,内有乳头状突起为特征。CT 发现多囊性改变,CT 值 6～30Hu,增强扫描可更易显示内间隔,可有钙化灶存在,钙化伴粗糙型和结节性突起时,多为囊腺瘤表现。肝内胆管囊腺癌须与肝囊肿、间质结构瘤、未分化肉瘤、肝脓肿、血肿和肝包虫病鉴别。

治疗原则:应将胆管局部切除,以免术后复发。位于高位胆管者,切除后如胆道重建有困难,可考虑做肝方叶切除以行肝胆管显露;位于肝胆管游离段者,可做胆管对端吻合、T 形管支撑引流或胆管空肠 Roux-en-Y 吻合术;如位于壶腹部者,可切开肝壶腹括约肌做肿瘤局部切除;如肿瘤位于胆总管胰腺段,难以做胆总管局部切除,则只能做胰十二指肠切除术。

(二)非上皮肿瘤

1. **颗粒细胞瘤** 颗粒细胞瘤又曾被称为颗粒细胞成肌细胞瘤。可发生在人体的任何组织中,胆道颗粒细胞瘤罕见,首先由 1952 年 Coggins 描述。多见于女性,黑种人居多,偶见于黄色人种。现有 50 例患者的文献报道中,50% 发生在胆总管,约有 37% 发生在胆囊管,约 11% 发生在肝总管。肉眼见为较硬的黄褐色肉样肿物,边界不太清,较小,有学者报道可达 1.2cm 大小。切面呈黄色实体肿物。组织学所见肿瘤由成束的多角形细胞组成,细胞质丰富,呈嗜酸性;细胞质颗粒呈 PAS 强阳性反应,核小,卵圆形,居中;表面由胆道黏膜柱状上皮细胞覆盖。影

像学诊断是其主要诊断方法,治疗以手术为主。

2. **神经性肿瘤** 神经节瘤致肝门胆管梗阻,继发于既往手术后的截断性神经瘤也可能为胆道梗阻的原因。影像学诊断是其主要诊断方法,治疗以手术解除黄疸为主。

3. **平滑肌瘤** 常见于上消化道其他部位,发生于胆管者极少见,可能与胆管缺乏肌肉组织有关。患者可有黄疸和疲乏,但无疼痛和消瘦。肿物位于胆总管下段可引起胆管扩张,局部狭窄,但黏膜完整。镜下显示肿物由多个血管组成,血管由高分化内皮细胞衬里,并有各种平滑肌细胞束,细胞核椭圆形,细胞质丰富,还有原纤维丝。

三、胆 管 癌

(一)病理分型

根据肿瘤的大体形态可将胆管癌分为硬化型、结节型、乳头型和弥漫型 4 种类型。

1. **硬化型癌** 以肝门部胆管癌多见,组织分化良好,可在管壁内潜在性生长,而胆管黏膜可不被破坏,故肉眼所见胆管黏膜外观尚属正常而且病灶的上下端常界线不清,有时完全依靠手术标本的病理学检查才能明确诊断。硬化型胆管癌可顺着胆管向肝内近端胆管支蔓延一段距离,当癌细胞沿胆管横向及纵向浸润时,胆管的质地较硬且有管腔缩窄性及阻塞的病理变化。易与慢性硬化型炎、手术和炎症瘢痕、纤维组织良性增生相混淆。

2. **结节型癌** 多发生于中段胆管,肿瘤呈结节状并向管腔内突出,瘤体一般较小、基地宽、表面不规则。此型肿瘤常沿胆管黏膜浸润,向胆管周围和血管浸润程度较硬化型轻,手术切除率高,预后较好。

3. **乳头状型癌** 好发于下段胆管。大体形态呈乳头状的灰白色或粉红色易碎组织,常为管内多发病灶,向表面生长,形成大小不等的乳头状结构,排列整齐,癌细胞间可

有正常组织。此型肿瘤主要向胆管黏膜向上浸润,一般不向胆管周围组织、血管、神经淋巴间隙及肝组织浸润。手术切除成功率高,预后较好。

4. 弥漫型癌 癌组织广泛浸润肝内、外胆管,难于确定癌原始发生的胆管部位,一般无法手术切除,预后差。

(二)组织学分型

按癌细胞类型分化程度和生长方式,将胆管癌分为6型:①乳头状腺癌;②高分化腺癌;③低分化腺癌;④未分化癌;⑤印戒细胞癌;⑥鳞状细胞癌。

(三)病理分期

现临床上更多采用 TNM 分期(表6-2)和国际抗癌协会的 UICC 分期标准(表6-3)。

(四)临床分型

肝外胆管癌根据部位的不同可分为高位胆管癌(又称肝门部胆管癌)、中段胆管癌和

表 6-2 肝外胆管癌的 TNM 分期

原发病灶(T)	所属淋巴结(N)	远处转移(M)
T_x 无法确定病灶	N_x 无法确定淋巴结转移	M_0 无远处转移
T_0 未见到原发灶	N_0 无淋巴结转移	M_1 有远处转移
T_{is} 原位胆管癌	N_1 肝十二指肠淋巴结(肝管、胆总管周围及肝门淋巴结)转移	
T 肿瘤局限于胆管壁	N_2 其他区域的淋巴结(胰十二指肠、肝门静脉旁、腹腔动脉及肠系膜上动脉)转移	
T_{1a} 肿瘤局限于黏膜层		
T_{1b} 肿瘤侵及肌层		
T_3 肿瘤侵及邻近的器官和组织		

表 6-3 UICC(2010 年)制定的胆管癌分期

UICC 分期	原发病灶 (T)	所需淋巴结 (N)	远处转移 (M)
0	T_{is}	N_0	M_0
I	T_1	N_0	M_0
II	T_2	N_0	M_0
III	T_1,T_2	N_1,N_2	M_0
IVA	T_3	N_x	M_0
IVB	T_x	N_x	M_1

下段胆管癌。肝门部胆管癌又称为 Klatskin 肿瘤,一般是指胆囊管开口水平以上至左、右肝管的肝外部分,包括肝总管、汇合部胆管、左右肝管的一级分支以及双侧尾状叶肝管的开口胆管。中段胆管癌是发生于胆总管十二指肠上段、十二指肠后段的肝外胆管癌。下段胆管癌是指发生于胆总管胰腺段、十二指肠内段的肝外胆管癌。

Bismuth-Corlette 根据病变发生的部位,将肝门部胆管癌分为4型:I 型,肿瘤位于肝总管,未侵犯汇合部;II 型,肿瘤位于左、右肝管汇合部,未侵犯左、右肝管;III 型,肿瘤位于汇合部胆管,并已侵犯右肝管(IIIa)或侵犯左肝管(IIIb);IV 型,肿瘤已侵犯左、右双侧肝管。在此基础上,国内学者又将 IV 型分为 IVa 及 IVb 型。

(五)胆管癌的治疗

1. 外科治疗

(1)肝门部胆管癌

①切除术:a. 单纯切除后胆肠吻合术;b. 胆管癌切除附加肝叶或三肝叶切除及胆肠吻合术;c. 胆管癌切除加术中放射治疗。

现有的文献报道中,肝门部胆管癌能手术切除的患者占总病例数的 20%~30%。一般肝门部胆管癌是按照 Bismuth-Corletter 分期来选择手术治疗的方案。I 型(肝总管汇合部以下肿瘤)肝外胆管广泛切除或加方

叶切除,并切除胆囊;Ⅱ型:是肝中央部及肝左、右管以下汇合处的高位胆管癌,常需同时切除肝方叶便于显露和吻合;Ⅲa型:肿瘤多已侵犯到右侧二级肝管或肝门静脉右支,宜行右半肝切除及左肝管切除;Ⅲb型:为左半肝切除及右肝管切除;Ⅳ型:若左肝的Ⅱ级肝管、右肝的Ⅲ级肝管未受侵犯者,可考虑行根治性切除、肝中叶切除、超右半肝或超左半肝切除。

②胆肠旁路手术。

③胆管外引流术。

④经皮胆管内引流置管术。

⑤同种原位肝移植。

(2)胆管下段癌:该段胆管的癌肿,如属早期、病变范围不大,可做肿瘤切除,同时清除肝十二指肠韧带内的淋巴结及脂肪组织,行 Whipple 手术或保留幽门的胰头十二指肠切除术(PPPD)。若无法切除,应力争做左或右胆管空肠吻合术或在肿瘤上方的胆管中置 T 形管引流,以解除黄疸。

2. 化学治疗 随着手术切除率的提高,胆管癌术后复发的概率也相应增大,其复发的术前控制和术后综合治疗也应引起足够的重视。

(1)适应证:包括①手术切除或局部放射治疗复发者;②有高危转移因素者;③广泛或远处转移但不适应手术者。

(2)禁忌证:包括①终末期患者;②已经复发或播散;③感染;④昏迷;⑤严重器官衰竭。

(3)常用的化学治疗方案:长期以来,氟尿嘧啶是胆管癌化学治疗最常用的药物,FAM 方案是最有效最常用的化学治疗方案,有效率为 28.6%。

FAM 方案:氟尿嘧啶 $500mg/m^2$,第 1、8 天应用;

多柔比星 $40mg/m^2$,第 1 天应用;

丝裂霉素 $6mg/m^2$,第 1、8、15 天应用。

3. 放射治疗 近 20 年来,文献大量报道了胆管癌的放射治疗研究,认为放射治疗能够缓解胆管癌患者的症状且可能延长生存期。其主要方法有传统的外照射疗法、术中照射疗法、内照射疗法和放射免疫疗法。放射治疗的目的:①使肿瘤缩小,有助于胆道的再通从而缓解黄疸;②减轻肿瘤压迫,缓解患者的疼痛程度;③减慢肿瘤生长速度或使肿瘤缩小,维持胆道内支撑导管的通畅,从而延长患者的生存期。

(1)外照射:根据 CT、术中定位(金属标记)、内支架的位置,体外高能(10Gy 以上)的外放射(EBRT),包括 ^{60}Co 或直线加速器,用 3~4 个照射野首先在体外以每天 2.0Gy 进行照射,即三野或四野方案(AP 和侧野或 AP-PA 和侧野),总量达 45~60Gy,每周 5 次或每次 8~10Gy,每周 2~3 次,然后改用放射野再照射 10Gy,避开正常脏器大剂量的照射。外照射可引起消化道不适、出血、十二指肠炎、胆道狭窄及骨髓抑制,因而总剂量最好不超过每 2 周(10 次)共 30Gy。为减少周围组织的放射性照射,放射前进行靶区模拟定位,可采用小野放射治疗照射。

(2)胆管癌的腔内放射治疗:腔内照射放疗技术是 1981 年 Fletcher 率先应用于临床,通过经 ^{192}Ir 提供直径为 1cm 的柱状高剂量射线照射。内照射疗法通常是经 PTCD 或 ERCP,或经手术放置的 T 形管、U 形管将放射源 ^{192}Ir 置入胆管肿瘤附近照射,一般每次 7~8Gy,每次间隔 5~7d,共 4 次,总量 28~36Gy。文献报道上述疗效尚可,部分患者术后经 2~3 次的照射后行纤维胆道镜检查肿瘤消失。上述疗法的缺点包括:①杀灭肿瘤的剂量不够;②剂量过大,可能导致胆管上皮细胞的坏死而引起胆管狭窄与硬化。

(3)术中放射治疗

①方法:术中放射一次照射(20~30Gy),用于消灭胆管癌亚临床灶,但应避开小肠,2 周以后若有淋巴结转移,再追加放射剂量,每 4~5 周 40~50Gy。

②优点：a. 能做到对肿瘤直接有效放射治疗，一次照射剂量大；b. 可将非照射部位遮盖，能使周围重要的器官得到保护；c. 使用电子束，表浅部位的照射剂量较大，放射性消失较快；d. 放射的深度可以任意调配。

4. 胆管癌的生物治疗　研究表明，胆管癌也能分泌可溶性细胞因子抑制机体的细胞免疫，是肿瘤逃避免疫的主要机制之一。胆管癌生物治疗包括：①诱导分化治疗；②免疫调节治疗；③抗肿瘤血管治疗；④内分泌治疗。目前上述治疗正在研究中。

5. 胆管癌介入治疗

(1)经动脉灌注化学治疗

①适应证：a. 不能手术切除的胆管癌。b. 术前化学治疗，待肿瘤缩小后再切除。c. 术后化学治疗，预防复发与转移。

②禁忌证：a. 广泛转移者。b. 阻塞性黄疸严重者，应先进行胆道引流，2周后黄疸消退后再进行化学治疗。c. 心、肝、肾功能不全者。d. 凝血功能障碍者。e. 恶病质者。

③插管方法：采用 Seldinger 股动脉穿刺法，选择腹腔干插管，导管进入肝总动脉后即可注射造影剂，造影观察明确血供后，可再进一步深入导管灌注化学治疗药物。

④治疗方案：胆管癌以腺癌为主，化学治疗药物的选择以氟尿嘧啶为主，联合丝裂霉素、多柔比星等 2～4 种灌注，如有肝转移，灌注时应照顾到肝，灌注完毕后再向肝固有动脉注入碘化油化学治疗药物乳剂。胆管癌较大，有大的供血动脉分支者，也可考虑使用吸收性明胶海绵条栓塞以增强化学治疗效果。

(2)经皮肝穿刺胆道引流术(PTCD)

①适应证：a. 各种胆管或其相邻部位的恶性肿瘤，压迫或侵犯胆管，造成梗阻性黄疸者。b. 肝门区淋巴结转移，压迫肝总管。c. 癌症已到晚期或一般情况差，重要脏器功能不全不能行手术切除者。d. 拟行外科手术切除，术前先做引流以改善全身状况，为手术做准备。

②禁忌证：a. 终末期患者。b. 梗阻平面过高累及左、右肝管水平或弥漫性阻塞可致导管置入困难。c. 止血、凝血功能障碍，治疗后不能纠正者。d. 脓毒血症。e. 大量腹水。

③方法：a. 经 PTCD 通道进行内放射治疗。b. 经引流管注入化学治疗药物，使药物与癌组织直接接触，适用于胆管癌。c. 双介入疗法。对胆管癌造成的阻塞性黄疸，先行 PTCD，然后再行经导管局部化学治疗灌注或栓塞治疗，为部分有手术机会的患者争取到二期手术机会。

(3)内镜下鼻胆管引流(ENBD)及内支架置入术

①适应证：各种原因所致的胆管梗阻，对于恶性肿瘤所致的胆道梗阻，如只做短时期内的引流，待黄疸消退后准备手术切除者可行 ENBD 即可；对不能手术切除，须做较长时期引流者，则应用 ERBD。

②禁忌证：a. 有消化道梗阻，内镜不能进入十二指肠降部者。b. 碘过敏者。c. 心肺功能不全，凝血功能异常者。d. 扁桃体和咽部急性炎症，支气管哮喘急性发作者。

(焦兴元　王小平　何晓顺)

参 考 文 献

[1] Igarashi Y, Okano N, Ito K, et al. Effectiveness of peroral cholangioscopy and narrow band imaging for endoscopically diagnosing the bile duct cancer. Dig Endosc, 2009, 21(1): S101-102.

[2] Tanaka K, Kida M. Role of endoscopy in screening of early pancreatic cancer and bile duct cancer. Dig Endosc, 2009, 21(1): S95-100.

[3] Ueki T, Mizuno M, Ota S, et al. Carbon dioxide insufflation is useful for obtaining clear images of the bile duct during peroral cholangioscopy(with video). Gastrointest Endosc, 2010, 71: 1046-1051.

[4] Choi HJ, Moon JH, Ko BM, et al. Over-tube balloon-guided direct peroral cholangioscopy by using an ultra-slim upper endoscope(with video). Gastrointest Endosc, 2009, 69: 935-940.

[5] Chen YK, Pleskow DK. Spyglass single- operator peroral cholangiopancreatoscopy system for the diagnosis and therapy bile-duct disorders: a clinical feasibility study(with video). Gastrointest Endosc, 2007, 65: 832- 841.

[6] Testoni PA, Mangiovillano B. Optical coherence tomography in detection of dyspasia and cancer of the gastrointestinal tract and biliopancreatic ductal system. World J Gastroenterol, 2008, 14: 6444-6452.

[7] Pollack MJ, Gholam PM, Chak A, et al. EUS-FNA in unresectable cholangiocarcinoma: a novel indication. Gastrointest Endosc, 2008, 67: 444-445.

[8] Park HS, Lee JM, Choi JY, et al. MRI combined with MR cholangiopancreatography versus MDCT with direct cholangiography. AJR Am J Roentgenol, 2008, 190: 396-405.

[9] Senda Y, Nishio H, Oda K, et al. Value of multidetector row CT in the assessment of longitudinal extension of cholangiocarcinoma: correlation between MDCT and microscopic findings. World J Surg, 2009, 33: 1459-1467.

[10] Kim HM Park JY, Kim KS, et al. Intraductal ultrasonography combined with percutaneous transhepatic cholangioscopy for the preoperative evaluation of longitudinal tumor extent in hilar cholangiocarcinoma. J Gastroenterol Hepatol, 2010, 25: 286-292.

第7章

恶性胆道肿瘤的外科治疗

第一节　胆囊癌的外科治疗

一、胆囊癌的外科治疗简史

　　1777 年，奥地利维也纳的 Stoll 医师首次描述了胆囊的恶性病变，23 年后即 1800 年，Hochenegg 医师才首次成功施行胆囊癌切除术，1932 年 Finstere 首次报道了胆囊癌扩大根治术后生存 5 年的病例，但同时提出扩大根治术可导致并发症高发，遗憾的是未引起重视。法国的 D Clement 医师（1909 年）和 H Rouviere 医师（1938 年）描述了胆囊淋巴引流情况。1962 年梅奥医院的 R B Fahim 等对胆囊癌手术切除 151 例淋巴转移情况做了病理解剖的详尽研究，发现胆囊癌底部和体部右侧和左侧两个方向淋巴交叉汇合呈"N"形状，左侧淋巴很早转移至胆囊管结节（称前哨结节），继而引流到位于网膜孔的"裂孔结"（node of the hiatus），右侧淋巴直接转移至"裂孔结"；第二站转移至胰十二指肠上部和后部淋巴结；第三站转移至腹主动脉前和肠系膜根部淋巴结，认为早期胆囊癌淋巴转移仅位于前哨结节，晚期可以从"裂

孔结"直接引流至肝外胆管和肝右叶。Fahim 等（1962 年）进行了胆囊癌的临床病理研究，这些学者的工作为外科手术治疗奠定了理论基础。1976 年，J E Nevin 医师首先提出了原发性胆囊癌的临床病理分期和分级方案，具体分为 V 期 3 级，分期和分级与预后单独相关，分期和分级的相加值与预后有明显的相关性，数值越高，预后越差，其依据是胆囊癌组织浸润生长和扩散的范围以及细胞的分化程度。由于其简便实用，很快为广大外科学者认同并广泛采用，Nevin 分期目前仍在指导胆囊癌的临床实践。

　　200 多年以后的今天，胆囊癌仍因其极差的预后而受到外科医师们的广泛关注。40% 以上的胆囊癌患者就诊时已为中晚期，更多的往往已属晚期，手术切除率低，术后生存期短，所以不少外科医师对胆囊癌持有悲观的态度。胆囊癌的手术治疗经历了 200 余年的历史，人们付出了不懈的努力，但是国内外资料表明仍未取得突破性进展，疗效不尽如人意。1968 年，Siewert 和 Cassau 经调查

后得出结论，在过去的 50 年中胆囊癌恶劣的预后状况几乎没有任何改变。1994 年，法国的 Cubertafond 等在调查了 73 个不同国家医院的 724 例胆囊癌病例后发现胆囊癌患者（包括手术与非手术治疗）的中位生存期仅为 3 个月，5 年生存率低于 5%，从而得出在过去的 10 年中胆囊癌患者的预后状况没有改进。1997 年，Frezza 回顾了过去 28 年在霍华德大学（Howard University）治疗的胆囊癌病例及经检索过去 20 余年的有关胆囊癌的英文文献，结果显示，Nevin Ⅰ期患者的术后 5 年生存率为 100%，Nevin Ⅴ期的患者 5 年生存率为 0，Nevin Ⅱ、Ⅲ、Ⅳ期的病人 5 年生存率分别为 51%、12%、10%，并且发现放化疗并没有有效地延长生存期，故他们认为目前胆囊癌的预后还是令人失望的。

多年来，人们对胆囊癌临床病理分期与预后关系的认识逐步深入，影像学检查日益普及使得胆囊癌术前诊断率有所提高，原发性胆囊癌的外科治疗原则的思维程序发生了一定变革。越来越多的外科医师们力图通过更积极的手术和综合治疗来改变这些悲观的论调。20 世纪 80 年代以来，随着根治性手术的推广和扩大根治性术重新被重视，胆囊癌恶劣的预后状况已发生了很大的改变。经根治性手术的胆囊癌患者术后生存期明显延长。近年来，通过对一些比较晚期的病例实行扩大的根治性胆囊切除术，可明显提高胆囊癌的 5 年生存率。日本学者 Nakamura 等（1989 年）认为对Ⅲ、Ⅳ期病例仍可做广泛切除，他们经治Ⅲ期病例，13 例中 2 例分别成活 7 年 5 个月和 8 年 4 个月。有些不能切除的病例近年来也采用了多种不同的姑息性手术，避免了单纯的剖腹探查，对于缓解症状及提高生存质量起到一定的作用。这与检查方法的发展及手术技巧的提高有关，但胆囊癌的手术方式仍取决于肿瘤的临床病理分期。

国内对胆囊癌的研究和治疗起步较晚，最早的病例是兰锡纯教授于 1941 年报道的。

目前胆囊癌根治术在省市级医院已普遍开展，浙江大学医学院附属二院肝胆外科报道该院采用刮吸法对肝十二指肠韧带进行骨骼化清扫，术后 1 年、3 年、5 年生存率分别为 89.4%、28.9% 和 15.2%，大大高于全国平均水平。其中 17 例施行了肝胰十二指肠切除（HPD），术后无瘤生存最长的 1 例已达 6 年。彭淑牖教授还对 Nevin Ⅳ、Ⅴ期的患者进行了扩大根治术的尝试，取得了一定的效果。随着腹腔镜技术的普及，在大量胆囊被切除的同时，其中不少早期胆囊癌被诊断并得到了治疗。虽然中晚期胆囊癌外科治疗效果仍然很差，但较之 20 世纪 70 年代前的诊治水平已有明显提高，对胆囊癌的认识以及基础研究也取得了显著进展。

二、胆囊癌外科治疗的解剖学基础

胆囊是浓缩和临时储存胆汁的囊状器官，呈梨状，大小 12cm×5cm，借结缔组织附着于肝右叶下面胆囊窝内，也称胆囊床，是切除胆囊时的解剖间隙，其中有时含有小血管和小胆管，连通胆囊和肝。胆囊表面覆以腹膜。胆囊容积在空腹时为 40～60ml，胆囊内压可达 0.392kPa。胆囊大体可分为底、体、颈三部分。

1. 胆囊底　常突出肝下缘，底部壁薄易穿孔，其体表投影相当于锁骨中线与肋弓相交处（第 9 肋软骨尖）或与腹直肌外缘相交处，即所谓 Murphy's 点。

2. 胆囊体　是胆囊底与 Hartmann's 袋（或囊）之间的囊性结构。

3. 胆囊颈　是体部向胆囊管延续的较细的部分，常以直角向左下弯曲，向内下连接胆囊管。其颈的前壁呈囊状膨大，则被称为 Hartmann's 袋（或囊）。

4. 胆囊管　为胆囊颈向内下的连续部分，长约 0.3cm，直径约 0.2cm。大多呈锐角与肝总管右侧壁汇合，管壁内有螺旋形黏膜皱襞，称为螺旋瓣，又称 Heister 瓣，以防止管壁过度扩张与缩窄，保证胆汁畅通。胆囊管与肝总管汇合的方式常有变异，可与右肝管汇合，也可经肝总管前方或后方至其左侧壁与之汇合，甚至与肝总管平行至十二指肠第一段后方与之汇合等。胆囊管还可以很短或缺如，是手术困难或意外的常见因素。

5. **胆囊三角**　也称 Calot's 三角，是肝胆外科重要的解剖结构，由胆囊管、肝总管与肝下缘构成，在此三角内有胆囊动脉、肝固有动脉右支、变异的肝右动脉、副肝管，是胆道外科发生手术意外的最常见和最多见的部位，胆囊切除手术是否顺利完成即决定于此三角的解剖处理。

6. **胆囊动脉**　是供应胆囊的终末性血管，大多起始于肝右动脉，但也有很大的变异，从文献报道来看，有 83%～85% 起自肝右动脉，10%～12% 起自肝固有动脉，6%～8% 起自胃十二指肠动脉。有 5%～7% 在胆囊体后面，3%～4% 在胆囊体前面，3.3% 在胆囊体右缘进入胆囊，其中最多的是在胆囊体的左缘进入胆囊，占 85% 左右。多靠近胆囊颈左缘。故切除胆囊时，在胆囊左缘及胆囊颈附近寻找、结扎胆囊动脉效果最佳，也最安全。

7. **胆囊静脉**　多年因其在术中、术后出血中不起主要作用而未引起外科医师的重视，近来又因其在胆囊癌血行转移中的作用而被研究。一般将其分成两部分：①穿透胆囊体、底部的胆囊床，汇入内的肝门静脉分支；通常有数支。胆囊切除、从肝床上剥离胆囊时一般都可见到。②胆囊颈部的静脉经 Calot's 三角汇入肝门静脉分叉部。通常有 1～2 支，除了直接汇入肝门静脉主干或左、右肝门静脉分支之外，还可与沿着胆管走行的胆周静脉（parabilia vein）相交通，最终汇入较粗大的静脉，主要是右前叶肝门静脉分支或第 Ⅳ、Ⅴ 肝段的肝内门静脉分支。无论是哪种汇入方式，胆囊静脉的回流特征是全部汇入肝门静脉系统，而非进入肝静脉系统，

否定了胆囊静脉与肝静脉之间的直接联系。

8. **胆囊的淋巴引流**　尸体解剖和利用药用炭示踪的方法研究表明，胆囊的淋巴引流分为右侧径路（12b→13a→16 inter）和左侧径路（12a→8→9→16 latero），其中右侧径路是主要途径。目前已经明确 No.12c 淋巴结是胆囊癌的前哨淋巴结。另有研究认为，沿胆囊与胆管的淋巴回流，不一定汇入胰头背侧淋巴结（No.13a），而往往是与之汇合后直接汇入腹主动脉周围淋巴结（16B1 inter，latero）。

三、胆囊癌手术治疗指南

目前，胆囊癌手术治疗尚无统一标准，基本认可的手术方式有以下 4 种。

1. **单纯胆囊切除术**　适用于早期、限于仅侵犯黏膜层的胆囊癌，无胆囊周围淋巴结转移，该术式足以达到根治手术的目的，术后可获满意疗效。如良性病变行胆囊切除术后病理结果意外发现的 Nevin Ⅰ 期胆囊癌，不必再次手术。

2. **标准的根治性胆囊切除术**

（1）术前确诊为胆囊癌者应行根治性手术。

（2）如良性病变行胆囊切除术后病理结果意外发现的胆囊癌，已侵犯肌层或全层的 Nevin Ⅱ、Ⅲ 期胆囊癌，应当再次手术清扫区域淋巴结并楔形切除部分肝。

（3）适用于癌已侵犯胆囊壁全层并有胆囊淋巴结转移的 Ⅳ 期胆囊癌。手术切除完整的胆囊同时楔形切除胆囊床周围 2～3cm 肝组织，并清除胆囊淋巴结、肝十二指肠周围淋巴结和肝动脉旁十二指肠组织，并清除胆囊淋巴结、肝十二指肠周围淋巴结和肝动脉旁十二指肠后淋巴结。所属各组淋巴结的清除彻底与否直接影响远期疗效。

3. **扩大的胆囊癌根治性切除术**　适用于中、晚期胆囊癌。由于癌肿的不同部位及癌肿侵犯转移至不同部位或内脏，而采用不

同的手术方式。一般根据周围脏器受侵及淋巴结转移情况,在胆囊癌根治术的基础上,分别或联合施行肝段(Ⅳ、Ⅴ段),肝左、右叶或扩大右半肝切除术、肝外胆管切除重建术、胰头十二指肠切除术、部分结肠或右半结肠切除术以及肝门静脉切除重建术等。

4. 姑息性手术　晚期胆囊癌手术切除效果不佳或无法手术切除。手术姑息切除和各种胆道内、外引流及解决胆道梗阻的手术等,以求改善症状、减轻痛苦、提高生存质量。

四、胆囊癌的手术方式

(一)胆囊癌变前的预防性外科治疗

1. 胆囊结石　流行病学研究表明,原发性胆囊癌约有85%同时合并有胆囊结石,结石直径≥3cm 的胆囊癌发病率是直径 1cm 的 10 倍,胆囊结石被认为是胆囊癌发生的高危因素。不过目前尚没有足够的循证医学证据证明结石是胆囊癌的癌前病变,随着腹腔镜设备的普及和技术的提高,胆囊切除病例的增多,胆囊癌的发病率的确有所下降。我们认为对有症状的下列胆囊结石患者应尽早手术切除胆囊:①病史在 10 年以上;②胆疼痛性质改变,即疼痛发作由间断性变为持续性;③萎缩性胆囊炎或胆囊壁钙化,瓷性胆囊;④胆囊颈部结石或结石直径>2.5cm;⑤影像学检查提示胆囊壁有局限性隆起或增厚者;⑥充填性结石;⑦年龄在 60 岁以上的患者,尤其是女性患者。但对于有轻微症状但胆囊功能良好,特别是年轻患者即使没有症状也应行腹腔镜保胆取石术。

2. 胆囊隆起性病变　胆囊隆起性病变也称为胆囊息肉样病变,指胆囊壁向腔内突起的一类病变,包括 20 多种疾病,既有息肉型早期胆囊癌、胆囊腺瘤、血管瘤、脂肪瘤、纤维瘤等真性肿瘤,也有为数众多的胆固醇性息肉、胆囊腺肌瘤、炎性息肉、腺瘤样增生、胰腺异位结节、甲状腺异位结节等假性肿瘤。可分为胆固醇性息肉、非胆固醇性息肉和息

肉型早期胆囊癌。其中息肉型早期胆囊癌应按胆囊癌处理。

(1)胆固醇性息肉的治疗:胆固醇性息肉实质是肝对胆固醇脂质代谢失调导致胆固醇大量沉积在胆囊壁固有层,隆起突入胆囊腔且上覆于正常黏膜上皮形成的息肉样突起,而非真正意义上的息肉。经 BUS 检查发现的胆囊息肉样病变中可占到 60%以上,是日常体检中非常常见的胆囊改变。80%以上的胆固醇性息肉患者无临床症状且胆囊功能良好,只需定期随访观察,每 3～6 个月 BUS 检查一次即可。如再有明显消化道症状或继发急性胆囊炎、急性胰腺炎时可考虑手术治疗。

(2)非胆固醇性息肉样病变的治疗:良性非胆固醇性息肉样病变主要包括腺瘤、腺肌瘤、炎性息肉,其他少见的有纤维瘤、脂肪瘤、血管瘤、异位胰腺等。约占胆囊息肉样病变总数的 1/3。良性非胆固醇性息肉样病变如腺瘤和腺肌瘤等均具有癌变可能,其中腺瘤的癌变率约为 10%。回顾性文献研究结果则显示,70%～90%的良性息肉样病变直径＜10mm,但 85%以上的恶性病变直径＞10mm。虽然超声检查对胆囊腺瘤的诊断准确率可达 57%,但多数情况下,仅依赖超声检查明确息肉的病理性质非常困难,准确评估病变的癌变潜能是制订个体化治疗方案的关键。目前评价 BUS 检查结果常从以下几个方面考虑。①息肉大小。直径＜5mm 者多为良性;＞10mm 者则恶性可能性大;直径 10～13mm 倾向于腺瘤;＞15mm 应考虑为已癌变,尤其年龄＞50 岁者。②数目。多发者常为胆固醇性息肉;单发者常为腺瘤或癌。③形状。乳头状多为良性;不规则状多为恶性。蒂细长者良性可能性大;粗大、广基者恶性的可能性大。④生长速度。增长快的息肉,尤其是 3～6 个月增长超过 5mm 者癌变可能性大。⑤部位。体部恶性的息肉易浸润肝,应采取积极态度治疗。

对于该类患者的手术指征、手术时机和

方法目前学者们各有不同的看法。有学者认为胆囊癌的预后极差，5年生存率＜5％。目前的影像学检查手段无法准确确定息肉的病理性质，非手术治疗最终延误了最佳手术时机，使良性者发生恶变，为防止癌变，主张早期切除胆囊，目前国内这一情况有扩大的趋势。有部分学者认为胆囊切除后术后右半结肠癌发病率增加2倍，甚至10倍以上；部分患者可引起胆道和肠道生理功能紊乱，导致胆管结石发病率升高。胆汁反流性胃炎、胆囊切除后综合征的发生率有报道在10％以上。实际上笔者认为，外科手术原则应基于以下两点：一是良性病变解除临床症状；二是早期发现并去除恶性病变或防止向恶变转化。对于该类患者应采取个体化治疗方案。目前普遍接受的原则是下列患者需行胆囊切除术：①息肉直径＞10mm；②单个广基的胆囊息肉；③合并胆囊结石；④观察随访中患者疑问大或患者心理负担重者；⑤息肉直径＞15mm应视为绝对手术指征；⑥增长快的息肉，尤其是3～6个月增长超过5mm者；⑦出现临床症状或原来症状加重者；⑧年龄＞50岁，尤其是女性患者。

对于术前不能完全定性的患者，术中要常规做快速冷冻病理检查以明确病变性质。常规开腹手术或肋缘下小切口均可选择，但腹腔镜胆囊切除术（LC）是目前的金标准。有学者提出对良性胆囊息肉样病变采用切除息肉而保留功能正常胆囊的治疗方法，称为保留胆囊的息肉切除术，包括经腹腔镜胆囊一期切除缝合B型超声辅助经皮胆道镜胆囊息肉样病变摘除术、经皮胆囊镜胆囊息肉样病变微波切除术和经皮胆囊息肉样病变摘除术。

（二）胆囊癌的手术治疗

1. 根治性手术　胆囊癌最有效的治疗方法是行根治性手术，而手术术式的选择，主要取定于胆囊癌的分期和分级。具体手术方案的选择完全依赖于胆囊癌的临床分期。胆囊癌的预后也与手术方式的选择和手术的彻底性密切相关。常用的根治性手术方式如下。

（1）单纯性胆囊切除术：适用于隐匿性胆囊癌和Nevin Ⅰ、Ⅱ期以及TNM 0、Ⅰ期的胆囊癌。胆囊周围淋巴结转移，施行单纯胆囊切除即足以达到根治目的，术后5年生存率可达100％。少数病例术后出现远处转移，与原发病灶手术切除方式无确切关系，即使是根治性切除也无法阻止其转移。需要说明的是隐匿性胆囊癌，也称亚临床胆囊癌或意外胆囊癌（unexpected gallbladder carcinoma），是指术前和术中均未得出诊断，被以"良性"疾病行胆囊切除术，术后病理切片证实为胆囊癌者。鉴于胆囊颈癌肿术后复发率显著高于胆囊体底部癌肿组，因此，对位于胆囊颈或胆囊管的癌肿，无论其侵犯至胆囊壁的哪一层，均应再次行肝十二指肠韧带周围淋巴结清扫术。

关于腹腔镜技术在胆囊癌治疗中的应用，目前议论很大。有人通过动物实验证明腹腔镜能加强胆囊癌细胞的腹膜种植，临床上也确有发现胆囊癌患者因腹腔镜胆囊切除术时肿瘤细胞脱落而发生腹腔或穿刺道的肿瘤种植。这种肿瘤细胞扩散的后果是严重的，它能使开腹行治愈性切除手术的可能性丧失，并缩短患者的生存时间。目前有关腹腔镜手术对胆囊癌治疗及预后的影响的实验和报道很多，但目前尚无一致的结论。笔者认为，经术前检查疑诊为胆囊癌者不宜行腹腔镜手术及经皮活检术，腹腔镜术中疑为胆囊癌则应转开腹行胆囊切除术。

（2）标准的胆囊癌根治术：适用于已侵犯肌层或全层的Ⅱ、Ⅲ期胆囊癌，亦适用于癌肿已侵犯胆囊壁全层并伴有胆囊淋巴结转移的Ⅳ期胆囊癌。在手术切除完整胆囊的同时，应楔形切除胆囊床2～3cm肝组织，切除部分肝实质的目的就是保证有足够的外科切缘，并清除胆囊淋巴结、肝十二指肠周围淋巴结和肝动脉旁十二指肠组织，并清除胆囊淋巴结、肝十二指肠周围淋巴结和肝动脉旁十二指肠后淋巴结,因为所属各组淋巴结的清除彻底与否直接影响到患者的远期疗效。

①切除肝床:在肝膈面和脏面,距胆囊壁至少2cm的位置用电刀标记出切肝线。通常应从2cm以外的位置开始切肝。可从胆囊颈附近开始切肝,但多数医师是从胆囊底开始、连同肝床一起离断肝实质。因此,从胆囊底开始切肝时,要保留2cm以上的外科切缘,并注意切肝方向。对肝断面的处理,除了结扎切断的肝中静脉分支外,还要显露出第Ⅳ肝段或第Ⅴ肝段Glisson's鞘的末梢分支,并予结扎切断,特别是肝中静脉时常会发出一支粗大分支直抵胆囊床,在切肝时要引起注意。

②淋巴结和神经丛廓清:首先,以Kocher手法游离胰头和十二指肠直至腹主动脉左缘,探查腹主动脉周围淋巴结有无转移。切取淋巴结送术中快速病理检查,若腹主动脉周围淋巴结已有转移,此时即使能切除肿瘤,也失去了根治意义,应放弃根治性手术的努力。如果腹主动脉周围淋巴结无转移,则应继续廓清第2站淋巴结(No. 8、No. 12、No. 13)。由于胆囊癌不仅伴有淋巴结转移,也时常浸润动脉的周围神经丛,因此要切除肝总动脉、肝固有动脉、左肝右动脉和胃十二指肠动脉周围的神经丛,并显露出动脉外膜,以便于整块廓清神经丛和淋巴结。分离显露动脉时,要轻柔地操作,不能损伤动脉。正确的方法是用直角钳顺肝十二指肠韧带纵轴解剖,直至左、右肝管分叉,这样可以避免损伤各种管道,用硅胶制血管吊带依次将各动脉一一悬吊,通过吊带牵引动脉,严禁镊子或血管钳直接夹持动脉。另外需悬吊肝门静脉和胆总管,清除包裹韧带的腹膜组织和疏松结缔组织,以骨骼化(skeletonization)肝十二指肠韧带。廓清胰头后面的No. 13淋巴结时,顺着显露出胰腺实质和胰十二指肠动脉弓的层面即可,骨骼化肝十二指肠韧带时,于根部结扎切断胆囊动脉。

至于胆囊癌未累及肝十二指肠韧带行根治术时是否需要切除肝外胆管,目前尚无统一观点。日本学者在这一方面积累了一定的病例,Kosuge等分析55例胆囊癌未累及肝十二指肠的病例,认为对Ⅲ期患者行肝外胆管切除和未行肝外胆管切除的生存率无明显差异;而Ⅳ期患者行肝外胆管切除后,可显著提高生存率。由此看来,考虑到胆肠吻合手术的复杂性,对正常消化道的生理干扰大,还存在吻合口漏或吻合口瘘的危险,对Ⅲ期未累及肝十二指肠韧带的患者可不行肝外胆管切除。Azuma等对104名胆囊癌患者进行研究后提出,有蒂或窄基的病灶其浸润往往限于黏膜层内,而其他类型病灶的浸润情况却多种多样,术中超声检查和冷冻切片检查对胆囊癌浸润深度的诊断正确率分别达73.9%和85.7%,因此Azuma等指出有蒂或窄基的胆囊癌其浸润一般局限于黏膜内,无需切除肝外胆管,而其他类型的病灶浸润情况可通过术中超声或冷冻切片来诊断。如有浸润则切除肝外胆管,宜行胆管空肠Roux-en-Y吻合术。

(3)胆囊癌扩大根治术:适用于中、晚期胆囊癌。可根据癌肿的不同部位及癌肿侵犯转移至不同部位或内脏而采用不同的手术方式。一般根据周围脏器受侵及淋巴结转移情况,在胆囊癌根治术的基础上,分别或联合施行肝段(第Ⅳ、Ⅴ段),肝左、右叶或扩大右半肝切除术,肝外胆管切除重建术,胰头十二指肠切除术,部分结肠或右半结肠切除术以及肝门静脉切除重建术等。关于被浸润器官的联合切除,其范围应与该器官原发恶性肿瘤一致,如肿瘤浸润到结肠肝曲时应行右半结肠切除;浸润到十二指肠或胰头时应行胰十二指肠切除术或行保留幽门的胰十二指肠切除术(PPPD)等。

欧美国家的学者多认为胆囊癌手术方式对最终的结局并无明显改善,而扩大根治的手术其并发症及手术死亡率显著增加,因而不主张行此种手术;又由于胆囊位于肝左、右叶间裂上,必要时可行第Ⅳ和(或)第Ⅴ肝段切除,而行右半肝切除似乎也是不合理的。然而,胆囊癌扩大根治切除术近年来再度受到重视。来自日本的多家报道均持积极态度,胆囊癌扩大根治术对于进展期患者疗效明显优于较保守的疗法,尽管相应的手术并发症及病死率也相对较高。如 Yamaguchi 报道 T_3 及 T_4 期肿瘤进行扩大根治术后 1 年生存率分别为 29% 与 20%,明显优于较保守的术式。国内此种手术尚未广泛开展,浙江大学的彭淑牖报道一组 9 例,4 例有并发症,5 例仍存活,作者采用刮吸法断肝术,对 30 例胆囊癌采取肝门部受累胆管切除、胆管空肠 Roux-en-Y 吻合内引流为主的外科治疗,延长了患者的生存期,并改善了患者的生活质量。不过,就目前国内的现状来看,客观地评价胆囊癌扩大根治术疗效及其合理性,尚需大量临床实践。

胆囊癌扩大根治术对术者要求较高,除对胆囊癌的浸润转移的特点和局部解剖(尤其是肝门部解剖)的特点十分熟悉外,手术小组成员之间的配合必须到位。术中常应注意以下方面:①在行肝十二指肠韧带淋巴结清扫时,常易忽视肝十二指肠韧带后方的淋巴结清扫,而肝十二指肠韧带后方的肿瘤残留往往是术后复发的重要原因。因此,骨骼化必须彻底,肝十二指肠韧带除肝动脉、肝门静脉、肝总管、胆总管以外的疏松结缔组织和腹膜应被彻底清除。②胆囊癌常沿胆管壁扩散,术中往往很难判断癌肿沿胆管壁的浸润范围,应将胆管断端送病理学检查做快速冷冻切片,以免肿瘤细胞残留,否则肿瘤常在术后短时间内复发。③胆囊癌侵犯肝总管乃至左、右肝管时,术中正确地解剖出并切除肝内部分的Ⅰ级甚至Ⅱ级肝管难度较大。术中充分的显露非常重要,解剖工具推荐使用超声刀,胆肠吻合采用一次性管形吻合器,术式建

议采用 Roux-en-Y 胆肠吻合,而胰肠吻合则应采用术者最熟悉的方式进行,尽量减少术后并发症的发生。④术中若发现肝动脉受侵,必要时可一并切除。

目前胆囊癌最佳的肝切除范围标准还存在争议。Shirai 等研究了胆囊癌肝转移的模式,结果发现肝血管淋巴转移灶与原发病灶间的距离(用“Y”表示)、与肿瘤直接侵犯的深度(用“X”表示)有关:$Y = 1.3 + 0.33X$。他认为认识两者的关系可能有助于评估肝切除范围是否足够,足够范围的肝切除再加上根治性的淋巴结清扫对合并肝转移的患者是非常重要的。

2. 姑息性手术　适用于晚期已失去行根治性手术机会的患者。手术的目的是切除引起症状的病灶、引流胆汁以消除或减轻黄疸、消化道转流以解除梗阻等,以达到改善患者生存质量、延长生命的目的。腹主动脉旁淋巴结转移的患者接受淋巴清扫对预后无益,因此有人提出,术前对腹主动脉旁淋巴结进行活检是有必要的,如果病理检查结果显示有转移,则手术或治疗方式无法改变预后。手术切除病变的胆囊尚可防止急性胆囊炎发作。

(1)梗阻性黄疸的手术处理方式

①胆管置入内支架术:该术式常用方法是通过经皮经肝途径的 PTC、经十二指肠乳头途径的 ERCP 或前两者相结合的技术,置入可扩张的金属胆道支架(EMBS),对胆管进行扩张与支撑。此外,还有开腹胆管内支架置入术。

经皮肝穿刺置管的方法主要有以下的几个步骤:a. 先行 BUS、CT、MRCP 检查以了解梗阻的部位和程度。b. 在 X 线或 BUS 的引导下,用合适的穿刺针穿刺,到达胆管后进行胆道造影以进一步明确梗阻的部位和程度,置入导丝通过胆管狭窄段,逐渐进入十二指肠。c. 拔出外套管,留导丝,送入球囊导管于狭窄部进行扩张,并对病变部位进行定

位,置入胆管内支架,待金属支架膨胀固定后即可退出导丝。

广州医学院附属第二医院和广州中山大学附属第一医院的做法是,放入支架后再置入一条 PTCD 引流管,穿过支架管后从皮肤表面引出,一来可以观察引流液的性质和引流量,二来可以冲洗以防止阻塞,并可以利用较为粗大的引流管的压迫作用以防穿刺胆道引起出血或胆漏,1~2 周后考虑拔除 PTCD 引流管。

有学者认为,内镜下经十二指肠乳头置入金属内支架为放置支架的首选方式,若不易成功,则说明胆总管高度梗阻,可选用经皮穿刺途径行 PTCD。广州医学院附属第二医院和广州中山大学附属第一医院的做法却刚好相反,通常是以经皮穿刺途径为首选,因为对于无手术指征的胆囊癌,肝外胆管常已经受到了严重侵犯,且常伴有肝门淋巴结肿大,此时经内镜放置内支架往往会变得非常困难,这种情况下常因顾及患者较差的体质而放弃,而经皮穿刺途径即使放置支架失败仍可留置 PTCD 供外引流使用。

经十二指肠镜置管(ERCP)途径的方法主要有以下几个步骤:a. 患者最好在静脉全身麻醉或经鼻插管气管全身麻醉下进行。b. 十二指肠镜进入十二指肠后,找到十二指肠乳头,用电刀切开乳头,插入鼻胆管进行造影以进一步明确梗阻的部位和程度,置入导丝通过胆管狭窄段,必要时可更换硬质导丝强行通过狭窄段,但切忌粗暴,通过有困难时,应不停地捻转常有助于通过狭窄段。c. 拔出鼻胆管,留导丝,送入球囊导管于狭窄部进行扩张,并对病变部位进行定位,置入胆管内支架。待金属支架膨胀固定后即可退出导丝。d. 广州医学院附属第二医院和广州中山大学附属第一医院常规放置一条小号鼻胆管,穿过支架后,从十二指肠、胃、食管、鼻孔引出,以供观察引流情况和冲洗用,一般在 3~5d 拔除。e. 术后常规使用生长抑素,

监测血、尿淀粉酶,防止胰腺炎的发生。

②开腹行胆管内支架置入术:单纯为了在胆管内放入支架管做内引流而行开腹手术科学性是不够的。没有腹腔镜设备的单位为了解决胃输出道梗阻而开腹行胃-空肠吻合术,无法在梗阻远端行胆肠吻合内引流术时,则应努力寻找合适的胆管切开,放置支架管做有效的内引流,该情况多发生在术前影像学检查无法确定是否能手术切除而剖腹探查时,术中经过仔细的分离、解剖、探查,最终无法切除原发的或浸润的或转移的病灶,又不能在梗阻的远端进行胆-肠吻合内引流术,此时应找出合适部位的胆管切开,放置胆管内支架,使之穿过狭窄段,有效引流胆汁。有医师采用硅胶管一端插入梗阻远段胆管,一端埋入空肠肠腔的办法来实现内引流,这种搭桥的方式对晚期或终末期、预计生存期不超过 6 个月的胆管癌患者,有一定的合理性,文献报道该类患者术后的生存质量明显提高。

③胆-肠吻合内引流术:胆-肠吻合内引流手术以 Roux-en-Y 胆管空肠吻合为首选,该术式要求引流的肠襻要足够长,一般在 50~60cm,甚至 80cm,也有的医师在空肠襻反蠕动方向接上一段 15~20cm 空肠肠管以作为抗流装置,以防止肠内容物反流引起反复的胆道感染。以端-端吻合最为理想,引流肠襻经结肠前或结肠后并不影响引流效果。当肝外胆管被切除至左右肝管分叉时,常将胆管残端并排缝合在一起再与肠襻吻合;晚期胆囊癌肝门受侵犯时肝门部肿瘤往往已无法切除,可沿着肝圆韧带切开至肝左叶脐裂隙中找到第Ⅲ肝段胆管,用第Ⅲ肝段胆管与空肠做 Roux-en-Y 胆-肠吻合。此外,尚可切开第Ⅴ、Ⅵ段肝实质或切除肝左外叶找出其中的肝内胆管与空肠吻合。随着内镜、穿刺、介入设备的更新和技术的提高以及各种支架(包括网状支架)的临床应用,开腹胆肠吻合内引流术逐渐被这些微创手段所取代。

④外引流术:晚期胆囊癌合并梗阻性黄

疸无法进行内引流退黄时,外引流似乎是最后的,也是惟一的外科手段,前述 PTCD 是最常用的方法;经 ERCP 途径放置的鼻胆管引流(ENBD)也可以停留一段时间如 3～4 周甚至更长,但外引流术后患者的生活质量明显受到影响,尤以 ENBD 为甚。优点是这两种引流管很容易置换,也可以进行冲洗,即使出现胆道感染,处理起来也比较容易。作者在临床工作中曾遇到这样的患者,胆囊癌切除术后出现胆漏,患者 1 年后死于腹腔(包括全肝)多发转移,一直未出现黄疸,分析这种胆漏成了无意中的外引流,在延长生命中起到了一定的作用。

(2)十二指肠梗阻的手术处理:晚期胆囊癌常因直接浸润或淋巴结转移导致十二指肠梗阻,其发生率为 40%～50%。梗阻的部位大多发生于十二指肠的第一、二段,且多浸润至胰头甚至腹主动、静脉及肠系膜血管。对于胃流出道梗阻,如在手术探查中才被发现则行胃-空肠吻合术进行胃肠转流来解决梗阻问题。如在术前行影像学检查如胃肠镜(GI)、CT、MRCP 或胃镜检查时已发现,建议经内镜放置十二指肠支架或在腹腔镜下完成胃-空肠吻合解决梗阻问题,即尽可能以微创的手段以减少对患者的打击来提高生存质量。

五、胆囊癌的手术并发症

(一)胆漏或胆瘘

胆漏或胆瘘是胆囊癌术后最常见的并发症。邹声泉等从 1986 年 1 月至 1998 年 12 月对胆囊癌外科住院手术病例进行了一次回顾性的全国调查,结果显示手术后胆瘘的发生占手术总量的 1.1%。即使是简单的单纯胆囊切除也同样可以发生胆漏(或胆瘘),胆漏或(或胆瘘)的发生又以行胆-肠吻合术者为高。

1. 胆漏(或胆瘘)发生的原因

(1)胆囊床毛细胆管、迷走胆管、副肝管受损而未结扎或未做胆囊床电凝处理。

(2)胆囊管水肿、质脆,结扎不牢或 LC 术中胆囊管钳夹不全或未钳闭,加之胆总管下端存在梗阻,如胆总管下端结石、下端括约肌狭窄,胆总管压力升高使结扎的线结或钛夹滑脱,导致胆囊管残端漏(或瘘)。

(3)局部解剖不清、胆管变异致使错误钳夹胆管,胆管游离过度、损伤滋养血管,缝合时过紧、过密使胆管局部血供障碍,均可导致肝外胆管受损。

(4)术中直接损伤胆管而未发现。

(5)切肝时,肝断面胆管未结扎或遗漏未与空肠吻合。

(6)术中过度使用电刀,在靠近胆管的部位长时间电凝,热传导损伤胆管致术后数日胆管壁坏死,胆汁漏出成为胆漏(或胆瘘)。

(7)胆管空肠吻合时缝合不全,术后导致胆漏。

2. 胆漏的诊断 腹腔引流液如呈胆汁样,生化检查测定其中的胆红素浓度即可诊断。若术后患者伴有高胆红素血症,此时以腹腔引流液胆红素浓度来判断有无胆漏就很困难。若引流液胆红素浓度在血胆红素浓度的 3 倍以上,则可初步确定腹腔引流液中有胆汁混入,胆漏的诊断即可成立。一般情况下,如引流液中的胆红素的浓度远远高于血清浓度,应考虑发生了胆漏。

3. 胆漏的处理 胆漏一旦发生,应给予及时、充分、通畅的引流、抗感染及营养支持治疗。大部分患者经此治疗,炎症可以局限化,待瘘管完整形成后,可逐渐拔管;部分瘘口较大、炎症无法局限化或即使局限化而引流量一直较大,瘘口无法愈合,此时需要开腹手术,术前应行胆道造影和瘘管造影,有条件者加做 MRCP 三维成像,对手术有重要的指导意义;手术方式需根据病变的具体情况选择。如果术后腹腔引流管引出胆汁性液同时出现弥漫性腹膜炎,则表明胆汁扩散而无法局限,要毫不犹豫地立即再次手术治疗。若患者术后腹胀、腹痛明显,而腹腔引流管无液体引出,应检查引流管是否通畅,手术后,由于腹腔及肠道积气的影响,很多情况下用超声检查不能得出正确的诊断,必须进行增强 CT 检查。如果液体潴留范围广泛,同样应毫不犹豫地再次手术,进行彻底的腹腔清洗和引流。

(二)术后肝功能不全

胆囊癌肝切除术后死亡的病例,最常见的始动原因便是术后肝功能不全。至今,术后的肝功能不全还没有明确的定义,也没有更加客观的、值得信赖的指标和全国统一的诊断标准。在伴有肝硬化的胆囊癌的患者,肝切除术后即使出现黄疸,血清胆红素值、血清转氨酶谷丙转氨酶(sGPT)和谷草转氨酶(sGOT)上升、清蛋白水平下降、γ-谷氨酰转肽酶(γ-GT)、谷氨酰转肽酶(GGT)升高,也很少被认为是肝功能不全的表现。大范围肝切除术后即使病情平稳,不少病例的肝促凝血酶原激酶试验也可能降至 30% 以下。大部分病例的门氨酸氨基转移酶(AST)和丙氨酸氨基转移酶(ALT)在术后几日内恢复正常,这在临床上也经常见到。因为肝切除术后的血清胆红素值受肝的储备功能、术式(胆道重建和合并切除的有无等)、术中出血量以及感染的有无等的影响,所以不能作为惟一的反映肝功能障碍程度的指标。但术后 1 周内上述指标没有改善,甚至恶化,特别是血清胆红素值的持续升高,则提示预后不良。

虽然目前临床上大量的护肝药物在应用,但是笔者认为其实际效果有待进一步证实。对术前胆道外引流的胆囊癌病例的研究发现,尽管不伴有胆管炎,胆汁中的细菌培养几乎都是阳性。另外,在肝切除的基础上进行胆管切除重建时,本身也不是无菌手术。同时,网状内皮细胞功能等免疫功能也显著低下。因此,对胆囊癌患者进行肝切除术后,机体处于易感染的状态,常会发生腹腔内感染、败血症等术后并发症。而肝功能不全也极易导致感染的发生。两者形成所谓的"恶性循环",因肝功能不全引起的感染也变得难以治疗,进而肝功能不全也会随之恶化。故目前术后肝功能不全尚没有特异的治疗方法,控制感染和非常细心的全身管理很重要,使用药物(如乌司他丁)抑制炎性介质的释放,适当的营养支持,尽量减轻肝的负担,防治肝性脑病等,常能使患者平稳过渡。

(三)胸腔积液

腹部大手术患者术后常出现不同程度的胸腔积液,即使是血浆清蛋白水平不低时也照样出现,患者可以不出现症状,生命体征监测或无异常表现。胸腔积液送检各指标常介于渗出液与漏出液之间。这种积液出现的原因还不十分清楚,临床上通常被称为反应性胸积液。处理原则是:少量积液(<30%),不影响呼吸时可暂不处理,待腹部情况的恢复而自行吸收;中量以上或影响呼吸、怀疑积液合并感染者应行闭式胸腔引流。

(李　悦　焦兴元)

参 考 文 献

[1] 邹声泉. 胆道肿瘤外科学. 北京:人民军医出版社,2011:1-5.

[2] 彭淑牖,牟一平,曹利平. 胆囊癌外科治疗的现状与展望. 中华肝胆外科杂志,2001,7(2):67-69.

[3] 彭淑牖,彭承宏,江献川,等. 胆囊癌累及肝门部胆管的外科处理(附 26 例报告). 中国实用外科杂志,1998,18(6):346-348.

[4] 中华医学会外科学分会胆道外科学组. 胆囊良性疾病治疗决策的专家共识(2011 版). 中华消化外科杂志,2011,10(1):14-19.

[5] Myers RP, S hafer EA, Beck PL. Gallbladder polyps: epidemiology, natural history and management. Can J Gastroenterol, 2002, 16

（3）：187-194.

［6］ Damore LJ，Cook CH，Fernandez KL，et al．Ultrasonography incorrectly diagnoses gallbladder polyps. Surg Laparosc Endosc Percutan Tech，2001，11（2）：88-91.

［7］ Muratore A，Polastri R，Capussotti L. Radical surgery for gallbladder cancer：current options.

Eur J Surg Oncol，2000，26（5）：438-443.

［8］ Misra S，Chaturvedi A，Misra NC，et al. Carcinoma of the gallbladder. Lancet Oncol，2003，4（3）：167-176.

［9］ Taner CB，Nagomey DM，Donohue JH. Surgical treatment of gallbladder cancer. J Gastrointest Surg，2004，8（1）：83-89.

第二节　胆管癌的外科治疗

一、胆管癌的外科治疗简史

现代胆道外科的开端，一般认为是始于德国柏林的外科医师 Carl Langenbuch，他首先于 1882 年为一位胆囊结石、胆绞痛的患者施行全胆囊切除术。Halsted 于 1899 年第一次报道了胆道肿瘤的外科治疗，他成功地切除 1 例壶腹肿瘤，手术将壶腹肿瘤局部切除并将胰腺和胆管与十二指肠重新吻合，而 Brown 在 1954 年首先报道成功切除肝门部胆管癌。自此以后，关于胆道肿瘤的外科治疗的报道日渐增多。

（一）高位胆管癌的外科治疗

1. 高位胆管癌合并肝切除　高位胆管癌外科治疗的关键是保证上切缘阴性，从而避免切缘即吻合口的复发。胆管癌联同相应的肝段切除方式于 20 世纪 60 年代中期应用于临床，主要用于治疗高位胆管癌，目标是保证上切缘的阴性。Mistilis 等于 1963 年首先报道 1 例梗阻性黄疸患者进行了手术，手术分两部分完成，首先行肝右胆管放置"T"形管，39d 后再行左右肝胆管、肝总管、胆总管及左半肝切除术。之后文献相继报道高位胆管癌合并左或右半肝切除。Quattlebaum 等于 1964 年成功完成了右半肝切除，并切除了肝后腔静脉的右侧壁后进行修复，以左肝十二指肠吻合重建消化道。Bird 等于 1969 年进行了首例经皮肝穿刺造影诊断高位胆管

癌，Gptce 之后又进行了右半肝切除及左肝管空肠 Roux-en-Y 吻合，并首次行无放置内支架下的肝-肠吻合。肝中叶切除合并肝门部胆管癌切除，应达到上切缘阴性，是否合并肝切除主要决定上切端是否阴性。高位胆管癌合并肝切除，使肿瘤的切除率明显的提高，已被临床广泛接受。1970 年以来，许多外科医师均有自己的成功经验，为了达到切缘阴性，虽然手术范围不断扩大，但手术死亡率确有下降，从而为高位胆管癌患者提供了治愈的可能。Langer 于 1985 年总结外科的治疗经验时提出，外科切除高位胆管癌，即使上切缘病理阳性时，其生存期也明显高于肿瘤不切除的姑息性治疗（如内支架引流和内引流）。因此，学者主张主动手术治疗胆管癌。

2. 高位胆管癌合并肝尾状叶切除　从肝段解剖及肝内胆管在各肝段的解剖关系上，日本学者首先提出了尾状叶与肝门部胆管癌的外科关系。Blumgart 于 1979 年成功地为一位高位胆管癌患者行高位胆管癌切除，同时进行肝尾状叶、左半肝及右肝第 V 段整块切除，获得成功。Tsuzuki 于 1983 年报道了 16 例高位胆管癌切除，9 例同时切除了尾状叶，8 例行左半肝加尾状叶切除，1 例行右半肝加尾状叶切除。Mizumoto 于 1986 年报道了 8 例尾状叶切除，占同期 13 例肝门胆管癌的 61.5%；Iwasaki 报道 9 例高位胆管癌梗阻性黄疸患者术中行尾状叶切除，均获

成功。Nimura 对因高位胆管癌切除的尾状叶标本进行了详细的病理检查,结果显示 46 例中的 44 例尾状叶的胆管病理结果阳性,说明肝门部胆管癌外科治疗时伴肝尾状叶切除是非常必要的。

3. 高位胆管癌合并肝血管切除术　胆道肿瘤累及肝门部主要的血管时被认为是手术切除的相对禁忌证。日本学者 Kajitani 于 1966 年首次报道成功切除肝门部胆管癌及部分肝门静脉,Longmire 等报道 1 例肝门部胆管癌行肝右三叶切除合并肝门静脉切除,并行肠系膜上静脉与左肝门静脉重建,同时行左肝胆管与空肠 Roux-en-Y 吻合,术后该患者生存 7 个月。Fortner 报道 3 例超大肝切除治疗肝门部胆管癌,其中 2 例为肝右三叶切除,1 例为肝左三叶切除,3 例均行了肝门静脉切除,2 例行肝门静脉断端的吻合重建,1 例行端-侧吻合均获成功。20 世纪 80 年代,日本外科医师首先将血管外科技术用于高位胆管癌的外科治疗,Tsuzuki 等采用胆管癌扩大切除术合并肝叶切除,共进行了 11 例,其中 2 例合并左半肝切除,并切除肝动脉和肝门静脉,后重建肝右动脉和肝门静脉,1 例行肝门部完全切除,利用血管外科技术再重建余肝与肠系膜上静脉、肝动脉的吻合,手术均获成功。Nimura 总结一组病例认为,高位胆管癌合并肝静脉和肝门静脉切除的患者,尽管术后并发症发生率较高,但对提高生存期有积极的作用,比较 16 例行肝静脉及门静脉切除的患者与 23 例未经切除生存期有统计学差异($P < 0.05$),故强调术前应仔细评估患者的情况,合理确定手术方案,不轻易放弃外科手术治疗,可能带来较长的生存期。

4. 高位胆管癌合并肝、胰十二指肠切除
1976 年,Kasumi 等首次应用半肝及胰十二指肠切除来治疗胆管癌伴十二指肠及腹主动脉旁淋巴结浸润,术后患者恢复良好。1985 年,Nimura 报道 6 例肝胰十二指肠切除(HPD)治疗胆管癌均获成功,其中 1 例为弥漫性胆管癌,行右三叶、尾状叶及胰十二指肠切除术。20 世纪 90 年代初期,Nimura 等总结 HPD 治疗进展期胆管癌,文献报道认为随着外科经验的不断增加,该术式的手术死亡率不断下降,生存期不断上升。

5. 高位胆管癌合并肝极量切除治疗
从基础到临床的众多研究均证实一侧肝门静脉阻塞后另一侧肝代偿功能明显增强,在临床工作中如将一侧肝门静脉阻塞使对侧肝叶代偿性增生,体积明显增大,其肝代偿的速率、时间以及功能的改变均显示出积极的作用,之后再行极量肝切除治疗高位胆管癌,可得到理想的临床效果。

6. 肝移植治疗高位胆管癌　由于外科技术的原因或肝功能差,部分高位胆管癌患者无法行手术切除,肝移植则为部分胆管癌患者治疗提供了新的途径。1976 年 Fortner 报道了 3 例高位胆管癌患者行原位肝移植,3 例患者分别于术后 37d、42d 和 4 个月死于免疫排斥和感染,另 1 例为高位胆管癌行左半肝和胆囊切除术,术后 1 年发生梗阻性黄疸,进而行了异位异体肝移植,术后生存 8 个月,死于胃溃疡出血和自体肝胆管炎,但异位异体肝功能处于正常水平。Iwatsuki 报道 41 例肝原发肿瘤行肝移植治疗,其中 8 例为高位胆管癌,术后 3 例 1 个月内死于术后肝衰竭,1 例术后 3 个月死于脑脓肿,其余 4 例于术后 8 个月、12 个月、25 个月和 54 个月死于肿瘤复发,该学者认为高位胆管癌行肝移植首先要具有有效的方法控制肿瘤的复发。Peun 分析了多中心 109 例胆管癌行肝移植的资料,移植后 2 年、5 年生存率分别为 30% 和 17%。Pichlmayr 等总结 37 个欧洲移植中心 80 例胆管癌行肝移植后资料,1 年、2 年生存率分别为 32.5% 和 12.5%,1 例生存超过 5 年,故认为影响胆管癌肝移植术后生存率的最主要原因是肿瘤的复发,因此如何控制和降低术后肿瘤复发是肝移植应用于治疗高位胆管癌的关键因素。

(二)远端胆管癌的外科治疗

远端胆管癌的外科治疗已经历了 100 余年的历史。Halsted 于 1899 年报道了第 1 例成功的壶腹肿瘤切除术,手术将壶腹肿瘤局部切除并将胰腺和胆管与十二指肠重新吻合。Codivilla 在 19 世纪末对 1 例壶腹周围癌实行了包括胰头和十二指肠的整块切除,但该患者在围术期死亡。1912 年,一位德国柏林的医师分两阶段成功实施了胰十二指肠切除术。1914 年,Hirschel 首次报道了 1 例成功的 Ⅰ 期胰十二指肠切除术。直到 1935 年前的 20 世纪早期阶段,对绝大多数的壶腹癌行胰十二指肠切除术,一般均采用了类似 Halsted 报道的手术方法。1935 年,Hunt 报道 76 例壶腹癌的手术即采用了这个方法,但手术病死率高达 40%。1935 年,Whipple 等报道了 3 例壶腹癌的二期胰十二指肠切除术,消化道重建顺序符合原生理解剖,即胆管、胰、胃分别与空肠吻合。这种方法具有里程碑的意义,是现代胰十二指肠切除术的原形,因此人们也把经典的胰十二指肠切除术称为 Whipple 术。1944 年,Child 将原消化道重建顺序富有创意地提出了胰、胆管、胃的重建顺序,明显降低了胰瘘的发生率和危害性,至今一直被大多数外科医师所接受。在 20 世纪的 40—50 年代,对于壶腹周围病变要采取胰十二指肠切除术,一般常规一期完成,完成的手术例数也逐渐增多。在 20 世纪 60 年代和 70 年代,胰十二指肠切除术仍被认为是一种可怕的手术,文献报道中其住院病死率达到 25%,因此导致了一些学者建议禁止这种手术。20 世纪 80 年代以来,随着对远端胆管癌生物学特性、淋巴结转移和局部浸润规律的认识,学者们再次提出扩大的胰十二指肠切除术观点。综上所述,20 世纪 80 年代之前,主要是对远端胆管癌手术的可行性和安全性探索阶段,由此产生了多种手术方式。进入 20 世纪 80 年代以后,由于围术期处理技术的改进和手术技术的提高,以及一些相关诊断方法的改进和出现,如 B 型超声、CT、MRI、ERCP、PTC 等在临床上的广泛应用,推动了胆道外科治疗的发展,胰十二指肠切除术的围术期病死率在大的医疗中心已基本控制在 0~4%。

二、胆管癌外科治疗的解剖学基础

胆管癌是指发生于肝外胆管(包括左右肝管、肝总管、胆总管)的癌,一般可分为高位胆管癌(肝门部胆管癌)和中远端胆管癌。而起源于肝内胆管上皮的肝内胆管细胞癌与肝细胞癌一起归入原发性肝癌的范畴。在实施胆管癌外科手术治疗前,需对胆道系统的解剖有较为深入的理解。

胆道系统分为肝内、外胆道,内、外胆道的划分比较含混,因肝管一部分在肝内,一部分肝管又在肝外。左肝管及右肝管均在肝纤维包膜内,肝实质外,故应属于肝外胆道系统。临床上为便于叙述,肝内胆道包括左右肝管、肝叶肝管和肝段肝管。肝段肝管尚包括一些结构及行程较紊乱的肝区或肝管;肝外胆道包括肝总管、胆总管、胆囊和胆囊管。肝内胆道始于胆小管,后汇入肝小叶之间的小叶间胆管,再汇成肝段肝管、肝叶肝管,后者在肝门深部延续为左、右肝管,出肝门左、右肝管合成肝总管。左右肝管、肝叶肝管和肝段管被分别称为肝内一、二、三级肝管。肝管与肝内肝动脉分支、肝门静脉分支共同包被以肝纤维囊,形成肝门三要件。纤维膜随它们的分支伸入肝内达肝小叶间,包被各级肝管、血管的分支。通常在肝内小心钝性分离,完全可以显露肝管。一般而言,在肝段及肝叶内,肝管居后,肝固有动脉分支在前,肝门静脉分支居中。

1. 右肝管 右管较短,长约 0.9cm(0.2~2.0cm),内镜造影横径 0.48cm(0.14~0.75cm)。位于肝内的长度不足 1.3~1.9cm。右肝管一般由右前叶肝管合成，但变异多，且各家报道不同。右前叶上、下段肝管及右后叶肝管合成肝右管的有62%～73.3%。汇合处多在肝门静脉右支分为右前、右后支处的内侧。无右肝管者占26.7%～34.5%，其右前叶肝管及右后叶肝管分别与肝左管连接，连接部位可在肝实质外，也可在肝实质内邻近肝表面的部位。当右后叶肝管及右前叶肝管在近肝门处直接与肝左管在同一点汇合形成肝总管时构成总管三分叉型，占无肝右管的24.1%～62.5%；还有右前叶肝管或右后叶肝管越过主裂注入肝左管者，此种情况在肝部分切除、肝内胆管插管时均应注意。此外，另一种术式是右前叶肝管及右后叶肝管在肝内行程相互平行且与肝右动脉和肝门静脉右干包含于 Glisson 鞘内。亦有尾状叶肝管 1～2 支直接注入右肝管或注入右后叶肝管和右前叶肝管即将汇合处。在肝门右侧部，右肝管位于前上方、偏左，肝门静脉右支位于后下、偏右，肝固有动脉居中。肝管与血管有疏松结缔组织隔开，三者被肝十二指肠韧带内的纤维结缔组织包在一起，这一纤维鞘在肝门处呈冠状位的板，故文献称肝门板。解剖肝门板即显露肝管及静脉。自肝门向下，纤维鞘特别其腹侧部分掩蔽左、右肝管汇合处直至肝总管处，最后与肝总管的最外层融合。这一特点有时会被忽略，手术时造成该管的损伤，形成不易觉察的小的胆漏。

2. 左肝管　长约 1.6cm（0.2～3.0cm），国人内镜胆管造影横径平均 0.5cm（0.19～0.82cm）。左肝管位于肝门左侧部约左叶间裂至肝门稍下方肝总管汇合成处，位于肝门静脉左支的右前上方，肝门静脉左支的左前下方为肝固有动脉左支。外科分离肝门处肝十二指肠韧带前层及肝门周围结缔组织即可显露位于最高位的左肝管。肝左外叶上、下段肝管（第Ⅱ、Ⅲ段肝管）汇合成肝左管外侧支，又称左外叶肝管；肝左内叶上、下二部肝管汇合成肝左管内侧支，又称左内叶肝管（即

第Ⅳ段肝管）。国人有 52.44% 左内叶肝管和左外叶下段肝管（第Ⅳ段与第Ⅲ段）汇合成左肝管，汇合处 50% 在左叶间裂，42% 在该裂右侧，8% 在该裂左侧。国人 34.22% 为左内叶肝管（第Ⅳ段）与左外叶下段肝管（第Ⅲ段）先汇合成一管，再与肝左外叶上段肝管（第Ⅱ段）汇合成左肝管，而 4.45% 为左内叶肝管（第Ⅳ段）和左外叶上、下段肝管（第Ⅱ段、第Ⅲ段）成三叉状汇合成左肝管。其他8.89% 则为左半肝、右半肝某一叶或段肝管注入对方肝管。左肝管邻近右肝管汇合处尚接受尾状叶肝管数支（第Ⅰ段）的汇入。左肝管的合成以肝左外叶上、下段肝管为主干（第Ⅱ段＋第Ⅲ段肝管）。左内叶肝管（第Ⅳ段肝管）以下述多种方式汇合：①第Ⅳ段肝管在左、右肝管汇合处至脐静脉裂之间 1/3 部以左汇入左肝管主干。解剖肝见第Ⅳ段肝管在前，左肝管主干在后，此类型者可在肝门处行肝管吻合。②第Ⅳ段肝管在左肝管主干右1/3 部汇入或直接注入肝总管。此类型者难以经肝门做吻合。③左肝管为两个管，第Ⅲ段＋第Ⅳ段管汇合成前管，第Ⅱ段形成后管且常有第Ⅰ段汇入；亦可第Ⅳ段单独构成前管，第Ⅱ段＋第Ⅲ段管汇合成后管。前、后两管近肝总管处先汇合再汇入肝总管，也可单独汇入肝总管。此类型由于管道复杂，胆道手术视各自状况决定。④肝总管位于肝门静脉左支后方（占 5.6%），如果第Ⅳ段、第Ⅲ段、第Ⅱ段肝管在脐静脉裂附近汇合成左肝管，则在肝门处难做吻合。

3. 胆囊下肝管　是肝右叶胆囊窝右侧穿出的细小肝管，该管起自邻近胆囊窝处的浅层肝组织。数目通常为一支，偶见 2 支或3 支者。国人调查出现率 11.1%，向下至肝右缘（80%），或胆总管右缘（13.3%）或左肝管右缘（6.67%）汇入各该管。管径 1.0～1.9mm，损伤这类肝管能造成胆漏。此外，肝门处常见异常肝管有人称"副胆管"，国人出现率 9.5%。副胆管包括上述胆囊下肝

管,本质是一肝段或肝叶段胆管在肝门外汇入左、右肝管或肝总管。

4. 胆囊肝管 为汇入胆囊引流肝一个区域的肝管。对其存在存有异议:有人认为是在胆囊窝内从肝右叶下面有小的胆管通入胆囊,较少见;亦有人认为是引流肝的一个较大区域,并具有较粗直径的肝管,其形成非先天性,而是后天炎症、梗阻等导致的胆囊与相应肝管的病理性通道。此外,亦有称迷走肝管类型的肝管,指除肝门区和胆囊窝部以外的肝外胆管。它常出现于下腔静脉、镰状韧带与肝表面之间的结缔组织内,有时脐静脉窝和脐静脉导管附近也可发现。迷走肝管非常细小,但左三角韧带尖端的迷走肝管却较大。

5. 胆囊 是储存、浓缩胆汁的器官,位于肝脏面胆囊窝内,借血管较多的疏松结缔组织与肝连结,下面与两侧面由腹膜覆盖。可分为底部、体部、漏斗部和颈部。底圆隆,完全被腹膜包被,多数突出或平肝右叶下缘,底的顶端抵于腹前壁后面右肋弓与右腹直肌外缘夹角处,该处是胆囊扩大时的触诊点及炎症时腹膜刺激征的触痛点。胆囊底和体下面紧邻十二指肠上部和降部,甚至与横结肠起始部接触,胆囊炎或十二指肠溃疡时,两器官常形成粘连,也可能形成瘘管。体与底无明显界限,向后上延续为漏斗部,体上面与肝下面胆囊窝为疏松结缔组织,有时存有小胆管连通于两者,胆囊切除时应注意。胆囊窝亦称胆囊床,从胆囊窝分离胆囊的难易依腹膜把胆囊固定于肝的程度而定。漏斗部为体、颈间的一部分,呈圆锥形,有时与体之间存有一缩窄而明显地将两部分开。漏斗部是胆囊动脉至胆囊壁的进入处,此部内侧面一憩室状偏心膨出称为 Hartmann 袋,紧靠胆囊下面,并常把胆囊管遮蔽。漏斗部常被从肝十二指肠韧带的游离右缘延续而来的相对无血管的双层腹膜壁连结于十二指肠上部的腹侧面,形成胆囊十二指肠韧带,胆道手术应先分离切断该韧带。Hartmann 袋可能是长

期对抗胆囊排空而形成的,胆石症时该囊常并发急、慢性炎症,并常伴有漏斗部的结石填塞。漏斗向后上延续达肝门右端处变细即颈部,位于胆囊窝最深处,在此颈已于肝十二指肠韧带游离缘内。颈先向上向前,继急转向后下弯曲,延续于胆囊管。胆囊壁外膜在胆囊底、胆囊的下面及两侧为脏腹膜,是浆膜,其他部分是较厚的纤维结缔组织。中层为纤维肌层,内层为黏膜层,可突入囊腔形成许多小皱襞。在胆囊颈,黏膜形成斜行的嵴,称为螺旋襞。

6. 胆囊管 起自胆囊颈部,当存在 Hartmann 袋时则起于袋的左上方。在肝十二指肠韧带内向后、下、左,通常以锐角与肝总管汇合形成胆总管,国内报道占 47%。胆囊管短而细,长 0.62~4.23mm。国人内镜胆道造影示胆囊管横径 0.28cm(0.1~0.47cm)。胆囊管位于肝总管和肝门静脉的右侧。胆囊管的长度差异主要在于其与胆总管结合的形式和部位。二者结合的形式有:①在肝总管右侧以直角结合,此型者胆囊内结石较难通过。②胆囊管与肝总管结合前双双平行,短者数毫米,长者 1cm 以上,胆囊管在肝总管右壁汇入,国内报道占 43%。③胆囊管斜跨过肝总管前方或跨过其后方汇入肝总管左壁。④胆囊管在肝总管前壁汇入,国内报道占 7.33%。⑤胆囊管在肝总管后壁汇入,占 12.6%。⑥胆囊管汇入右肝管很少数。⑦无或极短胆囊管,亦很少数。⑧胆囊管、肝总管分别伸入十二指肠而不存在胆总管,此型胆囊管与肝总管常有连合管存在。⑨重复胆囊管,一个胆囊有两个胆囊管。双胆囊管有两种状态,一种是与正常胆囊管完全一样,彼此并行甚至不仔细就难以分辨;另一种则是共中一胆囊管连于肝右管或肝总管。在胆囊外科时务必熟知上述结合形式,以防肝总管、胆总管的损伤或胆囊管残余综合征。胆囊管壁亦有连续的 5~12 个半月形黏膜皱襞即螺旋襞,可防止胆囊管过度膨大

或缩窄而利于胆汁的进出流动。胆囊管黏膜有黏液腺,分泌压高于肝分泌胆汁的压力,胆道长期梗阻后,胆管内仅存分泌的黏液称白胆汁。

7. 肝总管　由左、右肝管在肝门下方、肝十二指肠韧带内汇合构成。左、右肝管间夹角 100°～120°。肝总管的合成点在肝门静脉分叉点的右前上方,合成后走行于肝十二指肠韧带内,居肝固有动脉右侧、肝门静脉右前方。国人肝总管长 1.0～7.5cm,多在 2.1～4.0cm,管径 0.78cm。国人内镜逆行胆管造影肝总管近段横径 0.69cm(0.21～1.18cm),远端横径 0.75cm(0.3～1.2cm)。1.4％无肝总管,而左、右肝管与胆囊管呈三叉形汇合形成胆总管;或右肝管与胆囊管汇合成胆总管,左肝管直接向下开口于十二指肠。肝总管、胆囊管之间与上界的肝脏面共同构成三角区称胆囊三角,亦称 Calot 三角。三角内有肝固有动脉右支及其分支胆囊动脉,以及浅面的胆囊淋巴结。这些结构包被于肝十二指肠韧带上部的两层之间。

8. 胆总管　为肝总管、胆囊管在肝十二指肠韧带内汇合而成,从该韧带内向下,相继经十二指肠上部后方、胰头后方、斜穿十二指肠降部后内侧壁,汇合胰管,在十二指肠大乳头开口于十二指肠肠腔。国人胆总管成年人长 3.0～6.0cm。内镜逆行造影示胆总管远端横径平均 0.62cm(0.27～0.96cm),近端横径 0.76cm(0.48～1.2cm)。胆总管自上而下分为 4 段。

(1)十二指肠上段:为胆总管最长的一段(2～5cm),如果胆囊管与肝总管会合很低则此段很短,甚至无此段。通常此段为疾病检查、引流和探查而切开的部位。行于肝十二指肠韧带下右侧,左侧为肝固有动脉,两者之后为肝门静脉。三者间以疏松结缔组织连结,共同包被于肝十二指肠韧带内,网膜孔腹侧,此处胆总管背侧为肝门静脉。胆总管右侧常有较大的淋巴结固定在壁上,称网膜孔淋巴结。该淋巴结位于网膜孔前缘肝十二指肠韧带内,故而名膜网孔前缘淋巴结。在胆总管的前面交叉的为十二指肠后动脉,该动脉在胆总管探查中应予以保护。

(2)十二指肠后段:为胆总管从十二指肠上部上缘到胰头上缘之间的一段,长 1.0～2.0cm。此段可能是游离的或部分固定于十二指肠。此段左侧 1～2cm 为胃十二指肠动脉。该动脉于十二指肠上部的后方下行并逐渐靠近胆总管。胃十二指肠动脉分出胰十二指肠上后动脉,后者于胆总管、肝门静脉前方右行,继而至胰头后面,胆总管手术时应注意该血管的损伤。此外,起点异常的中结肠动脉在横结肠系膜内常形成皱襞,皱襞位于胆总管前面,胆总管手术牵拉时亦应注意该血管的保护。

(3)胰腺段:从胰头上缘至十二指肠降部的后内侧壁之间的一段,长约 3cm。此段从胰头背面向下微向右行,在十二指肠降部的上部分内侧面靠近内侧缘(0.8cm)或远离(2.0cm)之。此段在十二指肠上部与降部结合处下方 0.5cm 进入十二指肠降部后内侧壁而终止。胆总管胰腺段与胰腺关系变化多样① 胆总管背面被胰腺伸出舌片样的胰组织部分或全部覆盖,但有一边缘或裂隙,此类占 58％;② 胆总管背面仅覆盖一层结缔组织膜,占 38％;③ 胆总管胰腺段背面与结缔组织间散在有和胰相连续的胰组织,占 2.7％;④此段完全由胰腺所环抱,占 0.7％。胆总管胰腺段左侧不到 1cm 处有胃十二指肠动脉下行,该动脉的分支胰十二指肠上后动脉向下经胆总管和肝门静脉之前,当下行至胰头后面至胆总管胰腺段下端时则位于胆总管后方,胆总管手术中应予以保护。胰十二指肠上后静脉不与同名动脉伴行,却与胆总管胰腺段关系密切,该静脉是胆总管后方胰十二指肠切除术最麻烦的出血来源。此外,胆总管胰腺段后方上部为下腔静脉,下部为右肾静脉。

（4）壁内段：此段是最短的一段，自胆总管斜穿十二指肠降部后内侧壁，终于十二指肠大乳头顶端，长约1.5cm。此段有胰管与之汇合，汇合前通常并行数毫米，二管包被有一层共同的外膜，完全汇合前二管间的间隔最终减薄到只是一薄层黏膜。胰管位于胆总管内下方，掌握这一解剖关系则在胆总管手术中避免损伤胰管。在距开口处2～3mm末端管膨大，形成胆胰壶腹。胆胰壶腹壁内有平滑肌形成胆胰壶腹括约肌，又称Oddi括约肌。此肌分为①上括约肌包绕胆总管和胰管，插入十二指肠壁的上端，收缩时关闭管道，胆汁和胰液不能排入十二指肠腔；②黏膜下括约肌包绕二管的十二指肠壁内部分；③下括约肌包绕肝胰壶腹，构成大乳头。现在通常又把Oddi括约肌分为胆总管括约肌、胰管括约肌和壶腹括约肌。胆总管和胰管汇合有多种形式。①胰管以距十二指肠大乳头开口不同距离汇合于胆总管，汇合后的管腔扩大（形成壶腹，此型占85%）或不扩大（此型占9%）；②胆总管和胰管彼此靠近，但分别开口于十二指肠大乳头，此型占9%；③二管分别开口于十二指肠不同点，胆胰壶腹开口于十二指肠大乳头顶端。

三、胆管癌外科治疗的营养学基础

（一）胆管癌患者的营养和代谢改变

1. 营养物质摄入减少　大多数肝胆疾病患者都有腹痛、厌食、消化不良、腹胀，甚至恶心、呕吐等症状：①肿瘤的局部压迫、梗阻或导致的排空障碍或引起消化吸收不良；②肿瘤释放恶病质素，作用于下丘脑的食欲控制中枢引起的食欲减退；③肝硬化门脉高压症患者胃肠道水肿、出血可能影响对营养物质的消化吸收；④肝胆疾病特别是伴有梗阻性黄疸的患者，其胆盐合成和肠肝循环障碍，直接影响肠道营养物质的吸收，特别是脂肪和脂溶性维生素的吸收；⑤梗阻性黄疸患者胃黏膜能量代谢障碍，胃黏膜血流减少，胃黏膜屏障和胃酸的弥散破坏，从而易发生胃黏膜损伤甚至应激性溃疡，从而影响营养物质的消化吸收。因此，肝胆疾病患者通常伴有脂肪泻、消瘦、贫血、易出血倾向和骨质疏松等营养障碍的表现。

2. 营养物质的代谢障碍　肝胆疾病患者多有糖、脂肪、蛋白质和维生素等生化代谢的障碍。

（1）糖代谢障碍：胆管癌梗阻性黄疸患者，对胰岛素的敏感性下降，且肝脏处理葡萄糖能力下降，患者糖耐量试验异常，口服或静脉输注葡萄糖后易发生高血糖；又由于这类患者消瘦，肝病变，肌糖原和肝糖原储备都减少，一有饥饿糖原即可耗尽，而红细胞和神经细胞必须利用葡萄糖供能，机体只能分解蛋白质进行糖异生。糖耐量试验异常的原因是正常肝细胞减少，糖原合成酶受损，肝线粒体内细胞色素a＋(a3)含量下降致ATP生成下降。肝病患者糖耐量下降可用作评估肝病患者肝储备功能和手术风险。

（2）脂代谢异常：胆管癌梗阻性黄疸患者多有血脂升高，胆固醇的升高比磷脂和三酰甘油升高更为显著。肝损害的患者多有必需脂肪酸的缺乏，在有梗阻性黄疸时，肠道内胆盐减少使脂肪的消化吸收障碍，会加重必需脂肪酸的缺乏。失代偿肝硬化患者，特别是肝性脑病患者，血液和脑脊液中丁酸、戊酸、乙酸和辛酸等短链脂肪酸的含量高于正常人。由于短链脂肪酸可抑制脑细胞的氧化磷酸化作用而影响能量代谢，并能直接作用于神经细胞膜干扰神经元的突触后电位，从而可引起肝性脑病。

（3）氨基酸和蛋白质代谢紊乱：伴有肝功能不全的肝胆疾病患者普遍存在血浆氨基酸代谢异常问题，如果输注普通配方的氨基酸制剂，可发生氨基酸不耐受现象，诱发肝性脑病。早在1976年Fisher就提出了肝性脑病的"氨基酸平衡失调"学说。重度胆汁性肝硬化患者，兼有慢性营养缺乏和肌肉分解代谢，当有肝功能不全并伴有肌肉分解代谢时,血浆中芳香族氨基酸(AAA)在肝中代谢障碍而升高,而支链氨基酸(BCAA)可为肌肉利用而降低,导致脑内儿茶酚胺合成障碍和假性神经递质形成,干扰神经细胞功能,发生肝性脑病。另外,在肝硬化和梗阻性黄疸时,可发生胆盐合成和肠肝循环障碍,导致凝血酶原等凝血物质合成障碍。

3. 手术应激反应与代谢改变　外科手术对机体也是一种创伤,可引起一系列内分泌及代谢改变,导致机体消耗增加,引起或加重营养不良,不利于组织修复、伤口愈合和功能恢复,增加术后并发症和病死率。

(1)外科手术后的代谢反应:Cutcbertson 将创伤后的应激反应分为 3 个阶段。

①休克阶段:这是生理功能受到严重抑制的时期,主要表现为低血容量、代谢功能抑制、血糖水平升高。这些信号传入脑下部及激活交感肾上腺素系统,引起垂体促肾上腺皮质激素、生长激素、抗利尿激素释放增加,致使血浆皮质激素水平升高。肾素-血管紧张素系统也被激活,肾血管收缩,肾血流、肾小球滤过率及钠排泄减少,使血容量恢复而度过休克阶段。由于交感神经兴奋抑制了胰腺释放胰岛素,糖皮质激素升高导致周围组织葡萄糖利用障碍(即胰岛素抵抗),使血糖增高。这与饥饿时发生营养障碍有所不同,体内分解激素增加,导致机体蛋白质分解加剧,骨骼肌分解释放氨基酸,其中支链氨基酸可在肝外氧化供能。肝胆疾病时氨基酸利用能力下降,应激反应会加剧这种障碍,从而消耗大量支链氨基酸,血中支链氨基酸明显减少,而芳香族氨基酸大量增加,尿中氮排出大量增加,出现负氮平衡,这种分解代谢难以被外源性营养所纠正,这种现象称自食现象。创伤持久或术后出现大的并发症,这一时期可持续 48h 以上,而创伤小、失血少的手术,术后可以不出现这一阶段。

②分解阶段:本阶段以机体代谢异常活跃、生命活力逐渐恢复为特征。表现为能量需要量增加,肌肉蛋白分解增强,造成机体负氮平衡。这一阶段,能量主要来自脂肪,胰岛素水平升高并不能抑制脂肪的分解,其原因还不清楚,可能与胰岛素抵抗有关。肌肉蛋白分解提供糖异生前体物质,以保证大脑、红细胞、伤口愈合等的能量供应。体蛋白丧失主要是肌肉蛋白分解加速而不是合成的下降,在本阶段其丧失达最高点,但是本阶段应激激素水平如儿茶酚胺、胰高血糖素、皮质激素等水平是下降的,因此不能完全用这些激素的分解代谢作用来解释这一现象。最近的研究发现,这可能与创伤部位细胞释放的细胞因子有关,如白介素-1(IL-1)、白介素-6(IL-6)、肿瘤坏死因子(TNF)、干扰素 γ(IFN-γ)等,都是代谢反应的重要调节因素,不仅有局部作用,而且还可引起全身反应。例如,IL-1 具有促进肌肉分解的作用。在创伤患者中常可以看到脓毒症患者的许多内分泌及代谢改变,如胰岛素抵抗、机体蛋白分解等。

③合成阶段:机体由过度分解状态转为合成反应,表现为蛋白质及能量储存增加。

(2)肝的代谢变化:肝是机体代谢的中心器官,手术创伤的代谢反应与肝细胞的活动密切相关。在大手术后,肝血液量减少,致使营养物质及氧气供给下降,葡萄糖合成减少,致使骨骼肌分解肌糖原及支链氨基酸来提供能量,同时产生并释放出大量丙氨酸,被肝摄取用于合成葡萄糖,从丙氨酸脱下的氨在肝经鸟氨酸循环合成尿素。由于葡萄糖及尿素合成需要消耗较多的能量,在肝缺氧条件下,能源耗竭,处理骨骼肌分解代谢产生的丙氨酸及氨的能力下降,不能有效地利用丙氨酸来合成葡萄糖。因此,大手术后胃肠外提供足够的营养物质对机体代谢是有好处的,一方面可以减少肌肉蛋白分解,另一方面还可减轻肝的代谢负担,有利于恢复。

肝病由于干扰了肝的代谢,常导致蛋白

质-能量性营养不良,这是由于糖代谢紊乱、糖耐量下降、高胰岛素血症、肝糖原储存减少、脂肪及蛋白质氧化分解所致。肝切除后,由于肝组织锐减,肝的代谢变化更为突出,其中最为突出的是蛋白质代谢的变化,表现为血浆总蛋白特别是清蛋白在术后第1天即开始下降,第5天降至最低水平,这可能与失血、肝创面蛋白丧失、肝细胞再生消耗增加以及残肝蛋白质合成紊乱有关。但是在动物实验中发现,肝切除后肝的蛋白质合成特别是清蛋白合成明显增加。因此,肝切除后清蛋白的下降仍然是分解加速的结果。肝切除后血浆总氨基酸水平是增加的,特别是芳香族氨基酸增加明显,而丙氨酸及支链氨基酸下降,致使BCAA/AAA比值下降,这些改变与肝硬化时的代谢改变基本相似。

肝胆大手术以后肝的脂肪代谢也发生了改变,表现为肝的脂肪浸润、脂肪含量增加,其原因可能与下列因素有关:①应激反应脂肪动员,分解释放大量甘油及游离脂肪酸,涌至肝,超出了肝的处理能力;②肝脂肪合成增加,表现为肝三酰甘油含量增加。Slein等研究发现微粒体3-磷酸甘油脂肪酰基转移酶活性增加与肝三酰甘油增加一致,提示肝三酰甘油合成是增加的;③肝蛋白合成障碍,致使三酰甘油不能完全与脂蛋白结合转运入血流而沉积在肝。

(二)营养状态的评定与检测

营养状态评估的结果是进行营养支持的依据,也是营养支持效果的监测方法。可根据临床治疗和实验室指标来进行营养状态的评定和检测。

1. 临床指标

(1)病史与体征:肢体水肿、腹水、明显消瘦和舟状腹等表现已是重度营养不良的指征。病程、饮食习惯、体重减轻和经济状况也是评估营养状况的重要资料。

(2)身高、体重:身高是较恒定的参数,体重变化可计算,从而可估算营养状况,但肝胆疾病患者有水盐失衡如水钠潴留问题,体重改变不能反映患者的营养状况。如无水肿和腹水,患者体重较标准体重低15%以上表示营养不良。

(3)机体脂肪储备:脂肪组织是机体储存能量的主要形式,以测量三角肌皮褶厚度反映之。测定时患者坐位,臂自然下垂。用一种特别的夹子以一定的夹力(10g/mm²)捏住肩峰与尺骨鹰嘴连线中点处的上臂伸侧皮肤,测定其厚度。宜取多次测量的平均值。正常参考值男性8.3mm,女性为15.3mm。较正常减少24%为轻度空虚,25%~34%为中度,35%~40%为重度。

(4)机体肌肉储备:可测定臂肌周径来估计。先按测定肱三头肌皮褶厚度的方法测定上臂中部周径,然后按下列公式计算臂肌周径。臂肌周径(cm)=臂周径(cm)-肱三头肌皮褶厚度(mm)×3.14。男性臂肌周径>20.2cm,女性臂肌周径>18.6cm。

2. 实验室指标

(1)血浆蛋白质测定:是营养监测的主要指标之一。临床常用的有清蛋白、转铁蛋白、前清蛋白等。

①清蛋白测定:是临床最常用的指标,但其半衰期长达21d,不能迅速反映蛋白质的变化情况。且血管外池大,池的大小以及清蛋白回血的运转能力,都影响其实际情况。清蛋白低于35g/L表示营养不良;低于21g/L为重度营养不良。

②转铁蛋白:半衰期较短仅8d,细胞外储备仅4mg,被认为是蛋白质变化的一项敏感指标。但其代谢复杂,影响因素也较多,如肝功损害蛋白丧失和缺铁等均可影响其准确性。转铁蛋白正常参考值为2.0~2.5g/L。

另有学者研究了维生素A结合蛋白和甲状腺素结合前清蛋白,它们的半衰期短,生物特性高,均由肝制造。但甲状腺功能亢进症和维生素A缺乏可使血清水平降低,也反映相应的疾病。肝胆疾病使其减少,反映蛋白质-热量营养不良。

(2)免疫功能测定:蛋白质营养不良往往伴有机体免疫功能障碍,可通过总淋巴细胞计数与延迟型皮肤过敏试验来测定。

外周血淋巴细胞总数,正常在 $15 \times 10^9/L$ 以上,营养不良时下降。

延迟型皮肤过敏试验:实际是测定细胞免疫功能。用结核菌素、白色念珠菌提取液、腮腺炎病毒、植物血凝素和链激酶-链球菌脱氧核糖核酸酶等 5 种抗原各 0.1ml 分别注入皮内,24～48h 后观察皮肤反应。风团＞0.5mm 为阳性。有 2 项阳性者,表示细胞免疫有反应性。

(3)氮平衡测定:收集患者 24h 尿液,测定其中尿素氮的量,以"g/L"表示之。24h 尿尿素氮＝尿素氮(g/L)×24h 尿量。24h 总氮丧失量＝24h 尿素氮(g)＋3g。患者每排便一次,公式中加 1g,代表从粪便中丧失的氮。氮平衡＝氮摄入量(静脉输入氮量或口服蛋白质/6.25)－氮丧失量,负数代表负氮平衡。

氮平衡测定是监测营养支持和了解机体代谢的有效方法,可动态了解蛋白质和能量的平衡。氮平衡±1 为正常,－10～－5g 为轻度,－5～－10g 为中度,＞－15g 为重度营养。

(4)尿 3-甲基组氨酸测定:是测定肌肉分解状况的指标。3-甲基组氨酸由机体内组氨酸甲基化生成,存在于肌动蛋白和肌球蛋白中,是肌原纤维的分解产物,不再代谢而经尿排出。尿 3-甲基组氨酸增加,表示肌肉蛋白处于分解状态,可由能量不足、蛋白质分解或患者处于应激状态引起。而当正氮平衡或应激状态减轻时,尿 3-甲基组氨酸减少。

(三)营养支持的时机

术前营养不良与术后并发症和病死率升高有着密切的关系。因此,在等待手术的患者应努力控制由饥饿引起的蛋白质-热量营养不良(PEM)的发生与发展。一般认为,短期饥饿(非应激患者 4～5d,应激患者 3～4d)

就可导致半衰期短的血浆蛋白水平发生改变,而外科患者术前饥饿的时间远超过这一限度。所以,术前应尽可能从肠内进行适当的营养支持。但对大多数外科患者通常需要肠外营养(TPN)治疗。Mullen 等研究发现术前 TPN 支持 7d,术后脓毒性并发症和病死率下降 5 倍。Thompson 等发现胃肠肿瘤患者,术前 TPN 治疗 8d,体重及清蛋白明显增加。总之,术前适当的营养支持(10～14d),有助于患者营养状况的改善,减少术后并发症和病死率。

手术后,由于胃肠功能抑制,不能经口或肠内营养满足机体代谢的需要,会引起营养状况的恶化。因此,大手术后,如果患者 7～10d 不能恢复经口摄食,就应尽早进行 TPN 治疗;存在高分解代谢或术前营养不良的患者,如果术后 5～20d 不能进食,也应尽早进行 TPN 治疗。Yamada 等发现胃癌患者术后用 TPN 治疗,细胞免疫活性恢复,体重增加,血浆蛋白水平增加,营养状况改善。然而,术后肠内营养的优点被许多学者认识,如感染并发症减少,特别是在维持肠道结构代谢及免疫功能方面优于 TPN。Hoover 等给上消化道手术患者经空肠造口,早期给予要素饮食,患者体重增加,总蛋白水平增高,获得正氮平衡。研究还发现,术后早期肠内营养可增加肝的蛋白质合成。

术前营养支持的时间一般为 7～14d,术后营养支持的时间依病情恢复而定。Herberer 等发现胃肠手术后平均 10d 不能正常进食,大多数患者 7d 才开始进食少量食物。因此,一般来说这段时间经过口服是不能摄入足够的热量和氮源。若患者术前就存在蛋白质-热量营养不良,这阶段会持续更长时间。大手术后机体构成和生理功能经过 2～8 周才恢复到术前水平,这一阶段都需要适当的营养支持,可经过短期 TPN 支持后过渡到肠内营养或口服饮食。综上所述,术前、术后的营养支持,有助于改善术前患者的营养状况,减少术后并发症和病死率,促进伤口愈合,缩短住院时间。

(四)营养物质的需要量与营养支持方法

营养物质给人体提供组织结构的基本材料和正常或异常过程所需要的能量。基础能耗(BEE)的经典计算方法如下。

男性:BEE(kcal) = 66.5 + 13.7 × 体重(kg) + 5.0 × 身高(cm) - 6.8 × 年龄(岁)

女性:BEE(kcal) = 66.5 + 9.6 × 体重(kg) + 1.8 × 身高(cm) - 4.8 × 年龄(岁)

通常成年人基本热量需要可概括为:基础能耗 × 25% = 1 800(kcal/d)。各种应激状态的热量需要会增加,差别很大。胆道肿瘤手术患者,除基本需要量外,往往需要额外约 30% 的热量(2 350kcal)。

1. 肠外营养　能源的配给如下。

(1)葡萄糖:机体有些组织和细胞(神经细胞、红细胞、白细胞、肾髓质和视网膜等)依赖葡萄糖供能,每天需要 160g,如无外源供给,体内以糖原形式储备的 300g 葡萄糖会很快耗竭,而后由生糖氨基酸的糖异生作用提供机体所必需的葡萄糖。因此,饥饿状态或术后不能进食时每天外源供给至少 150g 葡萄糖,才能把肌肉分解降低到最低程度,并减轻机体负担。

葡萄糖是肠外营养的主要能量选择,一般情况下,葡萄糖能量占糖脂双能源供能的 40%~60%。对严重应激状态下和合并多脏器功能不会的患者,使用单一的大量葡萄糖供能,会相当有害:①CO_2 产生过多,加重肺负担;②易致肝脂肪变性;③高血糖和高渗性并发症;④去甲肾上腺素分泌增加及其所致的神经内分泌反应;⑤体内有限的糖异生受到抑制。在 TPN 时,高热量(高糖或高脂肪)易致肝脂肪变性。Keim 认为非蛋白热量的水平是影响肝脂肪含量的主要因素,输入热量越高,肝脂肪变性越明显。

(2)脂肪:脂肪乳剂是目前 TPN 双能源中的另一重要能源。其优点是①含热量高,

对限制液体摄入的患者尤为适用;②可提供必需脂肪酸和三酰甘油,防止必需脂肪酸的缺乏;③脂肪乳剂的渗透压与血浆相似,可经外周静脉输注,极少引起静脉炎和高渗综合征,亦无利尿作用;④脂肪乳剂作为脂溶性维生素的载体,有利于吸收利用脂溶性维生素。脂肪酸因其双链的长度、数量和位置不同分为长链脂肪酸(LCT)、中链脂肪酸(MCT)和短链脂肪酸(SCT)。本来 MCT 进入线粒体氧化勿需卡尼汀(肉毒碱),易被组织摄取和氧化,不会在血液和肝内蓄积,故 MCT 应是肝胆疾病患者最为理想的脂肪乳剂。但 MCT 不含必需脂肪酸(如亚麻二烯酸、亚麻三烯酸和花生烯酸等)是其弱点。LCT 则含有必需脂肪酸,但需卡尼汀辅助才能进入线粒体氧化,而在高代谢时卡尼汀水平下降,限制 LCT 的代谢和利用。因此,营养学者主张使用等比例 LCT 和 MCT 混合制剂较好。肝功能正常的患者脂肪用量可在 2.0g/(kg·d),占双能源总量的 30%~50%,高代谢患者可适当增加。而对于梗阻性黄疸患者,脂肪用量在 1.0g/(kg·d),对肝能量代谢和脂肪代谢紊乱的恢复较为有利,且脂肪乳供能仅占 20% 即可。

(3)氮源:营养支持中氮源的作用是供给机体合成蛋白质和其他生物活性物质,而不是供给机体能量。目前通用的肠外营养氮源是氨基酸混合液。因此,氨基酸制剂应含有血液中的各种氨基酸且相互间有适当的比例。但是胆道肿瘤疾病患者,普遍存在营养缺乏和氨基酸代谢紊乱问题。如果输注普通的氨基酸制剂,会出现氨基酸不耐受,甚至诱发昏迷。肝胆疾病和肝切除后常表现为血浆 BCAA 下降,AAA 增加,使得 BCAA/AAA 比值下降。许多研究已证实高浓度 BCAA 具有较好的调节氮作用,使 BCAA/AAA 比值恢复,促进肝蛋白质合成,改善肝功能。在一般情况下,每千克体重每天提供至少 1.0g 蛋白质,热量/氮为(150~200):1。

2. 肠内营养 肠内营养（EN）时营养物质经肠道和肝门静脉进入肝能更好地被机体所利用，是营养支持的重要途径，临床医师在考虑营养支持时应首先考虑进行肠内营养。胆管癌术后患者，在肠道功能恢复后，应尽可能早的开始肠内营养，给入途径有口服、鼻胃管、空肠造口等多种。术后早期可给予 5％葡萄糖氯化钠溶液行肠内营养，再过渡到维沃、安素等肠内营养制剂，最后再给予普通饮食。

四、胆管癌手术治疗指南

胆管癌是一类严重威胁人类健康的消化道恶性肿瘤，且发病率逐年攀升，其发病隐匿、缺乏理想的早期诊断标志物、对常规放化疗缺乏敏感性，这些都是造成胆管癌患者预后极差的原因所在。肝门部胆管癌因其部位的特殊性和高发病率备受重视，有数据显示肝门部胆管癌占到了肝外胆管癌的 58％～75％。目前学术界公认最为有效的胆管癌治疗措施是早期确诊并行根治性切除，除此之外，姑息性手术和综合治疗也起到了一定作用。在 20 世纪 80 年代之前，人们对胆管癌的外科治疗比较保守，手术切除率很低。但在 1985 年之后，随着影像学的不断发展和人们对胆管癌认识的加深，越来越多的专家们开始将胆管癌的治疗寄希望于根治性切除，这期间手术切除的范围不断扩大，切除率和存活率不断提高，病死率也不断降低。

（一）胆管癌手术原则

目前，胆管癌的手术治疗主要包括根治性切除、姑息性切除和单纯引流术。根据手术切缘有无癌细胞残留，手术切除可分为：R_0 切除，即切缘镜下检查无癌细胞；R_1 切除，切缘镜下可见癌细胞；R_2 切除，切缘肉眼可见癌细胞。一般根据 Bismuth 分型选择肿瘤局部切除、联合部分肝切除和（或）联合胰十二指肠切除、全肝切除后原位肝移植等。

1. 局部切除 适用于 Bismuth Ⅰ、Ⅱ型肝门部胆管癌中的原位癌、高分化型病例。

但由于胆管癌发病隐匿，患者被明确诊断时往往已处于晚期，实际上能实施该手术方式的患者占所有手术患者的 15％，且往往难以做到 R_0 切除，远期生存率较低。局部切除虽然是一种理想的手术方式，但在临床应用有很大的局限性。

2. 扩大根治术 肝门部胆管癌特殊的转移方式常是局部切除术后复发率居高不下的根源。肝门部胆管癌主要是沿胆管壁上下浸润及向神经周围、淋巴间隙播散，从而使胆管周围重要结构如肝动脉、肝门静脉、肝实质等易受到侵犯，其中肝十二指肠韧带结缔组织内癌细胞残留是肝门部胆管癌切除后易复发的重要因素。故有学者提出联合部分肝切除，必要时联合胰十二指肠切除的扩大根治术，并要求手术中遵循不触碰肿瘤原则，达到整个术野都不能有癌细胞残留。其术式包括肝门部胆管癌切除、肝十二指肠韧带骨骼化切除，必要时做肝叶切除和（或）尾状叶切除连同肝门静脉和（或）肝动脉切除。以往的观点认为，肝门部胆管癌行联合肝叶切除的胆管癌根治术时，近端肝内胆管的重建条件需断端切缘无癌侵犯，显露良好，因而对左、右肝管均受累的Ⅳ型肝门部胆管癌则无法行联合肝叶的根治性切除，往往需行肝移植术；另外对血管侵犯的处理，以往的观点认为，由于多数患者长时间的阻塞性黄疸，肝储备与代偿能力明显下降，行长时间的肝门阻断和血管重建术需慎重。而现在较以往的观念有扩大，主要归纳如下：①左、右肝管均累及、限于Ⅰ级胆管内（Ⅳ型），可做扩大三叶切除术。意大利学者提出对欲切除的半肝，术前通过肝门静脉栓塞使其萎缩，以使保留的半肝代偿性肥大，以减少术后肝衰竭的发生率。②肿瘤累及肝动脉、肝门静脉者，可切除累及段血管并予重建。③少数情况，肿瘤侵及尾状叶、累及下腔静脉，亦可切除相应 Ⅳ段＋血管重建。该术式主要适用于 Bismuth Ⅰ、Ⅲ型患者。中国人民解放军总医院随访 74

例肝门部胆管癌扩大根治术病例,1年、3年、5年存活率分别为75.4%、24.4%及12.2%,最长1例无瘤存活8年,认为肝门部胆管癌应积极行手术切除治疗,对无明显手术禁忌证的患者行肿瘤切除联合肝叶切除的扩大根治术可延长患者存活期。Lillemoe等手术治疗48例肝门部胆管癌,发现联合肝叶和(或)肝门静脉和(或)肝动脉切除者切缘阴性率达80%,而局部切除者仅为30%。肝门部胆管癌切除,自从采用肝门部血管"骨骼化"、扩大切除范围并附加肝叶切除术以来,手术切除率便有显著提高,但由于患者有不同程度的梗阻性黄疸,在严重黄疸的情况下,若施行广泛的肝切除术,例如施行右三叶切除术,手术的危险性也大大增加。手术前引流肝内胆管使患者血清胆红素水平下降至接近正常,已成为日本医学界较为一致的意见,但因有增加感染并发症、延长治疗时间、导管并发症发生率高等顾虑在国际上尚未达成共识。扩大根治术使生存率明显提高,但同时也必须注意到术后并发症和病死率也随之增高。Miyazaki等报道此术式术后并发症发生率及病死率分别高达29%和48%。因此,在选择手术方式的时候要充分考虑患者的全身状况。

3. 全肝切除后原位肝移植 这是针对肝门部胆管癌的另外一种手术方式,但此种术式目前尚有争议。反对者认为花费大量的人力、物力,同时耗费宝贵的供肝资源而仅达到改善患者生活质量的目的不值得。提倡者认为肝门部胆管癌具有肝内转移、生长缓慢、肝外转移较晚的特点,是肝移植的良好适应证。具体做法是选用原位肝移植、胆管重建,并行胆总管与受体空肠Roux-en-Y吻合,最大限度地切除患者的近端胆管以防止复发。Robles等在1990-2003年对36例已经不能切除的肝门部胆管癌患者施行全肝切除加原位肝移植术,术后1年、3年、5年的生存率分别为82%、53%和30%,达到与根治性切

除组相似的疗效。Iwatsuki等提出的肝门部胆管癌肝移植术的适应证为:①已确诊为Ⅱ期患者,开腹探查无法切除者;②拟行R_0切除但因肿瘤中心型浸润,只能做R_1或R_2切除者;③手术后肝内局部复发者。

(二)术前引流问题

除了以上的手术方法和手术适应证之外,肝门部胆管癌的术前引流问题也是必须注意的一个方面,胆管癌的直接致死原因主要为梗阻性黄疸、胆道感染、脓毒血症。因此,如何控制黄疸,保护肝细胞功能、预防感染以及改善由梗阻性黄疸所致的全身各脏器损害,是提高肝门部胆管癌外科治疗效果的重要基础。对胆管癌患者是否行术前减黄,现在似乎达成这样一种共识,即不主张穿刺置管外引流作为拟行治愈性切除手术前的准备,因为这并不能提高患者的生存率,而且容易引起并发症和胆道感染,从而造成严重的后果。

(三)姑息性减黄问题

由于胆管癌发病隐匿、诊断困难,大多数患者在发现时已经丧失根治性手术机会,其中肝门静脉癌侵犯是最常见的非根治性手术的原因,对于这种患者应积极行姑息性引流治疗,尽量减轻黄疸引起的肝功能和全身损害,提高患者的生活质量,并为其他辅助疗法提供机会。对于引流方式现在更提倡手术引流而不是经皮穿刺置管,因前者的后期复发性胆管炎发生率和再住院率要低些。

(四)综合治疗

综合治疗作为手术治疗的辅助手段,能够在一定程度上降低术后复发率和提高生存率。近几年发展起来的综合治疗手段主要有新辅助放化疗、基因治疗等。Wiedmann等对7例肝门部胆管癌患者行术前放化疗,结果手术后无一例胆管切缘镜下癌细胞残留;而同期未进行术前放化疗的胆管残端,癌细胞残留率高达54%,提示新辅助放化疗能显著提高手术根治切除率,减少局部复发。随着基因治疗理论和技术的成熟,目前基因治

疗已广泛应用于治疗肝癌、胰腺癌、结肠癌等，但对于胆管癌的治疗尚处于基础和动物实验阶段。

时至今日，外科医师们不得不接受对于胆管癌能够得到治愈的只是极少数的早期患者这个现实，对大多数患者，手术只能达到减少并发症、降低病死率和延长生存时间并提高生活质量这个目的。无残留癌组织和无淋巴结转移是决定胆管癌切除手术后长期生存的主要因素。要提高胆管癌切除后的长期生存率，只能扩大切除范围以增加手术的彻底性，似乎已成为医学界的共识。

五、胆管癌的手术方式

胆管癌是指发生于肝外胆管（包括左右肝管、肝总管、胆总管）的癌，一般可分为近端胆管癌（肝门部胆管癌）和中远端胆管癌。而起源于肝内胆管上皮的肝内胆管细胞癌与肝细胞癌一起归入原发性肝癌的范畴。由于解剖部位的差异，近端胆管癌和中远端胆管癌在手术方式上存在较大差别。

（一）肝门部胆管癌的手术方式

肝门部胆管癌（hilar cholangiocarcinoma）是指发生于肝总管、左右肝管汇合部及左、右肝管的癌肿，又称近端胆管癌、高位胆管癌。Klatskin 最早对肝门部胆管癌作了详细的临床病理特征描述，故肝门部胆管癌又称 Klatskin 肿瘤。手术切除是治疗肝门部胆管癌的首选治疗方法，它既切除了肿瘤，又解除了胆道梗阻。

根据肝门部胆管癌发生部位和累及范围可将其分成若干临床类型，目前多采用 Bismuth 提出的分型。Ⅰ型：肿瘤位于肝总管；Ⅱ型：肿瘤位于左、右肝管汇合部；Ⅲ型：肿瘤位于右肝管（Ⅲa）或左肝管（Ⅲb）及其左、右肝管汇合部；Ⅳ型：肿瘤累及肝总管、左右肝管汇合部和左、右肝管。肝门部胆管癌这一临床分型对手术方式的选择具有重要价值，Ⅰ型因较早出现梗阻性黄疸而得以较早诊断，手术切除率

高，因而预后较好；而Ⅳ型由于侵犯的范围广，大多数不能切除，即使能够切除者也是以姑息性切除为主，因而预后差；Ⅲ型首先引起一侧肝管阻塞，早期可不出现黄疸，当肿瘤发展逐渐阻塞对侧肝管或肝总管时才出现黄疸，此时已非早期，故手术切除率亦不高。

肝门部胆管癌的治疗首先是针对肿瘤引起的胆道梗阻，其次才是治疗肿瘤本身，因为胆道梗阻引起的肝衰竭是患者的最早致死原因。手术切除肿瘤是该病的最理想的治疗方法。当肿瘤无法切除时，单纯的胆道引流也是一种积极的治疗方法，它虽然不能根治肿瘤，但可以延长患者的生存期。肝门部胆管癌早期诊断困难，出现黄疸时已非病程早期；肝门部解剖复杂，手术切除在技术上要求较高；肿瘤的生物学特性使其易于向胆管壁外浸润，侵犯周围淋巴、神经、血管和邻近肝组织。此种种限制均制约了肝门部胆管癌的手术切除，其手术探查病例的切除率一直较低。近年来，随着对本病认识的提高、影像诊断的进步、手术经验的积累和手术切除范围的扩大化，肝门部胆管癌的手术切除率得到了明显提高，文献报道从 35%～70%，甚至有超过 90% 的报道。从手术切除的彻底性上可分为根治性切除和姑息性切除，前者指切缘无癌残留，后者则有癌残留。根治性切除可为患者提供长期生存的机会，而姑息性切除也可显著延长患者的生存期，其生存率明显高于单纯胆道引流者。由于胆管癌可在黏膜下蔓延，手术中有时不易准确判断根治程度，需送病理检查以确定有无癌细胞残留。

从手术切除的范围上可分为局部切除和扩大切除。前者指切除肿瘤的肝外胆管，近端肝管与空肠做 Roux-en-Y 吻合；后者在此基础上附加各种类型的肝切除（包括全肝切除和肝移植）、受累血管（肝动脉和肝门静脉）的部分切除和修补或重建、肝胆胰十二指肠联合切除等。当前肝门部胆管癌的手术切除范围有扩大化的趋势，其中各类肝叶切除是

提高手术切除率和根治性的重要步骤；手术方式亦趋于规范化。根据 Bismuth 分型，目前国内外推荐的术式为：Ⅰ型，肿瘤局部切除；Ⅱ型，肿瘤局部切除＋肝尾状叶切除；Ⅲ型，肿瘤局部切除＋肝尾状叶切除＋右半肝（Ⅲa）或左半肝（Ⅲb）切除；Ⅳ型，肿瘤局部切除＋肝尾状叶切除＋中肝叶（左内叶和右前叶）切除，或全肝切除加原位肝移植。

1. 肝外胆管脉络化切除＋肝管空肠吻合　基本术式是对肝十二指肠韧带进行"脉络化"解剖，切除肿瘤的肝外胆管和肝十二指肠韧带内的淋巴结、脂肪结缔组织。近端肝管与空肠做 Roux-en-Y 吻合。取右侧肋缘下切口进腹，探查无肝内及腹腔内广泛转移后探查肝门部，切开肝门板前缘的肝包膜，钝性分离肝门板，探查左、右肝管汇合部及左、右肝管；分离肝动脉，游离后用索带牵开；将胆囊从胆囊床游离，仅剩胆囊管与胆管相连后胆囊用作牵引；游离胆总管并在胰腺上缘切断，远端缝闭，近端向头侧翻起，在牵引下沿肝门静脉前壁和右侧壁向近端分离，达左、右肝管汇合部后肝门静脉位于其后方，分离超过肿瘤达正常的扩张胆管，距肿瘤边缘 0.5～1cm 处切断胆管，将肿瘤及其肝外胆管、胆囊和肝十二指肠韧带内的淋巴结脂肪结缔组织整块移除。最后，将左、右肝管成形或分别与空肠做 Roux-en-Y 吻合。

2. 肝外胆管脉络化切除＋尾状叶切除＋左、右肝管空肠吻合　肝门部胆管癌易于沿胆管黏膜下向肝侧胆管侵犯，而尾状叶胆管开口于左、右肝管，因而首先受到侵犯；同时肿瘤也容易直接侵犯尾状叶肝实质。因此，除Ⅰ型外，其他类型的肝门部胆管癌欲获得根治性切除均须切除尾状叶。在多数情况下，尾状叶需连同其他肝叶一并切除，而单独尾状叶切除仅适用于Ⅱ型肝门部胆管癌。事实上，单独切除尾状叶在技术上较联合其他肝叶切除困难，之所以仅切除尾状叶主要是为了避免切除过多肝组织，从而降低手术后

并发□□□□□□
脉络化□□□□□
后离断□□□□□
断尾状叶□□□□
切肝从肝门□□□
分切除者则□□□
肝组织，左侧□□
至右前、右后□□
切断肝门静□□□
肝外胆管等□□□
管、右前与右□□
Roux-en-Y 吻□□

3. 肝外胆管□□
肝切除＋右肝管□
Ⅲb型肝门部胆管□
外叶肝管开口。□
断左肝动脉，然后□
侧游离；游离肝门静□
此时左、右肝界限分□
法同前；沿左、右肝分□
质，向上至下腔静脉左□
脉，再沿下腔静脉浅层□
实质，最后将左半肝尾状□
织整块切除，右前、右后□
做 Roux-en-Y 吻合。如□
肝管，则需做左三叶切除，□
后并发症多、病死率高，故□
选择该术式。

4. 肝外胆管脉络化切除□
肝切除＋左肝管空肠吻合　□
Ⅲa型肝门部胆管癌。肝十□
化及肝游离同前，确定做右半□
断右肝动脉，然后切断左肝管□
游离后方的肝门静脉，切断肝门□
沿左、右肝分界线常规方法切□
状叶，并与肝外胆管等组织一并□
与空肠做 Roux-en-Y 吻合。如□
左内叶胆管，则需做右三叶切除□
的是，行右半肝切除切肝量较大□

　　　　　　　　　　　肝功
　　　　　　　　　　上往难
　　　　　　　　，对估
　　　　　　　　，术前先
　　　　　　　　肝右叶发生
　　　　　　　　行右半肝或
　　　　　　　　后不易发生

　　　　　　尾状叶、中肝
　　　　　　　吻合　该术
　　　　　叶和尾状叶的
　　　　　部胆管癌，右前
　　　　者。手术较为
　　　化解剖和肝的
　　　　左、右肝门，左肝
　　　在此切断左外叶
　　　内叶支；右肝门解
　　　切断肝动脉右前叶
　　汇合的远端切断右
　　静脉右前叶支。切
　　侧，右侧沿右前、右后
　　侧，向上达下腔静脉
　水汇合前切断肝中静脉，
　尾状叶与右后叶之间离
　注意掌握切肝平面，最
　和肝外胆管等组织整块

　管癌侵犯血管的处理　胆
　静脉同在 Glisson 鞘内，相
　又有向壁外组织浸润的特
　胆管癌常侵犯肝动脉和肝门
　侵犯多为肿瘤所包裹，如为
　肝固有动脉在未行肝切除或
　切除（如尾状叶切除、肝方叶部
　也可予以切除；而在行 2 个肝
　肝切除的同时切断肝固有动脉
　门静脉干受累常为右前侧壁，
　一部分，缺损处做连续缝合修
　管瓣移植修补；切除一段肝门

静脉，如切除长度<2cm，则可做端-端吻合。如切除长度>2cm，一般需行自体静脉或人造血管移植；肝门静脉切除和重建多可在 30min 内完成，如超过 30min 应做肠系膜上静脉与股静脉或腋静脉之间的转流。肝门静脉分支受侵犯多在做同侧半肝切除时予以切除，若肝门静脉左、右支同时受侵犯，一般只能做姑息性切除，除非做肝移植。广州中山大学附属第二医院收治一例 Bismuth Ⅲb 型肝门部胆管癌患者，肿瘤侵犯肝右动脉、肝门静脉分叉部。该院采用左半肝联合肝右动脉、肝门静脉整块切除并予以血管重建，取得满意的效果。具体资料如下：患者，男性，50岁，因消瘦、乏力伴全身皮肤瘙痒 1 个月入院。无乙型肝炎病史，饮酒 30 余年，平均每天 500ml 白酒。入院时全身皮肤黏膜无黄染，肝、脾肋下未及，腹部无移动性浊音。实验室检查：血常规正常，肝功能中血清转氨酶升高（谷丙转氨酶 99U/L，谷草转氨酶 58U/L；正常值为 5～40U/L），胆红素水平正常，γ-谷氨酰转肽酶升高（1 417 U/L，正常值为 6～46 U/L），碱性磷酸酶升高（332U/L，正常 20～150 U/L）；血清肿瘤学指标（甲胎蛋白、癌胚抗原、CA125、CA19-9）结果均正常。上腹部 MRI 见左肝管近段至左、右肝管汇合处异常信号，形态不规则，约 3.2cm×3.0cm，T_2W_1 为稍高信号，T_1W_1 为稍低信号，增强后呈边缘为主的不均匀强化。胆囊颈内侧及肝门区各见一枚增大的淋巴结信号，长径分别约 1.5cm 和 1.7cm；MRC 示肝左叶胆管明显扩张，左肝管近段、肝总管呈不规则充盈缺损，右肝内胆管、胆总管无扩张，胆囊正常大小，胰管未见狭窄和扩张。术前诊断为肝门部胆管癌（Bismuth Ⅲb 型）。术中探查发现肝呈轻度脂肪样变，肝总管内可及肿物，质地韧，左内叶近肝门板上缘有癌转移灶，直径约 1cm，肝固有动脉旁、肝门静脉后方和肝总动脉旁淋巴结肿大，质地韧。手术过程大致为：解剖第一肝门，清除肿大的淋巴结和肝十二指肠韧带中脂肪、淋巴、神经组织。先后切断肝中动脉和肝左动脉；发现肿瘤侵犯肝门静脉分叉部、肝右动脉。游离左肝，在胰腺上缘横断胆总管，将胆囊自胆囊床剥离，在 Cantlie 线偏左侧用电凝离断肝实质，期间肝中静脉主干出血而被部分缝扎，切断、结扎肝左静脉；至第一肝门位置，切断受肿瘤侵犯的肝右动脉（长约 2cm，直径约 3mm）、肝门静脉分叉部和右支（长约 2cm，直径约 1cm）、右肝管，连同左半肝（Ⅱ～Ⅳ 段）整块切除。肝门部血管重建先后行肝门静脉右支-肝门静脉主干端-端吻合、肝右动脉-肝固有动脉端-端吻合，分别用 6-0 prolene 线和 7-0 prolene 线连续缝合。"无肝"期间右肝内门静脉和肝动脉注射肝素溶液以预防血栓形成，肝门静脉完全阻断约 10min，肝动脉完全阻断约 30min。开放肝血流后见右前叶有淤血现象，系肝中静脉回流障碍引起。最后行右肝管空肠 Roux-en-Y 吻合术，右肝管内放置塑料支架。术后患者清醒、拔气管插管送外科监护室治疗，予肝素、前列腺素 E 抗凝处理等。术后患者生命特征平稳，神志清楚；彩色多普勒超声动态观察，肝右动脉和肝门静脉血流通畅。术后凝血功能正常；血清转氨酶在术后第 2 天显著升高，谷丙转氨酶达 3 372 U/L，随后迅速下降；血清胆红素在术后也上升，总胆红素第 5 天达 64μmol/L，随后也逐渐降至正常；而血清 γ-谷氨酰转肽酶在术后迅速下降。术后第一天发现腹腔引流液中有少量胆汁样液体，经局部冲洗、引流，胆瘘于术后 12d 自愈。病理诊断为肝门部胆管腺癌（分化较差）伴坏死，大小约 3.0cm×2.5cm×2.5cm，侵犯神经束组织，少数脉管内可见癌栓，其余肝组织肝细胞疏松化，汇管区较多淋巴细胞浸润；肝门静脉后方淋巴结转移癌。术后第 16 天时肝增强 CT 检查，见肝动脉和肝门静脉通畅；右前叶有淤血现象。患者于术后第 29 天出院，给予口服卡培他滨以预防肿瘤复发。术后 2 个月

上腹部 CT 和 CTA 显示肝右动脉和肝门静脉通畅，肝右前叶萎缩。术后随访 6 个月余，肝功能正常，未发现胆管癌复发。本例经验表明，对术前肝功能基本正常的患者，半肝切除联合受累的对侧肝动脉、肝门静脉整块切除治疗肝门部胆管癌是安全可行的。但术中应尽量缩短"无肝期"，以免肝的缺血再灌注损伤导致肝衰竭。可见，当肝门部胆管癌侵犯周围大血管时，并非手术切除禁忌，联合血管切除重建有利于提高根治切除率，提高治疗效果。

7. 联合胰十二指肠切除 当肝门部胆管癌有胰头前、后淋巴结转移时，单纯清扫淋巴结常难达到根治目的，可同时做胰十二指肠切除，以提高手术切除的根治性。但肝胆胰十二指肠联合切除手术大、创伤重，术后容易发生多种并发症，故应谨慎从事。

8. 肝移植 对不可手术切除或不能做 R₀ 切除的肝门部胆管癌可行肝移植，国内外均有报道。一般选择Ⅳ型患者。为增加手术的根治性，有作者甚至在肝移植的同时附加胰十二指肠切除，即所谓肝门部胆管癌联合超根治切除。

9. 姑息性胆道引流手术 如果在术中探查发现肝门部胆管癌不可切除者，可行胆道引流以减轻梗阻性黄疸。可选用的术式有以下几种。① 左外叶肝管空肠吻合术（Longmier 手术）：切除部分肝左外叶，显露左外叶肝管，稍做整形后与空肠做 Roux-en-Y 吻合；② 左外叶下段肝管空肠吻合术（Couinaud 手术）：经肝圆韧带左侧分离肝实质，显露左外叶下段（Ⅲ段）肝管，切开后用胆道探条向肝门方向扩张肿瘤狭窄段胆管，使左、右肝管相通，并置入支撑管，再行Ⅲ段肝管空肠 Roux-en-Y 吻合；③ 右前叶下段肝管-胆囊-空肠吻合术：游离胆囊，注意保护胆囊血供，向胆囊床深部分离肝组织 1～2cm，便可显露右前叶下段（Ⅳ段）肝管，以胆囊为中介，将其后壁与扩张的Ⅴ段肝管吻合，前壁与

空肠做 Roux-en-Y 吻合；④右后叶下段肝管空肠吻合术：切除部分右后叶下段（Ⅵ段）肝组织，显露该段肝管，成形后与空肠做 Roux-en-Y 吻合。上诉几种术式，有时需同时做两个吻合才能达到有效的胆道引流。

(二)中远段胆管癌的手术治疗

中远段胆管癌一经诊断，如无手术禁忌均应手术探查。与近段的肝门部胆管癌相比，中远段胆管癌由于黄疸出现较早因而发现较早，且解剖关系没有前者复杂，故手术切除率较高，如无广泛转移，90%以上可获得手术切除。在手术术式上，除少数比较局限的中段胆管癌在确保远近端胆管切缘阴性的前提下可做肝外胆管局部切除外，大多数中远段胆管癌需行胰十二指肠切除加肝外胆管脉络化切除，同时清扫胰十二指肠前、后和胃大、小弯区域淋巴结。对不能切除的病例可行梗阻近端的胆管-空肠端-侧或侧-侧 Roux-en-Y 吻合，一般不宜行胆囊空肠 Roux-en-Y 吻合。对不能手术探查的病例，可经 ERCP 或 PTC 放置金属支架做胆道内引流。

六、胆管癌的手术并发症

(一)胆漏

胆管癌术后胆漏的发生率各家报道不一，从 4.1%～12.8%。在合并肝切除的胆管癌根治术时，几乎都要切除肝外胆管，并重建胆道。这样就不能像单纯肝切除那样，可经胆囊管残端进行胆漏试验。胆管癌合并肝切除时，只能在肝断面止血后，压上干净的纱垫，然后观察纱垫上有无染上胆汁来判断有无胆漏。但胆管癌合并的肝切除基本上都是肝段或肝叶的规则性切除，肝断面上很少有粗大的 Glisson 鞘露出，而且肝断面发生胆漏的机会也不多。即使发生了胆漏，若吻合的胆管内胆道引流通畅且肝断面引流良好，多数胆漏都能自然闭合。但是，由于病情不同，有些胆漏是很难处理的。若术后患者无黄疸，但腹腔引流液呈胆汁样，测定其中胆红素浓度即可诊断。若术后患者伴有高胆红素血症，这时以腹腔引流液胆红素浓度来判断有无胆漏就很困难。但是，若引流液胆红素浓度在血胆红素浓度的 3 倍以上，则可以确定腹腔引流液中有胆汁混入。另外，若腹腔引流管是持续负压吸引时，一旦混入了较多胆汁，引流液就呈泡沫状，这也有助于鉴别。胆漏一旦明确，应更换持续负压吸引，尽量防止腹腔内胆汁聚积。引流管直接造影可明确胆漏的具体位置，不仅在仰卧位上摄片，还要在侧卧位上摄片，然后仔细读片。若引流量逐渐减少，无效腔也逐渐变小时，可停负压吸引，之后的处理也与通常的引流管相同。胆管癌术后胆漏发生的原因有 2 种：一种是胆管侧壁损伤或切断了末梢胆管的断端出现的胆漏，这时只要充分减压，胆漏都能愈合；另一种是切断了汇合点以远胆管分支而出现的胆漏，这时若该支胆管引流肝区域较大，则成了难治性胆漏，有时只有废除该区域肝实质才能治好胆漏。故治疗术后胆漏，要查明其原因，然后才能选择正确的治疗方法。

(二)腹腔内脓肿

腹腔内脓肿是胆管癌术后常见并发症。胆管癌手术时，基本上都要用肠管来重建胆道，而且多数患者术前胆汁培养是细菌阳性。在多数情况下，术后切口感染或腹腔内脓肿的致病菌与术前胆汁培养的细菌是一致的。因此，不但要在术后出现发热、白细胞计数升高时检查腹腔，而且还要在合并肠麻痹、胸腔积液或切口感染迁延不愈时检查腹腔。首先行超声检查，在有肠道气体影响时，应行腹部 CT 检查，确认有无腹腔脓肿。引起腹腔内脓肿的常见原因有：①胆管-空肠吻合口漏。②肝断面引流不畅，特别是术前胆汁细菌培养阳性时，若肝断面引流不畅，就很容易在肝断面与肠管或膈肌之间形成脓肿。③胰腺实质损伤出现胰漏伴感染。在切除肝外胆道，追踪下段至胰腺实质内或清扫胰头后方淋巴结时若损伤了胰腺实质，可发生胰漏并感染。

④引流管逆行性感染。腹腔引流管留置时间过长，可发生逆行性感染。⑤腹主动脉周围淋巴结清扫后，淋巴液潴留伴感染。⑥空肠-空肠端-侧吻合口漏。腹腔内脓肿一经诊断后，要在超声或CT引导下行脓腔穿刺并置管引流。引流脓液较多时，每天至少要冲洗2次，冲洗时不能增加腹腔内压。要定期行脓液细菌培养，选择敏感抗生素。待发热等临床症状消失后，应尽早停用抗生素，防止耐药菌株的出现。另外，不仅要使用静脉高营养，还要并用肠道营养制剂，努力改善全身营养状况，提高自身免疫力。总之，胆管癌的手术安全性虽然已有提高，但由于手术侵袭性大，术后并发症发生率仍较高。合并大量肝切除的胆管癌手术术后若出现感染，势必会损伤肝功能，导致肝功能不全。因此，在术后管理中，如何处理感染是十分重要的，腹腔内脓肿的早期发现和及时有效的处理可预防术后肝功能不全。

（三）胆肠吻合口漏

高位胆管癌手术往往需合并肝切除，需行胆肠吻合以重建胆道。行胆肠吻合时若胆管-空肠缝合不全，则易发生吻合口漏。胆管-空肠吻合术后如果发现吻合口附近的引流液流出胆汁样液体，一般容易诊断。但是，应该注意也有可能是肝断面末梢胆管的胆漏。不论什么情况下，如果引流液中的胆红素浓度远远高于血清浓度，应考虑发生胆肠吻合口漏。怀疑有吻合口漏时，应尽快通过手术时留置的引流管进行造影，明确瘘口的情况以及其与引流管的位置关系。在造影的时候，要缓慢注入造影剂，注意不要使胆管内的压力升高。另外，除了拍摄正位像，还需对各种体位进行拍摄。在吻合口前壁漏时，如不采取侧卧位造影，则有时发现不了瘘口。吻合口漏的处理要点有以下两点：①从吻合口漏出的胆汁是否得到良好的引流。②是否能做到肝内胆管的减压。至于后者，如手术时经肝或经空肠留置胆汁引流管，一般不成

问题。如果腹腔引流管的位置良好，漏出的胆汁能得到有效引流，则可继续观察。如引流减少，同时感染征兆也消失，可以逐渐向外拔除引流管。如果引流良好，基本上也不会产生什么症状，血生化检查也很少会发现异常。持续发热和腹痛、白细胞计数升高是引流不良的征兆，应检查一下是否有腹腔内的液体潴留。手术后由于受肠道气体等的影响，很多情况下用超声检查不能得出正确的诊断，必须进行增强CT检查。潴留于腹腔内的胆汁很容易引起感染，如置之不理，基本上都会形成腹腔内脓肿，最后导致败血症的情况也不少见。因此，发现液体潴留时应尽快进行引流。若已留置的腹腔引流管接近液体潴留的部位，通过导丝操作，有时通过改变已有引流管的位置也能实现引流。若不成功，可在超声引导下进行穿刺引流。如液体范围广泛，应毫不犹像的再次开腹，进行彻底的腹腔冲洗引流。

（四）腹腔内出血

术后腹腔内出血是胆道手术后严重的并发症，不仅需要立即进行处理，还必须针对病情选择合适的治疗方法。胆管癌肝切除术后出血有以下两种情况：一种术后几天内发生的离断面和结扎部位的出血，不伴有肝功能不全和吻合口漏，也没有感染存在。多数病例全身状况较好，及时进行紧急开腹止血手术和肝动脉栓塞术（TAE）的话，可以挽救患者生命。另一种是术后出血发生于合并有术后肝功能不全和吻合口漏的、全身情况不良的、伴有感染的重症患者。常于手术10d后发生，即使能够止血，由于出血使肝功能进一步恶化，预后较差。

术后肝功能不全和吻合口漏增加了术后出血的风险，胆管癌肝切除术后出现吻合口漏，一旦出血就可能危及生命。因此，要减少术后肝功能不全的话，预防出血是最重要的。在合并吻合口漏的病例中，由于腹腔内漏出的胆汁和胰液混合消化液的消化作

用,使血管变得脆弱,在引流管的刺激下容易破裂出血。相应预防措施包括:①手术时采用 Prolene 线缝扎动脉血管;②用柔软的材料作为引流管,留置在不直接接触血管的部位;③用大网膜覆盖胆管-空肠吻合口或胰-空肠吻合口;④腹腔引流出现有胆汁和胰液时,进行局部的持续冲洗以减轻消化液的刺激。

由于大量出血而导致休克的病例中,在进行抗休克处理的同时,必须马上决定是否进行紧急手术或是否要做紧急血管造影和 TAE。术后 1 周以内腹腔内粘连尚不重,多进行紧急开腹手术。当腹腔内潴留有大量血液或者血液中混有胆汁或胰液时,为了止血和除去、清洗腹腔内的血肿,应该选择紧急开腹手术。出血发生在 1 周以后的话,首先进行紧急血管造影,确定出血部位,随后尝试急诊 TAE 止血。但即使止血成功,若不能控制局部感染,就需要考虑进一步手术治疗。术后 1 周以后的大出血病例,大多数在大出血之前会发生少量的出血。因此,超过术后 1 周从腹腔引流管发现少量的出血时,不要因为量少而忽略,应该积极行血管造影检查出血原因。在大量出血的病例中,在肝动脉或胃十二指肠动脉等比较大的血管中常可以发现假性动脉瘤或血液外漏。在进行 TAE 栓塞时,最理想的是从血管破裂部位的远侧端开始依次向近侧端置入栓塞用钢圈,直至完全止血。在充分研究动脉造影之后,选择大小合适的钢圈是很重要的。总之,胆管癌肝切除后的腹腔出血是病情复杂的严重并发症。术中、术后要积极采取预防措施,同时要积极使用血管造影检查和急诊 TAE 治疗。但是,为了减少术后腹腔出血提高治疗效果,首先要减少术后的肝功能不全。

(五)消化道出血

引起胆道外科手术后消化道出血的原因大致可以分为两类:一类是继发于胆道外科手术后并发症的难治性出血。例如,由于胰十二指肠切除术缝合不全等原因引起的假性动脉瘤的破裂;或者是由于肝大部切除后的肝功能不全导致多器官功能衰竭(MOF),全身状态恶化后引起的消化道出血等。另一类是与一般的消化道外科手术相同的术后消化道出血,如消化性溃疡、急性胃黏膜病变和吻合口出血等。

1. 假性动脉瘤破裂　在胰十二指肠切除后出现缝合不全、在胆管癌肝切除术时一味向下游切除胰内胆管而引起胰漏的病例中,消化道出血大多是因为假性动脉瘤破裂导致的。其中大部分患者全身状态很差,再加上迅速大量的出血,一般抢救的成功率很低。但是,只要不错过最佳抢救时机,进行急诊 TAE 等止血治疗,还是有可能抢救成功的。

2. 肝功能不全、MOF 并发消化道出血　对于胆管癌肝切除术后发生感染性并发症等而引起肝功能不全,出现 MOF、弥散性血管内凝血(DIC)等并发症的病例来说,可能会并发消化道出血。另外,肝大部切除后出现消化道出血后,由于出血会导致贫血加重、输血、进行性高胆红素血症的恶性循环,进一步加重了肝功能不全。像这样由于并发肝功能不全和 MOF 而导致的消化道出血不仅止血困难,要抢救成功更是难上加难。因此,对于肝功能不全和 MOF 的预防是极其重要的。

3. 胃十二指肠溃疡和吻合口溃疡　在胆道外科手术后引起的消化道出血中,以因消化道性溃疡引起的上消化道出血比较常见。特别是保留幽门的胰十二指肠切除术中,残胃过大导致胃酸过多,对于吻合口溃疡和吻合口下游侧的空肠溃疡等应特别注意,术后应常规使用 HZ 受体阻滞药或质子泵抑制药来抑制胃酸分泌。

4. 急性胃黏膜病变　急性胃黏膜病变是以急性腹痛和出血为表现,内镜下所见为多发的、不规则的伴有新鲜出血的急性溃疡及弥漫性、斑点状的黏膜发红。大多数情况下给予非手术治疗即可控制。

5. 吻合口出血　吻合口出血是术后立即发生的消化道出血,与上述吻合口溃疡出血的病理生理不同。手工双层缝合几乎不并发出血,但是单层缝合时间断缝合不够紧密或原来使用直线切割闭合器等腔外吻合器后改为腔内吻合器进行吻合时,有时会并发吻合口出血。尽管大多数情况可以使用内镜止血,但有时也必须开腹重新吻合,所以应十分注意吻合法的选择。

(六)术后肝衰竭

胆管癌患者因术前黄疸造成不同程度的肝功能受损、低蛋白血症、腹水等,而胆管癌根治性手术往往需附加肝切除、胰十二指肠切除等较大手术,故术后容易出现肝衰竭,是患者住院死亡的主要原因之一。目前,对于肝衰竭的治疗仍缺乏特殊治疗手段,故重点应放在术前、术中的预防上。正确的术前评估、术前减黄、纠正低蛋白血症、消除腹水、减少术中出血、缩短手术时间及必要的围术期护肝治疗,对防止肝衰竭的发生有一定帮助。

(七)术后肝肾综合征

胆管癌患者因阻塞性黄疸时间长,肝功能受损程度重,加上手术创伤应激、术中出血、低血压、休克等原因,术后可能出现肝肾综合征。预防肝肾综合征的发生,必须做好围术期肾功能的保护,包括术前肾功能评估,肝功能改善,内环境稳定,术中、术后注意补充有效血循环量,并保证正常尿量,一旦发生肾衰竭,则需要行血液透析并加强肝、肾功能维护及纠正水、电解质、酸碱平衡紊乱,使肾功能逐步恢复。

(八)其他并发症

如胃瘫、胸腔积液等上腹部手术后的一般并发症、肺感染、深静脉血栓形成、成人呼吸窘迫综合征(ARDS)、DIC等,应积极采取相应的措施予以防治。胆管癌患者因其自身特点,手术难度大,风险大,手术的并发症亦较多,因此,对胆管癌围术期处理应予重视,并选择适当的治疗方式和手术方法,对减少其并发症发生有积极的意义。

(刘　超)

参 考 文 献

[1] 陈孝平,陈汉. 肝胆外科学. 北京:人民卫生出版社,2005:341-342.
[2] 黄志强,黄晓强,宋青. 胆道外科手术学. 第2版,北京:人民军医出版社,2010:272-276.
[3] 董家鸿主译. 要点与盲点:胆道外科. 北京:人民卫生出版社,2010:142-146.
[4] 李强,郝希山. 高位胆管外科治疗的历史与现状. 中国肿瘤临床,2005,32(22):1311-1314.
[5] Mistilis S, Schiff L. A case of jaundice due to unilateral hepatic duct obstruction with relief after hepatic lobectomy. Gut, 1963, 4: 13-15.
[6] Blumgart LH, Drury JK, Wood CB. Hepatic resection for trauma, tumour and biliary obstruction. Br J Surg, 1979, 66(11): 762-769.
[7] Nimura Y, Hayakawa N, Kamiya J, et al. Hepatic segmentectomy with caudate lobe resection for bile duct carcinoma of the hepatic hilus. World J Surg, 1990, 14(4): 535-544.
[8] 张柏和,孙立臣. 远端胆管癌外科治疗的历史、存在的问题和展望. 武警医学,2005,16(7):483-485.
[9] Nimura Y, Hayakawa N, Kamiya J, et al. Combined portal vein and liver resection for carcinoma of the biliary tract. Br J Surg, 1991, 78(6): 727-731.
[10] Pichlmayr R, Ringe B, Lauchart W, et al. Radical resection and liver grafting as the two main components of surgical strategy in the treatment of proximal bile duct cancer. World J Surg, 1988, 12(1): 68-77.
[11] Nalai J, Tannimura H, Mori K, et al. TPN in posthepatectemy patients. Nutrition, 1993, 9:

323.

[12] 邹声泉. 胆管癌外科治疗的现状与展望. 中国普外基础与临床杂志, 2008, 15(2): 77-80.

[13] 刘超, 肖治宇, 孙健, 等. 左半肝联合肝右动脉、门静脉整块切除治疗 Bismuth Ⅲb 型肝门部胆管癌. 中华肝胆外科杂志, 2010, 16(1): 54-56.

[14] Nagino M, Nimura Y, Kamiya J, et al. Segment liver resection for hilar cholangiocarcinoma. Hepato-gastroenterology, 1998, 45: 7.

[15] 梁力建, 赖佳明. 胆管癌手术并发症的防治. 中国普外基础与临床杂志, 2005, 12(4): 327-328.

[16] 姜小清, 易滨, 罗祥基, 等. 肝门部胆管癌 10 年外科治疗经验. 中华消化外科杂志, 2010, 9(3): 180-182.

第8章

恶性胆道肿瘤的化学疗法

第一节 肿瘤的化学治疗原理

一、概 述

人类试图使用化学药物治疗癌症由来已久，我国3000多年前的《黄帝内经》就有类似记载。1865年Lissauer应用亚砷酸溶液治疗慢性白血病，可能是西方最早使用化学品治疗恶性疾病的报道。第二次世界大战之后，即1946年氮芥（HN_2）的临床应用揭开了近代化疗的序幕。此后50多年间，化学治疗得到迅速发展，至今可提供临床应用的抗癌药物已有70多种。目前，新的有效抗癌药物不断涌现，并且开始注意正确使用抗癌药物的临床研究，包括合理的确定剂量、用药时间、毒性反应的检测和防治、抗癌药物的联合使用促进了临床肿瘤化学治疗学科的发展。合理的化学治疗疗法既需要了解肿瘤的生物学特性，又需要严密监测、防治即处理各种毒性反应，使临床肿瘤化学治疗逐步形成了一门内科学分支的专门学科——肿瘤内科学。1972年美国首次进行了肿瘤内科的专科考试并颁发了专科证书；1977年美国内科学会制定了肿瘤内科医师培训指南；1987年美国国家癌症研究所出版了培训肿瘤内科医师的专门手册；1989年欧洲肿瘤内科协会在伦敦举行了首次专科证书考试。

由于药物品种的增加以及细胞动力学理论的指导，联合化学治疗得到广泛应用。到目前为止，至少已有10多种癌症可通过化学治疗治愈，这些癌症约占全部癌症的5%。另有一些癌症可以通过化学治疗延长生存期。近年来又引入"辅助化学治疗"，能控制亚临床的微小转移灶，提高某些癌症根治术后的生存机会。20世纪80年代末，"新辅助化学治疗"问世，增加某些晚期癌症的手术切除机会，改善了预后。随着新抗癌药物的不断出现、支持治疗手段的提高及大剂量化疗的应用，化学治疗在癌症的治疗中将发挥越来越重要的作用。化学治疗正从姑息性治疗方向向根治性治疗过渡。

二、细胞周期动力学

在细胞的生长初期大部分细胞处于分裂

状态,随着肿瘤体积的增大,大部分肿瘤细胞停止活动处于休止状态,这种生长方式被称为 Gompertzian 模式。当临床发现肿瘤时,肿瘤通常处于低生长状态。根据癌细胞的特征,可把它们分为不同的细胞周期时相。一个生长繁殖的癌细胞经历了 G_1 期(DNA 合成前期)、S 期(DNA 合成期)、G_2 期(DNA 合成后期)、M 期(有丝分裂期)后一分为二产生两个具有相同生物学特征的子代癌细胞,而大部分癌细胞停止增殖,处于 G_0 期(休止期)。处于增殖周期 G_1、S、G_2 和 M 期的细胞比处于休止期 G_0 期的细胞对某些化疗药物如抗代谢类药物更加敏感,根据作用于细胞增殖周期时相的不同,化疗药物可分为两大类:一类是细胞周期非特异性药物(CCNSA)可杀死休止期细胞和增殖期细胞;另一类为周期特异性药物(CCSA)杀灭增殖期细胞比休止期的细胞更多,后者又进一步分为时相特异性药物和非时相特异性药物。

为了对处于不同周期时相的癌细胞造成更大的杀伤,按细胞动力学原理,临床上常采用不同作用机制的药物联合化学治疗或序贯使用细胞周期非特异性药物和周期性特异性药物(序贯化疗),也可先使用作用于某一特定时相(如 M 期)的药物(如长春新碱)。把绝大部分细胞阻止在 M 期,待癌细胞同步进入 S 期后使用作用于该时相的药物(如阿糖胞苷)可对肿瘤产生较大的杀伤,此法称为同步化治疗。此外,根据周期非特异性药物对癌细胞呈对数杀灭的一级动力学(first order kinetics)原理,往往使用一次大剂量给药,杀伤大批癌细胞后诱使 G_0 期细胞进入增殖期。由于 G_0 期细胞一般处于静止期,对化疗药物不敏感,但却是肿瘤复发的根源。

三、化学药物分类及作用机制

按作用靶点,抗肿瘤药物可分为以下两类:①以 DNA 为作用靶点的药物,如烷化剂和抗代谢类药物;②以有丝分裂过程为作用靶点的药物,如某些天然活性成分。

按作用原理和来源,抗肿瘤药物可分为 5 类:①生物烷化剂,如盐酸氮芥、氮甲、环磷酰胺(CTX)、卡莫司汀;②抗代谢物,如氟尿嘧啶、6-巯基嘌呤、甲氨蝶呤;③抗肿瘤抗生素,如多柔比星(ADM);④抗肿瘤植物药有效成分,如长春碱、紫杉醇;⑤抗肿瘤金属化合物等,如顺铂、卡铂等。

1. **烷化剂结构类型** 按化学结构,目前在临床使用的生物烷化剂药物可分为:①氮芥类,如盐酸氮芥、环磷酰胺;②乙烯亚硝胺类,如塞替派;③亚硝基脲类,如卡莫司汀;④磺酸酯及多元醇类,如白消安;⑤金属络合物,如顺铂、卡铂等。

生物烷化剂也称烷化剂,是抗肿瘤药物中使用得最早以及非常重要的一类药物。这类药物在体内能形成缺电子活泼中间体或活性亲电性基团的化合物,它们能与生物大分子(如 DNA、RNA 或某些重要的酶类)中含有丰富电子的基团(如氨基、巯基、羟基、羧基、磷酸基等)进行亲电反应并以共价结合,使其失去活性或使 DNA 分子发生断裂,从而发挥很强的抗肿瘤作用。氮芥(NH_2)为双功能烷化剂的代表,环磷酰胺为氮芥的衍生物,本身无活性,进入体内后先在肝中经微粒体细胞色素 P450 混合功能氧化酶系统活化而产生细胞毒作用。生物烷化剂属于细胞毒类药物,在抑制和毒害增生活跃的肿瘤细胞的同时,对其他增生较快的正常细胞,如骨髓细胞、消化道上皮细胞、毛发细胞和生殖细胞也同样产生抑制作用,会产生许多严重不良反应,如恶心、呕吐、骨髓抑制、脱发等,同时易产生耐药性而失去治疗作用。

2. **抗代谢类药物** 这一类药物的结构和人体正常生理代谢的结构类似,主要通过干扰核酸代谢而影响 DNA 的合成,因而可以干扰正常代谢物的功能,在核酸合成的不同水平加以阻断而产生疗效。甲氨蝶呤抑制二氢叶酸还原酶,使四氢叶酸合成障碍,最终抑制 DNA 的合成。巯基嘌呤或硫鸟嘌呤能阻断次黄嘌呤转变为腺嘌呤核苷酸及鸟嘌呤核苷酸而抑制核酸的生成，氟尿嘧啶在体内转化为氟尿嘧啶脱氧核苷酸后抑制胸腺苷酸合成酶，从而阻断尿嘧啶脱氧核苷酸转变为胸腺嘧啶脱氧核苷酸，干扰 DNA 生物合成。羟基脲抑制核苷酸还原酶的活性，阻断胞苷酸转变为脱氧胞苷酸，选择性地阻止 DNA 的生成。阿糖胞苷抑制 DNA 多聚酶，干扰核苷酸渗入 DNA，从而阻断 DNA 的合成。L-门冬酰胺酶使门冬酰胺水解为门冬氨酸和氨，使肿瘤细胞缺乏合成蛋白质必需的门冬酰胺，造成蛋白质合成受阻。三尖杉碱抑制蛋白质合成的起步阶段，使核糖核蛋白体分解。常用的抗代谢药物分为叶酸拮抗物、嘌呤类似物、嘧啶类似物等。由于尚未发现正常细胞和肿瘤细胞蛋白代谢上的特异性差异，起效的机制在于利用了正常细胞和肿瘤细胞中碱基和酶系含量的差异，因而抗代谢药物的最大缺点是在抑制肿瘤细胞的同时对增生旺盛的正常细胞也有相当的毒性，且易发生耐药。抗代谢药物的代表药有叶酸抗代谢药物、嘌呤抗代谢药物和嘧啶抗代谢药物。

3. 抗癌抗生素　常用的有放线菌素 D、博来霉素（BLM）、丝裂霉素、柔红霉素等。此类药物是一种生物来源的抗癌药，如同青霉素一样，通常是一些真菌的产物，对细菌也有抑制作用，只是毒性较大，不像青霉素那样普遍用来抗感染。临床常用的抗癌抗生素主要来源于放线菌属，毒性较大。这类药物的作用机制不尽相同，例如丝裂霉素主要是烷化作用，柔红霉素是 RNA 合成的抑制药，选择性地作用于嘌呤核苷，类似抗代谢药物。

4. 植物抗癌药　此类药物由植物中提取，常用的有长春碱类、鬼臼碱类、三尖杉碱类、美登素、榄香烯乳等。主要作用于有丝分裂期，使细胞停止在 M 期。常用的长春新碱和长春碱（VLB）可抑制 RNA 的合成，特别是可与细胞微管蛋白（tubulin）结合，阻止微小管的蛋白装配，因而干扰纺锤体的合成，使细胞停止在分裂间期。

5. 其他　主要是尚未分入或不能分入上述几类的所有药物，如达卡巴嗪、六甲嘧胺。达卡巴嗪、丙卡巴肼通过形成甲基与 DNA 起烷化作用。羟基脲和亚硝脲类也曾经划分为杂类，现已经根据其作用机制分别列入抗代谢药物和烷化剂类药物。

四、肿瘤化学治疗的主要进展

半个多世纪以来，肿瘤化学治疗迅猛发展，主要进展概述如下。

（一）抗癌新药不断涌现

当前抗癌新药正向高效、低毒、作用机制新颖、选择性强、无交叉耐药的方向发展。过去的几年中，至少有 3 类新型的化疗药物对肿瘤患者的康复作出重要的贡献。这三类药物分别是：①紫杉醇类药物；②拓扑异构酶Ⅰ抑制药；③嘌呤和嘧啶类抗代谢药物。

1. 紫杉醇类药物　紫杉醇类药物是目前美国最常用的化疗药物，主要用于治疗乳腺癌和卵巢癌。紫杉醇类药物通过阻断细胞内的微管的解聚来抑制有丝分裂。该类药物是乳腺癌治疗中所有已知化合物中单剂活性最高的药物。在卵巢癌、头颈部肿瘤、非小细胞肺癌和食管癌的治疗中也取得了很高的缓解率。在卵巢癌的治疗中，其与顺铂或卡铂的联合用药已成为卵巢癌的标准治疗方案。

2. 拓扑异构酶Ⅰ抑制药　喜树碱是第二类新型抗癌药，其靶分子为拓扑异构酶Ⅰ，这种酶可使 DNA 分子的一条单链打开，从而促进 DNA 的复制、修复和转录的过程。喜树碱是从一种中国树木喜树中提取而来，具有独特的作用位点，不产生多药耐药性，并且具有广谱抗癌的作用。

3. 抗代谢类药物　抗代谢药物的新使用方法仍在发掘。其中重要的新型抗肿瘤药物为抗嘌呤类化合物及胞嘧啶核苷的同源物。由于淋巴细胞的毒性作用，它们还可能成为免疫抑制药,从而在自身免疫性疾病的治疗中发挥作用。许多临床试验已在探讨利用该药合并放射治疗或其他抗肿瘤的药物以作为局限性进展期胰腺癌和肺癌的一线治疗方案。

(二)单一用药转向联合化学治疗

1955 年儿童急性淋巴细胞白血病(ALL)获得 50% 治愈率的成功揭示,联合化学治疗方案[长春新碱(VCR)+甲氨蝶呤(MTX)+ 6-巯嘌呤(6-MP)+泼尼松(PDN)]明显优于单一用药。以后 MOPP 方案[HN_2+VCR+丙卡巴肼(PCZ)+PDN]治疗霍奇金病和 CHOP 方案(CTX+ ADM+VCR+PDN)治疗非霍奇金淋巴瘤也证明有效。比较成功的联合化疗方案还有:FAC(5-Fu+ADM+CTX)治疗乳腺癌;FAM(5-Fu+ADM+MMC)治疗胃癌;PVB(DDP+VLB+BLM)治疗睾丸肿瘤等。

(三)辅助化疗拓展为新辅助化疗

1. 辅助化学治疗(adjuvant chemotherapy) 根据 Shipper 和 Golden 提出的直接针对较小肿瘤负荷极可能获得治愈的化疗原则,在手术或放射治疗后,为了消灭残存的肿瘤或微小转移灶,使用化学治疗可减少术后复发率,延长生存期。

2. 新辅助化学治疗(neoadjuvant chemotherapy) 先使用化学治疗使瘤体缩小,然后进行手术和(或)放射治疗,进一步控制局部肿瘤,可提高手术切除率,增加疗效。

(四)姑息性化学治疗过渡为根治性化学治疗

根治性化学治疗(curative chemotherapy)就是指杀灭全部癌细胞,直至达到临床治愈率的一种强烈化学治疗手段。

1. 剂量强度(dose intensity,DI) 指疗程中单位时间内所给的药物的剂量,以每周 mg/m^2 表示。它反映剂量率,较剂量疗效术语更准确,血药浓度峰值不一定高,如长期或持续性滴注给药;血药浓度峰值低,且急性毒

性小,常用于诱导治疗中。

目前增加剂量强度的方法包括:①正确使用化学治疗方案;②联合使用细胞因子,如 G-CSF、红细胞生成素(EPO)等;③造血干细胞移植,包括自体干细胞和异体干细胞、骨髓和末梢来源。未来将向毒性小的化疗药物和新细胞因子方向发展。

2. 大剂量治疗(high dose therapy) 这是与剂量强度不同的另一概念。它表示一次大剂量冲击,反映量效关系,导致很高的血药浓度峰值,常伴有高的急性毒性发生率和致死危险性,需要强力的支持治疗,常用于巩固治疗中。例如,应用大剂量甲氨蝶呤与亚叶酸钙(CF)的解救疗法(HD-MTX-CFR)。所谓大剂量,指 $MTX > 1.0g/m^2$(或 $> 20mg/kg$),比常规剂量大 100 倍,静脉滴注 6h,超大剂量的 MTX 通过主动和被动两种扩散方式向肿瘤细胞和正常细胞内渗入,在正常组织受到致死性损伤之前,适时给予解救药物,后者可选择性地进入正常细胞,防止不良反应的发生,收到较大的抗癌效果,即 MTX 最大限度杀灭癌细胞,CF 最大限度地解救或保护正常细胞,加之水化、尿液碱化等措施,避免 MTX 结晶堵塞肾小管造成致命性肾衰竭。

根据肿瘤类型、临床分期、化学治疗疗效与毒性等因素,区别对待,确定治疗目的和选择最佳的治疗方案,以获得最大的疗效、最小的毒性和最少的费用。

(五)全身化学治疗发展为多途径化学治疗

1. 介入放射治疗学 包括动脉灌注化学治疗与栓塞治疗。对肝、肺、贲门、肾、头颈、四肢等不能切除的肿瘤疗效最好。

2. 腔内化学治疗 1985 年倡导的腹腔灌注化学治疗,对腹盆腔残余肿瘤、网膜和腹膜病变以及预防复发的转移疗效最好。

3. 双路化学治疗 局部给予抗肿瘤药物,全身给予中和剂。除上述 HD-MTX-CFR 外,类似的例子还有大剂量顺铂化疗与

硫代硫酸钠(STS)。对恶性间皮瘤有效率达50%,难治性卵巢癌达30%～40%,其他恶性肿瘤达10%～15%,且神经毒性发生率明显降低。

(六)协同治疗

各种调节剂与抗肿瘤药物联合应用,由于药物不同的作用机制,增强了抗肿瘤药物的敏感性,提高了抗肿瘤疗效。

1. 生化修饰剂(biochemical modulation,BM) 生化修饰剂(非抗癌药、抗癌药)＋抗肿瘤药物→抗癌药活性↑和(或)→增强敏感细胞效果。目前常用生化修饰剂有尿嘧啶、MTX、别嘌醇等。

2. 多药耐药调节剂(multidrug resistance modifiers,MRM) 过去10年抗肿瘤药理学上最重要的成果之一就是发现耐药基因及P-170糖蛋白。它是一种能量依赖性药物排出泵,一旦与抗肿瘤药物结合,通过ATP提供能量,将药物从细胞内泵出细胞外,药物在细胞内的浓度就不断下降,其细胞毒作用也减弱或消失,从而出现耐药现象。

3. 抗凝药(anticoagulant agents,AA)恶性肿瘤患者多呈高凝血状态,常伴有深静脉血栓形成,临床表现Trousseaʼs综合征、DIC等。因此,在抗肿瘤治疗基础上辅以抗凝药治疗较为合理。肝素、香豆素类(华法林等)、抗血小板聚集药(双嘧达莫等)、纤维蛋白溶解酶(尿激酶等)等已用于晚期肺癌、结直肠癌、头颈部肿瘤的治疗。但抗肿瘤药物＋抗凝药是否优于单纯化学治疗,结果不一,作用机制不清,最佳剂量、用法尚待研究。

4. 生物反应调节药(biologic response modifiers,BRM) 癌症的生物治疗已经走过了15～20年的历史,某些白血病和淋巴瘤使用干扰素(IFN)获得明显的长期生存,传统的化学治疗耐药实体瘤如肾细胞瘤和黑色素瘤对IL-2呈现一定的敏感性,并已成为标准的治疗方法。尽管免疫调节机制尚未完全阐明,但发展前景很乐观。

(七)支持治疗及辅助治疗得到进一步重视

肿瘤化学治疗不但强调有效性,更重要的是为了改善患者的生活质量,要求在患者无痛苦的情况下完成化学治疗。这方面的研究已取得不少成绩,如抗恶心、呕吐的药物研制成功,许多造血成长因子如G-CSF、GM-CSF、EPO等的临床应用,基本上保证了化学治疗的安全性。对于晚期不能施行化学治疗的患者更加重视缓解疼痛、恶病质、厌食等的临床研究。

五、肿瘤化学治疗方案的设计

(一)抗肿瘤化学药物的选择

抗肿瘤药物的作用机制不同,对各种恶性肿瘤的敏感性不同,因此疗效也不同。如从病理性质来看,腺癌一般用氟尿嘧啶、丝裂霉素、喜树碱等治疗有效;而来自乳腺或卵巢的腺癌常选用塞替派、环磷酰胺等药物;对鳞状细胞癌及未分化癌可选用环磷酰胺、氮芥或硝卡芥等烷化剂和博来霉素等;胚胎性肿瘤如绒毛膜上皮细胞癌常选用氟尿嘧啶、甲氨蝶呤、放线菌素D和巯嘌呤等有效。关于联合化学治疗的选择,主要是根据药物的作用机制和作用点,药物的毒性反应和肿瘤的病理性质、特点来决定。亦应考虑应用增效剂和降低毒性反应的药物。

各种抗肿瘤药物在细胞周期中有一定的作用部位。在DNA、RNA及蛋白质合成过程中,各种药物在一定的环节发挥作用,阻断其生物合成,药物与酶的竞争性或使之失活的作用,以及破坏大分子作用。利用这些知识,结合肿瘤的病理类型、生长特点选用适当的药物。一般来说选择对M期和S期有效的药物,以及细胞周期非特异性药物的联合应用为最理想。但是,很多药物在增殖周期中作用并不固定于某一阶段。临床上常用的各种抗肿瘤药物的毒性反应,临床医师已比较熟悉,根据肿瘤病理性质选用毒性反应不同的药物联合化学治疗,易为临床所接受。

事实上其疗效亦较肯定,毒性反应亦能预知,易于及时采取防治毒性反应的措施。对恶性肿瘤化学治疗,已经总结出一些药物对某些肿瘤的有效率。把对某一肿瘤有效的药物,结合细胞动力学知识,选用作用点不同、毒性不同的药物合理的联合应用,其可靠性比动物实验资料较强而确实,临床上也容易掌握。事实上近年来临床有效的联合化学治疗方案的设计,都不是从实验室研究过渡到临床的,而是实验室在寻找临床有效的联合化学治疗方案的理论根据和探索可能进一步改进疗效的线索。

(二)联合应用抗肿瘤药物的原则

近年来抗肿瘤药物治疗方面取得了较大的进展,一方面是由于新药的不断增多,另一方面则是通过临床上用药方法的改进,根据不同肿瘤的特点和抗肿瘤药物的性能而选用几种药物进行联合化学治疗,从而使疗效有了显著的提高。根据抗肿瘤药物的作用机制和细胞增殖动力学,设计出联合用药方案,可以提高疗效、延缓耐药的产生,而毒性增加不多。联合用药有先后使用序贯疗法,也有同时应用的联合疗法。一般原则如下。

1. **根据细胞增殖动力学规律** 增长缓慢的实体瘤,其 G_0 期细胞较多,一般先用细胞周期非特异性药物,杀灭增殖期及部分 G_0 期细胞,使瘤体缩小而驱动 G_0 期细胞进入增殖周期,继用周期特异性药物杀死。相反,对生长比率高的肿瘤如急性白血病,则先用杀灭 S 期或 M 期的周期特异性药物,以后再用细胞周期非特异性药物杀灭其他各期细胞。待 G_0 期细胞进入周期时,可重复上述疗程。此外,瘤细胞群中的细胞往往处于不同时期,若将作用于不同时期的药物联合应用,还可收到各药分别打击各期细胞的效果。

2. **从抗肿瘤药物的作用机制考虑** 不同的作用机制的抗肿瘤药合用可能增强疗效,如甲氨蝶呤和巯嘌呤的合用。选用药物的作用机制相异,选择作用于不同代谢途径或不同的阶段的药物,而不采用作用相同的同族药物。

3. **从药物的毒性考虑** 多数抗肿瘤药均可抑制骨髓,而泼尼松、长春新碱、博来霉素的骨髓抑制作用较少,可合用以降低毒性并提高疗效。选用各药之间无交叉耐药且毒性小的药物,在治疗过程中应兼顾宿主、肿瘤及药物 3 个方面,根据全身情况、毒性反应及疗效,适当调整治疗的方案。

4. **从抗癌谱考虑** 对胃肠腺癌以氟尿嘧啶治疗较好,喜树碱、塞替派、环磷酰胺、丝裂霉素、羟基脲也可选用。对鳞癌,以博来霉素、硝卡芥、甲氨蝶呤效果较好,阿糖胞苷、放线菌素 D、环磷酰胺也可选用。顺铂可用于治疗睾丸癌、卵巢癌、头颈癌、食管癌、非小细胞肺癌。软组织肉瘤类可选用环磷酰胺、顺铂、多柔比星、达卡巴嗪。合理用药,而非药物的任意堆积,药物不宜过多,一般不超过 4～5 种。

5. **给药方法** 应符合细胞动力学原理及实验治疗研究的结果,以便大量地杀灭肿瘤细胞而机体较少受损害。一般均采用机体能耐受的最大剂量,特别是对病期较早、健康情况较好的肿瘤患者应用环磷酰胺、多柔比星、卡莫司汀、甲氨蝶呤等时,大剂量间接用药法往往较小剂量连续法的效果好。因为前者杀灭瘤细胞数更多,而且间接用药也有利于造血系统等正常组织的修复,有利于提高机体的抗瘤能力及减少耐药性。

6. **从药物生化机制上考虑** 期望能在癌细胞中形成多个生化损伤,如果这些损伤是致命性的,则两药联合应用最少可以得到相加效果,甚至可以达到协同作用。但要求药物之间不发生不利的对抗关系。联合用药必须避免使用生化机制完全一致的药物。但多种烷化剂之间对 DNA 作用的细节不同,如在 MOPP 方案中氮芥与丙卡巴肼合用,效果好;博来霉素或顺铂合并应用效果亦好。联合化学治疗的生化途径分为 3 种。

（1）序贯抑制：如羟基脲与阿糖胞苷合并应用，治疗白血病 L_{1210} 有很好的疗效，又如甲氨蝶呤与氟尿嘧啶两药在序贯两个阶段中都抑制胸苷酸（TMP）合成，合用治疗白血病 L_{1210} 有协同作用。

（2）同时抑制：将产生同一产物的两条生化途径同时抑制。如用脱氧胸苷激酶的抑制剂和脱氧胸苷合成酶抑制药（如氟尿嘧啶）合用，就同时阻断脱氧胸苷酸的生成。

（3）互补性抑制：柔红霉素与阿糖胞苷合用，对白血病 L_{1210} 的疗效优于两药单用。卡莫司汀和长春新碱合用，疗效优于单药。环磷酰胺与阿糖胞苷合用，对急性白血病有协同作用，先用一药破坏 DNA，然后阻止 DNA 合成。

7. 从药动学关系上考虑

（1）提高胞内浓度：如长春新碱可减低甲氨蝶呤从细胞内外流，升高细胞内药物浓度，在体外人白血病细胞中已证明，在甲氨蝶呤静脉滴注之前使用长春新碱有益处。

（2）影响药物的激活：实验证明，经苯巴比妥处理过的小鼠肝匀浆 P450 活性增加，可加强替加氟（FT-207）释放氟尿嘧啶，从而增强疗效。

（3）延缓有效药物的降解：①FT-207 在体内释放出氟尿嘧啶而显效，加用尿嘧啶可延缓氟尿嘧啶降解，提高疗效，已组成优福定（UFT）片，供临床应用。②黄嘌呤氧化酶抑制药别嘌醇（allopurinol）可阻止巯嘌呤的降解，能同时加强巯嘌呤的疗效和毒性。

8. 从细胞增殖动力学上考虑

（1）选择单药的最适用方案：①大剂量冲击治疗较好者：如环磷酰胺、异环磷酰胺、多柔比星、卡莫司汀、丝裂霉素等。②脉冲治疗（每 4 天用 1 次）较好者，如喜树碱、甲氨蝶呤、雷佐生；氟尿嘧啶则间歇 1～2d 较好。③间歇（每 4 天）给药，而在给药当天要分次用药较好者，如阿糖胞苷、羟基脲、胍唑等，可能因为药物分解代谢较快。④间歇或连续用

药对疗效影响不大，如放线菌素 D 等。⑤每日用药较好者，如巯嘌呤、丙卡巴肼、鬼臼类的依托泊苷（VP-16）及替尼泊苷（VM-26），每天 1 次，连用 3～5d。而泼尼松及 L-门冬酰胺酶的临床资料证明，以每日分次用药为好。全身状态良好的患者，多种药物均宜间歇地使用较大剂量，因剂量加大 1 倍时，对肿瘤杀灭能力往往可增加数倍甚至数十倍，而间歇用药又利于造血干细胞较快恢复补充，准备条件接受下一次用药。全身状态很差者，则不宜用大剂量。

（2）同步化作用：先用一种药物选择性杀灭增殖中的肿瘤细胞群的某一部分，剩下对药物不够敏感的细胞集中在周期中的某一期。随后，使用对剩余细胞很敏感的药物（或放射线）杀灭这些细胞。用比较严格的作用于 S 期的药物，如羟基脲，将 S 期的细胞杀灭。使多数细胞齐集于 G_1 期达到"同步化"。随后使用 G_1 期较敏感的放射线，可以提高疗效。先用长春新碱使细胞停止于 M 期，获得同步效果，然后用环磷酰胺可提高疗效。

（3）招募作用：对肿瘤倍增较慢者，如腺癌等宜先用周期非特异性药物（如烷化剂）杀灭周期外和周期内的细胞，促使细胞进入周期。在最多细胞被招募到增殖状态时，再用周期特异性抗癌药物杀灭周期中的癌细胞。

（4）联合用药：用打击几个不同时相的药物合用，在多个环节上杀灭肿瘤细胞，这是针对肿瘤细胞群经常处于非同步化的情况下而用的，是目前临床联合化学治疗中最广泛使用的方案。

（三）合理联合化学治疗方案的设计

联合化学治疗主要根据两条不同的思路来设计：一条是生化药理学方面的，另一条是根据临床经验。为改进联合化学治疗方案的效果，正在进行几方面的研究，如合并药物的选择，不仅依赖于生物化学方面的考虑（序贯抑制、协同抑制、互补抑制），还要参照药物细胞水平作用机制的实验资料（时相特异性或

周期特异性)。也已设计出一些联合化学治疗的试验方案,同时使用两种或更多种作用于细胞周期不同时相的药物,以达到在每一个疗程中杀死更大比率的肿瘤细胞。进一步地改进几个药物序贯的使用,以通过下列步骤达到所谓的细胞同步化:①第一个药物将细胞阻滞于某一时期,如长春新碱将细胞阻滞于有丝分裂期;②没有被杀死的细胞在一定程度上同步的进入一个新的周期;③估计大多数细胞已进入 DNA 合成期时,给予 S 期特异性药物如甲氨蝶呤或阿糖胞苷。还有可能利用其他机制来最大程度的杀灭肿瘤细胞。例如,用亚硝脲类使 S 期延长,从而增加 DNA 合成期的细胞数。这一点可以解释实验模型中观察到的环乙亚硝脲与甲氨蝶呤或阿糖胞苷合用时的协同作用。根治性化学治疗的主要障碍似乎是在大多数肿瘤中存在着非增殖细胞群(G_0 期细胞),它们对化学治疗药物不敏感。为使 G_0 期细胞进入细胞周期,可以通过手术或其他方法将瘤体缩小,从而增大生长比率来实现。以适当间隔来进行间接化学治疗也可以达到同样的效果。最近研究的几种药物,如亚硝脲类与博来霉素,以及性激素与皮质固醇类,已经证实至少在某些实验条件下,对 G_0 期细胞有效。根据肿瘤的病理性质和抗肿瘤药物的作用特点合理用药,设计联合化学治疗方案,一般说来药物不要太多,最好不要超过 4~5 种。一种较为合理的联合化学治疗方案为:细胞周期非特异性药物＋S 期药物＋M 期药物＋激素。此外,还可以考虑适当应用中药及免疫型药物,如干扰素、左旋咪唑、卡介苗、植物多糖等。在选用药物时要有一定的目的性,既要考虑到药物的作用特点,又要考虑到肿瘤的组织类型。因不同的细胞周期特点,对各种化学治疗药物具有不同的敏感性。如氟尿嘧啶选择性作用于肠黏膜细胞,临床对肠癌的疗效比其他的药物为优;又如博来霉素或平阳霉素对鳞状上皮细胞较具亲和力,适用于治疗

鳞癌;喜树碱对腺癌特别是圆柱形腺癌较为敏感;链佐星选择性作用于胰岛 B 细胞,适用于治疗胰岛 B 细胞癌;氮芥对精原细胞特别敏感,适用于治疗精原细胞癌;又如长春新碱与长春碱两者的结构虽相类似,但长春新碱对急性淋巴细胞性白血病有显著作用,而长春碱则对霍奇金病,特别是组织细胞型更为有效。

目前联合化学治疗较多,究竟何种方案最为有利,还需要长期的临床应用和基础研究才能得出结论。必须指出的是,联合化学治疗用药的目的是为了提高疗效,倘若选择药物不当,也有可能产生相反的作用。此外,联合化学治疗虽然疗效明显提高,但有的毒性亦相应加大,故应密切观察,有时还要给予必要的支持疗法。20 世纪 50 年代起有不少的实验证明联合用药的抗瘤效果优于单药的疗效。在临床上对儿童急性白血病、霍奇金病、睾丸恶性肿瘤、绒毛膜上皮细胞癌等使用强有力的联合化学治疗,有部分病例得到了根治。难以治疗的成骨肉瘤、乳腺癌等,通过联合化学治疗,其疗效也获得改观。然而,目前抗癌药物种类繁多,临床常用的也有 50 多种,每年还会有新的抗癌药物出现,如设计一个方案(包括 3~4 种药物),则可能组成很多的化学治疗方案。随便选几种药物合并,有时发生拮抗作用,反而降低疗效,而毒性作用又可重叠,这就有害而无益。因此,要求联合化学治疗必须有理论指导。要从药物作用的生化原理、药动学、细胞增殖动力学、药物毒性等方面进行考虑,在临床实践中验证,还可以用非抗癌药物增强抗癌药物的抗癌效力。

(四)联合化学治疗的优点

1. 增加疗效:某些药物合用进而产生协同作用,这往往与各种药物的作用原理有关。

2. 减少或防止抗药性的发生:如同时使用不同作用机制的药物或交替使用两个方案,可防止癌细胞产生抗药性,延长缓解期。

3. 适当用药,减少药物毒性的重叠。

六、肿瘤化学治疗实施中应考虑的问题

在具体实施化学治疗前,须着重考虑以下几个问题。

(一)确定治疗目的

化学治疗有不同的目的,即根治性化学治疗、辅助化学治疗、姑息性化学治疗和研究性化学治疗。对化学治疗可治愈的敏感性肿瘤,如急淋白血病、小细胞肺癌等可实施根治性化学治疗。按药物杀灭肿瘤细胞遵循“一级动力学”(即按比率杀灭)的原理,根治性化学治疗必须使用由作用机制不同、毒性反应各异的而且单用有效的药物所组成的联合化学治疗方案,多个疗程,间歇期尽量缩短以求完全杀灭体内所有的癌细胞。目前不少癌症都有一些经实践证明疗效卓著的“标准”联合化学治疗方案。如治疗霍奇金病的“MOPP”(氮芥、长春新碱、丙卡巴肼、泼尼松)和“AB-VD”(多柔比星、博来霉素、长春新碱、达卡巴嗪)方案,治疗非霍奇金淋巴瘤的“CHOP”(环磷酰胺、多柔比星、长春新碱、泼尼松)方案;治疗小细胞肺癌的“PE”(顺铂、依托泊苷)和“CAV”(环磷酰胺、多柔比星、长春新碱)方案;治疗睾丸肿瘤的“BEP”(博来霉素、依托泊苷、顺铂)方案等。

辅助化学治疗(adjuvant chemotherapy)是根治性手术后施行的化学治疗,其实质是根治性治疗的一部分。由于许多肿瘤术前已存在超出手术范围外的微小转移灶,原发癌切除后残余肿瘤生长加速,对药物的敏感性增加,肿瘤体积越小,生长比率越高,对化学治疗越敏感。肿瘤开始治疗越早,抗药细胞出现越少,治愈的可能性增加。目前,绝经前期腋淋巴结转移的乳腺癌,术后使用 CMF 方案;骨肉瘤截肢手术后使用含大剂量甲氨蝶呤的补救治疗方案;已发生区域淋巴结转移的结肠癌手术切除后使用氟尿嘧啶的左旋咪唑等均为辅助化学治疗成功的例证。

但是,很多癌症如肝癌、胰腺癌、肾癌等化学治疗的效果仍很差。对一些癌症的晚期病例,化学治疗仅为姑息性,即只能达到减轻症状、延长生存时间的作用。这时医师应仔细评价化学治疗的得失,避免因过分强烈化学治疗使患者的生活质量下降加重病情的发展。

研究性化学治疗是指探索新药或新化学治疗方案的临床试验。为了寻找高效低毒的新药和新方案,这种研究是必需的。但实验应有明确的目的、完善的实验计划、详细的观察和评价方法。现在已有规范化的质控标准,成为药物临床实验质量管理规范(good clinical practice,GCP)。

(二)正确选择用药途径

一般情况下,全身化学治疗多采用静脉注射,但有些药物如依托泊苷(VP-16),长程小剂量口服可能比大剂量静脉滴注的效果更好。恶性体腔积液的患者,可使用腔内注射治疗。常用的药物有顺铂(卡铂)、丝裂霉素、塞替派、博来霉素等。有时,对局限性的肿瘤为了提高局部的药物浓度,可采用动脉(插管)介入灌注药物治疗,如肝癌的肝动脉介入,头颈部癌的颈外动脉插管等。可选择的药物有氟尿嘧啶、多柔比星、顺铂、丝裂霉素等。此外,为了预防急性淋巴细胞白血病或非霍奇金淋巴瘤中枢神经系统的侵犯,鞘内注射甲氨蝶呤或阿糖胞苷是行之有效的方法。

(三)加强支持治疗,积极防治化学治疗并发症

大剂量用药由于剂量强度增加可使疗效提高,必然带来更大的毒性反应,包括剧烈的呕吐、发热、出血等。因此,加强全身支持治疗,如净化环境、口腔清洁、良好的护理照顾可减少并发症的发生。近年来,一些 $5-HT_3$ 受体拮抗药的应用可明显减少呕吐的发生。粒细胞集落刺激因子(GM-CSF 和 G-CSF)可防治化学治疗引起的中性粒细胞减少。综

合使用空气层流室或外周血干细胞移植以及适当使用 G-CSF 保证了超大剂量化学治疗药物的使用,提高了难治性急性淋巴细胞白血病和非霍奇金淋巴瘤的生存率和某些化学治疗敏感性肿瘤的疗效。

(四)克服耐药性

耐药性是癌症化学治疗失败的主要原因。引起耐药性的原因很多,不同药物应分别对待,1979 年 Goldie 和 Godman 提出有关耐药性的数学模型,认为肿瘤越大、增殖次数越多,耐药细胞数也越多,但是与使用的药物无关。所以,化学治疗应尽早使用,最好是交替使用两个有效的联合化学治疗方案。如治疗霍奇金病用 MOPP 或 ABVD 方案,小细胞肺癌用 PE 和 CAV 交替可减少耐药性,提高疗效。

多药耐药是癌细胞在接触一种抗癌药后,产生了对多种结构上迥然不同、作用原理各异的其他抗癌药的耐药性。这种交叉抗药性常发生于各种天然产物如植物生物碱或抗生素之间,可能由于癌细胞膜的 P-170 糖蛋白增加,使抗癌药物的细胞外排增加。有人发现用钙通道阻滞药如维拉帕米、地尔硫䓬、调钙素抑制药三氟拉嗪和抗雌激素药他莫昔芬可逆转这种耐药性,但目前这种研究尚未得到广泛的临床证实。

(五)注意事项

1. 一般不实施诊断性化学治疗或试验性化学治疗。

2. 化学治疗一经开始,若无特殊原因,不应该随意停止,否则易引起病情的反跳和耐药发生,导致病情恶化。

3. 化学治疗必须是合理的、有计划的,应避免随意堆积和滥用药物,以免给患者带来不必要的毒性反应和经济负担。

4. 治疗要有全局观念,不能一味追求化学治疗使肿瘤缩小或消失,应强调客观缓解率、生存时间和生存质量并重的治疗观,应根据化学治疗目的制定适宜的方案。

(朱　青)

参 考 文 献

[1] Abeloff MD, Armitage JO, Lichter AS(eds). Clinical Oncology. 2nd ed, New York: Churchill livingstone, 2000: 32-74.

[2] Pollock RE. UICC. 临床肿瘤学手册. 7 版. 长春:吉林科学技术出版社, 2001: 65-98.

[3] Abraham J, Allegra GJ(eds). Berhesda handbook of clinical oncology. Philadelphia: Lippincott Williams & Wilkens, 2001: 41-45.

[4] BMJ. Clinical evidence issue 5. London: BMJ publishing Group, 2001: 92-110.

[5] 董志伟,谷铣之. 临床肿瘤学. 北京:人民卫生出版社, 2002: 74-78.

[6] 孙燕. 内科肿瘤学. 北京:人民卫生出版社, 2001: 365-368.

[7] Skeel RT. Handbook of cancer chemotherapy. Philadelphia: Lippincott Williams & Wilkens, 1999: 56-63.

[8] 汤钊猷. 现代肿瘤学. 2 版. 上海:上海医科大学出版社, 2000: 54-71.

[9] Buban GM. Gnfluences on oncologists' adoption of new agents in adjuvant chemotherapy of breast cancer. J Clin Oncol, 2001, 19(4): 954-959.

[10] 孙燕. 肿瘤内科治疗的回顾和展望. 国外医学肿瘤学分册, 2000, 27(1): 5-7.

[11] Tannock IF, Hill RP. The basic Science of Oncology. New York: Mc Graw-Hill, 1998: 11-38.

[12] 孙燕,储大同. 中国临床肿瘤学教育专辑. 北京:中国医药科技出版社, 2000: 23-76.

[13] Griggs JJ. Reducing the toxicity of anticancer therapy: new strategies. Leuk Res, 1998, 22: 527-533.

[14] Rochenberg ML. Efficacy and toxicity of irino-

tecan in patients with colorectal cancer. Semin Oncol, 1998, 25(5 suppl 11): 39-46.

[15] Punt CJ. New drugs in the treatment of colorectal carcinoma. Cancer, 1998, 83(4): 679-689.

[16] Raymond E, Faivre S, Woynarowski JM. Ox-aliplatin: mechanism of action and antineoplastic activity. Semin Oncol, 1998, 25(2 Suppl 5): 4-12.

[17] 周际昌. 实用肿瘤内科学. 北京: 人民卫生出版社, 1999: 24-89

第二节　胆囊癌的化学疗法

原发性胆囊癌早期诊断困难,手术切除率低。因此,药物化学治疗就显得至关重要。但目前针对胆囊癌的化学治疗效果欠佳,胆囊癌对化学治疗不甚敏感,且国内外尚无统一、公认显效的联合用药方案。但对中晚期尤其是手术不能根治的患者进行化学治疗,可以达到改善患者生活质量、延长生存时间的目的。常用的化学治疗药物与其他消化道肿瘤相似。到目前为止,尚未有针对胆囊癌治疗的标准化学治疗方案,亦没有大规模的Ⅲ期临床试验来证实化学治疗对患者的影响,近几年来,国内外学者用一些新出现的化学治疗药物结合一些新的方法治疗胆囊癌,取得了一定的进展。

一、化学治疗药物的作用机制及分类

传统上根据药物的来源和性质,将化学治疗药物分为烷化剂、抗代谢物、抗生素、植物药、激素和杂类六大类。但该分类不能代表药物的作用机制,因为来源相同的药物可能作用机制不同。因此,目前根据药物的作用机制将化疗药物分为以下四大类。

1. 干扰核酸合成的药物　这类药物在不同环节上阻止 DNA 的合成,属抗代谢类药物。根据药物干扰的代谢步骤或作用的靶酶的不同,又可分为:①二氢叶酸还原酶抑制药,如甲氨蝶呤。②胸苷酸合成酶抑制药,其影响尿嘧啶核苷的甲基化,如氟尿嘧啶(fluorouracil,又称 5-FU)、替加氟、优福定等。③嘌呤核苷酸互变抑制药,如巯嘌呤、6-巯鸟嘌呤等。④核苷酸还原酶抑制药,如羟基脲。⑤DNA 多聚酶抑制药,如阿糖胞苷。

2. 干扰蛋白质合成的药物　包括:①影响微管蛋白的装配、干扰有丝分裂中纺锤体形成、使细胞停止于分裂中期的药物,如长春新碱、长春碱、依托泊苷、秋水仙碱等。②干扰核蛋白体功能、影响蛋白质的合成,如三尖杉碱。③干扰氨基酸的供应,如 L-门冬酰胺酶。

3. 直接与 DNA 结合影响其结构和功能的药物　包括①烷化剂:能与 DNA 中的亲核基团发生烷化反应,如氮芥、环磷酰胺、塞替派等。②能破坏 DNA 的金属化合物,如顺铂。③DNA 嵌入剂,能嵌入 DNA 碱基对中,干扰转录过程,如柔红霉素、多柔比星、表柔比星、米托蒽醌等。④能破坏 DNA 的抗生素,如丝裂霉素、博来霉素等。

4. 激素类　改变机体的激素平衡,从而抑制肿瘤,包括:①针对激素依赖的肿瘤,如乳腺癌、子宫内膜癌、前列腺癌等。②药物竞争激素受体,如他莫昔芬。

二、治疗胆囊癌常用的化疗药物

胆囊作为消化道的一部分,其癌肿病理类型以腺癌为主。目前,国内外对胆囊癌的药物治疗与其他消化道肿瘤的药物治疗相似,都以氟尿嘧啶、顺铂、丝裂霉素、多柔比星为主。

据日本胆道癌研究组 1985 年统计全国

10年间的资料表明,胆囊癌的化学治疗以氟尿嘧啶为主,联合使用丝裂霉素和多柔比星者疗效较好,其有效率为10.3%。单药化学治疗较少运用。其他药物除吉西他滨外,单药有效率均较低,紫杉醇、紫杉特尔等药物的单药治疗甚至基本无效(表8-1)。故目前多采用二联或三联药物进行联合化学治疗。

表8-1 各种化疗药物治疗胆囊癌的单药有效率

药物名称	单药有效率
氟尿嘧啶	11%
吉西他滨	26.1%～60%
希罗达	14.3%～25%
紫杉醇、紫杉特尔	基本无效

1. 氟尿嘧啶 氟尿嘧啶是第一个根据设想而合成的抗代谢类化疗药。其作用机制包括:①在体内经酶的作用转化为5-氟脱氧尿嘧啶核苷酸,与胸腺嘧啶核苷酸合成酶、四氢叶酸结合,形成复合物,从而抑制胸腺嘧啶核苷酸合成酶的作用,进而影响DNA的合成。②高浓度时,氟尿嘧啶可磷酸化为三磷酸氟尿嘧啶,掺入RNA中,导致RNA代谢异常。近几十年来,氟尿嘧啶一直是治疗消化道肿瘤如胃癌、食管癌、肠癌的重要药物,随着人们对胆囊癌认识的加深,理所当然地将氟尿嘧啶用于治疗胆囊癌,但无论是其单药还是联合化疗,效果并不如在治疗其他消化道肿瘤中那么明显。Ishii等复习了89例晚期胆囊癌病例,21例采用CEF方案(DDP＋EPI＋氟尿嘧啶)、25例采用FAM方案(氟尿嘧啶＋ADM＋MMC),另有43例未化疗,仅采用支持疗法。两个化疗组在生存时间上无显著差异,但CEF方案有效率是FAM方案的4倍(32%对比8%),上述研究结果显示,化疗对功能状态(PS)评分为0或者1的患者长期生存有益,对PS评分为2的患者不利;COX回归分析也显示化疗的毒性

反应在PS评分为0或者1的患者低于PS评分为2的患者,作者认为对PS评分差的患者不适宜化疗。另有一些临床研究表明,FLC(氟尿嘧啶＋四氢叶酸＋环磷酰胺)、FAM(氟尿嘧啶＋多柔比星＋丝裂霉素)等方案对胆囊癌的治疗无明显效果。

替加氟和优福定是氟尿嘧啶的衍生物,由于不良反应小,化疗指数高而日益受到重视。替加氟(tegafur,又称FT-207),在体内转化为氟尿嘧啶而发挥作用,其毒性为氟尿嘧啶的1/7～1/4,有效作用是氟尿嘧啶的2倍。优福定,是替加氟与尿嘧啶的混合物,其中替加氟转化为氟尿嘧啶而发挥作用,尿嘧啶可阻断替加氟在肿瘤组织的降解,从而提高肿瘤组织中氟尿嘧啶及其代谢物的浓度。有文献报道氟尿嘧啶的缓解率为11%。

2. 顺铂 是金属铂的络合物,能与DNA结合,形成G-PT-G和A-PT-A形式的交叉键,从而破坏DNA的结构,阻止其复制和转录过程,显示其细胞毒作用;同时,端粒和端粒酶中的RNA恰富含这种AG重复序列,故有人认为端粒部位可能是顺铂发挥作用的靶点之一。

3. 亚叶酸钙 亚叶酸钙(calcium folinate,CF)是四氢叶酸的甲酰衍生物,本身不具有抗肿瘤作用,但与氟尿嘧啶联合使用,可以增强后者的治疗作用。其机制是:亚叶酸钙进入体内后,经四氢叶酸还原酶的作用转变成四氢叶酸,使体内四氢叶酸浓度增高,从而使5-氟脱氧尿嘧啶核苷酸、胸腺嘧啶核苷酸合成酶、四氢叶酸三者组成的复合物结合更牢,胸腺嘧啶核苷酸合成酶进一步受到抑制,DNA合成进一步受到影响。

4. 多柔比星及其衍生物 多柔比星,是从streptomyces peucetius var. caesius的发酵液中提取的抗生素类抗肿瘤药,对乏氧细胞有效。其作用机制包括:①嵌入DNA的碱基对中,干扰细胞的复制和转录过程,抑制细胞增殖。②在体内产生自由基,对肿瘤细

胞起杀伤作用。③与细胞膜或金属离子结合,降低酶的活性。

多柔比星也是常用的消化道肿瘤化疗药物。以多柔比星为主的 FAM 方案曾是胃癌化疗的标准方案,但其在胆囊癌中的应用却报道不多。Yokoyama 曾报道 1 例淋巴转移的胆囊癌患者,术后复发,用多柔比星、氟尿嘧啶和顺铂联合治疗,取得较好的效果。

表柔比星(epirubicin,又称 EPI)和吡柔比星(pirarubicin,又称 THP)是多柔比星的衍生物,目前已证明对消化道肿瘤中的胃癌较为有效,其在胆囊癌中的疗效尚需进一步研究。多柔比星及其衍生物的主要不良反应包括骨髓抑制、脱发、胃肠道反应以及心脏毒性。泛癸利酮(辅酶 Q10)、维生素 C、维生素 E 有清除自由基的功能,因而可以降低心脏毒性的发生。

5. 丝裂霉素 丝裂霉素是从放线菌(streptomyces caes-pitosus)培养液中分离提取的细胞周期非特异性抗肿瘤药物。由于其具有苯醌、乌拉坦和乙烯亚胺基 3 种有效基团,作用上与烷化剂相似,可使 DNA 聚集,从而抑制 DNA 的功能。

丝裂霉素也常应用于消化道肿瘤的联合化疗方案中,其在胆囊癌治疗中的作用正日益受到人们的关注。目前主要发展方向:①丝裂霉素与热疗联合应用;②丝裂霉素与免疫治疗联合应用;③丝裂霉素与其他化疗药物协同作用。这些研究尚在进行中,目前报道不多。

丝裂霉素的不良反应主要为骨髓抑制和胃肠道反应,偶尔对肾和肺也有毒性。个别病例可引起发热、乏力、肌肉酸痛和脱发。另外,丝裂霉素有局部刺激作用,不可漏于血管外。

6. 吉西他滨(gemcitabine,gemzar,GEM 健择) 吉西他滨为细胞周期特异性抗代谢新药,属核酸类似物,作用机制主要为通过抑制核糖核苷酸还原酶进而抑制肿瘤 DNA 的合成,对多种实体瘤均有作用,且毒性反应较轻,成为近年化疗的热门药物,国内外学者也将其用于治疗胆囊癌,无论是单药还是联合化疗,其有效率远远超过氟尿嘧啶,有人甚至认为吉西他滨的出现为胆囊癌的化疗带来了新希望,但目前尚未形成以吉西他滨为基础的标准化疗方案,其给药方式、有效性、安全性等问题还在积极研究中。Scheithauer 报道单药吉西他滨在胆道肿瘤缓解率为 60%,总生存期 6.3~16.0 个月。

7. 希罗达(xeloda) 希罗达自问世以来,已广泛用于治疗胃肠道肿瘤和乳腺癌。近来有学者用其治疗胆囊癌,也取得了不错的效果,并且认为单药希罗达抗肿瘤活性在胆囊癌中最强,其次为肝细胞癌,在胆管癌中效果很差。

Patt 等报道 8 例胆囊癌口服希罗达 1 000mg/m²,每天 2 次,连用 14d 后休息 1 周,21d 后重复,其中 2 例缓解、2 例部分缓解。中位生存时间为 9.9 个月(95% CI,4.4~15.4 个月),常见的不良反应手足综合征发生率为 37%。

8. 植物类药 紫杉醇(paclitaxel,taxol,泰素)和紫杉特尔(docetaxel,taxotere,泰素帝)在治疗实体瘤过程中表现出广谱而高效的抗癌活性。紫杉醇是肿瘤细胞有丝分裂抑制剂,它可以诱导微管的合成和抑制微管的解聚,从而抑制了纺锤体的合成,最终阻止有丝分裂的完成。紫杉特尔的作用机制与紫杉醇相似,但其作用比紫杉醇强 2~6 倍。它们对胆囊癌的疗效目前还在研究中。毒性反应有骨髓抑制、消化道反应、皮肤黏膜反应、超敏反应等。紫杉醇表现出广谱而高效的抗癌活性。对胆囊癌的疗效正处于研究阶段。有个案报道有效,但是在 Pazdur 等的第二阶段临床实验中疗效并不理想。

三、目前较为有效的联合化学治疗方案

1. 以氟尿嘧啶为主的联合化学治疗 近 40 年来,氟尿嘧啶一直是消化道肿瘤最主

要的化疗药物,统计资料表明在胃癌、大肠癌、食管癌等治疗中其单药有效率在 20% 左右。新近的药理学研究发现,氟尿嘧啶与顺铂有协同作用,两者联合应用在胃癌、大肠癌、食管癌及原发性肝癌等消化道肿瘤的治疗中都显示了较好的疗效,因而在胆囊癌治疗中的作用备受关注,报道也日趋增多。Tsuji 等将氟尿嘧啶和顺铂联合用于晚期胆囊癌的治疗,显示有效率达 66.7%,中位生存期为 151d。除 1 例有三度呕吐外,没有发生严重的不良反应。目前人们正尝试不同的给药方法,如区域性的动脉内给药,小剂量顺铂＋氟尿嘧啶 24h 持续静脉滴注,两者与其他药物联合使用等,以期获得更好的疗效。但其机制的研究目前尚未见报道。

以氟尿嘧啶为基础的化疗方案文献较多,但研究结果各不相同。有报道称氟尿嘧啶加洛莫司汀联合化疗的缓解率只有 5%,而以氟尿嘧啶为基础的联合化疗 FAM(氟尿嘧啶、多柔比星和丝裂霉素)的缓解率可达 31%。也有人认为氟尿嘧啶及 FAM、FEM(氟尿嘧啶、表柔比星和甲氨蝶呤)、FLC(氟尿嘧啶、四氢叶酸和环磷酰胺)对胆囊癌的治疗无明显效果。其他联合化疗方案如氟尿嘧啶加丝裂霉素,氟尿嘧啶加丝裂霉素加四氢叶酸,氟尿嘧啶加顺铂,氟尿嘧啶加紫杉醇,经动脉注射氟尿嘧啶加丝裂霉素等,缓解率为 10%～38%。

Patt 等应用氟尿嘧啶和人重组干扰素 a22b(IFN-2a 22b)对 35 例胆道肿瘤(其中胆囊癌 10 例)进行化疗,剂量为氟尿嘧啶 750mg/m²,连用 5d,同时在治疗的第 1、3、5d 给予 IFN-2a 22b 5mU/m²,每 14 天为 1 个周期;其部分缓解率为 34%,平均生存时间为 12 个月,但胆囊癌的缓解率仅为 25%,而且绝大多数是部分缓解。Ducreux 等应用氟尿嘧啶和顺铂治疗 25 例进展期胆道肿瘤。总的缓解率为 24%,平均生存时间为 10 个月。Sanztamira 等报道氟尿嘧啶、四氢叶酸

和卡铂联合应用对进展期胆囊癌无效。Gebbia 等应用氟尿嘧啶 600m/m²,四氢叶酸 100mg/m²,口服羟基脲,每周 1 次,治疗 30 例晚期胆囊癌患者,结果部分缓解率为 30%,病情稳定者为 27%,而平均存活时间只有 8 个月。Chen 等每周 1 次大剂量氟尿嘧啶(2 600mg/m²)加四氢叶酸 100mg/m²,结果部分缓解率为 33%,平均存活时间为 7 个月。Malik 等对 30 例 IV 期胆囊癌病例给予氟尿嘧啶 425mg/m² 加四氢叶酸 20mg/m²,连用 5d,缓解率只有 7%,平均存活时间为 14.8 个月。

氟尿嘧啶和亚叶酸钙联合用于胃癌、大肠癌的治疗,其疗效明显优于氟尿嘧啶单药,已得到公认。有报道将其用于胆囊癌的治疗,治疗 1 年后部分缓解率达 33%,疾病稳定者占 39%,疾病进展者占 28%;全部病例中位生存期为 7 个月。除 1 例败血症外,没有其他不良反应发生。

2. 以吉西他滨为主的联合化疗方案 Misra 等报道吉西他滨加顺铂方案治疗晚期胆囊癌有 55% 的总有效率。Doval 在 30 例无法手术切除的初治胆囊癌中选用吉西他滨加顺铂方案[GEM 1 000mg/m²,第 1、8 天应用,顺铂(DDP)70mg/m²,第 1 天应用,21d 为 1 个周期],共 22 例患者完成化疗。结果 4 例(13.3%)完全缓解,7 例(23.3%)部分缓解。III 度、IV 度贫血发生率分别为 7 例(23.3%)、4 例(13.3%);III 度或 IV 度的中性粒细胞减少、血小板减少均为 5 例(16.6%)。Julka 等采用吉西他滨加卡铂方案(GEM 1 000mg/m²,第 1 天、第 8 天加卡铂,AUC 5.0mg/m²,第 1 天应用,21d 为 1 个周期),共治疗 20 例晚期胆囊癌,结果 4 例完全缓解,3 例部分缓解,总有效率 35.0%,肿瘤中位进展时间 33.8 周,1 年生存率 43.3%。Castro 等将其用于胆囊癌的治疗,并取得较好的效果。Teufel 等对 5 例患者采用吉西他滨治疗,结果 3 例部分缓解。在 Gallardo 等

的第二阶段临床研究中,26 例胆囊癌患者每周吉西他滨 $1g/m^2$ 治疗,连续 3 周,间隔 1 周,25 例被评估患者中,9 例部分缓解,总有效率 36%。不良反应温和,主要为粒细胞减少和血小板减少。

吉西他滨加顺铂方案(GP 方案)是国外采用最多的方案,目前报道有效率大概在 36.6%~64%,即使用于少见的小细胞胆囊癌,效果亦好。因此,许多学者认为可以将 GP 方案作为治疗胆囊癌的一线化疗方案。

GP 方案是目前胆系肿瘤化疗研究的热点。Malik IA 等报道应用 GP 方案治疗Ⅳ期胆囊癌患者 11 例,即 GEM $1\,000mg/m^2$,第 1、8 天应用,DDP $70mg/m^2$,第 1 天应用,每 21 天重复。结果 1 例完全缓解(9%),6 例部分缓解(55%),缓解率(RR)为 64%;中位疾病进展时间(TTP)28 周,中位总生存期(OS)42 周。2005 年 ASCO 会议上,印度学者 Misra S 等报道对 GP 方案的Ⅱ期临床研究。入选标准为病理组织学或细胞学证实的不能手术或转移的胆囊癌病人,≤75 岁,活动状态(PS)美国东部肿瘤协作组评分标准(ECOG)≤2,血清胆红素≤$34\mu mol/L$。给予 GEM $1\,000\,mg/m^2$,第 1、8、15 天应用,DDP $80mg/m^2$,第 16、17 天应用,每 28 天重复,共进行 6 周期。自 1999 年 11 月至 2003 年 12 月,共入组 40 例,38 例可评价疗效。结果 2 例完全缓解、19 例部分缓解,客观有效率(ORR)为 55.3%,7 例稳定(SD),10 例无效(NR)。40 例患者均可评价毒性反应,三至四度毒性反应包括贫血(22.5%)、中性粒细胞减少(5%)、血小板减少(7.5%)和恶心、呕吐(20%)。所有患者的中位 TTP 是 24 周,中位 OS 32 周;有效患者的中位 OS 是 44 周,SD 患者为 32 周,NR 患者 12 周。有黄疸接受胆汁引流的患者和无黄疸的患者在有效率和生存上没有差别。上述两项研究提示,GP 方案对不能手术或转移性胆囊癌是一个有效的联合方案。毒性反应可

以耐受。

然而,智利学者 Gallardo J 等的报道与以上两位作者的不一致。Gallardo J 自 1997 年就已经开始研究 GEM,2005 年 ASCO 会议上作者回顾性分析了 G/GP 两个不同的方案的 ORR、OS 和毒性反应。两组患者的一般特征相似:具有局部或转移的可测量病灶,经组织学或细胞学证实,既往未接受放化疗。第 1 组患者 26 例,应用 GEM $1\,000mg/m^2$,静脉滴注 30min,第 1、8、15 天应用,每 4 周重复,直到出现毒性反应或病情进展。第 2 组患者 44 例,应用 GEM $1\,200mg/m^2$、PDD $34mg/m^2$ 第 1、8 天应用,每 3 周重复,总共进行 6 周期。结果显示 25 例或 42 例患者可评价疗效。G/GP 分别是 0/4 完全缓解和 9/16 部分缓解。所有患者均可进行毒性反应评价,4/1 例患者死于疾病进展,其中 GP 组的 1 例患者死于肾毒性。G 组 1 例患者出现四度肝毒性。三度血液学毒性包括血小板减少(0%/2%)、粒细胞减少(3.8%/23%)和贫血(3.8%/14%)。所有患者的中位 OS 是 8.7 个月比 7 个月,有效患者的中位 OS 是 14.1 个月比 9 个月,无效患者的中位生存期是 6.1 个月比 5 个月。结果提示,GEM 单药对进展期、不能手术的复发和(或)转移胆囊癌是一个有效的药物,耐受性好,可以作为晚期胆囊癌的治疗选择。联合 PDD 反而导致毒性反应的发生率和程度明显增加,并且与单药相比并没有提高有效率。因此,需要进行深入地多中心Ⅲ期临床研究,进一步评价 GP 方案对于晚期胆系肿瘤在生存期和生活质量方面的优势。

但也有一些临床研究的结果并不乐观。Knox 等在 27 例胆囊癌中选用吉西他滨加氟尿嘧啶持续滴注(GEM/CVI 5-FU)方案 [GEM $900mg/m^2$,第 1、8、15 天应用,5-FU $200mg/(m^2 \cdot d)$ 持续滴注 21d,28d 为 1 个周期],结果仅 9 例有效(33%),中位生存时间 5.3 月,不良反应温和,三度骨髓抑制发生

率 11％，中心静脉置管并发症发生率 26％。

临床上用卡铂加吉西他滨治疗胆囊癌较少见，其有效率大概在 35％左右，毒性反应较轻。

奥沙利铂自 1996 年上市以来，在抗癌活性及不良反应等多方面表现出明显的优势，不仅改善了顺铂及卡铂的毒性反应，而且扩大了它们的活性谱，对许多耐顺铂及卡铂的瘤株具有活性。近年来，国内外也有学者运用奥沙利铂＋紫杉醇或奥沙利铂＋吉西他滨（GEMOX 方案）治疗胆囊癌，效果较好。法国著名的 GERCOR 研究中心将 GEMOX 方案应用于治疗进展期胆系肿瘤，来自 4 个中心的 46 例患者（其中胆囊癌 19 例）入组，结果显示，GEMOX 方案治疗胆系肿瘤有效且耐受性良好。

目前尚未见到于奈达铂、乐铂、环铂等新型铂类药物用于治疗胆囊癌的实验和临床研究。有学者采用希罗达＋吉西他滨联合方案来治疗晚期胆囊癌。共研究了 24 例患者，具体方案为吉西他滨 1 000mg/m²，第 1、8 天静脉滴注，希罗达 1 000mg/m²，第 1、14 天口服，每天口服 2 次，21d 为 1 个周期。结果 8 例（33％）部分缓解，10 例稳定（42％），中位生存时间 16 个月（95％CI，13.8～18.3 个月）。1 年生存率 58％。无Ⅳ度不良反应发生，最常见的毒性反应为短暂的三度中性粒细胞减少、血小板减少、恶心、手足综合征及食欲缺乏。

3. 其他的联合化疗方法　国外报道紫杉特尔的单药有效率较低，而与其他药物联合应用，效果较好。Kulm 等报道门诊应用吉西他滨加紫杉特尔（GEM，1 000mg/m²，紫杉特尔 35mg/m²，均每周 1 次，连用 3 周后休 1 周）姑息性治疗晚期胆囊癌，认为有一定疗效且不良反应可以耐受。

多年来，西安交通大学第一附属医院曾以羟喜树碱（HPT）为主的联合化疗治疗胃肠肿瘤，取得了较好的疗效且毒性反应轻。

1997－2002 年，西安交通大学第一附属医院试用 HELF 方案联合 α-2a 干扰素治疗晚期胆囊癌患者，观察疗效及毒性反应。共纳入 15 例患者，男性 9 例，女性 6 例；年龄在 48－69 岁，平均 58.3 岁；体力状况 Karnofsky 评分为 60～90 分，平均 80 分；均经手术标本病理组织学检查而确诊，病理类型均为腺癌。按 Nevin 方法分期，Ⅳ期 7 例，Ⅴ期 8 例。手术后均未接受其他治疗。疗效和毒性反应均按 WHO 抗癌药物急性与亚急性毒性的表现和分级标准评定。所有患者接受 HELF 化疗方案，即 HPT6mg/(m² · d)，VP-1660mg/(m² · d)，CF 100mg/(m² · d)，5-FU 500mg/(m² · d)，均为静脉滴注，第 1～5 天连续应用；同时接受 α-2a 干扰素 300 万 U，肌内注射，隔日 1 次，连用 3 个月以上。每 4 周为 1 个周期，治疗 2～3 个周期后进行评价。共进行 54 周期化疗，平均每例 4～5 个周期。15 例均可评价，1 例完全缓解、3 例部分缓解、9 例无变化和 2 例疾病进展，总有效率为 26.67％，中位生存期（MST）为 19.6 个月。所有患者的生活质量均有不同程度的改善。

主要毒性反应为骨髓抑制、脱发和一过性药物热；其中有 1 例发生白细胞三度下降，3 例发生血小板三度下降，未观察到四度毒性；另有 69.2％的患者发生不同程度的脱发，46.2％的患者发生了一过性发热，未观察到肝、肾功能损害及心电图明显变化。因此，HELF 方案联合 α-干扰素治疗晚期胆囊癌疗效较好，可能是化疗药物与干扰素协同作用的结果，即化学和生物治疗的共同效应，且毒性反应轻，耐受性好。

无独有偶，MD Anderson 癌症中心 Patt YZ 等也报道应用化疗药物加 α-干扰素治疗胆系肿瘤。共 41 例患者入组（19 例胆囊癌和 22 例胆管癌），均为不能手术的组织学证实的腺癌，具有可测量病灶，采用 PDD、IFN-α-2b、ADM 和 5-FU 联合方案（PIAF），即 PDD 80mg/m² 静脉注射 2h 以上，ADM

40mg/m² 静脉注射 2h 以上，5-FU 500mg/m² 持续静脉滴注连续 3d。

应用 PDD 前皮下注射 IFN-α-2b 5×10⁶U/m²，共 4d。结果表明 ORR 为 21.1%，其中胆管癌和胆囊癌的 RR 分别是 9.5% 和 35.3%；总体 MST 为 14 个月，其中胆管癌患者为 18.1 个月，胆囊癌患者为 11.5 个月（无统计学差异）。最常见的 Ⅲ～Ⅳ 级毒性是粒细胞减少（41%）、血小板减少（20%）、恶心呕吐（34%）和乏力（20%）。提示 PIAF 方案似乎对胆囊癌的疗效好于胆管癌，但毒性明显。作者建议 PIAF 可以试用于胆囊癌，而不宜在胆管肿瘤患者中推荐。西安交通大学第一附属医院的观察与 Patt 的报道都提示化疗联合 IFN 治疗胆囊癌是一个值得试用的方案。

4. 胆囊癌药物治疗的新方法　化疗药物万变不离其宗，但不同的药物组合，不同的用药剂量，以及不同的给药方法，往往使疗效相差甚远。长久以来一直认为胆囊癌对化疗药物不敏感，这可能与全身静脉给药有关。随着用药方法的改进，这个观点有所改变。区域性的介入治疗逐步代替全身静脉用药后，胆囊癌的化疗效果有所提高。目前报道有效的新方法主要有以下几种。

(1) 区域性介入治疗：关于胆囊癌的区域性介入化疗，目前国内报道较少。区域性化疗的优点有①动脉灌注能在靶器官区域达到化疗药物的高浓度；②术前动脉灌注有助于提高手术切除率，减少术后复发和转移；③术后动脉灌注化疗可杀灭体内残留的肿瘤细胞，控制肿瘤局部复发和肝转移；④动脉灌注化疗使肿瘤和周围血管之间产生炎性间隙，便于手术操作；⑤对于不可切除的胆囊癌患者，动脉灌注治疗能够有效地抑制肿瘤生长，改善患者全身症状，延长生存期；⑥没有系统性化疗引发的严重毒性反应。而国外尤其是日本在这方面做了较多的研究。Maeda 等报道 1 例 64 岁的妇女，胆囊癌肝转移灶直径

10cm，胰头后淋巴结肿大。首次给予肝动脉内化疗（DDP＋ADM＋MMC），以后用动脉泵（5-FU＋DDP）化疗。2 年后，原发灶和肿大的淋巴结几乎消失。该方法有效的其他个案报道亦不少见。区域性化疗通常选择肝动脉灌注，Mirsa 报道伴有肝转移的胆囊癌患者采用肝动脉插管注入 MMC 和 5-FU 治疗，9 例获得较好疗效。Oberfield 治疗 38 例胆系癌，采用 MMc 和 5-FU 联合应用，有效率达 39%。为了更好地置入导管，Tanaka 等采用放射学定位的带侧孔导管尖端固定肝动脉灌注化疗取得了良好的效果。

近几年来，有学者对有或怀疑有肝转移或术中有肿瘤残留的患者行灌注化疗，灌注化疗既可以在术前也可以在术后进行。其灌注途径有 3 种：①胃网膜右动脉插管经胃十二指肠动脉至肝动脉；②胃网膜右静脉或结肠中静脉插管至肝门静脉；③腹腔有肿瘤残留的患者术中直接埋入腹腔化疗泵。采用最多是动脉灌注化疗，资料显示其有效率高于全身化疗。Cantore 用顺铂、表柔比星和氟尿嘧啶对 30 例不能切除的胆囊癌和胆管癌患者行肝动脉灌注化疗。其有效率为 40%，结果 1 例（3.3%）完全缓解，11 例（36.7%）部分缓解，12 例（40.0%）稳定，6 例（20.0%）进展，1 年生存率为 54%，2 年生存率为 20%，其不良反应在可以接受的范围之内。Dode 对 35 例胆囊癌进行超选择性动脉灌注丝裂霉素 C（superselective intra-arterial chemotherapy，SIAC），结果总有效率 60%，有反应者平均生存时间为 60 个月，无反应者平均生存时间 8.5 个月。缺点是 SIAC 药物的毒性较大限制了其推广应用，需仔细监测其早期不良反应。

区域性介入治疗包括化疗泵的使用，简化了化疗方法，甚至可以门诊使用，提高了患者的生活质量，目前正得到越来越广泛的应用。

(2) 化疗药物与热疗联合使用：Hara 报

道 1 例 78 岁的老年妇女,胆囊癌腹膜转移;用 DDP+5-FU+CF 肝动脉介入化疗,同时给予热疗。结果肿瘤在 CT 上缩小了 60.9%,血清 CA19-9 明显下降。患者在治疗 1 年后仍然存活。近来国内也开始了化疗药物与温热联合应用治疗肿瘤的研究,其疗效有待进一步的试验结果。

(3)化疗药物与免疫治疗联合使用:Hasegawa 报道了用单药丝裂霉素与 OK-432——一种外周血单核细胞产生的活性杀伤细胞(activated killed cells)来联合治疗 1 例 67 岁晚期胆囊癌病例。该患者有肝转移、肝门静脉侵犯和淋巴转移。联合治疗 4 个疗程后,CT 显示肝转移、肝门静脉侵犯和淋巴转移消失,患者获得了根治性手术的机会。术后病理显示,大部分肿瘤细胞已被杀死,仅在胆囊颈和 2 个区域淋巴结有残留。此种方法在该病例显示了良好的疗效。Murakami 也报道了化疗与免疫治疗的联合方法。1 例 56 岁的晚期胆囊癌病例,有癌性腹膜炎、淋巴转移和肝转移。用 DDP 和 5-FU,以及肿瘤浸润的淋巴细胞和杀伤性 T 细胞联合腹腔给药。一段时间后癌性腹水和转移灶消失,患者的生活质量有所提高。化疗药物与免疫治疗联合应用个案有效的报道不少,尚缺乏大量的病例统计资料。

(4)放、化疗联合使用:新近研究表明放化疗有协同作用。Aretxabala 等将这种方法用于胆囊癌的治疗中。他们对 18 例患者给予术前 4 500cGy 的放疗,同时给予 5-FU 静脉滴注。15 位患者获得了再次手术的机会,而其中 3 例治疗前有肝和淋巴结转移。这种联合治疗的疗效尚缺乏大宗的临床资料,但据已有的个案报道,值得进一步的尝试。

(5)主动脉断流、低氧灌注法,是目前尚处试验阶段的一种新方法。日本的 Aoki 等和意大利的 Roversi 等分别报道了这一方法用于胆囊癌的治疗。Aoki 等在膈肌附近阻断腹腔干和下腔静脉;Roversi 等用药物阻断肝动脉,都取得了较好的效果。

(6)新药 gemcitabine:gemcitabine 是美国近两年推广临床的一种新的抗肿瘤药物,属于嘧啶类抗代谢药。主要用于胰腺肿瘤,并对其他肿瘤也有较广的抗癌作用。由于胆囊和胰腺的外分泌腺有共同的胚胎起源,所以 Castro 等将其用于胆囊癌的治疗,并取得了较好的效果。

胆囊癌是胆道系统最常见的肿瘤,年发病率为 2.5/10 万~4.4/10 万,老年妇女是高发人群。由于缺乏早期诊断的有效手段,胆囊癌确诊时往往失去了手术的机会。即使在手术人群中,胆囊癌的术后 5 年生存率也低于 5%。因此,综合治疗对于胆囊癌来说就显得尤为重要。药物治疗作为综合治疗的重要部分正日益受到人们的关注。目前个案的报道不少,但大宗的临床资料和系统的实验研究尚不多。胆囊癌的预后仍不容乐观,其化学治疗有待进一步的研究。

(朱 青)

参 考 文 献

[1] Belganfts H. Dictionary of cytokins. Basel: Editiones Roche, 1995:37-39.

[2] 郭仁宣. 胆囊癌综合治疗的现况. 中国实用外科杂志, 1997, 17(9):532-534.

[3] Sanz-Altamira PM, Ferrante K, Jenkins RL. et al. A phase Ⅱ trial of 5-fluorouracil, leucovorin and carboplatin inpatients with unresectable biliary tract carcinoma. Cancer, 1998, 82(12):2321-2325.

[4] Gallardo JO, Rubio B, Fodor M, et al. A phase Ⅱ study of gemcitabine in gallbladder carcinoma. Ann Oncol, 2001, 12(10):1403-

1406.

[5] Scheithauer W. Review of gemcitabine in biliary tract carcinoma. Semin Oncol, 2002, 29(6 suppl 20): 40-45.

[6] Kajanti M, Pyrhonen S. Epirubicinsequential methot rexatefluorouraci-Ueucovorin treatment in advanced cancer of the extrahepatic biliary system. A phase Ⅱ study, Am J Clin Oncol, 1994, 17(3): 223-226.

[7] Eckel F, Lerseh C, Assmann G, et al. Phase Ⅱ trial of low-dose cyclophosphamide, leueovorin, high-dose 5-fluorouracil 24 hour continuous infusion and tamoxifen in advanced biliary tractc ancer. Ann Oncol, 2000, 11(6); 762-763.

[8] Misra S, Chaturvedi A, Misra NC, et al. Carcinoma of the gallbladder. Lancet Oncol, 2003, 4(3): 167-176.

[9] Patt YZ, Jones DV JR, Hoque A, et al. Phase Ⅱ trial of intravenous fluorour-acil and subcutaneous interferon alfa-2b for biliary tract cancer. J Clin Oneol, 1996, 14(8): 2311-2315.

[10] Ducreux M, Rougier P, Fandi A, et al. Effective treatment of advanced biliary tract carcinoma using 5-fluorouracil continuous infusion with cisplatin. Ann Oncol, 1998, 9(6): 653-656.

[11] Gebbia V, Majeuo E, Testa A, et al. Treatment of advanced adenocarcinomas of the exocrine pancreas and the gallbladder with 5-fluorouracil, high dose levofolinic acid and oral hydroxyurea on a weekly schedule. Results of a multicenter study of the Southern Italy Oncology Group(G. O. I. M.). Cancer, 1996. 78(6): 1300-1307.

[12] Chen JS, Jan YY, Lin YC, et al. Weekly 24h infusion of high-dose 5-fluorouracil and leucovorin in patients with biliary tract carcinomas. Anticancer Drugs, 1998, 9(5): 393-397.

[13] Malik IA, Aziz Z. Prospective evaluation of efficacy and toxicity of 5-FU and folinic acid (Mayo Clinic regimen) in patients with advanced cancer of the gallbladder. Am J Chn Oncol, 2003, 26(2): 124-126.

[14] Misra S, Chaturvedi A, Misra NC, et al. Gemcitabine(G) in advanced carcinoma gallbladder-A large single center experience. ASCO Annual Meeting Proceedings, 2005, 23 (16s): 341s.

[15] Malik IA, Aziz Z, Zaidi SH, et al. Gemcitabine and Cisplatin is a highly effective combination chemotherapy in patients with advanced cancer of the gallbladder. Am J clin Oncol, 2003, 26(2): 174-177.

[16] Gallardo J, Rubio B, Barajas O, et al. Treatment of unresectable or metastatic gallbladder cancer with single-agent gemcitabine or in combination with cisplatin. ASCO Annual Meeting Proceedings, 2005, 23(16s): 360s.

[17] Alberts SR, Al-Khatib H, Mahoney MR, et al. Gemcitabine, 5-fluorouracil, and leucovorin in advanced biliary tract and gallbladder carcinoma: a North Central Cancer Treatment Group phase Ⅱ trial. Cancer, 2005, 103(1): 111-118.

[18] Knox JJ, Hedley D, Oza A, et al. Gemcitabine concurrent with continuous infusional 5-fluorouracil in advanced biliary cancers: a review of the princess margaret hospital experience. Ann Oncol, 2004, 15(5): 770-774.

[19] Knox JJ, Hedley D, Oza A, et al. Combining gemcitabine and capecitabine in patients with advanced biliary cancer: a phase Ⅱ trial. J Clin Oncol, 2005; 23(10): 2332-2338.

[20] André T, Tournigand C, Rosmorduc O, et al. Gemcitabine combined with oxaliplatin (GEMOX) in advanced biliary tract adenocarcinoma: a GERCOR study. Ann Oncol, 2004; 15 (9): 1339-1343.

[21] Castro MP. Efficacy of gemcitabine in the treatment of patients with gallbladder carcinoma: a case report. Cancer, 1998, 82(4): 639-641.

[22] Hasegawa H, Ueo H, NANbara S, et al. An effective preoperative chemoimmunotherapy

regimen against adwanced gallbladder carcinoma: a case report. Hepatogastroenterology, 1999, 46(27): 1639-1642.

[23] Murakami K, Tanimuna H, Yamaue H, et al.

Clinical effect of immuno-chemotherapy for a patient with advanced gallbladder cancer: report of a case. Surg Today, 1998, 28(9): 923-928.

第9章

肝移植治疗恶性胆道肿瘤

第一节　肝移植治疗恶性胆道肿瘤简史

器官移植作为 21 世纪"医学之巅",自古以来即是人类梦寐以求的愿望,也是继青霉素和脊髓灰质炎疫苗发明之后的第三大改变人类生活的重大生命科学进展,经过半个多世纪的发展,已经取得了举世瞩目的成就。衡量一个国家的医学水平,也多以器官移植的开展和效果为标准。

自 1963 年 Starzl 完成了世界第 1 例人体原位肝移植以来,目前全球肝移植总数已超过 15 万例,并正在以每年 1 万例的速度增加。肝移植开展水平和疗效业已成为衡量一个国家肝胆外科医学水平的一个重要标志。我国临床肝移植始于 1977 年,但由于种种因素不久即陷入停顿。进入 20 世纪 90 年代后,随着新型免疫抑制药的应用和围术期综合治疗体系的完善,并在我国一批具有远见卓识的医学科学家坚持不懈地努力之下,掀起了我国肝移植的第二次高潮。移植数量每年大幅度增加,开展移植的单位和具有一定规模的中心越来越多,移植近远期疗效不断提高,新的术式不断开展,手术技术不断完

善,相关的基础研究也更加广泛和深入。目前,国内受体存活时间最长者已超过 10 年,手术死亡率降至 5% 以下;肝良性疾病患者行肝移植后的 1 年、2 年生存率已达 90%、80% 以上;随着新的受体选择标准的应用,肝恶性肿瘤患者行肝移植后的生存率也已接近国际水平,肝移植在一些大的医疗中心已成为常规手术。

常见的胆道恶性肿瘤主要包括胆囊癌、胆管癌和壶腹癌等。胆囊癌约占胆道恶性肿瘤的 50%,胆管癌约占胆道恶性肿瘤的 33%。胆囊癌通常不作为肝移植适应证,但也不是肝移植的禁忌证;胆管癌是肝移植适应证,尤其肝门部胆管癌。由于胆管癌特殊解剖关系及生物学特性,很难做到 R_0 切除,切缘残癌率高达 50% ~ 61%,术后复发率高。原位肝移植术可真正做到 R_0 切除,并能去除一些潜在危险因素,如原发性硬化性胆管炎、病毒性肝炎等。Bismuth 等在 1987 年时首次报道了应用肝移植治疗肝门部胆管癌的临床研究,在这项回顾性研究中,共有 38

例肝门胆管癌患者接受了肝移植治疗,术后 1 年、3 年和 5 年生存率分别为 40%、16% 和 0。而后,1988 年,英国伦敦的一项研究表明,肝移植治疗 13 例肝门部胆管癌患者的术后 1 年、3 年和 5 年生存率分别为 30%、10% 和 10%。到了 20 世纪 90 年代,虽然肝移植的手术技术及围术期处理有了飞跃发展,对胆道恶性肿瘤的患者选择标准日趋严格,但肝门部胆管癌患者接受肝移植手术的长期预后并未明显改善。Pichlmayr 等报道的 5 年生存率为 17.1%。Iwatsuki 等研究发现肝移植术后肝细胞肝癌患者 5 年生存率为 36.2%。Neuhaus 等描述了肝移植并胰腺部分切除(liver transplantation and partial pancreatectomy,LTPP)的"非接触技术",尽管 15 例患者中 14 例得到 R_0 切除,但其 5 年生存率也仅为 38%。可见,早期由于术后的肿瘤复发率和病死率很高,单纯肝移植治疗肝门部胆管癌的研究经验令人沮丧。原因可能是:①病例选择不严格,部分已发生肝外转移的患者被纳入;②将具有不同肿瘤生物学行为和手术原则的肝内胆管癌患者混杂其中,增加了研究偏移,导致结果失真。

进入到 21 世纪以后,肝移植治疗肝门部胆管癌也得到了进一步发展,De 等报道了采用新辅助放化疗(又称诱导化疗或起始化疗,是指在手术前先行放化疗,使局部肿瘤缩小,减少手术范围及清除或抑制可能存在的微小转移灶)+肝移植治疗 11 例肝细胞癌患者的经验。患者在接受高剂量体外放射治疗后,经胆管插管向肿瘤病灶处施以高剂量的铱放疗,同时给予化疗直至接受肝移植手术。患者在肝移植前需接受一次腹部探查手术,以便了解肿瘤是否已侵及淋巴结和腹腔组织。作者在论文发表时,仅发现 1 例患者肿瘤复发,除 3 例患者随访时间短于 1 年外,其他均已随访 17～83 个月,无死亡病例。随后,其他学者也作了相关报道,尤其是在 Mayo 中心的治疗效果明显优于其他临床研究,其经

验具有临床指导意义,值得借鉴。在 Mayo 中心最近的研究中,71 例肝细胞癌患者接受了术前放化疗,期间 5 例死亡,4 例因疾病进展而被迫退出。61 例患者移植前接受了手术探查,其中 14 例(23%)因发现肝外转移灶而放弃肝移植。最终,38 例肝细胞癌患者接受了肝移植手术(3 例死于术后并发症),其 1 年、3 年、5 年肿瘤复发率分别为 0、5% 和 12%;患者生存率分别为 92%、82% 和 82%,明显优于非移植组;54 例接受手术切除的患者中仅 26 例成功,1 年、3 年、5 年生存率分别为 82%、48% 和 21%。在排除淋巴结转移及 R+ 切除患者后,研究者对 R_0 切除和无淋巴转移患者进行亚组分析,发现其 1 年、3 年、5 年生存率分别为 87%、53% 和 18%,该结果与总体生存率无统计学差异,并且均显著低于肝移植组。即便包含在新辅助放化疗中死亡和不符合肝移植纳入标准的病例,71 例患者总的 1 年、3 年、5 年生存率分别为 79%、61% 和 58%,仍明显优于手术切除组。Mayo 中心能取得如此惊人的成绩与多个因素有关。其中最主要的是严格病例选择。其排除标准包括:①既往曾行放射治疗或化学治疗;②存在不可控制的感染或肝外转移灶;③过去 5 年内曾发生恶性肿瘤(皮肤癌和宫颈癌除外);④伴有其他不适于行肝移植的疾病;⑤既往曾行胆管癌切除术。值得注意的是作者一再强调剖腹探查的重要性,并由此排除 23% 的患者(包括局部淋巴结转移者)。但在 PET 和腹腔镜外科技术飞速发展的今天,这一侵入性的诊断手术必要性已经明显减小。

为进一步提高根治性切除率,国外提出了"簇移植"的观点,即腹部器官联合移植,也有采用联合根治切除。2003 年西班牙 Robles 等报道一组 36 例肝门部胆管癌肝移植随访 13 年结果,手术包括肝门淋巴结清扫、胆总管切除至胰腺上缘、Roux-en-Y 胆-肠吻合,2 例同时行胰十二指肠切除,其 1 年、3

年、5 年和 10 年的实际生存率分别为 82%、53%、30%、18%，其主要死亡原因仍是肿瘤复发，其中血管受侵犯是预后不良的一个重要因素。可见，与姑息性治疗相比，肝移植治疗未扩散的不可切除的肝门部胆管癌的 3 年和 5 年生存率均有明显提高。

国内由于肝移植起步较晚，因此实施肝移植治疗胆道肿瘤同样经历了相同过程。早期，大多数肿瘤患者均因肿瘤复发而死亡，季林华等对 60 例肝内胆管癌患者的临床资料进行回顾性分析，其中 10 例行移植治疗，仅 1 例无瘤生存 28 个月，其他均死亡。预后与肿瘤分型相关，胆管内型预后最好，肿瘤型与胆管周围浸润型其次，混合型预后最差。结果表明，肝内胆管癌肝移植术后主要死亡原因为肿瘤复发。患者肿瘤复发的时间越早，远期生存率越低，3 年生存率约为 20%，5 年生存率为 5%～15%。而进入到 21 世纪后，国内同样有了明显进步，四川华西医院报道了 6 例肝门部胆管癌患者接受肝移植治疗，除 1 例术后早期死亡外，其余患者随访过程中均未出现肿瘤复发，浙江大学附属第一医院梁廷波也报道了他们的经验，5 例患者接受肝移植治疗，手术切除率和根治切除率均为 100%，除 1 例因并发症于术后 40d 死亡外，余均健康存活，至文章发表时分别存活 48 个月、38 个月、21 个月和 5 个月，生活质量良好，未见明确肿瘤复发和转移。而 2005 年，中山大学附属第一医院何晓顺报道，对 1 例 BismuthⅣ型肝细胞癌侵犯肝内二级胆管及胆总管下段的 35 岁女性患者实施胰头十二指肠整块切除（combined hepatectomy, pancreatoduodenectomy and orthotopic liver trans-plantation，HPLT），手术不切断肝十二指肠韧带，将病肝、肝外胆道系统、周围神经淋巴组织以及胰头、十二指肠大块组织一并完整切除后，立即植入供肝行肝移植，不仅切除了肝胆道系统和受侵犯的胰头及神经周围组织，提高了根治的彻底性，有助于患者无瘤存活。同时，手术不接触肿瘤的整块切除原则，最大限度地切除了肿瘤，减少了播散概率。为不能手术切除的肝门部胆管癌提供了一种新的手术方式。术后患者肝功能恢复顺利，血清肿瘤标志物 CEA、CA19-9、CA125 均降至正常范围。随访 3 年余，患者移植肝及消化功能良好，未见肿瘤复发。患者术后 4 年时，因为胆道感染并发严重败血症死亡，但一直未发现肿瘤复发证据。国外学者对肝门部胆管癌实施肝移植联合胰头十二指肠切除手术的肝移植受者进行 5 年以上的长期随访观察，发现肝移植受者获得较长的无瘤生存，且生活质量良好，远期疗效较常规根治切除为佳。

（巫林伟　何晓顺）

参 考 文 献

[1] 郑树森，梁廷波. 国内肝移植的现状. 中华普通外科杂志，2003，18(2)：69-70.

[2] 刘非，李波. 肝癌肝移植适应标准的现状与进展. 华西医学，2008，23(3)：669-671.

[3] Bismuth H, Castaing D, Ericzon BG, et al. Hepatic transplantation inEurope. First Report of the European Liver Transplant Registry. Lancet，1987，2(8560)：674-676.

[4] Yeung EY, McCarthy P, Gompertz RH, et al. The ultrasonographic appearances of hilar cholangiocarcinoma（Klatskin tumours）. Br J Radiol，1988，61(731)：991-995.

[5] Pichlmayr R, Lamesch P, Weimann A, et al. Surgical treatment of Cholangiocellular carcinoma. World J Surg，1995，19：83-88.

[6] Iwatsuki S, Todo S, Marsh JW, et al. Treatment of hilar cholangiocarcinoma（Klatskin tumors）with hepatic resection or transplantation. J Am Coll Surg，1998，187(4)：358-364.

[7] Neuhaus P, Jonas S, Bechstein WO, et al. Extended resections for hilar cholangiocarcinoma. Ann Surg, 1999, 187：358-364.

[8] De Vreade I, Steers JL, Burch PA, et al. Prolonged disease-free survival after orthotopic liver transplantation plus adjuvant chemoirradiation for cholangiocarcinoma. Liver Transpl, 2000, 6(3)：309-316.

[9] Rea DJ, Heimbach JK, Rosen CB, et al. Liver transplantation with neoadjuvant chemoradiation is more effective than resection for hilar cholangiocarcinoma. Ann Surg, 2005, 242 (3)：451-458.

[10] Robles R, Figueras J, Turion VS, et al. Liver transplantation for hilar cholangiocarcinoma：Spanish experience. Transplant Proc. 2003, 35：1821-1822.

[11] 季林华, 赵刚, 吴志勇. 肝内胆管癌分型分期与治疗. 中华消化外科杂志, 2010, 9(3)：193-196.

[12] 邓小凡, 陈鹏, 李波, 等. 原位肝移植治疗肝门胆管癌. 中华器官移植杂志, 2007, 28(2)：108-109.

[13] 梁廷波, 郑树森, 施乾锋, 等. 肝门胆管癌的原位肝移植治疗. 移植杂志, 2004, 2(4)：151.

[14] 何晓顺, 张劲, 朱晓峰, 等. 原位肝移植联合胰头及十二指肠根治性切除治疗肝门部胆管癌一例. 中华器官移植杂志, 2006, 27(4)：204-206.

第二节　受体的选择

目前胆囊癌的治疗仍是以手术切除治疗为主,联合放化疗。但胆囊癌早期不易诊断,一旦典型症状出现,已属晚期,手术治疗不令人满意。其根治切除率较低,术后 1 年生存率<80%,5 年生存率<5%,据统计资料显示,一旦肿瘤超过了胆囊黏膜层,其治愈的机会将很小,故晚期胆囊癌手术切除治疗则多不考虑。目前尚未有因胆囊癌而行肝移植的报道,但有报道在行移植后意外发现合并胆囊癌的情况。鉴于胆囊癌的远期预后,通常肝移植不作为治疗的选择方案,但也不是肝移植的禁忌证。

胆囊癌早期不易发现,在胆石症胆囊切除术的患者中,有约 0.35% 意外发现胆囊癌。只有20%～40%的患者可行根治性切除,肿瘤浸润深度及淋巴结转移是影响预后的重要因素。肿瘤局限在胆囊内(T_{1a}和T_{1b})且无淋巴结转移属早期胆囊癌,可行根治性胆囊切除术,5 年生存率可达 44%～100%。早期胆囊癌无明显症状,常由超声检查发现或在行胆囊切除术后意外发现。Timothy 等报道 4 例合并胆囊癌并行肝移植的病例,原发病 3 例为原发性硬化性胆管炎及终末期肝病,1 例为隐源性肝硬化。而其中 1 例是在移植前发现胆囊癌并行胆囊切除术,另外 3 例是在移植后发现胆囊癌。移植后随访 30 个月,无明显复发征象,生存率 100%。由此说明,胆囊癌并不是肝移植的禁忌证,但需要进一步的随访观察。早期的胆囊癌,除需定期随访外,不需特殊处理;但对进展期或晚期胆囊癌,需考虑重新手术切除并清除局部淋巴结。但是,对于非移植患者,意外发现胆囊癌并不是肝移植的适应证。

原发性硬化性胆管炎行肝移植占较大的比例,且预后较佳。有原发性硬化性胆管炎背景的患者有较高的概率合并肝胆道的恶性肿瘤,比如肝内、肝外胆管癌和胆囊癌。有单独的肝移植报道,对移植前明确有胆囊癌和在移植后病肝意外发现胆囊癌,对预后并无明显影响。

20 世纪 80 年代以来,随着根治性和扩大根治性手术的开展,胆囊癌恶劣的预后状况已发生了很大的改变。经根治性手术的胆囊癌患者术后生存期明显延长。故对于胆囊癌患者，应持更为积极的态度，以求进一步提高术后生存率。

对于肝门部胆管癌，在前一节中已经介绍，目前的多项临床研究中，Mayo 中心的效果最让人满意。Mayo 中心能取得如此惊人的成绩与多个因素有关。其中最主要的是严格病例选择。其排除标准包括：①既往曾行放射治疗或化学治疗；②存在不可控制的感染或肝外转移灶；③过去 5 年内曾发生恶性肿瘤（皮肤癌和宫颈癌除外）；④伴有其他不适于行肝移植的疾病；⑤既往曾行胆管癌切除术。值得注意的是作者一再强调剖腹探查的重要性，并由此排除 23% 的患者（包括局部淋巴结转移者）。对于下列情况的肝细胞癌患者，肝移植仍是一个有效的治疗措施：①癌肿已不能切除，扩展至双侧肝叶深部的胆管或侵入肝的主要血管主干；②切除手术后，

镜下或肉眼可见残留肿瘤；③癌肿切除后，局部出现复发，且患者必须无肝外癌肿存在，无淋巴转移，无邻近器官、组织浸润，年龄不宜超过 60 岁。朱继业等认为，①探查肿瘤属 UICC 分期 II 期，无局部或区域淋巴结转移；②首次切除后出现局限于肝内的复发；③伴有严重肝硬化，预计根治性手术后发生肝衰竭的可能性较高；④伴有硬化性胆管炎或不能排除合并肝内其他部位胆管癌变者，也是肝移植适应证。

尽管早期单纯肝移植治疗胆管癌总体预后不理想，但也应考虑到该病人群体，大部分属不可切除病例，往往等待移植时间较长，且一般情况较差。尽管如此，单纯肝移植、器官簇移植或者肝移植联合根治性切除术还是达到了延长生存期和改善生存质量的目的。另外，部分切缘阴性，未见淋巴结转移的早期病例确实可能经过移植获益。

（巫林伟　何晓顺）

参 考 文 献

[1] Benoist S, Panis Y, Fagniez PL. Long-term results after curative resection for carcinoma of the gallbladder. French University Association for Surgical Research. Am J Surg, 1998, 175：118.

[2] Yamaguchi K, Chijiiwa K, Saiki S, et al. Retrospective analysis of 70 operations for gallbladder carcinoma. BrJ Surg, 1997, 84：200.

[3] Todoroki T, Kawamoto T, Takahashi H, et al. Treatment of gallbladder cancer by radical resection. Br J Surg, 1999, 86：622-624.

[4] Timothy MS, Christopher B Hughes, Hugo BOnatti, et al. Gallbladder cancer and liver transplantation. Transplant international, 2005, 18：52-55.

[5] Washburn WK, Lewis WD, Jenkins RL. Liver transplantation with incidental gallbladder carcinoma in the recipient hepatectomy. HPB Surg, 1994, 8：147-149.

[6] Von Schonfeld J, Lange R, Bug R, Erhard J. Liver transplantation in a 29-year-old patient with gallbladder carcinoma complicating primary sclerosing cholangitis. Z Gastroenterol, 1998, 36：977-979.

[7] 朱继业, 王东. 肝移植能否用于治疗胆管癌. 国际外科学杂志, 2007, 34(4)：278-281.

第三节　受体候选者的术前评估与术前处理

一、受体候选者的术前评估

1. 受体一般状态评估

（1）体重与身高。

（2）血液检查：①凝血四项；②血型；③基础代谢生化 1＋2（肝功能、肾功能、血糖、离子等）；④血氨；⑤血脂系列；⑥肝炎系列及乙肝两对半；⑦HBV-DNA 定量；⑧消化道肿瘤标志物系列（包括 AFP、DCP 和 albumin mRNA）；⑨甲状腺功能：总 T_4、总 T_3 及 TSH；⑩Anti-HIV 和梅毒；⑪CMV-IgM 和 IgG，EBV-IgM；⑫OGTT：0h、0.5h、1h 和 2h C 肽曲线，空腹 C 肽和 HBA1c（糖尿病患者）；⑬达安基因检测供体和受体染色体多态性（为日后诊断 GVHD 做准备）；⑭性激素水平；⑮免疫学指标检测。

（3）尿液检查：①尿液常规检查；②24h 尿蛋白定量和肌酐清除率。

（4）ECG 及超声心动图（患者年龄＞60 岁或有冠状动脉粥样硬化性心脏病或冠状动脉粥样硬化性心脏病高危因素）。

（5）肺功能检查（患者年龄＞60 岁或既往有影响肺功能疾病史）。

（6）影像学检查：①胸部 CT 平扫＋增强；②肝、胆、胰、脾彩色超声＋肝血管彩色超声；③上腹部 CT 平扫＋增强＋CTA；④骨扫描；⑤必要时行 PET-CT 检查。

2. 受体肿瘤术前评估

（1）胆囊癌的分期：国际抗癌协会（UICC，1987 年）提出的胆囊癌的 TNM 分期标准：T_1，肿瘤侵犯胆囊壁，其中肿瘤侵犯黏膜固有层为 T_{1a}，侵犯肌层为 T_{1b}；T_2，肿瘤侵犯肌层及周围组织，但未突破浆膜或侵犯肝；T_3，肿瘤突破浆膜和（或）1 个器官被累及（肝浸润≤2cm）；T_4，邻近 2 个或多个器官累

及，或肝肿块＞2cm。N_{1a}，胆管、十二指肠韧带淋巴结转移；N_{1b}，其他区域淋巴结转移。M_0，无远处转移；M_1，有远处转移。于 2010 年开始使用的胆囊癌 TNM 分期 AJCC 第 7 版中主要有以下几个方面的变化：①胆囊管癌在第 6 版是属于肝外胆管癌，现并入胆囊癌范畴进行讨论。②淋巴结分为两站，N_1，肝门淋巴结包括胆囊管淋巴结，胆总管、肝动脉、肝门静脉旁淋巴结；N_2，其他区域淋巴结包括腹腔干、十二指肠旁、胰腺旁及肠系膜上动脉淋巴结。淋巴结转移明确作为确认Ⅲb（N_1）或ⅣB（N_2）的标准。③胆囊癌分期的改变更准确判断外科的可切除性和患者的预后。不能根治性切除的 T_4 期重新并入Ⅳ期。④强调意外胆囊癌再次根治性手术的必要性及胆囊癌生物学特性的特殊性。

（2）胆管癌的分期：根据国际抗癌协会（UICC）提出的 TNM 分期标准，可将胆管癌分为 0～Ⅳ期，0 期，原位癌，无淋巴结及远位转移；Ⅰ期，肿瘤局限于黏膜或肌层，无淋巴结及远位转移；Ⅱ期，肿瘤侵及周围结缔组织，无淋巴结及远位转移；Ⅲ期，肿瘤为Ⅰ或Ⅱ期，但有肝十二指肠韧带或区域淋巴结转移；Ⅳa 期，肿瘤侵及邻近组织，有或无淋巴结转移，无远位转移；Ⅳb 期，无论肿瘤大小及有无淋巴结转移，有远位转移。

肝门部胆管癌并非是一个单一的疾病，亦极少表现为"良性"的过程，它更是一个区域性的疾病，具有沿神经周围淋巴间隙以"跳跃"性形式转移，以及侵犯周围组织、血管、淋巴的转移，因此，早期转移造成肝门胆管癌手术切除率低下，且在肝门区这个狭窄的空间里，很难做到根治性切除，术后复发率高。其常见的转移途径包括：①淋巴转移；②直接侵犯；③血行转移。另外，还有一些较罕见的转

移途径,如腹腔种植转移。其中以淋巴结转移最常见,有研究证明肝门部胆管癌淋巴结转移率达 54.7%,淋巴结转移与否与预后明显相关。

肝门部胆管癌的临床分型通常采用由法国 Bismuth-Corlette 1975 年提出的分型。Ⅰ型:肿瘤位于肝总管,未侵犯左、右肝管汇合部;Ⅱ型:肿瘤波及左、右肝管汇合部,但未侵犯左、右肝管;Ⅲ型:已侵犯右肝管(Ⅲa)或左肝管(Ⅲb);Ⅳ型:肿瘤为多中心性侵及左、右肝管汇合处和左、右肝管。然而临床上有一种来源于肝内胆管肝外浸润生长的肝门部胆管癌,无法用 Bismuth-Corlette 分型概括,有学者在 Bismuth-Corlette 分 4 型基础上,将源于肝内胆管的肝门部胆管癌定义为Ⅴ型,即肿瘤自右肝管向肝外浸润生长者为Ⅴa型,源于左肝管的为Ⅴb型,其中Ⅴb型较常见。

对于肝内胆管癌,国内的肝胆外科专著和教科书中也仅描述胆管细胞性肝癌的发生率占原发性肝癌 10% 左右,而且对肝内胆管癌的分型、病理学和生物学行为以及治疗的研究极少。国外的肝胆外科专著中已将肝内胆管癌归入胆管肿瘤中。2010 年出版的 AJCC 癌症分期手册(第 7 版)明确指出肝内胆管癌不包括在肝肿瘤分期中,而是属于独立于肝细胞癌和肝外胆管恶性肿瘤(包括肝门部胆管癌)的新分期系统。

AJCC 癌症分期第 7 版对肝内胆管癌的 TNM 分期标准:T_1,单一肿瘤无血管浸润;T_{2a},单发肿瘤伴血管浸润;T_{2b},多发肿瘤,有或无血管浸润;T_3,肿瘤穿透脏层腔膜或直接侵犯肝外结构;T_4,肿瘤浸润胆管周围。N_0,无局部淋巴结转移;N_1,局部淋巴结转移。M_0,无远处转移;M_1,有远处转移。

根据日本肝癌研究协会(LCSGJ)的分型标准将肿瘤分为肿块型、导管周围浸润型、肿块合并导管周围浸润型及胆管内型。根据病理组织学观察可将肝内胆管癌分为腺癌、乳头腺癌、肠型腺癌、透明型腺癌、印戒细胞癌等。以肝左外叶多见,可能与左肝管发生肝内胆管结石多见以及肝门静脉供血区域化、左半结肠静脉回流主要进入肝左叶有关。

二、肝移植受者的术前管理

随着肝移植手术技术的日臻完美,新型免疫抑制药的相继问世及免疫抑制疗法的不断完善和对术后并发症的防治能力不断提高,肝移植手术明显改善终末期肝病患者的预后,这一点已经在全球达成共识。但是严重的器官短缺问题与等待肝移植手术患者数量不断增长之间的矛盾日益凸显,尤其是对于胆道肿瘤行肝移植的患者,由于梗阻性黄疸或同时合并肝硬化等原因,等待期间容易发生全身情况恶化而失去手术机会,因此对等待肝移植手术的胆道恶性肿瘤患者进行积极有效的治疗以改善患者的全身状态、预防肝病相关并发症尤显重要。

(一)胆汁淤积的治疗

胆道恶性肿瘤患者常合并胆汁淤积,并引起机体一系列病理生理紊乱,如心功能降低、凝血功能障碍、免疫功能下降、营养不良等。如不及时解除阻塞性黄疸则大多均在 2 个月内因进行性黄疸发生肝衰竭、肝肾综合征而死亡,而不是原发灶扩散而死亡。经皮肝穿刺胆道引流术(PTCD)可以缓解肝内胆管的张力,减轻黄疸,改善症状,可为外科手术创造条件,也可作为晚期患者姑息性治疗手段。超声是一种无辐射的影像学检查手段,可清晰显示肝内胆管及其他结构,且可监视胆管内的穿刺针及引流管,超声引导和动态监控下的 PTCD 具有更高的手术成功率及安全性,超声引导下 PTCD 治疗恶性梗阻性黄疸,具有简便易行、成功率高、安全性高、并发症少等优点。只要确保减黄操作本身的安全性及可靠性,改进操作技术,使患者长期带管不脱落,不堵塞,术前减黄应对患者有利。在肝功能恢复的同时,受损的细胞介导的免疫功能、网状内皮细胞功能、淋巴细胞功能也相继恢复。

（二）原发性硬化性胆管炎

部分胆道肿瘤的患者合并有 PSC。内科药物治疗及外科传统治疗手段（包括胆肠内引流及胆管内支撑管引流术）均不能改变 PSC 患者的自然病程。反复发作的胆管炎、严重瘙痒、嗜睡、代谢性骨病等严重降低患者的生活质量，尽早接受肝移植手术是 PSC 患者最佳的选择。PSC 常并发胆管癌，在接受肝移植手术患者中的发病率为 10%～36%。85% 的胆管癌患者肿瘤标志物 CA19-9 都会增高。据报道，PSC 患者 CA19-9 值 > 100U/ml，则发现胆管癌的灵敏度为 75%，特异性为 80%。尽管如此，早期诊断胆管癌还是相当困难。Mayo 研究指出，UDCA 对于已经确诊的 PSC 并无临床效果。Stiehl 等人发现内镜引导的胆道狭窄扩张术对于治疗这类患者有远期疗效。PSC 合并溃疡性结肠炎的患者在 25 年内发生结肠发育不良或结肠癌的危险性为 50%。Tung 等人进行的一项回顾性研究证实，接受 UDCA 治疗的患者，其结肠发育不良发生率低于未接受 UDCA 治疗的患者。因此，PSC 患者接受结肠癌早期筛查是必要的。

（三）原发性胆汁性肝硬化

原发性胆汁性肝硬化（PBC）患者病程进展到出现肝转氨酶升高时应该考虑接受特异性治疗。至今尚无应用免疫抑制药治疗延长 PBC 患者寿命的报道。熊去氧胆酸（UDCA）尽管不能降低患者对肝移植的需求，但可全面改善胆汁淤积的血清生化指标（如血清胆红素、碱性磷酸酶、谷氨酸转肽酶），延缓患者等待肝移植手术时间，并有可能延长患者寿命。UDCA 推荐剂量是 13～15mg/kg，每日 1 次或分次服用。如果同时口服考来烯胺，二者应间隔 4h 以上。另外，对于 PBC 症状及并发症如皮肤瘙痒和代谢性骨病的治疗也是必要的，可以改善患者的生活质量，可惜

目前尚无疗效确切的药物。

（四）术前合并其他疾病的一般内科治疗

1. 乙型肝炎　抗乙型肝炎病毒治疗的目标为抑制病毒复制、阻止病情进展，尽可能改善患者的肝功能，以延缓或减少肝病患者对肝移植手术的需求并降低肝移植术后乙型肝炎复发的风险。2005 年由中华医学会肝病学分会和中华医学会感染病学分会制定的《慢性乙型肝炎防治指南》提出，乙肝肝硬化患者于肝移植术前 1～3 个月开始服用拉米夫定，每天 100mg，口服，肝移植手术术中无肝期加用乙肝免疫球蛋白（HBIG），术后长期使用拉米夫定和小剂量 HBIG，并根据血清抗乙肝免疫球蛋白滴度调整 HBIG 剂量和用药间隔，但理想的疗程仍有待进一步确定。对于发生拉米夫定耐药者可选用阿德福韦酯，每天 10mg，口服；或恩替卡韦，每天 0.5～1.0mg，口服。

2. 丙型肝炎　我国大陆地区丙型肝炎患者较少，代偿期丙型肝炎肝硬化（Child-Pugh A 级）患者，尽管对抗丙型肝炎病毒治疗的耐受性和疗效有所降低，但为使病情稳定、延缓或阻止肝衰竭和原发性肝癌（HCC）等并发症的发生，建议在严密观察下给予抗病毒治疗。2004 年由中华医学会肝病学分会、传染病与寄生虫病学分会颁布的《丙型肝炎防治指南》提出，应用聚乙二醇化干扰素（PEG-IFN）和利巴韦林联合疗法治疗代偿期肝硬化患者，特别是肝功能分级在 Child-Push 评分 A～B 级的患者。尽管这类患者的最佳治疗方案还尚未成熟，但使用 PEG-IFN 和利巴韦林治疗的有效率为 41%～44%，对基因型 I 型的患者疗效较差。而对于失代偿期肝硬化患者，PEG-IFN 单独或与利巴韦林联合疗法可能发生严重的致死性并发症（如流感样症候群、严重的骨髓抑制等不良反应），因此专家建议对于此类患者应该尽早施行肝移植手术。

合并 HBV 感染会加速慢性丙型肝炎向

肝硬化或 HCC 的进展。对于 HCV RNA 阳性同时 HBV DNA 阴性者，先给予抗 HCV 治疗；对于两种病毒均呈活动性复制者，建议首先以 IFN-α 加利巴韦林清除 HCV，对于治疗后 HBV DNA 仍持续阳性者可再给予抗 HBV 治疗。

合并人类免疫缺陷病毒（HIV）感染也可加速慢性丙型肝炎的进展，抗 HCV 治疗主要取决于患者的 CD4+ 细胞计数和肝组织的纤维化分期。免疫功能正常、尚无即刻进行高活性抗反转录病毒治疗（HAART）指征者，应首先治疗 HCV 感染；正在接受 HAART 治疗、肝纤维化呈 S_2 或 S_3 的患者，需同时给予抗 HCV 治疗；但要特别注意观察利巴韦林与抗 HIV 核苷类似物相互作用的可能性，包括乳酸酸中毒等。对于严重免疫抑制者（CD4+ 阳性淋巴细胞 $< 2 \times 10^8$/L），应首先给予抗 HIV 治疗，待免疫功能重建后，再考虑抗 HCV 治疗。

（五）晚期肝病患者特殊并发症的处理

1. 腹水的处理　　胆道肿瘤患者合并腹水时，应注意鉴别腹水的性质，如果为癌性腹水，则患者已无移植适应证。在患者同时合并有肝硬化时，由于腹水是门脉高压的最常见并发症，因此对于腹水性质的鉴别更有临床意义。此类患者腹水的评估指标应包括病史、查体、腹腔穿刺和腹水分析。腹水分析应该包括腹水细胞计数和分类、腹水生化、SAAG\[血清腹水蛋白梯度（g/dl）＝血清清蛋白（g/dl）－腹水清蛋白（g/dl）]以及腹水培养。SAAG 是鉴别门脉高压性腹水和非门脉高压性腹水的有效指标，当发生门脉高压性腹水时无论是否合并其他原因的腹水 SAAG 均≥1.1g/dl，其准确率达 97%。另有研究资料表明，当腹水中嗜中性粒细胞计数超过 0.25×10^9/L 时，腹水细菌培养结果阳性率可达 80%，此时可以在床旁用血培养瓶进行腹水培养以增加细菌培养的阳性率。因腹水诊断性穿刺出血风险较小，临床不建议在穿刺前给予新鲜冰冻血浆或血小板输注。

无论腹水的性质如何，对于胆道肿瘤合并腹水的患者，限制每日膳食钠盐的摄入（2 000mg/d 或 88mmol/d）以及口服利尿药为主要治疗措施。同时合并有门脉高压时，患者体液流失及体重改变与钠离子平衡直接相关，因此限制钠盐摄入比限制液体更为重要。计算尿钠排泄分数是衡量这类患者病情的重要参数。治疗的目标是增加尿钠排泄，每日＞78mmol。患者如果同时合并肝硬化时，常出现慢性低钠血症。过快纠正低钠血症会导致致死性的并发症如脑桥中央溶解症（一种严重的中枢脑桥脱髓鞘病变，CPM）。严重低钠血症（血钠＜120mmol/L）的肝硬化腹水患者需要严格限制液体入量并适当补充高张钠盐。严重的低钠血症可以预示顽固性腹水和自发性腹膜炎的发生，是预测死亡风险的独立危险因素。

口服利尿药也是术前合并腹水的肝移植受者的主要治疗措施，常见的口服利尿药物包括螺内酯和呋塞米。以前曾经推荐单独使用螺内酯，但是高钾血症和半衰期过长使得螺内酯仅应用于那些有轻微液体超负荷的患者。这两种口服利尿药的剂量都能够缓慢增加，保持在 100mg∶40mg 的比例，最大剂量为 400mg∶160mg。一般来说，保持这个比例就能保证血钾正常。低钾血症的患者可以暂时不用呋塞米。螺内酯的抗雄激素作用可能引起性欲减退、阳萎、男子乳腺发育，发生此类不良反应时应该减量或者停药。

多中心随机研究表明限制钠的摄入以及应用两种利尿药在 90% 的腹水患者中有效。利尿药治疗失败常表现为患者出现新发脑病、限制液体入量后血钠浓度仍＜120mmol/L、血肌酐＞176.8μmol/L（2.0mg/dl）、血清钾＞6mmol/L，此时必须停用利尿药，重新评估患者状况并严密监测患者的体重、体位、症状、血电解质、尿素氮和肌酐水平。如果体重减轻不明显,可以测量随机尿、血钠、尿肌酐、血肌酐,计算尿钠排泄分数、肾衰竭指数及肌酐清除率,分析肾功能不全的原因(肾前性、肾性、肾后性,还是肝肾综合征),必要时给予人工肝支持治疗。

对于腹腔内压明显升高的患者穿刺放液是必要的,可以减轻腹腔间隔室综合征对患者的不利影响。2004 年美国肝病学会颁布的肝硬化腹水治疗指南中提出对腹腔内压明显升高的患者单次放腹水 5L 是安全的,无须补液,对利尿药敏感者继续给予限盐及口服利尿药治疗;若单次放腹水超过 5L,需要补充人血白蛋白(每放腹水 1L,需补充人血白蛋白 8g),并且不推荐多次反复放腹水。

顽固性腹水是指严格限盐饮食和不使用前列腺素抑制药如非甾体类解热镇痛药的情况下应用大剂量利尿药(螺内酯 400mg/d 和/或呋塞米 160mg/d)治疗仍难以控制的腹水或治疗性腹腔穿刺放液后复发者。顽固性腹水病死率在 6 个月高达 50%,1 年为 75%。多次反复治疗性腹腔穿刺引流、经颈静脉肝内门体分流术(TIPS)、腹腔静脉分流术、肝移植手术是治疗的主要手段。多次反复治疗性腹腔穿刺引流时应该注意监测血压补充足够的人血白蛋白或新鲜冰冻血浆,以防治低血压及诱发肝性脑病。对于间断还是持续腹水引流现存争议,是否增加低血容量、脑病、肾功能不全等不良反应事件的发生以及性价比是否合理是争论的焦点。有学者主张对腹腔内压超过 20cmH$_2$O 的患者给予持续腹腔引流降低腹压,减少胃肠道淤血、改善肾的血流、降低胸腔内压及颅内压。足够的静脉晶体液和胶体液输注及加强护理此时非常重要,否则将会出现低血压甚至诱发肝性脑病。

2. 自发性腹膜炎(SBP)的处理 SBP 是严重的终末期肝病并发症之一。当腹水的嗜中性粒细胞计数 >0.25×10^9/L 和(或)腹水的细菌培养结果阳性,且没有腹腔内的可以手术治疗的感染来源时就可以确诊为 SBP。常见的致病菌为革兰染色阴性杆菌,其次为革兰染色阳性球菌及真菌。住院患者应该定期接受腹腔穿刺进行腹水分析以及症状、体征、其他生化指标的监测,对出现腹膜刺激征、发热、肝性脑病加重、急性肾功能不全、酸中毒、外周血白细胞计数升高的患者应该反复进行腹腔穿刺明确 SBP 诊断。SBP 感染的高危人群应该在得到可靠的腹水微生物学证据之前接受广谱抗生素的经验治疗,否则可能增加患者死亡风险。头孢噻肟等三代头孢类药物联合静脉输注人血白蛋白以及腹腔穿刺腹水引流是确诊 SBP 患者的常规治疗。当患者出现感染症状或体征而腹水嗜中性粒细胞计数不足 0.25×10^9/L,经验性应用抗感染治疗仍然是首选。此时应该反复进行腹腔穿刺,了解腹水培养结果的准确性以及观察抗感染治疗的疗效。

腹水清蛋白 <10g/L、有静脉曲张出血史的患者是感染 SBP 的高危人群,应该早期给予预防性抗感染治疗。

3. 肝性脑病的处理 肝性脑病可以造成患者短期记忆丧失、注意力不集中、睡眠周期紊乱以及易激惹,严重影响日常生活,并可以发展为乏力、懒散、昏睡甚至昏迷。目前公认的肝性脑病病因是胃肠道过多的产氨物质影响中枢神经系统功能。肝衰竭或门腔分流使得这些物质能够进入循环系统。一旦进入脑组织,它们就能造成神经传输改变,影响行为和意识。谷氨酸能、色氨酸能、γ-氨基丁酸能神经以及儿茶酚胺通路的异常,在许多研究肝性脑病的试验中都有描述。氨是肝性脑病发生的关键物质,急性和慢性肝性脑病,常可见动脉血氨浓度升高;暴发性肝衰竭时,血氨浓度明显升高达 117.4μmol/L(200mg/dl)以上。

当怀疑慢性肝病患者发生肝性脑病时,应立即查找可能导致精神神经症状的各种诱因。肝性脑病常见的诱发因素包括胃肠道出血、电解质紊乱、肾衰竭、感染，TIPS 的放置以及镇静、安眠药的使用、肝细胞肝癌的发展以及便秘。其他可能因素包括颅内出血或水肿、低血糖、癫痫发作后。肝性脑病主要靠排除诊断，而且通常都是临床诊断。尽管高氨血症与肝性脑病有关，血氨水平与脑病严重程度并不平行。为避免误诊，可进一步行脑电图检查。

治疗肝性脑病的目标是祛除病因，减轻肠道的氨负荷及评估是否需要长期治疗。患者如有新发脑病或者病情恶化，则需要考虑是否存在低血容量、静脉曲张出血、自发性细菌性腹膜炎以及肾功能不全等因素。除此以外，需排除其他导致中枢神经系统功能恶化的病因如颅内出血、脑水肿、药物性损害、全身感染或电解质紊乱等。

肝硬化导致的高分解代谢状态需要每天补充蛋白 $0.5\sim1.5g/kg$，重型者严格限制膳食蛋白的摄入。锌是尿素循环酶的协同作用因子，可能在肝移植患者中相对缺乏，特别是那些营养不良的患者。肝硬化模型试验证明锌的缺乏导致脑病，补充锌能够增强尿素循环的活性，应该注意补充。

除了以上一般性的治疗外，对于肝性脑病患者的治疗主要是降血氨的治疗，具体包括以下几个方面。①减少肠道产氨：乳果糖或拉克替醇口服或高位灌肠，经过肠道菌群分解后，使肠道 pH 下降。酸化肠道会导致肠道细菌代谢改变，增加氨的排泄、降低氨的吸收，并降低肠源性内毒素血症的发生率。②促进氨的利用：正常生理条件下，氨是通过门静脉周围肝细胞形成尿素或肝静脉周围的肝细胞、骨骼肌及脑组织中谷氨酸的形成而排泄的。肝硬化时，肝中尿素循环酶和谷氨酸合成酶的活性下降。最近 20 年以来，人们一直在尝试刺激尿素循环的活性和(或)谷氨酸合成。目前为止，应用的最成功的药物是 L-鸟氨酸-L-天门冬氨酸(OA)。OA 的随机对照临床试验证明它能显著降低血氨水平并改善患者的心理测试结果。其他的药物如支链氨基酸和(或)精氨酸纠正氨基酸不平衡。先天性尿素循环障碍的肝硬化患者应用苯甲酸盐对于降低血氨水平也很有效。③人工肝支持系统：可以选用血浆置换(PE)联合持续血液透析滤过(HDF)治疗，急剧进展的肝衰竭还可以选用分子吸附再循环系统(MARS)进行治疗。

目前在已经进行的几项随机对照临床试验显示，苯二氮䓬受体拮抗药氟马西尼治疗不同严重程度的肝性脑病有效。某些接受氟马西尼治疗的患者确实在神经精神状况方面明显地改善。但是苯二氮䓬类药物药效的复杂性以及血氨水平与脑病表现的不一致性，影响了苯二氮䓬受体拮抗药的使用。

4. 肾功能不全的处理　终末期肝硬化患者常合并急性肾功能不全，表现为肝肾综合征、肾小球疾病、急性肾小管坏死及肾小管酸中毒等。常见诱因为静脉曲张的破裂出血或使用肾毒性药物如非甾体类抗炎药、抗生素和地尔硫䓬等。治疗等待肝移植患者的肾功能不全主要包括早期准确评价临界肾功能，预防进一步的损伤和保护现存的肾功能。肝硬化患者一般都有肌肉组织消耗，因此血肌酐水平可能不能正确反映潜在肾功能。碘他拉酸盐可以准确测定肾小球滤过率。一旦确定患者肾功能处于临界状态，应该避免低血容量的发生和应用肾毒性药物，如大剂量利尿药、碘造影剂、非甾体类抗炎药等。

肝硬化患者发生的特异性急性肾衰竭称之为肝肾综合征(HRS)，是终末期肝病的常见并发症之一，属于功能性肾衰竭。回顾性研究提示，住院的腹水患者中 HRS 发病率为 $8\%\sim17\%$，在肝衰竭患者中发病率为 $60\%\sim80\%$。发病机制为泛溢学说和血管充盈不足学说，最终导致肾内血流分布异常。HRS 的标志是可逆性的肾血管收缩以及中度的低血压，此时肾的结构正常或至少处于 HRS 早期、肾小管功能完好，临床表现为钠潴留和少尿。肾血管收缩的主要原因不清楚,但是可能病理机制为血管收缩药物的增加和血管扩张药物的减少。临床上可见两种类型的 HRS:Ⅰ型和Ⅱ型。Ⅰ型 HRS 肾功能损害急剧进展,在几天或 2 周内出现少尿,血肌酐或尿素氮的升高,通常血肌酐水平达 $221\mu mol/L$(或 2.5mg/dl),肌酐清除率$<$20ml/min,预后较差,2 周内病死率为 80%。Ⅱ型 HRS 发生在对利尿药不敏感的腹水患者。肾衰竭的发展过程缓慢,通常预后不良,但是存活时间比Ⅰ型 HRS 长。

治疗 HRS 的最好方式是肝移植。尽管如此,相关研究发现接受肝移植的 HRS 患者术后并发症更多,并且有更高的住院病死率。血管收缩药如血管加压素及其类似物特利加压素联合扩容治疗可以有效地改善 HRS 患者的肾功能。TIPS 能够改善 HRS 患者的肾功能,可以作为肝移植手术的过渡桥梁。MARS 治疗与间断血滤或血液透析治疗的效果比较,MRAS 治疗明显改善 HRS 患者的预后。

5. 危重患者的术前监护与治疗 肝衰竭是常见的重症肝病症候群,病死率极高。动态监测、早期识别、给予适当的支持治疗最大限度地缓解患者的病情,提高重症肝病患者的生存率,使其有条件接受肝移植手术。

常见的肝衰竭并发症包括急性肝衰竭和慢性肝衰竭并发症。临床常应用肝功能分级 Child-Push 评分系统及终末期肝病的评分系统(Modified end-stage liver disease,MELD)来评价等待肝移植手术患者的预后风险。

对重症肝病患者应该加强生命体征包括体温、脉搏、呼吸、血压、指脉动脉血氧饱和度及尿量等监测;当可能存在有效循环血量不足时,可以监测中心静脉压(CVP)或用阻抗法测定无创心排血量以了解患者的血流动力学状况。这些患者应该在重症监护病房接受监护及治疗。

人工肝支持治疗是指通过体外的物理、化学、机械或生物装置,清除体内的代谢废物和炎性介质,改善及部分替代肝功能,成为肝移植手术的过渡桥梁,甚至对于某些急性肝衰竭患者可以免于肝移植手术,这在临床试验和动物实验中已经获得验证。常见人工肝治疗种类有生物型人工肝、非生物型人工肝及组合型人工肝。非生物型人工肝包括 MARS、PE、HDF、血浆灌流(HP)、血浆胆红素吸附(PBA)、血液透析(HD)、血液滤过(HF)、持续血液净化治疗(CBP)。临床上根据不同治疗原理及患者具体情况选用合理的治疗方法。

综上所述,全面、动态评价肝病患者的术前状态,给予适当的个体化治疗,才能在器官短缺的情况下,延长肝移植手术等待时间,有效地改善肝病患者的预后。

(巫林伟　何晓顺)

参 考 文 献

[1] Edge SB, Byrd DR, Compton CC, et al. AJCC Cancer Staging Manual. 7th ed. New York:Springer, 2009:191-209, 211-217.

[2] 李晓鸥,王平,李成林,等. 56 例肝门部胆管癌外科治疗体会. 肝胆胰外科杂志,2009,21(6):454-456.

[3] Maaouni S, Benaddi L, Kabbaj N, et al. Krukenberg tumor:rare metastasis of hilar cholangiocarcinoma. Presse Med, 2006, 35(7-8):1181-1184.

[4] 宁新,黄志强,冯玉泉,等. 肝门部胆管癌 103 例外科治疗远期疗效的评析. 中华外科杂志,1997,35:649-653.

[5] Olivier Farges, David Fuks, Yves-patrice Le Treut, et al. AJCC 7th Edition of TNM Staging Accurately Discriminates Outcomes of Patients With Resectable Intrahepatic Cholangiocarcinoma. Cancer, 2010, wileyonlineli-

brary. com.

[6] Liver Cancer Study Group of Japan. Classification of primary liver carcinoma. Tokyo：Kanehaga&Co. Ltd, 1997：418-420.

[7] Yamasaki S. Intrahepatic cholangiocarcinoma：macroscopic type and stage classification. J Hepatobiliary Pancreat Surg, 2003, 10（4）：288-291.

[8] Sobin LH, Wittekind C. TNM Classification of Malignant Tumours. 6th ed. New York：Wiley-Liss, 2002.

[9] Qian XJ, Zhai RY, Dai DK, et al. Treatment of malignant biliary obstruction by combined percutaneous transhepatic biliary drainage with local tumor treatment. World JGastroenterol, 2006, 12（2）：331-335.

[10] 周平安，杨宗仁，段世玲，等. 超声引导经皮肝穿刺胆管引流术治疗恶性梗阻性黄疸. 中国介入影像与治疗学, 2010, 7（2）：104-106.

[11] 褚志强，孙丽莹. 自身免疫性肝炎与肝移植. 中华肝脏病杂志, 2007, 15（1）：74-76.

[12] Lee YM, KaplanM M. Primary sclerosing cholangitis. N Engl JMed, 1995, 332（14）：924-933.

[13] Stiehl A, Benz C, Sauer P, et al. Primary sclerasing cholangitis. Can J Gastroenterol, 2000, 14（4）：311-315.

[14] Tung BY, Emond MJ, Haggitt RC, et al. Ursodiol use is associated with lower prevalence of colonic neoplasia in patients with ulcerative colitis and primary sclerosing cholangitis. Ann Intern Med, 2001, 134（2）：89-95.

[15] 中华医学会肝病学分会和中华医学会感染病学分会. 慢性乙型肝炎防治指南. 中华肝脏病杂志, 2005, 13：881-891.

[16] Liaw YF, Leung N, Guan R, et al. Asian-Pacific consensus statement on the management of chronic hepatitis B：a 2005 update. Liver International, 2005, 25：472-489.

[17] 中华医学会肝病学分会、传染病与寄生虫病学分会. 丙型肝炎防治指南. 中华内科杂志, 2004, 43（7）：551-555.

[18] Weigand K, Stremmel W, Encke J, et al. Treatment of hepatitis C virus infection. World J Gastroenterol, 2007, 13（13）：1897-1905.

[19] Bruce AR. AASLD practice Guildline：Management of adult patients with ascites due to cirrhosis. Hepatology, 2004, 39：1-16.

[20] Valdivial LR, Quiroz JF. Hyponatremia as a possible mortality factor in cirrhotic patients hospitalised in the Guillermo Almenara Irigoyen state hospital, 2003-2005. Rev Gastroenterol Peru, 2007, 27（1）：37-46.

[21] Mitchell H, Rosner G, David E, et al. Management of cirrhotic ascites：Physiological basis of diuretic action. Europea Journal of Internal Medicine, 2006, 17（1）：18.

[22] Albillos A, Banares R, GonzalezM, et al. A meta-analysis of transjugular intrahepatic portosystemic shunt versus paracentesis for refractory ascites. J Hepatol, 2005, 43（6）：924-925.

[23] Blei AT. Portal hypertension and its complications. Curr Opin Gastroenterol, 2007, 23（3）：275-82.

[24] 黄志强. 希夫肝脏病学. 北京：化学工业出版社, 2006：443-451.

[25] Genzini T, Torricelli FC. Hepatorenal syndrome：an update. Sao Paulo Med J, 2007, 125（1）：50-56.

[26] 中华医学会感染学分会肝衰竭与人工肝学组，中华医学会肝病学分会重型肝病与人工肝学组. 肝衰竭诊疗指南. 中华肝脏病杂志, 2006, 14（9）：643-646.

[27] Polson J, Lee WM. Association for the study of liver disease. AASLD position paper：the management of acute liver failure. Hepatology, 2005, 41：1179-1197.

[28] Ronald WB, Goran KK. Transplantation of the liver. Philadelphia：Saunders, 2005：473-489.

[29] 人工肝支持系统治疗指征、标准及技术指南. 中华传染病杂志, 2002, 20：254-258

第四节　供体的选择

器官移植是 20 世纪最令人瞩目的医学成就之一。经过半个多世纪的发展,在肝、肾、心脏等器官移植方面已取得巨大成就,全球器官移植总数已超过 80 万例次。目前,在以肝、肾移植为代表的大器官移植领域,器官保存、手术技术和围术期处理方面均已得到很大提高,器官移植已成为公认的挽救各种终末期器官衰竭的最有效手段。在我国,肝、肾移植每年已分别达到 3 000 和 5 000 余例,为全球仅次于美国的移植大国。然而,器官短缺是制约临床移植发展的世界性难题,众多患者因得不到合适器官而在等待过程中死亡。近年来我国肝移植发展非常迅速,肝移植例数从 1998 年的 100 余例上升至 2006 年的 3 000例,而且移植的需求仍在上升中;另一方面,因国家有关法律的改变,传统的供体来源急骤下降,使得供求矛盾异常突出。在我国这样的肝病大国,每年因终末期肝病需行肝移植的人数远远超过捐献肝的数量(比例约为100∶1)。器官短缺形势日益严峻,大量终末期肝病患者在等待肝移植过程中死亡。目前我国肝移植供体器官主要来源于传统的无心搏供体,其次为活体供体及脑死亡供体。

一、无心搏供体

(一)无心搏供体的定义及分类

无心搏供体的死亡以同时且不可恢复的无反应性、呼吸停止及循环缺乏为特征。相反,心搏供体的死亡定义为所有脑功能的丧失不可恢复。在脑死亡供体,器官缺血被减少至最低程度,因为典型的循环停止与保存液的贯注和快速核心冷却同时发生。因此,获取过程不包含无循环阶段。无心搏供体并不理想,因为在循环功能丧失、心搏停止导致

随后的灌注和冷却过程延长,器官经受缺血损伤,进而外科获取无心搏供体器官的过程急迫而匆忙。

无心搏供体又可分为可控的无心搏供体和不可控无心搏供体。可控的无心搏供体的器官经受明显较少的缺血损伤,并且通常而言,与不可控的无心搏供体相比,移植术后的器官功能也较好。对可控的无心搏供体可有计划地撤除生命支持而停止心搏,这通常是在手术室,供体切取外科小组也已做好准备。可控的无心搏供体多为终末期疾病患者,通常是一种严重的神经系统损伤,没有恢复和生存的可能方法。可控的无心搏供体肝移植效果很好。相反,不可控的无心搏供体遭受循环停止,心肺复苏无效,或者是到达医院时被宣布死亡(或二者同时存在)。不可控的无心搏供体的死亡是不能控制的。因此,器官在获取前经受较长时间的缺血。尽管肾可耐受短期的热缺血损伤,移植不可控的无心搏供体的异体器官要冒大得多的风险。据报道,不可控的无心搏供体的肾移植中,1 年移植物存活率为 79%~86%,而不可控的无心搏供体肝移植中,这一数字为 17%~55%。

获取器官前,各种补救方法用于增加来源于不可控的无心搏供体的可用于移植的器官,包括心肺复苏、经股部血管插管灌注保存液,以及经腹膜插管冷却降温。有些方案包括非交感的方法,如心肺复苏及体外循环,因此引起伦理学问题,甚至在不能获得捐献同意书时,器官获取过程只能流产。

20 世纪 90 年代早期,在荷兰,Maastricht 的调查将无心搏供体分为 4 类:①到达医院时已死亡;②心肺复苏失败;③等待心搏停止;④心搏停止伴有脑死亡。在到达医院时已死亡的无心搏供体在宣布死亡后送至

急诊部门。心肺复苏失败的无心搏供体需要做挽救生命的努力是无效的决定。等待心搏停止的无心搏供体有广泛的脑损伤但未达到脑死亡的标准，将被安排在控制下逐渐撤除生命支持。最后，第4种已诊断脑死亡的无心搏供体，在供体手术开始前，已经遭受过早的、不可预期的心搏停止。除了第3种，其他几种均归为不可控的无心搏供体类别。

我国大多数的移植器官来源于可控的无心搏供体，我国近几年完成的数千例肝移植的原发性无功能发生率、肝动脉血栓发生率、患者的围术期及长期存活率与西方国家的脑死亡供体肝移植相比无显著差别。研究者们的确注意到肝移植术后早期有暂时性胆汁淤积和缺血性非吻合口胆道狭窄的发生率相对较高。

（二）无心搏供体的选择标准

供体术前的评估包括两方面：病史和当前状况。准确的病史是最基本的资料，包括既往史、手术史、个人史，尤其是酗酒史和危险行为史。供体当前状况的信息包括死亡的原因、治疗经过、是否有心脏和呼吸骤停及心肺复苏、失血和输血情况、是否有腹部外伤和感染、血流动力学是否稳定、实验室检查、影像学检查等。

下面概括了肝供者的一般标准：①同意器官捐献；②年龄通常要求＜60岁；③除未转移的皮肤癌和脑瘤外，无恶性肿瘤；④无腹腔感染，无全身脓毒血症；⑤无可传播性疾病，如艾滋病、乙型肝炎、丙型肝炎等；⑥个人史良好；⑦血流动力学和氧和状态相对稳定；⑧肝功能检查正常；⑨凝血功能正常；⑩ABO血型相同或相容。

需要指出的是，由于供体短缺，超出上述标准的边缘供体在临床上广泛应用，大量研究表明，合理地应用边缘供体，对患者及移植物存活率并无影响。但要做到合理地应用边缘供体，术前对供者及受者进行详细且准确的评估尤为重要。

（三）无心搏供体的准备

快速肝切取技术是针对无心搏供体施行的肝切取技术，要求迅速实现器官低温灌注。由于器官短缺，通常与其他器官联合切取，下面主要介绍肝、肾联合切取。

1.器官低温灌注

（1）体位与切口：供者仰卧位，纵向切口自剑突至耻骨联合，横向切口于平脐水平达两侧腋中线，腹腔内置入冰屑。

（2）腹主动脉灌注：充分显露腹主动脉与髂动脉的分叉部，于左、右髂动脉分叉以上游离出一段腹主动脉，插入带气囊的灌注管，深度为15～20cm，向气囊内注水约20ml以阻断主动脉近端，远端结扎，开始动脉灌注。

（3）肝门静脉灌注：在胰腺下缘游离肠系膜上静脉，插入肝门静脉灌注管并确认管路末端位于肝门静脉主干，开始肝门静脉灌注。

（4）建立流出道：迅速打开右侧膈肌，于心底部紧贴右心耳剪断肝上下腔静脉。此步骤也可在建立肝门静脉灌注之前进行。

2.供体切取

（1）探查：探查有无肿瘤，有无感染灶。观察肝的颜色、质地和大小。

（2）肝、肾联合切取：游离肝、肾周围韧带及组织，确认动脉灌注基本完成后紧贴胃壁离断小网膜。从十二指肠球部开始将十二指肠小心地与胰腺分离，将小肠及结肠系膜全部切断，将胃、网膜、十二指肠、小肠、结肠全部移至左侧切口之外。游离两侧输尿管，于近膀胱处切断。在髂动脉的分叉近端离断腹主动脉和下腔静脉，在膈肌以上离断胸主动脉，小心离断肝、肾周围其他组织，将肝和左、右肾连同胰腺及脾一并切取。

（3）胆管冲洗：将胆囊底剪开，吸净胆汁，以生理盐水150～200ml冲洗胆管，注意压力不要过大。

（4）常规切取髂动脉和髂静脉备用。

快速肝切取技术要求短时间内完成供体切取手术,确保充分有效的肝灌注和避免损伤变异肝动脉成为此项技术的关键。

充分确切的肝灌注是供肝切取的主要任务,它是肝移植手术成功的关键,为此应注意以下几点:①供体切取人员必须熟悉快速切取的操作;②术前对供者全身肝素化;③随时记录血流动力学变化,记录死亡时间、等待时间、插管及灌注时间,以便日后对缺血损伤的评价;④保证足够的灌注压力,根据经验,UW 液的灌洗压力约为 $100cmH_2O$;⑤确保流出道通畅;⑥待灌注完成后再做进一步解剖,以减少分流;⑦选择适当的器官保存液,UW 液黏度较高,灌注速度较慢,可选择黏度较低的保存液或先以黏度较低的保存液灌注,再用 UW 液灌注;⑧切取无心搏供肝常同时切取胰头,以避免副肝动脉损伤及缩短手术时间。

二、活体供肝

1954 年 12 月,Malley 施行了第 1 例成功的活体肾移植,是在同卵双胞胎之间进行的,未用免疫抑制药并获得长期存活。自第 1 例活体肾移植手术成功至今,全世界肾移植手术已超过 100 万。在国外,亲属活体肾移植手术非常普及,亲属活体肾移植占肾移植总数的 35%～85%;在国内,亲属活体肾移植开展比较少,约占肾移植总数的 0.5%。近年来,我国活体肾移植数也有增大的趋势。活体肾移植的效果优于尸体供肾。

1969 年 Smith 首次提出亲体部分肝移植(living-related liver transplantation,LR-LT)的设想。1988 年巴西的 Raia 对 2 例先天性胆管闭锁的患儿施行了世界首例 LR-LT,但不幸 2 例患儿均未存活;而第 1 例成功的 LRLT 则在 1990 年由澳大利亚的 Strong 完成,此后 LRLT 在亚洲迅速开展。尽管 20 世纪 80 年代西方肝移植技术已趋于成熟,但是东西方国家传统文化背景的差异,使得脑死亡法在东方国家迟迟不能建立,东方国家仍然无法进行尸体肝移植,因而 LR-LT 在亚洲,特别是日本得到迅速发展。

早期的 LRLT 主要用于儿童,肝源均来自父母及亲属,尽管父母出于对孩子的爱愿意承担手术风险,但是移植小组的责任是要尽可能保证供体的安全,因此早期只能是父母及亲属捐献肝,且不主张行右半肝移植。

由于早期 LRLT 取得了成功,开展 LR-LT 的移植中心逐渐增多,接受 LRLT 的病例数也逐年增加,原来仅由父母及亲属捐献肝也逐渐扩大到非亲属捐献肝,因此 LRLT 也更名为活体部分肝移植(living donor liver transplantation,LDLT)。

20 世纪 90 年代早期,LTLT 主要在亚洲特别是日本施行,美国仅芝加哥大学的 Broelsch 施行了较多的 LDLT。1993 年以前活体供肝的获取仅限于左半肝及左外叶,受体则限于儿童及瘦小的成年人。直到 1992 年日本的 Yamaoka 才报道了首例摘取成年人右半肝移植给小儿的活体肝移植;同时 Haberal 则报道了第 1 例摘取成年人左半肝移植给成年人患者的成年人-成年人活体肝移植(A-A LDLT),该例患者亦未存活。至 1993 年 Makuuchi 成功地完成了第 1 例左半肝 A-A LDLT。

LDLT 发展很快,随着 1990 年澳大利亚 Strong 第 1 例以左外叶肝为供肝的儿童 LD-LT 成功,目前,LDLT 已发展成为以右半肝为主的 A-A LDLT。在此期间,国内外移植界的专家们经过了许多艰苦的探索,付出了辛勤的努力。最初儿童 LDLT 的效果优于成年人,儿童受者的 5 年生成率为 85.1%、成年人受者的 5 年生成率为 69.7%。困惑于 A-A LDLT 的是小肝综合征、静脉流出道的重建、胆道并发症、供者的安全性等。随着这些问题的解决及外科技术的提高,成年人受者生成率明显提高且与儿童相似。日本的 Mikiko 报道了 600 例儿童 LDLT,1 年、5

年、10 年的生存率分别是 84.6％、82.4％、77.0％。

随着肝移植经验的积累及受者存活期的延长，受者术后晚期并发症及相关疾病越来越为人们所重视，这些问题影响着受者术后长期存活及生活质量。受者术后的长期管理也很重要，这包括社会康复及预防疾病复发等。美国 UCLA 肝移植组 1999—2001 年共实施 20 例成年人活体右半肝移植，受者及移植物 1 年存活率分别为 95％和 85％。Chen CL 等对亚洲 5 个移植中心 2002 年以前实施的 1 508 例 LDLT（包括成年人及小儿病例）进行了统计，受者 1 年生存率为 78.7％～97.8％，5 年生存率为 76.1％～97.8％。由于 LDLT 在受者选择及手术时机方面与尸体肝移植并不一致，所以很难将两者的预后进行直接的比较。香港玛利亚医院将无法手术切除及等待肝移植的 55 例肝细胞性肝癌患者分为两组，25 例患者接受 LDLT，30 例等待尸体肝移植。结果尸体肝移植组中途退出率为 70％，接受 LDLT 患者 1 年、2 年、3 年及 4 年生存率分别是 88％、76％、66％和 66％；接受尸体肝移植患者相应是 72％、46％、38％和 31％。尽管两者在手术时机上有所不同，但是 LDLT 很明显能够让患者较早地接受手术，预后明显较尸体肝移植好。

由于左半肝体积较小，该术式只适用于供体高大、受体矮小的病例，因此难以广泛应用，1996 年香港大学范上达施行了切取包含肝中静脉的右半肝作为移植物进行 A-A LDLT 取得成功，该术式很快为世界各中心采用，使得成年人活体肝移植的例数迅速上升。

进入 21 世纪后，由于采用右半肝作为移植物的 A-A LDLT 的前期成功经验及技术的改进，以及仍然严重的供肝短缺状况，使该术式在世界范围内得到广泛应用。

随着成年人活体肝移植在世界上广泛施行，有的中心由于担心供体残肝过小而发生肝衰竭，提出了采用不包含肝中静脉的右半肝移植物。但迄今为止，是否包含肝中静脉仍存争论。为降低供体的危险性，Makunchi 于 2001 年提出摘取右肝后叶施行移植，其体积居于右半肝和左半肝之间，而韩国的 SG Lee 则于 2002 年提出采用两个供体的左肝，进行双供肝肝移植（dual grafts liver transplantation），但此法要求两个供体的资源，且手术技术复杂，在国际上未能得到广泛应用。近年 Cherque（2002 年）首次开展腹腔镜下切取供体左外叶，迄今尚无摘取供体右半肝的报道。

我国的肝移植起步于 20 世纪 70 年代末期，由于各种原因，直到 20 世纪 90 年代后期才得到广泛开展，但我国肝移植发展的速度快于其他东、西方国家。2005 年在数量上已达到年施行 3 000 例的水平，仅次于美国，成为肝移植第二大国。我国大陆的活体肝移植起步稍晚且发展较慢。1995 年，南京大学的王学浩施行了全国首例儿童 LDLT，在儿童 LDLT 治疗 Wilson 病方面取得成功。2002 年四川大学严律南施行了全国首例成年人右半肝 LDLT，通过改进术前评估及手术操作等一系列创新，全部病例均采用了不包含肝中静脉的右半肝移植，既保证了供体安全，又保证了受体获得足够的肝，已开展了 100 余例，成为大陆地区例数最多、效果最好的中心，同时在国际上首创了采用尸体冷冻血管替代受体肝后下腔静脉治疗 Budd-chiari 综合征的活体肝移植手术方式及采用尸体左半肝加活体右半肝的双供肝肝移植，克服了韩国 SG Lee 所创造的双左半肝肝移植所存在的资源浪费及技术复杂的缺点。

我国 LDLT 发展缓慢的主要原因是因为医务人员及患者家属对其认识不足，担心供体的安全及受体的效果，因此应加强宣传力度。鉴于我国尚未制定脑死亡法，再加上中国传统观念等诸多因素的影响，供肝短缺的问题显得越来越突出，因此在我国提倡和推广活体肝移植意义尤为深远。2006 年以来,国内尸体供肝资源进一步短缺,已初步开始掀起成年人间活体肝移植高潮,部分中心特别北京、上海及杭州等地的例数已迅速增加。

成年人间活体肝移植仅 10 年历史,早期由于认识不足,对受体的手术时机和手术指征的掌握存在争议,由于切取供体的肝存在一定的危险,许多医师认为只有在受体病情严重时才能做 LDLT,因而多把指征掌握在 MELD 评分>20 或受体等待时间太长,才行 LDLT,导致大部分 LDLT 是施行于暴发性肝衰竭及慢性重症肝炎患者,病死率可高达 50%。近年则主张在受体病情恶化之前进行,而对于暴发性肝衰竭及重症肝炎则主张严格控制手术指征,从而取得较好的效果及生活质量。

由于供者是完全健康的人,他需要经历一个复杂及大型的手术,而这个手术对供者的健康没有任何好处,移植小组的责任就是尽最大的努力保证手术的成功及供者的安全,尽可能减少任何可能的风险。目前,国际上供者手术仍有 10%~30% 的并发症及 0.1%~0.3% 的死亡率。如何把这些风险降至最低,是移植医师今后努力的方向。例如,许多移植中心已经不再将侵袭性检查作为供者术前评估时的常规检查,如肝动脉造影、ERCP、肝穿刺活检等,只在迫不得已的情况下才施行。同时移植医师努力减少受者的近期并发症,不断改进手术方式,如胆道及动脉的吻合方式、静脉流出道重建等手术技术,不断改善受者围术期的处理方法。提高受者远期生存率将是研究者们努力的方向。

LDLT 在全球范围内广泛开展以来,世界各大移植中心关于移植物及受者 1 年生存率做出了相关统计,其中移植物 1 年平均生存率为 80%,受者 1 年平均生存率为 86%。近年来,随着围术期处理的进一步完善、供者选择的进一步严格及外科技术的进一步成熟,LDLT 手术成功率、移植物及受者生存率呈逐年上升的趋势,供、受者手术并发症呈逐年下降的趋势,LDLT 远期效果正得到明显的改善。

实施 LDLT 之前,估计供者肝切取的风险应与无肝硬化的良性肝病变切除术的风险相当。初步估计供者死亡率为 0.1%~0.3%,这是伦理学所能接受的。但遇到具体供者及供者家庭时,这个数字仍是难以令人满意的。随着活体左半肝移植(左外叶及左半肝)的广泛开展及大量数据的积累,左半肝供者的实际死亡率在 0.2% 左右,相当于活体肾捐献者的风险。但是,更广泛的肝切除如右半肝及带肝中静脉的扩大右半肝切除,供者的风险肯定会增加。据统计,随着 A-A LDLT 及扩大右半肝移植的广泛开展,右半肝供者的死亡率为 0.3%~0.5%。全世界供者死亡的报道已达 19 例,而亚洲已报道 6 例供者死亡。

虽然供者死亡率很低,但供者出现术后严重并发症并不少见,特别是右半肝供者。目前认为,供者术后严重并发症包括术中大量出血需要异体输血、严重感染、再次入院、再次手术、肝功能不全、胆管狭窄、血管并发症及术后需要肝移植等。美国曾报道 2 例右半肝供者术后分别发生肝功能不全及 Budd-chiari 综合征,分别接受了尸体肝移植才挽救了生命。

大多数 A-A LDLT 供者术后能回到原来的工作岗位,他们情绪稳定,体力、社会活动能力没有明显变化。但是手术对供者的心理及社会功能的影响还需要大样本长期随访。文献报道 LDLT 供者死亡发生率为 0~1.0%。虽然供者的手术风险相对较小,但是移植小组应把手术危险性告诉候选供者,以免候选供者作出草率的决定。LDLT 是随着尸体肝移植供肝严重短缺的现象而诞生的,一直被认为是尸体肝移植的辅助手段及重要补充,是附属于尸体肝移植的一种手段、一个分支。然而，虽然 LDLT 只有 10 余年的历史，但是预后效果好，本世纪以来已推广至全球，充分显示了其旺盛的生命力。

LDLT 具有供肝活力强、冷缺血时间短、可选择最适宜的手术时机等尸体肝移植所没有的优势；但是它又存在尸体肝移植所不存在的对健康供者行肝叶切除术的伦理问题以及手术技术难度大等问题。LDLT 的应用大大促进了近代肝外科的发展，使得医学界对肝切除时肝解剖的认识进一步深入，手术技术进一步提高；证明了非肝硬化患者的肝切除手术危险性极低；进一步促进了对肝再生的认识及研究。

现在，LDLT 已不再是尸体肝移植的一个附属，它逐渐成为一个独立于尸体肝移植的手术模式。由于东方人的文化背景异于西方人，对脑死亡的认识及尸肝的捐献有所顾忌，所以 LDLT 从一开始就在东方国家迅速推广及发展，迄今为止东方国家的肝移植一直以 LDLT 为主，西方国家则仍以尸体肝移植为主，因此 LDLT 的推广及发展对东方国家特别对中国有着更特殊的意义。

三、脑死亡供体

因国情所异，移植器官的来源大相径庭。在西方国家，移植器官绝大多数来源于脑死亡供体，如西班牙，器官捐献率高达 34 例/（百万人·年）；在东方国家或地区（不含我国大陆）绝大多数来源于亲属活体捐献；在我国，目前的器官来源大多数仍取自新鲜的尸体，但是其来源呈逐渐减少态势。另一方面，我国大量的脑死亡患者的器官未得到利用。据统计，每年仅因车祸死亡的人数高达 13 万人，因各种疾病在医院处于脑死亡状态的患者数目更加庞大。因为脑死亡观念尚未被国人广泛接受，迄今为止，目前国内脑死亡患者所捐赠的器官成功用于器官移植者仅 65 例。面对日益增长的医疗需求及日趋严峻的器官短缺局面，我国卫生行政主管部门已着手开展该方面的工作，以促进我国器官移植与国际的接轨，推动我国移植事业的健康发展。可以预见，为拓展供肝来源的渠道，有关脑死亡供体作为临床器官移植来源的研究将成为我国移植领域研究的热点，具有极大的临床应用前景。

脑死亡是指患者大脑整体功能永久丧失，意识不可逆丧失的状态。脑死亡标准由哈佛大学医学院于 1968 年 8 月提出，故又称为"哈佛死亡标准"，此后脑死亡在许多国家得到认可，并建立了各自的脑死亡诊断标准及脑死亡供体为移植器官来源的法律依据。在临床实践中，根据器官切取时脑死亡供体的循环状态，人们将脑死亡供体分为两大类型：可控型（controlled）和不可控型（uncontrolled）。前者在器官切取之前，循环基本稳定，供体主要器官功能维持良好；而后者循环不稳定，甚至心搏刚停止，供体各器官均遭受了程度不等的热缺血损伤。在西方国家，移植器官大部分来自可控型脑死亡供体。这些器官移植后的疗效确切，术后并发症少。而且，对该类脑死亡供体的处理也积累了比较丰富的经验。而来源于不可控型脑死亡供体的器官，因遭受了不同程度的热缺血损伤，其移植后移植物无功能的发生率较高，且慢性移植物功能丧失的机会也较大，移植总体疗效远逊于前者。尽管近年来因为器官的极度短缺，国外应用不可控型脑死亡供体的报道逐渐增多，然而经验仍非常有限，因为脑死亡患者往往先被送往当地医院。而我国受总体医疗水平的限制，基层医院的急救水平较低，因此，临床上可供利用的脑死亡供体大多数属于不可控型，国内有关脑死亡供体的研究非常有限，对不可控型脑死亡供体的研究尚属空白。因此，在我国要开展脑死亡供体肝移植，首要而且紧迫的任务是通过动物实验及临床研究，深入研究脑死亡供体尤其是不可控型脑死亡供体的病理生理过程及器官损伤的机制；确定影响器官质量的主要因素及评估方法;探讨积极的干预治疗来提高器官的质量和移植效果的可行性。这样才能在充分利用脑死亡供体的同时,保证移植后整体疗效和移植受者的安全。

脑死亡作为一个严重复杂的病理过程,对机体的各个器官均有严重的损害。以肝为例,实验研究结果表明,大鼠脑死亡后脑疝的形成、脑组织水肿缺血促使儿茶酚胺(CA)释放,进而使血压大幅波动,导致内皮细胞分泌内皮素增加,内皮素、去甲肾上腺素使肝窦内皮小孔收缩,减少了血液中营养物质及氧气的供应。这些因素不仅直接损伤了肝窦内皮细胞,局部缺血缺氧而且还导致了 Kupffer 细胞的激活。Kupffer 细胞激活后产生大量的血管上皮生长因子、基质纤维生长因子、肝细胞生长因子等血管生成介质,引起细胞骨架以及细胞内基质的破坏。Kupffer 细胞还可释放各种细胞因子去调节或损伤肝细胞。这些炎症介质的产生必将放大及加重炎症反应,加重内皮细胞和肝细胞的损害。相关试验中血清 AST、ALT 及肝纤维化标志物(HA)的升高,佐证了这一点。而脑死亡导致的肝实质细胞与非实质细胞的损伤,在缺血再灌注时更行加重,进而更进一步影响供肝的质量。研究发现供体大鼠脑死亡状态下 fH 和 pA 等血流动力学参数急剧改变,Kupffer 细胞活化后产物 TNF-α 在供肝冷灌注前即高表达,提示血流动力学急剧改变和 Kupffer 细胞显著激活可能是造成脑死亡大鼠供肝损伤的主要原因。供体脑死亡时 Kupffer 细胞就已经明显活化,活化的 Kupffer 细胞通过大量产生氧自由基、细胞因子和蛋白酶类等,直接导致或间接加剧肝损伤。提示 Kupffer 细胞的激活和细胞因子的释放可能是脑死亡移植肝损伤的始因放大的重要因素,抑制 Kupffer 细胞活性可能会减轻脑死亡供体移植肝早期损伤。另外,脑死亡状态下,血流动力学急剧改变将导致供肝组织细胞发生一系列代谢、结构和功能的

损伤。氧和营养物质来源的急剧减少或中断以及代谢产物的堆积可能是血压波动期间细胞损伤的重要因素,其必然结果是细胞的能量代谢障碍,肝组织 ATP 含量逐渐下降,细胞和亚细胞的功能出现紊乱,如线粒体功能障碍、细胞膜功能受损以及蛋白合成减少等。此外,随着血流动力学改变的时间延长,肝内微循环障碍也是损伤的又一重要原因;肝内微循环障碍的形成,肝细胞水肿、内皮细胞受损呈泡状突入肝窦,使肝窦狭窄和阻塞,如这种状况不能得到有效改善,那么缺血的细胞将发生不可逆的损伤。此外,供体本身的因素如供者的年龄、既往病史(包括供者是否有影响肝质量的慢性传染病史、肝外伤及手术史、输血史、药物过敏史等情况)、脑死亡的时间,脑死亡供者的营养状态等也与脑死亡后的器官质量密切相关。

作为一个普遍规律,1/3 的预选供体难以判定或缺乏管理,另 1/3 预选供体由于其家庭和验尸官的原因而丧失,因此实际采用的供体只是预选供体的 1/3。这样看来供体数量的巨大短缺并不完全是合适供体的缺乏,而是由于预选供体和实际选定供体之间的环节失当造成的。要想充分的选择和评估已死亡的供体和移植器官,需要完善执行器官获取的步骤:早期辨认预选供体,早期诊断脑死亡,早期严格的供体生理功能的维护。

(一)脑死亡的概念及判定标准

脑死亡的定义为所有脑功能的丧失及不可恢复。临床指征包括呼吸和脑干反射完全停止、意识不清,这表明作为一个个体的大脑和脑干功能的完全和不可逆性停止。脑皮质功能丧失的那些患者能够在机械通气、静脉营养和其他一些重症治疗措施下保持生理功能,但是这些治疗在脑死亡诊断成立后应该立刻终止。1981 年,美国死亡诊断医学顾问协会推荐脑死亡的诊断应该等同于一个个体整体功能的死亡。

1. 脑死亡的判定标准 当评估发现如下表现,可认为生命已终止:①大脑功能的缺失,即大脑应答停止。②脑干功能丧失,其指征包括瞳孔对光反应、角膜反射、咬合反射、口腔前庭反射、口咽和呼吸反射的停止。一个病人因呼吸衰竭行鼻导管吸氧,当测到 $PaCO_2 > 60mmHg$ 时可判定为呼吸停止。死亡以后脊髓反射可以仍然存在,但真正的去大脑或去皮质体态以及癫痫发作并不支持死亡的诊断。

当评估发现如下表现,脑死亡具有不可逆性:①昏迷的原因是由于脑功能丧失的存在并充分遭遇其危害。②任何脑功能恢复的可能性都被排除。③脑功能丧失贯穿于整个观察期和试验性治疗期;当临床作出的死亡诊断需要客观性资料来支持时,心电图具有可取之处。正常体温的成年人脑血流停止超过 10min 就不能满足脑组织的存活,大脑血流的停止是特征性的死亡表现,这与临床上判定所有脑功能丧失至少需要 6h 不相符。

2. 脑死亡的确定性检查

(1)神经生理方法:证实脑死亡的临床征象被分为两大类:①证实脑生理电活性丧失的方法(脑电图、可激发脑皮质的电能);②证实脑皮质循环停止的方法(多普勒超声探测、闪烁扫描术、血管造影术)。

(2)脑电图:脑电图是用于证实脑死亡临床征象最普通的方法,脑缺氧超过 8min 脑电图表现为不可逆的等电趋势,但需要至少在 30min 持续记录中均显示不可逆的生理电活动的静息像。由于脑电图对于麻醉药非常敏感,因此在进行脑电图检查时必须检测麻醉药的血药浓度。

(3)脑电能激发术:脑电能激发术被推举是由于能够充分激发周围感受器且其数据记录来自于头皮,但在当前的脑死亡征象的临床诊断中这种方法已被废弃。脑电能激发术是一种非侵入性的、在床边操作的、对患者无危险的检查,其检查费用与脑电图相近。应用脑电能激发术检查的优点是不受镇痛药物的影响,这有异于脑电图,而另一缺点是虽然患者最初表现为脑幕下损伤,但大脑皮质的活性在脑干功能丧失后仍然可延续数小时甚至数天。

(4)超声多普勒:经颅多普勒超声仪能够显示颅基底动脉的血流。当脑血流灌注一停止,所探测的典型血流变可证实某些动脉缺乏灌注,多普勒超声仪是一种床边即可操作、费用低、诊断确切的检查仪。

(5)闪烁扫描仪:通过扫描 ^{99m}Tc 标记的二乙基三胺五乙酸(DTPA)在脑血流中连续的核素像评估脑血流灌注量,而灵敏度更高的是扫描 ^{99m}Tc 标记的六甲基丙烯酸(HM-PAO)在脑血流中的核素像。示踪剂静脉注射后其摄入呈空洞样缺乏,表明脑灌注丧失。这种检查可在床边执行,相对于那些需要搬离重症监护病房的检查危险性更小。

(6)血管造影术:四维血管造影是显示脑血流停止的最确切方法,在至少间隔 20min 的两次注射后能准确显示颅内不充盈的动脉。虽然这种方法能直接反映脑血流的终止,但其检查费用昂贵并且需要把病人搬到造影室。

(二)脑死亡状态对机体的生理影响

脑死亡的过程及其神经功能的整体缺失可诱发严重的生理功能紊乱,这些紊乱导致脑死亡预选供体严重的血流动力学和代谢异常,其结果可能会最终导致有价值器官的丧失。

脑死亡首先导致心血管的自发性紊乱,其次是交感性心排血量的极度减少,后者可导致血流动力学的不稳定、心收缩力减弱、节律失调和心排血量下降。用侵入性血流动力检测仪发现有 $80\% \sim 90\%$ 的供体发生自发性紊乱和需要用加压素治疗的低血压。肺水肿的发生是由于心排血量减少、肺动脉压升高引发的毛细血管网的破坏和富蛋白液肺间质漏出引起的。严重的脑损伤患者,吸入性肺炎、肺挫伤、神经性肺水肿和肺炎是病情变得更复杂的普遍原因。

严重的内分泌紊乱和脑死亡同时发生，其引发的主要原因是由于下丘脑神经垂体的功能障碍。大多数报道显示造成尿崩症的主要原因是由于抗利尿激素的缺乏。腺垂体对血压维持不同于神经垂体，脑疝发生时腺垂体可被挤出，造成甲状腺素和皮质酮水平的急剧降低等功能障碍，并相继发生线粒体抑制、高能磷酸键消耗、无氧代谢、血流动力学紊乱直至器官功能的总体恶化。体温的大幅度变化可导致中心静脉压失调。脑死亡引起的这些病理变化，其机制临床上解释为供体内分泌的反常改变。由脑死亡引发的神经内分泌失调而最终导致的生理功能紊乱，能够通过应用甲状腺素、肾上腺素和胰岛素成功逆转。

凝血异常是脑死亡后较普遍的变化。脑坏死后释放的凝血酶原、纤维蛋白原和纤维蛋白溶解酶原造成了凝血物质的大量消耗，最终导致凝血酶原时间延长和血小板减少。许多预选供体需要用新鲜血浆去纠正这些凝血异常。

(三)脑死亡供体的选择标准

供体的评估标准包括患者的年龄、身高、血型和既往史，特别需要关注是否有药品和乙醇滥用、肝胆管疾病、感染和恶性肿瘤。造成患者的死亡原因、住院时间、当前肝功能、治疗经过，甚至包括血流动力学和肺功能也应该进行分析。供体评估的目的是为了评估哪些供体将是功能正常的，淘汰那些可能发生原发性无功能的供体。供体许多方面的特征可能诱发功能不良或者原发性无功能，这其中包括年龄、过长的缺血、低血压、心缩无力、性别不配、无心搏供体和脂肪样变。

1. **理想的肝供体** 供体<50岁或更年轻，无肝胆疾病，血流动力学和呼吸稳定（收缩压>100mmHg，中心静脉压>5cmH₂O），一个可接受的 $PaCO_2$ 和血红蛋白水平，无严重的腹部损伤，无全身感染或癌肿，尿量>50ml/h，肌酐正常，多巴胺需要量<10μg/(kg·min)。

2. **器官捐赠的绝对禁忌证**

(1)感染性疾病：绝对禁忌证包括可引起受体死亡的传染性疾病，诸如库鲁病等病毒感染的疾病及致死性家族性失眠综合征。其他禁忌证包括 HIV 感染、活动的、易播散和易侵袭的其他病毒、微生物、真菌感染，耐青霉素葡萄球菌的全身感染。

(2)恶性肿瘤：进展期恶性肿瘤是绝对禁忌证。不能医治的代谢性颅外肿瘤也应列入器官捐助的禁忌证。然而低分化的皮肤癌、宫颈癌和排除代谢性疾病的原发性脑肿瘤可作为器官的捐助者。

当一个捐助者既往有实质性肿瘤史，该肿瘤分型的一般生物学性状、组织学分期和无瘤间期应该考虑。恶性肿瘤治疗后达到5年生存期的捐助者也可作为考虑对象。美国器官网络分配系统报道了既往有肿瘤史的488具供者相关的1 276次器官移植，没发生供体肿瘤向受体转移的病例。

(四)脑死亡供体的术前准备

一旦脑死亡确立，就要早期灌注、复苏，充分挽回器官活力。

足量的晶体液和胶体液的输注维持血压在 100mmHg、中心静脉压在 $4\sim10cmH_2O$，肺动脉插管。输注胶体液并避免贫血是预防肺水肿的关键，如凝血酶原时间正常可输注人血白蛋白，凝血酶原时间异常可输注新鲜冻干血浆，如血细胞比容<25%应输注浓缩红细胞。血管加压素也常被应用。尿量应该多于 1ml/(kg·h)。95%的氧分压下，应该把肺泡氧分压调整到 70mmHg，保持峰值气道压力低于 30mmHg，二氧化碳分压保持在 $30\sim35mmHg$，理想的 pH 是在 $7.30\sim7.45$。糖尿病尿崩症可以导致严重的脱水和高钠血症，需要用低渗溶液纠正其电解质紊乱，维持血钠<150mmol/L，血钾>4mmol/L。激素复苏方案包括甲泼尼龙 15mg/kg 快速静脉注射，必要时可在 24h 后重复；甲状腺素首剂 4μg，然后 3μg/h 持续给予；精氨酸垂体后叶加压素首剂 1U，然后 0.5～4U/h 持续给予；胰岛素控制血糖在 6.7～10.0mmol/L。

用超声心动图监测心脏的结构和射血分数异常。如果射血分数低于 45％，就应置肺动脉导管和激素化治疗。激素复苏方案能够防止由心血管紊乱和器官灌注不良引起的脑死亡供体 22.5％的有害影响。

脑死亡后体温调节功能的丧失，易促发心律失常和心搏骤停，随之出现难以纠正的低温。对于低温的防治措施应该包括加温静脉输液和输血，使用毛毯和加热灯，提高环境温度。

（巫林伟　何晓顺）

参 考 文 献

［1］ Muiesan P, Girlanda R, Jassem W, et al. Single-center experience with liver transplantation from controlled non-heartbeating donors：a viable source of grafts. Ann Surg, 2005, 242 (5)：732-738.

［2］ Reddy S, Zilvetti M, Brockmann J, et al. Liver transplantation from non-heart-beating donors：current status and future prospects. Liver Transpl, 2004, 10：1223-1232.

［3］ Matesanz R, Miranda B：A decade of continuous improvement in cadaveric organ donation：The Spanish Model. J Nephrol, 2002, 15：22-28.

［4］ Kwon OJ, Kwak JY, Kang CM, et al. The impact of gender and age matching for long-term graft survival in living donor renal transplantation. Transplant Proc, 2008, 40（1）：328.

［5］ Strong RW, Lynch SV, Ong TH, et al. Successful liver transplantation from a living donor to her son. N Engl J Med, 1990, 322（21）：1505-1507.

［6］ Parikh ND, Ladner D, Abecassis M, et al. Quality of life for donors after living donor liver transplantation：a review of the literature. Liver Transpl, 2010, 16(12)：1352-1358.

［7］ Chung HY, Chan SC, Lo CM, et al. Strategies for widening liver donor pool. Asian J Surg, 2010, 33(2)：63-69.

［8］ Broelsch CE, Burdelski M, Rogiers X, et al. Living donor for liver transplantation. Hepatology, 1994, 20(1 pt 2)：49s-55s.

［9］ Yamaoka Y, Tanaka K, Ozawa K. Liver transplantation from living-related donors. Clin Transplant, 1993,(1)：179-183.

［10］ Haberal M, Buyukpamukcu N, Telatar H, et al. Segmental living lier transplantation in children and adult. Transplant Proc, 1992, 24 (6)：2687-2689.

［11］ Ichida T, Matsunami H, Kawasaki S, et al. Living realted donor liver transplantation from adult to adult for primary biliary cirrhosis. Ann Inter Med, 1995, 122(14)：275-276.

［12］ Mikiko Ueda, Fumitaka Oike, Yasuhiro Ogura, et al. Long-term outcomes of 600 living donor liver transplants for pediatric patients at a single center. Liver Transpl, 2006, 12(9)：1326-1336.

［13］ Chen CL, Fan ST, Lee SG, et al. Living donors liver transplantation：12 years of experience in Asia. Transplantation, 2003, 75：6-11.

［14］ Sugawara Y, Makuuchi M, Takayama T, et al. Liver transplantation using a right lateral sector graft from a living donor to her granddaughter. Hepatogastroenterology, 2010, 48 (37)：261-263.

［15］ Lee SG, Hwang S, Park KM, et al. Seventeen adult-to-adult living donor liver transplantation using dual grafts. Transplant Proc, 2001, 33 (7-8)：3461-3463.

［16］ 严律南, 文天夫, 李波. 成人－成人活体肝移植 1 例报告. 中华肝胆外科杂志, 2002, 8 (10)：634-635.

[17] Yan LN, Wang WT, Chen ZY, et al. Intro-duction of microsurgical technique to biliary reconstruction in living donor liver transplanta-tion. Liver Transplantation, 2006, 12（6）：C119.

[18] Xia D, Yan LN, Xu L, et al. Postoperative severe pneumonia in adult liver transplant re-cipients. Transplantation Proceedings, 2006,

38（9）：2974-2978.

[19] Rosendale JD, Kauffman HM, Mcbride MA, et al. Aggressive pharmacologic donor man-agement results in more transplanted organs. Transplantation, 2003, 75：482-487.

[20] 脑死亡判定标准起草小组. 脑死亡判定标准（成人）. 脑死亡判定技术规范（成人）（征求意见稿）. 中华医学杂志, 2003, 83（3）：262.

第五节　受体肝移植术式

肝移植有两种手术方式,原位肝移植和异位肝移植。1955 年 Welch 首先施行了异位肝移植,但发现许多难以克服的障碍。首先是由于病肝未切除,难以将新肝植入肝正常解剖部位,新肝植入后会导致腹腔容积明显增加,术后出现严重呼吸困难以及肝血管的受压;如将新肝植入位于髂窝,植入肝不能得到肝门静脉血供,失去肝生长必需的营养因子,导致萎缩;该术式也不适于肝胆恶性肿瘤患者,逐步原位肝移植成为主要术式。Moore 首先在同种狗之间施行原位肝移植并获成功。1963 年美国 Starzl 教授首次将原位肝移植术应用于一例先天性胆道闭锁的患儿,但患儿因术中大出血而死于手术台上。1967 年 Starzl 教授再次为一肝癌患儿施行原位肝移植,首次获得 400d 以上的存活,但随着肝移植的普遍开展,选用原位肝移植者明显增加,成功率不断上升,逐渐公认为肝移植的主要术式。由于该术式完全阻断肝门静脉并且阻断并切除受者下腔静脉,导致患者肠道和双下肢血流不能返回心脏,发生严重淤血,引起患者全身循环血流量锐减,血压下降,造成肾功能和肠道损伤。1979 年 Calne 首创在此阻断期间,将患者下半身血自钳住的肝下下腔静脉或股静脉引出,经过体外心肺机,再回到患者右股动脉。接着,美国匹兹堡组改用静脉-静脉转流(肝门静脉、髂总静脉-腋静脉)。将肝门静脉和下肢静脉血,用一压力泵,在全身不肝素化的情况下,引返心脏,可以达到避免肠道淤血、稳定血循环流量和血压。随后的研究发现,采用体外静脉转流也有许多弊端,甚至出现极为严重的并发症。1989 年 Tzakis 等开创了背驮式肝移植,该技术与先前肝移植术式的主要区别在于切除病肝时保留肝后下腔静脉及肝静脉(左、中、右支),将受者成形的肝静脉与供肝肝上下腔静脉行端-端吻合,并且基本上废弃了静脉-静脉转流技术,减少了静脉-静脉转流所带来的各种并发症,背驮式肝移植得以广泛应用。目前将切除受者下腔静脉的原位肝移植术称为经典原位肝移植术。虽然经典肝移植术的应用较前有所下降,但其作为所有肝移植技术的基础术式仍有重要的临床实践意义,并且肝的恶性肿瘤患者施行的肝移植术还是以经典原位肝移植术为主;另外,部分再次肝移植患者需要施行经典原位肝移植术。熟练掌握经典原位肝移植技术是每位肝移植医师所必须具备的基本技能。

一、病肝切除术

受体的全肝切除是原位肝移植手术的一个主要组成部分,技术难度甚大,特别在体内有门脉高压所致的广泛粘连和丰富侧支循环或有腹部手术史者,切肝时应小心谨慎,勿损伤大的血管，并严密止血，以免增加植肝的困难。

在供肝到达手术室前，可做受体的麻醉准备，包括放置各种监测导管。只有在仔细检查供肝解剖后，才可开腹。过早地进行受体手术，会造成患者不必要的失血、低温等，不利于术后恢复。

1. 患者取仰卧位，用消毒剂消毒从乳头联线至大腿中部以下部位，则要特别注意腹股沟区的消毒，如可能需要术中置静脉静脉转流。采用双侧肋缘下切口，中间垂直向上延至剑突，一般不需要开胸。因为多数患者有严重的门脉高压和凝血机制损害，甚至有些患者以往有多次手术史，因此在手术分离过程中可能出现严重出血，故应强调仔细并妥善的止血是病肝切除过程中最重要的环节之一。开腹时除皮肤外，皮下组织、肌层均用电刀切开。切口右侧应尽量拉长，以利术中下腔静脉显露。左侧切口达到左腹直肌外缘即可，尤其是在有脾大情况下，左侧切口不应超出此范围，以避免术中脾损伤。

2. 切断镰状韧带，结扎并切断圆韧带和附属的脐静脉，随后双侧肋缘下安置悬吊式腹腔自动拉钩，充分显露术野，继续游离镰状韧带，直至接近肝上下腔静脉。电刀切断左三角韧带，注意左三角韧带与左外叶顶端连接处通常有静脉分支，故应结扎止血。将左外叶向右侧翻开，显露肝胃韧带，根据侧支循环严重程度用电刀或缝扎法切断肝胃韧带，如有副肝左动脉出现，应靠近胃侧结扎。

3. 显露第一肝门，先确认胆总管。许多情况下胆管周围有较大的侧支静脉包绕，偶尔在肝门静脉栓塞时，侧支静脉呈海绵样变，必须将这些静脉予以缝扎。游离出足够长的胆总管，但应注意勿损伤胆总管本身的血供。如肝门部无手术史，则在左、右肝管汇合处离断胆管。在游离胆总管时如遇到副肝右动脉，可将其结扎切断。游离肝动脉至左、右分叉处，靠近肝门将其结扎，向近端游离至肝总

动脉水平并完全显露胃十二指肠动脉。注意肝动脉分支及胆管的结扎线要留长，以利于辨认。轻轻牵开肝动脉，显露肝门静脉，将肝门静脉周围的神经淋巴组织予以结扎离断。近端游离至肝门静脉分叉处或略超过一点，远端游离至胰腺上缘水平以提供足够的长度。

4. 一般情况下，先可开始游离右三角韧带至肝肾韧带。通常用电凝切开即可。如果右肝与周围组织间、侧支循环丰富或有炎症、瘢痕的情况下，右肝的游离可在静脉转流建立后开始。在三角韧带游离后，将右肝轻轻向左侧托起，尽可能将右半肝深面的右肾上腺静脉结扎切断，然后细心地用手分离肝后下腔静脉深面，仔细将肝短静脉予以结扎，注意操作时谨防撕裂肝静脉及其分支。

5. 此时，除 4 条血管（肝上下腔静脉和肝下下腔静脉、肝门静脉、肝动脉）外，全肝已完全游离。在切除全肝前，如肝门静脉、肝动脉、肝上下腔静脉和肝下下腔静脉被完全阻断，即将进入无肝期。此时，如果需要施行体外静脉转流，则立即行肝门静脉插管，先行下腔静脉、肝门静脉与腋静脉的转流。

6. 立即钳夹肝下下腔静脉，靠近肝将其离断。将病肝向上掀起，结扎下腔静脉后遗漏结扎的小静脉，最后处理离断肝上下腔静脉，取去病肝。在肝上下腔静脉及肝下下腔静脉放置血管钳时应保持肝处于正常解剖位置，水平放置血管钳，这样可预防吻合口扭曲。

7. 仔细检查肝床，出血部位予以缝扎，后腹膜创面及下腔静脉窝宜用 1 号 Dixon 缝线做连续缝合，以妥善止血。因为一旦供肝植入后，将很难充分显露此创面，此外要妥善处理膈静脉、镰状韧带、冠状韧带、三角韧带等残端和小网膜、胰腺等部位的出血点。特别在门脉高压、腹后壁曲张血管止血更要彻底。

8. 在完成创面的确切止血后，将肝门静脉、肝动脉及肝上下腔静脉、肝下下腔静脉做

适当修整，以利后面的血管吻合。

二、供肝植入术

一般而言，植肝过程中遇到的困难相对较病肝切除时小，如供体、受体大小匹配良好，加上良好的术野显露，可确保重建肝的血液循环，缩短无肝期。

（一）肝静脉（或下腔静脉）吻合方式

按照供肝植入时肝静脉（或下腔静脉）吻合方式的不同，肝移植供肝植入分为经典的原位肝移植、经典背驮式肝移植和改良背驮式肝移植。经典原位肝移植是由 Starzl 等首创的技术，首先解剖第一肝门，依次游离出胆总管、肝动脉和肝门静脉；分离出左三角韧带、肝胃韧带和右三角韧带，游离肝后下腔静脉，肝上下腔静脉、肝下下腔静脉钳从左至右方向分别阻断肝上下腔静脉、肝下下腔静脉，切除病肝及肝后下腔静脉，肝上下腔静脉、肝下下腔静脉吻合分别采用 3-0 和 4-0 的 Prolene 线连续吻合。附加腔静脉整形的改良背驮式肝移植时解剖第一肝门及分离肝周韧带的方法同经典的原位肝移植，游离肝上下腔静脉、肝下下腔静脉，同时阻断肝上下腔静脉钳、肝下下腔静脉后，紧贴下腔静脉前壁切除病肝，逐一缝扎肝短静脉。切开 3 支肝静脉开口并予整形，纵行切开腔静脉前壁形成一个三角形的大开口，与口径及形状相匹配的供肝肝上腔静脉开口吻合。经典背驮式肝移植时解剖分离第一肝门及肝周各韧带同经典的原位肝移植，将病肝先翻向左侧，从右到左一一结扎第三肝门处汇入下腔静脉的各条肝短静脉，显露肝右静脉和肝中静脉及肝左静脉。离断并缝扎肝右静脉，阻断肝左静脉和肝中静脉的共干，切除病肝。将供体肝上下腔静脉缝合于受者整形后的肝左静脉、肝中静脉共干处。

1963 年 Starzl 等首创应用的原位肝移植术至今仍被公认为是肝移植的经典术式，手术过程中需完全阻断肝上下腔静脉、肝下

下腔静脉和肝门静脉，并将肝后腔静脉作为病肝的一部分一并切除，因而导致无肝期的血流动力学不稳定，而且阻断了肾静脉的回流，对肾功能造成一定的影响。由于术野小，且移植肝又妨碍视野，肝上下腔静脉吻合在成年人肝移植中难度较高。因此，病肝切除时切开肝实质，显露肝静脉属支，保留受体肝上下腔静脉足够长度后切断。也可将肝左静脉及肝右静脉断端整形，形成一个较大开口后再做吻合。修剪供肝的肝上下腔静脉时需注意下腔静脉后壁修剪的比前壁稍短，两侧用 4-0 的 Prolene 线悬吊。结扎左角的缝线，双端等长。右侧角的缝线暂时不给予打结，首先进行后壁缝合，采用垂直褥式缝合，从左侧开始向右侧进行。缝合时，腔静脉的边缘要外翻，以确保内膜紧密结合。前壁使用单纯连续全层缝合，并留出 1~1.5cm 的"生长因子"。因肝下下腔静脉管腔粗，易于显露，该吻合相对容易，吻合方法同肝上下腔静脉，但最后一针暂不收紧打结。经肝门静脉灌注 300ml 左右乳酸林格液或用其他成分，使移植物内的空气及高钾灌注液从肝下下腔静脉吻合口排出，然后将肝下下腔静脉吻合线在血管充盈情况下打结。肝上、下腔静脉吻合常见的错误有：①受体及供体的血管均保留太长，这样极易发生血管扭曲，导致下腔静脉高压，引起持续性后腹膜出血；②误将供肝肝上下腔静脉周围的膈肌腱作为血管壁进行缝合。如发生上述问题，可以拆除该吻合口，再重新吻合，但这毕竟增加了肝缺血时间，应尽量避免。

经典的原位肝移植手术过程中需完全阻断肝上下腔静脉、肝下下腔静脉和肝门静脉，并将肝后腔静脉作为病肝的一部分一并切除，因而导致无肝期的血流动力学不稳定，而且阻断了肾静脉的回流，对肾功能造成一定的影响。为了克服经典的原位肝移植术中血流动力不稳的缺点，1989 年由 Tzakis 描述了背驮式肝移植。经典的背驮式肝移植在切

除病肝时保留肝后下腔静脉,将供肝的肝上下腔静脉与受体肝中静脉、肝左静脉所形成的共同开口相吻合,供肝的肝下下腔静脉结扎。该术式在无肝期保持下腔静脉回流通畅,保证了手术过程中血流动力学的平稳,减少了肝移植术后肾衰竭的发生,对合并心功能不全或全身情况较差的重型肝炎或肝硬化终末期患者更为有利。但经典的背驮式肝移植有其自身的缺陷,如易造成肝静脉扭曲、供肝移位时压迫下腔静脉,造成肝静脉和下腔静脉阻塞和不同程度肝静脉回流受阻,从而使移植肝发生淤血、肿胀,肝功能恢复延迟甚至移植肝肝衰竭的可能。为了解决流出道梗阻的问题,吴幼民首先报道了改良背驮式肝移植,其优点是简化切肝分离的步骤,且腔静脉的吻合口巨大,可避免流出道发生梗阻。但是该术式仍需要完全阻断下腔静脉,且无肝期时间较长,可导致术中血流动力学的不稳定及对肾功能造成影响。背驮式肝移植最早的适应证,是肝移植术前曾经有肝门静脉、下腔静脉分流手术史的受者,部分减体积肝移植以及部分儿童肝移植也采用该术式。之后,背驮式肝移植逐渐运用到大多数肝移植手术。目前也成为国内大多数肝移植中心的主要手术方式。但是,背驮式肝移植技术仍受到病肝切除技术的限制。当受体病肝尾状叶肥大,尤其在部分 Budd-Chiari 综合征患者,下腔静脉被包围于肝尾状叶内,使病肝切除时保留下腔静脉困难。在部分肝癌体积较大的患者,大多数学者也倾向切除肝后下腔静脉。因此,对于部分合并肿瘤、尾状叶肥大下腔静脉显露困难或因为既往有手术史,手术粘连严重,下腔静脉难以显露的患者,仍然需要实施经典的原位肝移植。

正如之前许多研究已指出,肝移植各种手术方式不能简单地分出优劣,而是应该根据患者情况选择合适的手术方式。笔者所在移植中心对一般肝硬化患者或小肝癌患者实施改良背驮式肝移植,对重型肝炎、老年患者

或心肾功能不全的患者实施经典的背驮式肝移植,避免术中阻断腔静脉,对部分肿瘤患者或因既往手术史,下腔静脉难以显露者,实施经典的原位肝移植。

(二)门静脉吻合

停止肝门静脉转流,但上、下腔静脉的转流继续维持。拔出肝门静脉插管,放出少量血液以带走血凝块,随后用无损伤血管钳在靠近十二指肠处钳夹肝门静脉,将供、受体门静脉修整到合适长度后,用 6-0 Prolene 缝线做肝门静脉吻合,吻合结束后提起血管缝线,开放肝门静脉待血管充分充盈后,再将两缝线打结,可留出肝门静脉直径 1/2~3/4 的长度为"生长因子"。

在肝门静脉重建时要特别注意保持肝门静脉原始的解剖位置,不能扭曲,否则术后极易发生肝门静脉血栓,另外受体肝门静脉至少要保留 1~1.5cm 长,以备将来再次肝移植使用。在行部分肝移植时,供体肝门静脉口径可能较受体小,此时可将供体肝门静脉做"鱼口状"整形。当受体肝门静脉发生栓塞或存在海绵样变时,可切取一段供体的髂静脉,做供、受体肝门静脉搭桥吻合。

当完成肝上下腔静脉、肝下下腔静脉和肝门静脉吻合后,可给予肝新的灌注。可同时松开肝上下腔静脉钳和肝下下腔静脉钳,这样可使右心室充盈并在松开门肝静脉钳后有利于稀释肝流出液。松开下腔静脉钳后要注意有无大的出血点。随后逐渐松开肝门静脉钳,有时这一过程需要 10min 左右。当松开肝门静脉钳时,要监测心电图的变化,同时关注体温和低血压的变化。当肝门静脉钳放开20%~30%时,肺动脉温度开始下降,有时下降2℃。当肺动脉温度显示上升趋势时,才进一步开放肝门静脉钳。此时,再开放肝门静脉20%~30%。第二次肺动脉温度下降通常持续 30s 至 2min。此外,只有当肺动脉温度明确上升后再开放肝门静脉钳。逐渐松开血管钳的目的是尽可能减少所谓的再灌注

损伤。即使血流动力学不稳定，也不再钳夹肝门静脉。保持其现有的位置并积极治疗。再钳夹以及随后的松开可造成严重的移植物损伤。在与麻醉师保持密切的沟通下，将肝门静脉最终完全开放。在开放过程中可在右上象限倒入温热盐水浸泡肝上下腔静脉并帮助恢复体温。另外，需要注意结束无肝期后肝质地的变化，若肝呈现明显肿胀，说明极有可能存在肝流出道梗阻，应及时加以纠正。

此时检查所有的吻合口情况，如有任何出血点，用 5-0 Prolene 线缝扎止血。同时确保血流动力学稳定。一旦建立足够的灌注，可停止腔静脉转流。接着行肝再动脉化。

(三)肝动脉吻合

移植肝的功能与肝动脉重建的成功与否直接相关，根据供、受体肝动脉的不同条件，肝动脉重建有多种方式，但总的原则是力争一次吻合成功，使移植肝获得足够的动脉血供。通常情况下，由供肝带腹腔动脉的喇叭形口末端同受体肝固有动脉与胃十二指肠动脉交通处整形后的喇叭口做端-端吻合，如果不能做此吻合，可采用端-端直接吻合，但在这种情况下，应将动脉末端的一侧或两侧剪成斜面以便口径更大以利用吻合。如果动脉解剖发生变异，在修剪供体时予以重建。缝线通常采用 7-0 或 8-0 Prolene 线。完成吻合后供体动脉近端的血管钳要松开以利于伸展吻合口，待完全充盈后再收紧缝线，随后再开放受体动脉上的血管钳。

肝动脉吻合后，如发现肝动脉供血不足或手术医师不满意供肝血流时，推荐使用供体髂动脉作为动脉移植物。在肾动脉下方和肠系膜上动脉上方解剖主动脉表面组织。在此处主动脉上放置侧面钳夹的非阻断血管钳。切开主动脉并剪除一小块梭形血管壁，以减少吻合时缝到后壁的危险。先使用 5-0 Prolene 线吻合腹主动脉处，吻合完成后夹闭移植动脉，然后松开主动脉钳。随后在胰腺上方、胃和结肠的背侧将移植动脉穿过横结

肠系膜和小网膜，注意防止移植动脉扭曲，然后，将其与供体腹腔干用 6-0 Prolene 线进行端-端吻合。

(四)胆道重建

胆道重建之前要了解受体血流动力学情况，只有在血流动力学稳定后才能进行胆道重建。否则，一旦胆道吻合结束后发现后腹膜或肝门部出血，则难于显露出血创面进行止血。

在胆总管直径正常时，通常行供、受体胆总管端-端吻合，而且该吻合方式术后并发症最少。吻合时强调黏膜对黏膜吻合，吻合口应无张力，吻合时用 6-0 PDS 线或 Maxon 线间断吻合胆管。如果胆道的直径有明显差异，采用侧切或使其成刮刀形。通常不使用任何形式的管道或支架。

小儿患者或成年患者合并胆总管病变者，需行胆总管空肠 Roux-en-Y 吻合。在 Treitz 韧带 20～30cm 处离断空肠。制成一段长 40cm 的无功能肠管。胆管空肠吻合使用 5-0 PDS 线，在可能有腹腔内感染好再次肝移植的病例中，使用 5-0 Prolene 线吻合作用持久且可防止裂开。胆肠吻合口内常需放置一根支架管。

胆管吻合完成后需要测量肝动脉和肝门静脉血流量。通常，应使肝动脉血流＞350ml/min。如未达到上述要求，就需要进一步明确动脉血流受阻的原因。注意是否存在吻合时缝到后壁、动脉扭曲或弓形韧带综合征所致。如仍无法矫正，应使用动脉搭桥移植物。肝门静脉血流量应达 800ml/min 或更高，如未达到上述要求，则应寻找其原因。测量肝动脉和肝门静脉血流量后，还需测量腔静脉压力。肝静脉远端到肝上下腔静脉吻合处的静脉压不应超过中心静脉压 1～2cmH$_2$O。如果压力过高，应除外因手术并发症引起的肝上下腔静脉吻合口处狭窄。术毕可不放置任何引流，也可放置最多 3 个引流管，分别放置于肝右侧、肝下区和肝左侧。

三、劈离式肝移植

供体肝短缺是制约肝移植发展的世界性难题,众多患者因得不到移植机会而死亡。劈离式肝移植(split liver transplantation,SLT)是指将一个供肝劈离成两个具有独立功能的移植物并分别移植给两位患者的肝移植技术,它的出现极大缓解了供肝短缺的矛盾。目前,欧美国家每年施行 SLT 例数占肝移植总例数 10%,占儿童肝移植例数 40%,并有逐渐增加的趋势。具体手术方式为脑死亡供体在体原位供肝劈离,其移植效果接近全肝移植水平,3 年生存率可达 88%。

1988 年,德国 Pichlmayr 等实施全球首例 SLT,将一个成年人供肝劈离成左、右供肝并分别移植在 1 例 63 岁胆汁性肝硬化妇女和 1 例先天性胆道闭锁症儿童身上。19 年来,欧美国家 SLT 在数量和疗效方面取得重要进展,具体主要集中在劈离方式、移植物受体体积匹配和受体范围扩大方面。下面就以上 3 个方面并结合我国 SLT 的一些情况对其进展和趋势进行阐述。

SLT 在肝劈离方面的进展基本分两个阶段:早期的体外劈离(ex situ splitting,ESS)方式和目前常用的在体劈离(in situ splitting,ISS)方式。ESS 方式为在体外工作台上完成供肝劈离,先行肝动脉及胆道造影了解肝的管道结构,再解剖肝门和肝左中静脉,随后沿正中裂(胆囊窝中点至下腔静脉左后缘连线,Cantlie 线)将肝劈离为左、右半肝。因为肝冷缺血时间的增加和解剖肝门所致的血管胆管损伤,ESS 并发症较多,如移植物无功能、肝断面出血、胆漏等,限制了 SLT 疗效的提高。1995 年汉堡大学 Xavier Rogiers 首次实施了 ISS 方式,标志着 SLT 进入一个新阶段。ISS 方式在有心搏供体上完成劈离,不存在冷、热缺血时间问题,并可以在体原位观察移植物血供和静脉回流,再灌注后断面的出血和胆漏也得到改善。ISS 的优势在于大大缩短了冷缺血时间,减少了胆漏和原发移植肝无功能(PNF)等并发症的发生,提高了受体和移植肝的存活率。Reyes 于 2000 年报道受体 1 年存活率 96%,移植肝存活率 81%,胆道并发症为 0。2006 年 D. Cintorino 报道成年人 SLT 和儿童 SLT 的 3 年累积生存率分别达 88% 和 82%。

在我国,目前不具备行脑死亡供体 ISS 方式的条件,只能行无心搏供体 ESS 方式,术后各种并发症发生率大大增加,这给我国 SLT 开展带来很多困难。我国目前报道的 SLT 均属 ESS 方式,短期效果尚可,其中只有董家鸿报道 6 例 SLT 的受者 1 年累积生存率达 83.33%,其余未有远期疗效报道。由此可见,我国 SLT 在规模和疗效方面与国外相差甚远。此种情况下,寻找更为合理的 ESS 方式的具体劈离方法显得至为重要。我国 SLT 例数很少,虽有不同移植物左右劈离方法尝试,但尚未形成具有普遍意义的适合我国国情的具体劈离方法。同时,随着脑死亡供体的临床应用,建立具有我国特点的 ISS 方式的 SLT 也具有重要的临床应用价值。

(一)劈离式移植肝的准备

供肝采用 Starzl 等描述的方法经腹主动脉和肝门静脉用 UW 液灌注后整块获取。在获取的同时,将动脉(腹主动脉分叉或颈动脉)和静脉(包括双侧髂静脉的下腔静脉)获取。原位劈离技术有很好的结果,特别是胆道并发症发生率降低。毫无疑问,原位劈离技术中供肝切面止血更为简单彻底、缺血时间更短。但是原位劈离技术遭遇的最大问题是供体手术时间延长,通常需要比体外劈离延长 2~3h,供体往往很难维持稳定的血流动力学状态,而且还有很多需要获取其他供体器官的团队在等待,给供体所在的医疗单位带来很多难以协调的困难和麻烦。其实并不要刻意区别对待体外劈离还是原位劈离,只要根据供体和医疗单位的具体情况,结合获取供肝的外科团队的经验应用得当,两种技术都能获得很好的移植效果。

为两个成年人共享的劈离式肝移植供体选择非常重要,必须使两侧供肝植入后都有足够的功能性肝组织维持受体生理功能。一般认为,劈离式供肝的供体选择标准是:55岁以下、体重超过70kg、血流动力学稳定、肝功能检查结果正常和没有可见的脂肪变性。右侧供肝通常都能满足成年人受体的需要,达到移植肝受体体重比(graft recipient weight ratio,GRWR)在1.0%以上。Ramia等建议选择劈离式供肝供体的标准是:14岁<年龄<50岁;70kg<体重<100kg;ICU停留时间少于3d;血流动力学稳定;[Na$^+$]<160mg/L;肝酶学指标升高低于2倍正常值;肝肉眼观没有脂肪变;并且在本院施行劈离操作。Ramia等报道49例供体中仅有6例适合进行劈离。不能劈离的原因包括:年龄不符者26例(53%);体重<70kg者17例(34.7%);ICU停留时间>3d者9例(18.3%);[Na$^+$]>160mg/L者1例(2%);肝功能不正常者5例(10.2%),肉眼观脂肪肝者6例(12.2%),外院供肝20例(40.8%)。其中1项标准不符的12例(24.4%),2项不符的23例(46.9%),3项不符的6例(12.2%);4项不符的2例(4.1%)。但是以上数据基于欧美国家的体格标准,与国人体格存在差异。根据日本信州大学标准肝体积计算公式:标准肝体积=706.2×体表面积+2.4(ml),体表面积=体重(kg)$^{(0.425)}$×身高(cm)$^{(0.725)}$×0.007 184(m^2)。作者认为,体重达到70kg,供体身高必须在155cm以上;或者身高170cm以上,体重达到60kg以上,左半肝也能满足为体重在50kg以下的成年人受体供肝。如果身高低于155cm,体重达到70kg,则身高体重指数超过30,可能出现较为严重的脂肪肝;体重低于70kg,则左半肝难以提供足够的功能性肝体积,可能出现小体积综合征。肝劈离的解剖可行性可以在后台进行胆道造影和动

脉造影证实。对于家族性淀粉样变(familial amyloid polyneuropathy,FAP)供体行多米诺肝移植,在移植前常规进行动脉造影,在手术中进行胆道造影。Azoulay等报道FAP多米诺供肝(FAP患者的肝在原位劈离,分别移植给两个成年人)均采用原位劈离技术。原位劈离供体的选择不仅需要完美的后勤协调安排,而且需要保证供体在劈离过程中保持血流动力学稳定,需要麻醉专家根据供体状况通过调节电解质水平、利尿药用量、通气和循环来稳定血流动力学。总的来讲,两个成年人共享劈离式肝移植的GRWR较低,所以要求此操作必须在条件成熟的移植中心施行。在活体肝移植中很多GRWR仅0.8%可以达到良好的移植效果。毫无疑问,活体供肝几乎是处于原本状态的肝,移植后可以满足受体的代谢需要和具有超强的再生能力。在劈离式肝移植中不能完全套用活体肝移植的经验,尸体供肝体积必须更大些,时刻牢记尸体供肝中GRWR必须超过1.0%。

在进行成年人间共享劈离式肝移植前评估的参数包括:供体参数、术中参数(肉眼观、血流动力学和解剖变异状况)、后勤组织参数(外科医师经验和医院条件)以及受体参数(体重、身高和临床状态)。

国际上尚没有统一的适合成年人间共享劈离式肝移植的规范标准。文献报道供体指标主要是体重、脂肪变、年龄和ICU时间以及肝功能化验。

供体最小体重需达70kg,这样供肝可达1 500g,右肝850g,左肝650g。左肝移植到65kg以下的受体足以避免小体积综合征的风险。体重上限可能不限,但是超过100kg或身高体重指数>28应该除外,脂肪肝的可能性非常大。肉眼观可见脂肪肝的不适合劈离。对于年龄,Ramia等建议限于50岁以下,有的中心在供体既往健康状况良好的情况下,可以放宽到60岁,但是适合劈离的指数仅增加2.4%。血流动力学稳定对于进行

劈离式肝移植是必需的指标，心搏暂停或低血压供体不适于劈离供肝。ICU 时间过长可能肝功能损害或感染的可能，因此 Ramia 等限定 ICU 时间不超过 3d 的供体进行劈离供肝。即使 ICU 时间增加到 5d，劈离供肝的指数也仅增加 1.4％。正常的血钠水平和肝酶学检验是必需的，不符合这些标准的供肝进行劈离供肝将可能发生不可接受的结果。

供肝获取后的后台操作需要在室温控制到 10℃ 左右的手术室间进行。将供肝浸泡在盛有 4℃ UW 液的塑料袋中，塑料袋再放置在充满冰块的金属盆中。保存液的温度需要定时测定，如果温度高于 4℃，则需要往冰盆中添加冰块。用浸润保存液的纱垫覆盖在供肝切面上尽量避免供肝直接暴露在空气中，最大限度保持供肝的低温状态。在劈离开始时，与全肝供肝一样，再用 1 000ml UW 液灌注供肝，通过肝动脉和肝门静脉各灌注 500ml。切除胆囊并结扎胆囊管，避免胆道造影时出现造影剂渗漏。采用金属探子从门静脉主干探测肝门静脉分叉部。肝门静脉无分叉的发生率约为 1％，是肝门静脉相关的肝劈离惟一绝对禁忌证。肝称重后，将肝按解剖位置后侧朝下放置在操作台上。放置一个不透 X 线的标志物指示左肝，仍然采用湿纱垫包裹肝，进行胆道造影检查。

胆道造影采用纯 76％泛影葡胺-泛影酸钠复合剂（radioselectan 76％）经 8 号导尿管通过胆总管远端注入，立即进行 X 线摄片分析胆道结构。分析是否存在右侧肝管分支汇入左侧肝管的可能。造影结束后用 UW 液冲洗，将造影剂排出胆管，进一步确认肝门部胆管结构。

如果肝劈离还需要进一步确定，可以进行动脉造影进一步明确肝的动脉供应。因为动脉变异可能性较大，造影剂必须经腹腔干或其他可见的任何动脉支中注入。造影结束后用保存液冲洗动脉，立即放回后台浸泡在保存液中。动脉造影可以清楚显示肝内

Glisson 鞘结构，更好地确定供肝劈离平面。

（二）静脉和胆管的分离

因为胆管分叉部的变异在右侧多见，右侧胆管比左侧更短（甚至有时不存在），肝动脉供应胆管的血管结构也主要在右侧，所以主胆管通常保留在右侧供肝。左侧或右侧肝门静脉支两者之一可以在肝门静脉主干分出后离断，离断后残端可用 7-0 单股缝线连续缝合关闭。如果左侧肝门静脉从根部离断，在其起始段 1cm 内往往需要离断 1～3 支细小分支，这样可以使移植肝门静脉左支与受体肝门静脉吻合时轴向对合协调，避免成角现象。动脉分离则是将腹腔干主干保留在左侧，因为右侧肝动脉支较为粗大。通过分离肝蒂上方肝实质降低肝门板，采用金属探子轻柔进入左肝动脉探查左肝动脉开口。将肝门板在稍稍偏向左肝动脉侧钳夹切断，以保持右肝动脉与主胆管之间的连续性。胆管结构在肝门板中直接切断分离。尽量避免胆管周围的解剖，以保证胆管血供完整。尾状叶可部分切除，结扎切断肝门静脉分叉后侧至尾状叶的分支和尾状叶至下腔静脉引流的肝静脉支。这样可以使右侧移植肝下腔静脉在植入时与受体下腔静脉更好的保持顺畅的延续性。尾状叶的切除应包括左侧尾状叶，并尽量向下腔静脉右侧延伸。然后，可见主肝静脉在肝上下腔静脉的入口处的解剖结构，采用金属探条轻柔探测肝静脉的开口。肝中静脉保留在左侧移植肝，保持肝中静脉与肝左静脉共干的连续性。下腔静脉保留在左侧或右侧供肝都可以。但是，如果有一个受体的下腔静脉由于肿瘤等原因不能保留，下腔静脉必须保留在该受体供肝侧。

（三）肝实质的分离

肝实质的分离是在肝中静脉的右侧进行，Ⅳ 段完全保留在左侧供肝。可采用一条橡胶带来作为肝实质离断平面的标志。在超声引导下确定肝中静脉，在肝中静脉右侧做肝实质分离标志线。操作者左手托起肝，使

肝左、右两侧分别向两侧稍稍下坠绷紧,按照预先设计好的标志线用刀片直接一次性切开肝实质。肝实质分离切面形成一个平整的切面非常重要,只有这样肝实质断面的止血才能较为简便和彻底。

肝实质分离也可以采用超声刀、血管夹和(或)结扎方式进行。Azoulay认为超声刀分离后的一些细小血管很难顺利结扎,而钛夹或可吸收夹在移植肝植入时往往会因操作碰脱。他认为采用刀片直接切割分离的肝断面止血不是难事。平整的肝实质断面血管可以一一辨认缝扎或结扎,切面厚实的肝组织使得缝合结扎更牢靠。首先,采用4-0丝线缝扎任何可见的小血管断端。对于被纵行切开的肝静脉可采用连续缝合关闭。止血的同时千万注意避免移植肝复温,要用冰浴纱垫

包裹移植肝,仅将肝实质断面显露以利缝扎止血。左、右侧供肝分别由两组外科医师同时操作,以缩短供肝冷缺血时间。肝断面止血完成后,要经肝蒂结构或下腔静脉注入UW液检查肝动脉、肝门静脉、胆管和肝静脉是否存在渗漏,如果有渗漏则必须缝合修补。最后,还可以在肝断面喷覆纤维素胶保护。

(四)劈离式供肝的植入

劈离式供肝的植入与活体肝移植一样,要依据每对供受体的情况采用相应的外科技术,适合受体下腔静脉是否保留、必要时应用动脉或静脉移植物、防止静脉吻合口的扭转。第一级动脉吻合可采用双筒2.5倍放大镜下操作,第二级动脉吻合需要在显微镜下操作。

(巫林伟 何晓顺)

参 考 文 献

[1] Calne RY, Smith DP, McMaster P, et al. Use of partial cardiopulmonary bypass during the anhepatic phase of orthotopic liver grafting. Lancet, 1979, 2(8143): 612-614.

[2] Tzakis A, Todo S, Starzl TE, et al. Orthotopic liver transplantation with preservation of the inferior vena cava. Ann Surg, 1989, 210(5): 649-652.

[3] 郑树森, 肝脏移植围手术期处理. 北京: 人民卫生出版社, 2005: 141-144.

[4] Starzl TE, Marchioro TL, Vonkaulla KN, et al. Homotransplantation of the Liver in Humans. Surg Gynecol Obstet, 1963, 117: 659-676.

[5] Wu YM, Voigt M, Rayhill S, et al. Suprahepatic venacavaplasty(cavaplasty) with retrohepatic cava extension in liver transplantation: experience with first 115 cases. Transplantation, 2001, 72(8): 1389.

[6] McLaren A, Friend P. Trends in organ preservation. Transpl Int, 2003, 16: 701-708.

[7] Markmann JF, Markmann JW, Markmann DA, et al. Preoperative factors associated with outcome and their impact on resource use in 1 148 consecutive liver transplants. Transplantation, 2001, 72: 1113-1122.

[8] Hiatt J, Gabbay J, Busuttil RW. Surgical anatomy of the artery in 1 000 cases. Ann Surg, 1994, 220: 50-52.

[9] 高伟, 朱志军, 淮明生, 等. 肝移植供体切取中变异肝动脉的保护. 中华肝胆外科杂志, 2006, 12: 610-612.

[10] Greif F, Bronsther OL, Van Thiel DH, et al. The incidence, timing, and management of biliary tract complications after orthotopic liver transplantation. Ann Surg, 1994, 219(1): 40-45.

[11] Casfaing D. Biliary reconstruction without T tubes or stents in liver transplantation: report of 502 consecutive cases. Transpl Surg, 1997, 3(4): 365-373.

[12] Deshpande RR, Bowles MJ, Vilca-Melendez H, et al. Results of split liver transplantation in children. Ann Surg, 2002, 236: 248-253.

[13] Pichlmayr R, Ringe B, Gubernatis G, et al.

Transplantation of a donor liver to 2 recipients (splitting transplantation)——a new method in the further development of segmental liver transplantation. Langenbecks Arch Chir, 1988, 373(2): 127-130.

[14] Rogiers X, Malago M, Habib N, et al. In situ splitting of the liver in the heart-beating cadaveric organ donor for transplantation in two recipients. Transplantation, 1995, 59(8): 1081-1083.

[15] Cintorino D, Spada M, Gruttadauria S, et al. In situ split liver transplantation for adult and pediatric recipients: an answer to organ shortage. Transplant Proc, 2006 , 38(4): 1096-1098.

[16] Yersiz H, Renz JF, Farmer DG, et al: One hundred in situ split-liver transplantations: A single-center experience. Ann Surg, 2003, 238: 496-505.

[17] Emond JC, Freeman RB, Renz JF, et al. Optimizing the use of donated cadaver livers: Analysis and policy development to increase the application of split-liver transplantation. Liver Transpl, 2002, 8: 863-872.

[18] Azoulay D, Castaing D, Adam R, et al. Split-liver transplantation for two adult recipients: feasibility and long-term outcomes. Ann Surg, 2001, 233(4): 565-574.

第六节　肝移植术后的免疫抑制治疗

临床上第一例成功的器官移植应用于同卵双生的双胞胎之间,无须应用免疫抑制药物。而后转为研究非同卵双生的双胞胎和脑死亡供者的移植,当时的免疫抑制方案是全身照射,然后应用巯嘌呤(1960 年),其后是硫唑嘌呤(1961 年)。不久开始应用皮质类固醇,后又采用多克隆抗体,并大大改善了器官移植疗效。1973 年,Jean Borel 和 Sandoz 公司发现和提纯了钙调神经蛋白酶抑制药(CNIs)——环孢素(CsA)。Calne 和 Starzl 在 1980 年将 CsA 用于临床,显著减少了排斥反应并提高了患者的生存率。1985 年,莫罗单抗-CD₃(OKT₃)单克隆抗体首次用于临床。1984 年藤泽制药公司在土壤中发现了他克莫司(FK506)。1989 年 Starzl 及其同事将他克莫司用于常规治疗无效的肝移植受体。以后多中心研究显示他克莫司应用于肝移植后进一步降低了排斥反应,尤其是慢性排斥反应的发生率。1990 年中期,吗替麦考酚酯(MMF)、巴利昔单抗和达利珠单抗先后应用于临床。MMF 较硫唑嘌呤更有效,减少了急性排斥反应发生率。1999 年,西罗莫司(雷帕霉素)亦成为免疫抑制药家族一员。目前,细胞毒性药物中的环磷酰胺和抗代谢药硫唑嘌呤已被 MMF 替代,抗体类生物制剂常用巴利昔单抗和达利珠单抗。

一、肝移植术后常用的免疫抑制药

(一)肾上腺糖皮质激素

肾上腺糖皮质激素类药物是临床上最常用的免疫抑制药。采用超生理剂量的激素有免疫抑制作用,如果与硫唑嘌呤和环孢素合用效果更显著。在急性排斥反应期,采用大剂量激素冲击治疗仍然是首选抗排斥反应的治疗措施。肾上腺糖皮质激素种类很多,临床器官移植最常用的是泼尼松(prednisone, pred)、泼尼松龙(prednisolone)、氢化可的松(hydrocortisone)和甲泼尼龙(methelprednisolone, MP)。激素口服或注射都可以吸收。口服泼尼松后,1～2h 血药浓度可达高峰,一次给药作用持续 8～12h。可的松和泼尼松只有在肝内分别转化为氢化可的松和泼尼松龙方能生效,故严重肝功能不全患者只宜使用氢化可的松和泼尼松龙。甲泼尼龙也必须经肝的转化才能生效,但是它有多种代谢产物具有生物活性,这样也就延长了甲泼尼龙的半衰期。正常人每天分泌的氢化可的松约 20mg,约 90％在血浆中与血浆蛋白结合,结合者无生物活性;其余 10％为游离型,具有生物活性。临床器官移植应用的各种激素效价各不相同,20mg 氢化可的松相当于 5mg 泼尼松龙(或泼尼松)、4mg 甲泼尼龙。当临床上进行药物更换时,必须考虑激素的不同效价。

1. **免疫抑制药理作用** 免疫反应是一个极为复杂的过程,糖皮质激素对免疫反应的许多环节都有抑制作用。皮质激素在抗原进入前 24～48h 应用,其免疫抑制的作用最强。机体受到抗原刺激后,抗原被巨噬细胞吞噬并在胞内将其降解、消化,最后形成抗原多肽或 RNA 抗原复合体。此种抗原多肽由抗原递呈细胞提供给 T 细胞、B 细胞识别。经识别抗原后的 T 细胞或 B 细胞分别增殖分化成免疫母细胞,再分别转化为致敏淋巴细胞或浆细胞。浆细胞产生各种类型的抗体,抗体与抗原的体液性免疫反应一般需要补体的参与。而致敏淋巴细胞再次与同类抗原接触时,就能产生淋巴因子,使免疫活性细胞不断增殖,攻击移植物。糖皮质激素对这个免疫过程的作用有以下几点:①糖皮质激素通过稳定细胞膜影响巨噬细胞吞噬及处理抗原的作用。②破坏参与免疫活动的淋巴细胞,其原理可能是激素能促进致敏淋巴细胞的三酰甘油水解,使淋巴细胞内的脂肪酸堆积导致细胞核损害,细胞溶解。③大量的糖皮质激素对免疫母细胞的分裂增殖、浆细胞合成抗体及致敏淋巴细胞都有抑制作用,主要是通过细胞因子发挥作用。④干扰补体参与免疫反应。⑤对免疫反应引起的炎性反应有较强的抑制作用。

2. **药物不良反应** 20 多年来,虽然器官移植在临床上有了突破性进展,免疫抑制药的应用在防治排斥反应和促使移植物长期存活方面有了很大进步,但是免疫抑制药的不良作用仍是器官移植中一个不可忽视的问题。长期大剂量应用激素引起的主要不良反应如下。

(1)肾上腺皮质功能亢进症:即引起水、盐、糖、蛋白质和脂肪等代谢紊乱,表现为满月脸、水牛背、向心性肥胖、皮肤变薄、痤疮、多毛、水肿、低血钾、高血压、尿糖和易感染等。一般不需治疗,停药或减量后症状可消失,数月可恢复正常。

(2)诱发和加重感染或体内潜在的病灶扩散。

(3)影响伤口愈合,诱发或加重消化道溃疡,甚至可引起消化道出血或穿孔。

(4)骨质疏松和肌肉萎缩:骨质疏松多见于儿童、绝经期妇女和老年人,严重者可产生自发性骨折。

(5)抑制生长激素的分泌,影响生长发育。

(6)肾上腺皮质萎缩或功能不全。

(7)中枢神经系统的兴奋性升高,可出现欣快、激动、失眠等现象。

(8)患者对激素产生依赖,如果减量太快或突然停药,可以出现反跳现象和停药症状。

3. **临床应用** 激素不仅能与硫唑嘌呤和环孢素(CsA)等联合用药预防排斥反应,而且是治疗急性排斥反应的首选药物。目前用药尚无统一方案,但总的趋势是为了减少其不良反应,无论开始还是长期维持治疗都主张用小剂量。自环孢素在临床上广泛应用后,更是提倡用小剂量激素。因为从 20 多年的临床经验看,环孢素与小剂量的激素联合应用,无论在诱导期还是在维持阶段,都能显著减少急性排斥反应的发生率,且药物的不良反应明显减少。

在移植术后早期诱导免疫抑制时,激素与其他免疫抑制药合用以预防排斥反应。一般在术中肝门静脉开放的同时,快速静脉滴注甲泼尼龙 1 000mg(儿童可用 500mg),术后逐渐减量。3d 后改服泼尼松,从每天总量 90～100mg 开始,然后迅速递减,术后 7～10d 减至 30mg/d。此后在 3～6 个月逐渐减至维持量 15～20mg/d。在维持期,各种不同类型的免疫抑制方案中一般都包括有激素。

激素因其价廉且易于静脉或口服应用,抗排斥作用明确,故是抗排斥反应治疗的第一线药物,抗排斥反应冲击治疗时每天静脉用甲泼尼龙 500～1 000mg,对激素治疗敏感者往往用药后 48～96h 可见明显效果。为了防止排斥反应反跳或近期复发,冲击治疗 3d 后,重新转为口服,也必须从大剂量开始使用,然后缓慢减量,治疗第 10 天减至 40～50mg/d,1 个月左右减至 30mg/d,随后渐减至原维持剂量(15～20mg/d)。

(二)抗代谢药物

1. 吗替麦考酚酯(mycophenolate mofetil,MMF) 吗替麦考酚酯是由美国药学科学院 Syntex 研究室合成,是霉酚酸(mycophenolate acid,MPA)的一种酯类衍生物,近年来发现它是一种具有潜力的免疫抑制药,其发挥药效的活性物质是霉酚酸。MMF 的商品名为骁悉(celleept)。

【药理作用】 MPA 是高效、选择性、非竞争性、可逆性的次黄嘌呤核苷磷酸脱氢酶(IMPDH)抑制药,可抑制鸟嘌呤核苷酸的经典合成途径。嘌呤核苷酸代谢对人淋巴细胞的功能有重要作用,嘌呤代谢异常的特点常表现为淋巴细胞显著减少或功能不良。次黄嘌呤核苷磷酸脱氢酶是正常细胞和恶性肿瘤细胞中嘌呤核苷酸再合成的限速酶,因此它对 T 淋巴细胞和 B 淋巴细胞、对抗原和分裂素反应极为重要,而次黄嘌呤鸟嘌呤转磷酸核糖基酶(HGPRT)催化的嘌呤补救通路时,而淋巴细胞对嘌呤再合成的依赖性说明 IMPDH 抑制药有可能是强力免疫抑制药。MPA 对淋巴细胞有高度选择性抑制作用,因为抗原激活 B 淋巴细胞和 T 淋巴细胞高

度依赖于嘌呤再合成,所以,MMF 作为选择性强的免疫抑制药,可以控制细胞和抗体介导的排斥反应,抑制抗体形成。

【临床应用】 MMF 口服后,立即在胃中吸收,1h 达到血药峰值,然后很快下降。MMF 在肠道中被酯酶水解,成为有活性物质 MPA,MPA 在肝内代谢为无活性物质 MPA-葡萄糖醛酸苷,绝大部分由胆汁排泄,极少量经肾通过尿排出。胆汁中分泌的 MPA-葡萄糖醛酸苷被肠道中的酶再活化成 MPA 从肠道中再吸收,形成肠-肝循环。由于肠-肝循环,服药后 6～12h,血浆中出现第二个 MPA 高峰。

临床初步研究结果表明,MMF 可以作为预防排斥反应的基础治疗,一般为 MMF 替代,Aza 的三联用药,即 CsA＋MMF＋小剂量激素。MMF 的用药方法是口服,剂量范围较大,在 100～3 500mg/d 均能耐受,建议用量是 1g,每日 2 次(2g/d)。因为 FK506 用于肝移植的效果比 CsA 好,所以在术后早期免疫抑制诱导时推荐采用 FK506＋MMF＋小剂量激素的三联免疫抑制方案。度过诱导期,大多数肝移植受者可能撤除 FK506,此后如果移植肝功能正常,维持期免疫抑制药可采用 MMF＋小剂量激素。MMF 还可以用作治疗和逆转急性排斥反应。治疗难治性排斥反应的首次剂量为 1.5g,每日 2 次(3g/d)。在治疗排斥反应时,MMF 也可以和 CsA、激素或抗淋巴细胞球蛋白(ALG 或 OKT$_3$)合用。更有临床意义的是,MMF 有可能治疗和预防慢性排斥反应,这在动物实验中已取得初步结果。另外,MMF 甚至有可能预防淋巴瘤发生。因为,MMF 与硫唑嘌呤和咪唑立宾(mizoribine)不同,不会造成染色体的破坏,故可以预测长期服用 MMF 的患者淋巴瘤的发生率低,但详细资料仍待临床积累。

【不良反应】 MMF 的不良反应主要表现在胃肠道,如恶心、呕吐、腹泻和出血性胃

炎等症状,剂量减少后,症状明显减轻;有时也可能出现白细胞减少症或某些类型感染的发生率增加。

2. 硫唑嘌呤(azathioprine)

【药理作用】 系巯嘌呤的衍生物,体内分解为 6-巯嘌呤起作用,作为嘌呤拮抗剂抑制 DNA 的合成,从而抑制免疫活性细胞在抗原刺激后的增殖。本药抑制 T 淋巴细胞作用强于抑制 B 淋巴细胞。服药后 1h 达最高浓度,3～4h 血中浓度降低 50%,24h 尿中排泄量为 50%～60%,服用 2～4d 后效果明显。无肾毒性和神经毒性,消化道不良反应相对较少。在"三联疗法"中若出现 MMF 所致难以耐受的胃肠道不良反应时,可作为替代药使用。无需浓度监测。

【适应证】 主要用于同种异体移植时的免疫抑制,也用于类风湿关节炎、溃疡性结肠炎等自身免疫性疾病。

【用法用量】 用于器官移植,开始 2～3mg/(kg·d),每天 1 次或分次口服,维持量 0.5～2mg/(kg·d)。单次给药,最大剂量 200mg/d。骨髓抑制与剂量相关,当白细胞低于 $5×10^9$/L 时,需考虑减量,低于 $3×10^9$/L 时,应停用或减量。

【禁用慎用】 肾功能不全者应减量应用,肝功能损伤患者及孕妇禁用。

【不良反应】 剂量过高有严重骨髓抑制,个别引起急性白血病。有肝毒性,可出现转氨酶升高、胆汁淤积、肝细胞坏死、肝纤维化等。可诱发胰腺炎,偶见肺毒性、心律失常、肌肉萎缩、视网膜出血、口腔溃疡等。

【相互作用】 别嘌醇抑制本药代谢,增加本药毒性。

3. 咪唑立宾(mizoribine)

【药理作用】 咪唑类核酸物质,抑制核酸的嘌呤合成途径,特异性地抑制淋巴细胞增殖。2～3h 血中浓度降低 50%,肾功能正常者 6h 尿排泄约 80%。

【适应证】 主要用于肾移植后的免疫抑制。

【用法用量】 初始剂量 2～3mg/(kg·d),维持量 1～2mg/(kg·d)。本药耐受性和有效性需遵循个体化原则加以调整。儿童给药时应考虑对性腺的影响。

【禁用慎用】 白细胞低下者和孕妇禁用,骨髓功能受抑、合并感染、有出血倾向、肾衰竭患者慎用。

【不良反应】 骨髓功能抑制、肝功能异常、呕吐腹泻、过敏脱发、感染等。

(三)T 细胞导向的免疫抑制药

1. 多克隆抗体 包括抗胸腺细胞免疫球蛋白和抗淋巴细胞球蛋白,针对人淋巴细胞表面不同抗原决定簇的多样抗体。免疫抑制作用强大,目前仅用于诱导方案或激素抵抗性排斥反应(steroid-resisitant rejection)。其作用机制是与淋巴细胞结合,使之清除或失活。

【用法用量】 建议通过中心静脉输注。抗胸腺细胞球蛋白一般 1.5mg/(kg·d),连用 10～14d。开始 2 剂使用激素、抗组胺药和解热镇痛药减轻不良反应。注意白细胞和血小板数量,低于正常时考虑减药或停药。预防 CMV 感染。抗淋巴细胞球蛋白一般 5mg/(kg·d),连用 14d。应用时需检测 T 细胞亚单位水平。

不良反应有过敏反应、血小板减少、淋巴细胞减少、寒战、发热、关节痛、肌痛。CMV 感染增加,PTLD[是器官移植后淋巴增殖紊乱性疾病的总称(非单一病种)]可能。

(1)抗胸腺细胞免疫球蛋白(antithymo-cyte globulin,ATG)

【药理作用】 免疫抑制的基本原理是使淋巴细胞耗竭。T 细胞被补体依赖性溶解后从循环中清除,由网状内皮细胞系统作用形成的调理素机制使残存部分 T 细胞衰竭。

【适应证】 预防和治疗肾、心脏、胰腺或肝移植后排斥反应。治疗血液科疾病如再生障碍性贫血。治疗移植物抗宿主病。

【用法用量】 预防肾、胰腺、肝移植术后排斥反应 $1.25\sim2.5mg/(kg \cdot d)$，连用 $1\sim3$ 周。

【注意事项】 本药适用于器官或骨髓移植术后接受免疫抑制药治疗的患者或再生障碍性贫血的患者。有些严重不良反应可能与滴速有关，应严格执行使用方法中的滴速要求。输液期间必须始终严密观察患者。治疗后继续观察 2 周血细胞计数。

【禁用】 对兔蛋白或本药其他成分过敏者、急性感染期患者、接种减毒活疫苗者禁用，因可导致继发感染，有致命的危险。

【不良反应】 静脉滴注时和用后全身性不良反应有寒战、发热、头晕、血压低、心动过速、呕吐和呼吸困难。局部不良反应有输液处局部疼痛及末梢血栓性静脉炎。罕见迟发性过敏反应。常见和极严重的不良反应多发生在第 1 次静脉滴注后。有些不良反应的发生机制是与细胞分裂释放有关。应用药物进行预防，减慢滴速或增加稀释液量可降低或减轻不良反应。使用本药期间和之后，抗体可与中性粒细胞或血小板产生交叉反应。应监测白细胞和血小板计数。使用本药期间和之后，有感染性并发症（细菌、真菌、病毒及原虫类）和罕见恶性病（特别是 PTLD）的报道。这类不良反应常与过量应用免疫抑制药有关。应谨慎考虑当前和既往协同使用免疫抑制药的情况。选用抗感染药物（特别是抗病毒、抗真菌、抗细菌和抗原虫治疗），并缩短本药使用时间，可降低此类不良反应的发生。

【相互作用】 本药能诱导产生与其他兔免疫球蛋白发生反应的抗体，因此禁忌接种减毒活疫苗。使用本药后 2 个月内，会干扰与兔抗体相关的 ELISA 检测结果。超量使用本药会导致白细胞计数降低和血小板计数降低。

（2）抗淋巴细胞球蛋白（antilymphocyte globlulin，ALG）

【药理作用】 本药为强效免疫抑制药，主要是在补体协助下对淋巴细胞产生细胞溶解作用，少部分是由于使淋巴细胞"障盲"，封闭了抗原识别部位，从而阻止其发现靶细胞而产生作用。其特点是对骨髓没有毒性作用。注射给药后即对淋巴细胞进行攻击，约 6h 由循环中清除。本药分子大，能大量停留在循环中，组织液内浓度低，故仅有循环中淋巴细胞与高浓度的本药接触，但大多数情况下组织与循环中的淋巴细胞不断交换，所以不影响本药发挥作用。如果活化 T 淋巴细胞局限在组织内，如排斥危象时在移植物周围，则本药效果降低。本药对体液免疫无直接抑制作用。

【用法用量】 用于抑制同种移植时的免疫排斥反应有明显效果，特别是对肾移植患者。但主要对急性排斥反应有效，对体液免疫所致的超急性排斥反应无效。骨髓移植时，供体与受体在术前均给以本品，有防止移植物抗宿主反应的作用。临床应用的主要是马 ALG 和兔 ALG 两种。①肌内注射：马 ALG 每次 $4\sim20mg/kg$，兔 ALG 每次 $0.5\sim1mg/kg$，每天 1 次或隔日 1 次，14d 为 1 个疗程。②静脉滴注：马 ALG 每次 $7\sim20mg/kg$，稀释于 $50\sim100ml$ 生理盐水中，$4\sim6h$ 滴完，每天 1 次。随后再输入适量生理盐水，每天 1 次。

【不良反应】 应用兔 ALG 不良反应较少较轻。肌内注射可引起局部疼痛、红肿、发热、荨麻疹等，可有过敏性休克。静脉滴注可见一过性体温升高与寒战、低血压，心率增快等。一般在 $1\sim2h$ 减退。

【注意事项】 过敏体质者禁用；有急性感染者慎用。

2. 单克隆抗体 单克隆抗体是针对某单一抗原决定族的高特异性单克隆抗体，包括莫罗单抗-CD_3（OKT_3）、巴利昔单抗、达利珠单抗，常用于治疗急性排斥反应或部分诱导方案。

（1）莫罗单抗-CD_3

【作用机制】 OKT$_3$ 是抗成熟 T 细胞表面 CD3 的抗体,靶目标为 T 细胞,使其失活。

【用法用量】 5mg/d,静脉注射,连续 10～14d。首剂应用前需预防性应用抗过敏药,推荐第 1 次使用 1g 氢化可的松、25mg 苯海拉明、650mg 对乙酰氨基酚。第 2 次无需使用激素。使用过程中应检测 T 细胞水平。一般使用 24～48h 或后 CD3$^+$ 细胞从 60% 下降到 5%。若 T 细胞上升 500/ml,剂量加到 10mg/d。

【不良反应】 主要是细胞因子释放综合征(表现为流感样症状,如发热、呼吸困难、哮喘、急性肺水肿、恶心、呕吐、胸痛、抽搐、心动过速、寒战和低血压等)。最初 2～3 次使用时症状典型,常发生在使用后的 1h 内。其他不良反应还有增加 CMV 感染、疱疹病毒(EBV)感染、PTLD、丙型肝炎复发机会等。

(2)白细胞介素-2 受体阻断药:巴利昔单抗和达利珠单抗均为嵌合型单克隆抗体,其嵌合结构可有效延长药物的半衰期并降低免疫原性。它们能定向拮抗白细胞介素-2(IL-2R)的受体 α 链(CD25 抗原)。CD25 抗原在抗原的激发反应中,表达于 T 淋巴细胞表面。激活的 T 淋巴细胞对 IL-2 具极高的亲和力。巴利昔单抗与 CD25 抗原亲和力比达利珠单抗更强。但达利珠单抗诱发患者发生细胞因子释放综合征的概率更小,体内有效半衰期更长。

作用机制均为 IL-2R(CD25)抗体,阻断 IL-2 介导的 T 细胞增殖,对静止期的 T 细胞无效。

巴利昔单抗在移植当天和术后第 4 天各给予 20mg,静脉注射。达利珠单抗移植术后 6h 给予 1mg/(kg·d),静脉注射,术后第 4 天 0.5mg/(kg·d)。由于无明显临床毒性反应,对于肾功能不良的受体,可采用巴利昔单抗或达利珠单抗联合 MMF 和激素的诱导方案,肾功能改善后应及时使用 CNIs 以避免排斥反应,否则有可逆性急性排斥反应和耐激素急性排斥反应发生。研究提示,肝移植术中大量体液丢失可显著降低达利珠单抗的血浓度,因此提出肝移植应采用比肾移植更大的剂量[术后第 1 天 2mg/(kg·d),第 3 天 2mg/(kg·d),第 8 天 1mg/(kg·d)]。

①巴利昔单抗(basiliximab)

【药理作用】 巴利昔单抗是一种鼠/人嵌合的单克隆抗体。巴利昔单抗能特异地与激活的 T 淋巴细胞上的 CD25 抗原结合,从而阻断 T 淋巴细胞与 IL-2 结合,即阻断了使 T 细胞增殖的信息。

【适应证】 用于预防肝、肾移植术后早期急性排斥反应。常与钙调神经磷酸酶抑制药及激素为基础的免疫抑制药联合使用。

【用法用量】 成年人推荐标准总剂量为 40mg,分 2 次给予,每次 20mg。首次 20mg 应于术前 2h 内给予,第 2 次 20mg 应于术后 4d 给予。

【注意事项】 仅限于对器官移植术后进行免疫抑制治疗有经验的医师使用。除了环孢素或他克莫司及激素,巴利昔单抗与其他免疫抑制药合用时,有免疫过度抑制的可能。

【禁用慎用】 对巴利昔单抗以及处方中其他任何成分过敏者均禁用。妊娠及哺乳期妇女不应使用本药。

【不良反应】 巴利昔单抗既不会增加因器官移植患者的基本疾病所导致的不良事件,也不会增加因同时服用免疫抑制药或其他药物所发生的不良事件。在静脉注射巴利昔单抗期间及以后,未见细胞因子释放综合征出现,故不必使用激素预防。

【相互作用】 由于巴利昔单抗是一种免疫球蛋白,故不存在代谢后的药物与药物间的相互作用。在应用巴利昔单抗的患者中,其人抗鼠抗体的反应罕见。

②达利珠单抗(daclizumab)

【药理作用】 是一种重组人源化 IgG$_1$ 抗 TAC 抗体,类似于 IL-2R 拮抗药,抑制

IL-2 的结合和生物活性,抑制淋巴细胞激活,不影响淋巴细胞总数和淋巴细胞表型的变化。

【适应证】 预防肝肾移植后急性排斥反应的发生。

【用法用量】 本药说明书推荐 1mg/kg 静脉输入,手术日和术后第 2 周、4 周、6 周、8 周,共 5 剂。肾功能损害患者不必进行剂量调整。临床一般于移植术后 6h 1mg/(kg·d),静脉注射,术后第 4 天 0.5mg/(kg·d)。

【注意事项】 对达利珠单抗或产品任何成分过敏者禁用。

【不良反应】 最常见为胃肠道紊乱。

【相互作用】 与移植药物合用未发现不良反应。

(四)钙调神经磷酸酶抑制药(CNIs)

1. 环孢素(cyclosporine A,CsA) CsA 的问世显著改善了肝移植效果,微乳化 CsA 进一步提高了药物的生物利用度,肾毒性仍然是其最主要的不良反应。

【药理作用】 本药为含 11 个氨基酸的环状多肽,与其特异细胞间受体蛋白——亲环蛋白(cyclophilin)结合,阻止钙调神经蛋白酶,抑制 T 辅助细胞活性,选择性地抑制活化 T 淋巴细胞分泌细胞因子 IL-2,不抑制抑制性 T 淋巴细胞,反而促其增殖。本药还抑制 B 淋巴细胞活性,对体液免疫有抑制作用。本药无明显骨髓抑制作用,不影响吞噬细胞的免疫功能。服药后 2～4h 血中浓度达到峰值。

【适应证】 用于预防同种异体肝、肾、心、骨髓等器官或组织移植所发生的排斥反应,也可治疗骨髓移植时发生的移植物抗宿主反应。

【用法用量】 一般使用口服制剂。开始 5～10mg/(kg·d),分 2 次。移植后若血肌酐大于正常值 1.5 倍或少尿,术后 48～72h 仅用激素和 MMF,肾功能恢复后逐渐应用微乳化 CsA。监测血中谷值浓度,术后 3 个

月内 200～250ng/ml,3 个月后 100～200ng/ml。剂量应视临床疗效、不良反应和血浓度而调整。

【禁用慎用】 本药进入乳汁,使用本药不宜哺乳。有病毒感染者禁用本药。

【不良反应】 使用本药患者中约 1/3 发现有肾毒性,剂量过高也可出现可逆性转氨酶升高和胆红素升高,其他如高血压(发生率高于他克莫司)、牙龈增生、高血糖、高脂血症、多毛症、高尿酸血症、诱发肿瘤(淋巴瘤、卡波肉瘤、皮肤鳞状细胞癌)等。

【相互作用】 本药与肾毒性药物如氨基糖苷类、两性霉素 B、非甾体抗炎药、环丙沙星等合用时应严密监测肾功能。酮康唑、红霉素、某些口服避孕药和钙通道阻滞药能提高本药浓度,苯巴比妥、利福平等能降低本药血浓度。不能与他克莫司同时给药。

2. 他克莫司(tacrolimus,FK506) 他克莫司在肝移植中的应用进一步降低了排斥反应,尤其是慢性排斥反应的发生率。

【药理作用】 与细胞性蛋白质(FKBP12)相结合形成复合物,再专一性地结合以及抑制钙调神经蛋白酶,阻止活化 T 细胞核因子(NFAT)转移到核内,抑制 IL-2 的转录,最终主要抑制 T 细胞的活化及 T 辅助细胞依赖型 B 细胞的增生作用。

【适应证】 肝肾移植患者的首选免疫抑制药物。

【用法用量】 剂量应根据患者的个体需要加以调整,治疗中由临床医师判断并辅以血中谷值浓度监测以调整剂量。一般口服给药,每日剂量分 2 次给予,最好在进食前 1h 或进食后 2～3h 服用。肝移植术后血肌酐水平大于正常值 1.5 倍或少尿,建议延迟给药,术后 48～72h 仅用激素和 MMF。起始剂量 0.05～0.1mg/(kg·d)。维持剂量主要根据患者个体对于排斥反应和耐受性的临床评估。如产生排斥现象,可以增加本药剂量或增加激素、单克隆抗体或多克隆抗体。当出

现不良反应,必须降低药量。早期目标谷值浓度为 10ng/ml 左右,术后 3 个月为 8～10ng/ml。"三联治疗"方案中维持期较合适浓度为 5ng/ml。若由 CsA 改用本药,通常在停用 CsA 12～24h 开始使用本药。本药血中浓度不因透析而降低。

【注意事项】 本药说明书认为他克莫司血浓度谷值低于 20ng/ml 时多数患者病情可以控制,肝移植患者实际应用一般不超过 10ng/ml。对他克莫司或其他大环内酯类药物过敏者禁用。

【不良反应】 口服低于静脉注射。主要不良反应有肾毒性、神经毒性(头痛、语言障碍、嗜睡、震颤、麻痹、抽搐和昏迷)、高血糖(发生率高于微乳化 CsA)、高血压、消化道症状(恶心、呕吐、腹泻)、视觉异常、高尿酸、感染。

【相互作用】 氟康唑、酮康唑、红霉素、地尔硫䓬、利多卡因等会抑制 P4503A4 系统而提升本药血中浓度。

3. 西罗莫司(sirolimus, rapamycin, SRL)

【药理作用】 结构与他克莫司相似,也与 FKBP 结合,但药理作用和不良反应完全不同,无肾毒性和神经毒性,也无高血压和糖尿病。西罗莫司作用的靶蛋白称为 mTOR (mammalian target of rapamycin, FPAP, PAFT, SEP),mTOR 是一种多功能激酶,在淋巴细胞的共刺激活化和细胞周期过程中均存在。西罗莫司通过作用于 mTOR 阻断 T 淋巴细胞及其他细胞由 G_1 期至 S 期的进程,阻断 T 淋巴细胞和 B 淋巴细胞钙依赖性和非钙依赖性信号传导通路。mTOR 的突变可使淋巴细胞对西罗莫司产生耐受。西罗莫司有导致肝动脉栓塞的报道,可延迟伤口愈合。有研究显示本药具有抗肝细胞癌作用,机制可能与抑制 HIF-1a 有关,也可能移植 mTOR 后抑制了 PI3 激酶/AKT 通路。与 CNIs 合用时,建议 CNIs 减量。

【适应证】 肝移植二线免疫抑制药。适用于肝移植术后不能耐受常规免疫抑制药治疗的患者。

【用法用量】 首次剂量为 5mg/d,维持剂量为 2～3 mg/d。由于西罗莫司半衰期较长,故无需每天测定浓度,首次测定可在服药后 4d,第 1 个月内每周测定 1～2 次,第 2 个月每周测定 1 次。术后近期血药谷值浓度维持在 10～15ng/ml,3 个月后维持在 5～10ng/ml。当西罗莫司与他克莫司联合应用时,其血药浓度保持在 5～10ng/ml 即有降低急性排斥率的作用,且毒性小。与微乳化 CsA 合用时,西罗莫司的浓度维持在 5～15ng/ml,同时微乳化 CsA 用量可减少,但微乳化 CsA 浓度应维持在 50～150ng/ml。

【注意事项】 免疫抑制效果弱于 CNIs。单用排斥反应发生率高。

【不良反应】 治疗剂量的西罗莫司尚未发现有明显肾毒性。不良反应呈剂量依赖性,为可逆性,主要包括头痛、头晕、恶心、腹泻、鼻出血、关节疼痛、间质性肺炎等。实验室检查异常包括高三酰甘油血症、高胆固醇血症、血小板减少、白细胞减少、血红蛋白降低、高血糖。增加感染的机会。

【相互作用】 与 CNIs、MMF 等联合应用均有良好的协同作用。

二、临床免疫抑制方案及选择原则

1. 免疫抑制药的目标 预防急性细胞排斥反应;避免药物毒性,减少药物不良反应;提高患者长期生存率。

2. 他克莫司方案 FK506＋激素＋MMF 或 FK506＋激素。

(1)手术日:甲泼尼龙,术中 500mg 静脉注射,不应用他克莫司。

(2)术后:第 1 天,他克莫司 0.05mg/(kg·d),分 2 次经胃管或营养管给药,以后用量根据浓度调整;甲泼尼龙逐渐减量,用至术后第 7 天改为泼尼松 20mg 口服;吗替麦考酚酯1.5~2mg/d,分2次给予。

服药后24~48h开始测定他克莫司浓度,获得当日清晨血药浓度报告,结合肝肾功能报告、血常规报告和并存感染情况,调整当晚和次日清晨用药剂量。如用药1h内发生呕吐,应再次给药,不能在下次加倍给药。

(3)激素撤退方案:常规肝移植术中甲泼尼龙500mg静脉注射,术后第1天改为240mg,每日递减40mg,术后第7天换口服泼尼松,20mg/d,清晨1次服用,术后1个月泼尼松开始减量,一般2周减2.5mg。肝癌、丙型肝炎肝移植患者减药快,原发性胆汁性肝硬化、肝肾联合移植患者减药慢。使用泼尼松龙时静脉推注奥美拉唑抑制胃酸,服用泼尼松时口服胃黏膜保护药。

在肝移植临床实践中,激素作为术后最常用的主流免疫抑制药之一,在排斥反应的预防和治疗中占据极其重要的地位。然而,随着临床经验的累积,尤其是长期生存患者的增多,长期应用激素的相关并发症,如移植术后新发糖尿病、高血压、骨质疏松、生长迟缓等逐渐被人们所认识。而且,随着新型强效的免疫抑制药的应用,肝移植术后的急性排斥反应已经不是影响预后的主要因素。肝移植手术技术及围术期处理的进步,也使人们越来越关注移植受者的长期存活。因此,移植界已经开始重新评价激素应用在术后免疫抑制治疗中的地位及其使用方法,并尝试缓用、少用、早期停用乃至完全不用多种方法。因为肝移植术后急性排斥反应大多发生于术后7~60d,且其中60%出现在术后2周内,因此目前激素撤离方案多在早期(3个月)、极早期(2周)或24h撤离。其总体原则是在保证较低的排斥反应发生率的前提下,尽量减少激素用量。相关临床研究中均提示激素的最小化使用并不会增加排斥反应的发生

生,且对于提高患者的长期生存率是有益的。

国内目前大多仍使用3个月的早期撤离方案,免疫抑制效果确切。笔者所在中心在激素早期撤离的基础上,逐步开展了激素7d撤离、24h撤离的临床研究。研究发现,激素最小化免疫抑制药的应用并不会增加排斥反应的发生率。在研究中,各组排斥反应发生并没有明显的区别,发生率都在10%~15%。但是激素最小化应用可以明显减少其相关并发症(包括术后感染、切口愈合不良、术后新发糖尿病等)的发生。

国外激素撤离中,肝移植原发病以酒精性肝硬化、HCV肝硬化及免疫性肝病为主,在我国,90%以上的肝移植受者为乙型肝炎相关性疾病,其中约40%同时合并原发性肝癌。肝移植术后激素使用时间超过1年者,可以明显增加原发疾病包括肝癌、HBV和HCV的复发。因此,早期激素撤离对于减少原发疾病的复发,提高我国临床肝移植的长期疗效具有重要意义。能否完全不用激素仍有争论,目前我国的供肝仍多为无心搏供肝,缺血-再灌注损伤明显,适量激素的使用对于减轻供肝的缺血-再灌注损伤是有益的。而对于血型不合、多器官联合移植、再次肝移植等激素术后的应用有待进一步的临床观察及研究。

3. 胆道恶性肿瘤患者免疫抑制用药注意要点 肝癌患者肝移植术后约50%死于肿瘤复发。免疫抑制药的应用是原因之一。实验表明,西罗莫司可能有减少肿瘤复发的作用,他克莫司可能刺激肝癌细胞的生长。环孢素有助于抑制肝癌,故西罗莫司与环孢素组合对肝癌肝移植患者可能有益。对于胆道恶性肿瘤患者,西罗莫司是否同样具有抑制肿瘤生长的作用还有待进一步临床观察。

(巫林伟 何晓顺)

参 考 文 献

[1] Kirk AD, Burkly LC, Batty DS, et al. Treatment with humanized monoclonal antibody agaist CD154 prevents acute renal allograft rejection in nonhuman primates. Nat Med, 1999, 5: 686-693.

[2] Tzakis A, Kato S, Nishida S, et al. Preliminary experience with Campath-1h(C1H) in intestinal and liver transplantation. Transplantation, 2003, 75: 1227-1231.

[3] Aranda JM, Scornik JC, Normann SJ, et al. Anti-CD20 monoclonal antibody (rituximab) therapy for acute cardiac humoral rejection: A case report. Transplantation, 2002, 73: 907-910.

[4] Koshiba T, Van Damme B, Rutgeerts O, et al. FTY720, an immunosuppressant that alters lymphocyte trafficking, abrogates chronic rejection in combination with cyclosporine A. Transplantation, 2003, 75: 945-952.

[5] Kovarik JM, Kaplan B, Silva HT, et al. Pharmacokinetics of an everolimus-cyclosporine immunosuppressive regiment over the first 6 months after kidney transplantation. Am J Transplant, 2003, 3: 606-613.

[6] Fasola CG, Netto GJ, Jennings LW, et al. Recuurence of hepatitis C in liver transplant recipients treated with mycophenolate mofetil. Transplant Proc, 2002, 34: 1563-1564.

[7] Calmus Y, Scheele JR, Conzalez-Pinto I, et al. Imunoprophylaxis with basiliximab, a chimeric anti-interleukin-2 receptor monclonal antibody, in combination with azathioprine-containing tiple therapy in liver transplantation. Transplantation, 2002, 73: 1640-1646.

[8] Koch M, Niemeyer G, Patel I, et al. Pharmacokinetics, pharmacodynamics and immunodynamics of daclizumab in two-dose regimen in liver transplantation. Transplantation, 2002, 73: 1640-1646.

[9] Calne RY, White DJG, Thirus S, et al. Cyclosporine A in patients receiving renal allografts from cadaver donors. Lancet, 1978, 2: 1323-1327.

[10] Starzl TE, Todo S, Fung J, et al. FK 506 for liver, kidney, and pancreas transplantation. Lancet, 1989, 2: 1000-1004.

[11] Guilbeau J. Delayed wound healing with sirolimus after liver transplant. Ann Pharmacother, 2002, 36: 1391-1395.

[12] Hosoi H, Dilling MB, Shikata T, et al. Rapamycin causes poorly reversible inhibition of mTOR and induces p53-independent apoptosis in human rhabdomyosarcoma cells. Cancer Res, 1999, 59: 886-894.

[13] Johnson R, Kreis H, Oberbauer R, et al. Sirolimus allows early cyclosporine withdrawal in renal transplantation resulting in improved renal function and lower blood pressure. Transplantation, 2001, 72: 777.

[14] Gonwa TA, Mai ML, Melton LB, et al. End-stage renal disease (ESRD) after orthotopic liver transplantation (OLTX) using calcineurin-based immunotherapy: Risk of development and treatment. Transplantaion, 2001, 72: 1934-1939.

第七节 肝移植治疗恶性胆道肿瘤预后

肝移植治疗胆管癌的疗效受众多因素影响,术后肿瘤复发是主要的死因,而有效的辅助治疗是预防肿瘤复发、提高患者生存率的重要手段。近年来,新辅助放化疗降低了移植术后肿瘤的复发率,提高了术后生存率,延长了预期生存时间。

近年来,Mayo 临床中心对少数患者行单纯放化疗(不进行手术切除)后发现,其 5 年生存率可达 22%。Nebraska 大学的移植小组率先开始了一项新的治疗方法,即在肝移植前进行大剂量近程放射治疗和氟尿嘧啶化学治疗。尽管存在明显并发症,但该疗法在控制局部肿瘤方面的确很有前景。

新辅助放化疗是术前的降期治疗,目前常用的放化疗方案:先予 30 次目标辐射剂量共 4 500cGy 的体外放射治疗;同时在前 3d 予以静脉氟尿嘧啶,剂量 500mg/(m² · d)。在完成体外放射治疗后的 2~3 周后,行胆管腔内巩固放射治疗,方法为经导管插入 ^{192}Ir 短距离放射治疗导丝,目标剂量为 2 000~3 000cGy。其后再次静脉输注氟尿嘧啶,剂量同前。最后口服卡培他滨 2 000mg/(m² · d),分 2 次服用,每 3 周服用 2d,作为移植前的维持剂量。

2005 年 Rea 等对 1993—2004 年的 92 例肝门部胆管癌病例进行分析,其中 38 例胆管癌患者经体外和胆管插管接受大剂量放射治疗及化学治疗后行肝移植,另外 54 例患者在剖腹探查后有 26 例行手术切除,其余 28 例无法切除,结果显示肝移植的 1 年、3 年、5 年生存率分别为 92%、82%、82%,而手术切除后的生存率分别为 82%、48% 和 21%(P=0.022),且肝移植患者的肿瘤复发率较低,1 年、3 年、5 年的复发率分别为 0、5%、12%。对无局限性无淋巴结转移的肝门部胆管癌,结合新辅助放化疗的肝移植效果明显优于传统手术切除,然而也应注意到,在此项研究中,有严格的入选标准:不可切除的早期胆管癌(<3cm),且合并有原发性硬化性胆管炎。排除标准包括:①既往曾行放射治疗或化学治疗;②存在不可控制的感染或肝外转移灶;③过去 5 年内曾发生恶性肿瘤(皮肤癌和宫颈癌除外);④伴有其他不适于肝移植的疾病;⑤既往曾行胆管癌切除术。另外,强调剖腹探查的重要性。此项研究发现,Bismut

Ⅰ、Ⅱ期的肝门部胆管癌如无肝外转移,经过严格的病例选择及术前新辅助放化疗后行肝移植,其 5 年生存率较前明显提高。但此项报道同时也受较多质疑,手术切除组患者未进行放化疗,移植组患者相对年轻,移植组患者均能达到 R_0 切除,移植组患者多以原发性硬化性胆管炎的诊断行肝移植,这些应被视为一项选择性偏倚。此外,在一些患者切除的肝和胆管上未获得胆管癌的病理学证据,这可能受高剂量照射破坏所致。然而这也提示,术前新辅助放化疗能提高肝门部胆管癌手术切除的效果,新辅助放化疗联合肝移植对患者有明显的生存受益。

Becker 等通过美国器官分配网络(UNOS)、器官获取及移植网络数据库对 1987—2005 年 280 例胆管癌肝移植患者进行了分析(不含新辅助治疗的相关数据)。发现 1 年和 5 年的总生存率是 74% 和 38%,且时间越近生存率越高。如 2000 年后行移植手术的患者,3 年生存率高达 68%。综上所述,可得出一个结论,对经严格筛选的胆管癌患者进行肝移植可延长生存期,其中新辅助放化疗是获得最佳预后的重要因素。而且,现在国外一些学者认为,在没有适当的新辅助治疗的情况下,胆管癌应列为肝移植的相对禁忌证。

对于肝内胆管癌,美国 Mayo 诊所 28 例Ⅰ期和Ⅱ期肝内胆管癌患者先行 ^{192}Ir 放射治疗及口服卡培他滨,随后行肝移植,效果优于常规手术治疗。但肝内胆管癌本身对放化疗不敏感,而Ⅰ期和Ⅱ期肝内胆管癌的手术切除率较高、预后相对较好。当肝内胆管癌无法手术切除时,已无肝移植的适应证。

新辅助放化疗的并发症主要指血管并发症,包括肝动脉栓塞、肝门静脉血栓形成和狭窄。

肝动脉的并发症可发生于肝移植后早期(30d 内),也可发生在晚期(2~11 个月)。这主要与供体和受体的特性及胆管的吻合方式有关。Roux-en-Y 胆管吻合是其独立危险因素，另外还与冷缺血时间、手术时间、血和血浆的输注、吻合时动脉导管的使用有关。发生此并发症可能致患者移植物失去功能，甚至死亡。接受新辅助化疗的肝门胆管癌患者，尸肝移植中发现此并发症的发生率与非胆管癌移植组（即未接受新辅助化疗者）无统计学差异。活体肝移植中，胆管癌组晚期并发症发生率明显高于非胆管癌者。这提示新辅助疗法主要引起晚期肝动脉并发症。此并发症可经取栓、溶栓、血管成形或血管成形加支架置入得到改善，然而也有少数患者因该并发症而死亡或者需要再移植。

肝门静脉并发症主要是肝门静脉血栓形成和狭窄，静脉壁受损和脾切除是重要影响因素，是否处理这些并发症取决于患者的症状和体征，不合并肝动脉闭塞或胆管损伤者通常不需处理。在新辅助放化疗后，肝门静脉并发症常发现于 3～12 个月或以后（即通常为晚期并发症），其发生率可达 22%，发生肝门静脉并发症后需要再移植的比率为 15%。无论是尸体肝移植还是活体肝移植，晚期并发症均远远高于未接受辅助疗法者。肝门静脉并发症发生率较高，但它不会导致移植物去功能化或受者死亡。其处理方法各异，可行再次移植、经皮肝穿血管成形联合支架置入、血管切开取栓等。

基因治疗的主要包括基因修正治疗、导入自杀基因、免疫基因治疗、多药耐药基因治疗和肿瘤血管基因治疗等。作为肿瘤综合性治疗的一部分，基因治疗成为了近年来国内外研究的热点。

目前还没有关于肝门部胆管癌行肝移植联合基因治疗的临床报道，该方面的研究还停留在基础研究和动物实验阶段。Jarnagin 等在 2006 年报道指出，溶瘤性单纯疱疹病毒联合低剂量体外放射治疗对人胆管癌细胞系有高度的杀瘤作用。此外，首都医科大学附属佑安医院肝移植中心对 45 例进展期肝细胞肝癌肝移植患者（肿瘤直径＞5cm，术前影像学证实无肺、骨转移）进行了一项随机对照研究，其中 22 例接受了单纯肝移植，23 例接受肝移植联合基因治疗（ADV-TK 基因制剂）。通过 50 个月的随访发现，肝移植联合 ADV-TK 治疗组的 3 年无复发生存率和总体生存率分别为 43.5% 和 69.6%，远高于单纯肝移植组的 9.1% 和 19.9%；而无血管侵犯亚组中联合基因治疗组的总体生存率为 100%，单纯肝移植组 83.3%。移植后的免疫抑制状态可增强和延长腺病毒介导的转基因表达，说明肝移植后的免疫抑制可提高基因治疗的效果，两者之间可有一定的协同作用。

随着国内外相关研究的进展和积累，肝门部胆管癌的肝移植联合基因治疗可能会成为一种有效的治疗选择。

目前对肝移植治疗胆管癌仍存在诸多争议。首先是胆管癌行肝移植的适应证的问题。在供肝短缺的情况下，行肝移植的供肝分配问题是争论的焦点，反对者认为，胆管癌与其他等待需肝移植的肿瘤相比，其病死率较高，因此，在供肝本身就短缺的情况下，胆管癌行肝移植是对资源的不合理应用。然后，Heimbach 等在 2004 年发表的一篇报道中指出，肝移植是胆管癌患者的惟一生存机会，且经新辅助治疗后行肝移植，其生存率可显著提高。因此，反对胆管癌患者行肝移植有违伦理。

综上所述，胆管癌总体预后较差，在供体短缺的情况下，胆管癌患者如能做根治性切除通常应首选根治性手术，而不首先考虑肝移植。但如常手术无法根治性切除而又符合肝移植指征，按胆管癌治疗流程行新辅助放化疗联合肝移植是患者惟一的治愈机会。经术前严密评估和新辅助放化疗后，肝门部胆管癌肝移植治疗能够获得较好的预后，但如何确切评估患者肿瘤累及范围，如何预防新辅助放化疗后晚期血管并发症等问题仍需进一步研究。但对于肝内胆管癌，由于其研究仍较少，且目前肝移植治疗效果不理想，原则上不宜行肝移植。

（巫林伟　何晓顺）

参 考 文 献

[1] De Groen PC, Gores GJ, LaRusso NF, et al. Biliary tract cancers. N Engl J Med, 1999, 341(18): 1368.

[2] Sudan D, DeRoover A, Chinnakotla S, et al. Radiochemotherapy and transplantation allow long-term survival for nonresectable hilar cholangiocarcinoma. Am J Transplant, 2002, 2(8): 774-779.

[3] Rea D J, Heimbach J K, Rosen C B, et al. Liver transplantation with neoadjuvant chemoradiation is more effective than resection for hilar cholangiocarcinoma. Ann Surg, 2005, 242(3): 451-458.

[4] Mantel H T, Rosen C B, Heimbach J K, et al. Vascular complication after orthotopic liver transplantation after neoadjuvant therapy for hilar cholangiocarcinoma. Liver Transpl, 2007, 13(10): 1372-1381.

[5] Rosen C B, Heimbach J K, Gores G J. Surgery for cholangiocarcinoma: the role of liver transplantation. HPB(Oxford), 2008, 10(3): 186-189.

[6] Becker NS, Rodriguez JA, Barshes NR, et al. Outcomes analysis for 280 patients with cholangiocarcinoma treated with liver transplantation over an 18-year period. J Gastrointest Surg, 2008, 12(1): 117-122.

[7] De Vreade I, Steers JL, Burch PA, et al. Prolonged disease-free survival after orthotopie liver transplantation plus adjuvant chemoirradiation for cholangiocarcinoma. Liver Transpl, 2000, 6(3): 309-316.

[8] Gores GJ. Early detection and treatment of cholangiocarcinoma. Liver Traaspl, 2000, 6(6 Suppl 2): S30-34.

[9] Silva M A, Jambulingam P S, Gunson BK, et al. Hepatic artery thrombosis following orthotopic liver transplantation: a 10-year experience from a single centre in the United Kingdom. Liver Transpl, 2006, 12(1): 146-151.

[10] Vivarelli M, Cucchetti A, La Barba G, et al. Ischemic arterial complications after liver transplantation in the adult: multivariate analysis of riskfactors. Arch Surg, 2004, 139(10): 1069-1074.

[11] Jain A, Costa G, Marsh W, et al. Thrombotic and nonthrombotic hepatic artery complications in adults and children following primary liver transplantation with long-term follow-up in 1 000 consecutive patients. Transpl Int, 2006, 19(1): 27-37.

[12] Jarnagin WR, Zager JS, Hezel M, et al. Treatment of cholangiocarcinoma with oncolytic herpes simplex virus combined with external beam radiation therapy. Cancer Gene Ther, 2006, 13(3): 326-334.

[13] Heimbach JK, Gores GJ, Haddock MG, et al. Liver transplantation for unresectable perihilar cholangiocarcinoma. Semin Liver Dis, 2004, 24: 201-207.

[14] Pichlmayer R, Weimann A, Klempnauer J, et al. Surgical treatment in proximal bile duct cancer. A single-center experience. Ann Surg, 1996, 224: 628-638.

第 10 章

恶性胆道肿瘤的内镜治疗

1980 年 Soe-hendra 首先报道了恶性梗阻性黄疸患者内镜下经十二指肠乳头胆管内支架放置技术,内镜胆管内引流技术不断得到发展,并成为一种发展趋势。临床上无法切除的恶性胆道肿瘤(胆囊癌和胆管癌),内镜治疗的主要目的是有效解除黄疸症状。胆囊癌患者晚期可出现梗阻性黄疸,黄疸呈进行性加重,黄疸时间长者还会有出血倾向。中晚期肿瘤侵及胆总管,多会在黄疸基础上合并严重的胆管炎,病情凶险,手术切除的概率较小,甚至姑息性胆道减压手术也无法耐受,对于上述情况,内镜下介入治疗具有恢复胆道的连续性、创伤小等优点,已经成为晚期胆囊癌治疗的首选手段。

胆囊癌病程中 80% 可出现梗阻性黄疸,经皮肝穿刺置入金属支架或内镜下胆管内支架(ERBD)在解除梗阻性黄疸、改善全身状况、延长生存等方面已取得满意的疗效。内镜下可以置入胆管塑料支架、金属支架,如左

右肝管梗阻,可以在左、右肝管分别置入一根塑料支架。ERBD 与经皮肝穿刺胆汁引流(PTCD)及外科手术相比,具有并发症少、病死率低、存活时间长、不损伤肝等优点。内支架置入后,可以明显地改善肝功能,控制胆道感染和减轻黄疸以及内毒素血症对肾功能的损害,可加速患者免疫功能的恢复,从而降低病死率。

1975 年 Bismuth 提出胆管癌 Bismuth-Corlette 分型,1992 年作出修改将肝门部胆管癌分为 4 型,该分型对指导 HCC 内镜姑息引流的手术方案具有重要意义。利用 ERCP 技术进行胆管内引流或外引流,是目前胆管癌患者姑息性治疗的主要微创手段。近年来,多数学者建议行 MRCP 引导下的 ERCP 治疗。在行 ERCP 治疗前进行 MRCP 检查,可以避免将支架置入萎缩的肝段,并可减少向多个肝段注射造影剂,最大限度地减少胆管炎的发生。

第一节 胆管塑料支架

1979 年,首次由德国的 Soehendra 等报道内镜下置入胆管塑料支架成功。近 30 年

来,随着治疗性 ERCP 技术的不断发展及塑料材料工艺的不断提高,目前这一技术已作

为胆囊癌梗阻性黄疸内镜治疗的基本技术，取得了较好的临床疗效。

目前常用的塑料支架材料有聚乙烯、聚氨酯和聚四氟乙烯。其中聚四氟乙烯的摩擦系数小，明显优于前两种。聚四氯乙烯又称为特氟隆，这种材料制造的支架，具有强度高、耐腐蚀性、表面摩擦系数小的优点，插入性能好，能减少胆泥的黏附，有效提高支架的通畅时效。目前国际上推荐采用的支架口径为10Fr，一般10Fr聚乙烯支架的平均通畅时间为4～5个月。但10Fr支架需要大口径的治疗内镜放置，而且操作困难。而9F的特氟隆支架，长期随访发现，平均通畅期为6个月，超过10F的聚乙烯支架。由于其插入性能良好，操作时定位准确，使用方便，因而许多的学者认为，特氟隆支架可能代替聚乙烯支架，提高内镜胆道引流技术的疗效。但通常使用的塑料胆道支架，较易发生细菌附着和胆泥淤积致支架堵塞，从而导致黄疸以及胆囊炎复发。随着材料工艺技术的发展，目前又有多种新型材料面世。Vivathane是一种带有尿素的聚合物，其临界表面张力为零，在扫描电镜高倍放大下，表面仍然十分光洁。Hydromer（聚N-乙烯基吡咯烷，PVP）是另外一种亲水性聚合物，将其黏附于聚氨酯表面可以增加支架的光洁程度。在感染胆汁灌注的试验中，两种产品均可以减少细菌的黏附。Olympus公司的Double-layer支架在上双层塑料支架中央附金属网，内层附以氟化材料，增加了塑料支架的光洁度和插入性，有效延长了内支架的通畅时间。但Schilling等和van-Berkel等前瞻性随机对比研究亲水性塑料支架和普通塑料支架，发现两者通畅性无显著的差异，尽管具有亲水性的内支架表面光洁度高，但未证明有临床优势。因此，对于此种材料的优越性仍然存在争议。

就塑料支架的形状而言，倒刺无侧孔的内支撑管（圣诞树形），便于固定而不易滑落。较一般内支撑管更加适于胆道狭窄，特别适用于恶性胆道狭窄；而中央弯曲形以及下端弯曲形（阿姆斯特丹形）支架不容易堵塞，更适用于胆管梗阻。支架内经有7Fr、8Fr、10Fr、12Fr不等。支架太细引流不佳，太粗则放置时操作较困难。因此，应根据具体情况选择适合的支架进行引流。

目前常用的支架还可以分为笔直形和猪尾形两种。笔直形也称直线形，支架呈直线状。为了防止支架置入后移位，两端有倒钩起固定作用，并且有侧孔便于引流。猪尾形中，单猪尾形支架一端呈猪尾状弯曲，双猪尾型支架两端均呈猪尾状弯曲。为了适合不同病变程度和范围的选择，设计长度有5～20cm，支架外径有5～12Fr等多种规格，基本上满足临床上的需要。置放塑料支架常用的操作器械是十二指肠侧视镜，内镜活检孔直径3.8mm时可以放入10Fr以下的支架，若要放入10Fr以上的支架，需要用活检孔直径4.2mm的十二指肠侧视镜。ERBD被认为是ERCP的衍生技术，凡是接受过ERCP正规培训的医师都可以完成技术操作。ERCP造影后只要能够插入导丝，在导丝引导下使用内引导管和推管即可以置入塑料支架。目前我国的ERCP成功率在90％～98％，ERCP衍生的各项技术成功率在90％以上，已经达到世界先进水平。

另外，塑料支架还有价格相对便宜、容易更换等特点。一般多用于良性狭窄。对于经济情况较差、全身情况较差不能耐受手术的恶性梗阻性黄疸患者也是一种很好的选择，可以改善肝功能，控制胆道感染和减轻黄疸，延长患者的生存时间。但是塑料支架有以下几个方面的缺陷：①管腔较小，一般为10～12Fr，易发生堵塞；②有一定的移位率，对此有相关的文献报道；③经皮肝穿刺途径放置时创伤较大，并发症较多。

应用塑料支架最大的问题是支架的再次堵塞问题，这会导致再次黄疸以及胆管炎。

临床实践证明，应用抗生素以及熊去氧胆酸被认为是无益的。Coene 等和 Dowidar 等发现胆泥的淤积多在侧孔和支架的边缘，这可能与胆汁高速的湍流有关，非对照试验也提示没有侧孔的特氟隆支架与传统的有侧孔支架对比，通畅时间增加。但是这些结果没有得到其他的前瞻性临床试验的证明。

（焦兴元　胡安斌　孙学军）

第二节　胆管金属支架

通常使用的塑料支架较容易引起细菌的附着和胆泥的淤积，导致支架堵塞。因此，患者需要经常地更换塑料支架，带来一定程度的不便。近年来金属支架开始在临床应用。1985 年，Carrasco 等率先将原用于血管成形的可膨式金属支架应用于胆道狭窄的治疗，并在动物实验中获得成功。1989 年起世界各大内镜中心相继开展了内镜下放置金属胆道支架的治疗。国内于 1991 年在上海首次应用金属支架。金属支架扩张后直径可达 7～10mm，且金属丝与支架的接触面积小，并可被胆道黏膜上皮覆盖，因而在预防细菌滋生、保持支架通畅方面有不容置疑的优点，远非塑料支架可比，故置入后临床症状明显改善。早期胆管炎发生少。但其价格昂贵，通常是塑料支架的 10 倍，因此其临床应用受到一些限制。目前最普遍的不锈钢或铂丝金属内支架，其金属丝连续 N 形折叠成管形或编织成网状，压缩后送进胆道，释放后可在腔内自行扩张，具有良好的顺应性，直径可达 1.2cm。一般支架放置至完全撑开后会缩短 2cm 左右，其中 Diamond 支架两端均有明显标记，支撑力强，易于在腔内精确定位，释放后无短缩。Wall-stent 支架韧性和可塑性好，不易发生堵塞，有良好的贴壁性能，但其支撑力弱，可视性较差，受到一定的限制。Z-stent 支架由不锈钢丝编织成的圆柱形，扩张后直径达 1.2cm，支架被压缩在鞘管内，当鞘管置入狭窄部位后，边退鞘管，边将支架推送入胆道，支架能自行扩张。目前已有应用于临床的带膜支架，即金属支架上附有聚氨酯，

能防止肿瘤向支架网眼内生长，适用于肝外胆管梗阻。Dumonceau 等回顾性对比了 Diamond 支架和 Wallstent 支架的疗效，在随访了 228d 后，发现二者没有明显的差别。但其他的一些研究认为 Diamond 支架不如 Wallstent 通畅时间长，因为前者的力度小，而且网眼宽，易导致肿瘤的压迫和内生生长。关于 Wallstent 已经有很多相关的文献报道，支架的再次梗阻率为 5%～100%，平均约为 22%。尽管这些结果在缓解胆道梗阻方面看起来优于塑料支架所得结果，但是阻塞的问题仍然没有解决。Strekerstent 是由钽合金或者镍钛合金编织而成的网状管形支架，扩张后直径达 0.8cm，支架内装有气囊扩张导管，当支架放置合适的位置时，气囊充气可使支架扩张。还有一种镍钛形状记忆合金支架，其具有自膨性，这种支架弹力强，扩张力大，缝隙小，具有较好的组织相容性。可以预防肿瘤的侵入，并且具有可以取出的优点。覃忠等报道了 32 例恶性胆道梗阻患者行镍钛形状记忆合金支架置入，操作成功率 100%。18 例患者 4 周内血清胆红素水平降至正常水平，9 例患者术后 3 个月内胆红素水平降至正常，5 例患者术后 1 个月内死亡，与胆道引流无直接因果关系，而且发现国产的镍钛支架与进口支架相比，放置成功率和支架膨胀情况与进口支架没有明显的差别。国产的镍钛支架费用仅有进口支架的 1/4，经济有效。Irving 将可扩张的金属胆道支架（EMBS）置入 16 例患者的恶性胆道狭窄部位，其中 1 例为胆囊癌所致的胆总管狭窄，梗

阻症状均得到缓解，维持胆道通畅时间为5.25个月。Gorden 报道了恶性胆道狭窄50例，其中5例为原发性胆囊癌，经 EMBS 扩张及支架引流后，平均生存7.5个月。

有学者提出金属支架置入的适应证：①不能根治性切除的恶性梗阻性黄疸；②引流胆系较丰富，估计黄疸可以消除或者基本消退者；③无肝、肾等重要器官功能障碍者；④肿瘤无肝内或远处转移，估计可以存活3个月以上的；⑤患者经济条件允许。但是金属支架置入的时候要注意以下几点：①支架的选择。支架直径要比胆道扩张管扩张后的狭窄段胆道直径粗1～2mm，即可以防止支架的脱落，又可以使胆道黏膜更好地覆盖于支架管腔，恢复胆管腔的光滑内衬。支架长度必须超过病变两端1～2cm，防止短期内肿瘤生长堵塞支架两端失去引流作用。最好选螺距形、双套管或带膜支架。②防止支架扩张不全。置入支架前可用胆道扩张导管充分扩张胆道狭窄段，避免因自身弹力不足而导致支架扩张不全，并且切忌不可使用暴力，以免造成假道或者穿孔。③支架管不要堵塞对侧的一级胆管分支，以免主胆管引流不畅。支架远端应留在十二指肠乳头外至少5mm，保持引流通畅。

还有一种内膜紫杉醇涂层带膜的支架。Suk KT 等对21例不可手术恶性梗阻性黄疸的患者进行紫杉醇涂层带膜支架（metallic stents covered with a paclitaxel-incorporated membrane，MSCPM）置入。共有9例患者发生支架堵塞，其中胆汁堵塞4例，肿瘤过度生长3例，肿瘤向内生长2例。10例并发症：堵塞性黄疸6例，胆囊炎3例，1例支架游走并胆囊炎。平均支架通畅时间为429d（中位270 d，68～810d），3个月、6个月、12个月的累积通畅时间为100％、71％和36％；患者平均寿命为350d（中位281d，68～811d）。说明紫杉醇涂层支架在技术上是可行的、安全的、有效的。MSCPM 也许是通过稳定的药物缓释发挥局部的抗肿瘤作用，其具体的治疗效果还需要大量的研究来证明。

金属支架在改善患者的症状方面明显优于塑料支架，但是这些优越性只是对于那些生存时间超过6个月的患者。恢复胆道的引流不但是对于缓解患者的黄疸和瘙痒有关，而且在增加患者食欲和减轻腹泻方面也有很大的作用。Prat F 等对患者的生存以及肿瘤的大小进行研究，发现肿瘤的大小和体重减轻是患者生存的一个重要因素。Van Den Bosch 和 Pereira Lima 等认为远处转移也是一项评价预后的指标。Prat F 等认为肿瘤在3cm 以上的患者，生存的时间一般为3.2个月，可以选择塑料支架，进行内引流；而肿瘤在3cm 以下的患者，生存时间在6个月以上，可以选择金属支架。

（焦兴元　胡安斌　孙学军）

第三节　支架堵塞的处理

支架堵塞问题是当前支架技术主要难点，也是目前研究的热点。塑料支架发生堵塞主要是由于细菌附着或者胆泥的淤积。许多学者认为，细菌在支架表面的黏附并形成细菌生物膜是支架堵塞的第一步。细菌的葡萄糖醛酸酶和磷脂酶使胆汁中的胆红素-二葡萄糖苷酸和磷脂去结合，随后胆红素钙和脂肪酸发生沉淀，导致胆泥形成。目前认为细菌进入胆道主要与括约肌切开术或内支架破坏了 Oddi 括约肌，使十二指肠-胆管反流有关，内支架表面不光洁也是细菌易于黏附的原因之一。而金属支架堵塞原因有以下几个方面：①肿瘤通过支架网眼向腔内生长；②肿瘤纵向延伸超出支架远、近端导致梗阻，其中远端梗阻最为常见；③血凝块、结石、胆泥或者肿瘤坏死组织堵塞。

对于塑料支架的堵塞，可以通过减少十二指肠-胆管反流，增加支架表面的光洁度，以及运用抗生素等措施来预防。Uchida 等分析了 32 例胆管梗阻患者，发现塑料支架置于 Oddi 括约肌以上时组，患者支架的通畅时间明显长于支架跨过 Oddi 括约肌组（225d∶82d，$P=0.000\ 1$），其支架堵塞率明显低于后者（37.5%∶93.8%，$P=0.000\ 1$），这说明减少十二指肠反流可以明显减少支架的堵塞率。通过增加支架表面的光洁度来减少细菌的黏附，延长通畅期，有报道称聚四氯乙烯支架较传统聚乙烯支架性能好。但 Catalano 对 126 例患者随机试验比较聚四氯乙烯支架与传统的聚乙烯支架的寿命后发现两种支架的寿命没有明显的差别。还有上面提到的 Vivathane 和聚 N-乙烯基吡咯烷，将其黏附于聚氨酯表面可以增加支架的光洁度。但目前还未证明有临床优势。抗生素的使用主要是针对细菌的黏附。Sung 等使用环丙沙星进行预防，结果显示支架通畅期与单纯支架组无显著的差异。Ghosh S 等人对 70 例恶性胆道梗阻的患者在塑料支架置入后分为两组，一组进行抗生素和熊去氧胆酸的治疗，对患者支架的堵塞问题以及生存率进行对比，发现两组患者没有明显的差别，药物的应用并没有给患者带来任何的益处。也曾经有人用阿司匹林来预防梗阻，同样也没有得到有益的结论。

其他的研究也表明，长期使用抗生素在体内不能预防支架堵塞。可能是由于支架表面细菌膜一旦形成，抗生素很难发挥作用，以至于不能起到阻止细菌黏附的作用。一些研究说明，最有效的延长支架通畅的方法是置入较大内径的支架（10～11.5Fr），与 7Fr 或者 8.5Fr 的支架相比较，通畅时间明显延长。但是对于 11.5Fr 的支架还没有发现其比 10Fr 的优越性。如果置入较大内经的支架

比较困难的时候，可以暂时用 5～7Fr 的鼻胆管进行引流 48～72h，待胆道扩张后再置入较大内径的支架。对于塑料支架堵塞的患者还可以置换金属支架。Memon 对 6 例反复发生塑料支架堵塞的患者放置金属支架，操作后无明显的并发症出现。从最初诊断到放置金属支架的时间平均为 35 周，其间患者平均发生塑料支架堵塞 4.5 次，患者平均生存期 117d。放置最后一根支架后发生堵塞的时间是 25.5d。术后 3 例金属支架堵塞，平均寿命是 139d。Menon 认为金属支架置入是处理反复塑料支架堵塞的有效措施。

一般认为金属支架的远期疗效优于塑料支架或鼻胆管引流，但是随着时间的推移，金属支架也会发生堵塞。金属支架自膨后，管径较大，发生胆泥堵塞的机会相对塑料支架减少，但是肿瘤的内生长是重要影响因素。发生概率约为 46%。一般认为金属支架阻塞的原因是：①肿瘤组织经内支架网眼向腔内生长并致堵塞；②肿瘤纵向发展超出支架远、近端致梗阻，其中支架远端梗阻常见；③胆泥和（或）肿瘤组织混合堵塞支架。Hausegger 等对 15 例支架阻塞患者进行经皮胆道肝穿刺胆道镜检查，对支架腔内远、近端进行活检，结果显示 14 例可见肉芽组织增生，11 例支架内胆泥形成，3 例肿瘤在支架远端生长。因此，金属支架的阻塞大多数与肿瘤生长直接相关。近年来国外学者认为覆膜支架用于梗阻性黄疸患者，可以防止肿瘤向支架内生长，能够维持较长时间的支架通畅率。所有的覆盖物都在动物模型上实验过。Alvarado 等在 12 只杂种狗身上实验硅酮橡胶和聚醚-聚氨酯支架，支架放置后 24 周没有 1 例发生堵塞，但是不管是硅酮橡胶还是聚醚-聚氨酯支架均有 20%～60% 的狭窄。具体的原因没有讨论，但是他们认为这种覆膜的支架用在临床上还是适当的。Vorwerk 等在 3 只杂种狗上放置硅胶-金属支架，有 2 只在 3.4 个月后由于胆道的碎屑或者脓液发

生堵塞，还有1只狗的支架滑入肠内。因此他得出结论，应用这种覆有硅胶的金属支架是不可推荐的。Silvis等在实验狗对比研究硅胶覆盖的支架和没有覆膜的支架，结果发现3个月内覆膜支架没有发生堵塞，但发生明显的黏膜增生。作者由此认为，覆以硅胶的自膨式支架，对于恶性还是良性的狭窄都是合适的选择。Miyayama等采用覆膜支架、Z形支架和编织形支架对62例梗阻性黄疸患者进行治疗，随访10周、20周、40周发现，覆膜支架组开放率为96％、96％和96％；Z形支架组开放率为68％、49％和39％；编织形支架组开放率为86％、74％和58％。Isayama等研究表明，带膜支架的堵塞率明显低于不带膜金属支架，但两组患者平均生存期无明显的差异，但发现带膜支架易并发急性胆囊炎、急性胰腺炎，这可能与支架堵塞胆囊管以及胰管的开口有关。但是，Klaus A等通过对30例恶性胆道梗阻患者放入覆有聚氨酯的支架进行观察，认为这对比传统的非覆膜支架没有更好的受益。因此，覆膜支架是否优于传统的不带膜支架，还没有获得定论。还有一种新的用镍钛合金丝盘绕而成的可移出和自我扩张支架，这种支架弹力强，扩张力大，缝隙小，对预防肿瘤长入有帮助，此外，还可以通过抓住它的末端使其形成一团金属丝，从而将其取出。

胆泥淤积也可以引起金属支架的堵塞，然而对于细菌与金属支架的生物学反应仍然不清楚。金属支架释放以后，网眼下面的组织发生表面的坏死，炎症以及纤维变性反应发生。在正常的组织内也会发生增生反应，最终导致支架的堵塞。

对于金属支架的堵塞，还可以通过内镜用球囊导管扩张胆道，在金属支架内再放置一个金属支架或者塑料支架，实践证明比单纯的用气囊清理支架效果好。当确认支架堵塞后，可采用下列措施。①单纯机械疏通：采用气囊、网篮、导管或导丝等疏通支架，恢复胆汁内引流功能，疏通后插入鼻胆管做外引流。②插入金属内支架：采用气囊、网篮、导管或导丝等疏通支架，然后在金属支架内再插入另外一个金属内支架，对胆管炎严重者，插入金属内支架后再放置鼻胆管引流1周。③插入塑料内支架：采用气囊、网篮、导管或导丝等疏通支架，然后在金属支架内再插入另外一个塑料内支架，对胆管炎严重者，可在鼻胆管放置引流1周后，再行放置塑料支架。④经皮置入金属支架：对于肿瘤侵犯或者压迫十二指肠，导致肠腔狭窄的患者，无法正常到达十二指肠乳头的患者，可以经皮在金属支架内放置另外一条金属支架。再放置鼻胆管做外引流1周。金属支架的寿命显著提高58.8d。再置入的金属支架寿命较初次置入金属支架者要短，但较最近置入的塑料支架寿命明显延长。关于增加支架通畅的研究正在讨论和研究中。Cwikiel发明一种电解质支架，通过一个动物模型，作者证明应用这种电解质支架可以抑制肿瘤的内生性生长。Mahan等在支架的表面应用血管生长抑制药，这些研究者认为血管生长抑制药对抗肿瘤的支架内生长是有效的。

支架置入解除胆道梗阻后，如何积极地控制肿瘤的生长，成为提高远期疗效的关键问题。有学者认为，胆道内支架置入后，肿瘤治疗的中位生存期是相同的。但多数研究显示，内支架置入后通过近距离的治疗，在一定程度上能控制局部肿瘤的生长，延长支架的通畅时间，提高生存率。目前常用的有经导管胆道腔内放射治疗或放置放射性的镍钛合金支架。运用胆道腔内治疗使放射的区域局限在肿瘤和胆道系统，在短时间内，给予与肿瘤高剂量的照射，可以安全有效地控制肿瘤的生长，其疗效优于外照射，患者亦能耐受。Ir是目前腔内放射最常见的放射源。Eschelman等发现进行[192]Ir短距离治疗可以增加支架的通畅时间，然而[192]Ir存在许多不足之处。因[192]Ir为高能放射源，而人体接受照射的总剂量是有限的,照射野正常组织损伤修复使得放射治疗采取"不连续"方式。而研究表明肿瘤组织存在的肿瘤干细胞在肿瘤细胞被杀灭后会加速增殖,治疗间隙期肿瘤细胞的大量繁殖常使病变难以彻底控制,导致治疗失败。^{125}I粒子是作为一种低剂量率放射源,从放射生物学效应角度来讲,低剂量率是一种较长期持续的放射源,更易杀灭肿瘤细胞,控制病变,因此可作为永久性置入粒子源,弥补了^{192}Ir照射不连续性的不足。

（焦兴元　胡安斌　孙学军）

参 考 文 献

[1] 焦兴元,任建林主编. 消化系肿瘤学(新理论、新技术、新观点). 北京:人民军医出版社,2004:223-224.

[2] 张耿,苏树英. 内镜在肝门部胆管癌中的诊治进展. 医学综述,2011;17(8):126-128.

[3] Soehendra N, Reynders-Frederix V. Palliative bile duct drainge-a new endoscopic method of introducing a transpapillary drain. Endoscopy, 1980;12(1):8-11.

[4] Hwang JC, Kim JH, Lim SG, et al. Y-shaped endoscopic bilateral stent placement for malignant hilar biliary obstruction:prospective long-term study. Scand J Gastroenterol, 2011, 46(3):326-332.

[5] Chahal P, Baron TH. Expandable metal stents for endoscopic bilateral stent-within-stent place-ment for malignant hilar biliary obstruction. Gastrointest Endosc, 2010, 71(1):195-199.

[6] 任建林,焦兴元主编. 现代消化病诊疗学. 北京:人民军医出版社,2007:345-347.

[7] Wu LM, Jiang XX, Gu HY, et al. Endoscopic ultrasound-guided fine-needle aspiration biospy in the evaluation of bile duct strictures and gallbladder masses:a systematic review and metaanalysis. Eur J Gastroterl Hepatol, 2011, 23:113-120.

[8] McMahon CJ. The relative roles of magnetic resonance cholangiopancreatography(MRCP) and endoscopic ultrasound in diagnosis of malignant common bile duct strictures:a critically appraised topic. Abdom Imaging, 2008, 33:10-13

第11章

恶性胆道肿瘤的内镜激光治疗

第一节 激光肿瘤学的发展现状

激光是利用受激发射放大原理产生的高相干性、高强度的单色光。产生激光束的光源称激光器。20 世纪 60 年代,激光技术首先应用于医学领域,经过不断发展、完善,这项技术越来越广泛地应用于医学的各个学科。激光的生物学效应为激光医学的形成奠定了坚实的理论基础,而激光生物效应的热、光化、压强、电磁场和弱激光生物刺激等作用又为激光医学的多学科发展提供了巨大的潜力。激光肿瘤学是一门新兴的边缘学科,其内容包括用激光新技术去研究、诊断、预防和治疗肿瘤。目前医用激光器已与电子计算机、光导纤维、图像分析、摄像、录像、荧光光谱和超声技术等新技术结合。

一、激光器的种类

从 1960 年 Maiman 创制第一台红宝石激光器起,至今已研制出不同类型的激光器。根据工作物质的物相不同分为:①气体激光器,是目前种类最多、应用最广泛的一类激光器,它具有容易连续运转、相关性好、结构简

单、造价低廉等优点,如 CO_2 激光器、Ar^+ 激光器、He-Ne 激光器等;②固体激光器,如红宝石激光器和 Nd-YAG 激光器;③液体激光器,如燃料激光器。根据激活介质的粒子状态分分子激光器、准分子激光器、原子激光器、离子激光器和半导体激光器等。

二、激光的生物效应

一般认为激光有 5 个方面的效应。

1. **热作用** 主要是在可见光和红外光范围的激光引起的。弱激光不会直接造成不可逆损伤,可促使血管扩张,血液流动加强,从而改善局部的营养状态,促进伤口和溃疡的愈合,还具有镇痛和缓解肌肉痉挛等作用。强激光直接造成生物组织的不可逆性损伤,故可用以清除各种赘生物(如疣、痣、癌等),或凝固出血点、封闭破孔等。

2. **压力作用** 激光照射到人体上形成一种压力(光压)。如果激光呈大功率脉冲状态,则产生的压力很强。若激光聚焦功率为 $108W/cm^2$,则其压力可达 $40g/cm^2$。强激光

照射到生物组织上时,使组织汽化,产生热膨胀,这时体积剧烈增加而产生巨大的压力,可以大至几百个大气压,破坏性较大。

3. 光化学作用　利用激光能量激活体内某些化学反应。其中包括光致分解(吸收光能而导致化学分解的过程),光致氧化(光作用下,反应物失去电子的过程),光致聚合(光作用下,小分子聚合成大分子的过程),光致敏化(在光敏剂的参与下,用特定波长的光作用而产生的化学反应)4 种主要类型。

4. 电磁场作用　高功率激光所产生的强电磁场,可以使生物组织发生明显的变化。

5. 刺激作用　主要指功率较低的 He-Ne 激光对机体的作用。可促进神经再生、毛发生长、降低的血细胞回升,使骨痂生长迅速而使骨折愈合,还可抑制细菌生长从而消炎镇痛。

以上 5 种效应中,压力效应和电磁场效应主要为大功率或中等功率激光所具有。而光化学反应和光刺激作用主要由小功率激光引起,热效应则大、中、小 3 种功率的激光均有。

三、激光技术诊断肿瘤

多年来人们一般采用 B 型超声、内镜、CT 及核磁等手段对肿瘤进行早期诊断,使用病理切片对肿瘤进行定性诊断,对于肉眼观察较明显的肿瘤,从肿瘤组织中取得活检并不困难,但对于肿瘤病灶很小的病变,即使有经验的肿瘤专家,有时也会感到困难。以往肿瘤治疗过程中,医师在手术过程中只是通过经验对患者肿瘤大小及边缘进行判断,尤其对于一些肉眼或者常规诊断方法难以分辨边缘的癌症,无法对肿瘤部位和边缘进行实时准确的分析,手术时一般采取大面积清扫,如果触及患者的重要器官则会造成较大损伤甚至危及患者的生命。因此,寻找一种无创或微创且能实时检测肿瘤组织位置和边缘的诊断方法,成为当前亟待解决的重要课题。激光技术可用于临床诊断和科学研究,在医学上更有广泛的发展前途。

(一)激光全息术

激光全息术是利用激光相干原理将物体在空间存在情况的全部信息记录下来的技术。全息照相记录物体反射光波的振幅和相位值,不需透镜聚焦,所以也称无透镜照相。全息照片是三维的,有立体感,如看到实物一样,当观察角度改变时,甚至可绕过障碍物看到被挡住的物体;全息照片每一部分都能再现整个图像,取其中任何一块,都可以再现一个完整的图像;同一底片上,可多次连续曝光,重复记录几个图像,而且每个图像不受其他图像的干扰而单独显示。

全息照相包括的物体的信息比较完整,如一张眼底全息照片可以记录眼内各层较为完整的信息。超声波和激光配合应用的激光超声全息摄影术,利用超声波产生全息图像,而用激光使之再现,这种方法可以分辨 1mm 大小的乳腺癌,并能拍摄出心脏的形态和运动、肺的形态和运动、胃肠蠕动情况、胃的轮廓、软组织和骨骼结构等。

(二)激光诱发荧光

激光诱发荧光(laser-induced fluorescence,LIF),即光敏物质分子被激光激发后,一部分处于激发态的分子在下降到基态的过程中,以光子形式释放出它所吸收的能量,即发出特征波长荧光的过程。激光诱发荧光主要分两种:一种是激发肿瘤组织自身的荧光,通常称为自体荧光;另一种是激发生物组织外源性光敏药物的荧光,通常称为药物荧光。光敏剂具有两个特性:①在进入人体后,组织的吸收、分布及排出体外速度不一,有些光敏剂在肿瘤组织中的浓度明显高于周围正常组织;②在特定波长的光激发下,光敏剂分子能吸收光波而从不稳定的高能状态很快恢复到低能状态,同时发出特征性的荧光。

1924 年,肿瘤组织的自体荧光首次被Policard 在实验中发现,此荧光是受细菌感染在肿瘤中形成的内源性血卟啉产生的。20世纪60年代初,荧光效率更高、肿瘤组织亲和力更强的新的光敏剂血卟啉衍生物(hematopory in derivative,HPD)研制成功,推动了药物荧光诊断的发展。1960年激光的问世,给药物荧光诊断方法提供了高效激发光源。1972年,有人首先提出激光技术应用于荧光诊断在理论上是可行的,并可以有效避免汞灯光源产生的热量和能量。此后,随着内镜和光纤技术的引入,使激光诱发荧光技术对肿瘤进行诊断成为可能,并可在荧光出现处进行活体组织检查。20世纪70年代末,光学多道分析仪(optical multichannel analyzer,OMA)问世,OMA能将荧光信号通过计算机处理转变为谱图的形式记录于监视器上。荧光强度不同,谱图波形、峰值也不同,通过对谱图的分析而鉴别肿瘤与正常组织,提高了诊断的灵敏度。

进入21世纪,随着荧光传感器技术的发展,激光诱发肿瘤荧光图像定位方法开始越来越受到研究人员的重视。2001年,荷兰Hugo等在动物模型体内注射不同剂量光敏剂Ethyl Nile Blue A,在紫外线激发下能较为精确地识别早期恶性肿瘤组织并可确定其范围,结果可区分早期恶变肿瘤和发育不良组织。2002年,德国慕尼黑激光实验室Frimberger等利用光敏剂5-氨基酮戊酸(5-aminolevulinic acid,5-ALA)得到了阴茎癌的边缘清晰荧光图像,研究证明此方法引导下可有效减少患者的手术损伤。2003年,美国加利福尼业大学Ebihara等通过动物模型研究证明,5-ALA在410nm激光激发下采集到的肿瘤组织荧光图像,可以有效区分早期癌变组织和正常组织。2004年,匈牙利Szeged大学的Csanady等在咽喉癌患者病灶区域得到了利用5-ALA受激光激发并可分辨肿瘤组织边缘的荧光图像。2005年,美国宾西法尼业大学Chen等开发出了高分辨率近红外荧光成像系统,并在动物模型上

进行了实验,结果表明,在模型内部3cm深处可检测到1mm的病变组织,误差只有3mm。

激光诱发荧光有以下几种诊断方法。

1. 荧光光谱分析法 利用荧光光谱进行肿瘤诊断的研究较多,其中主要是利用癌组织内部聚集的光敏药物荧光或癌组织自体荧光与正常组织的光谱频域特性的差异来进行肿瘤的诊断。因为光谱法诊断癌症可以对样本进行相对精确的光谱记录和比较,故能较为准确地区分恶性肿瘤组织和正常组织的光谱,而且有时可区分不同进展期的癌症组织特征光谱。这种方法如果深入到分子水平,则其准确率有望接近传统病理切片检查,不仅可以降低患者的检验费用,而且可以做到自动检测,消除人为因素的干扰。

光谱分析法现阶段尚需形成一种共识和具体的诊断标准,如需要针对不同光敏剂类型和不同部位、不同进展时期的肿瘤,确定癌变组织典型荧光光谱。光谱分析法中癌变组织、正常组织和光谱差异性客观存在,但对这种差异性的准确分析却存在一定困难。如存在光谱分析仪器相对昂贵且复杂、在进行活体检测时滤除噪声信号的干扰能力相对较差等实际问题,使得检测结果容易产生假阳性或者假阴性,要使诊断准确无误是相当困难的,这从一方面也提示了应该从更多角度上进行较大规模的实验与理论研究。

2. 时间分辨荧光光谱法 荧光发射包括光谱频域和时域特性两方面的信息。时间分辨荧光光谱法是利用待测组织的荧光衰减特性的差异来进行选择测定,可以根据待测物的荧光寿命,确定适当的时间分辨条件,以消除瑞利和拉曼散射的干扰,对特征光谱组分进行测定。与频域法相比,荧光寿命的测量则与荧光物质周围环境的干扰和光学系统的调整关系较小,且不依赖于到探测器的光学路径,因而很多情况下可能是一种更有效的探测方法。荧光寿命的测量对硬件要求相

对较高,灵敏度和分辨率尚需要提高,还有待进行更加深入的实验研究。

3. 组合荧光光谱法 在用荧光光谱法进行组织诊断的许多研究中发现,组织发出的荧光由于受到组织的强吸收与散射作用,并不能代表组织内荧光物质发出的本征荧光。因此,虽然荧光光谱诊断法取得了一定的成功,但其结果在临床上还不具有完全说服力。研究人员注意到了这个问题并试图通过同时再测量漫反射谱等信息来反解获取组织的本征荧光谱,而且多种光谱测量的组合还有助于完整获得组织光学特性,从而做出更可靠的组织诊断判别。这是一个重要的研究方向,有望克服单纯的荧光光谱检测中信息不够全面或直接等缺点,实现多种信息的有机融合,做出更信服的诊断。

4. 荧光图像定位方法 激光诱发荧光图像定位方法是将采集到的肿瘤组织内部受激发射荧光,经过图像增强放大器、光电转换器等输入到计算机或者显示器,根据肿瘤组织和正常组织荧光强弱来定位和标记肿瘤组织边缘。激光诱发荧光图像定位方法不仅提高了空间分辨率,而且检测速度快,能确定肿瘤的浸润范围,显示肿瘤组织的位置及边缘。它的特征是激发光由一根光纤传输到肿瘤组织表面进行照射,肿瘤组织经照射发出的荧光由另一根光纤采集到高分辨率荧光图像采集系统,转换成数字信号输入计算机,借助医学图像处理技术将不同光源下采集到的图像处理后叠加,显示肿瘤组织的位置和边缘。这样测检到的图像是病灶上所有位置的实时荧光图像,记录一定大小病灶各点的荧光需要较短时间,比较方便。但是,这种方法还不能代替病理切片,因为其没有深入到分子水平,只是对病灶的范围和边缘能够直观进行判断,故可以作为常规癌症手术的实时监测方法,减少手术对患者造成的损伤。

(三)激光流式细胞分析法

能快速分析各种生物细胞,绘出细胞数随细胞核 DNA 含量变化的直方图,让待测的已染色的细胞在特定的样品管内处于稳定的液体流动之中,经过直径 $50\sim100\mu m$ 的小孔,从而使细胞排列成单行,恒速通过激光束的焦斑区,细胞受激光照射后辐射荧光。若细胞核被染色,则荧光与该核的 DNA 含量成正比,若细胞质被染色,则荧光与细胞质 DNA 含量成正比,若细胞核与细胞质分别染色,则可以获得双色荧光。这种细胞分析法以每秒1 000个细胞以上的速度一个一个地对单细胞进行分析。这种方法可以筛选肿瘤细胞,因为恶性细胞中 DNA 含量高,而且细胞核荧光也强。这种方法还可以用来进行血细胞计数,测定入侵病毒,用来区分白细胞、红细胞和血小板等用途。

(四)激光拉曼光谱法

是 20 世纪 80 年代发展起来的新的诊断法。用强单色光源照射试样时,会发生散射。在散射光中,除了有与入射光频率相同的瑞利光以外,还有一系列其他频率的光。这些光对称地分布于瑞利光的两侧,但强度比瑞利光弱得多,通常只有瑞利光的 $10^{-9}\sim10^{-6}$。这种在瑞利光以外存在着其他频率的散射光现象称为拉曼效应或并合散射,这种散射光谱称为拉曼光谱。

拉曼光谱虽然其频率随入射光的频率变化而变化,但它与瑞利光的频率之差(即拉曼位移)与入射光频率无关,与试样物质分子的振动和转动能级有关,故可用拉曼位移对待测物质进行定性分析。这种诊断方法与传统方法比较,有以下优点:①是无损伤测量;②可在各种物态(固体、液体、气体)下进行测量;③既可定性,又可定量分析;④方法简便、快速、准确。拉曼光谱法可用来鉴别癌症、早期诊断白内障、分析呼出气体的成分及其含量。癌症、败血症和肝炎患者血液的拉曼谱线全部出现异常的光谱,因此激光拉曼光谱法是一种很有前途的新的诊断方法。

四、激光技术治疗肿瘤

(一)激光外科治疗

应用激光的热作用和压强作用,把激光作为一种手术刀,对不同类型的肿瘤灶实施切割、汽化或凝固术,而达到治疗肿瘤的方法,称为激光外科疗法。临床上常用作手术刀的激光主要有 CO_2 激光、Nd:YAG 激光、Ar^+ 激光和准分子激光等。由 CO_2 激光输出的红外光,能被水强烈吸收,当其聚焦光束投射到含水 $75\%\sim95\%$ 的组织上时,其能量几乎可完全被生物组织吸收,从而产生高温和热致二次压强,可对不同类型的肿瘤灶施行切割、汽化或凝固术。具体来说,对于较大体积和恶性度较大的肿瘤可应用切割法,其优点是激光所到之处,能同时封闭小的动、静脉血管,使手术减少出血,获得清晰的手术野,并能防止手术过程中的肿瘤细胞扩散转移。对于恶性度不大,直径 $<3mm$ 的较小体表肿瘤,多应用汽化法予以治疗,其原理是利用比肿瘤切割术低一些功率密度的激光束照射瘤体,使肿瘤组织内的水分瞬间汽化,继而使干固的组织蛋白烧掉而脱离机体;对于皮肤和黏膜的局部癌、血管瘤、肝中转移癌、多发性膀胱小癌灶等肿瘤则常用凝固术,其方法是用比汽化术更低功率密度的激光束照射瘤灶,使肿瘤组织温度达到 $55\sim57℃$ 或以上、$100℃$ 以下,使其组织蛋白发生不可逆变性、热凝固坏死。

同 CO_2 激光相比,Nd:YAG 激光和 Ar^+ 激光穿透深度较深,对机体组织有更强的凝固作用,止血效果更好,尤其是 Nd:YAG 激光穿透力更强,所以两种激光常用凝固术治疗肿瘤,它们对热凝固治疗血管瘤有特效。

(二)激光免疫疗法(laser immunotherapy)

激光免疫疗法一词于 1997 年由美国俄克荷马州大学的 Chen 等首次提出。该疗法的基本原理是将特定波长的半导体激光通过光纤定向辐照肿瘤组织,注射于肿瘤组织中的光敏剂将产生光热、光化学作用,在一定范围内破坏、杀死肿瘤细胞;同时注射于肿瘤组织中的免疫佐剂能够与从破坏的肿瘤细胞中释放出来的抗原结合形成疫苗,从而诱导针对肿瘤细胞的免疫反应,最后杀灭原发肿瘤和转移瘤,产生肿瘤特异性免疫力。激光免疫疗法治疗过程中包括 3 个基本要素:激光、光敏剂、免疫佐剂。它们之间的选择匹配和剂量参数对抗瘤谱和抗瘤效果有着重要的影响,也是激光免疫疗法成功的关键所在。激光免疫疗法作为一种新型肿瘤治疗方法,既利用了激光光热、光化学作用的局部破坏作用,又激发了宿主的免疫防御系统,诱导宿主对肿瘤产生长久持续的免疫力。远期疗效好,在恶性肿瘤治疗上展现出很好的应用前景。但激光免疫疗法作为一种新兴疗法,要真正广泛应用于临床还需做大量研究工作,继续寻找高效低毒的免疫佐剂、光敏剂和与之匹配的激光光源。

(三)激光诱导间质热疗法(laser-induced interstitial thermotherapy,LITT)

LITT 是由 Bown 于 1983 年首先提出的一种可使局部生物组织凝结坏死的新型肿瘤治疗技术,其基本原理是:激光通过光纤导入到肿瘤组织内部并从探入头表面发出,肿瘤组织吸收激光能量而被加热,肿瘤组织细胞由于过热和凝结效应而坏死。该方法与传统的外科手术相比,很少发生大量的出血现象,因此被用于临床治疗乳腺、脑、前列腺、肝、子宫等各部位的肿瘤。中心汽化边缘热杀的激光治疗方法可以看成是该疗法的发展,其原理是用光纤维将激光注入肿瘤中心,癌细胞吸收激光能量变热,通过热传导使整个肿瘤变热,如果选择合适的激光能量和照射时间,使肿瘤边缘温度达到 $43℃$,则肿瘤边缘细胞被热杀死,中心被汽化,残存物用抽吸法排出体外,这样将激光汽化和激光热杀结合起来,达到治癌的目的。

激光手术治癌和激光诱导间质热疗法也有一定的局限性。这种方法基本上只对早期癌症有效，只有在明确诊断出癌分布区域后才能进行有效治疗与手术切除，但目前对癌要作出早期诊断还有一定困难，而且在手术治癌或激光照射时也会杀伤正常细胞，破坏正常组织。为了防止遗漏癌细胞的扩散转移，手术切除部分激光照射区域往往大大超过癌灶区。就这几方面而言，这类方法与常规手术切除和放射线疗法并无本质区别。

（四）光动力疗法（photodynamic therapy，PDT）

1900 年 Raab 首先报道了在吖啶存在的条件下，足量光照会引起草履虫的致死反应，随即光动力学作用这一概念被正式提出。人类用光作为治疗工具已有几千年的历史，但直到 20 世纪，PDT 才得到长足发展。最近二十几年，PDT 开始进入临床试验用于治疗肿瘤，包括对头、颈、脑、肺、胰腺、腹腔、胸、前列腺和皮肤等癌症的治疗。光动力疗法通过结合光敏剂药物、光照、组织内的氧分子发生光动力反应，生成活性氧成分（reactive oxygen species，ROS）实现对目标组织的选择性损伤。在 PDT 过程中，光敏剂吸收光能，从基态经历一个短暂的单重激发态后转变为存在期相对较长的三重激发态。处于激发态的光敏剂可以发生两种类型的光动力反应。其一，三重激发态的光敏剂可以直接与细胞膜或一些生物大分子等底物发生反应，转移一个氢原子（电子）而形成自由基。自由基与组织氧相互作用生成可以杀伤目标细胞的 ROS（Ⅰ型反应）。其二，三重激发态的光敏剂也能够把能量直接转移到氧分子上，形成一种高效的 ROS——单线态氧来杀伤目标细胞（Ⅱ型反应）。Ⅰ型反应和Ⅱ型反应同时发生，两者的比率取决于使用的光敏剂类型、底物和组织氧的浓度及光敏剂与底物结合的紧密性。在整个过程中，光敏剂从基态到激发态又回到基态，起催化剂的作用。足够浓度的组织氧和适当剂量的光照是 PDT 所必需的，光敏作用不能在组织缺氧的区域发生。目前为止，人们已经知道 PDT 对肿瘤的杀伤主要有 3 种作用机制：首先，PDT 生成的 ROS 成分特别是单线态氧能够直接杀死肿瘤细胞（诱导细胞凋亡或坏死）。其次，PDT 能够激活机体的抗肿瘤免疫反应。最后，PDT 还能够损伤与肿瘤相关的脉管系统，致使肿瘤缺血性死亡。

（焦兴元　向国安　王国栋）

参 考 文 献

[1] 董会航，高卫平. 激光诱发肿瘤荧光图像定位方法的研究进展. 国外医学生物医学工程分册，2005，28（6）：377-381.

[2] 罗芳洪，曾超英，黄萍. 激光免疫疗法——一种新型肿瘤治疗方法. 中国激光医学杂志，2006，15（5）：327-329.

[3] 章申峰，龚兴国. 光动力疗法对肿瘤的作用机制及其影响因素. 细胞生物学杂志，2005，27（4）：395-399.

[4] 汪昕，郑建伟，邹声泉. 光动力疗法在抗肿瘤血管方面的应用. 临床外科杂志 2007，15（4）：277-278.

[5] 石景森主编. 普通外科肿瘤学. 北京：人民军医出版社，2005：468-469.

[6] 焦兴元，任建林，陈汝福. 胰腺癌（新理论、新观点、新技术）. 北京：人民军医出版社，2010：235-239.

第二节 激光治疗恶性肿瘤的原理

激光是英文"light amplification by stimulated emission of radiation"的缩写,简称 laser,音译为"莱塞",1964 年取名为"激光",而港澳台地区至今用译名"镭射",其含义就是"刺激后发生辐射的光放大",即激光器的发光介质在外界能源作用下,使介质原子里面围绕核运动的电子从低能位跃至高能位,当它在激光器协振腔中受感于感应光后再返回低能状态时释放出经辐射而放大的光能。激光技术是当今社会上应用最广泛的技术之一,它在各个领域都发挥着举足轻重的作用,在医学临床应用方面,特别是恶性肿瘤的治疗,激光发挥着越来越重要的作用。

一、激光的产生

所谓激光是一种自然界原本不存在的,因受激而发出的具有方向性好、亮度高、单色性好和相干性好等特性的光。物理学家把产生激光的机制溯源到 1917 年爱因斯坦解释黑体辐射定律时提出的假说,即光的吸收和发射可经由受激吸收、受激辐射和自发辐射3 种基本过程。众所周知,任何一种光源的发光都与其物质内部粒子的运动状态有关。当处于低能级上的粒子(原子、分子或离子)吸收了适当频率外来能量(光)被激发而跃迁到相应的高能级上(受激吸收)后,总是力图跃迁到较低的能级去,同时将多余的能量以光子形式释放出来。如果光是在没有外来光子作用下自发地释放出来(自发辐射),此时被释放的光即为普通的光,其特点是光的频率大小、方向和步调都很不一致。但如果是在外来光子直接作用下由高能级向低能级跃迁时将多余的能量以光子形式释放出来(受激辐射),被释放的光子则与外来的入射光子在频率、位相、传播方向等方面完全一致,这就意味着外来光得到了加强,称之为光放大。显然,如果通过受激吸收,使处于高能级的粒子数比处于低能级的粒子数越多(粒子数反转),这种光的放大现象就越明显,这时就有可能形成激光。

二、激光的特性

激光之所以被誉为神奇的光,是因为它有普通光所完全不具备的四大特性。

1. 方向性好—普通光源向四面八方发光,而激光的发光方向可以限制在小于几个毫弧度立体角内,这就使得在照射方向上的照度提高千万倍。激光准直、导向和测距就是利用方向性好这一特性。

2. 亮度高—激光是当代最亮的光源,只有氢弹爆炸瞬间强烈的闪光才能与它相比拟。太阳光亮度大约是 103W,而一台大功率激光器的输出光亮度比太阳光高出 7~14 个数量级。这样,尽管激光的总能量并不一定很大,但由于能量高度集中,很容易在某一微小点处产生高压和几万摄氏度甚至几百万摄氏度高温。激光打孔、切割、焊接和激光外科手术就是利用了这一特性。

3. 单色性好—光是一种电磁波。光的颜色取决于它的波长。普通光源发出的光通常包含着各种波长,是各种颜色光的混合。太阳光包含红、橙、黄、绿、青、蓝、紫 7 种颜色的可见光及红外光、紫外光等不可见光。而某种激光的波长,只集中在十分窄的光谱波段或频率范围内。如氦氖激光的波长为 632.8nm,其波长变化范围不到 10^{-4}nm。由于激光的单色性好,为精密度仪器测量和激励某些化学反应等科学实验提供了极为有利的手段。

4. 相干性好—干涉是一切波动现象的

一种属性。基于激光具有高方向性和高单色性的特性,它必然相干性极好。激光的这一特性使全息照相成为现实。

三、激光治疗肿瘤的机制

激光治疗肿瘤的作用机制和激光治疗其他疾病的作用机制基本相同,主要利用激光对生物组织的热效应、光压效应和电磁场效应。

1. **热效应**　激光能量密度极高,在激光束辐射下,瞬间内(几毫秒)可使生物组织的局部温度高达 $200 \sim 1000℃$,使蛋白质变性、凝固或汽化。

2. **压力效应**　激光本身的光压加上高热引起的组织膨胀而产生的 2 次冲击波,可使已产生热效应的肿瘤组织破坏,蛋白质分解。

3. **光效应**　激光能被色素组织(特别是黑色组织)吸收,增加热效应的作用。

4. **电磁场效应**　激光也是一种电磁波,它产生的电磁场,可使肿瘤组织电离化、核分解。

5. **光动力作用**　激光还可以与光敏剂协同作用,对载瘤个体产生光动力效应,杀灭癌组织。

激光治疗肿瘤,目前主要是利用它的热效应和光动力学效应。此外,激光的抗肿瘤作用还可能与免疫有关。动物实验发现,激光破坏部分肿瘤后,残余肿瘤可自行消退。黑色素瘤经激光完全破坏后,再向动物接种该肿瘤细胞则不能再生长。

大功率激光对生物组织有破坏作用,小功率激光具有刺激作用,逐次辐照产生累积效应。含水量高的组织,由于散热快且均匀,容易被切割且破坏局限;而缺水组织则因散热慢而引起炭化。

激光手术属于非接触性手术,并可通过内镜进行,在肿瘤治疗中有独特的优势。激光本身即可灭菌及止血,因而在感染区施术

不会导致感染扩散;因为非接触性的高温作用,又能封闭血管和淋巴管,可防止肿瘤转移;激光手术中容易止血、出血少,手术野清晰,减少结扎和因结扎线引起的组织异物反应。

激光光动力治疗近年已成为肿瘤治疗的重要补充手段,因其对靶组织(肿瘤)的精确治疗作用,很少伤害正常组织而日益受到重视。

四、激光治疗肿瘤的应用

1. **口腔肿瘤**　Nd∶YAG 激光治疗口腔(包括舌、腮腺、牙龈等)的多种上皮性肿瘤和一些癌前病变,取得良好疗效,CO_2 激光治疗口腔良性肿瘤也都取得一定的疗效。

2. **耳鼻咽喉肿瘤**　用 CO_2 激光汽化治疗上颌窦癌、喉癌和乳头状瘤;CO_2 激光治疗再加上光动力治疗上颌窦癌,国内外都有成功的报道。

3. **脑肿瘤**　激光可用于脑膜瘤、神经胶质瘤、脑转移瘤、软骨瘤等的摘除手术,也可用于脑室内肿瘤和颅底肿瘤的治疗。

4. **消化道肿瘤**　中晚期食管癌、贲门癌和结肠癌,可用 Nd∶YAG 激光照射姑息治疗,以缓解梗阻,改善症状,使患者能进食和排便,有效延长生存期和明显改善生活质量,部分患者可在肿瘤负荷减轻、一般情况改善后再行手术,或使得化学治疗、放射治疗成为可能。

5. **皮肤肿瘤**　用 CO_2 激光和 Nd∶YAG 激光治疗鳞状上皮癌、基地细胞癌和早期无转移的鲍文病,都取得了良好的疗效。部分实体瘤的皮肤转移灶也可用激光治疗获得姑息效果。

6. **眼部肿瘤**　治疗眼部肿瘤是激光最早应用的领域之一,如视网膜和脉络膜血管瘤,可用 Ar^+ 激光照射封闭瘤体血管,使视网膜下积液吸收,肿瘤缩小或萎缩。

7. **肺癌**　对于支气管镜能看到的中央型肺癌,可通过内镜,用 Nd∶YAG 激光做腔

内汽化,以打通呼吸道解除呼吸困难,使肺不张者得到部分或完全复张。有的患者在症状改善后,取得宝贵时间,使肺部肿瘤切除得以进行。

8. 泌尿生殖系肿瘤 Nd:YAG激光已成功应用于治疗较小和较表浅的膀胱癌的多发病灶;激光全膀胱照射可治疗并预防膀胱癌复发。激光治疗肾盂和输尿管肿瘤及部分肾切除,国内外均有成功的报道。用Nd:YAG激光治疗阴茎肿瘤,方法简便、效果良好,并可保留部分患者的性功能。

9. 妇科肿瘤 由于腹腔镜的发展,激光治疗妇科肿瘤癌前病变已广泛开展。在内镜下进行卵巢肿瘤、子宫肌瘤的切除代替常规手术发展迅速,且安全、痛苦少、时间短、费用低。

五、激光技术与其他肿瘤治疗方法的联合应用

1. 激光与手术综合治疗 对位置深或瘤体巨大的恶性肿瘤,可先常规外科手术切除,然后激光光动力学治疗或局部汽化消除残存的癌组织和癌细胞。也可先用激光光动力学治疗杀灭部分肿瘤细胞,癌灶局限后再行手术切除,或在常规手术过程中激光汽化清扫残存癌灶和淋巴结,减少肿瘤复发机会。

2. 激光与放射治疗的综合治疗 放射治疗结合激光光动力学治疗可以提高疗效。日本有研究者采用内镜激光和放射治疗综合治疗肺癌,观察治疗效果,发现大剂量的放射治疗对肺癌,特别是肺门部肺癌患者,可引起心、肺功能障碍,而放射治疗同时合并使用激光光动力学者,可减少放射治疗的剂量,预防重症心、肺功能障碍的发生。对其他恶性肿瘤放射治疗复发者,激光治疗也有良好的辅助治疗效果。对某些梗阻患者,可先用激光汽化引起梗阻的癌组织,再行放射治疗,以取得治疗机会,增加治疗效果。

3. 激光与化学治疗综合治疗 激光手术或激光光动力学治疗均属于局部治疗,对

高度恶性的肿瘤局部治疗后,要进行全身化学治疗。对局部肿瘤,先采用激光汽化和切除,可减少全身化学治疗的瘤负荷;而癌细胞对激光光动力学治疗最敏感的部分是细胞的膜系统,受激光光动力学治疗作用后细胞的膜系统的通透性增强,可增强化学治疗的效果,并可以减少化学治疗剂量。

4. 激光与微波综合治疗 癌细胞对 $42\sim40℃$ 的温度敏感,而正常细胞 $45℃$ 所受损伤轻微可以修复。Dangherty等先后证明加热 $44℃$ 左右 $30min$,然后再进行激光光动力学治疗有增效作用,表现为坏死深度增加,皮肤损伤不增加,治愈率增加。激光光动力学治疗与热疗综合治疗的机制为:①两者对癌细胞的细胞膜结构的协同作用;②高温对细胞分裂的 M、S 和 G_2 期敏感,有利于激光光动力学治疗的序贯性破坏;③激光光动力学治疗对线粒体的损伤导致糖酵解增加和乳酸堆积,其酸性环境有利于高温发挥作用。

5. 激光与免疫综合治疗 恶性肿瘤的免疫治疗是肿瘤治疗的重要手段,在新兴治疗方法中占重要地位。激光外科和激光光动力学治疗对局部肿瘤的治疗作用,可减轻宿主对肿瘤的免疫负荷,而免疫治疗则可消除激光治疗残余的癌组织和癌细胞,避免和减少治疗后局部复发和远处转移的机会。目前临床正在应用免疫治疗包括体外扩增并回输给患者的肿瘤浸润淋巴细胞和淋巴因子激活的杀伤细胞、树突状细胞疫苗、肿瘤疫苗、IL-2 以及单克隆抗体等。胚胎胸腺和脾组织移植等技术也正在开展。如将激光治疗与免疫治疗相结合,应用于临床有望达到事半功倍的效果。

6. 其他 有人主张将激光与冷冻治疗相结合,并认为这是一种简便的治疗方法。激光和冷冻均可破坏癌细胞,冷冻对癌细胞的破坏可激发宿主对肿瘤的免疫反应。两者综合治疗可弥补激光治疗的不足。对于较小的肿瘤,冷冻可以收缩血管,降低肿瘤转移

率,而且冷冻也起到一定的麻醉作用。激光光动力学治疗与介入治疗相结合也有良好的疗效。先用介入治疗栓塞肿瘤的供应血管,造成肿瘤缺血、缺氧,如能再行激光光动力学治疗,可进一步降低肿瘤的氧和养分的供应,可产生更好的效果。

六、激光光动力治疗的原理与应用

激光光动力学疗法(photodynamic therapy,PDT)是近20年发展起来的比较独特的治疗肿瘤的新方法。最近几年,随着新型激光器和光敏剂的出现,在经过一段低谷徘徊后,又有迅速发展的趋势。激光光动力学疗法是利用特定波长的激光激活组织内滞留的光敏剂,与组织内的分子氧发生作用,产生化学性质很活泼的单态氧及一些活泼的自由基,这些产物与生物大分子发生作用,破坏细胞和细胞器的结构和功能,从而杀伤细胞,达到治疗目的。此外,近几年光动力治疗对肿瘤组织内血管生成的抑制作用也受到重视,被认为是抑制肿瘤的重要机制。由于肿瘤组织中的光敏剂代谢速度低于正常组织,所以相同波长和能量的激光照射只对肿瘤细胞有杀伤作用,正常组织细胞受到的影响小,因此,激光光动力学疗法区别于放射治疗、化学治疗及手术治疗的最大优点在于对肿瘤周边正常组织基本无损害,对全身亦无影响。

(一)光动力学反应

激光光动力学反应的基本原理如下:可见光是波长 $400\sim760nm$ 的电磁波,特定波长的光子具有一定的能量。光敏剂分子(sen)受到相应波长的可见光(hu)照射,吸收光波能量,从基态转为激发态,因其电子自旋多重性的惟一性,这种分子在磁场中只有一个能阶,故成为单线态的激发态(sen^1)。

$$sen+hu \rightarrow sen^1$$

激光态光敏剂(sen^1)对生物组织的光敏损伤过程有两种机制。

1. I型损伤机制 激发态光敏剂直接与周围环境的某些底物分子(A)起作用,将电子转移给底物分子或从底物分子提抽一个电子,使底物分子形成带正电或负电的自由基对(A^+ 和 A^-),而起到生物损伤效应。如下:

$$sen^1+A \rightarrow sen^-+A^+ ; sen^1+A \rightarrow sen^++A^-$$

2. II型损伤机制 生物组织常含有丰富的氧,天然的氧分子处于一种稳定的能量状态,称为基态氧。如激发态光敏剂先与组织中的基态氧分子发生反应,通过能量传递使氧分子的电子能量转入激发状态,形成活泼形式的单线态氧分子,单线态氧则与周围的生物大分子发生氧化作用,损伤生物组织。

$$sen^1+O_2 \rightarrow sen+A^1$$

在生物组织中,上述两种机制可同时发生或相互竞争,究竟以哪一型机制为主,则取决于光敏剂与肿瘤及宿主内环境中多种因素的相互作用,如光敏剂分子周围存在的化学物质和浓度、氧分子浓度、能量传递给氧的效率、周围化学物质对单态氧的敏感程度等。

在上述 I 型和 II 型初始反应基础上,还可进一步发生各种继发性的化学反应,产生一系列新的活性物质,单态氧的寿命极短,通常在细胞内不超过 $0.6\mu s$,扩散距离不到 $0.07\mu m$,这个距离仅相当于 10 层真核细胞膜的厚度,但足以破坏其邻近的蛋白质、脂质、核酸等重要成分,引起细胞功能障碍和结构损伤,表现为凋亡或坏死。激发态的分子也可以光子的形式释放能量即发出荧光回到基态。观测光敏剂的荧光,可以了解各种光敏剂在体内外各种组织或细胞内的存在、分布、含量,这一现象在临床上可用于肿瘤定位和诊断,具有重要的实际意义。

(二)激光光动力学疗法杀伤细胞的作用机制

研究表明,细胞的细胞质膜和线粒体是细胞对激光光动力学疗法最敏感的细胞器,但其他细胞器如溶酶体、内质网、微管、核糖体、细胞核等也都可能受到损伤破坏。细胞的死亡可能是多种损伤的最终结果。

激光光动力学疗法反应产生的单态氧，很容易与蛋白质中的半胱氨酸、蛋氨酸、甲硫氨酸、酪氨酸、色氨酸、组氨酸等氨基酸残基以及脂质中的不饱和脂肪酸和核酸中的鸟嘌呤发生作用；激光光动力学疗法初始反应的光氧化产物还可以继发引起肽链内、肽链间及DNA-蛋白质的交联，从而引起细胞的膜损伤、酶失活。受体丧失，细胞骨架破坏，能量代谢降低、细胞内运输中断、损伤修复能力丧失、不能增殖等一系列改变，最终导致细胞死亡和组织破坏。

（三）激光光动力学疗法杀伤肿瘤的体内作用机制

光动力学治疗的疗效虽已肯定，但关于它的确切机制，至今仍未做出一个能被普遍适用、得到公认的详尽解释。就肿瘤本身而言，实体肿瘤本身的许多因素可能影响激光光动力学治疗的效果。肿瘤组织不是单纯和均一的肿瘤细胞群体，除肿瘤细胞外，还有间质、血管、炎症细胞等多种成分，都可因激光光动力学疗法作用而发生改变，又可互相影响，肿瘤组织的破坏是各种因素共同作用的结果。

光动力学作用的效率取决于光敏剂的种类、生物组织的类型和生物学特性、组织含氧的程度以及光敏剂与肿瘤组织结合的状态等多种因素。尽管许多资料已经表明，单态氧是光动力学效应的决定因素，但在体内条件下测定单态氧的浓度和效率极为困难。

1. 光敏作用对微血管和血小板的影响

越来越多的证据表明，肿瘤内微循环损伤后的缺血缺氧，可能对光动力作用引起的肿瘤细胞坏死起关键作用，其意义可能大于对肿瘤细胞的直接杀伤作用。有报道小鼠皮下接种膀胱癌于激光光动力学疗法后10min血流明显减少；小鼠肿瘤血卟啉衍生物——激光光动力学疗法后1h内氧电极测定显示组织内缺氧，阻断小鼠肿瘤或下肢、尾、小鼠肛门的血供后再做激光光动力学疗法，发现

激光光动力学疗效显著降低或完全不能引起坏死，提示光动力学治疗对肿瘤组织中微血管和微循环的损伤作用，对于肿瘤细胞的最终死亡有着非常重要的影响。通过电子显微镜直接观察人膀胱癌、小鼠正常皮肤和小鼠脑，Chopp等发现在激光光动力学疗法后都迅速出现血管损伤，特别是内皮细胞损伤，血管周围迅速出现水肿。激光光动力学疗法后微循环改变为：微血管变细→微血管扩张→血细胞聚集→血流缓慢→血流完全停止。关于血管损伤和微循环障碍，还需要考虑到血小板的影响。在许多情况下，内皮细胞损伤或血小板破坏都可能启动血管内凝血过程；血小板的光敏激活可能就与内皮细胞损伤有关，同时在微循环障碍中起重要作用，两者之间也可能互相影响。这一作用的确切机制和意义需要进一步深入研究。

2. 光敏作用对肿瘤细胞的直接影响
早年对宫颈癌的研究中，人们通过肉眼观察到机体注射血卟啉后肿瘤部位发生荧光，与周围正常组织分界明显。许多体外培养细胞的实验也显示血卟啉衍生物选择性进入肿瘤细胞内，被光激发而杀伤肿瘤细胞。肿瘤细胞的坏死常出现肿瘤细胞微循环改变之后，故认为肿瘤细胞的坏死是肿瘤微循环受损的一种继发性改变。但也有实验研究提示，在体内条件下，激光光动力学疗法对肿瘤细胞有一定的杀伤作用。激光光动力学疗法引起的肿瘤细胞凋亡最早由Agarwal报道，随后许多学者在体外培养的或体内的肿瘤细胞中也观察到细胞凋亡的现象，并发现细胞凋亡是激光光动力学疗法作用的早期重要变化，并发现了许多引起细胞凋亡的相关因素，如钙离子、神经酰胺、表皮生长因子、肿瘤相关基因等的作用。

3. 光敏作用对肿瘤其他成分的影响
肿瘤组织中，间质占相当大的比例，对肿瘤细胞的代谢和生长有重要影响。但有关激光光动力学疗法对肿瘤间质影响的研究还不多。

肿瘤间质对于物质扩散、运输和新生血管的形成都有重要影响，有实验表明，光敏作用彻底破坏肿瘤的瘤床间质，对于防止肿瘤残留或复发很重要，这就提示间质激光光动力学疗法损伤在肿瘤光敏杀伤机制中的作用不能忽略。肿瘤组织中常有数量不等的各种免疫细胞存在，激光光动力学疗法可使人的中性粒细胞迅速失去运动能力，肿瘤周围巨噬细胞、粒细胞增多，大量钾离子外渗，琥珀酸脱氢酶、乳酸脱氢酶、胱氨酸脱氢酶失活，继而酸性磷酸酶也失活。粒细胞受损后释出的氧自由基可能损伤邻近的内皮细胞，释放出的蛋白酶、弹性蛋白酶、胶原酶也可能破坏周围的结缔组织和血管基底膜。肥大细胞对激光光动力学疗法很敏感，释放出的组胺是一种很强的血管活性物质。巨噬细胞比肿瘤细胞摄取更多的光敏剂，光照后可引起严重的损伤。

(四)激光发生装置及光敏剂

1. 激光发生装置 肿瘤光动力学治疗中临床应用较多的激光器有氮离子泵浦染料激光器(630nm)、铜蒸汽泵浦染料激光器(630nm)、金属蒸汽泵浦染料激光器(627.8nm)、氦氖激光器(632.8nm)、KTP倍频的 Nd:AG 激光器(532nm)和氩离子激光器(488nm、514nm)等。目前正在研究的新一代激光器，吸收峰多在 650nm 以上，有的甚至超过 700nm，需要研制波长与之相匹配的激光器，其中半导体激光器因体积小、效率高、性能稳定、操作简单，最受重视。目前只有少数国家能够生产功率足够大的半导体激光器(2 000～3 000nW)供光动力学治疗之用，因其价格昂贵，推广应用难度大。目前国内已有单位引进和开展半导体激光器光动力学治疗，国产的半导体激光器也正在研制过程中。

2. 光敏剂 光敏剂是光动力学治疗的基本要素之一。现已发现具有光敏特性，可引起光动力学反应的化学物质多达百种，但寻求真正适合于临床应用的光敏剂却非常困难。

光敏剂血卟啉衍生物在可见光范围内有 402nm、507nm、540nm、573nm 和 642nm 5 个吸收峰，其中对波长 402nm 的光吸收最强，但这一波长的光穿透生物组织很浅；相反，虽然对 624nm 的光吸收最差，但因血液中红细胞的血红蛋白等成分对长于 600nm 的红光吸收很弱，有利于红光穿透到组织较深的部位，所以临床上多采用红光照射进行治疗。

由于肿瘤荧光定位诊断和光动力学治疗分属两个不同的研究体系，今后将分别研究独立的肿瘤荧光定位诊断试剂和光动力治疗新药。临床上比较理想的光敏剂，应当具备或基本满足下述多个方面的要求：①是化学结构明确的单一物质，在水溶液中能较好地保持单体状态而很少聚合；②单线态氧量子产率高，三线态寿命长；③性质稳定，不易发生猝灭；④光对组织的穿透深度大，光的吸收峰位于波长偏长的红光或近红外区；⑤肿瘤组织的选择性吸收好，滞留时间长，但在体内存留时间短，代谢清除快；⑥使用安全，毒性低微，不良反应少，无致癌、致突变、致畸形作用；⑦稳定性好，便于长期保存；⑧制备工艺简单，生产成本低廉。

目前临床上实际应用的血卟啉衍生物还远远不能满足这些要求，这也是制约激光光动力学疗法发展的重要因素。可以预计，理想的激光光敏剂的产生，必将大大推动激光光动力学疗法的发展。

3. 光敏剂临床应用近况

(1)传统光敏剂——血卟啉衍生物：目前国际上广泛用于临床的光敏剂主要是血卟啉衍生物(HpD,商品名 photofrin Ⅰ)和它的精制物光敏素Ⅱ(photofrin Ⅱ)。我国自行研制的血卟啉衍生物制剂也已正式上市。血卟啉衍生物是血卟啉(hematoprophyrin)经醋酸处理后，再经碱性水解制成的一种复杂的混合物,含有血卟啉(Hp)、乙烯基次卟啉、原卟啉(Pp)、二血卟啉醚(DHE)等10多种化学物质,一般认为 DHE 是血卟啉衍生物的有效成分,但也有人提出 Hp 的二聚体或三聚体是血卟啉衍生物的主要有效成分。在水溶液胶体中,血卟啉衍生物的毒性很低,无致突变、致畸变和致癌作用。由于血卟啉衍生物的亲肿瘤性,给予外源性血卟啉衍生物后,可选择性分布并滞留在肿瘤组织中,在适当光的照射下可发出肉眼可见的红色荧光,用于标记和诊断肿瘤;以红光照射后可激活血卟啉衍生物,产生治疗作用。

(2)新型光敏剂:为了进一步提高光动力学治疗的疗效,人们正在积极寻找或研制新的光敏剂,目前比较受人关注的候选药物有卟啉类、叶绿素类、酞菁类以及它们的衍生物等,此外,5-氨基酮戊酸(5-aminolevulinic acid,ALA)也以其独特的性能引起了许多研究者的注意。鉴于对血卟啉衍生物等混合卟啉制剂的化学组成及肿瘤光生物活性成分研究进展缓慢,近年来将光敏剂的研究重点转向了在 600~700nm 波长处,吸收系数比血卟啉衍生物约高一个数量级的新型光敏剂。我国除现有的衍生物外,还独创了癌啉(PsD-007)和从蚕沙中提取的叶绿素 CPD-4 两种新光敏剂。

4. 激光光动力学疗法在肿瘤诊断中的应用

(1)诊断方法:患者先做光敏剂皮肤划痕试验,无过敏反应者可静脉给药,血卟啉衍生物的用药剂量为 5mg/kg,光敏素 II 为 2~3mg/kg,静脉滴注,也可将二甲基亚砜和血卟啉衍生物按 1:4 混合涂于病变部位,12h、24h、48h 后用氦离子激光、氩离子激光或氦镉(He-Cd)激光照射病变部位。通过黄色滤光片观察病变部位的荧光情况进行诊断,为了克服人眼亮度微差阈和色度微差阈的影响,可以采用图像增强系统和荧光光谱分析系统。

(2)激光光源:常用于诊断的光源有氦离子激光、氩离子激光、氦镉激光、氮分子激光等。

(3)激光放大装置和光谱分析装置:由于肉眼观察荧光敏感度很低,也缺乏客观指标,加上辨色能力的差异,容易产生误差。因此,用激光血卟啉衍生物诊断恶性肿瘤时,可用图像增强器将图像放大 6 万倍,荧光放大后,可减少误差,提高诊断率。荧光光谱分析系统将含有肿瘤的荧光送入单色仪进行分光,经过光电倍增管将光信号变成电信号,加以放大,然后用记录仪将光谱曲线记录在纸上,进行光谱分析,用这种方法可以测出从 600~700nm 波长荧光光谱曲线积分中显示出血卟啉衍生物的特征荧光强度。同正常区域的峰值相比,肿瘤区为 12.5 倍,糜烂区为 4.5 倍以上,用这种方法,可以发现早期胃癌和支气管肺癌。

5. 激光光动力学疗法治疗肿瘤

(1)治疗方法

①给药方法:可以经静脉、动脉注射给药,也可肿瘤内注射或肿瘤表面敷贴给药。a. 静脉注射。先以皮肤划痕法做过敏试验,阴性反应者可静脉注射给药。血卟啉衍生物可按 2.5~5.0mg/kg 给药,加入 5% 葡萄糖液 250~500ml 中,稀释后缓慢静脉滴注。患者在注射药物后应避光,48~72h 或以后可选用 405nm 波长的激光对肿瘤局部照射,进行荧光诊断,然后根据肿瘤的大小及部位选用合适波长的激光进行照射。b. 动脉给药。根据肿瘤的血液供应,选取其主要动脉,顺行或逆行注药,用药后 24h 进行照光。c. 肿瘤组织内注射。稀释血卟啉衍生物为 0.5% 溶液,在肿瘤组织基底多点注射,让血卟啉衍生物浸润肿瘤组织中,注射药物后 1h 可照光。体表、黏膜外生性肿瘤可采用此法。d. 肿瘤表面敷贴。用血卟啉衍生物原液纱布敷贴溃疡或表浅病灶,3~4h 或以后局部照射,对浅表性皮肤癌效果好。

②照射剂量：各种不同脏器的不同肿瘤的照射剂量仍在探讨研究中。照光功率密度一般为 $100 \sim 250 \text{mW/cm}^2$，能量密度为 $100 \sim 500 \text{J/cm}^2$，视肿瘤的类型、大小部位等具体情况而定。但由于器官不断运动和表面皱褶的影响，保持能量均匀很困难，计算光能量方法较复杂。

穿透深度估计：根据报道，支气管肺癌照光剂量为 495J/cm^2（330mW，25min），照光后手术切除肿瘤，发现肿瘤组织深度在 3cm 以内有明显的退行性变化，正常组织无此改变。因而认为 630nm 的红光对肿瘤组织的光化作用深度约为 3cm。照射前需对肿瘤表面的黏液、污物、血液和坏死组织进行清除。临床观察，激光光动力学治疗后很难达到上述厚度的疗效，原因很多，但肿瘤表面的不洁将极大地影响激光光动力学治疗的有效深度。

③照射方法：根据肿瘤部位、形状及大小，选择不同的照射方式。a. 分野照射。用于体表肿瘤，要求使肿瘤病灶部位全部被照射，不可遗漏病灶。分野照射可以先后进行，也可多条导光纤维多光斑同时进行。b. 组织间穿刺照射。巨大肿瘤或带蒂肿瘤光穿透能力差，不能深入肿瘤病灶深部，可选择肿瘤基底部，分多点穿刺插入柱状光纤，每点相隔 $1.0 \sim 1.5 \text{cm}$，进行组织间照射，使肿瘤基底在照光后坏死。c. 配合内镜照射。用于内脏器官，如器官或支气管肺癌、食管癌、胃癌、大肠癌及膀胱癌等。

④导光纤维的选择：根据不同病灶，选用最适合的导光纤维。a. 点状光纤，适用于体表癌及堵塞管道的肿瘤。b. 扩束光纤，带放大镜头，可扩大照射范围。c. 柱状光纤，可插入肿瘤组织中进行照射，包括直接插入和套插入两种，适用于块状肿瘤或较深部的肿瘤。d. 球状光纤，可以向四周发光，适用膀胱癌和鼻咽癌。

（2）适应证：基于前述激光光动力学治疗机制，它应当对所有肿瘤都有效，实践证实确实如此。文献报道中无论是低分化癌或者是高分化癌、腺癌或鳞癌，也无论是消化道黏膜癌、肝癌、软组织癌、皮肤癌还是脑瘤，尚未发现有哪种类型的肿瘤对激光光动力学治疗完全不起反应。从肿瘤的生长部位来看，目前主要用于皮肤、外生殖器肿瘤，眼、鼻腔、口腔等腔道肿瘤和内镜能够到达、激光能够导入的呼吸道、消化道、泌尿生殖道等部位的恶性肿瘤。早期肿瘤可得到根治，晚期肿瘤可减少瘤负荷，得到改善症状的姑息疗效。按病理学分类，激光光动力学治疗适用的肿瘤类别有基底细胞癌、移行细胞癌、腺癌、黏液表皮样癌、小细胞未分化癌、腺样囊腺癌及肉瘤等。

激光配合内镜，对腔道黏膜腺癌可作出诊断、治疗，避免了开胸、开腹手术而得到治疗，特别是对于年老体弱，心、肺、肝、肾等脏器功能不全以及凝血机制障碍等不能接受手术的患者更是一种较好的治疗手段。应当强调的是，对大多数肿瘤患者而言，有手术机会者应尽量手术切除，对于已有深度浸润或远处转移的肿瘤，不宜单纯采用激光光动力学治疗，而应进行综合治疗。

（3）激光光动力学治疗（PPT）的疗效标准：1984 年 6 月全国激光血卟啉会议在北京召开，由临床组讨论制定了"PPT 疗效通用标准"。

①近期疗效标准：完全缓解（complete remission，CR），可见的肿瘤完全消失，超过 1 个月；显效（significant remission，SR），肿瘤的最大直径和其垂直直径或肿瘤高度的乘积缩小 50% 以上，并持续 1 个月；微效（minor remission，MR），肿瘤的最大直径和其垂直直径或肿瘤高度的乘积缩小不足 50%，并持续 1 个月；无效（no remission，NR），肿瘤无缩小或增大。

②中数稳定期：第 1 次治疗开始到病灶两径（最大直径、垂直直径）乘积增大 25%。

③中数治疗后生存期：第1次治疗开始到死亡或末次随诊的时间。

20年来的实践证明，这一标准过于原则，难以应用于各种临床复杂情况，亟须制定新的疗效标准。

（4）不良反应及防治

①药物过敏反应：文献报道注射血卟啉衍生物后极少数患者可能出现过敏性休克，个别出现皮疹，也有缓慢出现的胸闷、心悸不适等症状。用药前必须做皮肤划痕试验，阴性反应者方可用药。一旦出现上述症状，应立即对症处理以求缓解。

②发热：血卟啉衍生物直接静脉注射后约有3%的患者会出现低热，静脉滴注可减少发热反应。发热轻者可自然消退，超过38℃者可口服退热药。

③皮肤光毒反应：用药后避光不严格，1周内受日光直接照射或接触温水都可出现皮肤瘙痒感、红斑水肿，严重者可引起水疱，破溃后形成糜烂或溃疡。文献报道皮肤光毒反应发生率约为2%，因此注射血卟啉衍生物后需避光超过3周。如使用新型的代谢、排泄快的光敏剂，可减少避光时间，降低皮肤过敏反应。

④皮肤色素沉着：接受血卟啉衍生物注射的患者，尽管没有接受阳光直接照射，仍有50%的患者出现皮肤色素沉着，但无自觉不适症状，持续时间不等，可逐渐消退。

⑤转氨酶升高：接受血卟啉衍生物的患者，约有2%出现转氨酶升高，经保肝治疗后可改善，因为血卟啉衍生物在肝内代谢，故术前转氨酶偏高的患者慎用。

总之，激光光动力学疗法的不良反应较少，主要为皮肤过敏反应、色素沉着，少数患者可出现低热、转氨酶升高，经及时处理可很快恢复正常。而过敏性休克可通过皮肤划痕试验避免。

（焦兴元　王东平）

参 考 文 献

[1] 张积人，刘瑞祺. 肿瘤物理治疗新技术. 北京：人民军医出版社，2005：145-148.

[2] 徐国详，实用激光医学. 广州：广东高等教育出版社，1990：65-69.

[3] 许德余. 肿瘤光动力疗法. 北京：中国医药科技出版社，1995：234-238.

[4] 胡新珉. 医学物理学. 北京：人民卫生出版社，2001：156-159.

[5] 邓慧珍，邓惠和. 激光临床应用. 北京：科学技术文献出版社，1997：345-346.

[6] 徐国祥. 激光医学. 北京：人民卫生出版社，1998：123-127.

[7] 陈祖林，唐建民. 胃肠肿瘤与现代激光. 北京：军事医学科学出版社，2000：323-328.

[8] 鲁焕章，激光医疗手册. 天津：天津科技翻译出版社，1991：255-258.

第三节　光动力治疗恶性胆道肿瘤

一、光动力疗法概述

光动力疗法（photodynamic therapy，PDT）又称光辐射治疗（photoradiation therapy，PRT）或光化学治疗（photochemical therapy），从20世纪90年代起用于不可切除胆管癌的治疗，临床实践证明其可减轻胆管狭窄，改善生活质量，明显延长生存时间，是一种较新的治疗不可切除胆管癌的有效手段。PDT其基本原理是利用肿瘤细胞及正常组织细胞对光敏剂有不同的亲和特性，肿瘤组织摄取和存留的光敏剂比正常组织细胞的要多。经由特定波长的光照射,在生物组织中氧的参与下发生光化学反应,产生单态氧和(或)自由基,破坏组织和细胞中的多种生物大分子,最终引起肿瘤细胞死亡,从而达到治疗目的。

光动力治疗的基础是光化学反应,它需要具备 3 个基本要素:光敏剂、激发光与分子氧。在光动力治疗的过程中,一方面要考虑光敏剂和照射光的质和量,另一方面还要考虑光敏剂的体内分布特性和受照射组织的光学特性,并且注意组织血流变化对氧含量的影响。而光敏药剂量和照射光剂量是临床应用中光动力剂量学的两个最重要可控参量。

光动力治疗系统的基本组成是光敏剂和激发光,二者缺一不可。为确保临床目标的可靠实现,一个功能完备的光动力治疗系统应包含 4 个重要部分:①光敏剂;②与光敏剂匹配的激发光源;③将激发光传输释放到靶部位的光学器件;④为特定治疗目标制定的技术规范及相应的光动力剂量监控手段。

选择一个好的光敏剂对治疗效果至关重要。因为光敏剂对靶组织的灭活效果决定了治疗的直接疗效。光敏剂的主要其作用光谱应在组织的高透过光谱区段呈现高吸收率和高激活率,而在太阳光谱的强辐射区段呈现低激活率或低吸收率,以获得较大的光动力杀伤深度和较小的皮肤过敏反应发生率;其体内分布特性应表现出肿瘤组织中的高浓度和周边组织中的低浓度(即较高的存留比,R),以获得良好的选择性杀伤效果。

目前较为公认的光敏剂主要有:血卟啉衍生物(hematoporphyrin derivatives,HpD),磺化铝酞菁(aluminium sulphonated phthalocyanine,ALSPc),间-四羟基二轻卟芬(meso-tetrahydroxylphenylchlorin,m-THPC)(又名维替泊芬),5-氨基酮戊酸(5-aminolevulinic acid,5-ALA)等。其中 HpD 已经在美国、加拿大、德国等国家上市,5-

ALA 也通过了临床试验,正用于临床癌症的治疗。国产的血卟啉单甲醚(hematoporphyin monomethy lether,HMME)、竹红菌素 A(hypocrellin A,HA)和竹红菌素 B(hypocrellin B,HB)等也有较好效果。

在光动力治疗中光辐照设备就像是特殊的"手术刀",它是进行光动力治疗的主要设备,因此选择好的光辐照设备是手术成功的基础。好的光辐照设备应该具备以下条件:①光辐射波长与光敏剂的吸收波长相匹配。②具有足够的输出功率密度。③易于把光传输到治疗部位。④输出光波连续稳定。通常,其发射光谱的确定是兼顾光敏剂吸收率、激发率以及光对靶组织穿透后的优化选择所获得最佳的光动力杀伤效率;其输出光功率尽可能大,以便为治疗中扩大照射范围和缩短操作时程留有充分的余地。目前,用于临床的激光器有氩燃料、磷酸钛钾染料、金属蒸气激光器和半导体激光器等。

根据肿瘤的部位不同,光动力的照射方式有所不同。如腔内肿瘤多采用弥散柱状光纤、球状端光纤,也可以用平切光纤进行局部照射;深部肿瘤只能采用弥散柱状光纤进行组织间照射。

光动力疗法具有以下优点:①有效性。治疗比较彻底、复发率低,对多数较早期的癌症可达到根治目的。②广谱性。不受肿瘤细胞种类和来源的影响,对任何实体肿瘤都适用。③可重复性。由于光敏剂本身无毒,并且其细胞毒性产生具有暂时性和局部性,机体不会对光敏剂产生抗药性,PDT 可以反复使用。④灵活性。它可以完全独立使用,也可以配合其他疗法作为辅助手段使用。⑤微创性。治疗无需手术,治疗耗时短、相对创伤小,对患者而言痛苦也少。⑥可消灭隐性癌病灶。基于以上优点,这种治疗方法对于不宜接受手术治疗的局限性肿瘤,或者由于肿瘤生长部位而难以进行手术治疗的患者很有应用价值。

光动力治疗是一项新兴的医疗技术,可用于治疗人体许多器官的实体瘤。某些早期癌或癌前病变经过光动力治疗可获得根治性的疗效,许多晚期或梗阻性肿瘤也可获得明显的姑息性治疗效果。这项技术已经获得10多个国家卫生行政主管部门的正式批准,成为食管癌、支气管肺癌、膀胱癌、宫颈癌等恶性肿瘤的一种常规治疗方法。光动力疗法在治疗胆管癌中的应用也在逐步展开。

二、光动力疗法在不可切除 胆管癌中的应用

1. 光敏剂的选择　血卟啉衍生物是胆管癌 PDT 治疗中使用最广泛的光敏剂。它们一般在光照前48h 经外周血静脉给药,剂量为 2mg/kg。在被波长为 630nm 能量为 $180J/cm^2$ 的激光激活后,可达到的肿瘤坏死深度为 4~6mm,其主要的不良反应是皮肤过敏。患者注射光敏剂后需避光 3~4d,治疗后避强光 4~6 周。血卟啉单甲醚(hematoporphyrin monomethylether, HMME)是我国首创的一种单体卟啉光敏剂,具有高效、低毒、体内代谢清除快等优点,将具有广泛的应用前景。

2. 患者的准备　患者通常于光动力治疗前 2~3d 注射光敏剂,治疗前应禁食禁水。为了保障手术的顺利进行,可以于术前 30min 皮下注射阿托品 0.5mg(以减少呼吸道分泌物和胃肠道反应)以及肌内注射地西泮 10mg,使患者保持镇静状态,如果患者有老年性疾病,如高血压病和心脏病,或患者精神高度紧张,对治疗高度敏感,则应行全身静脉麻醉。治疗前应完善各项影像学检查,以明确肿瘤的确切部位、大小、形状,以便制订治疗计划。还应对患者的血常规及凝血功能进行检查。对患者心肺功能进行检查、评估,以预防术中、术后出现并发症。

3. 治疗过程　大量临床试验已证实 PDT 结合胆道引流能有效缓解胆道闭塞,延

长生存期,改善生活质量。Orter 进行的前瞻性随机试验表明,对 39 例晚期肝门部胆管癌(<3cm)的患者行 PDT＋支架引流的效果要远远优于单纯支架引流。PDT 组中位生存期为 498d,远高于单纯引流组的 98d($P<0.01$),同时 PDT 可以缓解这些患者的难治性黄疸。Zoepf 对 32 例不可切除的胆管癌患者比较了 PDT＋内镜引流和单纯内镜引流,结果发现结合 PDT 的内镜引流组患者的中位生存期为 630d,大大优于单纯引流的 210d($P<0.01$)。Witzigmann 等回顾性分析了 184 位肝门部胆管癌患者,其中术前评估或者手术探查发现肿瘤无法切除的 124 例,行 PDT＋胆道肿瘤引流和单纯胆道引流术后均可以降低血中胆红素。尽管 PDT 组中 Bismuth Ⅳ 肿瘤患者比例高于单纯胆道引流组(78％：54％),但引流成功率(3 个月后胆红素下降＞50％)上述两组中分别为 75％和 39％,中位生存期分别为 12 个月和 4.6 个月,可见 PDT＋胆道引流疗效明显优于单纯胆道引流。本研究还发现,同时手术切除患者的中位生存时间为 22.8 个月(其中 R_0 切除为 37 个月,R_1、R_2 切除均为 12.2 个月),R_0、R_1、R_2 切除组,PDT＋胆道引流组以及单纯胆道引流组患者的 3 年生存率分别为 45％、13％、3％。另外,作为术前新辅助治疗,PDT 可使肿瘤周边局限化,从而提高肿瘤切除率。Wiedmann 等报道了 7 例进展期的 Bismuth Ⅲ 和Ⅳ型的患者,术前评估认为无根治性手术切除机会,但经过 PDT 治疗 6 周后再行手术治疗,所有患者均获得根治性切除,术后 1 年 83％的患者未复发,术后 5 年的生存率为 71％。

三、光动力治疗的术后并发症及处理

1. 光过敏反应　是光动力治疗最常见的并发症。原因是皮肤中的光敏剂在自然光或灯光的激发下,发生光化学反应,造成皮肤损伤。其表现是皮肤灼伤,出现皮疹、水疱

等。对此,患者在术后应避光一段时间。必要时给予抗组胺药物治疗。

2. 出血 主要是胃肠道出血,有些也由于肿瘤浸润大血管,术后肿瘤坏死引起出血。一般经内科治疗(包括禁食、胃肠减压、抑酸、止血、输血、输液等)均能止血。亦可行内镜观察下止血治疗或放射介入止血治疗。若经上述积极治疗24~48h或以后症状未改善或恶化,或出血速度快,发生休克者经6~8h输血600~800ml,血压仍不能维持,出现反复多次出血等情况,可考虑行手术治疗。

3. 肝脓肿 常因PDT后放置胆道支架所致。

4. 胆瘘 多数患者采用内、外引流方式等非手术治疗自愈。若引流治疗无效,可行手术治疗。

5. 其他并发症 如胆道梗阻、穿刺部位肿瘤种植等。

四、光动力疗法的优点

与手术、化学治疗和放射治疗等常规治疗相比,光动力疗法具有以下优点。

1. 手术创伤小 光动力疗法的原理是利用光化学反应,而不是热效应,因此对周围结缔组织的损伤非常小。此外,借助光纤、内镜和其他介入技术,可将激光引导到胰腺局部进行治疗,避免了开腹手术造成的创伤和痛苦。

2. 毒性低 光敏剂只有达到一定浓度并受到足量的光照,才会引发光动力效应杀伤肿瘤细胞,是一种局部疗法,不会损伤人体其他部位的器官和组织,也不影响造血系统。而且,激光为非电离辐射,不会产生类似放射治疗那样的毒性蓄积。

3. 选择性好 光动力疗法属于靶向治疗的一种,主要攻击目标是光照区的病变组织,对病灶周边的正常组织损伤轻微。

4. 精确性高 光动力疗法杀伤肿瘤组织的范围可以精确至毫米级。

5. 适用范围广 光动力疗法对不同细胞类型的癌组织都有效;而不同细胞类型的癌组织对放射治疗、化学治疗的敏感性可有较大的差异。

6. 可重复性 癌细胞对光敏剂无耐药性,毒性反应不因多次治疗而增加。

7. 姑息性治疗 对因高龄、重要脏器功能不全而不能接受手术治疗或晚期的胰腺癌患者,光动力疗法能有效减轻痛苦、提高生活质量、延长生命。

8. 可与其他疗法联合应用 如对某些患者先手术切除肿瘤,再施以光动力疗法,可进一步消灭残留的癌细胞,减少复发机会,提高手术的彻底性。

五、光动力治疗恶性胆道肿瘤的前景

PDT作为一项治疗胆管癌的姑息性治疗方法,其疗效越来越受到肯定,特别在不可切除胆管癌患者的治疗中。PDT不仅可以抑制肿瘤生长,延长生存时间,改善生存质量,同时其并发症发生率较低,患者耐受性较好,对机体损伤较小。随着毒性更低、疗效更好的新型光敏剂的开发和新型激活方式的采用,加之与手术治疗、放化疗等方法的联合应用,PDT无疑会在不可切除胆管癌的综合治疗中发挥更重要的作用。

(焦兴元 马 毅 邰 强)

参 考 文 献

[1] 万紫薇，李松岗，全志伟. 不可切除胆管癌的光动力治疗. 肝胆外科杂志，2010，18(3)：232-234.

[2] Killeen R P，Torreggiani W C，Malone D E，et al. Hemobilia as potential complication in patients treated with photodynamic therapy for unresectable cholangicocarcinoma. Gastroint-est Cancer Res，2009，3：80-81.

[3] Ortner M A. Photonamic therapy for cholan-giocarcinoma：overview and new development. Curr Opin Gastroenterol，2009，25：472-476.

[4] Allison R R，Zervos E，Sibata C H. Cholan-giocarcinoma：an emerageing indication for photodynamic therapy. Photodiagnosis Photo-dyn Ther，2009，6：84-92.

第12章

恶性胆道肿瘤的放射治疗与热疗

第一节　胆囊癌的放射治疗

胆囊癌是胆道系统常见的恶性肿瘤之一，约占消化道肿瘤的 8.5%，居于消化道肿瘤的第 6 位。女性多见，男、女比例为 1:3 左右，高发年龄在 50－60 岁，并具有明显的地域和人种差异。病理上以腺癌多见，其中 60% 为硬性腺癌，部位以胆囊底、壶腹和颈部多见。胆囊癌伴存胆囊结石者占 70% 以上。胆囊癌病因尚不十分清楚，可能与胆石的长期存在有关，结石慢性刺激造成胆囊黏膜上皮癌变。其转移方式主要为直接浸润肝实质和邻近器官；淋巴转移从胆囊淋巴结、肝十二指肠韧带内的淋巴结到胰头后方、肝动脉及腹腔动脉的淋巴结。胆囊癌在临床上表现为病程进展快，早期常无特殊临床症状而难于发现，根治切除的概率很小，预后很差，其治疗效果不尽如人意。胆囊癌的首次切除率低，生存期短，预后恶劣，胆囊癌的中位生存期在 6 个月以内，1 年生存率为 14%，5 年生存率仅为 5%。

近期临床研究发现，胆囊癌对放射治疗有一定的敏感性，为缩小肿瘤创造二期手术机会及术后可以防止和减少局部复发。一些欧美和日本学者积极主张术前、术后辅助放射治疗，大多数报道的病例较少，胆囊癌的放射治疗研究结果报道不一。Donohue 等提示辅助性放射治疗可延长 Ⅳ 期患者的生存期，累计 5 年生存率上升至 7.6%。

一、胆囊癌放射治疗的技术概论

目前临床上应用的技术有立体定向放射外科治疗（SRS）、三维适形放射治疗（3DCRT）和三维适形调强放射治疗（IMRT）。

1. 立体定向放射外科治疗　立体定向放射外科治疗方式是目前国际先进的放射治疗技术之一，它利用射线的聚射原理，使加速器产生的 X 线通过共面或非共面、多野或多弧的小野照射，使射线高剂量区紧紧包绕照射目标，靶区以外的正常组织受照射剂量锐减，从而使靶区在受到高剂量照射的同时，周围正常组织得以保护，大大减少了正常组织的放射损伤。SRS 因其在光子束照射杀灭肿瘤的同时避开了肿瘤周围正常组织,好似用无形手术刀切除肿瘤一样,故人们形象地称之为"光子刀"或"X-刀"。其特点是定位准确,可进行单次或分次照射,照射范围<3cm,疗效肯定、不良反应小、方便患者。立体定向放射治疗符合肿瘤放射生物学特点,采用大分割短疗程,使靶区形成放射性损毁,提高了肿瘤局部控制率。

2. 三维适形放射治疗和三维适形调强放射治疗 三维适形精确放射治疗是在 X-刀基础上发展起来的精确治疗技术,它的最大特点是照射野形状与肿瘤形状完全适形,使高剂量区域形状在三维方向上与肿瘤一致,最大限度地提高肿瘤剂量,降低周围正常组织受量。该治疗技术不但具有 SRS 的定位精确、靶区剂量高等特点,应用范围更加广泛。三维适形调强放射治疗不但具备了 SRS 和 3DCRT 技术的特点,而且使高剂量区域分布更加均匀,这样的直接效果是提高治疗增益即比常规治疗多保护 15%~20%的正常组织,同时可增加 20%~40%的靶区肿瘤剂量。

二、胆囊癌的放射治疗方法

胆囊癌发病率低,发病过程迅速,病情进展快,根据放射治疗的时机及放射治疗目的,胆囊癌的放射治疗包括术前放射治疗、术中放射治疗、术后放射治疗、腔内放射治疗和未行手术的姑息性放射治疗。胆囊癌的照射范围为肿瘤周围 2~3cm 的区域,应包括瘤床组织及其周围可能存在的亚临床转移灶,照射野内需包括胆囊床、肝门至十二指肠乳头胆管、肝十二指肠乳头韧带、胰腺后、腹腔干和肠系膜上动脉周围淋巴结,但应避开空肠和十二指肠,以防放射后可能引起的不同程度的放射损伤和并发症。常用总剂量为40~50Gy,20~25 次,每周 5 次。

1. 术前放射治疗 可有效降低癌细胞的活性,减少术中转移的机会,尽可能将肿瘤变小,增加手术切除率,减少手术野内癌细胞的污染。其不足是无病理学检查结果,从而延迟手术时间。目前普遍认为术前放射治疗对生存时间无影响。术前胆管引流术伴有较高的术后种植转移,术前肝门区的放射治疗种植性转移发生率低,提示了术前放射治疗可减少术前引流引起的种植性转移机会。高桥对 14 例胆囊癌进行术前放射治疗,剂量为60Gy,手术切除 9 例,其中治愈性切除 4 例,术前放射治疗者手术切除率为 64.2%,对照组为 61.5%。术前放射治疗组可略提高手术切除率,而且不会增加组织脆性和术中出血。Aretxabula 等对 18 例胆囊癌患者给予术前4 500cGy 的放射治疗,同时给予氟尿嘧啶静脉滴注,15 位患者获得了再次手术机会,其中 3 例治疗前有肝和淋巴结转移。我国胆囊癌的发生率低,大多数患者发现时已出现局部的浸润,属于晚期患者,即使较早发现了胆囊癌,更多的患者首要选择了手术治疗,因此术前放射治疗的报道较为少见。

2. 术中放射治疗 可采用体外照射和腔内放射治疗,术中放射治疗就是在术中对可见的肿瘤实施照射治疗。在直视下进行照射,靶区清楚,可以很好地保护正常组织,缺点是只能照射治疗 1 次,不符合分次照射原则,因术中放射治疗对手术室的要求及放射治疗设备的要求较高,治疗后仍需要完成手术,因此术中放射治疗的开展比较局限。术中放射治疗的剂量多用 8~12MeVβ,照射野包括瘤床及周围淋巴结区,一次性照射 15~25Gy,术后3~4 周再补充外照射,肿瘤区剂量为每 2~3周20~30Gy,肿瘤区总剂量为 45~50Gy。

3. 腔内放射治疗 具有定位准确、能减少或避免正常组织器官放射损伤的特点,因此可以对放射源周围的肿瘤给予较大剂量,但其射线穿过一定深度后,剂量下降较多,对远离放射源胆管断端及手术剥离面照射剂量不够,因此在临床应用中一般将腔内放射治疗与体外放射治疗联合应用,目前较多文献报道腔内照射结合外照射优于单纯腔内照射，腔内放射治疗和体外放射治疗剂量分别为 10～20Gy 和 40～50Gy。腔内放射治疗是通过皮经肝穿刺胆汁引流（PTCD）导管将放射性核素等密封的小放射源放置在肿瘤残留部位，剂量为 10～25Gy，射线照射的区域为 0.5～1.0cm 的区域。Houry 等曾报道 11 例近距离腔内放射治疗患者的治疗结果，存活期为 5～22 个月，因此他认为放射治疗对姑息性切除的胆囊癌有一定作用；绝大多数镜下残留的胆囊癌患者经辅助性放射治疗后生存期明显延长。这种方法尤其适用于有胆管狭窄者或胆囊肿瘤增大压迫引起黄疸的患者。

4. 体外照射治疗　与单纯手术治疗相比，体外照射的辅助性放射治疗可延长胆囊癌患者的存活期。Houry 等报道显示辅助性放射治疗患者存活时间可达 23～63 个月，而单纯手术者为 10～29 个月；对某些术后无肉眼或镜下残留的Ⅳ和Ⅴ期辅助性放射治疗可延长生存时间。该组中 12 例Ⅳ和Ⅴ期患者中有 4 例在治疗后 5 个月、17 个月、22 个月、27 个月仍然存活，而其他 8 例的平均存活时间为 16 个月（5.5 个月～48 个月）。Gonde H 等对 10 例胆囊癌患者行胆囊切除、淋巴结清扫和肝部分切除的扩大性根治术、术中及术后行放射治疗，结果显示 5 年生存率为 47%，高于单纯手术组的 13%，中位生存期为 28 个月。Todoroki 等对 85 例Ⅳ期者行扩大切除术（包括肝叶切除和肝胰腺、十二指肠切除术），12 例术后无残留（tumor residue，RT_0），47 例镜下残留（RT_1），26 例肉眼残留（RT_2），所有患者中有 9 例加外照射，1 例行近距离放射治疗，37 例行术中放射治疗（平均剂量 21Gy），术中放射治疗的 37 例中有 9 例再附加外照射，结果发现辅助性放射治疗组局部控制率比单纯手术组明显升高（59.1%：36.1%），总的 5 年生存率明显增加（8.9%：2.9%）；辅助性放射治疗对镜下残留（RT_1）组效果最好（5 年生存率为

17.2%），而单纯手术组为 0，辅助性放射治疗对无残留组（RT_0）和肉眼残留组（RT_2）无明显效果。

5. 术后放射治疗和姑息性放射治疗
胆囊癌确诊时多数已晚期，因其解剖位置特殊，术后切缘往往肿瘤残留，因此临床上需要行术后放射治疗。通过在术中放置银夹，术后 CT 定位来确定照射范围，治疗的目的使肿瘤收缩以利于胆管再通，减轻黄疸，缓解疼痛，延缓肿瘤生长，避免已放置的支架管堵塞。照射野的大小应包括肿瘤的全部侵及范围及可能转移的淋巴区域，每周放射 5d，每日 1 次，每次为 1.8～2.0Gy；治愈性切除的预防性照射进行 5 周，总量为 50Gy，非治愈性切除的根治性放射总量为 60～65Gy。如在照射中黄疸加深或持续性疼痛，B 型超声检查病变较前发展，即认为放射治疗无效，应终止照射。

Todaroki 等对 17 例根治性手术切除的 TNM Ⅳ期胆囊癌和 7 例姑息性手术切除患者采用术后放射治疗，术中给予 1 次剂量为 20～30Gy 及 50Gy，结果发现术中、术后照射组 3 年生存率为 10%，对照组为 0。文献研究显示，放化疗结合可以提高患者的生存时间。欧洲癌症研究中心分析了 55 例胆囊癌患者，其中 17 例仅接受手术治疗，38 例接受术后放射治疗，55 人中 52 人病理学检查边缘阳性，分析结果表明接受放射治疗的患者与仅手术治疗的患者中位生存期对比为 19 个月与 8.3 个月，1 年生存率为 85% 与 36%，2 年生存率为 42% 与 18%，3 年生存率为 30% 与 10%，说明术后放射治疗作为辅助治疗，可以延长患者生存时间和提高生存率。

Kresl JJ 于 1985－1997 年给予 21 例行根治性切除的胆囊癌患者辅助性放射治疗，照射野包括瘤床和局部淋巴结，每次 1.8～2.0Gy，平均总剂量为 54Gy，其中 1 个患者接受了 15Gy 术中照射，5 年生存率为 33%，Ⅰ～Ⅲ期的 5 年生存率为 65%，Ⅳ期的为 0

（$P<0.02$），没有残存病灶的 5 年生存率为 64％，而有残存病灶的为 0，6 例接受体外照射剂量 $>54Gy$ 组的 5 年局部控制率为 100％，而 $<54Gy$ 组的为 65％。

姑息性放射治疗的目的是减轻患者痛苦，及延长患者生存时间。行姑息性放射治疗时，要求照射范围较小，甚至可以不包括全部肿瘤，仅照射引发症状的部位，如引起梗阻或压迫症状的局部肿瘤，照射剂量也较低。对于胆囊癌中晚期患者及无法手术切除的患者多给予姑息性放射治疗。有文献报道，恶性梗阻性黄疸患者放置金属支架后，支架堵塞的概率达 20％～86％，其中大多数由肿瘤生长通过支架网眼或超过支架边缘引起。对于术中放置支架管的患者结合放射治疗后可延长支架畅通时间。Rbruba 等选择了 11 例胆囊癌患者术中放置支架并以铱^{192}Ir 为放射源，行腔内放射及局部高剂量放射，总剂量为 30Gy，结果表明该组患者平均生存期为 237d，支架畅通平均时间为 220d，1 年生存率为 18％。

笔者认为，胆囊癌早期症状不典型，手术根治切除率较低，行扩大根治术后复发率高，且是导致死亡的主要原因，故主张手术合并放射治疗，尤其是对于晚期胆囊癌患者，虽难以达到治愈目的，但也可以改善患者情况、延长生存时间和提高生存质量。但由于缺乏大量的前瞻性随机对照研究，因此胆囊癌的放射治疗仍有待于进一步的研究。

（韩苏夏）

参 考 文 献

[1] David J，Marcelle J，Joseph B，et al. Malignanat biliary duet obstruction：long-term experience with Giantureo stents and combined modality radiation therapy Ⅲ. Radiology，1996，200：717-719.

[2] Houry S，Barrier A，Huguier M. Irradiation therapy for gallbladder carcinoma ：recent advances. J Hepatobiliary Pancreat Surg，2001，8(6)：518-524.

[3] Kubota y，Kin H，Tokaoka M，et al. Endoscopic irradia-tlon and parallel arrangment of Wallslents for hiareholangio carciomar. Hepato Gastroenterology，1998，45：415.

[4] Donohue JH，Stewart AK，Menck HR. The National Cancer Database report on carcinoma of the gallbladder，1989-1995. Cancer，1998，83(12)：2618-2628.

[5] Todoroki T，Kawamoto T，Otsuka M，et al. Benefits of combining radiotherapy with aggressive resection for stage Ⅳ gallbladder cancer. Hepatogas troenterology，1999，46(27)：1585-1591.

[6] Bruha R，Petrtyl J，kubecovam，et al. Intraluminl brachytherapy and self expandable nstents in non resect able biliary malignancies the question of long-term palliation. Hepatogas troentemlogy，2001，48(39)：631-637.

[7] 郭仁宣. 胆道肿瘤外科学. 沈阳：辽宁科学技术出版社，2002：8.

[8] Kresl JJ，Schild SE，Henning GT，et al. Adjuvant exter-nalbeam radiation therapy with concurrent chemotherapy in the management of gallbladder carcinomal. Radiat Oncol Bidphys，2002，52(1)：167-175.

[9] 范跃祖，傅锦业. 原发性胆囊癌化疗的现状和评价. 同济大学学报（医学版），2001，22(2)：73-75

第二节　胆管癌的放射治疗

胆管癌是少见的恶性肿瘤，占消化道恶性肿瘤的 3%。胆管癌原发于胆管上皮细胞，根据其发生部位可分为肝内胆管癌和肝外胆管癌，后者可再分为肝门部胆管癌和远端胆管癌，其中肝门部胆管癌最常见，占60%～70%，远端胆管癌占 20%～30%，肝内胆管癌仅占 5%～10%。1965 年由 Klatskin 首先描述肝门部胆管癌为"肝门肝管汇合部腺癌"，强调此类肿瘤体积小、边界清楚、少有转移，因而肝门部胆管癌又被称为 Klatskin 肿瘤。目前手术切除仍是胆管癌根治的惟一方法。由于其发病隐匿，确诊时多为晚期，加之肝门部特殊的解剖关系，肝门部胆管癌的手术切除率及根治率均较低。以往放射治疗多用于无法切除及复发患者，由于治疗增益有限，故临床医师认为胆管癌提倡放射治疗。近些年，随着肝门部胆管癌手术技巧的改进以及放射治疗设备更新和技巧的提高，放射治疗在肝门部胆管癌治疗中的应用较前明显增多，相关文献报道放射治疗对肝门部胆管癌的治疗疗效是积极的和有益的。本节重点阐述胆管癌的放射治疗在综合治疗中的地位及进展。

一、放射治疗的原则与方式

（一）放射治疗的原则

胆管癌的放射治疗原则与其他治疗手段一样，要最大限度地杀灭癌细胞，以及尽最大可能保护正常组织和重要器官，以提高治疗效果和降低并发症。在治疗过程中应达到以下要求。

1. 选择合适的治疗工具　目前可供临床使用的放射治疗工具很多，包括近距离治疗和远距离治疗。近距离治疗包括腔内照射、管道内照射和组织间照射。胆管癌的近距离照射多选用管道内照射。远距离的治疗包括深部 X 线机治疗机、^{60}Co 治疗机和加速器等。胆管癌肿瘤多选用远距离照射结合近距离照射的治疗方案。

2. 适宜的照射野　胆管癌的放射治疗照射野包括肿瘤原发区域和蔓延区域。照射范围的确定主要是以肿瘤的恶性程度、侵犯周围组织的范围及区域淋巴结转移等方面来考虑。照射范围过小，肿瘤照射不全，疗效肯定不好，易出现边缘局部的复发，但照射野过大，则会增加或加重放射治疗并发症，降低疗效。胆管癌的放射治疗范围需包括胆管癌原发病灶、蔓延的范围，向外延伸 1.0cm。

3. 足够的照射剂量　能否在一定的时间内给予足够的照射剂量，也是影响放射治疗效果的一个因素，照射剂量不足，肿瘤必然复发，照射剂量过高，则造成瘤床坏死，影响组织修复，同样影响放射治疗的疗效。胆管癌肿瘤本身的放射治疗剂量需 60～70Gy，甚至更大，但其周围的组织如胃、肝、十二指肠对放射治疗的耐受性低限制了剂量的提高，因此临床上需借助近距离照射或腔内照射等放射治疗技术提高胆管癌的放射治疗剂量。

4. 剂量分布均匀　照射野内的剂量分布均匀是对所有恶性肿瘤放射治疗的基本要求，应用现代的放射治疗技术及设备尽可能地满足。

（二）放射治疗的方式

1. 术前放射治疗　胆管癌术前放射治疗的优点：可有效降低癌细胞的活性，减少术中转移的机会，尽可能将肿瘤变小，增加手术切除率，减少手术野内癌细胞的污染。其不足是缺乏确切的病理结果，又延迟了手术时间。目前普遍认为术前放射治疗对生存时间无影响。术前胆管引流术伴有较高的术后种植转移，术前肝门区的放射治疗种植性转移发生率低，提示了术前放射治疗可减少术前引流引起的种植性转移机会。

Gonzalez 等报道 109 例胆管癌患者中手术切除 71 例，其中术后放射治疗 51 例，另有 19 例接受了术前＋术后放射治疗，结果表明术前放射治疗对患者生存期并无影响，在随访期内 19 例接受术前放射治疗的患者均无手术瘢痕复发，而未接受术前放射治疗的患者手术瘢痕复发率为 15％。Kelly 等对 9 例胆管癌患者行术前放射治疗，结果表明术后无 1 例胆管切缘镜下癌细胞残留，而同期未进行术前放射治疗的胆管残端，癌细胞残留率高达 54％，而切缘阴性是惟一有显著差异的预后因素，提前术前辅助放射治疗能显著提高手术根治切除率，减少局部复发。我国临床界此类研究报道少，原因是大多数患者发现伴有局部浸润的患者属于晚期患者，即使较早发现了胆管癌，更多的患者首要选择了手术治疗，因此术前放射治疗的报道较为少见。

2. 术中放射治疗　术后放射治疗失败的主要原因是肿瘤局部复发，占总失败人数的 50％～83％，有效地提高靶区放射剂量是降低肿瘤复发、提高局部控制率的关键。胆管癌术后放射治疗受胆管邻近的肝、小肠、胃及肾等危险器官的剂量影响，使常规外照射剂量有所减弱，有效提高靶区放射剂量是降低胆管癌复发、提高局部控制率的关键。近 30 年来，术中放射治疗多应用动物实验剂量模式，照射技术方法及临床应用方面已日趋完善。Todoroki 等对 63 例胆管癌进行分析，21 例单纯手术切除，22 例手术加术中和术后放射治疗，12 例手术加术中放射治疗，8 例手术加术后放射治疗，结果提示手术加放射治疗的肿瘤局部控制率（79.2％）明显高于单纯手术组（31.2％）；手术加术中和术后放射治疗的 5 年生存率（39.2％）明显高于单纯手术组（13.5％）；手术加术中放射治疗 5 年生存率（17％）明显高于手术加术后放射治疗组（0）。因此该学者认为，术中放射治疗结合手术有助于提高胆管癌的根治率，再结合术后放射治疗疗效更好。

Kaiser 等报道 9 例手术加术中放射治疗中位生存期为 23.3 个月，9 例单纯手术为 9.4 个月，36 例单纯术中放射治疗中位生存期为 5.7 个月；胆管癌的手术加术中放射治疗、单纯手术和单纯术中放射治疗的 1 年和 2 年生存率分别为 56％和 42％、33％和 0、25％和 8％，可见术中放射治疗可提高胆管癌的生存率。目前术中放射治疗的剂量多用 $8\sim12MeV\beta$，照射野包括瘤床及周围淋巴结区，一次性照射 15～25Gy，术后 3～4 周再补充外照射，肿瘤量每 2～3 周 20～30Gy。肿瘤区总剂量 45～50Gy。术中放射治疗的优点是在直视下进行照射，靶区清楚，可以很好地保护正常组织，缺点是只能照射治疗 1 次，不符合分次照射原则，因术中放射治疗对手术室的要求及放射治疗设备的要求较高，因此术中放射治疗的开展比较局限。

3. 术后放射治疗　许多学者认为胆管癌的治疗应该积极手术切除，因为只有切除肿瘤，才有可能获得长期生存。然而，即使扩大手术范围，胆管癌病理学检查切缘阴性 40％～60％。更多晚期的患者剖腹探查后发现根本无法全部或部分切除，仅取病理活检证实而已。术后放射治疗就是基于这个事实，通过放射治疗来杀灭残存在手术区域的亚临床病灶，从而减少术后复发和延长生存期。

Suzy 的研究表明切缘阴性与阳性放射治疗后的年生存率及中位生存期分别为 36％、26 个月和 35％、24 个月，因此其认为术后放射治疗可延长切缘阳性者术后生存期。

胆管癌常规术后放射治疗治疗失败的原

因仍是局部复发,其发生率为82%,故提高局部照射剂量对减少复发率应有帮助。胆管肿瘤邻近的肝、小肠、胃、肾、脊髓等危险器官的剂量限制,常规外照射剂量应限制在45～55Gy,而该剂量对于胆管肿瘤患者控制病变或长期生存均无统计学意义,目前临床多采用三维适形放射治疗(3DCRT)或调强放射治疗提高局部的剂量,适形放射治疗技术在提高肿瘤剂量的同时,使周围正常组器官受照剂量减少而得到保护,从而提高局部控制率和无严重并发症的生存率。三维适形放射治疗技术理论上可以提高治疗增益比。Robertson认为,三维适形放射治疗很难将胆管癌治愈,但较高的放射治疗剂量可以增加疾病无进展生存时间和延长生存期。李基根对43例实施根治性手术的Ⅳa期肝门肝管癌的患者行分组试验,术后病理结果均为腺癌,切缘镜下阳性者29例,其中11例在根治术后进行三维适形放射治疗,余18例根治术后未行其他治疗。随访3年发现三维适形放射治疗能有效延长Ⅳa期肝门胆管癌根治术后患者的生存期,但对控制肿瘤远处转移无效。

下面介绍一下3DCRT及IMRT的方法及步骤。

3DCRT及IMRT通过在每一个照射野上与肿瘤的形态一致,使高剂量曲线集中在肿瘤区,从而使得肿瘤得到更高剂量的照射,同时可以避免其周围正常组织和器官的不必要照射,IMRT的适形度比3DCRT更好,对正常组织保护得更好。

(1)治疗前准备和CT模拟定位:空腹4～6h,为了显示胃和小肠的位置,在定位前1.5～2h口服800ml 2%泛影葡胺溶液,定位前40min口服500ml 2%泛影葡胺溶液,做CT模拟定位前口服200ml 2%泛影葡胺溶液。患者均双手抱头仰卧位,采用热塑脂固定体位。做好体表标记,扫描的范围一般在呼气位的膈顶至第4腰椎椎体下缘,确保肿瘤范围、淋巴引流区和正常组织器官(一般包括全部肝、双侧肾、胃、十二指肠和部分小肠)包括在扫描的范围内,CT扫描层距为5mm。

(2)靶区及处方剂量的定义:将CT扫描所得图像资料传入三维治疗计划系统进行图像重建,在此基础上精确描画体表轮廓、大体肿瘤体积及其邻近重要组织器官。

靶区勾画包括肿瘤靶区(GTV)、临床靶区(CTV)、计划靶区(PTV)和危及器官。根据CT图像或根据术中置放的金属标志勾画GTV(包括原发肿瘤和转移的淋巴结),CTV则为GTV外放的区域及淋巴引流范围,PTV为CTV外放0.5～1.0cm。需要勾画的危及器官包括全部肝、双侧肾、胃、十二指肠、部分小肠左右和扫描范围的脊髓。危及器官的限量为:脊髓≤40Gy、50%肝体积接受的照射剂量≤30Gy,30%双侧肾的体积接受的照射剂量≤20Gy。

(3)照射野的设计:用计划系统进行照射野的设计,一般可用共面或非共面技术进行二维或三维的照射野设计,或应用IMRT技术设计照射计划。用多叶光栅设备遮挡不必要照射的正常组织或器官,使照射野的形状与该方向上靶区形状相一致,对靶区和危及器官进行剂量计算,并用剂量-体积直方图评价,最终得到满意的计划。使95%等剂量线包绕100% PTV,PTV内剂量差别<5%,邻近重要组织器官的受量严格控制在其耐受剂量以下。

对于胆管癌的放射治疗剂量及分割方式目前尚无定论,大多数学者仍认为加大剂量有可能提高肿瘤的局部控制率。立体定向放射治疗的剂量分布具有以下特点:小野集束照射,剂量分布集中;靶区周围剂量梯度变化大,靶区周边正常组织剂量很小。基于立体定向放射治疗的特点满足了胆管癌局部高剂量、周围重要器官低剂量的要求,多名学者进行了该方面的实施和研究。于金明等用立体定向放射治疗10例晚期胆管癌,单次剂量5～7Gy,总剂量35～50Gy,有效率100%,1

年、2年生存率为90％、70％。聂晨阳等用立体定向适形放射治疗晚期胆管癌，单次剂量4～6Gy，总剂量32～48Gy，有效率88.9％，1年生存率61.5％。

4. 姑息性放射治疗 胆管癌由于早期缺乏典型临床症状，往往发现时已属晚期，手术切除率低。对晚期合并有梗阻性黄疸的胆管癌患者，一般先行胆管支架内引流或同时外引流改善黄疸，使肝功能得以恢复。临床上更多是采用支架置入胆汁引流结合放射治疗，特别是三维适形放射治疗的治疗方法。姑息性放射治疗是为了减轻患者痛苦，延长患者的生存时间。姑息性放射治疗治疗时，照射范围较小，甚至可以不包括全部肿瘤，而仅对引发症状的部位照射，如引起梗阻或压迫症状的那部分肿瘤，照射剂量也较低。

刘阳晨等对50例局部晚期胆管癌进行临床观察，其中36例行胆管支架置入联合3DCRT，另14例单纯胆管支架置入。结果表明3DCRT组与对照组6个月、1年生存率分别为80.6％、52.8％和42.9％、14.3％（$P < 0.05$），两组的中位生存时间分别为12.4个月和5.6个月，因此认为胆管支架置入联合3DCRT治疗局部晚期胆管癌是一种有效的治疗方法。

现代医学可为胆管癌导致恶性梗阻的患者提供多种姑息疗法，在姑息性外科疗法的基础上有很多内镜治疗方法（包括鼻导管胆道引流和塑料或金属支架置入）和经皮引流等。其中，近距离腔内放射治疗（ILBT）是治疗不可切除肿瘤的方法之一，其原理是利用可释放高能射线的仪器，杀灭和抑制肿瘤细胞。这是射线通过对肿瘤细胞内水分子和大分子的作用，影响了肿瘤细胞的生长、代谢和分裂，最后导致肿瘤细胞的死亡。人体组织细胞对射线的敏感程度和组织细胞增殖分裂的活跃程度成正比，和细胞的分化程度成反比，这样就产生对肿瘤组织放射敏感，对正常组织放射抵抗的现象。腔内放射治疗是将放

射源经过人工通道置入胆道腔内病变处，放射源可经T管、ERCP或PTCD管置入。

大多数研究认为，腔内放射治疗是一种简便有效的治疗手段，该方法不仅为单纯引流的患者增加了可姑息性治疗方法，而且是一种切除后预防复发的有效措施。腔内放射治疗的优点在于增加局部放射浓度，可以更有效地杀死局部肿瘤组织，同时减低射线对周围正常组织的毒性作用。腔内放射治疗自20世纪90年代开始用于治疗不可切除胆管癌以来，被认为可减轻胆管狭窄，增加胆汁排量，改善患者生活质量，并明显延长患者生存时间。

近距离放射治疗作为局部增量手段对改善生存有一定帮助。通过术中或放射介入法（PTBD、ERCP）将^{192}Ir施源管置于肿瘤部位，可获得满意的局部剂量分布。近距离放射治疗可单独用于肝门部胆管癌的姑息治疗，也可作为增量手段与外照射相结合。

12例局部晚期肝外胆管癌在PTBD后接受单纯近距离^{192}Ir照射（20～50Gy），5例肝外胆管癌患者的中位生存期为14个月，全部患者有效地缓解了黄疸症状，50％（6例）近距离放射治疗后发生了胆管炎，肝外胆管癌患者经近距离放射治疗后2年生存率达62％，而胰头癌患者无2年生存率。近距离放射治疗作为体外照射的增量，治疗局部晚期肝外胆管癌，可以有效缓解黄疸症状。有学者回顾性分析比较外照射±近距离治疗的疗效，近距离治疗的加入提高了2年生存率，无复发生存期也显著长于单纯外照射组。近距离单次照射的剂量大小、治疗间隔长短，以及如何与外照射配合，目前均无成熟的经验。单次照射剂量过大，则可造成胆管炎，甚至胆管穿孔，长期不良反应如胆管狭窄等。一般认为，近距离照射以每次5～8Gy、3次/周、总剂量20～45Gy为宜，治疗后胆管炎的发生率为30％以上。

内照射常见的还有^{125}I放射性粒子置入

治疗。125I 放射性粒子置入是一种永久性插置性治疗,在国外已经应用于许多种恶性肿瘤的临床治疗,国内也有多家医院逐渐开始应用于恶性肿瘤的临床治疗。125I 放射性粒子治疗肿瘤有如下特点:其半衰期(60.2d)较长,故对肿瘤的杀伤程度理论上应较普通外照射更为可靠,缓解肿瘤所引起的疼痛也更为彻底。治疗靶点局部剂量高,而周围正常组织的受照剂量低,增加肿瘤组织与正常组织的剂量分配比。在肿瘤组织内均匀分布,可明显提高对肿瘤细胞的杀伤力,同时又最大限度地保护了正常组织。连续不断的照射可以使癌细胞的损伤效应累计叠加,并且在持续低剂量近距离治疗时,可以使乏氧细胞再氧化从而增加肿瘤细胞对射线的敏感性。这些特点可以最大限度地杀伤肿瘤细胞,从而达到治疗甚至治愈的目的。近几年来,随着 CT 和 B 型超声等精确定位系统以及计算机三维治疗计划系统的出现,125I 放射性粒子永久置入肿瘤内部治疗肿瘤方法的应用日益广泛。对于肝门部胆管癌的治疗是一种新的选择,125I 放射性粒子联合手术、ERCP、PTCD 以及化学治疗等的治疗可以极大程度地提高患者的生存质量,又因其对周围正常组织、血管及胆管的损伤性小,减少了并发症的发生。

崔新江等进行了 125I 放射性粒子治疗肝门部胆管癌的临床研究,结果显示对于未引起黄疸的患者,应行 125I 放射性粒子置入治疗;对于存在黄疸的患者,应先行 PTCD 或 ERCP 以解决患者的症状,而后再行 125I 放射性粒子置入治疗,效果会更好。总之,125I 放射性粒子置入治疗肝门部胆管癌是有显著疗效的,可明显延长患者的生存期,是现阶段治疗肝门部胆管癌的新选择。

二、放射治疗的不良反应与预后因素

(一)放射治疗的不良反应

按 RTOG 的标准,常见的早期毒性反应一般为不超过 2 级的"恶心""呕吐""腹痛"和"腹泻",发生率在 28%～68%,对上述不良反应对症处理即可;个别出现 3 级以上毒性反应者则应在对症处理的同时中断放射治疗并调整其方案。

晚期并发症主要是胃肠道的出血和胆管狭窄。研究报道中胃肠道出血发生率为 21%,有症状球部溃疡确切危险性为 29%,其原因应与放射剂量、方法及肿瘤的部位大小有关,有学者认为随着剂量的升高,特别是 >55Gy,患者胃肠道溃疡发生率升高,也有部分研究显示总的肿瘤剂量并不是危险因素。除去肿瘤因素,胆管狭窄的主要因素多与手术有关,放射性胆管狭窄的发生率随患者生存期的延长而升高。放射性胆管狭窄,已经证实其机制为黏膜下血管损伤后纤维组织增生、胆管壁增厚而导致管腔狭窄。早期放射性胆管狭窄多由于术中照射和胆管内置管近距离照射单次剂量过高所致,因此术中照射单次剂量应在 10～20Gy 为宜,胆管内置管近距离照射单次剂量以 <8Gy 更为合适。

(二)胆管癌放射治疗的预后因素

不可切除肝门部胆管癌如果不予治疗,平均生存期仅为 3 个月,单纯胆汁引流可使患者的中位生存期延长为 4～7 个月,放射治疗可改善患者生存质量并将生存期延长至 10～16.8 个月。内引流术是影响晚期胆管癌预后的一重要因素,胆管癌患者胆管堵塞后,表现为进行性加重的黄疸和肝功能损害。在 3DCRT 之前行 PTCD 或 ERCP 内置胆管支架,可解决胆管梗阻和改善肝功能,为后续治疗做好准备。有文献报道,放射治疗联合内置胆管支架治疗晚期胆管癌,能使患者的生活质量改善和生存期延长。淋巴转移和 Karnofsky 评分亦是影响晚期胆管癌预后的重要因素,而性别、肿瘤部位、组织学类型、肿瘤最大径、肝转移、局部浸润、外引流术和照射剂量对晚期胆管癌的预后影响无显著性。关于胆管癌照射的时间、剂量、分次模式,目前还无完善的标准可执行。Morganti 等报道,高放射治疗剂量患者的中位总生存期较低放射治疗剂量的患者延长近 2 倍。Crane 等报道高放射治疗剂量照射具有提高局部控制率的趋势。但也有学者则持不同意见,Hamamoto 等报道胆管癌照射 50～54Gy 组与≥60Gy 组比较,在生存率变化上无统计学差异。因此,剂量对胆管癌的预后未达成统一的共识。目前关于放射治疗剂量的大小意见不一,有学者认为应当限制剂量,也有学者指出提高照射剂量与改善无进展生存期和总生存期密切相关。然而其结果的可信度已被患者不均一性和研究的非随机性所弱化。

从大量的临床资料分析来看,内引流术、淋巴结转移和 Karnofsky 评分是影响患者预后的重要因素。3DCRT、MRIT 对晚期胆管癌患者局部治疗效果明显,且能有效提高患者的生存率和改善患者的生活质量。

(韩苏夏)

参 考 文 献

[1] Olnes MJ, Erlich R. A review and update on cholangio carcinoma. Oncology, 2004, 66: 167-179.

[2] Nakeeb A, Pitt HA, Sohn TA, et al. Cholangiocarcinoma. A spectrun of intrahepatic, pefihilar, and distal tumors. AnnSurg, 1996, 224:463-473.

[3] Todowki T, Ohara K, Kawamoto T, et al. Benefits of adjuvant radio therapy after radical resection of locally advanced main hepatic duct carcinoma. Hat J Radiat Oncol Biol Phys, 2000, 46:581-587.

[4] Gerhards MF, Gulik T MV, Gonzalezd G, et al. Results of post-oprative radio therapy for resectable hilar cholangiocarcinoma. World J Surg, 2003, 27:173-179.

[5] Stein DE, Hewn DE, Rosato EL, et al. Positive microscopic margins alter outcome in lymph node negative eholangiocarcinoma when resection is combined with adjuvant radio therapy. Am J Clin Oncol, 2005, 28:21-23.

[6] 孟岩,肖作平,张柏和,等. 局部晚期肝门部胆管癌根治术后放射治疗的作用. 第二军医大学学报, 2004, 25:918-919.

[7] Palma GD, Pezzullo A, Rega M, et al. Unilateral placement of metallic stents for malignant hilar obstruction : a prospective study. Gastrointest Endosc, 2003, 58:50-53.

[8] 李玉,王宁,田起和,等.金属支架联合立体定向适形放疗治疗肝门部胆管癌. 中华放射肿瘤学杂志, 2005, 14:39-41.

[9] Ishii H, Furuse J, Nagase M, et al. Relief of jaundice by extemalbeam radio therapy and intra luminalbraehy therapy in patients with extra bepatic eholangicarcinoma: results without stenting. Hepatogastroentewlogy, 2004, 51: 954-957.

[10] Shinchi H, Takao S, Nishida H, et al. Length and quality of survival foll owing external beam radiotherapy combined with expand ablemetallic stent for unresectable hilar cholangiocarcinoma. J Surg Oncol, 2000, 75(2):92-94.

[11] Morganti AG, Trodella L, Valentini V, et al. Combined modality treatment in unresectable extrahepatic biliary carcinoma. Int J Radiat Oncol Biol Phys, 2000, 46(4):913-919.

[12] Crane CH, Macdonald KO, Vauthey JN, et al. Limitati ons of conventional doses of chemoradiation for unresectable biliary cancer. Int J Radiat Oncol Biol Phys, 2002, 53(4): 969-974.

[13] Hamamoto Y, Niino K, Ishiyama H, et al. Impact of pretreatment cholinesterase level on survival of inoperable intrahepatic or hepatichilar carcinomas treated with three dimensional

conformal radiotherapy. RadiatMed，2004，22
(5)：3162-3173.

[14] Wiedmann M，Berr F，Schiefke I，et al. Pho-
todynamic therapy in patients with non-resect-
able hilar cholangiocarcinoma：5-year follow-up
of a prospective phase Ⅱ study. Gaqstrointes-
tinal Endoscopy，2004，60(1)：68-75.

[15] Zoepf T，Jakobs R，Arnold JC，et al. Photo-
dynamic therapy for pall iation of nonresect-
able bile duct cancer-preliminary results with a
new diode laser system. An J Gastroenterol，
2001，96(7)：2093-2097.

[16] Montemaggi P，Costamagna G，Dobelbewer RR，
et al. Intra luminal brachy therapy in the treat-
ment of pancreas and bile duct carcinoma. Int J
Radiat Oncol Biol Phys，1995，32：437-443.

[17] 崔新江，曹贵文，宁厚发，等. ^{125}I放射性粒子
治疗肝门部胆管癌的临床研究. 潍坊医学院
学报，2008，4：289-292.

[18] 吴开良，蒋国良. 适形放疗的研究现状. 中华
放射肿瘤学杂志，2001，3(1)：65-68.

[19] Roberts on JM，Lawrence TS，Andrews JC，

et al. Long 2 term results of hepatic artery flu-
orodeoxyuridine and confor mal radiation ther-
apy for primary hepatobiliary cancers. Int J
Radiat Oncol Biol Phys，1997，37(2)：325-
330.

[20] 于金明，于甫华，尹勇，等. X线立体定向放
射治疗肝门部胆管细胞癌临床分析. 中华外
科杂志，2001，39(8)：633.

[21] 聂晨阳，陈龙华. 立体定向适形放疗治疗晚期
胆管癌的疗效评价. 实用癌症杂志，2003，18
(3)：285-287.

[22] Stein DE，Heron DE，Rosato EL，et al. Posi-
tive microscopic marginsalt erout come in-
lymph node-negative cholangiocarcinoma when
resection is combined with adjuvant radiothera-
py. Am J Clin Oncol，2005，28(1)：21-23.

[23] 李基根，陈龙华. 肝门区胆管癌根治术后三维
适形放疗效果观察. 人民军医杂志，2008，18
(8)：535-536.

[24] 刘阳晨，周绍兵，高飞，等. 支架置入联合三
维适形放射治疗局部晚期胆管癌疗效评价.
现代肿瘤学杂志，2009，17(6)：1118-1120

第三节　胆道肿瘤的热疗

肿瘤热疗学是一门利用热的生物效应治疗肿瘤的学科，是利用射频电磁波、微波或超声波等各种致热源的热效应将肿瘤区或全身加热至有效治疗温度范围并维持一定时间，使肿瘤组织发生即时性的代谢反应，从而引起肿瘤细胞分子结构发生改变和溶酶体活性增强，达到杀灭肿瘤细胞，治疗肿瘤的目的。

目前肿瘤热疗已成为一种重要的治癌手段。人类用热疗的方法治疗各种疾病已有 5 000 年的历史。利用加温治疗恶性肿瘤，尤其是晚期恶性肿瘤在临床上已经有 100 多年的历史。热疗作为一种手段，在肿瘤的治疗领域占有一席之地只有 20 多年的时间。随着科学技术的发展，射频、微波、超声技术相继应用于肿瘤的热疗。传统的热疗理论认为，肿瘤组织对热的敏感性高于正常组织，基于肿瘤组织特殊的微环境，导致肿瘤内的温度容易蓄积。因热疗在胆管癌及胆囊癌的应用相对较少，因此作为一部分内容对胆管癌、胆囊癌的热疗及与放射治疗的作用一并陈述。

一、热疗的机制

热疗的生物学机制非常复杂，与热疗的剂量、采用的热疗方式以及肿瘤组织对热的敏感性等诸多因素都有关系，目前为止还没有关于这方面的统一认识。

下面分别从热疗直接杀伤肿瘤细胞、间接杀伤肿瘤细胞、通过诱导凋亡促肿瘤细胞死亡三方面进行阐述。

1. **直接杀伤肿瘤细胞** 体外试验表明，加热对细胞有直接的细胞毒性作用，热疗主要作用于肿瘤细胞的以下组织结构，进而对肿瘤细胞直接杀伤。

(1)细胞膜：细胞膜在常温下呈液晶相，细胞膜的各种功能包括能量转换和物质运输信息传递都与膜的流动性密切相关。热疗可使细胞膜的流动性和通透性改变，导致细胞内环境发生变化以及妨碍经膜转运蛋白和细胞表面受体的功能，并且肿瘤细胞膜的胆固醇含量较正常细胞低，膜流动性较强，因而更易受温热的影响。

(2)DNA和RNA：热疗抑制了RNA、DNA和蛋白质的合成，特别是DNA的合成，即使热疗停止后亦很长时间受抑制。

(3)细胞骨架：热疗对细胞骨架的损伤主要表现为细胞形态、有丝分裂器、细胞内原生质膜等的改变。

(4)超微结构：发现癌细胞线粒体膜、溶酶体膜和内质网膜在热疗后均发生破坏，且由于溶酶体酸性水解酶的大量释放，导致细胞膜破裂和细胞质外溢，最终癌细胞死亡。

2. **间接杀伤肿瘤细胞** 癌细胞普遍处于慢性缺氧的酸性环境中。肿瘤的体积和病理类型是决定其pH的最重要因素。如果不考虑病理类型，肿瘤的平均pH为7.06 ± 0.05。加热可使肿瘤组织灌流量显著下降，加剧组织内乏氧，使酸性代谢产物乳酸和β-羟丁酸含量明显增加，肿瘤内pH迅速降低，而降低pH能增加热疗细胞的杀灭作用，pH与肿瘤的完全缓解率CR也呈显著正相关。此外，热疗还可使热休克蛋白HSP70的表达上调，从而提高抗肿瘤免疫作用，诱导肿瘤细胞死亡。

在体外试验中，如果热疗后迅速降低细胞外液pH，可以使癌细胞丧失产生热耐受的能力。肿瘤组织内毛细血管壁由单层内皮细胞和缺乏弹性基膜的外膜形成，在发育、组织和效率上均比正常血管差，因此血流缓慢且容易受组织挤压形成瘤内血栓或闭塞。加热可使本来血流缓慢的肿瘤组织血管发生淤滞，从而导致肿瘤区域内(特别是中心区域)血流减少，致使肿瘤组织的温度高于肿瘤邻近正常组织，其温差可达$5\sim10℃$，这个温度差使热能杀灭癌细胞而又不会损伤正常组织细胞。热疗时，一方面由于肿瘤组织的微循环障碍，另一方面肿瘤周围正常组织的血管反应性扩张，血流发生改道现象，造成肿瘤组织的血流相对减少。血流减少进一步导致氧分压降低。血供不足及氧分压降低等因素严重影响了肿瘤组织的正常代谢，导致酸性产物大量蓄积，肿瘤内pH迅速降低，pH的降低使得热疗对肿瘤细胞的杀伤作用增强。

3. **诱导细胞凋亡** 热能直接导致的细胞杀伤作用本质上不同于放射治疗造成的细胞死亡，不同的细胞对热的敏感程度也不同。细胞凋亡(apoptosis)是细胞对内外界信号刺激后做出的应答反应，是一种受基因控制并按一定程序进行的细胞主动死亡，近年来细胞凋亡在热疗中的重要作用引起了广泛关注。研究认为，热疗对肿瘤细胞的杀伤接近于细胞凋亡而非其他生理死亡。热疗使肿瘤细胞的凋亡，一方面通过凋亡基因的表达，一方面通过热疗对端粒酶的抑制作用实现。

热疗作为一种应激因素，增强了凋亡调节基因的表达，并最终导致肿瘤细胞的凋亡。研究发现，Burkit淋巴瘤细胞经过43℃处理30min大约60%的细胞出现凋亡。凋亡的发生受多种基因的调控，与肿瘤热疗相关的基因有：①凋亡促进基因，包括野生型p53等；②凋亡抑制基因，包括bcl-2、突变型p53等；③双重作用的基因有c-myc、c-fos等。Rong等报道Dunn骨肉瘤细胞在43.5℃持续加温1h后即可产生凋亡细胞，持续6h凋亡细胞的凋亡率最多。Nikfarjam等对肝肿瘤细胞加热研究发现，其细胞凋亡可持续96h，并在24h达到高峰。

热疗对端粒酶的抑制也促使了肿瘤细胞

胆道肿瘤学前沿

的凋亡。肿瘤细胞和未分化细胞内表达端粒酶。生物化学和遗传学研究已经证实端粒酶可以修复和维持端粒的稳定性，从而延长细胞的生命。热休克蛋白可以干扰端粒酶活性，对机体加热后可诱导细胞产生大量的热休克蛋白，间接起到抑制端粒酶活性，促使肿瘤细胞凋亡的作用。

二、影响热疗效应的因素

1. 热疗的温度与时间对疗效的影响　以往对细胞敏感性的测定多采用 43℃、1h 热疗，临床上也一直努力追求使整个肿瘤温度达到 43℃，而忽略了人实际的耐受性。近年来热疗的温度和持续时间有了很大的进展，越来越多的研究表明应用 41℃ 持续数小时的温和热疗，其疗效优于 43℃、1h 的高温热疗。加热的温度比加热时间更具有临床意义。

2. 环境中 pH 对热疗的敏感性的影响　试验表明在低 pH 培养液中进行热疗，热敏感性高。大多数人体肿瘤细胞是处于低酸状态，所以肿瘤细胞的热敏感性高于正常组织。Hahn 等的试验进一步观察到，培养于 pH 7.4 条件的细胞，在热疗前转入低 pH 培养液，细胞热敏感性增加，而长期处于低 pH 培养状态的细胞对热疗的敏感性未见明显增加。这一结果表明，只有当肿瘤 pH 迅速下降时，才能增加热敏感性。

3. 热对细胞反复作用的影响　可使细胞产生热耐受从而影响疗效。热耐受不是细胞固有的特性，是一种暂时的、非遗传性现象，重复热疗、延长热疗时间或在不同温度调换加热都可诱发热耐受现象，导致热敏感性降低。

4. 细胞周期对热敏感性的影响　不同细胞增殖周期对热敏感性不同。G_1 早期对热抗拒最大，G_2 期也相对热抗拒，M 期和 S 期细胞通常热疗敏感性好，而 S 期细胞对放射线抗拒，因此热疗和放射治疗的综合治疗对肿瘤细胞的打击力度更大，可以进一步提

高疗效。

5. 不同类型的细胞对热疗的反应　过去认为热疗对黑色素瘤细胞、肉瘤效果比来源于上皮的腺癌、鳞癌更好，临床资料发现组织细胞来源与热疗效果没有直接的关系。但在实验室方面，研究表明人类细胞的热敏感性低于鼠类细胞，即使同一来源的神经胶质瘤的不同株，其热敏感性均不相同。

三、热疗联合放射治疗的生物学基础

一般认为肿瘤细胞的热敏感性高于正常细胞，原因在于正常组织有着良好的血液循环以及微循环毛细血管经常处于闭合状态，加热时毛细血管扩张、血流速度加快，将热量带走；而肿瘤细胞内血管不完善、血窦内毛细血管平常处于扩张状态，血流相对贫乏，不受正常机体的调控，所以加热时肿瘤热量不能带走，散热困难，热量出现蓄积，这样就造成了肿瘤内部温度高于周围正常组织 3～7℃ 的温度差异。这种差异保证了热疗的可行性，即合理的热疗技术在对肿瘤细胞进行杀灭的同时对肿瘤周围正常组织不会造成损伤。热疗联合放射治疗增加对肿瘤细胞的杀伤作用，主要通过以下几种方式实现。

1. 降低乏氧细胞的比例　大多数实体瘤中存在着乏氧细胞，如何降低这些对放射线不敏感的乏氧细胞比例是肿瘤放射治疗中的关键。热疗增加了肿瘤细胞周围及内部的血流量，肿瘤氧分压增高，从而改善了肿瘤乏氧状态，增加了放射治疗的敏感性。因此，放射治疗和热疗的应用不仅表现为两者对肿瘤细胞的杀伤作用，更主要表现在热疗增加了放射治疗的敏感性。研究表明，肿瘤周边部分的有氧癌细胞对放射线敏感，肿瘤中心部分的乏氧癌细胞对放射线不敏感，肿瘤周边的血供良好，热疗时肿瘤周边的热量很快因循环散热，因此热疗对肿瘤周边细胞的杀伤作用远不及对肿瘤中央的杀伤作用，单纯热疗治疗失败的主要原因为肿瘤周边性复发；

而放射治疗局部控制失败的主要原因多为肿瘤中央乏氧细胞的局部复发。热疗可使瘤体内氧分压增高，改善瘤体内的乏氧微环境，从而提高肿瘤细胞对放射线的敏感性。Sage等对荷人结肠癌的裸鼠40℃加热3h后，肿瘤内乏氧细胞比例由48%显著降低至不足12%，肿瘤的放射敏感性因而明显提高。

2. 抑制放射治疗诱导的DNA的修复 热疗可以抑制肿瘤细胞放射治疗损伤的修复作用，主要是抑制DNA单链断裂的修复。加热可减少因照射引起的骨髓等组织的损伤。放射线在生物体内的电离作用是通过直接或间接作用引起细胞DNA链断裂来发挥其杀伤肿瘤细胞效应的。DNA链断裂分为单链断裂和双链断裂，其中最主要的是单链断裂，这种单链断裂在DNA修复酶的作用下可以得到修复，而双链断裂常会导致细胞死亡，是诱导细胞死亡的关键。研究发现，细胞核内双链断裂修复蛋白MRE11是热放射增敏的主要靶蛋白，加热可使MRE11分布改变而引起与细胞死亡相关的微核变化，从而导致细胞放射敏感性的提高。加热还可以使细胞蛋白质变性，包括DNA修复酶类，其中DNA聚合酶受到热及放射后活性降低，随着时间延长逐渐修复，DNA聚合酶的活性降低导致DNA单链、双链修复受到抑制，进而抑制细胞亚致死损伤和潜在致死损伤的修复。

3. 细胞周期的再分配 热疗和放射治疗对细胞周期各时相的敏感性不同，射线对G_2后期和M期最敏感，S期肿瘤细胞即细胞DNA合成期，对放射线抗拒，对热疗最敏感，实验证明高热能使S期的细胞对放射线的敏感性提高3倍。两者联合应用可起到明显的协同作用。Zolzer等对人类恶性黑色素瘤细胞的研究表明，43℃、1h的加热使G_2～M期由6h延长至13h，G_2期阻滞达48h，S期阻滞则更久。可见加热可使细胞周期再分布，并使多数细胞停滞在S期和G_2期，增强了热和射线对细胞损伤的互补作用，提高了细胞的放射敏感性。

4. 抑制血管生成 射线虽对肿瘤血管内皮细胞有一定程度的直接杀伤作用，但同时也诱导血管内皮生长因子(VEGF)表达增强，使肿瘤血管对放射的抗拒增强。热疗可抑制肿瘤源性VEGF及其产物的表达，从而阻碍肿瘤血管内皮增生及细胞外基质的再塑型，抑制肿瘤生长及转移。Sawaji等对纤维肉瘤HT1080细胞体内外42℃加热4h后，VEGF的基因表达和蛋白合成明显受抑，6例晚期肿瘤患者行42℃的全身热疗2～3周或以后，血清VEGF水平由治疗前的(177.0±77.5)pg/ml明显降低至(49.9±36.5)pg/ml，说明加热可抑制内皮细胞的增殖和肿瘤新生血管的形成，从而提高肿瘤的放射效应。热疗可抑制肿瘤源性的血管内皮生长因子VEGF及其产物的表达，从而阻碍肿瘤血管内皮增生及细胞外基质的再塑形，抑制肿瘤生长及转移。

四、热疗的分类

1. 局部热疗 主要是增加局部肿瘤的治疗温度，包括浅表加热(如颈部转移淋巴结和乳腺癌胸壁病灶的加热)；腔内加热(如食管癌、直肠癌、宫颈癌的腔内插管热疗)，以及插植热疗技术。实施局部加热的热疗设备主要为微波治疗技术，如频率在433MHz、915MHz、2 450MHz的微波热疗机以及体外超声热疗机。

2. 区域热疗 通过加热的液体循环用于肢体肿瘤的灌注以及胸腔、腹腔热灌注技术，主要和化学治疗同步应用。近年来，也有学者将以往属于局部热疗的深部肿瘤射频热疗也归入区域热疗的范畴，而深部肿瘤的射频热疗主要以配合放射治疗为主，而全身化学治疗与射频热疗的配合用于增加深部肿瘤的疗效，目前也有越来越多的临床报道。胆管癌和胆囊癌的热疗多采用区域热疗,因其位置深,多应用深部热疗技术。

3. 全身热疗 对晚期播散性病变,尤其是放射治疗、化学治疗无效或一度控制后出现复发、远处转移,而患者全身情况又较好者可考虑全身热疗。全身热疗主要是配合全身化学治疗来使用,其目的是克服化学治疗的耐药性,增加化学治疗对肿瘤治疗的有效性。实现全身热疗的方法有多种,包括早年的蜡浴法、电热毯法、人工注射细菌毒素法,以及近年来国外使用的体外血液循环加热法、国内使用的红外线太空舱法。使用体外设备进行全身加热,一般需要全身麻醉,而且有一定的并发症,因此限制了全身热疗技术在临床上的普及应用。

五、临床应用的问题及展望

我国对胆囊癌及胆管癌的热疗大都停留在对热疗可行性探索上,以及动物温热治疗的疗效阶段上。临床上胆囊癌、胆管癌的热疗报道较少。大量的研究表明,合理、有效利用热疗,可以明显提高常规治疗手段如放射治疗、化学治疗不敏感肿瘤的局部控制率,从而可望进一步提高治愈率和生存率,同时热疗在不增加或降低现有治疗手段毒性的基础上,可以有效缓解症状、改善全身症状、增加机体免疫系统的能力。尽管如此,热疗仍有许多有待进一步解决的问题,如热疗剂量与温度场的计划与控制,加热与放射治疗、加热与化学治疗综合治疗时加热温度、加热时间、二者的时间间隔、先后顺序、同时加热时照射剂量(化疗药物剂量)的大小等也仍需进一步研究,如何满足瘤体内均匀有效的治疗温度,如何解决测温难题等。相信随着科学技术的发展,热疗领域难题的解决,热疗必将在肿瘤的综合治疗中发挥越来越重要的作用。

(韩苏夏)

参 考 文 献

[1] 林世寅,李瑞英. 现代肿瘤热疗学. 北京:学苑出版社,1997:12-21.

[2] Ito A, ShinkaiM, Honda H, et al. Heat shock protein 70 expression induces antitumor immunity during intracellular hyperthermia using-magnetite nanoparticles. Cancer I mmunol lmmunother, 2003, 52(2):80-88.

[3] Cummings M. Increased-fos expression associated with hyper thermia-induced apoptosis of a Burkitt lymphoma line. Int J Radiat Biol, 1995, 8(6):687-692.

[4] Hildebrandt B, Wust P, AhlersO, et al. The cellular and molecular basis of hyperther mia. Crit Rev Oncol Hematol, 2002, 43(1):33-56.

[5] Zolzer F, Strefer C. G_2-phase delays after irradiation and /or heattreat ment as assessed by two-parameter flow cytometry. Radiat Res, 2001, 155(1):50-56.

[6] 梁寒,郝希山. 热疗的生物学机制. 国外医学肿瘤学分册, 2001, 6(28):438-440.

[7] Nikfarjam M, Muralidharan V, Malcontenti-Wils on C, et al. The apoptotic response of liver and colorectal livermetastases to focal hyperther mic injury. Anticancer Res, 2005, 25 (2B):1413-1419.

[8] Rong Y, Mack P. Apoptosis induced by hyperthermia in dunn osteosarcoma cell line in vitro. Int J Hyperthermia, 2000, 16(1):19-27.

[9] TakabashiA, Matsumot OH, Nagayama K, et al. Evidence for the in volvement of double-strand breaks in heat-induced cell killing. Cancer Res, 2004, 64(24):8839-8845.

[10] Saga T, Sakahara H, Nakamot OY, et al. Enhancement of the therapeutic outcome of radio immunotherapy by combinati on with

whole-bodymild hyperthermia. Eur J Cancer, 2001，37(11)：1429-1434.

[11] Sawaji Y，Sato T，Taakeuchi A，et al. Anti-angiogenic acti on of hyperthermia by supp ressing gene exp ressi on and production of tumour-derived vascular endothelial growth factor in vivo and invitro. Br J Cancer，2002，86(10)：1597-1603.

[12] 赵世俊. 肿瘤热疗研究进展. 国外医学临床放射学分册，2004，2(4)：252-255.

第13章

恶性胆道肿瘤的介入治疗

介入治疗学是 20 世纪 70 年代开始发展起来的一门医学影像学和临床治疗学相结合的新兴边缘学科,有学者谓之与内科、外科并列的三大诊疗技术。介入治疗就是利用现代高科技手段进行的一种微创性治疗——即在医学影像设备的引导下,将特制的导管、导丝等精密器械,引入人体,对体内病态进行诊断和局部治疗。介入治疗因其应用数字技术,扩大了医师的视野,借助导管、导丝延长了医师的双手,它的切口(穿刺点)仅有米粒大小,不用切开人体组织,就可治疗许多过去无法治疗、必须手术治疗或内科治疗疗效欠佳的疾病,如肿瘤、血管瘤、各种出血等,因而具有不开刀、创伤小、恢复快、效果好的特点。目前,介入治疗已成为现代医院临床治疗的主要手段之一,并将成为 21 世纪最有发展前途的临床医学专科之一。

第一节　胆道系统介入造影

一、血管造影

胆囊或胆道系统的恶性肿瘤,大部分属于进展期癌症,多数病例在实施血管造影前,其他检查法就已经或能够明确病变部位和性质。血管造影的目的主要在于选择手术适应证和术式,所以必须掌握病变区域需要造影的血管和阅片技术。

(一)病变部位与应该选择的造影血管

1. 选择性腹腔动脉造影和选择性肠系膜上动脉造影　胆囊或胆道系统血管造影主要是采用选择性腹腔动脉造影和选择性肠系膜上动脉造影。因为胆囊和胆道系统主要接受来自这两根血管的分支供血,所以先进行这两根血管造影,可以大致了解患者的血管解剖情况,然后根据具体情况选择应该超选择插管的血管和使用的导管类型。在选择性肠系膜上动脉造影时,加用前列腺素 $E120\mu g$,可以经肠系膜上静脉得到清晰的门脉像,进而了解恶性肿瘤对门脉系统的浸润程度及范围。还要提醒注意的是,造影之前不要忘记使用发泡剂。这是因为血管造影的患者需要禁水,胃部处于空虚状态,此时胆道系统动脉容易与胃十二指肠动脉和胃网膜右动脉重叠,造成辨认不清。

2. 超选择造影 诊断胆囊病变要选择肝动脉甚至胆囊动脉造影。对 US、CT、MRI等已经明确有其他脏器浸润的进展期胆囊癌,为明确浸润范围可做肝总动脉造影。为提高诊断质量,应该进一步行肝固有动脉乃至胆囊动脉造影。使用盐酸肾上腺素等收缩血管药物,行药物性血管造影,可以鉴别炎症或肿瘤。如果是炎症性病变则血管收缩,如果是肿瘤则血管不收缩。

3. 肝总动脉造影 因为胆管的营养动脉是上部胆管动脉丛,而上部胆管动脉丛主要是来自胰十二指肠上后动脉的分支,所以要想显示胆道系统病变,应该做肝总动脉造影。进一步可实施超选择性肝固有动脉、胃十二指肠动脉、胰背动脉及胰十二指肠下动脉造影。如果技术上允许还应该进一步行胰十二指肠上后动脉和胰十二指肠上前动脉的超选择造影。此时如果选择 2~2.5 倍放大的、立体摄影,可以提高图像分辨能力,就可能描绘出胆管系统微细的动脉或肿瘤血管。

4. 注意事项 血管造影中应注意不能粗暴操作,需要有反复插管的耐心和毅力。像动脉硬化或血管蛇形弯曲插管困难的病例,粗暴操作可能导致动脉内膜下注射,使预期手术目的不能实施。当发现超选择性插管有危险时,可适用盐酸肾上腺素等血管收缩药,是解除困境的方法之一。在腹腔动脉造影时并用盐酸肾上腺素,如果肝内没有转移,则肝动脉收缩良好,还能清晰显示胃十二指肠动脉及胰头部动脉。

(二)造影方法

1. Seldinger 技术

(1)器械准备:①动脉穿刺针,大致分为三重针(由外套、内套和注射针芯组成)和二重针(由外套和针套组成)两种类型。一般多采用二重针。②导丝,一般选用长度为 120~180cm,选择导丝直径为 0.014~0.038 英寸(1 英寸=2.54cm)。③导管,大小从 5~8F,还有球囊、同轴等特殊导管。④导管鞘。

(2)术前处置:血管造影检查前 4~6h 禁食,插管部位备皮。术前 10~20min 使用阿托品、地西泮(有时需要使用哌替啶)缓解患者紧张,减少检查治疗痛苦。

(3)插管:先消毒穿刺部位,铺无菌巾。接近患者的透视机头也要用无菌巾覆盖。然后按 Seldinger 技术操作。

经股动脉插管法插管前应事先摸清楚两侧足背动脉并标记,便于术后观察足背动脉搏动情况。

①确定穿刺部位。一般是选择腹股沟韧带下 1~2cm 作为穿刺点。

②取与穿刺时同样的角度,用 1% 利多卡因依次对穿刺部位皮下及股动脉周围进行局部麻醉。注意穿刺针一旦刺入后,不要拔针,一边注射麻醉药物,一边进针可减轻患者疼痛。当麻醉药物抵达动脉周边时,应就势改变进针方向,对动脉旁充分麻醉,可以有效预防动脉痉挛。

③局部麻醉后,用手术刀切开穿刺点皮肤 2~3cm,此时应注意不要伤及股动脉和股神经。切口最好沿皮纹方向,这样术后切口可能不明显。切开皮肤后,用止血钳游离皮下组织,就能保障导管和导管鞘的顺利插入。

④应面向头侧与股动脉一致约 45° 进针,这时左手示指和中指要用来确认股动脉搏动,便于确认穿刺点正好位于两指之间。因为左手可确定股动脉位置及直径,就可立即确认针尖是否位于穿刺动脉中心。如中心确认不清,可移动针尖,使动脉搏动与穿刺针平行,这也是确定穿刺点为动脉中心的方法。穿刺针针尖的刃面应朝上,如果朝下会导致穿刺困难。穿刺时,左手示指和中指要紧紧固定动脉,直接刺向动脉中心。穿刺针可直接穿透动脉前、后壁。在动脉搏动非常好的情况下,仅穿前壁也可以,但不一定能穿刺成功。有时导丝可进入动脉内膜下,要充分注意。要尽可能一次穿刺成功。

⑤穿刺后拔出针芯，血液就会涌出，此时不要动外套管，尽快插入导丝。进导丝最好在透视下进行。如果动脉血涌出不充分或进导丝有阻力，不可硬进导丝。硬进导丝，导丝就有可能进入动脉内膜下，造成血管损伤。在动脉硬化严重的病例，应更换前端柔软度较长的导丝或 J 形导丝。

⑥一旦透视下确认导丝顺利进入腹主动脉，术者应该用左手环指压紧穿刺部位的头侧，用右手拔出套管，同时左手示指和中指固定导丝。套管沿导丝拔出的同时，应该从导丝的尾端套入导管。导管从导丝尾端套入时，要注意一定要看到导丝尾端从导管露出后，抓住导丝，再进导管。导管头抵达穿刺点，应该边旋转边进入。继续沿导丝送导管。导管送至一定深度后，即可抽出导丝。用肝素水冲洗导管。使用导管鞘时，导管鞘的插入法与送导管一样。

⑦血管造影结束后，拔出导管，并对穿刺部位止血。首先以左手示指和中指确认动脉头侧的搏动情况，慢慢拔出导管。在拔导管的过程中，决不能加大左手的压力。如果一边施以较强的压力，一边拔管，就可能导致动脉痉挛。拔出导管的同时，应加大左手对动脉的压力。受压部位应该是皮肤小切口的头侧，相当于导管穿过动脉壁的部位。导管拔出后 5min 之内，应该用力压迫，但不能用力过猛，以免患者疼痛。力量掌握在能通过一点血流的程度为适中。用力不当常形成血肿，应引起注意。直接压住皮肤小切口，可能导致血液渗漏至动脉周围而辨认不清，按压应躲开小切口为好。压迫 5min 后，可以减小左手压力，仅示指轻压即可。在确认血流正常通行后，轻压 2～3min，然后逐渐减小手指的压力，最后慢慢松开手指，弹力绷带包扎。术后要求绝对卧床安静 6h。太长时间卧床容易形成静脉血栓。导管拔出后，为预防感染，要求应用抗生素 3d。

近年来由于导丝的不断改进，不能经动脉插管的病例已经很少。经腋动脉插管的原理与股动脉完全相同。也可经静脉插管，大都选择股静脉，技术与动脉插管基本相同。

2. 动脉造影

（1）腹腔动脉造影：一般使用 Shepherd hook 型导管。从弯曲部到最前端的长度相当于肾动脉起始部腹主动脉直径的 1.3～1.5 倍较为合适，长度有各种各样。进导管至第 12 胸椎上缘，弯曲的前端朝向腹主动脉前壁，一面拽一面插，如果有进去的感觉，不要用力牵拉，先注射造影剂确认，如果认定插入腹腔动脉，再慢慢向腹腔动脉分支进导管。目前多应用 RH、Yashiro 等导管完成。

造影剂用量：总量 30～40ml，每秒 6～10ml。

摄影程序：2/秒×3 秒＋1/秒×5 秒＋1/2 秒×14 秒。

（2）肠系膜上动脉造影：使用血管扩张药，能获得更清晰的图像。操作方法同腹腔动脉造影。肠系膜上动脉的开口是从第 1 腰椎上缘至中部，离腹腔动脉开口 1～2cm，从这一带腹主动脉的前壁略偏右侧寻找，一般可以找到开口。

造影剂量：在注射前列腺素 25μg 约 30s 后，以总量 40～60ml，在每秒 10～15ml 的推注速度下进行造影。

摄影程序：2/秒×2 秒＋1/秒×16 秒。

（3）肝总动脉造影：腹腔动脉造影后，顺导管插入导丝。导丝插至肝总动脉的末梢后，固定导丝，顺导丝继续进导管。如果用上述方法插管不成，则更换 RH 型导管，在主动脉弓塑形后，将导管插入腹腔动脉，一面逆时针方向旋转导管，一面牵拉。腹腔动脉距肝动脉起始部较长的情况，可以先将导丝送至脾动脉深处，顺导丝送导管至脾动脉，然后边逆时针方向旋转导管边牵拉，最好使用 Three dimension 型导管的弯曲部至尖端长的导管。肝总动脉、肝右动脉起自肠系膜上动脉时，使用 RN 型或 Three dimension 型导管,插入方法相同。

造影剂用量:总量 30～40ml,每秒 3～5ml。

摄影程序:1/秒×10 秒＋1/2/秒×20秒。

(三)胆系疾病胆囊动脉造影常见征象

1. 胆囊癌 动脉造影对胆囊癌的诊断及分期均有较大帮助。肝动脉造影可见胆囊动脉扩张、不规则,胆囊壁上的血管呈间断充盈,同时还可见丰富细小新生血管,动脉后期可见肿瘤染色。如果肝受侵,肝固有动脉有新生血管,肝静脉早期充盈,肿瘤染色及肝实质有充盈缺损。

血管造影对胆囊癌的 S(浆膜、包膜无侵犯)、H、Hinf(肝侵犯)和 Binf(胆管侵犯程度)的诊断有优势。关于 S 的诊断,只有当肿瘤发育生长抵达浆膜面时,才能出现胆囊动脉及其分支的不规则狭窄,从而对 S 作出诊断,即出现此症即可诊断为进展期胆囊癌。通常把发生在第 3 次胆囊动脉分支后的狭窄或发现寄生动脉规定为 S_2,如果出现了来自胃十二指肠动脉和中结肠动脉的寄生动脉即诊断 S_3。Hinf 因素是依据肝内动脉分支及门脉支的狭窄或肝床有肿瘤血管染色及肿瘤新生血管来判定,如果肝内动脉分支及门脉支有明显不规则狭窄可以诊断为 $Hinf_3$。需要注意的是,胆囊癌常伴发胆囊炎,要注意区分炎症性浓染还是肿瘤性染色。如果胆囊存在富血流性病变,经胆囊静脉回流至肝床的造影剂也可导致肝床浓染,需要在阅片时注意区分。Binf 因素的诊断是依据胆囊动脉主干出现不规则狭窄即为阳性。

2. 胆管癌 血管造影表现为上部胆管动脉丛中断、不规则狭窄、血管闭塞和血管异常弯曲。进展期胆管癌的标志为胆囊癌浆膜浸润的征象。若以上表现均超过了上部胆管丛,则表现为晚期胆管癌。而早期胆囊癌的癌肿局限于纤维基层内,所以以血管造影来观察是非常困难的。但伴先天性胆管扩张症

的胆管癌,有血管造影意义。因胆管癌常在出现梗阻性黄疸的症状后,才会被诊断,所以血管造影的意义仅在于判定肿瘤进展程度。其中血管造影对于中、下部胆管癌术前检查是有其必要性。因为中、下部胆管癌距离门脉和肠系膜上静脉相对较远,一般不发生严重浸润。所以,准备判定肿瘤浸润程度和范围,对手术适应证的选择及确定连同血管的切除范围是很重要的。胰头部动脉弓可反映中、下部胆管癌胰腺浸润情况。胰十二指肠上后动脉,在横穿胆管前面的部分若出现异常改变,则是诊断胆管癌的特征性标志,其更远端胰十二指肠上后动脉的不规则改变,是 Panc 因子(特别是 Panc 2 以上)的重要诊断指标。如果血管造影出现这样阳性所见,则意味着胆管癌的进展至少在Ⅲ期以上。

(四)并发症及处理

1. 全身并发症

(1)过敏反应

①致敏原:血管造影中发生过敏反应的主要致敏原为造影剂和局部麻醉药等。

②主要症状:有皮肤潮红、流泪、全身瘙痒等荨麻疹症状,严重者血压下降、脉率加快,重症患者可出现休克、喉水肿、气管痉挛等表现。

③预防:原则上讲,有过敏史的患者应尽量避免使用。但如果仅有轻度过敏史,造影检查又是必须使用的,则要选择合适的造影剂种类,并向患者充分说明,使其知情。使用前,先建立静脉通路,提前 24h 预防性口服类固醇类药,如泼尼松 50mg,每 6 小时 1 次,3～4 次(最后一次应该在检查前 1h 口服),同时检查前 1h 口服苯海拉明 50mg。

④处理:首先应停用可能导致过敏的药物。过敏性休克的抢救与其他休克一样,先采取 ABC 急救措施。a. 保持呼吸道通畅。b. 维持呼吸。如上呼吸机、气管插管等,喉头高度水肿的患者,有窒息的危险,可使用 14～16G 注射针 4～5 个做气管穿刺。c. 维

持循环。如果脉搏触不到，应立即心脏按压，确保静脉通路的基础上，使用肾上腺素0.5mg皮下注射或肾上腺素1mg加入5%葡萄糖溶液10ml中，在心电监护下缓慢静脉注射。因为肾上腺素半衰期短，疗效不能长久维持，应根据症状每5~10分钟给一次药，反复进行。如果血压持续不升，则使用多巴胺200mg加入5%葡萄糖溶液200ml中静脉滴注（血压恢复后可调慢滴速）。同时使用抗组胺药物。为防止迟发型变态反应的发生，可使用类固醇药物，如氢化可的松。有气管痉挛者，使用去氧肾上腺素（新福林）250mg，加入5%葡萄糖溶液100ml中，在10min左右静脉滴注。皮疹或荨麻疹等较轻的过敏反应，可使用抗组胺药物，维持静脉输液至皮疹消失6h以上。如果皮疹不消退或生命指征不平稳，需要住院观察治疗。

（2）药物不良反应

①原因：造影时使用的肾上腺素、血管加压素等药物导致的全身性药理作用，与使用剂量呈正相关。

②预防：高血压患者慎用或在心电监护下使用。

③处理：高血压患者舌下含服硝苯地平5mg或10mg（缓脉者）或地尔硫草10mg静脉注射（速脉者）。使用时可以根据药物的半衰期和患者年龄等情况进行增减。

（3）造影剂的非过敏性不良反应

①原因：造影剂的非过敏性不良反应可能与高渗透压性和离子的毒性有关。即便是现在使用的低渗透压性造影剂，其渗透压也是生理盐水的3倍左右。

②主要症状：热感、疼痛、恶心、呕吐、血压下降及肾毒性。

③关于造影剂的肾毒性：对肾功能低下、肾功能不全、脱水、糖尿病、多发性骨髓瘤和65岁以上的患者，术前、术后应给予充分利尿（心功能正常的患者，检查前1h，应用甘露醇25g加入0.45%氯化钠溶液100ml，

30min内静脉滴注。检查中及检查后2h，配制同样液体500ml，以150ml/h的速度，静脉滴注，对24h内多排出的尿量，可以用0.45%氯化钠溶液补充）。

④呕吐的患者，为防止误吸，应把头偏向一侧，必要时肌内注射甲氧氯普胺。热感和疼痛多为一过性，不必处理。如果镇静镇痛效果不理想，可以给予更强力的镇静（如果造影时不需要患者配合憋气等动作，可以应用地西泮10mg静脉注射或肌内注射）和镇痛药物（哌替啶35mg肌内注射或静脉注射）。呼吸停止时，应立即实施ABC急救。血压下降者，如果不是过敏导致的，可缓慢输液。如果血压急剧下降，应按休克处理。

2. 局部并发症

（1）出血、血肿和假性动脉瘤

①原因：操作不当或患者本身有出血倾向、高血压、动脉硬化、躁动等。

②预防：可通过提高穿刺血管前壁及使用导管等技术来预防。需要频繁更换导管的患者，一定要使用导管鞘。已经出现皮下血肿时，再压迫止血已经无济于事，最好挤出已经漏出的血液。血压高的患者（如收缩压>200mmHg），应术前给予降压治疗。

③处理：已经形成血肿时，在血液凝固前，应尽量对血肿进行引流或使用玻璃酸酶（如2U溶解在局部麻醉药10ml中局部注射），使其能够得到早期压迫。术后用手局部压迫止血要求在10min左右，具体情况可根据导管粗细、术后用药和患者的自身条件来确定。压迫结束时，要确认已经止血后，再用弹力绷带固定。术后常规要求患者安静卧床6h左右，具体要根据术中出血情况、病人自身条件来决定压迫强度和静卧时间。但术后过长时间的静卧，会增加术后血栓和栓塞的危险。局部加压固定后，要注意观察末梢动脉搏动情况。即便是除去了血肿，因为吸收不全，可形成假性动脉瘤，应尽早做血肿清除术，严重者甚至可以导致下肢坏死以致截肢。

末梢动脉搏动良好者,如果血肿吸收过慢,要注意假性动脉瘤的可能,如果出现也是手术的适应证。

(2)血管痉挛、损伤

①原因:主要与操作者的技术、器械选择不当及造影剂过量有关。

②症状:造影剂注入血管内膜下,内膜剥离,动脉瘤形成,血管断裂,造影剂漏出至血管外。

③预防:a. 对高危患者,应该做好术前用药,如术前30min肌内注射阿托品和哌替啶。b. 穿刺部位(包括血管)要充分麻醉(一般是应用1%利多卡因或普鲁卡因10ml)。c. 在导管、导丝的操作过程中,要根据手感对前端微弱抵抗要引起警惕,及时停止操作或改变方向;使用柔软的导丝容易插入,损伤性也小,但对尖端阻力不敏感,特别是动脉硬化和蛇形纡曲的患者更应谨慎操作;如果导丝插入太深,甚至插至动脉末梢,则有引发消化道管壁内血肿或消化道出血的危险;造影时要根据血管直径、流量及导管的位置,选择造影剂注射速度和用量,最好先用手推注少量造影剂后,根据血管状况再做决定。

④处理:一旦穿刺失败、血管痉挛,就更不容易触摸到搏动,穿刺会更加困难,甚至穿刺后导丝和导管都牵拉不动。此时不能用力牵拉,用力牵拉不仅越发困难,也容易损伤血管。可追加麻醉药至血管周围和血管内,也可适量向血管内注射前列腺素E1等血管扩张药,稍后,待痉挛解除后,再继续操作。如已形成血肿,则按血肿处理。

(3)栓塞

①原因:导管内外、活栓、注射器、穿刺针、导丝等器械上的凝固血造成的栓塞,动脉粥样硬化板块、空气、纱布也是导致栓塞的原因。

②预防:遵守基本操作规程,防止器械上出现血液凝固。使用猪尾巴型导管和带侧孔的导管时,要特别注意应用肝素液冲洗。对

脑、四肢等容易发生血管栓塞的器官造影时,可预先静脉滴注肝素1 000～2 000U。若使用低渗透压的非离子型造影剂,因抗凝作用较离子型造影剂弱,建议加入肝素5～10U/ml。

③处理:如为空气栓塞,大多可自行扩散消失,一般没有大碍,建议动态观察;脑动脉的空气栓塞,可做高压氧治疗。如栓塞物质为血栓,可根据临床情况,采用尿激酶溶栓治疗。

(4)感染

①原因:备皮、消毒不彻底,手和器械等的污染。

②预防:备皮和术野的消毒要彻底,保证无菌操作,必要时可预防性应用抗生素。

③处理:局部消毒加全身应用抗生素,如脓肿形成,行脓肿切开引流。

二、经皮肝穿刺胆道造影术

【适应证】　①原因不明的阻塞性黄疸,需鉴别肝内胆汁淤滞或肝外胆管阻塞性黄疸的患者;②曾做过多次胆道手术,有胆管梗阻、肝内胆管狭窄或扩张、原发性肝内胆管结石伴有黄疸者;③疑为胆管癌、壶腹周围癌情况者,需进行鉴别诊断及确定肿瘤的部位和阻塞情况者;④胆管损伤、胆管狭窄者;⑤经内镜逆行胆胰管造影失败者。

经皮肝穿刺胆道造影术(PTC)可得到确切的阻塞以上胆管病变的影像,并可进行有选择性的造影,对肝内胆管病变和肝内胆管结石的诊断尤为可靠。对肝内、外胆管不扩张的黄疸患者,穿刺肝胆管有难度,不宜首选PTC检查。

【禁忌证】　①对碘过敏者;②有出血倾向;③穿刺部位感染者;④近期有胆道感染病史;⑤全身衰竭不能承受手术者;⑥有腹水;⑦重度黄疸(除检查后立即行胆管引流即PTCD外);⑧肝内有广泛转移性肿瘤及包囊虫病者;⑨不合作者;⑩先天性胆道闭锁者(因行PTC检查不易成功)。

【操作方法】

1. 术前准备 术前常规查出、凝血时间，血小板计数，凝血酶原时间（PT）。使用广谱抗生素及甲硝唑。碘过敏试验。若近期需要手术的病例，应做好手术前的胆汁引流准备，减少各种并发症的发生。

2. 穿刺针

（1）粗针：应用 18～19G 粗针，其外径为 0.15cm，内径为 0.1cm，针长 15cm。亦可用动脉造影用针或有外套的套管针。

（2）千叶针：即细针（fine-needle），其外径为 0.07cm，内径为 0.05cm，长 15～18cm（22～23G）。针头斜面为 30°，此针外无套管，弹性较强，可曲度大，对组织损伤轻，并发症明显较粗针少。

（3）国产 PTC 穿刺针（6～9G）类似千叶针，内无针芯，在临床应用中选择范围较大。有人在 23G 千叶针外加聚乙烯鞘做成套针，PTC 后可拔针留置外鞘行胆道引流。

3. 穿刺点的选择

（1）穿刺部位：①右侧腋中线法。右侧腋中线前 1～2cm 第 7、8、9 肋间，国人多取第 7、8 肋间。②右侧锁骨中线法。右侧锁骨中线上第 6、7 肋间，与胸壁成 70°。③剑突下法。穿刺点在剑突下 2.5cm，向右 2.5cm 处，向上向后方向穿刺。④右侧肋缘下法。此点穿刺，易伤及胃、肠，不宜采用。⑤右侧背部法。此法临床上很少应用。

（2）进针方向：根据穿刺部位及进针方向，总的要求是进针后针尖要处在肝左、肝右胆管汇合处略上方，避开肝外胆管与胆囊。

（3）穿刺方法：操作前应仔细检查肝的大小、形状及位置，必要时可在透视或 B 型超声协助下定位，标记穿刺点和进针方向。消毒穿刺部位，铺消毒孔巾，对精神紧张者给予地西泮或哌替啶等镇静，操作过程中嘱患者浅呼吸，针尖对准胸 11 和胸 12 椎体之间，水平方向刺入，针尖达距椎体右缘 1～2cm，不超过中线，拔出针芯，连接一 10ml 的注射

器，负压下缓慢退针，抽得胆汁即为穿刺成功，可继续抽出部分胆汁后，注入 20%～30%泛影葡胺 30～40ml，即拔针，各个方向转动患者，予不同方位摄 X 线片。如穿刺不成功，可将针退至皮下，调整方向，按上述目标再次穿刺，针入肝后，不能任意硬性改变方向以免损伤肝。一般再行穿刺不宜超过 5 次。

（4）B 型超声下穿刺：用超声仪装置上的特制探头，对所要穿刺的肝胆管在 B 型超声监视下进行穿刺。此探头中央有一孔道，穿刺针通过此孔道，在超声波引导下寻找穿刺方向及部位。其基本要求针尖需与所穿肝胆管在同一层面上，选择穿刺的肝胆管直径宜在 0.5～0.7cm 或以上，穿刺部位选择距胸或腹壁最近的肝胆管投影区，因此穿刺点不固定，可根据需要而定。由于以 B 型超声引导行 PTC 检查仍需在 X 线下操作，一般在临床上较少应用于单纯 PTC 检查，而多用于经皮经肝胆管引流（PTCD）的引导穿刺。

（5）造影摄像：穿刺成功后抽出细针，即有胆汁流出，应尽量抽吸胆汁，注入造影剂后，即可显示胆管树。造影剂有泛影葡胺、泛影酸钠、复方泛影葡胺、胆影葡胺、胆影钠。造影剂的浓度不宜过高，25%左右较适宜。摄下不同体位的 X 线片。造影结束时，若显示胆管阻塞、扩张明显，拔针前应尽量抽吸胆汁和造影剂。若要置管，先置入导引钢丝达胆管内，退出粗针，换置引流管，拔除导丝后妥善固定导管，末端接消毒引流瓶。

【注意事项】

1. 术前禁食并使用维生素 K_1 10mg 及哌替啶 50mg 肌内注射。

2. 穿刺时嘱患者浅呼吸，缓慢进入肝实质。取右侧腋中线法时，注意穿刺针与操作台面保持水平，针尖抵脊柱右侧，不要越过脊柱中线。穿刺的针道可事先加以导向标记。

3. 术后禁食 1d。测血压、脉搏，卧床 24h，观察有无发热、畏寒、脉搏增快。

4. 观察有无腹部压痛、反跳痛、腹肌紧张等腹膜炎体征。

5. 记录胆汁引流量及颜色、性质。如引流不畅,应检查导管有无扭曲。术后1周起应用庆大霉素4万U加生理盐水20ml经导管低压冲洗,每天1次。

6. 妥善固定引流管,防止脱出、折断。

三、经内镜逆行胆胰管造影术

【适应证】 ①梗阻性黄疸,良性、恶性病变及胆管狭窄等。②胆系结石,特别是肝外胆管结石、蛔虫等。③胆管损伤和胆囊或胆管术后胆汁漏。④胆囊、胆管手术后症状复发,不明原因的胆绞痛者。⑤胰腺结石、慢性胰腺炎者。⑥PTC失败或禁忌者。

【禁忌证】 ①碘过敏。②明显的心肺功能不全和上消化道内镜检查禁忌者。③急性胆管炎、急性胰腺炎。

【操作要点】

1. 插镜　按胃镜检查方法插镜,迅速通过胃腔、幽门进入十二指肠降段,此过程应尽量少注气。

2. 找准乳头　转动患者体位,以俯卧位最常用,拉直镜身,调节角度钮,使乳头处于视野左上方,辨认及对准乳头开口,是插管成功的关键。

3. 插入导管　经活检孔插入导管,调节角度钮及抬钳器,使导管与乳头开口垂直,将导管插入1～2个标记注射造影剂,多可同时显示胰管及胆管,称经内镜逆行胆胰管造影术,目前主张选择性胰管造影(ERP)或胆管造影(ERC)。

4. 造影　在透视下注射30%胆影葡胺2～3ml,在荧光屏上见到胰管或胆管显影,可缓慢继续注射造影剂至所需管道显影,主胰管显影需4～5ml,选择性胰管显影应适当掌握所用造影剂剂量及注药的压力,不可过多。胆管充盈只需10～20ml,胆囊完全显示需40～60ml。

5. 摄片　胰及胆管显像后,摄片1～2张,然后退出内镜,再行不同体位摄片。

【术后处理】

1. 造影成功的患者常规应用抗生素3d,以防感染。

2. 观察有无发热、腹痛、血象的变化。

3. 胰管造影者,术前、术后4～6h及翌晨各测血、尿淀粉酶,升高者每天复查至正常为止。

【注意事项】

1. 注入造影剂,仅见胰管显影并以显示胰管为目的,可缓慢、低压、少量注入造影剂,否则胰管高压易并发胰腺炎。若以显示胆管为主,则应调整导管位置,注入少量造影剂胆管显影后再注入足量造影剂。

2. 适当应用抗生素,预防胆管感染。

3. 造影后严密观察24h,如发生并发症应及时处理。

【疗效评价】

1. 胆囊癌　有报道ERCP对于能够显示出胆囊的胆囊癌,诊断率可达70%～90%,但ERCP检查有50%以上不能显示胆囊。其影像表现可分3种情况:①胆囊胆管显影良好,多为早期病变,典型病例可见胆囊充盈缺损或与囊壁相连基底较宽的隆起病变,胆囊壁浸润者可见囊壁僵硬或变形;②胆囊不显影,多属中晚期病例;③胆囊不显影并有肝或肝外胆管狭窄,充盈缺损及梗阻上方肝胆管扩张已是晚期征象。

2. 胆管癌

(1)上段胆管癌:PTC是传统的对肝门部胆管癌或其他高位的胆管阻塞的X线检查方法。PTC可以提供清晰的肝门部胆管阻塞的典型X线图像。不过,当胆管分叉部阻塞时,一侧的PTC只能显示该侧的肝门胆管,而双侧肝门胆管显影则需要双侧的PTC。为了解胆管系统的全貌和胆管癌的范围,有时需要将PTC与ERCP联用。

PTC的缺点是可能引起造影并发症,如

胆汁漏、胆汁性腹膜炎、出血等。使用细针穿刺和造影后抽空胆管内胆汁,可减少胆漏;或穿刺的同时放置肝内胆管引流导管(PT-BD),可以减少胆漏,但增加胆道感染的危险。因此,PTC 在实践中已日趋少用,若有此需要时,宜放在手术前施行。

(2)中、下段胆管癌:胆道造影是诊断中、下段胆管癌的经典方法,其所能达到的清晰度为其他影像检查所不及。而 ERCP 和 PTC 是当前常用的造影方法。对 B 型超声、CT 检查显示有肝内胆管扩张的患者可行 PTC 检查,不仅可直接显示并明确肿瘤的部位、病变的上缘和累及肝管的范围,同时还可了解肿瘤与肝管的关系。此种检查对术前确定手术方案有重要意义,其正确诊断率可达 90% 以上。但此检查属创伤性检查,且易引起胆汁漏和胆管炎。为避免上述并发症,最好在手术前一天进行检查,在检查后尽量排尽造影剂或放置内镜下胆管内支架(ERBD)或内镜下鼻胆管引流(ENBD),并随时准备进行手术。

梗阻性黄疸者的十二指肠内镜检查应作为常规项目,以直接观察十二指肠乳头状的形态,对壶腹部和乳头状部肿瘤尚可取的组织提供病理诊断。有些专家不主张做 ERCP 造影检查,认为造影后引起急性化脓性胆管炎的并发症率很高,但是术中严格的无菌操作,造影后尽可能抽出造影剂,术后放置一鼻胆管引流可以大大减低感染率。单独使用 ERCP 仅能显示胆总管中下部情况,但与 PTC 合用则有助于明确病变的部位,病灶的上下界限及病变的性质,尤其适用于有胆道不全性梗阻伴有凝血机制障碍者。经 ERCP 检查,诊断符合率 75.5%。

选择性血管造影(SCAC)及经肝门静脉造影(PTP)可显示肝门部入肝血管的情况及其与肿瘤的关系,胆管癌多属血供较少的肿瘤,血管造影一般不能对肿瘤的性质及范围作出诊断,主要显示肝门处血管是否受到侵犯。若肝固有动脉及门静脉干受侵犯,则表示肿瘤有肝外扩展,难以施行根治性切除。此项检查有助于术前估计肿瘤的可切除性。

(林嘉莹　武兆忠)

第二节　恶性胆道肿瘤介入治疗

一、胆　管　癌

胆管癌的临床表现主要为梗阻性黄疸,仅有少数患者可以通过手术治愈,未经过治疗的胆管癌自出现临床症状起,平均存活时间约为 6 个月。多个报道均指出,胆管癌大多数患者并非死于肿瘤的广泛转移,主要死于长期胆道梗阻导致的并发症。故控制肿瘤的生长,维持胆道通畅就成了姑息性治疗的关键。以保持胆管物理性通畅为目的的介入治疗在胆管癌的治疗中起着重要作用。

(一)经动脉灌注化学治疗或栓塞化学治疗

【适应证】　①不能手术切除的晚期胆管癌;②肝门部胆管癌的姑息性治疗;③中下段胆管癌伴梗阻性黄疸的术前减黄;④胆管癌术后复发致吻合口狭窄者;⑤需行胆管腔内放射治疗者;⑥高龄或不愿接受外科手术者。

【禁忌证】　①病程末期,明显恶病质者;②大量腹水者;③心、肺功能不全,不能耐受手术者;④严重的肝硬化,肝、肾功能损害者;⑤碘过敏者。

【术前准备】　①碘过敏实验;②常规化验:血常规、血型,肝肾功能、出凝血时间,甲胎蛋白、癌胚抗原、CA19-9 测定等;③术前检查:心电图、X 线胸片、B 型超声、CT、MRI、胃镜、肠镜等;④术前明确诊断,最好作出病理类型诊断;⑤穿刺部位备皮;⑥术前禁食和禁水 6h;⑦术前用药:镇静药、抗过敏药;⑧向患者和家属交代病情,签署术前知情同意书;⑨通常准备 18G 穿刺针、5～6F 导管鞘、各种导管(RH 导管、Cobra 导管、Yashiro 导管、同轴微导管、Headhunter 导管、Hook 导管、BLG 导管、RLG 导管、盘曲型导管等)、导丝、动脉药盒导管装置及造影剂(碘普胺、碘海醇)、化疗药、栓塞剂等。

【操作方法】 ①采用 Seldinger 技术穿刺股动脉,插入 RH 或 Cobra 导管,选择腹腔动脉造影,总剂量为 45～50ml,15～25ml/s;了解肿瘤血供情况,尽可能超选择肿瘤供血动脉进行灌注化学治疗和(或)栓塞化学治疗。②选择胆囊动脉、肝固有动脉、胃十二指肠动脉或腹腔动脉灌注化学治疗,行动脉一次性大剂量灌注和(或)长期或连续药物灌注(PCS)。③拔管后穿刺部位压迫 10～20min,局部用弹力绷带加压包扎。④若留置导管,术后局部需处理。⑤穿刺侧肢体制动 12～24h。⑥胆道癌合并肝转移者在胆汁引流基础上,可行肝动脉化学治疗栓塞术(TACE);胆管梗阻先行 PTCD 或支架置入术(ERBD)引流,1～2 周后再行动脉灌注化学治疗和(或)栓塞化学治疗(双介入法)。⑦肿瘤供血不丰富或有条件者,可用全置入式行肝动脉 PCS 置入术,可反复多次灌注化学治疗,避免多次介入操作。可参考经药盒导管系统(PCS)的动脉灌注化学治疗治疗肝癌。

【灌注化学治疗方案】 常用化学治疗药有氟尿嘧啶(5-FU)500～1 000mg/m^2、亚叶酸钙(CF)100 mg/m^2、顺铂(DDP)80～100 mg/m^2、丝裂霉素(MMC)10～15 mg/m^2、表柔比星(ADM)50 mg/m^2、吉西他滨(GEM)1 000mg/m^2 等。多选择 2～3 种药物,如 5-FU＋CF＋GEM 或 5-FU＋DDP＋MMC。用生理盐水稀释后,一次性经导管缓慢注入(10～15min);化疗栓塞加碘化油制成混悬液,用量视病灶大小及血供情况定;若肿瘤较大,供血丰富,可用少量可吸收性明胶海绵颗粒栓塞供血动脉;有文献报道,配合血管紧张素Ⅱ升压灌注或肾上腺素灌注化学治疗,将提高肿瘤细胞药物浓度。将 10μg 肾上腺素经导管注入肝动脉,20s 后进行灌注化学治疗。灌注化学治疗间隔以 3～4 周为宜,4～5 次为 1 个疗程。PCS 者,方案为 5-FU 500mg、DDP 20mg、MMC 4mg 联合灌注。连续 5d 为 1 个疗程,每月 1 次,3～5 个疗程。

【栓塞剂的选择及化疗栓塞方案】

1. 栓塞剂的选择

(1)永久性或姑息性栓塞:采用不锈钢圈、无水乙醇、鱼肝油酸钠等,尽可能使肿瘤大部分坏死。

(2)中起栓塞:可使用可吸收性明胶海绵。该种海绵可吸收,血管可再通。

(3)近端栓塞、末端栓塞:近端栓塞剂易形成侧支循环。若使用末梢栓塞剂如无水乙醇、碘油会造成脏器坏死穿孔;有丰富侧支循环者慎用液态、微粒栓塞剂;靶器官有动静瘘者,使用较大颗粒栓塞剂先堵塞瘘口,再用末梢栓塞剂,避免肺栓塞。

2. 化疗栓塞方式 ①可吸收性明胶海绵＋化疗药物;②超液碘化油(Lp)＋化疗药和(或)＋可吸收性明胶海绵颗粒;③抗癌药微球微囊;④其中因 Lp 具有亲肿瘤性而能长期在肿瘤内部滞留,应用于富血供实体肿瘤。

【介入时机的选择】

1. 姑息治疗 对放弃或不能手术、术后复发的患者,只要无禁忌证,任何时间皆可治疗。但据报道,间隔时间及化学治疗次数不一致。一般间隔 10～72d,1～7 次;通常多为 4～6 周,3～5 次为宜。

2. 术前灌注化学治疗和栓塞化学治疗 适用于可根治手术或不能根治的Ⅱ期外科手术。一般而言,灌注化学治疗后 7～30d,

可选择手术。患者的肿瘤大小、发生的部位不同，行灌注化学治疗次数也会不一样。据相关报道，末次动脉灌注化学治疗后 7～14d 较为合适。因此时患者化学治疗反应已消失，全身情况改善，肿瘤缩小，肿瘤周围组织明显水肿，与周围正常组织分界清楚，容易手术剥落，即可发挥了抗癌药物的作用，又可提高手术切除率。若一次介入仍不能切除，可间隔 3～4 周行第 2、第 3 次介入治疗。术后 4 周再行灌注化学治疗。TACE 者须结合患者具体情况定。一般可每 4～6 周重复 1 次，2～3 次为合适。

因碘化油有特殊亲肿瘤性，可选择性杀伤癌细胞，而对正常组织损伤小，正常组织仅为黏膜层或黏膜下层脱落坏死，1 个月内可恢复。目前许多研究和临床应用已证明术前栓塞是可行的。尤其对中、晚期肿瘤，因其瘤体常被侵蚀破裂出血，栓塞可使破裂血管闭塞，出血停止或减少；而且中晚期肿瘤常有纤维组织和局部组织的粘连，正常组织也不断修复，故很少发生穿孔、瘤体脱落播散。

3. 外科根治术后灌注化学治疗　可减少或预防局部复发和转移。包括动脉内一次性大剂量冲击化学治疗和连续长期动脉内化学治疗灌注两种方法。国内有多次报道，术后 2～3 周开始第 1 次化学治疗，第 2、3、6、9、12 个月各行 1 次，1 年后改每 6 个月 1 次，最多用 10 次。另有报道，术后 2～4 周开始第 1 次插管化学治疗，一般前 3 次间隔时间为 1～2 个月，以后延长至 3 个月或更长的时间。

【并发症及处理】

1. 化学治疗药物不良反应及处理

(1)消化道反应：较多见。上腹部不适、恶心、呕吐、食欲缺乏，2～3d 可缓解。为化疗药物不良反应，可在化学治疗前 30～60min 应用 5-HT$_3$ 受体拮抗药(如格雷司琼、昂丹司琼、雷莫司琼等)及地塞米松 5～10mg。

(2)胆囊炎、胆囊坏死：剧烈腹痛时，应考虑大剂量化疗药进入胆囊动脉，造成动脉损伤导致缺血甚至坏死。需禁食、抗感染治疗，必要时行外科手术。

(3)骨髓抑制：白细胞、血小板计数减少，多在化学治疗后 10～14d 出现，第 6 周可达最低值。轻者自行恢复；重者可应用升白细胞药物，利血生、鲨肝醇等。严重骨髓抑制则暂停化学治疗。可术前或术后应用造血细胞集落刺激因子，应用升白细胞药物刺激骨髓造血，应用抗生素预防感染，输血、紫外线房间消毒等。白介素-2 用于治疗血小板减少。

(4)肾毒性：顺铂、造影剂对肾都有毒性，加之有些老年人肾代谢功能差，造成肾功能损害，重者使肾衰竭。多饮水，使用大量顺铂者应予水化 3～5d，以减少其对肾的损害。

(5)肝毒性：介入治疗后可出现 ALT 升高、黄疸、腹水加重或肝性脑病等。多与抗癌药及栓塞剂对肝的影响有关。可导致中毒性肝病(肝炎、胆汁淤积、肝硬化)、肝静脉阻塞等。加强保肝治疗，及时补充人血白蛋白、氨基酸等，一般 2～3 周可恢复。

(6)心毒性：ADM 对心肌的毒性、严重呕吐致电解质紊乱，导致心律失常或心力衰竭。患者出现胸闷、心悸、呼吸困难，心电图见室性期前收缩、室上性期前收缩等。注意吸氧、心电监护、检查心肌酶谱等。可应用保护心肌的药物(果糖、三磷腺苷、辅酶 Ⅰ、泛癸利酮等)及抗心律失常药物。术前注意心功能检查，既往有冠状动脉硬化性心脏病、心肌梗死者，慎用多柔比星或表柔比星。

2. 灌注化学治疗不良反应及处理

(1)血管损伤：动脉痉挛闭塞。大剂量、高浓度化疗药物如丝裂霉素、多柔比星、氟尿嘧啶等有很强的局部刺激性和毒性；靶动脉异常分支与其他血管形成吻合；高浓度灌注可致动脉内膜炎；造影剂选择不恰当等都可引起动脉痉挛闭塞。术前应当尽可能选择适当置管位置，应用适量的化疗药物稀释后缓慢灌注,尽可能选择非离子型造影剂。严密观察疼痛部位变化,轻者局部普鲁卡因封闭,重者应用血管扩张药。

(2)胃肠道损伤:出现恶心、呕吐、上腹疼痛。可能由于化疗药物或栓塞剂反流入胃十二指肠动脉损伤胃肠黏膜所致。灌注前30min常规应用中枢性镇吐药,术后常规应用抑酸药及胃黏膜保护药,化疗药物严格控制剂量,尽可能超选择插管化学治疗。一般3~4d可缓解。重者可给予支持治疗。

3. 栓塞化学治疗术不良反应及处理

(1)栓塞并发症:可发生于大多数肿瘤栓塞术后。原因通常认为是器官缺血、水肿和肿瘤组织坏死所致。主要表现为恶心、呕吐、发热、疼痛和麻痹性肠梗阻等。发热通常在38.5℃左右,对症处理1周内可逐渐恢复正常。对高热持续2~3周不退者应注意有无感染发生,需行血培养及药敏试验。为防止感染,于术前、术后使用广谱抗生素。疼痛在注射栓塞剂当时即可发生,严重时不得不中止栓塞。一般术后24~48h疼痛可达高峰,3~7d可缓解。可适当应用镇痛药如布桂嗪、曲马朵(曲马多)等。疼痛剧烈者需注意是否出现并发症,如内出血、脏器穿孔、破裂等,此时需慎用镇痛药。

(2)误栓和异位栓塞:导管不能超选择插管、栓塞剂选择不当、注射造影剂时压力过高等可造成栓塞剂反流,误栓其他器官。胆管或可与其他器官有侧支循环,也可造成异位栓塞。

预防与处理措施:①栓塞前进行详细的血管造影,观察有无其他正常脏器侧支血管或动静脉瘘,如有应尽量进一步超选择插管至靶动脉或采用较大近端栓塞剂堵塞侧支血管或动静脉瘘。②选择合适的栓塞剂和栓塞技术。③如果发生误栓或异位栓塞,应立即给予扩张血管药、抗凝药、激素等药物治疗,以减少组织梗死的范围和程度。

(3)感染和脓肿形成:较少见。①抵抗力低且多有胆道梗阻者,均有不同程度的混合细菌感染;②插管过程中操作不严格;③与栓塞后肿瘤组织坏死液化有关。预防措施是严格无菌操作,必要时栓塞剂需高压灭菌处理,术前和术后需加强抗感染治疗,联合使用抗生素。一般常规在栓塞化学治疗后应用抗生素3~7d。一旦脓肿形成,应采用经皮穿刺引流术治疗,抗生素应用时间相对延长。

【疗效评价】 胆道恶性肿瘤是消化道预后极差的肿瘤。传统的以手术为主的综合治疗方法,5年生存率仅为0~5%,1年生存率不及20%。国外报道,胆囊癌、胆管癌采用肝动脉灌注化学治疗,总有效率为48%~60%,中位生存期为14个月,对照组为4个月,而且药物毒性低,5年生存率无明显区别。另报道,胆囊癌肝转移者行肝固有动脉灌注治疗后一般状态好转,1~4个月肿瘤缩小40%~80%;胆囊癌Ⅳ期患者外科手术前行2个周期的肝动脉灌注化学治疗,4周后行根治性手术,患者3年后仍存活。国内文献报道,胆管癌在PTCD、ERBD基础上行灌注化学治疗,一定程度上可抑制肿瘤生长、缩小肿瘤、再通胆管,减压祛黄。随着近年介入治疗在胆道癌中广泛应用,胆道内支架的成功使用,2年生存率上升至40%~70%。单纯动脉灌注化学治疗或栓塞化学治疗在治疗胆道恶性肿瘤国内外报道较少,而且生存时间与接受治疗的患者肿瘤分期也有重要关系。目前治疗胆管癌主张综合模式治疗,如手术+PTCD或ERBD+动脉灌注+栓塞化学治疗+胆道内、外放射治疗+免疫治疗。尤其对中晚期胆管癌者,虽不能达到治愈的目的,但可减轻患者的痛苦、减轻黄疸,改善患者情况,提高生活质量,延长患者生存时间。

(二)经皮经肝胆道引流术
【适应证】
1. 永久性姑息性引流 对不能手术切除的肿瘤(如胰腺癌、胆囊癌)、肝门部转移性肿瘤及晚期肿瘤已做过胆肠吻合术而吻合口发生狭窄等患者,可行永久性姑息性PTCD,既可减轻患者痛苦,又可延长患者生命。对晚期恶性胆道阻塞的患者,如果难以达到根治性手术切除,与单纯手术胆道减压相比,PTCD可以取得相同的临床效果,并且痛苦轻,危险性亦小。

2. 术前减压引流　因阻塞性黄疸过深(血清总胆红素＞340μmol/L),肝功能受损明显时,根治性手术风险极大,手术后并发症多,病死率较高,可行术前PTCD,待黄疸有所缓解后,再行手术治疗。此时PTCD减压时间不宜过久,一般2周左右,以免延误手术治疗时机。

【禁忌证】　①有出血倾向,经治疗不能纠正者;②肝内胆管有多处狭窄和阻塞,或位置高者;③胆管内弥漫肿瘤或多支肝内胆管被转移性肿瘤充满者;④有大量腹水者;⑤缺乏PTCD的基本设施、技术条件和术后管理经验者,不宜采用PTCD,因为此处理本身可有严重的并发症,使结果适得其反。

【操作方法】

1. 器械准备

(1)穿刺针:用于PTC的Chiba针(20～22G),可在透视或超声引导下对扩张胆道进行PTCD前的胆管造影;用于PTCD的套管针(16～18G),它是一种针芯的尖端呈斜面或菱形、外套有Teflon鞘管的穿刺针;一步法无创伤穿刺套针,具有金属支撑管和配套外鞘管及0.45mm(0.018英寸)交换导丝。

(2)导管:外引流管和兼有内、外引流作用的引流管,如猪尾管、Ring管、多用途管、Sacks、Cope管等。不同的导管都有各自的优点,应根据患者的病情和引流的目的确定放置导管的种类。

(3)导丝:常用的导丝主要可分为两类,一类是用于引导导管方向的普通导丝;另一类为支撑球囊导管或扩张鞘管进行扩张以及用于引导引流管或内支架置入的超硬导丝,

如Amplatz超硬导丝、Lunderquist超硬导丝等。

(4)扩张器械:球囊导管;同轴扩张鞘管;直接经导丝的扩张器。为外径从小到大的尖头导管系列,而其内径则统一为0.038英寸。扩张时从细到粗依次沿超硬导丝交换送入,以达到逐步扩张皮肤通道和胆道狭窄段的目的。

2. 术前准备　患者术前准备与PTC的准备相同。

3. 操作步骤　PTCD操作分一步法和二步法,后者是在做诊断性PTC后换套针再进行PTCD,而前者是不做PTC直接行PTCD。

(1)一步法(在无B型超声、透视引导下):盲目性较大,需要操作者技术娴熟。一步法技术,即使用无创伤穿刺针穿刺胆管造影,确定为目标胆管后,沿针缘切开皮肤2～3mm,引入0.36～0.45mm(0.014～0.018英寸)导丝,使导丝坚硬的体部进入胆管一定深度,建立经皮至胆管的通道。换入外套扩张鞘管,使头端带有金属标记的外鞘管深入胆管内,经此外鞘管送入亲水膜超滑导丝,鞘管与超滑导丝配合使超滑导丝越过梗阻段进入十二指肠远端。沿导丝送入交换导管,沿交换导管引入超硬加强导丝,沿超硬加强导丝即可引入胆管引流管。这种方法最大的优点就是胆管造影和引流管置入一次完成,细针穿刺创伤小,减少了两次穿刺给患者造成的痛苦,降低了穿刺并发症的发生率。但第一次穿入的胆管在大小、位置、角度、弧度等不一定符合放置引流导管或后续介入治疗的要求,必要时需再次穿刺。近年来,采用B型超声引导做PTCD可省去PTC步骤,为一步法。穿刺前超声定位选择最适宜的靶胆管,穿刺针在超声引导下刺入扩张胆管,操作简便。但此法需要有用于穿刺的超声探头,常由超声科医师检查完成或与外科医师共同完成。

（2）二步法：根据 PTC 的造影结果，选择一条比较粗、容易穿刺且有利于后续体位引流的扩张胆管，确定第二穿刺点。由于之前 PTC 的穿刺针很细，有时它所刺中的胆管管径太小、针道与胆管的角度难以适应做 PTCD，故常需另外穿刺插管。局部麻醉后在透视下将套管针插入已显影的目标胆管，拔除针芯，接上注射器慢慢回抽，如有黏稠的胆汁流出，表示套管已位于胆管内。若无胆汁流出，可轻微进退套管，直至有胆汁流出。经套管引入 J 头导丝或亲水膜超滑导丝，保证导丝位于胆管内后，换入扩张鞘管扩张穿刺途径。如做单纯外引流，可直接换出扩张鞘管，置入引流导管；如做内-外引流，在拔出扩张鞘管后，换入 5F 交换导管，配合超滑导丝沿胆总管的方向插入，使导丝顺利通过狭窄段进入十二指肠内远端，沿导丝将导管送至十二指肠后，交换引入超硬导丝，保留导丝，换出导管。根据阻塞段的狭窄程度，必要时可经导丝置入球囊导管或扩张鞘管对狭窄段进行扩张，然后再置入内-外引流管。引流导管置入后，通过造影调整及明确导管侧孔的位置后，用缝线或专用的固定器固定引流管于腹壁皮肤上。引流管尾端可接引流袋。

【注意事项】

1. 行外引流的引流管远端置于肝内胆管或梗阻胆管的近端，将胆管内淤滞的胆汁全部引流于体外，减轻黄疸的同时大量丢失体液不利于身体的恢复。除非是无法进行内引流（梗阻段无法通过）或合并严重胆管感染时，一般不进行单纯外引流。

2. 引流管的侧孔最理想的位置应正好位于梗阻段上、下方的胆管内，这样才能保证充分引流。应避免引流管部分侧孔位于肝实质内，使侧孔有可能与肝内血管相通，造成出血。

3. 内-外引流可加速淤滞胆汁的排出，是解除黄疸最迅速的引流技术。通过内-外引流导管或外引流管加内支架引流都能达到内-外引流的作用。但在内-外引流一定时间后（1 周），应及时关闭外引流而保留内引流，以减少体液的丢失和改善消化功能。

4. 左、右肝内胆管被分别阻断时，仅留置一根引流管不足以达到减轻黄疸的目的，有必要左、右肝内胆管分别插入引流管和（或）置入内支架引流。

5. 对胆汁所引起的腹痛、恶寒、寒战等症状，一方面可采用半卧位以使腹膜炎局限，另一方面，应给予镇静药，静脉滴注糖皮质激素和广谱抗生素。

6. 所选择插管的胆管，应注意与进针途径保持尽量小的夹角，并使引流导管进入胆管处与梗阻段上方尽可能保证较长的距离，以利于后续的引流管或内支架置入时有足够的空间。所以，穿刺时应尽量选择穿刺扩张明显的二级以上分支的肝内胆管。

7. 术前 PTBD 引流肝胆管降低胆红素水平的措施，此方法一般是不需要的，并且可能带来严重的后果，主要是继发性的肝内胆道感染。肝门部胆管癌时 PTBD 的引流效果远不如用于胆总管下端的肿瘤性梗阻，而其带来的感染并发症则更为严重。

8. 应经常检查导管内、外位置有无移位。

【术后处理】

1. PTCD 术后需卧床 24h，同时定期监测患者的血压和脉搏（每 4 小时 1 次，共 6 次），注意患者有无腹部进行性增大的包块和腹膜刺激征。静脉给予止血药和足量抗生素，注意保证足够的补液量及水、电解质平衡，必要时可给予输血。对单纯外引流或内、外引流的患者，引流导管的护理十分重要，要注意以下几点：①准确记录每日引流量。②注意观察引流液的颜色、性状，特别要注意有无血性引流液。③皮肤切口定期换药。④定期使用生理盐水加庆大霉素冲洗引流导管。

2. 内引流的引流管的一端因置于十二

指肠内,梗阻而潴留于胆管内的胆汁经引流管进入十二指肠,即可解除黄疸又能避免体液和消化液的丢失,最符合人体生理状态。所以在行短期内、外引流术后,应及时改为内引流术,以提高患者的生活质量。

【内涵管引流】 内涵管(endoprosthesis)用聚氟乙烯制成,有不同直径和长度,带有多侧孔。内涵管引流主要适用于肝外胆道梗阻。

内涵管的置入需用同轴导管技术,根据PTC了解胆道梗阻范围和梗阻上、下段胆管直径,选择合适的内涵管,具体方法与PTCD相似。经皮将导丝置入十二指肠,导丝最好选用超硬导丝,以便有较强的支撑力。沿导丝送入导管对狭窄处进行扩张,也可用球囊导管进行扩张。扩张至预定大小后引入8F导管至十二指肠,将内涵管套在导管外,再用与内涵管同样大小导管顶推内涵管,使之到达预定位置,要求内涵管侧孔分别位于梗阻上、下端的正常胆管,造影观察内涵管是否通畅,如通畅,应于内涵管上方约1cm处留置外引流管1～2周,同时内、外引流胆汁,以迅速解除胆道梗阻。拔除外引流管前可经导管注入可吸收性明胶海绵条数条,闭塞实质通道,减少胆瘘或出血的机会。一般在高位梗阻的情况下,内涵管的尖端应置于胆总管末端;如是低位梗阻时,则应放于十二指肠内。

【并发症及处理】

1. 内涵管脱落、堵塞、未完全脱落的导管的复位和内涵管脱落的重新放置在操作上并不困难。

2. 血性胆汁:首先要除外是否为引流管位置移动所致,胆道血管瘘所引起的血性胆汁在术后使用止血药后一般可治愈,必要时可行肝动脉栓塞治疗。

3. 胆道感染:外引流管提供了致病菌从体外进入胆道的途径,而内引流管有可能使肠道的细菌进入胆道,故除了静脉给予足量抗生素外,还应定期用抗生素清洗引流管。

(三)内支架置入术治疗

1. 经皮经肝胆道金属内支架引流术

【适应证】 不能切除的癌肿,引起阻塞性黄疸的恶性肿瘤(包括胆管癌、胰头癌、壶腹癌以及肝门区转移癌),导致胆汁淤积并且不能手术或不宜手术者,均适合做经皮经肝胆管内支架引流术。

【禁忌证】 ①有严重出血倾向者;②肝内有多发转移癌者;③胆管内弥漫肿瘤或多支肝内胆管被转移性肿瘤充满者;④有大量腹水并波及穿刺置管范围者;⑤严重心肺功能不全者;⑥缺乏内支架引流术的基本设施、技术条件和术后管理经验,不宜采用内支架引流术,因为此处理本身可有严重的并发症,使结果适得其反。

【操作方法】

(1)患者术前准备与PTCD的准备相同。

(2)器械准备:金属内支架分为自膨式和球囊式扩张两大类。具体可见内镜下金属支架置入术的器械准备。

(3)操作步骤:一般在PTCD引流后1周进行,亦可同时进行。一般采用两步法。首先经PTCD留置管行胆道造影,确认胆道狭窄的范围,选择合适长度和直径的支架。基本方法是先退出引流管,使导丝通过狭窄段之后,通过交换置入超硬导丝,沿超硬导丝导入球囊导管或其他扩张器反复扩张狭窄段,通过造影明确狭窄段扩张到6～8cm为止,同时对狭窄段做好标记。换出球囊导管,沿导丝置入金属支架释放系统。在标记的指示下,将支架准确定位、释放、置于狭窄段,然后再置换入引流管,保留24～48h,造影证实支架通畅后即可拔去引流管,必要时再次球囊扩张或置入另一支架。

两步法的优点:①胆汁引流后黄疸指数下降,全身症状改善。②PTCD术后1周经皮穿肝通道已建立,置放内支架容易。③患者出血少,痛苦轻。

【术后处理】

(1)在金属支架置入过程中,应多斜位透视或拍片观察,确定胆道狭窄或阻塞段的准确位置和长度,有助于支架的选择。

(2)金属支架置入后为防止出现胆管损伤、出血等所致的血栓形成,引起支架内腔急性栓塞,术后留置的引流管应保留1~2周,以便处理。

(3)金属支架置入后应定期复查,了解支架腔内是否通畅及位置是否移动。

(4)左、右肝内被分别阻断时,有必要左右肝内胆管分别置入内支架引流。

【并发症及处理】

(1)血性胆汁:金属支架引起的血性胆汁有可能与金属支架边缘对胆管的刺激引起胆道黏膜糜烂有关,出血量常不大,可自愈。

(2)胆道感染:金属内支架被脓性胆汁和组织碎片阻塞,同样可引起化脓性梗阻性胆管炎,在放置支架后1~2d保留1条内-外引流管对胆道进行引流可防止其发生。

(3)十二指肠穿孔或狭窄:常因为内支架位于肠内的一端过长造成,故放置时应注意位置正确。

(4)内支架的再狭窄:金属内支架中晚期并发症主要是内支架腔内堵塞,据报道内支架再闭塞后黄疸的再发率为17%~57%,其主要原因是肿瘤向内支架腔内以及所留置支架以外的胆管内浸润所致。发生再狭窄后一般是在留置的金属支架腔内再置入新的金属支架来开通内腔。目前的研究表明,带膜支架的应用可抑制肿瘤向金属支架腔内生长,从而降低再狭窄率。

【疗效评估】 据文献报道,支架置放术后,85%的患者黄疸可完全消退,血清胆红素水平下降超过50%者占95%(其中肝门部胆管癌仅为54.5%)、恢复至正常值占85%,30d病死率占5.9%,早期并发症总发生率19.6%;6个月、12个月生存率分别为73.1%和46.6%,中位生存期5.5~7个月,同时辅以放射治疗和(或)动脉化学治疗者可延长至10个月;肝门部胆管癌或肝内多发胆管梗阻者,常需置入多只金属支架(ENS)或引流管,治疗复杂棘手,疗效和预后相对较差。对于恶性胆道梗阻的患者,有报道金属内支架置入后30d病死率为7%,明显优于手术的17%。因恶性胆道病变留置ENS的46例患者中,其6个月、1年和2年的生存率分别为30.4%、15.4%、4.8%。并用放射治疗的病例6个月、1年、2年的生存率分别为36.8%、21.1%、11.0%;而未用放射治疗的病例对应的生存率分别25.9%、11.1%、0,可见并用放射治疗的病例生存率较高。

Cao等对152名经皮放置金属支架的患者每3个月随访1次,经过Cox回归模型和kaplan-Meier生存分析得出,金属支架的中位扩张时间是314d,患者平均生存期为215d,其中3个月、6个月、9个月的生存率分别为79.1%、51.7%、26.8%。Perdue等比较了塑料支架与自膨式金属支架在肝门区胆管阻塞介入治疗后并发症的情况,发现塑料支架放置患者中,术后出现严重并发症需要胆管造影的患者占39.3%,而金属支架患者仅占11.8%。Morida报道了28例恶性胆道闭塞患者的平均生存期为137d。采用Z型ENS者平均生存期227.4d,采用改进型者平均生存期132.9d,肝门部分离型和非分离型者的生存期之间无明显差异。Coons报道波及肝门的胆管癌31例患者平均生存期为14个月。近期国内学者报道97例恶性梗阻性黄疸病例经PTCD处理,其中34例留置了ENS,全部病例平均生存期11个月,6个月、1年、2年生存率分别为81.4%、35.1%、3.1%。其中留置内支架的病例平均生存期为15.4个月;单行引流术的病例平均生存期为8.75个月。59例恶性闭塞病例留置ENS患者中拔除外引流后累积无黄疸生存率:并用放射线治疗的胆管癌病例6个月、1年、2

年生存率分别为 97%、26.5%、13.3%，未用放射治疗的胆管癌病例各为 37.5%、18.6%、0。可见并用放射治疗后维持无黄疸期的时间较长。

2. 内镜下鼻胆管引流术（ENBD） 属于经内镜胆道置管范畴。目前使用的内置管都带有 X 线透视标记，可以作为外照射的靶点。也可通过 ENBD 注入化疗药物。

ENBD 具有以下优点①便于观察胆汁引流情况和胆管造影；②如有阻塞可及时冲洗，如发生胆道感染可以行胆汁培养，还可经此导管注入抗感染药物；③如拔除鼻胆管不需要再次行内镜检查，但可能造成胆汁大量流失，影响患者的水、电解质平衡，且多有咽喉部不适、活动受限、影响休息等，对于肝硬化门静脉高压的患者因为鼻胆管而可能引起食管曲张静脉破裂出血。

ERBD 可保持胆汁引流的生理状况，无胆汁丢失的缺点，有利于患者迅速恢复，无咽喉不适、活动受限等。此外，如在术前准备期间发现患者不宜手术，则无需再次行胆道置管引流，从而减少患者的痛苦及经济负担。但 ERBD 也有许多不足之处：①无法直接观察到胆汁引流情况，易发生阻塞而需再次换管。如病变范围较广，需置入多根支架引流管，难度较高。②EMBD 多为不能手术的患者做姑息性引流，其置入后难以取出，价格比较昂贵。

【适应证】 同 ERCP 适应证。

【禁忌证】 同 ERCP 禁忌证；中、重度食管胃底静脉曲张并有出血倾向者禁忌做 ENBD。

【操作方法】

（1）患者准备：同 ERCP，急症或危重患者应在术中进行生命体征的监护。

（2）器械准备：①工作通道直径为 2.8mm 以上的治疗型十二指肠镜。②ERCP 造影附件，包括 ERCP 造影导管和（或）万用导管。③斑马导丝。④十二指肠乳头切开刀。⑤胆道扩张探条或扩张气囊。⑥鼻胆引流管，根据需要备用左、右肝管和胆总管引流管。⑦鼻引导管。可用吸痰管或导尿管代替。⑧常规造影剂及负压吸引器。

（3）操作步骤：①常规行 ERCP，了解病变的性质及部位。肿瘤等引起的胆道梗阻，在注入造影剂前，可先抽出部分胆汁，再注入等量的造影剂，可预防因升高胆道内压力而加重败血症。②确定 ENBD 的必要性及引流部位。应引流胆管梗阻上方扩张最严重的部位。③通过造影导管置入导丝并通过狭窄部位。④保留导丝，退出造影管，必要时用扩张探条或扩张气囊沿导丝扩张狭窄部位。⑤沿导丝插入鼻胆引流管，并送达理想的引流部位。⑥在 X 线透视监视下，保持鼻胆管位置不变，逐步退出导丝，经鼻胆管注入造影剂，进一步确定引流管头端的部位，若不理想，可重新置入导丝进行调整。最后退出内镜，同时调整鼻胆管，在十二指肠及胃内形成理想的圈襻。⑦借助鼻引导管将鼻胆管从口中取出并固定，用注射器抽出胆管内残存的造影剂及胆汁，连接负压吸引袋。

【注意事项】

（1）整个操作过程应在 X 线监视下完成，否则操作比较困难。

（2）如行十二指肠乳头切开术，一般小切开即可。

（3）尽可能选择胆管增粗最显著、引流量最大的部位进行引流，以获得最佳的引流效果。

（4）造影导管应插至梗阻以上，切忌向胆道内注入过多的造影剂，以免增加胆道内压力。

（5）冲洗鼻胆管或经鼻胆管注入药物时，注射量不宜过大，注射速度不宜过快，以防胆管炎和脓毒血症的发生。

（6）鼻胆管在上消化道内走行路线，原则上沿着胃小弯，不要在胃内或十二指肠内攀缘过长。

（7）当鼻胆管引流量减少或无胆汁引出时，应考虑鼻胆管脱出胆管系统，应予以证实并重新置入。

（8）在行经内镜胆道置管引流的同时可以用气囊或者探条扩张狭窄段。胆道用扩张气囊较短，适合狭窄段较短的患者，探条扩张器适用于近端狭窄和狭窄程度较重者，往往可同时行乳头括约肌切开（EST），以加强退黄效果及减少内镜检查术后胰腺炎等并发症。

【术后处理】

（1）术后常规禁食 1～2d，然后可进流质和半流质饮食。

（2）可定期冲洗鼻胆管或注入药物，但应避免胆管内压力过高，以免诱发或加重感染。一般每天注入的液体量不超过 20ml，以免升高胆管内压力，加重感染。

（3）注意胆汁排出量，必要时对胆汁进行常规、细菌学检查或病理学检查。

（4）固定牢固，以免 ENBD 管脱落。

ENBD 一般不要过久，以免因大量胆汁流失而影响消化功能，否则应该用胆管塑料支架引流术（ERBD）。

【并发症及处理】

（1）恶心、咽痛：由于鼻胆管对咽部的刺激，可发生恶心和咽痛，应消除患者的恐惧心理，必要时可用洁口液漱口，保持咽部卫生。

（2）胆管炎：主要发生在引流效果不佳的患者，可取胆汁进行细菌培养和药敏试验，加强并及时调整抗生素。引流部位不合适者应尽早重新置管引流。

（3）鼻胆管阻塞及脱落：及时 X 线透视或造影检查，必要时用稀释的抗生素液冲洗或重新置入。

2. 内镜下胆道内置入塑料支架引流术（ERBD 或 EMBD）　亦属于经内镜胆道置管范畴。

【适应证】

（1）不能切除的癌肿，引起阻塞性黄疸的胆管癌。导致胆汁淤滞并且不能手术或不宜手术者，均适合做经内镜下胆管内支架引流术。既可用于术前准备，也可作为晚期肿瘤患者的姑息性治疗。

（2）良、恶性梗阻性黄疸致肝功能和凝血机制障碍，高胆红素血症，手术危险性大，需术前尽快降低血清胆红素水平和胆道内压力。

【禁忌证】

（1）有上消化道梗阻者。

（2）有严重出血倾向者。

（3）肝内有多发转移癌者。

（4）胆管内弥漫肿瘤或多支肝内胆管被转移性肿瘤充满者。

（5）有大量腹水者。

（6）严重心肺功能不全者。

（7）缺乏内支架引流术的基本设施、技术条件和术后管理经验，不宜采用内支架引流术。

【操作方法】

（1）术前准备

①患者准备：同 ERCP，急症或危重患者应在术中进行生命体征的监护。

②器械准备：工作通道直径在 3.2mm（10F）或 4.2mm（12F）以上的治疗型十二指肠镜。ERCP 造影附件，包括 ERCP 造影导管和（或）万用导管。引导钢丝同 ENBD。十二指肠乳头切开刀。胆道扩张探条或扩张气囊同 ENBD。胆管内引流支架，外径 7～12F，有多种形状。推送器选用与胆管支架配套的，其中 7～8.5F 支架推送器仅是相同口径的推送套管，10F 以上的支架推送器除备与支架相同口径的推送管外，还需 5～7F 内引导管。常规造影剂及负压吸引器。

（2）操作步骤：①常规行 ERCP，了解病变的性质及部位。②确定支架引流的部位并选择支架的种类和规格。③为了置放方便，可先行十二指肠乳头小切开术。④经造影导管插入导丝，并通过狭窄部位。保持导丝位置不变，退出造影导管。必要时用扩张探条或扩张气囊沿导丝扩张狭窄部位。⑤在保持导丝位置不变的条件下,按内引流支架说明书要求插入内引流支架及相应的推送器,十二指肠内应保留末端1~1.5cm或末端倒刺以外。⑥退出推送器及导丝,吸引可见胆汁经内支架流出,表明安置成功。

胆总管梗阻者,造影后插入引导钢丝,并通过狭窄处。若狭窄明显,则应先行胆管探条扩张,以便支架顺利通过狭窄,尔后保持引导钢丝位置不变,循引导钢丝按说明书要求插入支架及相应的推送管,依靠弯角钮及抬举器的力量逐步将支架送入胆道,而末端倒钩以下的支架端留在十二指肠乳头外。用推送器顶住支架,拉出引导钢丝,可见胆汁顺利溢出。最后依次退出推送器及内镜,患者仰卧摄肝区X线平片,以了解支架的位置。

肝门部梗阻者,一般将支架置入右肝管内,以引流绝大部分的胆汁。若有可能,左、右肝管各置入1个支架,引流效果更佳。具体操作为:首先,用一导丝通过狭窄部,进入一肝管内(左或右),然后再插入一引导钢丝进入另一肝管内,最后分别沿引导钢丝置入支架。此项操作难度较高,导丝容易移位,在两个通过狭窄处的支架间有较大的摩擦,应用一些润滑剂,以减少摩擦。其次,第一个支架末端侧翼应远离乳头,这样留有空间。在通过第2个支架时,向上推进第1个支架,以避免第1个支架被强拉出胆管。

【注意事项】

(1)为提高引流效果和内置管的引流时效,根据所用内镜尽可能选用最大口径的内置管。内置管的长度应测量梗阻段上界至乳头的距离决定,避免过长或过短。

(2)在内置管置入过程中,内镜与乳头之间的距离不宜过远,避免支架在十二指肠腔内伸入过长,而应借助内镜屈曲与抬钳器的上举运动将内置管逐渐送入。

(3)内置管放置好后,应仔细观察其引流效果,尽量吸出胆汁和造影剂,确信引流满意

后方可取出内镜。

(4)如果乳头附近有狭窄,内置管插入有困难,或拟放置较大口径的内置管时,也可事先行乳头括约肌切开。

(5)塑料内引流管远端应超过狭窄部位,近端应露在乳头外,切勿推入肝管内或外露过长,否则易导致阻塞、更换困难或损伤肠黏膜。

(6)置管数月后若患者出现黄疸、发热,表明引流管可能阻塞,应确定后予以更换。

【术后处理】

(1)患者应禁食1~2d,卧床休息2~3d。

(2)预防性应用抗生素,以防止近期胆管炎症。

(3)检查血、尿淀粉酶,异常者给予对症处理,直至正常。

(4)注意有无发热、黄疸、腹痛的情况,并及时对症治疗。

【并发症及处理】

(1)早期并发症

①支架近期阻塞:常为血块、肿瘤坏死组织、泥沙样结石阻塞。处理方法为及时更换支架,使胆管再通。

②胆管炎:发生率约为16%。可能由于手术器械或操作过程消毒不彻底,由此途径可带细菌入胆管;阻塞的胆管原来就可能有感染,置管操作加重了感染或引流范围小,效果不佳。预防方法是应严格对操作器械消毒;避免高压注射造影剂,注意引流通畅;术后应用抗生素治疗。

③胆汁性腹膜炎:胆管损伤造成胆管穿孔所致。发生率为1%~5%。预防方法是操作时避免粗暴用力。一旦发生,应立即外科手术。

④胰腺炎或高淀粉酶血症:较常见。应用抗生素、制酸药及抑制胰腺分泌的药物对症处理。

(2)晚期并发症

①支架阻塞:置管后3个月支架的阻塞

率为30％,6个月后的阻塞率为70％。阻塞的原因有肿瘤的压迫或坏死组织填塞,泥沙样结石淤积堵塞支架。塑料支架阻塞后可以更换新的塑料支架,更换时可用圈套器和(或)支架取出器取出支架,然后再置入新的支架。

②支架移位、滑脱:支架移位、滑脱是一种少见的并发症,其发生率为3％。支架发生移位可产生黄疸(31％)、疼痛(6％)和急性胰腺炎(6％),通过内镜检查及ERCP可确诊。发生支架移位后,塑料支架可以取出后重新安放一个新支架,也可以用气囊导管或取石篮使支架复位,还可再安放一个支架以解决胆管狭窄问题。

③支架所致的胆道或十二指肠黏膜损伤:十二指肠黏膜的损伤多因弧形支架在十二指肠内露出太多,猪尾形支架很少引起十二指肠损伤。损伤可形成溃疡甚至穿孔。少数发生胆管穿孔,引起胆汁性腹膜炎。小的穿孔因有网膜包绕,可无临床症状,一旦出现临床症状,应及时手术。预防方法主要是避免粗暴操作,另外在留置弧形支架时,其尾端注意不要留得太长。

3. 内镜下胆管金属支架引流术　由于内镜下胆管金属支架引流术具有操作简便、扩张性好、不易阻塞移位等优点,因而被广泛应用于临床。

【适应证】

(1)无法根治性切除的恶性胆管梗阻。

(2)胆汁引流较丰富,估计引流效果理想。

(3)无其他器官功能障碍。

(4)预计患者至少可存活3个月。

(5)经济条件许可。

【禁忌证】　同ERBD。

【操作方法】

(1)术前准备:患者准备同ERBD。内镜可用纤维或电子十二指肠镜,活检孔道在3.2mm以上。引导导丝,胆道扩张探条、胆道

扩张气囊准备同ERBD。金属胆道支架,其扩张方式分为自膨式和球囊扩张式两大类。

①自膨式支架(expandable metallic blliary endoprothesis):种类很多,常用Wallstent支架和螺旋状"2"形支架,前者支架已预置于支架递送系统上,胆道扩张完成后即可沿导丝置入支架,十分方便。在支架尚未完全释放前如发现支架放置位置不当可以回收,调整位置后再释放。另外,Wallstent支架由不锈钢丝编织成网状管形,扩张后最大外径为1cm。具有良好的径向和纵向柔性,易通过弯曲的管腔,不会引起扭曲变形和塌陷,临床应用较多。Ciantruo-Z形支架:其由不锈钢丝或铂金属丝呈"Z"字形编织成圆柱形。可多节连接在一起,扩张后直径达1.2cm。"2"支架的置入需要与之匹配的递送系统,包括10F长鞘,扩张管、支架载体和支架推送器。在胆道扩张完成后保留导丝,沿导丝送入10F长鞘,前端超过狭管处,沿导丝套入支架后再套入支架载体,将支架压缩聚拢后塞入支架载体,推送器沿导丝插入支架载体中,将支架沿导管鞘推至狭窄处,然后固定推选器,缓慢回抽导管鞘,支架即释放,自动张开。

②球囊扩张支架:本身无弹性,需通过球囊被动性扩张(可达6倍),扩张后不再缩回。主要有Palmaz支架和Strecker支架。前者纵向柔顺性差,不易弯曲,后者纵向和径向柔顺性超过Wallstent支架。使用时将支架套于球囊外面压紧,为防止递送时支架脱落可先置导管鞘于胆道狭窄处,方法同"2"支架。沿导丝将球囊导管送至狭窄处,抽回导管鞘,扩张导管球囊支架即紧贴于胆管上。抽空球囊,退出球囊导管,支架置入即告完成。这类支架的特点是支架直径可在一定范围内调整,支架直径取决于球囊直径,直径不够大时更换大的球囊再次扩张即可。此外,镍钛记忆合金支架已广泛应用于临床。术前需仔细阅读产品说明书,了解支架的性能特点、操作

前准备及释放方法，并根据要求进行准备。

（2）操作步骤：首先行胆道插管造影，了解病变性质、部位、范围，确定金属支架的长度。送入导丝通过狭窄段，选择所需引流的胆管。经导丝插入扩张器进行狭窄段扩张。将装有支架的输送器顺导丝送入胆道，达到梗阻部位，最后在持续透视和内径控制下将支架缓缓释放。进一步调整支架的位置，以达最佳部位。退出内镜后，患者平卧，并摄腹部 X 线片，观察胆管支架扩张情况。如高位胆管梗阻，支架末端不必暴露于乳头外，可置于胆管内。

【注意事项】

（1）支架的长度必须选择适当，多数支架在扩张过程中有所缩短，因而所确定长度应以扩张后的长度为准，同时考虑到肿瘤会继续生长，梗阻段两端的支架长度应在 2cm 以上为宜。

（2）支架位置必须准确，由于释放过程中支架只能后退不能前进，因而释放前可略深一点，释放过程中可不断后拉调整。

（3）部分患者，尤其在支架一端放置于十二指肠内者，可先行胆管括约肌切开，以免影响胰液排泄。

（4）若为胆管肿瘤需放置记忆镍钛合金胆道支架，造影显示梗阻部位后，沿造影管将导丝向阻塞部位置入，退出造影导管（也可不用），然后再沿引导管（或导丝）用推送管把支架送到预定位置，最后将导丝及引导管一起缓慢退出，留置支架。对于狭窄严重者，可先用逐级扩张管扩张后，再放支架。

【术后处理】 同 ERBD。

【并发症及处理】

（1）胆管炎和败血症：主要见于胆管引流不充分的患者或术中胆道内注入过多造影剂、胆道压力大者，一般保守抗感染治疗有效。

（2）胰腺炎：一般较轻，除禁食外，可适量给予抑制胰腺分泌的药物。

（3）支架阻塞：原因主要有肿瘤向支架网眼内生长或向支架两端生长造成支架阻塞，可在支架中央重新放置一根金属或塑料支架，也可鼻胆管引流，往往仍能有效地解除胆道梗阻。

【研究进展】 可用镍钛记忆合金支架行胆管内支撑引流术，此支架也可以对外照射起到靶向作用。也可应用包被卡铂的支架，直接对肿瘤组织发挥化学治疗作用，使支架处的肿瘤明显缩小，由于化学治疗效应是局部的，全身不良反应较小。随着双侧支架技术的发展，支架的形态也越来越多。T 形支架、由镍钛合金制成的 Niti-D（NDS）支架以及 Niti-S 支架等为双侧引流提供了更简便的操作及更优的效果。Kim 将 T 形自行扩张支架置入 57 名恶性胆管阻塞患者，成功率为 100%，平均生存期及支架张开的时间为 193.6d 及 170.3d。NDS 支架两端由镍钛合金封闭为 D 形结构，并且网眼结构也较 Wallstent 更大。这些设计增加了支架的弹性和舒适性，在没有损失径向力的条件下减少了支架的缩短。而舒适性与扩张直径是延长支架扩张性时间的重要因素。Cao 等发现扩张的直径大约 10mm 可以延长扩张时间。Yang 等人对比 NDS 与 Wallstent 的通畅时间发现，NDS 明显高于 Wallstent，而并发症的发生率及患者生存期却没有很大差别。另外，NDS 的舒适性更加适合肝门区胆管阻塞。

（四）胆管癌姑息性引流术

晚期的胆总管癌患者，一般采用肝管空肠吻合或圆韧带径路肝内胆管空肠吻合术，以及各种内、外引流手术。亦可采用非手术的胆管置管外引流和内置管引流术，特别是在一些年老体衰，不能经受手术的晚期的老年患者。但非手术置管引流后期，有更多的患者频繁发生胆管炎，造成处理上的困难和影响患者生活质量，故在可能的情况下，应采用手术方法引流胆汁。

许多胆管癌患者就诊时多已出现明显的黄疸,部分患者因胆道梗阻时间较长、全身状况较差而难以耐受根治性切除等手术治疗。因此,建议先行胆道引流,减轻黄疸对肝、肾功能的损害,改善全身状况,防止根治切除术后发生急性肝、肾衰竭。术前胆道介入治疗主要有经内镜胆道置管引流和 PTCD 等方式,除治疗作用外,还可以进一步明确胆道肿瘤的部位、范围,为确定恰当的手术方案提供依据。

【适应证】

(1)胆管癌晚期,已有远处转移,梗阻性黄疸严重,不宜行根治性切除手术。

(2)胆管癌晚期,已有腔静脉、门静脉侵犯,无法行根治性切除手术,患者情况尚可承受手术。

(3)拟行根治性切除术的患者,手术探查时发现已不能根治性切除,可改做引流术。

【禁忌证】

(1)病程末期,明显恶病质者。

(2)大量腹水者。

(3)心、肺功能不全,不能承受手术者。

(4)严重的肝硬化,肝、肾功能损害者。

【操作方法】

1. 术前准备 病人准备同 PTCD。器械准备同 PTCD。

2. 操作方法 切口一般为右肋缘下斜切口,若需引流左侧肝管,切口应延伸至左上腹部。当胆管上段癌或肝门部胆管癌引起严重的梗阻性黄疸时,手术前应根据影像学检查,选择有代偿功能的一侧肝引流其肝内胆管,否则将达不到改善肝功能、降低血清胆红素的目的。为了达到较彻底的引流,常需同时分别引流左、右肝管。中、下段胆管癌:当肿瘤未侵犯肝总管时,可于肿瘤上缘切断肝总管,下端关闭,上端与扩置空肠襻行 Roux-en-Y 吻合术。当肿瘤侵犯肝总管及左、右肝管时处理同肝门部胆管癌。

肝门部胆管癌内引流术:内引流术是指在肿瘤以上的肝内、外胆管与扩置空肠襻吻合术,吻合口应该远离肿瘤部位,以免发生阻塞。肝内、外胆管空肠内引流术是手术时对不能切除的肝门部胆管癌患者首先选择的方案,它可以减少长期带管、大量胆汁流失、胆道感染等给患者造成的不便和痛苦。肝管分叉部的肿瘤梗阻,可同时引流左、右侧肝内胆管;若一侧肝叶已纤维化萎缩,而对侧肝叶增大代偿,此时单独引流代偿侧的肝管便可达到目的。①左侧肝内胆管空肠吻合术。经典的手术方法是 Longmire 术式,此术式创伤大。目前常用的方法是圆韧带径路,左外叶下段支肝管(Ⅲ段肝管)扩置空肠襻 Roux-en-Y 吻合术。②右侧肝内胆管空肠吻合术。肝门部胆管癌起源以偏于左肝管较多,故需要引流右侧肝内胆管系统才能收到较好的效果。右侧肝管扩置空肠襻吻合术时,首先需要寻找一较粗的肝内胆管分支以供吻合,但右侧肝内胆管分支的位置不像左侧那样恒定。最常用的方法是经胆囊床的肝右前叶肝管下段支切开与胆囊十二指肠或扩置空肠襻 Roux-en-Y 吻合。根据肝门部的解剖,右肝管的前下段支在胆囊床处只有 1~2cm 的深度,当肝内胆管扩张时,很容易在该处切开,并将切口扩大以供吻合,此处寻找肝内扩张胆管时,防止切开肝中静脉引起大出血。手术时首先游离胆囊,注意保存其血液供给,随后,胆囊亦可以留作为一间置物,将胆囊与右肝内胆管吻合后,再与扩置空肠襻 Roux-en-Y 吻合或与十二指肠吻合,以减少手术上的困难。无论是在施行左侧或右侧肝内胆管的内引流术之前,必须有一组 PTC 或 MRCP 肝内胆管造影照片,并采用不同的角度拍照,以明确显示欲选择的肝内胆管的解剖位置和其扩张的程度。肝的 CT 照片亦是一项重要的影像材料,它有助于对肝内胆管和手术径路的选择。

(2)置管引流术:肝门部胆管癌可用内置管引流,即将肿瘤的阻塞部扩张之后,分别向左、右肝管置入导管，导管远端置于胆总管内，缝合胆总管上切口，保存 Oddi 括约肌；或导管远端置于上段空肠内。此手术方法可获得较好早期效果，患者的生活质量亦较好。但是，内置管经 3～6 个月或以后，常易被胆色素沉渣所堵塞，因而可能发生反复发作的胆管炎及黄疸，需要再次处理。

（3）PTCD 或 ERBD 置管引流术：以 PTCD 或 ERBD 置管引流，一般只用于晚期不宜手术探查的患者。首先扩张肿瘤狭窄段胆管，然后在狭窄处放置记忆合金支架，使梗阻近端的胆汁经此导管流入十二指肠。亦可直接将 PTCD 导管通过肿瘤狭窄段胆管，起到内、外引流的作用，但内置管经常易被胆色素沉渣所堵塞，反复发生胆管炎，需要经常处理，而外引流口感染、疼痛反而增加患者痛苦，两者均不能有效地延长患者的生存时间和改善生活质量。

【注意事项】

1. 术中注意事项　①肝内胆管的位置和构型的变异很大，术前影像学照片对术中定位肝内胆管的位置和指导手术路径有指导价值。②术中根据穿刺定位肝内胆管，盲目切开肝包膜寻找肝内胆管，常因出血、胆漏而被迫终止手术，而且术后易造成胆汁性腹膜炎而危及生命。③术后胆汁外引流管与胃或空肠造口经体外转流，可减少手术后的大量胆汁丧失。④应用 U 形管以代替一般的直管，便于术后长期置管和更换引流管。⑤引流管不宜经腹壁的主要切口引出。否则，易造成切口感染和日后的腹壁切口疝。

2. 术后注意事项　同 PTCD。

3. 术后并发症　①胆汁瘘、胆汁性腹膜炎及腹腔内感染；②腹腔内或引流管内出血；③大量胆汁丧失及电解质紊乱；④肝、肾衰竭；⑤急性胆管炎。

【减黄学术争论要点】　胆管癌术前减黄、引流问题，国内外均存在争议。不主张减黄、引流的学者认为：①减黄术后病死率和并

发症发生率未减低；②术前经内镜鼻胆管引流（ENBD）难以成功；③术前经肝穿刺胆道外引流（PTCD）并发症尤其是嵌闭性胆道感染的威胁性大。主张减黄、引流的学者认为：①扩大根治切除需良好的术前准备，减黄很必要；②术前减压 3 周比 1 周、2 周都好；③内皮系统功能和凝血功能有显著改善；④在细胞水平如前列腺素类代谢都有利于缓解肝损害；⑤有利于大块肝切除的安全性。

笔者认为，黄疸时间在 1 个月以内，肝功能好，不拟大块肝切除者，术前可不行减黄引流术；黄疸重、时间长（1 个月以上），肝功能不良，需做大手术处理者，应先行减黄引流术。

【其他治疗方法进展探讨】

（1）高频电切或微波治疗：对于以乳头型为主的胆管癌，可以用胆道镜经过引流管实施肿瘤高频电切或者微波凝固。

（2）局部注射治疗：用胆道镜经引流管实施无水乙醇或顺铂等化疗药物局部注射，能起到硬化与化学治疗的双重作用。但在注射时应注意避免胆漏的发生，此法对乳头型和结节型较适用。

（3）个别情况下于胆道手术后才得以确诊的胆管癌。则可经 T 管行放射治疗或化学治疗。

（4）对于根治性切除患者术后病理报告残端发现肿瘤者，可经胆道引流管行腔内放射治疗。也可起到较好的疗效。

二、胆　囊　癌

胆囊癌至今仍然是早期诊断困难、恶性程度较高、进展快、手术切除率低及预后极差的胆道常见恶性肿瘤之一。据国内外报道，50%～70% 的胆囊癌侵犯肝胆管致阻塞性黄疸时，其中 85% 的患者不能行治愈性手术切除，即使行姑息性手术切除，平均生存时间也仅为 3.6～7 个月，且手术死亡率（13.9%）及并发症发生率（48.3%）均较高。临床实践表

明,晚期胆囊癌患者常死于阻塞性黄疸所致的一系列并发症。近年来,国内外学者积极开展的介入性胆道引流术及区域性放化疗,在一定程度上能保持胆道引流通畅,改善患者的生活质量并延长其生存时间,且其疗效并不亚于单纯姑息性手术。

（一）经动脉插管行超选择性动脉内灌注化疗药物

1. **选择性动脉灌注化疗** 晚期胆囊癌除向囊外发展直接侵犯肝外,并通过淋巴管向肝门区淋巴结和肝十二指肠韧带内淋巴结转移,导致肝门至胰头区肿块和阻塞性黄疸;也可经血管向肝内和远处脏器转移。上述胆囊癌的囊外发展,大大降低了外科手术切除率,故生存率降低。采取综合措施,杀灭或局限囊外浸润或转移灶,创造时机争取Ⅱ期手术切除或配合手术,争取辅助措施杀灭手术后残存的瘤灶或癌细胞团,是近年来研究的重点,其中发挥重要作用的强有力措施是(超)选择性胆囊动脉或肝动脉灌注化学治疗技术。

【适应证】 相对局限,仅对邻近肝直接浸润的进展期癌,为保证手术切除和切除后残留癌细胞的杀灭,应在术前、术后分别进行动脉灌注化学治疗。肝浸润和肝门等处淋巴结的进展期癌动脉灌注化学治疗是控制癌肿发展的有效措施,应与其他措施配合定期进行。

【禁忌证】 身体严重虚弱,肝、肾、心和骨髓功能明显不全者,不适合灌注化学治疗。

【方法】 ①患者准备。手术或穿刺活检查明确癌的病理类型,以针对性用药。影像学资料明确肿瘤涉及范围,以指导选择插管的动脉和以后监测对照疗效,最好为CT或MRI,细致的超声检查也可满足要求。②器械准备同胆管癌。③灌注方法与胆管癌相似。胆囊动脉起源于肝右动脉主干,早期胆囊癌要超选择到肝右动脉至胆囊动脉行灌注化学治疗,因胆囊动脉纤细,超选择进入困难,可用可吸收性明胶海绵将肝右动脉远端

分支栓塞,然后经肝右动脉主干灌注,药物即可大部分进入胆囊动脉;进展期胆囊癌侵犯肝时多侵犯右叶前段,此时插管至肝右动脉主干灌注化学治疗,可同时兼顾胆囊原发癌及肝浸润癌;进展期胆囊癌侵犯肝并有肝门等淋巴结转移者,导管只需插入至总动脉,灌注药物可进入肝固有动脉、胆囊动脉和胃十二指肠动脉,同时兼顾胆囊原发癌、肝浸润癌和肝十二指肠韧带的淋巴结转移癌;淋巴结转移灶压迫胆道致梗阻性黄疸者,还要经皮穿刺胆道引流、胆道扩张或行胆道内支架置入术。

【灌注化疗药物】 常用的化疗药物有吉西他滨(GEM)、氟尿嘧啶(5-Fu)、丝裂霉素(MMC)、多柔比星(ADM)等。1995年,Lai DT报道了3例胆囊癌合并胆囊管淋巴结肿大(NevinⅣ期)患者术前行2个周期的顺铂、氟尿嘧啶、多柔比星和丝裂霉素的肝总动脉化学治疗,4周后行根治性切除,病理检查显示切缘无肿瘤残留,患者术后3年仍然存活,表明化疗药物对癌细胞有明显的杀伤效应。而目前关于胆囊癌的动脉灌注化学治疗报道较少,虽然胆囊癌的动脉灌注化学治疗具有可行性,但由于胆道系统供血复杂、胆囊癌化学治疗耐药特点、各种化学治疗方案的疗效不确切等从而影响了灌注化学治疗的疗效,还有待于大样本前瞻性随机临床试验的证实。

2. **选择性动脉栓塞治疗**

【适应证和禁忌证】 胆囊癌浸润肝,可见胆囊动脉与肝右动脉间形成吻合,如能超选至这些异常吻合支的供血干,可行碘油抗癌药乳剂栓塞治疗。早期胆囊癌、栓塞胆囊动脉引起胆囊坏死;近期胆囊癌发生淋巴结转移者,栓塞引起胃和胰腺严重反应,上述两种情况不能进行栓塞治疗。

【技术】 如胆管癌经动脉栓塞治疗,超选择插管至肝右动脉干,造影证实为癌区供养血管,先行灌注化学治疗,然后以碘油抗癌药乳剂栓塞,栓塞剂一般用5～10ml即达满

意栓塞效果。

【辅助措施】 栓塞产生的疼痛较原发性肝癌剧烈,有效镇痛是成功栓塞的保证,可全身使用镇痛药如哌替啶,也可经导管部灌注2%利多卡因或1%普鲁卡因溶液3～5ml镇痛。

(二)瘤内注射治疗

瘤内注射治疗是指在B型超声、CT、超声内镜(EUS)等引导下将各种抗肿瘤药直接注射到瘤体内,通过物理、化学或生物效应消灭肿瘤细胞,其优点是创伤小、全身毒性反应轻。目前临床上报道的药物有[125]I粒子、32P胶体、顺铂乙醇液等,但各种注射剂的疗效还有待进一步研究。而瘤内注射光敏剂仍处于实验研究中。

(三)腔内近距离放射治疗

腔内近距离放射治疗(ILBT)是指将放射源置于空腔脏器腔内,在局部对肿瘤释放高剂量的射线而不累及周围器官,是一种安全可行的方法。1981年,Fletcher曾报道用[192]Ir丝插入进行腔内放射治疗。[192]Ir丝能提供以Ir丝为中心,半径为0.5cm的放射区域。在此以外放射线迅速衰减,对周围器官损伤很小,推荐剂量为28～36 Gy。每5～7天1次,共4次,每次剂量7～9 Gy。据报道能使局部癌性狭窄得到较长期的改善,明显延长生存时间,并且患者能较好地耐受。又有Coughlin等报道10例患梗阻性黄疸的胆囊癌病例,应用微波介入加热和[192]Ir放射治疗法。局部麻醉下经皮穿刺导入标准胆囊引流管,管内放置微波天线(915MHz)和二足测温头,在X线下到达胆囊部。功率15～20W,加热升温至44～45℃,保持60min后即拔出天线放入[192]Ir,剂量5 500～7 900 cGy,置留5～7d后移出[192]Ir,再放入微波天线加热,剂量同前,结果发现2例在第2次加热后出现导管扭结或导管内胆汁淤积,其他病例耐受治疗良好,胆囊阻塞症状减轻,治疗后无任何急性并发症。术者指出,该技术对

潜在的阻塞性胆囊癌是可行的,即对胆囊癌治疗的同时又起到对胆囊的减压作用。

(四)介入导向基因治疗

随着分子生物学技术的进展和CT、超声内镜(EUS)引导下穿刺以及动脉插管技术的提高,使胆囊癌相关基因如癌基因、抑癌基因、凋亡调节基因或药敏基因等整合到肿瘤细胞内成为可能。基因治疗和介入治疗两者结合将给肿瘤的靶向、微创治疗带来希望。

(五)针对胆囊癌相关并发症的介入治疗方法

1. 内镜下鼻胆道管引流术(ENBD) 在胆囊癌介入治疗中,这种方法只要是作为临时性引流措施,待黄疸改善后再采用其他方法进一步治疗,梗阻部位较高时插管成功率较低,主要是因为导丝难以通过梗阻部位。其他具体方法与治疗胆管癌所采用的ERBD相似。

2. 内镜下胆道支架引流术 1992年Gorden等报道了恶性胆道狭窄50例,其中5例为原发性胆囊癌,经可扩张的金属胆道支架置入扩张、支撑引流后,平均生存7.5个月。1996年Kaskarelis等报道了4例胆囊癌并发阻塞性黄疸经皮肝穿刺置入EMBS后黄疸消退,生存时间为7～9.3个月。多个报道证实此种方法对胆囊癌合并阻塞性黄疸者有一定疗效。具体方法与治疗胆管癌所采用的内镜下胆道支架引流术相似。

3. 经皮肝穿刺胆道引流术 PTCD通常用于内镜下放置支架失败者,已很少作为胆囊癌合并胆管梗阻治疗的首选方法,PTCD不但可以外引流,还可以内引流或放置胆道内支架。具体方法与治疗胆管癌所采用的经皮肝穿刺胆道引流术相似。

4. ERCP和PTCD联合操作技术(Rednez-Vous技术) 主要用于胆道造影失败而又需要胆道内引流或其他胆道内操作者。对于胆囊癌合并胆管狭窄引起梗阻性黄疸者先行PTCD外引流,减黄1～2d或以后经管插

入导丝至十二指肠腔,内镜操作者用圈套器套住或活检钳夹住导丝软端,经内镜活检孔道拔出,再沿导丝置入胆道引流支架,若发现胆管狭窄明显者,可先行胆管狭窄处扩张术。

(林嘉莹　武兆忠)

参 考 文 献

[1]　朱晓玲. 腹部血管造影分析 486 例. 世界华人消化杂志, 2005, 13(6):810-813.

[2]　王健生, 石景森. 胆道肿瘤的辅助治疗进展. 临床外科杂志, 2006, 14(2):77-78.

[3]　杨甲梅, 谢峰. 胆道癌介入治疗进展. 临床外科杂志, 2006, 14(2):66-67.

[4]　杨建勇, 陈伟. 介入放射理论与实践. 北京:科学出版社, 2005:226-234.

[5]　吴沛宏, 黄金华, 罗鹏飞. 肿瘤介入诊疗学. 北京:科学出版社, 2005:233-237.

[6]　杨建勇, 陈伟. 介入放射学临床实践. 北京:科学出版社, 2002:105-107.

[7]　张晓东, 李文新. 放射性血管支架制备研究进展. 核技术, 2001, 24(11):946-951.

[8]　邹声泉, 徐立宁. 视意外胆囊癌的诊治问题. 中华外科杂志, 2005, 43(13):833-834.

[9]　Nagino M, Kamiya J, Kanai M, et al. Right trisegment portal vein embolization for hilar bile duct carcinoma: technique and clinical utility. Surgery, 2000, 127(2):155-160.

[10]　Llovet JM, Bruix J. Systemic review of randomized trials for unresectable hepatocellular carcinoma: chemoembolization improves survival. Hepatology, 2003, 37:429-442.

[11]　Koops A, Wojciechowski B, Broering DC, et al. Anatomic variations of the hepatic arteries in 604 selective celiac and superior mesenteric angiographies. Surg Radiol Anat, 2004, 26:239-244.

[12]　Wigmore SJ, Redhead DN, Thomson BN, et al. Postchemoembolization syndrome. Tumor necrosis or hepatic injury? Br J Cancer, 2003, 89:1423-1427.

[13]　Born P, Rosch T, Bruhl K, et al. Long-term outcome in patient with advanced hilar bile duct tumors undergoing pal-liative endoscopic or percutaneous drainage. Z Gastroenterol, 2000, 38(6):483-489.

[14]　Brountzos EN, Petropoulos E, Kelekis NL, et al. Malignant biliary obstruction: management with percutaneous metallic stent placement. Hepatogastroenterology, 1999, 46(29):2764-2771.

[15]　Landoni N, Wengrower D, Chopita N, et al. Randomized prospective study to compare the efficiency between standard plastic and polyurethane stent in biliary tract malignant obstruction. Acta Gastroenterol Latinoam, 2000, 30:(5):501-504.

[16]　Baron TH. Chemotherapy impregnated plastic biliary endoprostheses: one small step for man (agement) of cholangio-carcinoma. Hepatology, 2000, 32(5):1170-1171.

[17]　D'alincourt A, Hamy A, Thibaud C, et al. Malignment obstructive jaundice: the role of percutaneous metallic stents. Gastroenterol Clin Biol, 2000, 24(8-9):770-775.

[18]　Mayo-Smith WW. Multiple stent in treatment of obstructive jaundice associated with Klatskin's tumor. A JR Am J Roentgenol, 1999, 173(3):846-847.

[19]　Oikarinen H, Leinonen S, Karttunen A, et al. Patency and complications of percutaneously inserted metallic stents in malignant biliary obstruction. J Vasc Interv Radiol, 1999, 10(10):1387-1393.

[20]　Satio H, Takamura A. Management of hilar bile duct carcinoma with high-dose radiotherapy and expandable metallic stent placement. Nippon Geka Gakkai Zasshi, 2000, 101(5):423-428.

[21]　Warwick RJ, Davidson B, Watkinson A. Suc-

cessful use of a covered nitinol self-expanding stent to seal a malignant fistula of the common bile duct. Clin Radiol, 1999, 54(6): 410-412.

[22] Kim T W, Chang H M, Kang HJ, et al. Phase Ⅱ study of capecitabine plus cisplatin as first-line chemotherapy in advanced biliary cancer. Ann Oncol, 2003, 14(7): 1115-1120.

[23] Willian J, Corinne W. Hilar cholangiocarcinoma: diagnosis and staging. HPB, 2005, 7: 244-251.

[24] Zervos E, Osborne D, Goldin S, et al. Stage does not predict survival after resection of Hilar cholangiocarcinomas promoting an aggressive operative app roach. American J Surg, 2005, 190: 810-815.

[25] Sander D, Michael F, Oliver R, et al. The important of complete excision of the caudate lobe in resection of hilar cholangiocarcinoma. HPB, 2005, 7: 263-267.

[26] Aretxabala X, Losada H, Mora L, et al. Neoadjuvant chemoradiotherapy in gallbladder cancer. Rev Med Chil, 2004, 132(1): 51-57.

[27] Kubicka S. Cholangiocellular and gallbladder carcinoma. Z Gast roenterol, 2004, 42(5): 397-402.

[28] Kim CW, Park A W, et al. T-configured dual stent placement in malignant biliary hilar duct obstructions with a newly designed stent. J Vasc Interv Radiol, 2004, 15(7): 713-717.

[29] Cao G, Yang R. Long-term retrospective analysis of metallic stents in malignant biliary obstruction. Beijing Da Xue Xue Bao, 2008, 40 (2): 121-124.

[30] Yang, KY, Ryu J K, et al. A comparison of the Niti-D biliary uncovered stent and the uncovered Wallstent in malignant biliary obstruction. Gastrointest Endosc, 2009, 70(1): 45-51.

[31] Freeman ML, Sielaff TD. A modern approach to malignant hilar biliary obstruction. Rev Gastroenterol Disord, 2003, 3(4): 187-201.

[32] Naitoh I, Ohara H, et al. Unilateral versus bilateral endoscopic metal stenting for malignant hilar biliary obstruction. J Gastroenterol Hepatol, 2009, 24(4): 552-557.

[33] Misra S, Chaturvedi A, Misra NC, et al. Carcinoma of the gallbladder. Lancet Oncol, 2003, 4(3): 167-176.

[34] Manfredi R, Masselli G, Maresca G, et al. MR imaging and MRCP of hilar cholangiocarcinoma. Abdom imaging, 2003, 28(3): 319-325.

第 14 章

恶性胆道肿瘤的生物性治疗

第一节　肿瘤免疫学原理

一、肿瘤抗原

肿瘤抗原（tumor antigen）是指细胞在癌变过程中出现的新型抗原物质的总称。作为抗原物质，肿瘤抗原同样具有抗原的共同特性：①免疫原性，即引起免疫应答能力。②免疫特异性，即指引起机体产生针对该抗原的特异性抗体和致敏淋巴细胞。③免疫反应性，能与免疫应答产物相互作用的性能。肿瘤细胞是正常细胞经过恶性转化、癌变等过程形成的"非己化"的自身细胞，使得肿瘤抗原在许多方面有其自身的特点。人类肿瘤细胞的抗原与正常细胞的抗原相比有如下特点：①含有大量正常抗原成分；②缺少组织器官特异性抗原和一些分化抗原，如 HLA、血型抗原等，提示肿瘤细胞有分化障碍；③存在一些正常细胞没有的抗原。肿瘤抗原在肿瘤发生、发展及诱导机体抗瘤效应中起重要作用，可作为肿瘤免疫诊断和免疫治疗的靶分子。

肿瘤抗原根据其特异性可分为两大类：

①肿瘤特异性抗原（tumor specific antigen，TSA），指仅表达于肿瘤组织而不存在于正常组织的抗原。TSA 最初是通过动物肿瘤移植实验所证实，故也称肿瘤特异性移植抗原（tumor specific transplantation antigen，TSTA）或肿瘤排斥抗原（tumor rejection antigen，TRA），TSA 可由化学、物理致癌剂或病毒感染诱发。②肿瘤相关抗原（tumor associated antigen，TAA），指无严格的肿瘤特异性，即非肿瘤细胞所特有、正常细胞也可表达的抗原，但在肿瘤细胞以为表达或出现量的改变。如分化和种属特异抗原、癌胚抗原等。人类肿瘤抗原绝大多数是 TAA。

近年来随着 CTL 克隆、异种血清、单克隆抗体并借助分子生物学技术的发展，已分离鉴定出许多人类肿瘤抗原。现代肿瘤抗原分类是根据抗原的分布和表达特性。我们将根据这种分类来讨论肿瘤抗原。

（一）突变的肿瘤基因和肿瘤抑制基因产物

原癌基因活化为癌基因时，其突变产物表达于细胞核或细胞膜上，成为肿瘤相关抗原。与正常细胞基因的编码产物相比，互相不存在质的差异，只有量的差别，高水平表达者能被免疫系统识别。如人乳腺癌细胞呈现癌基因编码的 neu 蛋白（生长因子受体）表达升高，而 neu 蛋白在成年人细胞仅有少量表达。因为 neu 水平的这种差异，抗 neu 单抗能识别并选择性清除乳腺癌细胞而不破坏正常细胞。

ras 原癌基因和 p53 抑癌基因点突变是恶性肿瘤中最常见的基因突变。由突变基因编码的肿瘤抗原表达于多种类型肿瘤细胞，且多位于胞内。目前已检测到乳腺癌存在 p53 和 ras 的突变，且在乳腺癌、肺癌和消化道肿瘤中会自发产生针对突变基因和野生型蛋白的体液免疫反应。虽然检测到的大部分 p53 抗体是 IgG 抗体，但观察到在此前产生了针对 p53 的 CD4$^+$ T 细胞反应，因此认为在癌蛋白突变后即导致免疫反应产生，并且这种免疫反应可能同时直接针对蛋白未突变的部分。以 p53 为靶点的肿瘤免疫治疗已进入临床试验。由于 p53 有各种突变的形式，用免疫原性的多肽递呈野生型 p53 的序列作为广谱的以 p53 为靶点肿瘤疫苗的基础则更为可取。与肿瘤相关的 ras 原癌基因家族主要分为 3 类：h-ras、k-ras 和 n-ras，编码相对分子质量为 21×10^3 Da 的蛋白，通常称 p21。p21ras 是一类重要的功能蛋白，介导生长因子、细胞因子和多种细胞外信号的信息通路，对细胞的增殖、分化、凋亡等多种生理过程发挥重要调节作用。当 ras 基因被异常活化后，p21ras 蛋白持续地保持活化状态，激活下游信号分子，造成细胞生长失控而无限制地增殖，进而引起肿瘤。

（二）致瘤病毒基因组编码的肿瘤抗原

凡由同一种病毒诱导产生的肿瘤，不论其动物种属和组织起源，都表达相同的肿瘤抗原，这是因为这种抗原是由病毒基因编码，但又不是病毒自身的抗原，故称为病毒肿瘤相关抗原。在恶性肿瘤中，病毒性抗原是最具有免疫原性的分子，并是保护性肿瘤免疫最有显著意义的肿瘤抗原，这为病毒肿瘤的预防提供了可能性。但不同的 DNA 或 RNA 肿瘤病毒可产生结构和生物学特征不同的抗原。

1. DNA 致癌病毒诱生的肿瘤抗原 DNA 致癌病毒含双链 DNA，可直接与宿主细胞基因组 DNA 整合，并通过病毒的转化基因使宿主细胞发生转化。例如 EB 病毒与 Burkitt 淋巴瘤和鼻咽癌相关；乳多空病毒，包括多瘤病毒和猴病毒 40（SV40），以及腺病毒在新生或免疫缺陷成年啮齿动物中可引起恶性肿瘤；乙肝病毒和丙肝病毒与肝癌有关；人乳头瘤病毒（HPV）E6 和 E7 蛋白在超过 80％ 的侵入性子宫颈癌患者中找到，是最典型的病毒编码的肿瘤抗原。与宫颈癌高度相关的 HPVs 作为候选疫苗，如 HPV-16 引起人们的极大兴趣，后来陆续发现 HPV 与人的生殖器疣、生殖器癌前病变和肛门癌都有关。

2. RNA 致癌病毒诱生的肿瘤抗原 RNA 肿瘤病毒（反转录病毒）是动物肿瘤的重要诱因。此类病毒在诱导宿主细胞癌变或转化时，病毒本身继续繁殖、复制。因此，RNA 诱发的肿瘤细胞既表达病毒本身的结构蛋白，也表达病毒诱生的肿瘤抗原。如人嗜 T 细胞病毒-1（HTLV-1），它是成人 CD4$^+$ T 细胞恶性肿瘤，又称成人 T 细胞白血病或 T 细胞淋巴瘤（ATL）的病因学因素。

（三）过度表达和异常表达的细胞蛋白

这种肿瘤抗原是正常细胞蛋白，但在肿瘤细胞中异常表达并引起免疫应答。此类抗原中最具代表性的是肿瘤-睾丸（cancer-testis，CT）抗原家族。典型的 CT 抗原具有以下特点：①仅表达于正常睾丸组织而不表达于其他正常细胞；②其 mRNA 广泛存在于各种人类肿瘤细胞，并以不同比例表达和激活；③存在基因家族；④其编码基因位于 X 染色体。一般来说，CT 抗原在肿瘤中表达，除睾丸组织外在正常组织中无表达,这可能归因于睾丸和癌细胞的基因都存在去甲基现象。CT 抗原虽然在睾丸组织中表达,但睾丸组织不表达 HLA-Ⅰ类分子,因此睾丸组织不受 CT 抗原特异性 CTL 的攻击。第一个由 CTL 识别的肿瘤抗原是黑色素瘤细胞株表达的 MAGE-1,随后又鉴定出了 MAGE-1 相关抗原基因家族,包括 MAGE-1、MAGE-3、BAGE、GAGE 等,它们都具有 CT 抗原的特征。另一个具有代表性的 CT 抗原是 NY-ESO-1,它在肿瘤免疫治疗中显示出巨大潜力,可激发 NY-ESO-1 表达阳性肿瘤患者体内的体液和 CTL 反应;同时,以 NY-ESO-1 抗原肽为基础的肿瘤疫苗已被初步应用到临床试验,并显示出一定的治疗效果。

近年来,应用重组 cDNA 文库血清学分析法(serological analysis of recombinant cDNA expression libraries,SEREX)技术已鉴定了更多的 CT 抗原。目前已鉴定了 44 个 CT 抗原基因家族并研究了它们在多种肿瘤组织中的表达情况。

(四)胚胎抗原

正常情况下,此类抗原仅表达于发育中的胚胎组织,出生后在成熟的组织中几乎不表达。由于某些不明机制,使得癌变细胞重新产生此类抗原,并表达于肿瘤细胞表面或患者血清中,故可用于某些肿瘤的辅助诊断。甲胎蛋白(alpha-fetal protein,AFP)和癌胚抗原(carcinoembryonic antigen,CEA)是两个最具代表性的胚胎抗原。

AFP 由胚胎细胞产生,是胚胎血清蛋白的一种组分,也出现在脐带血中。尽管血清 AFP 的浓度从胎儿血清中的 mg 水平下降到正常成年人的 ng 水平,但 AFP 升高常见于大多数肝细胞癌患者和生殖细胞癌患者,也可见于胃和胰腺癌患者。升高的血清 AFP 水平是晚期肝或生殖细胞肿瘤或这些肿瘤治疗后复发的有效指标。AFP 用作肿瘤标志的诊断价值也受到限制,因为血清中甲胎蛋白水平的升高也在非肿瘤疾病如肝硬化中出现。

CEA 是免疫球蛋白家族,通常高表达于怀孕头 6 个月的肠、胰腺和肝细胞中,在正常成年人的直肠黏膜及哺乳期的乳腺中可见低表达。在许多直肠、胰腺、胃和乳腺的恶性肿瘤中,CEA 表达增加。值得一提的是 CEA 对早期结肠癌的诊断的阳性率为 50%,胰腺癌为 100%。CEA 含量与肿瘤大小及转移有关。肿瘤全部切除后,2 周内 CEA 下降到正常水平。如果手术后,血清中仍有较高水平的 CEA,说明肿瘤切除不全。如果术后数月 CEA 再次上升,预示肿瘤可能复发。

(五)组织特异性分化抗原

此种抗原在特定肿瘤组织细胞中高表达,而在相应的正常组织中低表达,在其他正常组织和肿瘤组织中不表达,具有组织特异性。虽然此类抗原相关肿瘤疫苗所致的免疫反应可能损伤正常组织,但此类抗原可作为肿瘤免疫治疗的靶分子和肿瘤组织来源的鉴定标志。目前鉴定出的组织特异性分化抗原有黑色素细胞分化抗原 MART-1/Melan A,gp100,Tyrosinase related protein-1(TRP-1)以及乳腺癌中的 NY-BR-1 等。

(六)变异的糖脂和糖蛋白抗原

这类抗原是表达形式异常或高于正常水平的表面糖脂或糖蛋白,可用于诊断标志或治疗靶点。这些变异分子包括黏蛋白、血型抗原以及神经节苷脂等。值得一提的是,与许多黏蛋白不同,MUC-1 是一种只在乳腺导管上皮顶端表面正常表达的整合膜蛋白。然而在乳腺导管癌中,该分子以去极性形式表达,并含有新的能被小鼠单克隆抗体识别的肿瘤特异性碳氢化合物以及多肽抗原决定基因。由于多肽抗原决定基因可在肿瘤患者中诱导抗体和 T 细胞应答,因此可以考虑作为肿瘤疫苗的候选。目前,MUC-1 已在胆管癌、大肠癌、甲状腺癌、胃癌等肿瘤中检出有表达,该黏蛋白抗原已引起越来越多的关注。

肿瘤抗原能够被 T 细胞、特异性抗体或者能够被二者同时识别,CD8$^+$T 细胞一般被认为在抗肿瘤免疫中发挥着重要作用,由此鉴定出许多 CD8$^+$T 细胞识别的肿瘤抗原,但是越来越多的实验表明,临床单独应用 CD8$^+$T 细胞的治疗效果非常有限,而在维持抗肿瘤免疫反应的过程中,CD4$^+$T 细胞对 CD8$^+$T 细胞和 CD$_8$$^+$B 细胞有重要的辅助作用。在小鼠肿瘤模型中 CD4$^+$T 细胞可增强 CTL 巨噬细胞细胞毒作用(ADCC)的抗肿瘤免疫效应,同时,CD4$^+$T 细胞能增强宿主 APC 细胞的抗原递呈能力激活 CD8$^+$T 细胞。因此,一种好的肿瘤抗原既可以诱导 CD8$^+$CTL 应答,也可以诱导 CD4$^+$T 细胞和体液免疫应答。肿瘤抗原在肿瘤诊断中有相当重要的地位,并且是潜在的肿瘤治疗靶点。临床实验研究中,判断一种肿瘤抗原的免疫治疗效果,也是从此种抗原激活这三类免疫反应细胞的综合情况进行判断的。

二、肿瘤的免疫应答

肿瘤免疫是机体在肿瘤抗原刺激以前对肿瘤具备的非特异性免疫和在刺激以后产生的特异性免疫的总和。动物实验中,肿瘤抗原能诱导体液免疫应答和细胞介导的免疫应答,引起肿瘤细胞的破坏。循环抗体能对游离状态的肿瘤细胞发生作用,细胞免疫则对实体肿瘤细胞发生作用。通常细胞介导的免疫应答起主要作用。

(一)体液免疫应答

荷瘤动物或肿瘤患者血清中存在能与瘤细胞发生反应的抗体(包括 TAA 和 TSA 抗体),提示机体对肿瘤存在体液免疫应答。抗瘤抗体通过以下几种方式发挥作用。

1. ADCC 作用　IgG 抗体通过 Fab 段与肿瘤细胞结合,通过 Fc 段与表达 FcγR 的效应细胞(包括 NK 细胞、中性粒细胞和巨噬细胞等,但对特定瘤细胞,通常近期中某一类效应细胞起主要作用)结合,发挥 ADCC 效

应,溶解肿瘤细胞。

2. 补体依赖的细胞毒作用(CDC)　细胞毒性抗体和某些 IgG 亚类与肿瘤细胞结合后,可在补体参与下溶解细胞。

3. 抗体调理作用　抗瘤抗体可通过调理作用促进巨噬细胞吞噬肿瘤细胞。

4. 其他　如干扰肿瘤细胞的黏附性,形成免疫复合物激活特异性 T 细胞等。

(二)细胞免疫应答

在肿瘤免疫应答中,细胞免疫比体液免疫更为重要。

1. T 细胞

(1)αβT 细胞:包括 MHC I 类抗原限制的 CD8$^+$细胞毒性 T 细胞(CTL)和 MHC II 类抗原限制的 CD4$^+$辅助性 T 细胞(Th)。

CD8$^+$CTL 的杀伤活性在机体抗肿瘤效应中起关键作用。该细胞活化后,即可特异性识别肿瘤抗原,直接杀伤肿瘤细胞,也可分泌淋巴因子(如 IFN-γ、淋巴毒素等),间接杀伤肿瘤细胞。一般情况下,机体主要借助 CTL 清除体内存在的少量肿瘤细胞,该效应在荷瘤早期、肿瘤缓解期或清除术后残余瘤细胞中发挥重要作用。若肿瘤增殖达到一定程度并发生扩散或至肿瘤晚期,此时多数患者处于免疫抑制状态,则免疫系统不能有效清除肿瘤。此外,某些肿瘤浸润淋巴细胞(tumor-infiltrating lymphocytes,TILs)中也含 CTL,可特异性杀伤相应瘤细胞。

CD4$^+$Th 一方面自身活化后发挥抗肿瘤效应;另一方面还参与激活 B 细胞、巨噬细胞、NK 细胞和 CTL,协同发挥抗肿瘤作用。此外,上述活化细胞所释放的多种细胞因子(如 IFN-γ、IL-2、TNF-β)也参与抗肿瘤效应。少数 CD4$^+$T 细胞属细胞毒性 T 细胞,具有 MHC II 类分子限制性的杀瘤作用。

(2)γδT 细胞:该细胞分布在全身各处上皮组织,所发挥的细胞毒作用可不受经典 MHC 分子限制,且能杀伤对 NK 细胞不敏感的靶细胞。因此,被认为与 NK 细胞一样

是抗肿瘤免疫监视的第一道防线。

2. NK 细胞　NK 细胞具有广谱抗肿瘤活性,对淋巴瘤和白血病尤为有效,但对实体瘤作用较弱。NK 细胞数量不多,只相当于淋巴细胞的 3% ~5%,故对晚期和较大的肿瘤作用也不大。

NK 细胞无需抗原致敏即可杀伤敏感的肿瘤细胞,且不受 MHC 限制。临床观察发现,NK 细胞活性缺陷的人群,恶性肿瘤的发病率明显增高。NK 细胞通过以下 3 种途径杀伤肿瘤细胞:①与肿瘤细胞结合,释放穿孔蛋白或溶细胞素,裂解肿瘤细胞;②自身释放自然细胞杀伤因子(NKCF),造成肿瘤细胞溶解;③通过细胞介导的细胞毒作用(AD-CC)途径杀伤肿瘤细胞。NK 细胞杀伤肿瘤细胞的能力可被细胞因子所增强,包括 IFN,TNF 和 IL-2。

3. 巨噬细胞　巨噬细胞在肿瘤免疫应答中,除参与识别抗原、将抗原递呈给 T 细胞和 B 细胞外,还参与杀伤作用,是抗肿瘤免疫中的重要效应细胞。

肿瘤灶所浸润的巨噬细胞数量和肿瘤转移率呈负相关,表现为肿瘤灶周围组织出现明显的巨噬细胞浸润者,肿瘤扩散转移发生率较低,预后较好;巨噬细胞浸润不显著者,则肿瘤扩散、转移率高,预后较差。巨噬细胞只有被激活后才具有抗肿瘤活性,其抗肿瘤作用具有选择性,即仅杀伤瘤细胞而不杀伤正常细胞,其杀伤效应与肿瘤抗原分子结构和瘤细胞增殖周期无关,且可杀伤对化学治疗、放射治疗呈抗性的肿瘤细胞。但不足的是,巨噬细胞体外扩增能力差,且极易在培养过程中丢失。

4. 其他细胞

(1)淋巴因子活化的杀伤细胞(LAK)和肿瘤浸润淋巴细胞(TIL):LAK 细胞是非特异性的肿瘤杀伤细胞,分为 NK-LAK 和 T-LAK,前者由 NK 细胞衍生而来,没有 MHC 限制性;后者由 T 细胞衍生而来,有 MHC 限制性。最新研究表明,LAK 细胞中的 CD8+ 细胞群能溶解破坏 HLA 阳性和 HLA 阴性的肿瘤细胞。TIL 细胞多为 T 细胞,其杀伤效应具有肿瘤抗原特异性和 MHC 限制性。LAK 和 TIL 细胞均可被 IL-2 诱导。

(2)树突状细胞(DC):DC 是最强的 APC,能高效摄取低浓度抗原。DC 可高表达 MHC I 、MHC II 、B7 和 ICAM-1 等免疫相关分子,参与肿瘤抗原递呈,激发针对肿瘤的初次和再次 T 细胞应答。

(3)中性粒细胞:肿瘤周围组织中可见大量中性粒细胞聚集和浸润。活化的中性粒细胞通过释放活性氧(如 OH^- 和 O^{2-})、脂肪衍生物(如 PGE 和白三烯类)以及细胞因子(如 IFN、TNF 和 IL-1)发挥抑瘤效应。中性粒细胞虽寿命短,但数量巨大,其抗肿瘤作用应予以重视。

(4)内皮细胞:可被 TNF-α 和 IFN-γ 等激活后表现出胞毒活性,杀伤肿瘤细胞。

(三)肿瘤对免疫应答的逃逸

许多恶性肿瘤拥有使它们逃避或抵抗免疫应答的机制。这些机制包括以下几种。

1. MHC 抗原表达异常　某些肿瘤细胞表面 MHC I 类抗原表达降低或缺失,使 CTL 不能识别瘤细胞表面抗原,以至瘤细胞逃避宿主免疫攻击。

2. 肿瘤细胞表面抗原覆盖或被封闭"抗原覆盖"是指肿瘤细胞表面抗原可能被某些物质覆盖,如唾液黏多糖等,干扰宿主淋巴细胞对肿瘤细胞的识别和杀伤。封闭因子(blocking factor)存在于血清中,包括封闭抗体、过多的游离抗原和抗原-抗体复合物,可封闭肿瘤细胞表面抗原表位或效应细胞的抗体识别受体(TCR、BCR),阻止致敏淋巴细胞和细胞毒性抗体对肿瘤细胞的杀伤作用。

3. 抗原调变(antigen modulation)　宿主对肿瘤抗原的免疫应答可导致肿瘤细胞表面抗原的表达减少或丢失,使肿瘤细胞不易被宿主免疫系统识别,得以逃避免疫攻击的现象,称为抗原调变。

4. Th1 或 Th2 漂移 Th 对于抗肿瘤细胞免疫应答的诱导以及免疫记忆的维持必不可少,同时,它还可直接杀伤肿瘤细胞。在特异性抗原刺激下,不同转录因子诱导 Th 细胞分化成 Th1、Th2 两个亚群。其中 Th1 亚群细胞以表达 IL-2、IFN-γ 为主,可以增强杀伤细胞的毒性作用,激发迟发型超敏反应介导细胞免疫应答。Th2 亚群细胞以表达 IL-4、IL-6、IL-10 为主,促进抗体的产生,介导体液免疫应答。机体的抗肿瘤作用以 Th1 介导的细胞免疫为主,一旦由 Th1 向 Th2 漂移将造成免疫抑制状态,机体的抗肿瘤免疫将受到严重干扰在大多数肿瘤患者体内,均表现为典型的 Th2 漂移现象,该现象与肿瘤的免疫逃逸密切相关。

5. 肿瘤细胞逃逸 少量肿瘤细胞不足以刺激机体免疫系统产生足够强应答,等到机体建立免疫应答时,已经不易引起免疫识别和杀伤。

6. 抗原丢失变异的选择 从最初的突变细胞逐渐发展成肿瘤的过程中,宿主往往选择无免疫原性、不被排斥的肿瘤细胞。

7. 其他 共刺激分子及黏附分子表达下降、肿瘤抗原加工和递呈障碍、淋巴因子产生异常、神经心理内分泌系统异常和免疫抑制因子的产生,都与肿瘤发生发展有关。

综上所述,一方面,机体具有极为复杂的抗肿瘤免疫学效应机制;另一方面,肿瘤细胞可能通过多种机制逃避机体免疫攻击。因此,肿瘤发生与否及其转归,取决于上述两方面作用的综合效应。而且,在肿瘤发生、发展的不同阶段,发挥作用的主要机制可能各异。

三、肿瘤的免疫诊断

肿瘤的免疫学检查目前主要用于临床肿瘤的辅助诊断,以及评估机体的免疫功能状态,这对分析肿瘤的发生和判断肿瘤患者的疗效都有重要参考价值。由于迄今尚未能获得纯化的 TSA,故肿瘤的免疫诊断主要限于检测 TAA。

(一)血清肿瘤相关标志物的检测

一般而言,肿瘤标志主要是指癌细胞分泌或脱落到体液或组织中的物质,或是宿主对体内新生物反应而产生并进入到体液或组织中的物质。这些物质有的不存在于正常人体内而只见于胚胎中,有的在肿瘤患者体内含量超过正常人体内含量。肿瘤标志物有上百种,可将其分类为:蛋白质类与糖类、酶与同工酶、激素、癌基因和抑癌基因及其相关产物、受体、染色体、多胺类、微量元素等。常见的肿瘤标记物有原发性肝癌的甲胎蛋白(AFP),结直肠癌的癌胚抗原(CEA),胰腺癌的 CA19-9,前列腺癌的前列腺特异性抗原(PSA),绒毛膜癌的绒毛膜促性腺激素(HCG)等。就特异性而言,以 AFP 作为肝癌的诊断标记较令人满意,而 CEA 作为结肠癌的诊断标记,特异性不够,但是作为预后指标可以较早地预示复发。

目前,常联合分析多种肿瘤标志物,以提高诊断准确性。例如,虽然血清 AFP 是目前原发性肝癌诊断最常用的血清学标志物,但灵敏度仅约 60%,并且 AFP 在某些良性肝病如急、慢性病毒性肝炎及中毒性肝损伤中也有升高。此外,对一组来自日本的肝癌患者的检测发现,8 例血清含有抗多种肿瘤相关抗原抗体的患者中,7 例的血清 AFP 水平在正常范围,提示 AFP 在肝癌诊断中的特异性并不可靠。国内张建营最新的一项单独使用 10 种肿瘤相关抗原组合对 62 例已明确诊断的肝癌患者血清抗肿瘤相关抗原抗体的检测表明,其敏感度为 64.5%(40/62),单独使用 AFP 检测的敏感度为 61.3%(38/62),而此 2 种标志物同时使用敏感度为 88.7%(55/62),尤其 AFP 检测在正常范围内的 24 例血清中有 17 例抗肿瘤相关抗原抗体阳性。这项研究表明,抗肿瘤相关抗原抗体和 AFP 是相互独立的 2 类血清学检测标志,如果联合使用作为肝癌诊断的血清学标志物,可以明显提高诊断的灵敏度,尤其对于 AFP 阴性的患者可能更有意义。另有研究证实,使用7 种肿瘤相关抗原组合对 321 例 5 种常见类型的肿瘤(包括乳腺、肺、结直肠、胃和肝癌)患者的血清标本进行检测,结果发现其阳性率(敏感度)已达 54.2%,肝癌为 56.9%,对个别类型肿瘤已达 60.0%以上,如肺癌为67.9%,该方法的诊断特异度已达 80.0%以上。另一项使用 10 种肿瘤相关抗原组合对前列腺癌的研究表明,阳性率(敏感度)已达90%,特异度在 80%以上。

传统的肿瘤标志物检测方法是放射免疫分析(RIA)和酶联免疫分析(ELISA)。现代的肿瘤标志物检测方法包括:化学发光免疫分析系统、荧光免疫分析系统、电化学发光免疫分析系统和生物芯片分析系统等,以及通过蛋白组学和代谢组学检测肿瘤标志物。蛋白组学因其研究直接从生物功能的执行者——蛋白质入手,能够动态、整体、定量地考察肿瘤发生过程中蛋白质种类、数量的改变,有助于研究者寻找到肿瘤诊断和预后的特异性标志物,以及药物治疗的靶标。蛋白质组学研究现已在多种人类肿瘤组织或细胞系中,如膀胱癌、结肠癌、肾癌中开展,并取得了一些成果。代谢组学技术在肿瘤等临床疾病诊断方面的突出优势尤为引人关注。通过对人体各种体液代谢组的研究,发现肿瘤生物标志物,进而明确诊断各类肿瘤相关性疾病,具有快速、高效、高特异性、高灵敏度和非侵袭性的特点。该技术在肝癌和卵巢癌方面研究较为深入。

检测肿瘤标志物的临床意义:①肿瘤的定性诊断;②检测肿瘤的发展并判断疗效;③帮助肿瘤的定位;④肿瘤的普查和高危人群的检测;⑤区别肿瘤的良恶性和恶性肿瘤的不同类型;⑥帮助肿瘤分期;⑦指导临床治疗。

(二)检测肿瘤抗体

如在黑色素瘤患者血清中可检测到抗黑色素瘤抗体;在鼻咽癌和 Burkitt 淋巴瘤患者血清中能检测出 EB 病毒抗体。因此,检测到这些抗体不仅可辅助诊断疾病,并且对判断患者病情发展和恢复有一定参考价值。

(三)体内放射免疫显像诊断

放射免疫显像(radioimmunoimaging,RII)是应用抗肿瘤单克隆抗体——核素耦联物将核素导向肿瘤局部,通过体外显像可对肿瘤进行定位和定性诊断,评价对治疗的反应和鉴别肿瘤复发。也有研究报道,将抗肿瘤单克隆抗体(或)配体——荧光探针注入体内,采用荧光成像技术对肿瘤进行体内诊断以及光敏治疗。常用的放射性核素主要有^{131}I、^{123}I 和^{99m}Tc。RII 引起特异性的靶向亲肿瘤阳性显像,诊断微小或弥散的肿瘤病灶的敏感性和特异性均较高。目前已有实验证明,该方法对恶性肿瘤的临床诊断可能有帮助。

四、肿瘤的免疫治疗

肿瘤严重危害着人类的健康,寻找有效的肿瘤治疗方法,彻底攻克肿瘤是世界医学界的重要研究课题。肿瘤的免疫治疗技术被认为是继手术、放射治疗、化学治疗之后,对肿瘤具有确切效果、极具前景的又一治疗方法。免疫治疗由于能够清除手术和化学治疗所不能清除的少量的、播散的肿瘤细胞,故用常规疗法清扫大量的肿瘤细胞后,再配合免疫疗法清除常规疗法力不能及的残存肿瘤细胞,可提高肿瘤治疗效果,有望治愈恶性肿瘤。目前,肿瘤的免疫疗法主要包括肿瘤疫苗、单克隆抗体技术、细胞因子治疗和细胞过继免疫治疗。

(一)肿瘤疫苗

肿瘤疫苗可加强和提高机体自身免疫功能和识别肿瘤抗原能力、避免肿瘤逃避免疫监视、启动自身主动的生理免疫抗瘤能力,以达到减少癌变的发生、消除手术残留癌灶、防止转移复发、延长存活期的目的。肿瘤疫苗的关键是通过激活机体的免疫系统来清除肿瘤细胞，其中最关键的是产生肿瘤特异性的细胞毒性 T 淋巴细胞（cytotoxic T lympho-cyte，CTL）。用疫苗来治疗已经形成的肿瘤受到的局限是这些疫苗必须有治疗效果，但是诱导足够强大的免疫应答以清除生长中的肿瘤的所有细胞通常是很困难的。

恶性肿瘤的瘤苗免疫治疗可以应用于以下几类患者：①经传统常规治疗方法仅达部分缓解者，可通过免疫方法抑制和消除尚存肿瘤；②经治疗后肿瘤完全消退，但存在复发转移风险的患者；③应用传统治疗方法治疗无效的患者。

目前常用的肿瘤疫苗有以下几种。

1. 细胞疫苗　以肿瘤细胞为基础的疫苗是第一代疫苗。细胞疫苗即为处理后的肿瘤细胞，应用化学、物理和生物学的方法（如加热、冻融、放射性照射等）制备灭活的肿瘤细胞和细胞滤液等，使之成为失去致瘤作用但保留抗原性的瘤苗。此类疫苗又分为基因修饰疫苗和肿瘤抗原肽或基因修饰的 APC 疫苗。

细胞疫苗的优化策略：用转基因方法（转染协同刺激分子、MHC 分子）或分子修饰（GPI）制备疫苗。

2. 抗原疫苗　肿瘤抗原疫苗（如 TAA/TSA 疫苗、HSP-肽复合体疫苗）和人工合成的肽抗原疫苗包含许多肿瘤所共有的肿瘤抗原，如黑色素瘤的 MAGE、gp100 抗原以及许多不同肿瘤中突变的 ras 和 p53 蛋白，这些蛋白对所有特定类型的肿瘤患者来说都是潜在的免疫原。此类疫苗抗原多肽结合 MHC-I 类分子。

3. 核酸疫苗　核酸疫苗是指把编码肿瘤抗原的基因融合到重组质粒或病毒（如痘病毒、腺病毒）中来制备的疫苗。

4. 树突状细胞（DC）疫苗　DC 是体内功能最强的 APC，除了获取和负载抗原外，还能表达高水平的 MHC-I 类和 MHC-II 类分子，以及共刺激分子。在体外扩增的 DC 同时采用肿瘤或病毒抗原冲击致敏 DC，提高 DC 的抗原递呈能力，诱导抗原特异性免疫反应来清除肿瘤细胞。DC 疫苗已广泛运用于各种肿瘤的相关治疗中，包括黑素瘤、卵巢癌、胆管癌、宫颈癌、乳癌、前列腺癌、非小细胞肺癌、肾癌、胃肠道癌及白血病等，在其疫苗的 I、II 期试验中均取得了令人鼓舞的结果。

（二）基于单克隆抗体技术的靶向治疗

利用高度特异性的单克隆抗体（monoclonal antibody，McAb）为载体，将细胞毒性的杀伤分子带到肿瘤病灶处，可特异地杀伤肿瘤细胞。目前根据所用的杀伤分子的性质不同，肿瘤的导向治疗可分为以下几种。

1. 放射免疫治疗（radioimmunotherapy，RIT）　是将针对肿瘤特异性抗原的单克隆抗体用核素标记后，对肿瘤细胞进行的靶向治疗，也称"生物导弹"。RIT 的作用优点是与肿瘤抗原结合的物质如单克隆抗体（McAb）特异性的与目标位置结合，耦联在抗体上的放射性核素为"弹头"（治疗剂），进行内放射治疗，使肿瘤局部放射剂量比其他正常组织剂量明显升高，达到对肿瘤特异性杀伤而对正常组织损伤小。例如，目前治疗血液系统恶性肿瘤临床上常用的是 CD20 核素标记的单克隆抗体（如 Zevalin® 和 Bexxar®）。一项 Zevalin® 治疗 30 例复发或化学治疗耐受的低分级、滤泡型 B 细胞淋巴瘤疗效的多中心临床试验显示，其总有效率为 83%，完全缓解率（CR）为 45%，中位缓解时间为 11.5 个月，中位进展时间为 9.4 个月，1年无进展生存率为 47%。国内外已经进入临床应用阶段的 RIT 类药物主要用于治疗恶性淋巴瘤、肺癌、肝癌等，涉及其他领域的 RIT 药物大多数仍然在研究阶段，如 [131]标记单克隆抗体 C50 用于胃癌的治疗、[131]I-chT-NT 在治疗脑胶质瘤中的应用、[131]I-chTNT-

1/B 用于结肠癌的治疗。

2. 抗体导向化学疗法（antibody-mediated chemotherapy） 抗肿瘤药物与单抗通过化学交联组成的免疫耦联物，可以将药物导向肿瘤部位，杀伤肿瘤细胞。

3. 免疫毒素导向治疗（immunotoxin-therapy） 将毒素与单克隆抗体交联而成的耦联物称为免疫毒素，可特异性杀伤肿瘤细胞。目前常选用的毒素包括蓖麻毒素（ricin）、红豆毒素（abrin）、假单胞外毒素（pseudomonas exotoxin）、白树素（gelonin）等。

4. 双功能抗体导向治疗 双功能抗体有两个不同特异性的 Fab 段，可分别结合瘤细胞-效应细胞或瘤细胞-效应分子，使其靶向性集中于肿瘤灶，发挥抗肿瘤作用。

5. 抗体导向酶解前药治疗（antibody directed enzyme prodrug therapy，ADEPT） 所谓前药（prodrug）是指该药原型并无治疗活性或活性较低，需体内转化为活性型才有药效。将 mAb 与特定前药活化酶交联，借助抗体将酶带到靶部位；同时给予经化学修饰的前体药，后者在靶部位被活化为具有细胞毒性的药物。该疗法可增强药物的选择性杀伤作用，降低全身毒性，被称为 ADEPT。目前已选择用作前药的抗癌药有多柔比星、氮芥等。

（三）细胞因子治疗

多种细胞因子具有直接或间接杀瘤效应，故细胞因子疗法成为肿瘤免疫治疗的主要方案之一。

1. 外源性细胞因子治疗 将具有抗瘤活性的细胞因子通过一定途径直接注入荷瘤机体，可取得一定抗瘤效果。目前临床上常用的为 IL-2、CSF、IFN 等。

2. 细胞因子导向疗法 将细胞因子与毒素、放射性核素学药物耦联，可定向聚集于表达相应细胞因子受体的肿瘤细胞，发挥杀瘤效应。

3. 细胞因子基因治疗 将细胞因子基因直接导入瘤细胞内，使瘤细胞自身分泌细胞因子，以发挥杀瘤效应。

（四）过继性细胞免疫治疗

过继性细胞免疫治疗（adoptive cellular immunotherapy，ACI 或 AIT）是指向肿瘤患者转输具有抗肿瘤活性的免疫细胞，直接杀伤肿瘤或激发机体抗瘤免疫效应。该疗法可单独用于治疗肿瘤患者，但更适宜作为手术、放射治疗和化学治疗后的辅助疗法，以提高和改善患者的生活质量。ACI 的优点是体外诱导效应细胞避开了肿瘤宿主存在免疫抑制，易于活化和扩增；其缺点是不能产业化生产，制备烦琐，治疗有效的瘤谱不够广泛。目前，NK 细胞、CTL、Mφ、TIL 和 LAK 细胞的过继治疗已用于临床。

1. 淋巴因子激活的杀伤细胞（lymphokine activated killer cells，LAK） LAK 细胞是一类在淋巴因子（主要是 IL-2）刺激下能非特异性杀灭自身或异体肿瘤细胞的免疫效应细胞。LAK 细胞群是 NK 细胞和 T 细胞的混合群体，其杀伤机制可能是 LAK 早期通过细胞接触直接杀伤肿瘤细胞，也可分泌一些细胞因子（如 IL-4、TNF-α）参与杀伤肿瘤细胞。

2. 肿瘤浸润性淋巴细胞（tumor infiltrating lymphocytes，TIL） TIL 是一类具有抗癌活性的 T 淋巴细胞，比 LAK 细胞更具潜在的抗癌活性，不良反应小，对非自体的其他肿瘤或正常细胞无杀伤作用，从而使得 TIL 的治疗成为晚期肿瘤治疗的一种有效的方法。

3. 细胞因子诱导的杀伤细胞（cytokine induced killer cells，CIK） CIK 是将人外周血单个核细胞在体外用多种细胞因子（如 IL-2、CD3 和 McAb）共同培养一段时间后获得的一群异质细胞，兼具淋巴细胞强大的抗瘤活性和 NK 细胞的非 MHC 限制性杀瘤的优点。

4. CD3 单克隆抗体激活的杀伤细胞
（CD3 McAb activated killer cells，CD3-AK）

CD3-AK 是 CD3 单克隆抗体激活的杀伤细胞，因细胞毒活性及体内抗瘤作用优于 LAK 细胞而备受重视，CD3-AK 细胞不仅具有很强的杀瘤活性，而且在体外扩增迅速。

肿瘤免疫治疗已成为抗肿瘤综合治疗的一个重要组成部分，但仍面临许多问题和挑战，目前只能作为临床辅助治疗。如何更好地与传统手术、放射治疗和化学治疗相结合，提高治疗效果和改善患者生活质量有待进一步探索。总之，肿瘤免疫治疗正处于蓬勃发展的阶段，并显示出越来越光明的前景。

五、对肿瘤患者免疫功能状态的评估

肿瘤患者免疫功能状态并不能直接反应机体抗肿瘤免疫效应，但有助于判断肿瘤发展和预后。一般而言，免疫功能正常者预后较好；晚期肿瘤或已有广泛转移者其免疫功能常明显低下，其中细胞免疫缺陷尤为明显；白血病缓解期发生免疫功能骤然降低者，预示可能复发。常用的免疫学检测指标包括 T 细胞及其亚群、巨噬细胞、NK 细胞等的功能以及其血清中某些细胞因子水平。其中，肿瘤患者外周血 T 细胞亚群百分率和 NK 细胞数是判断患者抗肿瘤免疫力的有效指标。

正常情况下，$CD4^+$ T 细胞和 $CD8^+$ T 细胞的比值为 1.4～2.5。当机体发生病变时，该比值会发生相应的变化。若其比值＞2.5，表明细胞免疫功能处于"过度活跃"状态，容易出现自体免疫反应；比值＜1.4 一般被称为"免疫抑制"状态，常见于免疫缺陷病、恶性肿瘤、某些病毒感染以及自体免疫性疾病；比值降低到 1.0 以下时称为"倒置"，是较为明显的免疫抑制。

观测患者的免疫功能，对制定治疗措施、观察治疗效果、衡量患者对治疗的耐受情况、判断治疗对患者生活质量的影响和预后，均有较重要的参考价值。例如，胃癌患者外周血 CD3、CD4、CD8 和血清 IL-12 和 sIL-2R 水平可作为研究胃癌的发生、发展和转移的重要免疫学指标。

（张　鹏　焦兴元　鞠卫强）

第二节　肿瘤疫苗与恶性胆道肿瘤

一、肿瘤疫苗的理论基础

肿瘤疫苗（tumor vaccine）是利用肿瘤抗原物质诱导机体免疫系统对该抗原产生特异性细胞免疫和体液免疫反应，调节机体免疫功能，以达到治疗肿瘤目的的一种方法。肿瘤抗原是指在细胞癌变过程中出现的新抗原及过度表达的抗原物质的总称。免疫学揭示，人类肿瘤存在特异性抗原（TSA）和肿瘤相关抗原（TAA），这些抗原均能被机体免疫系统识别并引起排斥反应。目前，人们用做肿瘤疫苗的抗原主要是 TAA。

肿瘤疫苗是一种特异性的主动免疫疗法，是将处理过的自体肿瘤、培养的肿瘤细胞或异体肿瘤制成的疫苗或基因工程疫苗给患者进行免疫接种，以激发患者自身对肿瘤的特异性免疫应答。肿瘤疫苗发挥抗肿瘤作用的机制主要是表达的特异性肿瘤抗原，进入人体后能诱导机体产生对肿瘤特异性的 CTL，进而杀伤肿瘤细胞。在抗肿瘤免疫反应中，一般认为细胞免疫是抗肿瘤免疫的主力，体液免疫通常仅在某些情况下起协同作用。对于大多数免疫原性强的肿瘤，特异性免疫应答是主要的，而对于免疫原性弱的肿瘤，非特异性免疫应答发挥更重要的意义。肿瘤疫苗增强的主要是机体的特异性免疫反

应,即通过活化 CD4$^+$T 细胞和 CD8$^+$T 细胞来实现的。肿瘤疫苗的特点包括以下几个方面。

1. 特异性 用自身肿瘤细胞制备的瘤苗具有独一无二的特异性,最适合患者本人使用。

2. 持久性 能持续激活机体免疫系统,杀伤癌细胞。

3. 协同性 可增强化疗药物对癌细胞的亲近性和内渗性。

4. 全身性 肿瘤疫苗可通过主动免疫诱导全身性的特异性抗瘤效应,与手术治疗、放射治疗相比,作用范围更广泛,特别适用于多发病灶性肿瘤、广泛转移性瘤或非实体性肿瘤(如白血病)。

5. 安全性 无种植危险,不良反应少,被称为"绿色疗法"。

尽管肿瘤疫苗适用范围广泛,但同时也存在以下几个方面的问题。

1. 致瘤性 肿瘤疫苗致瘤性问题一直是人们所关注的疫苗潜在危险之一。因为许多肿瘤疫苗(如肿瘤-树突状细胞融合疫苗、基因修饰的肿瘤疫苗)使用活肿瘤细胞,接种于人体后,是否会继发成瘤,值得关注。

2. 临床病例的选择 肿瘤疫苗研究尽管已取得了一些较为肯定的临床治疗效果,但大多数毕竟还处于体外或动物实验阶段,对于是否可进入前期临床试验,仍有待更多的理论支持。

3. 伦理学问题 肿瘤疫苗治疗作为生物治疗的一种,必将带来伦理学问题,因此治疗应遵循患者知情同意的原则,考虑伦理学规范,做到权衡利弊,严选慎行。

4. 效果评价与质控标准 多数肿瘤细胞的有效抗原及其结构还不清楚,肿瘤疫苗研究目前尚缺乏统一的疗效判断的质控标准。

胆管(囊)癌之所以能逃避人体的免疫监视而生长起来,主要是由于其存在免疫逃避机制。研究发现在胆囊癌患者中,高分化癌浸润的淋巴细胞的数量低于低分化癌,随着肿瘤恶性程度的增高,肿瘤抵抗浸润的淋巴细胞攻击的能力也增高,浸润的淋巴细胞的免疫活性由于凋亡而降低。证明原发性胆囊癌患者的总体免疫功能低下,呈抑制状态。虽然胆管(囊)癌细胞能逃避各种免疫监视,但毕竟不同于其正常来源的组织细胞,或多或少地会表达一些能被机体免疫细胞识别的抗原分子,借此诱导不同程度的免疫应答。由于肿瘤疫苗在有限的瘤负荷下更有效,所以以肿瘤相关抗原为基础的肿瘤疫苗主要应用于肿瘤切除术或化学治疗后患者的辅助治疗。对于无法进行手术切除或化学治疗无效的进展期肿瘤,应用肿瘤疫苗也可以诱发机体产生免疫应答,起到延缓疾病进展的作用。目前发现的胆道肿瘤相关抗原主要有以下几种(表 14-1)。

二、多肽疫苗

大量实验证据显示,肿瘤抗原表位肽包括由 MHC-Ⅰ类分子递呈的 8~10 个氨基酸序列和 MHC-Ⅱ类分子递呈的 13~20 个氨基酸序列的短肽。前者同 CD8$^+$T 细胞上的 T 细胞受体(TCR)结合并激发 CTL 反应,后者与 CD4$^+$T 细胞结合,在激发和维持抗肿瘤免疫的过程中起到了重要的作用。表位肽与 MHC-Ⅰ类分子和 T 细胞受体结合的晶状结构以及锚着点的分析显示,8~10 个氨基酸序列的表位肽一般以 2~3 个锚着点残基同 MHC-Ⅰ类分子结合,以 2~3 个氨基酸残基同 TCR 结合。这些结果为多肽疫苗的发展提供了理论依据。目前,多肽疫苗已经成为抗肿瘤的一项新策略。

(一)多肽的分类与来源

抗肿瘤多肽可以分为两大类:内源性抗肿瘤多肽和外源性抗肿瘤多肽。内源性多肽是人体固有的内生性多肽,在肿瘤领域它涉及细胞生长、肿瘤病变、免疫调节等,如 IL-12、IFN 等。外源性抗肿瘤多肽来源广泛,如

表 14-1 胆道肿瘤相关抗原（TAA）

抗 原	种 类	在胆道肿瘤中的研究情况
CEA	癌胚蛋白	Siqueira 等对 144 例原发性硬化性胆管炎（PSC）进行研究，以血清 CEA≥5.2μg/L 为临界点，诊断胆管癌的敏感性是 68.0%，特异性是 81.5%
CK19	细胞角蛋白	Cong 等对 35 例已切除的肝内胆管癌（ICC）研究后，界定 CCS≥8 有诊断价值。观察 CK18、CK19 等 7 种抗体的表达情况，结果显示只有 CK19 的 CCS≥8。得出结论，CK19 是诊断 ICC 的一线抗体指标
GLUT1	葡萄糖转运蛋白	Zimmerman 研究了 42 例胆管癌、19 例肝细胞癌、27 例良性胆管增生的 GLUT1 指标，发现胆管癌组有 21 例（50%）存在 GLUT1 的表达，而肝细胞癌组和良性胆管增生组均无 GLUT1 表达，提示 GLUT1 对诊断胆管癌有着高度特异性，但敏感性欠佳
RCAS1	膜蛋白	Suzuoki 等对 60 例肝外胆管癌肿瘤标本的检测中发现，RCAS1 在肝外胆管癌的表达率为 86.7%（52/60）
CA19-9	糖链抗原	诊断胆囊癌和胆管癌的阳性率为 85% 左右
CA50	糖类相关抗原	增高见于 80% 的胆道肿瘤
CA125	糖链抗原	Chen 分析了因胆管癌、肝内胆管结石和胆总管结石致胆道梗阻病例，CA125 诊断胆管癌的敏感性均低于 70%，而特异性为 75.7%。在肝内胆管结石和胆总管结石中，胆汁 CA125 无升高。进而得出结论，由于不易受到炎症和结石的影响，胆汁 CA125 诊断胆管癌有较高应用价值，并可作为鉴别胆管良、恶性梗阻的一个有用的补充
k-ras	肿瘤蛋白	Matusbara 等的研究发现，在胆囊的癌肿、增生及炎性上皮中 k-ras 基因突变率分别为 80%、58% 及 44%，提示 k-ras 高表达者癌变的可能性增加。综合文献显示，k-ras 基因突变可作为识别胆道系统癌前病变的有效标志
c-erB-2	肿瘤蛋白	高表达与胆管癌发生和转移有关，但与生存期无关，并成为发生淋巴结转移胆管癌患者的一个独立的预后因素
bcl-2	肿瘤蛋白	其表达与胆管癌分化程度呈正相关，与病程分期及浸润程度呈负相关，可作为判断胆管癌恶性程度的指标
p53	肿瘤抑制蛋白	Wang 等研究显示，在胆管癌胆汁超浮游物中 p53 为 50.0%（15/30），在沉积物中 p53 突变率为 33.3%（10/30）。提示 p53 突变在胆管癌胆汁标本中的特异性高，可辅助胆管癌早期诊断，为外科手术治疗提供依据
ILMA	端粒酶	Yu 等研究发现，在 44 例恶性肿瘤患者的胆汁标本中，有 75%（33/44）显示出端粒酶活性，其中胆管癌患者的端粒酶活性更高

从动物中提取的蝎毒多肽等。这些不同来源的多肽都表现出很好的肿瘤结合或抗肿瘤活性。

（二）多肽疫苗的作用机制

肿瘤的发生机制是复杂多样的，多肽是从其分子水平特异地作用于肿瘤不同部位，抑制肿瘤的发生和发展。

1. 用于机体免疫系统抑制肿瘤的发展 抗原结合肽通过作用于机体的免疫系统发挥作用，激活体液免疫、细胞免疫，提高免疫细胞的活性和数量，激活自然杀伤细胞，从而增强自身抗肿瘤的能力。

2. 直接杀伤肿瘤细胞 多肽疫苗通过多种机制作用于肿瘤细胞：①激活细胞经典

的凋亡途径；②引起细胞膜电位的变化，增加其渗透性，诱导细胞死亡；③具有跨膜穿透序列，进入肿瘤细胞发挥其细胞毒性，杀伤肿瘤细胞。

3. 抑制肿瘤的转移 肿瘤转移一直是肿瘤治疗的障碍，是导致肿瘤患者死亡的主要原因，某些多肽可以通过抑制肿瘤细胞的转移来抑制肿瘤的发展。

（三）多肽疫苗的优势

与传统疫苗相比，多肽疫苗具有以下几个方面的优点。

1. 可诱发特异性的免疫应答。

2. 无致癌性，各种传统毒性反应少，几乎可以肯定是最安全的疫苗。

3. 多肽由于其分子量小、活性高，成为制备肿瘤疫苗的理想物质。

4. 制作工序简单，费用低廉，化学性质稳定，生物安全性高。

（四）提高多肽疫苗免疫原性的方法

理想的多肽疫苗免疫原性强，能激活抗原特异性 CTL 和 HTL 反应，有效杀伤肿瘤细胞而对正常细胞无毒害作用。但是普通的多肽抗原因其表位单一、分子量小、易降解等原因而致免疫原性弱，只能激发低水平的 CTL 反应，单独使用取得的疗效很微弱，临床反应率仅在 10% 左右。故在多肽疫苗设计过程中需重点解决提高免疫原性的问题。现有如下方法可提高免疫原性：①免疫佐剂，佐剂包括福氏完全佐剂（complete Freund's adjuvant，CFA）、福氏不完全佐剂（incomplete Freund's adjuvant，IFA）、粒巨噬细胞集落刺激因子（granulocyte macrophage colony-stimulating factor，GM-CSF）、IL-2 等。②联合树突状细胞（dendritic cell，DC）。③多抗原分支肽。④全长或多表位叠加抗原肽。⑤增加 Th 表位。⑥融合穿膜肽。有研究报道，将肿瘤抗原或 CTL 表位与一些可穿透细胞膜的短肽序列融合后，可以明显增强其免疫原性。

（五）多肽疫苗在胆道肿瘤中的应用

目前，多肽疫苗的研究与应用较多地集中在治疗黑色素瘤中。与黑色素瘤相比，多肽疫苗应用于其他肿瘤的临床研究报道相对较少。在胆道肿瘤中，主要有以下几种多肽疫苗。

1. MUC1 多肽疫苗 MUC1 是黏蛋白家族成员，由多肽核心和侧支糖链构成。在肿瘤组织中，MUC1 可暴露出正常情况下隐蔽的表位，成为免疫细胞攻击的靶点。MUC1 核心肽的 PDTRP 表位既能被多种 MUC1 抗体识别，也可被 CTL 细胞识别和杀伤，且不受 MHC 限制。因此，MUC1 是较理想的抗肿瘤靶分子。Takao 等对 73 例胆管癌进行免疫组织化学研究，发现 MUC1 的 3 种单细胞克隆抗体 DF3、FH6 和 TKH2 呈高表达，分别为 68.5%、34.2% 和 54.8%，并认为胆管癌中 MUC1 表达高低与胆管癌的生存率、淋巴结转移、淋巴道浸润、血管转移、神经浸润、TNM 分期有显著的相关性。Kawamoto T 等和 Kashiwagi H 等的研究表明，MUC1 参与胆囊癌的发生发展以及影响胆囊癌的预后。Yamamoto 等在 I 期临床试验中对 MUC1 多肽疫苗应用于胆管癌和胰腺癌的免疫原性进行了评价。他们用 100 个碱基对的 MUC1 多肽（包含细胞外串联重复序列和不完全弗氏佐剂）接种 6 例胰腺癌和 3 例胆管癌患者，检测接种前后循环胞质内细胞因子阳性的 $CD4^+$ T 细胞和抗 MUC1 的 IgG 抗体。结果显示，除了接种部位轻微发红和肿胀之外，无不良反应。因此得出结论，含有 100 个碱基的 MUC1 多肽疫苗和不完全弗氏佐剂在 I 期临床试验中显示是安全的。

2. WT1 抗肿瘤基因多肽疫苗 肾母细胞瘤 WT1 基因（Wilms tumor gene）是从儿童肾肿瘤中分离出来的一个相关基因。这个基因编码一个锌指转录因子，在细胞的生长和分化中起很大的作用，它存在于多种肿瘤中。用 WT1 多肽免疫小鼠，产生特异性细胞毒性 T 淋巴细胞，在肿瘤患者身上也检测到了 WT1 抗体和 WT1 特异性细胞毒性 T 淋巴细胞。这些发现给 WT1 多肽疫苗的肿瘤免疫疗法提供了依据。WT1 多肽疫苗在胆管癌患者中单独应用或者联合吉西他滨都是安全、无毒性的。Kaida 等对 25 例患者（13 例男性，12 例女性，其中 9 人为不可切除性晚期胰腺癌，8 人为胆囊癌，4 人为肝内胆管癌，4 人为肝外胆管癌）进行 I 期临床试验研究，评价 WT1 疫苗和吉西他滨联合治疗的安全性和疫苗最佳免疫剂量。得出结论，二者联合应用毒性反应微弱，基本安全，但该试验中 WT1 疫苗临床效果并不明显。而 Soedl 等研究表明，长期应用 WT1 和吉西他滨会引起一些局部皮肤炎症反应。另有研究证实，二者联合应用，可引起造血系统毒性反应。由于多肽疫苗作用机制复杂，因此，还需对 WT1 多肽疫苗的肿瘤治疗机制和临床疗效进行更深入的研究。

3. HER2/neu 多肽疫苗　来源于 HER2/neu 的多肽在体外和小鼠体内均能致敏特异的 CTL，并且能抑制胆道肿瘤的生长。

三、抗独特型抗体疫苗

抗独特型抗体疫苗（anti-idiotype vaccine）基于免疫网络学说，即肿瘤抗原可刺激机体产生相应抗体（Ab1），Ab1 可变区的独特型决定簇具有免疫原性，又可刺激机体产生一系列的抗独特型抗体，称为 Ab2。在这些 Ab2 中，有的能有效模拟原来抗原的三维结构，这些特殊的抗独特型抗体称 Ab2β，可结合 Ab1 的互补位，引起特异性的免疫应答，与正常抗原引起的应答相似。Ab2β 又可诱导产生抗-抗独特型抗体（Ab3），Ab3 可识别被 Ab1 确认的初始抗原，从而构成对原始抗原反应的复杂网络。Ab2β 作为抗原模拟物，可替代病原体的抗原，诱导机体产生抗病原体的特异性免疫应答，即抗独特型抗体疫苗。

抗独特型抗体疫苗诱导的肿瘤特异性免疫主要通过两条途径起作用：①与 T 淋巴细胞、B 淋巴细胞上的抗原特异性受体结合，从而选择出肿瘤特异性 T 淋巴细胞、B 淋巴细胞并放大其功效；②作为内影像抗原激发机体对抗独特型抗体和肿瘤相关抗原共有的抗原决定簇的识别。这两条途径均能促进抗肿瘤效应细胞的产生和最大限度地降低肿瘤免疫抑制。有调查研究表明，抗独特型抗体诱发抗原特异性的体液免疫反应率可达 91%，诱发抗原特异性的细胞免疫反应率可达 100%。

抗独特型抗体（Ab2β）作为肿瘤抗原的"内影像"，具有模拟肿瘤抗原及免疫调节双重作用，可打破机体对肿瘤抗原的免疫耐受状态。作为新一代免疫疫苗，抗独特型抗体疫苗可用以弥补现有疫苗的不足。其用于肿瘤的防治有独特优势：①在抗肿瘤疫苗的实际操作中，常较难获取足够数量的肿瘤细胞或抗原，anti-Id 疫苗可将胆道及其他肿瘤抗原的表位结构转变为抗体表面的独特型决定簇，用后者来替代肿瘤抗原。因此，在后期的治疗中不再依赖于肿瘤标本的获取，特别适合于较难获取肿瘤标本或肿瘤抗原难以纯化的情况。②可产生强烈抗肿瘤免疫反应，克服普通疫苗中肿瘤相关抗原的免疫原性弱的问题。③能模拟抗原三维结构，打破免疫耐受。④不包含肿瘤抗原及其片段，不含病毒等传染性致癌性物质。⑤抗原性单一，特异性强，不易引起交叉反应。⑥与减毒疫苗接种后易引起发热和感染相比，安全性更高。⑦无抗原调变缺陷。⑧易扩增、实用、经济。

目前，国外已制备了能模拟结肠癌、恶性黑色素瘤、淋巴瘤、卵巢癌等多种肿瘤相关抗原的抗独特型抗体疫苗，部分已进入临床 I、II 期研究（少数在 III 期观察中），用来治疗一些晚期肿瘤患者，取得了一定疗效。有数据显示，在 80% 结直肠癌细胞中有 gp72 抗原表达。105AD7 是模拟 gp72 抗原的人抗独特型抗体。Durrant 等通过对进展期结直肠癌患者的临床 I 期实验证明,105AD7 无毒性,可刺激辅助 T 细胞和 NK 细胞,诱导肿瘤细胞凋亡。Wanger 等应用模拟人卵巢癌相关抗原 CA125 的单克隆抗独特型抗体 ACA125,进行临床 I 或 II 期实验研究,结果表明使用适当的抗独特型抗体治疗复发性卵巢癌患者可延长生存期,且不良反应很小。

在抗独特型抗体疫苗使用的过程中,合理地配合佐剂,可增强治疗效果。常用的佐剂有细胞因子(如 GM-CSF、IL-2、IL-6、TNF-alpha)、脂质体、钥孔戚血蓝蛋白(KLH)、弗氏佐剂等。神经节苷脂 GD2 可在黑色素瘤细胞中高密度表达,Foon 等用模拟 GD2 的抗独特型抗体 TriGem 对进展期黑色素瘤患者进行临床 Ib 期研究,结果表明 TriGem 的毒性很小,患者体内可产生针对 GD2 的特异性 IgG 免疫应答。在 II 期临床试验中,69 例 III 期黑色素瘤患者接受 IFN、QS-21、GM-CSF、AluGel 等佐剂,所有患者产生丰富的 IgG,而且比单独用 TriGem 预后较好。

需要注意的是 anti-Id 在一定条件下可抑制机体的免疫应答。Flood 等报道了由抗 IdT 细胞所诱导的免疫抑制作用,机制可能是 αIdT 细胞杀伤或抑制了肉瘤特异性 T 效应细胞。同时要注意,应用 anti-Id 疫苗治疗肿瘤患者时,有一定的轻微不良反应,常见的不良反应与卡介苗免疫相似,在注射局部出现红斑、硬结、溃疡,偶尔出现流感样症状以及关节痛和肌痛等。

四、热休克蛋白疫苗

热休克蛋白(heat shock proteins,HSPs)又称应激蛋白(stress protein,SP),是机体细胞在一些应激原如环境高温、氧化应激、感染、创伤、缺氧等条件诱导下,高效表达的一类蛋白质,它具有高度保守的序列,广泛存在于自然界原核细胞和真核细胞中,参与细胞的损伤与修复。大量的动物实验及初步的临床试验证实,HSP 家族与它们所携带的抗原肽在体内外组成热休克蛋白-多肽复合物(heat shock protein-peptide complexes,HSP-PCs),在肿瘤的预防、治疗及降低术后复发率方面具有独特的优势。当前,从自体肿瘤组织中提取的 HSP-PCs 已在全球 150 个医疗中心进行治疗肾癌与恶性黑色素瘤的多中心、随机、扩大的临床实验,但在胆道肿瘤中的研究还处于初期阶段。

(一)热休克蛋白的分类和生物学特性

HSPs 种类繁多,目前尚无明确的分类标准,但大多数分类方法都是基于分子量的基础之上。现在应用较多的是 Morimoto 等的划分方法,他将 HSPs 分为 4 个家族:HSP90 家族(分子量为 83～90kDa)、HSP70 家族(分子量为 66～78kDa)、HSP60 以及小分子量 HSP 家族(分子量为 12～43kDa),其中以 HSP70 和 HSP90 在肿瘤领域的研究最为深入。

HSPs 在肿瘤组织中的高度表达可使其作为分子伴侣通过细胞信号传导促进肿瘤细胞不断增殖。2009 年王宇等用 SP 免疫组化的方法检测了 98 例胆管癌组织中的 HSP70 的表达,证明 HSP70 1 级染色 20 例(20.41%),2 级染色 42 例(42.86%),3 级染色 36 例(36.73%),HSP 蛋白的表达与胆管癌分化程度呈正相关。Antonello 等证明了 HSP27 在肝内胆管癌中高表达与临床预后差显著相关;另一方面,HSPs 的特异表达可能是肿瘤细胞免疫逃逸的免疫靶分子。因此,在一定程度上 HSPs 的表达为肿瘤的早期诊断、免疫治疗及预后评估提供了理论基础。

(二)热休克蛋白抗肿瘤的免疫机制

HSPs 本身并没有肿瘤抗原的作用,而 HSPs 结合抗原肽成为 HSP-PCs 的生理特性是其介导免疫功能的基础。

1. HSP-PCs 与 MHC 途径　HSP-PCs 具有免疫原性,可作为肿瘤特异性抗原肽的载体,并通过 APC 将抗原肽与 MHC-Ⅰ类分子结合,递呈到细胞表面,与 CTL 结合激发特异性抗肿瘤 CD8⁺ T 细胞反应,杀伤肿瘤细胞。同时 HSP-PCs 还可通过 MHC-Ⅱ类途径激发 CD4⁺ T 细胞反应。实验室制备 HSP 疫苗的 HSP-PCs 经注射到机体后,是通过外源性的途径进入细胞,即使在这样的情况下,研究发现 HSP 疫苗同样能激发 CD8⁺T 细胞反应,而很少刺激 CD4⁺ T 细胞反应。因此,活化肿瘤特异的 CTL 始终是肿瘤免疫治疗的关键所在。

2. HSP-PCs 直接参与抗原递呈 HSP 家族具有类似 MHC 结合抗原肽的结构域,可能作为抗原呈递分子直接将抗原肽呈递至细胞表面激发特异性的 δγT 细胞反应。δγT 细胞对肿瘤细胞的杀伤可不受 MHC 的限制。HSP70 是 δγ 细胞的识别配体,诱导肿瘤细胞表达 HSP70 可增强 T 细胞(主要是 δγT 细胞)的杀伤活性。Tamura 等实验证明,结合抗原肽的 HSP70 具有直接呈递抗原肽给 T 细胞的作用。

3. HSP-PCs 具有免疫佐剂效应 近来研究发现 HSP70 不仅是分子伴侣,而且是细胞因子,具有免疫佐剂的效应。HSP70 还可激活不依赖抗体的经典(补体)途径。另外,HSP 还可以诱导 APC,CD4⁺ T 细胞分泌 IL-1B、IL-6、IL-12、IL-1、TNF 等细胞因子,进而直接或间接增强 CTL、NK 细胞和 LAK 细胞的杀瘤活性。

(三)热休克蛋白疫苗应用于胆道肿瘤应用优势

1. HSP 同种内不具多态性,解决了现行肿瘤疫苗研制过程中 MHC-Ⅰ类抗原限制的问题,可望实现同种内相互免疫。

2. HSP 本身具有免疫佐剂和抗原肽载体的双重作用。

3. HSP-PCs 是 HSP 与一系列抗原肽的复合物,含有多个 T 细胞表位,免疫后可以激活多个 CTL 克隆,因此免疫原性强于单一

的蛋白抗原。

4. HSP-PCs 所携带的蛋白肽包括个体肿瘤的抗原肽库,从而成为多价疫苗,产生针对肿瘤细胞个性抗原肽、共性抗原肽在内的免疫效果,可以诱导产生 HLA 单倍型不同的同种个体特异性免疫应答。

5. HSP-PCs 的免疫剂量低,纳摩尔水平的 HSP-PCs 就足以诱导很强的 CTL 反应。

6. 用肿瘤组织的 HSP-PCs 免疫,避免了粗制肿瘤提取物免疫机体可能使抑制免疫的核酸或细胞因子等进入机体,避免疫苗相关的毒性反应。

7. 免疫 HSP-PCs 可诱导记忆性 T 细胞反应,可开发长效肿瘤疫苗。

(四)热休克蛋白疫苗在肿瘤治疗中的应用

HSP 疫苗以其特有的优势免疫机体,激发特异性抗肿瘤 CTL 反应,在肿瘤生物治疗领域已越来越受到重视。Janetzki 等从不同的肿瘤患者切除的肿瘤组织中提取出自体 gp96 接种患者,25μg 皮下注射,每周 1 次,共注射 4 次,发现 12 位患者中 6 人产生了 MHC-Ⅰ类限制性的 CD8⁺CTL 反应,IFN-γ 分泌增加,有的患者肿瘤坏死超过最初的 50%。另有 8 位患者 NK 细胞数量增加,没有发现明显的毒性反应。另外,在用 HSP-PCs 治疗黑色素瘤、结肠癌等方面也得到类似的结果。目前 HSP 疫苗的研究已渗透到胰腺癌、黑色素瘤、胃癌、结直肠癌等肿瘤治疗中,如 HSPPC-96 疫苗对Ⅰ~Ⅲ胰腺癌的研究已进入Ⅰ期临床试验,对结直肠癌的临床辅助治疗的研究已进入Ⅱ期临床试验,对进展期胃癌的研究进入Ⅰ期临床试验,对Ⅲ或Ⅳ期卵巢癌的研究已进入临床Ⅰ期试验,对黑色素瘤的研究已进入Ⅲ期临床试验等。关于 HSP 疫苗应用于胆道肿瘤方面的研究甚少,有待深入。但以 HSP 疫苗用于肿瘤治疗的优势和在其他肿瘤治疗中的成功可知,HSP 疫苗用于治疗胆道肿瘤的研究将具有广阔的前景和价值。

五、核 酸 疫 苗

核酸疫苗（nucleic acid vaccine）又称基因疫苗（genetic vaccine），即把外源基因克隆到真核质粒表达载体上，然后将重组的质粒DNA注射到动物体内，使外源基因在活体内表达，产生抗原激活机体的免疫系统，引起免疫反应。核酸疫苗以其独特优势开拓了疫苗学的新纪元，被誉为"疫苗的第三次革命"。

（一）核酸疫苗的免疫途径

核酸疫苗的接种方法有肌内注射、皮下注射、静脉注射或呼吸道（雾化剂）吸入等，其中肌内注射目前应用得最广泛。而用基因枪将金颗粒包被的DNA"射入"目标组织是一种更好的方法，具有高效、创伤小、需要DNA量少等特点，能使目的基因的表达增强10～100倍。另外，黄爱强等成功制备了癌胚抗原（CEA）阳性肿瘤基因疫苗结肠溶胶囊，并在小鼠身上显示出良好效果，预示着口服核酸疫苗也是一种潜在的抗肿瘤免疫途径。

（二）核酸疫苗引起的免疫反应

DNA质粒被注入体内后，通过其所含的启动子和增强子系统调节合成蛋白质，进而被细胞内蛋白酶复合体降解成含病毒抗原表位的肽段，进入内质网与MHC Ⅰ类分子结合，然后被转运系统递呈到细胞膜表面，激活CD8⁺CTL，部分被分泌或释放入血的蛋白质，激活特异性B细胞，从而产生保护性抗体；另外，分泌的蛋白质被巨噬细胞或DC等APC俘获，被加工成肽段，进入溶酶体/内体区与MHC Ⅱ类分子结合，激活受MHC Ⅱ类分子限制的CD4⁺ Th细胞，被激活的Th细胞分泌IFN、IL-2等细胞因子，进一步促进和强化体液免疫和细胞免疫。核酸疫苗还可诱发局部的免疫应答和免疫记忆。最新研究显示，DNA疫苗质粒骨架中的未甲基化胞苷磷酸鸟苷（Cp G）基序能起到免疫佐剂的作用，可使免疫反应强度增加，倾向Th1介导应答并有利于免疫记忆的产生。

（三）核酸疫苗的优点

与传统疫苗相比，核酸疫苗具有如下优点。

1. 激发机体的全面免疫应答：其保守抗原的保护性免疫应答对不同亚型的病原体有交叉抵御作用，能联合免疫，即可将编码不同抗原的基因构建在同一个质粒中或将不同抗原基因的多种质粒联合应用，制备多价核酸疫苗。同时可诱导较强的体液免疫和特异性CTL细胞免疫反应，使机体产生比使用常规疫苗更有效的应答。

2. 免疫应答持久有效：核酸疫苗能在个体内长期存在并持续表达低水平的抗原蛋白，无需后续免疫注射而能够诱导持续的免疫效应达1年以上。

3. 核酸疫苗通过宿主细胞表达目的蛋白抗原，较之在原核生物表达的蛋白更接近于病毒在人体内表达的天然蛋白抗原分子。

4. 安全诱导CTL细胞免疫反应：传统疫苗中只有活疫苗能诱导细胞免疫，但活疫苗存在着恢复感染的危险，尤其在免疫抑制或营养不良的个体中以及存在其他病毒感染的情况下。核酸疫苗与减毒活疫苗和载体活疫苗一样引起CTL应答，但却不存在后两者毒力回升的危险，也不存在散毒现象。

5. 免疫原的单一性：核酸疫苗只有编码和表达所需保护性抗原的基因被导入细胞中表达，载体本身没有免疫原性。

6. 易于设计、构建和改造且成本低廉，适于规模化生产。

7. 化学性质稳定，不怕高温，便于保存和运输。

（四）核酸疫苗的潜在缺陷

虽然核酸疫苗在肿瘤的治疗和预防中有着不可替代的优势，但核酸疫苗接种实质上是将外源DNA或RNA引入宿主细胞内，其安全性问题不容忽视。核酸疫苗安全性问题的考虑主要体现在以下3个方面。

1. 致癌性 外源DNA引入宿主细胞

后,有导致宿主细胞发生恶性转化的可能性。有研究表明,100 pg 的外源 DNA 相当于 10^{-10} 致瘤剂量。在通常情况下,外源 DNA 导致宿主细胞恶性转化的方式有 3 种:①有活性的癌基因的插入(当外源 DNA 本身为有活性癌基因时);②外源 DNA 插入后,激活宿主内原癌基因;③外源 DNA 插入后,使宿主的抑癌基因失活。一项对注入肌肉内的质粒 DNA 整合的分析表明,从肌肉中再提取的 DNA 被克隆到大肠埃希菌,在被检的 1 800 余个再克隆质粒中,未发现整合的证据。但在构建 DNA 疫苗时,应尽量避免 DNA 构建中存留任何已知能促进插入的基因序列。

2. 抗 DNA 抗体形成 目前对于抗 DNA 抗体的产生原因有两种观点:一是有 B 淋巴细胞增生而产生;二是抗原特异性选择引起 B 淋巴细胞活化而产生。一项 DNA 疫苗的接种研究表明,免疫动物血清中未检测到抗 DNA 抗体。但在 DNA 疫苗的临床试验中,应对接种者进行抗 DNA 抗体检测。

3. 持续表达外源抗原可能产生的不良反应 外源抗原表达的时间越长,产生不良后果的可能性越大。可能产生的不良后果包括产生耐受性、自动免疫、过敏反应、超免反应等。

(五)核酸疫苗的临床应用

自 20 世纪 90 年代中期 DNA 疫苗进入临床试验以来,已用于淋巴瘤、黑色素瘤、结肠癌、宫颈癌、前列腺癌、乳腺癌、肝癌的临床前治疗研究,但在胆道肿瘤中的应用鲜见报道。据来自于《J. Gene Medicine》杂志的统计,1989-2004 年,全球得到认可的基因治疗临床试验共 987 例,美国占 66%,其中Ⅰ、Ⅱ、Ⅲ 期临床试验分别为 63%、35.3% 和 1.7%,进行肿瘤治疗达 66%,以脂质体或裸露形式的 DNA 疫苗各占 15%。

Tagawa 等用酪氨酸酶 DNA 疫苗治疗Ⅳ期黑色素瘤患者,不采用通常的肌内注射方式,而是 96h 内将 3ml 质粒 DNA 泵入腹股沟淋巴结,剂量为 200~800mg,结果 26 例患者中有 16 人存活期超过 1 年,平均存活期是 15.2 个月。Pavlenko 在 9 例激素治疗无效的前列腺癌患者中进行 DNA 疫苗的临床试验,结果 2 人对前列腺特异性抗原(PSA)产生特异性 CTL 应答。抗肿瘤核酸疫苗在其他肿瘤治疗中的成功和其独特优势,将为胆道肿瘤的免疫治疗开创新道路。

六、以树突状疫苗为基础的肿瘤疫苗

树突状细胞(dendritic cell,DC)广泛分布于各种组织器官中,是体内功能最强的专职抗原递呈细胞(APC),可刺激初始 T 淋巴细胞(naive T cells),诱导 $CD4^+$ Th1 和细胞毒 $CD8^+$ T 淋巴细胞反应。除此之外,DC 能通过激活初始和记忆 B 细胞启动体液免疫反应,还能激活 NK 和 NKT 等细胞。因此,将 DC 作为疫苗是一种很具吸引力的抗肿瘤治疗策略。

(一)DC 与胆道肿瘤发生发展的关系

研究表明,肿瘤的发生与 DC 数量的减少和功能缺陷关系密切。肿瘤组织及外周 DC 的数量减少和功能缺陷均可导致 DC 不能有效提呈肿瘤抗原、激活 T 淋巴细胞、诱导抗肿瘤免疫反应,致使肿瘤浸润和转移。陈筠等回顾性分析 56 例胆囊手术标本,采用连续切片法及免疫组织化学(IHC)染色,检测 DC(联合单抗 CD1a 和 S-100 标记)的浸润。结果显示,以 CD1a 和 S-100 为标志的 DC 在原发性胆囊癌组织中的浸润比其在慢性胆囊炎、胆囊腺瘤组织中的浸润下降($P<0.05$),并与其分化程度、浸润及淋巴转移有关($P<0.05$)。安利峰等也通过免疫组化 SP 法证明了 DC 在胆囊癌组织的浸润程度与病理分化程度呈负相关。

(二)DC 疫苗的抗肿瘤机制

以 DC 为基础的疫苗抗肿瘤机制主要有以下几种:①依靠细胞表面高水平的 MHC

一Ⅰ、MHC－Ⅱ类分子递呈丰富的肿瘤抗原肽,同时提供高水平的 CD80、CD86、CD40 分子来充分激活相应的 CD4$^+$ T 细胞和 CD8$^+$ T 细胞 DC 表面的黏附分子(如 CD80 或 CD86)与 T 淋巴细胞表面的配体(如 CD28)也可结合活化 Th 细胞,并使 Th 细胞产生大量的细胞因子,从而进一步增强机体的细胞免疫和体液免疫,以助机体清除肿瘤病灶。②启动效应 T 细胞迁移至肿瘤部位。DC 具有较强的定向迁移能力,在摄取抗原后,可自身成熟,同时产生外周组织进入次级淋巴器官,再次激发 T 细胞应答。③抑制肿瘤血管的生成,DC 可能通过释放某些抗血管生成物质及前血管生成因子而影响肿瘤血管的形成。④法国和意大利合作小组还发现 DC 通过分泌一种具有抗原递呈能力的小体,诱导 T 细胞免疫反应,这种小体称为 exosomes。⑤DC 可以逆转肿瘤患者体内发生的 Th1 / Th2 漂移,使机体免疫由 Th2 介导的体液免疫为主扭转为 Th1 介导的细胞免疫为主。

(三)DC 疫苗的构建与免疫途径

DC 疫苗构建主要方法包括体外 DC 的抗原负载和体内肿瘤抗原靶向 DC 的疫苗。第一种方法,DC 在体外分离或与肿瘤细胞融合,或负载肿瘤肽、蛋白、转导肿瘤 RNA 或 cDNA。后一种方法,则是通过将肿瘤抗原与细胞表面受体配基如趋化因子、甘露糖、Fc 融合,用肿瘤融合蛋白或相应的 DNA 疫苗免疫患者,体内靶向 DC,使肿瘤抗原能够有效地靶向未成熟的 DC 和其他抗原呈递细胞,从而使得 DC 有效地摄取抗原。DC 疫苗是较合理、作用较确切的一种免疫方式,用不同形式的肿瘤抗原负载 DC,能激发人体有效的特异性抗肿瘤免疫功能,是目前肿瘤主动免疫治疗研究热点之一。目前,对 DC 体外诱导、扩增、抗原呈递作用的鉴定。动物模型实验已趋于成熟,DC 瘤苗已在许多肿瘤的临床试验中取得一定成果,展示出良好的应用前景。

最常用的注射 DC 疫苗的方法是通过皮内或皮下注射,另外还有静脉或腹腔内给药等。有研究表明,同静脉注射相比,靠近淋巴结部位的皮下免疫更能引起有效的抗肿瘤免疫。

(四)DC 疫苗在胆道肿瘤治疗中的应用

Cranmer 等对 54 项 DC 疫苗治疗 633 例各种晚期恶性肿瘤的疗效进行了总结,结果表明,能检测到特异性细胞免疫应答反应的病例占到 60.7%,但总的临床反应率只有 16.9%,其中完全缓解(CR)为 4.9%,另有部分病例取得部分缓解(PR)。Khan JA 等报道了一例运用自体 DC 制成疫苗后回输患者体内成功治疗Ⅲ期(T_2,N_1,M_0)胆囊癌的案例,并证明该疫苗安全、无明显不良反应。以 DC 为基础的肿瘤疫苗在胆道肿瘤中的应用将随着研究的深入更加广泛。

七、全细胞肿瘤疫苗

全细胞肿瘤疫苗就是通过放射、紫外线照射、冷冻等方式将肿瘤细胞灭活后制备成的肿瘤疫苗。此类疫苗的优势在于它们含有大量的肿瘤相关抗原(包括已知和未知的肿瘤抗原以及患者个体独特的肿瘤相关抗原等),因此,这些抗原有被免疫系统识别的潜能。全细胞肿瘤疫苗的临床试验最早在恶性黑色素瘤患者中开展,包括较为出名的 melacine 和 canvaxin 等。Melacine 为含有两种冻干的黑色素瘤细胞系裂解液同 dexon 佐剂的混合物。在小规模的Ⅱ期试验中 melacine 显示了 7% 的反应率。Canvaxin 是由经放射和冷冻处理的 3 种黑色素瘤细胞系同卡介苗(BCG)佐剂的混合物。Ⅲ期临床试验中,263 例Ⅳ期黑色素瘤的患者中 150 例接受了 canvaxin 的治疗,113 例经对照组处理,结果显示,5 年生存率 canvaxin 组达到了 39%,而对照组仅有 19%。

尽管全细胞肿瘤疫苗在抗肿瘤中有独特优势,但自体和异体的全细胞疫苗刺激免疫反应的作用十分有限,疗效差强人意。关键问题在于肿瘤细胞自身存在免疫原性弱、MHC分子表达下调或异常、共刺激分子缺失等。于是,人们利用基因工程技术对原来的瘤苗进行修饰,将一些在免疫反应中起重要作用的分子在体外转入肿瘤细胞,以提高肿瘤细胞的免疫原性,增强瘤苗引发的免疫排斥活性。用于基因修饰的分子包括细胞因子、共刺激分子、MHC分子以及其他可增强肿瘤细胞免疫原性的抗原物质等。Peng等用甲醛固定的自体HCC疫苗+粒-巨噬细胞集落刺激因子(GM-CSF)+IL-2+结核菌素皮内注射60例I期或II期HCC患者,年复发率为33.3%,而对照组为61.5%,治疗组复发时间明显延长,证明该疗法具有临床效果。

(张 鹏 焦兴元 蒋小峰)

第三节 胆道肿瘤的细胞因子和免疫效应细胞治疗

一、细胞因子治疗

细胞因子(cytokines,CKs)是一类由活化的免疫细胞和非免疫细胞(如成纤维细胞、血管内皮细胞、上皮细胞和某些肿瘤细胞)所分泌的小分子蛋白质的统称,能够作用于分泌细胞本身及邻近其他细胞,具有调节免疫效应等多种生物活性,是应用最广泛、疗效最明确的一类生物反应调节剂。

细胞因子的抗肿瘤作用机制可概括为:①诱导免疫效应细胞的激活、增殖与分化,增强免疫效应细胞的功能与活性;②抑制肿瘤病毒的增殖和肿瘤细胞的分裂;③促进肿瘤细胞抗原递呈和共刺激分子的表达,从而提高机体对肿瘤细胞的识别与杀伤作用;④直接杀伤肿瘤细胞或诱导肿瘤细胞的凋亡;⑤抑制肿瘤血管的生成,诱导肿瘤细胞分化。随着分子生物学、医学免疫学及基因工程的发展,相信对细胞因子抗肿瘤作用机制的认识与研究将会更加深入。

(一)干扰素

干扰素(interferon,IFN)是人类发现的第一个细胞因子,由病毒或干扰素诱导刺激有核细胞分泌的一种糖蛋白,具有抗病毒、抗肿瘤和调节免疫反应等多种生物学活性。通常将IFN分为I型和II型两种。I型抗病毒活性较II型强,而免疫调节活性则弱于II型。

I型IFN中临床应用较广泛的是IFN-α和IFN-β。IFN-α和IFN-β在临床上对各类肿瘤都有显著作用,而以血液系统恶性肿瘤最为显著。

IFN-α与某些化疗药物联合或序贯应用可明显提高疗效,如多发性骨髓瘤治疗中化疗联合IFN-α治疗2年,可延长患者生存时间。IFN-α与伊马替尼等信号通路抑制药也有协同作用。I型IFN在胆囊癌和胆管癌中的研究非常有限,其中35例胆道肿瘤患者应用氟尿嘧啶连续静脉滴注5d并加用IFN-α-2β(5MU,隔日1次),观察11例患者中仅有1例达到部分缓解,中位数生存期为12个月。

II型IFN即IFN-γ,主要由活化的T细胞(包括$CD4^+$ Th1和几乎所有的$CD8^+$ T细胞)、原始T_0细胞和NK细胞产生。IFN-γ可促进MHC-I类分子的表达,MHC-I类分子与非自身抗原结合并为$CD8^+$ CTL所识别,这种复合体与IFN接触后增强了肿瘤靶细胞对CTL杀伤的敏感性。此外,IFN-γ可增强NK细胞活性,在应用IFN-γ进行治疗的患者中,可观察到肿瘤杀伤作用的增强。近来发现,IFN-γ可通过诱导凋亡来发挥抗肿瘤作用。李子禹等检测了人胆管癌细胞株BC939的Fas、FasL表达及相关功能,并研究IFN-γ对其的影响。结果显示,胆管癌细胞表达 Fas、FasL 基因及蛋白,并能致共同培养的 Jurkat 细胞发生凋亡;而 IFN-γ 可上调 Fas、FasL 基因($P<0.01$)及蛋白的表达,且调节作用呈剂量和时间依赖趋势;并能下调胆管癌细胞致 Jurkat 细胞凋亡的能力,在其剂量达 500U/ml 后更为明显。可见,IFN-γ 可调控胆管癌细胞 Fas/FasL 系统的表达从而降低其发生免疫逃逸的能力,为胆管癌的免疫治疗研究提供了新的资料。王征旭等研究证明,IFN-γ 基因修饰能增强胆管癌 QBC939 细胞系的免疫原性,也为 IFN-γ 应用于临床胆管癌的治疗提供了新的依据。

(二)白细胞介素-12

白细胞介素-12(IL-12)主要由抗原递呈细胞产生,在多方面调剂机体免疫功能,其可能的抗肿瘤机制为:①诱导 Th0 分化为 Th1,增强细胞免疫应答;②促进 NK 细胞、T 细胞增殖,诱导 LAK、TIL 产生;③诱导 Th1、NK 细胞分泌 IFN-γ;④促进巨噬细胞分泌 NO,杀伤肿瘤细胞;⑤抑制肿瘤血管的形成;⑥增加肿瘤细胞表达 MHC-Ⅰ、MHC-Ⅱ类分子和共刺激分子 B7-1、B7-2,提高了肿瘤细胞对免疫效应细胞的易感性;⑦增加抗原递呈细胞对肿瘤抗原的递呈功能。

IL-12 能够抑制肿瘤的生长和转移,延长荷瘤动物的生存时间。在 IL-12 治疗宫颈癌的临床试验中,IL-12 促进患者外周血中人乳头瘤状病毒(HPV)蛋白 16 中 E4、E6 和 E7 的特异性淋巴细胞增殖。头颈部鳞癌瘤内注射 IL-12 后肿瘤部位 $CD56^+$ NK 和 $CD20^+$ B 细胞增加,而 $CD8^+$ T 细胞和 $CD4^+$ T 细胞无明显变化,淋巴结中 $CD56^+$ NK 细胞、$CD8^+$ T 细胞和 $CD4^+$ T 细胞 IFN-γ 分泌量增多,初级和次级淋巴滤泡减少,生发中心变小。近年来,应用基因工程技术,利用携带有 IL-12 基因的病毒转染肿瘤细胞、DC、成纤维细胞等,制成肿瘤疫苗,使 IL-12 在局部分泌,从而诱发机体的保护性免疫,在动物实验中已取得较好的抗瘤效果。

(三)白细胞介素-24

白细胞介素-24(IL-24)又称黑色素瘤分化相关基因 7(melanoma differentiation associated gene-7,MDA-7),是 Jiang 等在 1995 年应用分化诱导减数杂交方法从人的黑色素瘤 HO-1 细胞分离克隆得到的。将 IL-24/MDA-7 基因克隆到复制缺陷型腺病毒中构建表达载体 Ad-mda7,转染至多种肿瘤细胞中,可抑制肿瘤生长,促进肿瘤细胞凋亡,如可诱导黑色素瘤、胆囊癌、乳腺癌、肺癌、宫颈癌、骨肉瘤、鼻咽癌、胰腺癌、前列腺癌等肿瘤细胞的凋亡,抑制肿瘤的生长。

有关 IL-24 对人胆道肿瘤细胞的作用,国内外报道较少。2011 年 Jia J 等探讨了腺病毒介导的 IL-24(Ad-IL24)对人胆囊癌细胞株 GBC-SD 细胞基因治疗的效果,证明了 Ad-IL24 在体外可明显诱导 GBC-SD 细胞的凋亡。体内试验中,GBC-SD 荷瘤裸鼠瘤内注射 Ad-IL24 显著地抑制了 GBC 的增长。于是进一步探索 mda-7/IL-24 在肿瘤细胞凋亡的作用机制,发现 Ad-IL24 可下调抗凋亡基因 bcl-2 和释放细胞色素 C,随后激活 caspase-9、caspase-3 和 PARP,诱导细胞凋亡。因此,mda-7/IL-24 有可能作为在胆囊癌靶向基因治疗的工具。

此外,美国基因治疗年会上,Introgen 公司报道了 IL-24/MDA27 肿瘤基因治疗的Ⅰ期临床试验结果。Introgen 公司研发的携带 mda7 基因的腺病毒载体又名 INGN 241,研究证明单次剂量的 INGN 241 注射,可以诱导 70% 的肿瘤细胞发生凋亡,INGN 241 在肿瘤组织中的表达范围宽,80% 的肿瘤细胞表达 IL-24/MDA27 蛋白,因而有可能将 INGN 241 用于不同实体瘤的治疗。临床研究证明,将 INGN 241 进行肿瘤内注射,可使大多数的肿瘤细胞发生凋亡;另外,IL-24/MDA27 蛋白能够活化免疫细胞,可以作为一种免疫刺激剂发挥作用;其他研究还发现 INGN 241 能够增加肿瘤细胞对放射疗法的敏感性,可以作为放疗增敏剂发挥作用;IN-GN 241与其他常规治疗乳腺癌的药物多柔比星、紫杉特尔、他莫昔芬等联合应用,在抑制肿瘤细胞生长和诱导肿瘤细胞凋亡的过程中具有明显的叠加作用。

(四)肿瘤坏死因子

肿瘤坏死因子(tumor necrosis factor,TNF)是由激活人巨噬细胞产生的一种可溶性多功能细胞因子,其抗肿瘤作用主要通过以下方式:①直接杀伤肿瘤细胞;②诱导肿瘤细胞凋亡;③逆转肿瘤细胞多药耐药;④抗血管生成;⑤增加免疫效应细胞对肿瘤细胞的杀伤作用。虽然TNF具有抗肿瘤作用,而且在20世纪80年代即可用基因技术制备TNF,但是这种重组的野生型TNF在进行全身治疗肿瘤时,并未得到满意的效果。其主要原因是由于重组的野生型TNF的毒性强等因素而限制了其在临床的应用。

目前TNF在临床上主要用于恶性胸腹水、实体瘤局部注射,全身应用配合放化疗以提高疗效。在国内进行的Ⅱ期临床试验中,共纳入362例患者,其中试验组(化学治疗+TNF)262例,对照组(单纯化学治疗)100例,结果两组的疗效分别为27.86%和11%($P=0.000$),证明TNF加化学治疗明显优于单纯做化学治疗的患者。同样在Ⅲ期临床试验中也得到相同结果。试验组有效率为46.90%,而对照组为17.02%($P=0.001$)。

近年来,CD30/CD30L、CD40/CD40L、TRAIL/TRAIL受体在恶性肿瘤治疗中的研究正日益展开。其中,TRAIL(TNF相关凋亡诱导配体)通过激活死亡受体R1和R2来诱导凋亡,且重组溶解TRAIL衍生物能诱导多种细胞的凋亡,而很少诱导非转化细胞,并对T细胞和NK细胞介导的肿瘤监视和肿瘤转移抑制起作用。TRAIL作为一种有前途的抗肿瘤试剂正引起人们的极大关注。段永亮等应用透射电镜、琼脂糖凝胶电泳和流式细胞仪,研究TRAIL对人胆管癌细胞的抑制作用及IFN-γ对TRAIL抗瘤活性的影响。结果显示,透射电镜和DNA琼脂糖凝胶电泳可见到典型细胞凋亡特征。FCM分析显示,浓度为$0\mu g/L$、$1\mu g/L$、$10\mu g/L$、$100\mu g/L$、$1\,000\mu g/L$的TRAIL 24 h引起QBC939细胞的凋亡率分别为(1.66 ± 0.73)%、(8.83 ± 0.54)%、(22.30 ± 0.64)%、(42.50 ± 0.47)%、(49.06 ± 0.72)%,与对照组比较差异有显著性($P<0.01$)。IFN-γ与TRAIL $100\mu g/L$联合应用,当IFN-γ浓度>50U/ml或100 U/ml时,IFN-γ作用时间超过24 h分别与单用TRAIL组比较,明显加强QBC939细胞凋亡($P<0.01$)。于是得出结论,TRAIL通过诱导胆管癌细胞凋亡而起到抑癌作用,IFN-γ能加强TRAIL诱导胆管癌细胞的凋亡。

(五)其他细胞因子

随着研究的深入,近年来还发现了许多新的细胞因子,如FGF、PDGF、NGF等,他们在肿瘤的发生、发展或抗肿瘤的免疫反应中都起到了不同程度的作用。如LIF可诱导M1型白血病细胞分化为正常细胞;OSM可抑制多种肿瘤细胞的生长,而VEGF、PDGF、表皮生长因子(EGF)和FGF是血管生成的重要刺激因子,在肿瘤血管的生成、肿瘤的浸润和转移中起到了促进作用。这些因子在胆道肿瘤中的效果还有待于进一步探讨。

二、过继性免疫效应细胞治疗

肿瘤的过继性免疫效应细胞治疗(adoptive cellular immunotherapy,ACI)是指向肿瘤患者转输具有抗肿瘤活性的免疫细胞(特异性和非特异性激活的效应细胞)直接杀伤肿瘤或激发机体免疫反应杀伤肿瘤细胞,达到治疗肿瘤的目的。

ACI可通过体外扩增筛选出高活性的免疫效应细胞,将其转入宿主体内并建立长期的特异性抗肿瘤免疫效应,体外培养可使免疫细胞绕过体内肿瘤免疫障碍的种种因素，使肿瘤抗原特异性耐受的免疫细胞被逆转，并且避免了一些制剂体内大量应用带来的严重不良反应。过继性细胞免疫疗法可以单独用于临床治疗肿瘤患者，更重要的是可以作为手术、放射治疗和化学治疗的补充，与上述3种疗法联合应用，提高疗效和改善患者生存质量。国家癌症研究所（national cancer institute，NCI）统计显示，过继性细胞免疫治疗的有效率为7%～40%。因此，ACI近年来一直是肿瘤生物治疗中最活跃的研究领域。

目前，用于过继细胞免疫治疗的免疫效应细胞根据其作用的特异性的不同可分为非特异性的免疫效应细胞，包括自然杀伤细胞（nature killer cell，NK）、巨噬细胞（macrophage，Mφ）、淋巴因子激活的杀伤细胞（lymphokine activated killer cells，LAK）、细胞因子诱导的杀伤细胞（cytokine-induced killer cell，CIK）、CD3单抗激活的杀伤细胞（CD3 monoclonal antibody activating cells，CD3AK）、自然杀伤T细胞（NKT）、γδT等，特异性的免疫效应细胞包括特异性的细胞毒性T淋巴细胞（CTL）、肿瘤浸润T淋巴细胞（tumor-infiltrating lymphocytes，TIL）和B淋巴细胞等。

(一)淋巴因子激活的杀伤细胞

1982年Grimm等首先报道外周血单个核细胞（PBMC）中加入IL-2体外培养4～6d，能诱导出一种非特异性的杀伤细胞，这种细胞称为LAK。LAK可识别并杀伤多种不同来源的肿瘤细胞，而正常的组织细胞则不会被LAK识别和杀伤，这可能与LAK的异质性及表面存在的多种与肿瘤识别有关的特异性分子有关。LAK不需抗原刺激就能杀伤多种对CTL细胞、NK细胞不敏感的肿瘤细胞，其识别和杀伤作用是非特异性和非MHC限制性的，具有广泛的靶细胞杀伤谱，对自体肿瘤细胞、同种或异种的肿瘤细胞均

有杀伤作用。

另有研究表明，化疗药物小剂量环磷酰胺（CTX）可以增强IL-2/LAK细胞体内抗肿瘤效果，其机制与化疗药物直接杀伤肿瘤细胞和去除集体的抑制性T淋巴细胞作用有关外，还与其增加LAK细胞在肿瘤部位的聚集量有关。Hosokawaf等发现，在输注LAK细胞后72h有全身用量4.5%的LAK细胞聚集于肿瘤部位，而联合应用CTX后，每克肿瘤组织内的LAK细胞浓度可增加至原来的10倍以上。

有研究总结，LAK对治疗黑色素瘤有效率平均为18%，肾细胞癌平均为27%，淋巴瘤平均为50%，结肠癌平均为9%。LAK联合IL-2治疗可以提高有效率，但生存期无改善。关于LAK单独或联合IL-2用于胆管癌或胆囊癌治疗的报道较少，仅在1992年Shimizu Y等报道了两种人胆管癌细胞株CC-SW-I和CC-LP-I均对NK细胞抵抗，但是对LAK细胞敏感。IFN-γ、IFN-α和TNF-α可明显降低这两种肿瘤细胞株对LAK细胞裂解物的敏感性。关于LAK在胆道肿瘤中的应用还有待进一步研究与探讨。

(二)肿瘤浸润T淋巴细胞

1986年Rosenberg等报道，TIL经过IL-2培养后，具有比LAK细胞更强的抗肿瘤效果。经静脉回输后，可特异性地渗入到肿瘤组织中，对宿主肿瘤细胞具有高效、特异的杀伤活性。

目前人们为了提高临床用TIL过继免疫治疗的效果，采用了如下方法：①选择特异性的TIL回输。Rosenberg应用TIL静脉回输并联合IL-2、CTX治疗20例恶性黑色素瘤，其中12例达到PR或CR。②TIL与化学治疗、放射治疗的协同作用。Murakami K等报道了一位58岁的晚期胆囊癌伴癌性腹膜炎的患者，合并淋巴结和肝转移。他们从摘除的颈部淋巴结和腹腔渗出液中提取了

高纯度的肿瘤细胞和 TIL 回输患者体内，并腹腔内给化疗药物顺铂，结果惊奇地发现恶性腹水和转移灶的损害消失了，患者生存质量明显改善。结果表明，抗肿瘤药物和 TIL 联合应用于晚期胆囊癌的治疗是一种有效的手段。③DC 疫苗与 TIL 细胞间具有协同作用。刘剑勇等发现肝癌患者外周血 DC 能诱导 TIL 产生高效而特异的抗自体肝癌免疫反应。④转基因 TIL 细胞应用。罗意革等用转基因技术将 TNF-α 基因导入人肝癌 TIL，构建转基因 TIL，研究发现转基因 TIL 表现出较高的抑制肿瘤作用，对肿瘤的生成率、生长速度的抑制作用比未转基因的 TIL 强。

(三)CD3 单抗激活的杀伤细胞

由 CD3McAb 联合小剂量 IL-2 激活的 CD3AK 细胞是种较为新型的抗肿瘤效应细胞，现已用于治疗肝癌、胃癌、胃肠道癌、肺癌、卵巢癌和黑色素瘤等多种中晚期恶性肿瘤，显示了较满意的疗效。CD3AK 细胞是以 $CD3^+$、$CD56^+$ T 细胞为主要效应细胞的异质细胞群，具有增殖速度快、杀瘤活性高、杀瘤谱广、存活时间长、外源性 IL-2 用量小以及体内外抗肿瘤作用强、对正常造血细胞毒性小等优点而受到重视。CD3AK 细胞临床应用不但能弥补 LAK、TIL、CTL 等过继免疫治疗中出现效应细胞数量不足和大量应用 IL-2 所带来的严重不良反应，而且可提高患者免疫功能，且无明显不良反应，为肿瘤患者提供了新的有效的辅助治疗疗法。

周光英等分离了 76 例晚期恶性肿瘤患者外周血单个核细胞，采用 CD3Ab、IL-2 等诱导产生 CD3AK 细胞，经处理后回输患者。观察疗效、患者一般情况、治疗前后 T 细胞亚群水平和毒性反应。结果显示有效率（CR＋PR＋MR）为 68.42%；患者食欲、睡眠、体质改善，疼痛减轻；$CD8^+$ 较治疗前下降，$CD3^+$、$CD4^+$ 和 $CD4^+/CD8^+$ 均较治疗前显著升高（P 均<0.05）；治疗过程中 4 例

(5.26%) 出现畏寒、发热（体温 37.8～38.6℃），自行缓解，未出现其他不良反应。因此，CD3AK 细胞过继免疫治疗能有效控制肿瘤，提高患者细胞免疫水平，改善生活质量，且无明显不良反应。

(四)细胞因子诱导的杀伤细胞

CIK 细胞是由 IFN-γ、$CD3^-$ Ab、IL-1、IL-2 等细胞因子在体外诱导并大量扩增的具有杀伤肿瘤活性的细胞，是一种新型、高效、广谱的免疫细胞，为目前最新的肿瘤免疫治疗。

CIK 抗肿瘤作用机制还未完全明了，目前的研究显示 CIK 可通过 3 种途径发挥杀瘤，溶瘤的作用，即：①CIK 细胞对肿瘤细胞的直接杀伤作用；②进入体内活化的 CIK 细胞可分泌多种细胞因子，不仅对肿瘤细胞有直接抑制作用，而且还可通过调节免疫系统间接杀伤瘤细胞；③诱导肿瘤细胞凋亡及坏死。

刘刚等探讨了脐血 CIK 细胞的体外增殖活性及其对人胆囊癌细胞株 GBC-SD 的杀伤作用。结果显示，脐血 CIK 细胞在培养 2 周左右获得大量增殖，$CD3^+$、$CD56^+$ 双阳性细胞大量增殖达 1 000 倍以上；CIK 细胞及其培养上清抗人胆囊癌细胞株 GBC-SD 活性明显优于 CD3AK 细胞，其抑瘤率为 85% 与 62.8%（P<0.05），早期培养过程中加入 G-CSF 可以显著提高 CIK 细胞的增殖活性。于是得出结论，脐血 CIK 细胞是一种新型、高效的免疫杀伤活性细胞，其对人胆囊癌细胞株 GBC-SD 具有明显的细胞毒作用，脐血 CIK 细胞对胆囊癌的过继性免疫治疗具有重要的临床意义。另外，Wang J 等评估了可诱导的共刺激分子（ICOS）对胆囊癌 CIK 细胞毒性效果的影响，结果显示，ICOS 可增强 CIK 细胞的杀伤活性，机制为在某种程度上通过扩大体内和体外细胞因子的分泌和延长细胞存活。因此，可通过免疫调节剂增强 CIK 细胞的抗肿瘤效应。

三、其他基因治疗

(一)抑癌基因

1. p53 基因 在目前已经发现的抑癌基因中,p53 是研究和应用最多的。p53 在人类肿瘤中突变率最高,平均达到 50%～60%。野生型的 p53 基因在体外细胞株和动物实验中均表现出很强的抑制细胞生长和诱导细胞凋亡的作用。研究证实,野生型 p53 基因能通过下调胆囊癌细胞(GBC-SD)cycliB1 的表达,使细胞周期 G_2/M 进程受阻,抑制肿瘤细胞的有丝分裂,导致细胞周期无法正常完成,进而抑制肿瘤细胞的生长。黄志强等的研究证明,腺病毒介导的 p16 基因通过诱导胆管癌 QBC939 细胞凋亡及 G_1 期阻滞在胆管癌的基因治疗方面发挥作用。

另外,将 p53 基因治疗与放射治疗、化学治疗同时使用,可增强肿瘤细胞对放射治疗、化学治疗的敏感性,进而提高疗效。鲁建国等将重组体腺病毒 p53 和顺铂联合作用于人胆管癌细胞 QBC939,分析了其对 p53 基因的表达、细胞的生长抑制及机制。结果显示,重组体腺病毒介导的 p53 能抑制在人胆管癌 QBC939 细胞的生长和集落形成,与顺铂联合应用对 QBC939 细胞的生长抑制具有明显作用。p53 基因能够增加 QB939 细胞对顺铂的敏感性。

2. p16 基因 p16 具有抑制肿瘤细胞生长的作用。研究表明,重组体腺病毒 p16 可诱导胆管癌 QBC939 细胞发生 G_1 期阻滞和细胞凋亡,抑制人胆管癌细胞的生长。同时 p16 基因和 p53 基因及顺铂联合应用具有协同作用。

3. p27 基因 罗剑等通过携带人 p27kip1 基因的重组腺病毒载体 Ad-p27mt 转染人胆管癌细胞系 QBC939,检测 p27kip1 在胆管癌细胞中的表达和氟尿嘧啶(5-FU)、丝裂霉素(MMC)、环磷酰胺(CTX)对转染 p27kip1 前后的 QBC939 细胞生长抑制及凋

亡的影响。结果显示,Ad-p27mt 转染后 5-FU、MMC 和 CTX 对 QBC939 细胞生长抑制率,分别由转染前的 41.89%、45.59% 和 38.91% 显著增加为 56.15%、55.65% 和 51.69%;凋亡率也由 13.76%、11.76% 和 10.46% 明显升高为 41.39%、35.94% 和 34.46%,差异均有显著性意义(P 均 < 0.05)。该实验表明,p27kip1 在 QBC939 细胞中高表达,能显著增强胆管癌细胞对化疗药物的敏感性,为基因联合化疗药物治疗胆管癌提供了参考依据。

(二)自杀基因

自杀基因是指它的蛋白产物能使无毒性的化疗药物前体转变为毒性形式,对靶组织产生杀伤效应,或者提高肿瘤细胞对化疗药物的敏感性,充分发挥其细胞毒作用,杀灭肿瘤细胞。这类基因主要有单纯疱疹病毒胸苷激酶(thymidine kinase,TK,HSV-TK)、胞嘧啶脱氨酶(cytosine deaminase,CD)、细胞色素 P450(cytochrome P450)、黄嘌呤-鸟嘌呤磷酸核糖转移酶(XGPRT)、脱氧胞苷激酶(dCK)、嘌呤核苷磷酸化酶(PNP)等。

自杀基因治疗肿瘤的作用机制,主要为以下 4 种效应:①目的基因作用于前体药物所产生的毒性产物对肿瘤细胞的杀伤作用;②在表达自杀基因的肿瘤细胞被杀灭的同时,其周围甚至远处不表达自杀基因的肿瘤细胞也受到杀伤,这种现象被称为旁观者效应;③注射异种细胞、病毒载体或其他混合物所引起的局部炎症反应;④系统性免疫反应。

HSV-TK 基因是最常用的自杀基因,其基因产物能将一系列核酸类似物如丙氧鸟苷(GCV)、阿昔洛韦(ACV)磷酸化,使其可以"冒充"DNA 和合成原料掺入 DNA 合成中,阻断 DNA 合成,导致细胞死亡。赵亚刚等研究了 HSV-TK/丙氧鸟苷(GCV)基因治疗系统在体内外对人胆管癌细胞的杀伤效应,结果表明,GCV 对 QBC939/TK 细胞有明显的杀伤作用,且其作用呈现剂量和时间依赖

性特点以及旁杀伤效应,GCV 对母本细胞则无明显毒性。裸鼠体内实验得到相似结果,腹腔注射 GCV 后对移植瘤有明显治疗作用。可见,反转录病毒载体介导的 HSV-TK/GCV 自杀基因治疗系统可作为胆管癌基因治疗的潜在途径之一。

CD 基因也是常用的自杀基因,其产物可以使一系列嘧啶类似物如氟胞嘧啶(5-FC)脱氨基而变成具有细胞毒性的 5-氟尿嘧啶(5-FU)。相对于 HSV-TK 基因,CD 基因治疗有一大优点,就是人体可以耐受大剂量的 5-FC 而不产生明显的毒性反应。近年来,为了克服肿瘤基因治疗中基因转导效率低和缺乏肿瘤特异性的两大障碍,趋向于取双自杀基因联合治疗。李梅生等研究了 HSV-TK/CD 融合基因对胆管癌的杀伤作用。结果显示,与单一自杀基因转染组对照,双基因组表现出更强的抗肿瘤作用。当给予相同浓度的前体药物时,融合基因组、CD 组和 TK 组的肿瘤细胞存活率分别为 3.1%、32.1% 和 55.2%。体内实验显示,融合基因组的肿瘤生长受到明显抑制,抑制率达 70.7%。单自杀基因 TK 和 CD 组则分别为 41.2% 和 55.7%,差异有统计学意义($P < 0.05$)。组织学检查可见实验组肿瘤发生明显坏死,这种现象在融合基因治疗组尤为明显。所以与单自杀基因相比,HSV-TK/CD 融合基因在体内和体外都具有更强的抗肿瘤活性。董泾青等观察了 HSV-TK/CD 双杀基因对人胆管癌细胞和裸鼠胆管癌移植瘤的抑制作用,得出结论,双自杀基因系统在体内外对胆管癌细胞和裸鼠移植瘤均有明显的抑制效果,且旁观者效应也很明显。

(三)反义基因

反义基因治疗,即利用反义核酸与其靶基因或基因产物互补形成一种特殊的"基因封条"结构,在转录或翻译水平阻断靶基因的异常表达,促进细胞正常分化或诱导细胞凋亡,以达到治疗肿瘤的目的。反义核酸所针对的靶点应该是在肿瘤发生中起关键作用的一种或几种癌基因、抗癌基因、自分泌生长因子及其受体基因。

反义核酸抗肿瘤机制:①与双链 DNA 结合形成三链 DNA,抑制转录过程;②与未成熟 RNA 杂交抑制转录过程;③与内含子—外显子结合部位杂交,抑制剪接过程;④与 mRNA 结合抑制细胞核向细胞质运输过程;⑤与启动子或起始密码区(AUG)结合,使核糖体沿 mRNA 移动受阻,抑制 mRNA 翻译。

研究认为,胆管癌的免疫逃避机制是通过 I-FLICE 表达使 FasR 失去信号转导或是提高 FasL 表达对 T 淋巴细胞杀伤作用而完成,采用 I-FLICE 反义 cDNA 治疗胆管癌可使 I-FLICE 蛋白表达减少 90%~95%,并能恢复 Fas 介导细胞凋亡作用,达到治疗的目的。另有研究证实,胃泌素(gastrin)和胆囊收缩素(CCK)可刺激胆管癌细胞增殖的生长因子,采用反义 bcl-2 寡核苷酸转染阻断 bcl-2 基因表达,可消除 Gastrin17 和 CCK8S 对诱发性 QBC939 胆管癌细胞凋亡抑制作用,提示上调 bcl-2 表达可能是胃泌素和 CCK 调节胆管癌细胞凋亡阈值的重要机制。发现 bcl-2 蛋白在恶性胆囊肿瘤中的表达是非恶性胆囊肿瘤中的 15 倍,采用反义 bcl-2 核酸治疗恶性胆囊肿瘤,其 bcl-2 蛋白的表达减低 50%,并可明显诱导细胞凋亡。

李鹏等研究了转染反义寡核苷酸(antisense oligodeoxynucleotide,ASODN)对人胆管癌细胞株 QBC939 细胞凋亡抑制蛋白基因(x-linked inhibitor of apoptosis protein,XIAP)表达的抑制作用及对细胞周期凋亡的影响,结果显示,脂质体介导转染 ASODN 能特异性地抑制 QBC939 细胞中的 XIAP 基因表达,使其发生 G_0/G_1 期阻滞,并诱导胆管癌细胞凋亡,有望成为胆管癌基因治疗的新靶点。左石等试验证明,联合转染反义 DNA 甲基转移酶 1(DNA methyltransferases 1,

DNMT1)和 DNMT3b 基因真核表达载体，能抑制胆管癌细胞的生长和增殖，并促进凋亡的发生，其效果明显优于单独转染 DN-MT1 反义基因。

(四)其他基因

实体肿瘤的发生、发展、转移和复发均有赖于新生血管的形成，因此，抑制肿瘤血管的形成、阻断肿瘤组织血供是治疗实体瘤最有希望的新方法之一。其中抗血管生成基因治疗中内皮抑素(endostatin)是一种作用较强的血管生成抑制物，它能通过抑制内皮细胞增殖和迁移而抑制肿瘤新生血管的形成。有研究报道，载 DNA/DEX-g-PLA 纳米微球介导 endostatin 基因对人胆管癌 ECV304 细胞有较好的杀伤作用，对 QBC939 胆管癌移植瘤有明显的抑制作用，且低温热诱导有明显的增效作用。

此外，基因治疗与核素治疗相结合的基因靶向放射治疗也日益受到人们的重视。其原理是，将对肿瘤有杀伤性的基因和放射性核素(如^{125}I)同时转入肿瘤细胞内，造成基因和放射性核素对肿瘤的双重杀伤作用，如^{125}I 标记的反义核酸、^{125}I-TPO(三股形成寡脱氧核苷酸片段)及 HSV-TK 基因导入靶向核素结合治疗等。将多药耐药(multiple-drug resistance，MDR)基因转导至肿瘤患者的造血干细胞，使其具有比肿瘤细胞更强的化学治疗药物耐受力，可提高临床化学治疗剂量和延长化学治疗时间，减轻化学治疗的主要不良反应——对骨髓细胞的损害。将能诱导、活化细胞凋亡通路的基因(FAS受体基因)导入肿瘤细胞，可诱导肿瘤细胞凋亡。相信随着科学技术的发展和对胆道肿瘤研究的深入，会有更多更好的基因治疗手段出现。

(张 鹏 焦兴元)

参 考 文 献

[1] Svane IM, Pedersen AE, Johnsen HE, et al. Vaccination with p53-peptide-pulsed dendritic cells, of patients with advanced breast cancer: report from a phase I study. Cancer Immunol Immunother, 2004, 53(7): 633-641.

[2] Parada LF, Tabin CJ, Shih C, et al. Human bladder carcinoma oncogene is homdogue of Harvey sarcoma virus ras gene. Nature, 1982, 297(5866): 474-478.

[3] Malumbres M, Barbacid M. Ras oncogenes: the first 30 years. NatRev Cancer, 2003, 3(6): 459-465.

[4] Bar-Sagi D, Hall A. Ras and Rho GTPases: a family reunion. Cell, 2000, 103(2): 227-238.

[5] Meinke G, Phelan PJ, Fradet-Turcotte A, et al. Structure-based analysis of the interaction between the simian virus 40 T-antigen origin binding domain and single-stranded DNA. J Virol, 2011, 85(2): 818-827.

[6] Jeang KT. Human T cell leukemia virus type 1(HTLV-1) and oncogene or oncomiR addiction. Oncotarget, 2010, 1(6): 453-456.

[7] Wang Y, Han KJ, Pang XW, et al. Large scale identification of human hepatocellular carcinoma-associated antigens byautoantibodies. J Immunol, 2002, 169(2): 1102-1109.

[8] Scanlan MJ, Simpson AJ, Old LJ. The cancer/testis genes: review, standardization, and commentary. Cancer Immun, 2004, 4: 1-13.

[9] Kirkin AF, Dzhandzhugazyan KN, Zeuthen J. Cancer/testis antigens: structural and immunobiological properties. Cancer Invest, 2002, 20(2): 222-236.

[10] Caballero OL, Chen YT. Cancer/testis(CT) antigens: potential targets for immunotherapy. Cancer Sci, 2009, 100(11): 2014-2021.

[11] Gnjatic S, Altorki NK, Tang DN, et al. NY-ESO-1 DNA vaccine induces T-cell responses that are suppressed by regulatory T cells.

Clin Cancer Res, 2009, 15(6): 2130-2139.

[12] Wada H, Sato E, Uenaka A, et al. Analysis of peripheral and local anti-tumor immune response in esophageal cancer patients after NY-ESO-1 protein vaccination. Int J Cancer, 2008, 123(10): 2362-2369.

[13] Ohsie SJ, Sarantopoulos GP, Cochran AJ, et al. Immunohistochemical characteristics of melanoma. J Cutan Pathol, 2008, 35 (5): 433-444.

[14] Kawakami Y, Eliyahu S, Delgaldo CH, et al. Identification of a human melanoma antigen recognized by tumor infiltrating lymphocytes associated with in vivo tumor rejection. Proc Natl Acad Sci, 1994, 91 (14): 6458-6462.

[15] Wang RF, Wang X, Rosenberg SA. Identification of a novel MHC classII-restricted tumor antigen resulting from a chromosomal rearrangement recognized by CD4+T cells. J Exp Med, 1999, 189(10): 1659-1667.

[16] Jäger D, Stockert E, Güre AO, et al. Identification of a tissue-specific putative transcription factor in breast tissue by serological screening of a breast cancer library. Cancer Res, 2001, 61(5): 2055-2061.

[17] Benjamin JB, Jayanthi V, Devaraj H. MUC1 expression and its association with other aetiological factors and localization to mitochondria in preneoplastic and neoplastic gastric tissues. Clin Chim Acta, 2010, 411(23-24): 2067-2072.

[18] Silk AW, Schoen RE, Potter DM, et al. Humoral immune response to abnormal MUC1 in subjects with colorectal adenoma and cancer. Mol Immunol, 2009, 47(1): 52-56.

[19] Piessen G, Wacrenier A, Briez N, et al. Clinical impact of MUC1 and MUC4 expression in Barrett-associated oesophageal adenocarcinoma. J Clin Pathol, 2009, 62 (12): 1144-1146.

[20] Baek SK, Woo JS, Kwon SY, et al. Prognostic significance of the MUC1 and MUC4 expressions in thyroid papillary carcinoma. Laryngoscope, 2007, 117(5): 911-916.

[21] Garbar C, Mascaux C, Wespes E. Expression of MUC1 and sialyl-Tn in benign prostatic glands, high-grade prostate intraepithelial neoplasia and malignant prostatic glands: a preliminary study. Anal Quant Cytol Histol, 2008, 30(2): 71-77.

[22] Surman DR, Dudley ME, Overwijk WW, et al. Cutting edge CD4+ T cell control of CD8+ T cell reactivity to a model tumor antigen. J Immunol, 2000, 164(2): 562-565.

[23] Zlatnik EIu, Golotina LIu. The use of roncoleukin for LAK therapy in ovarian cancer. Vopr Onkol, 2005, 51(6): 680-684.

[24] Yashin DV, Sashchenko LP, Kabanova OD, et al. The CD8+ population of LAK cells can lyse both HLA-positive and HLA-negative cancer cell lines. Dokl Biol Sci, 2009, 426: 296-297.

[25] Himoto T, Kuriyama S, Zhang JY, et al. Analyses of autoantibodies against tumor-associated antigens in patients with hepatocellular carcinoma. IntJ Oncol, 2005, 27 (4): 1079-1085.

[26] Chen Y, Zhou Y, Qiu S, et al. Autoantibodies to tumor-associated antigens combined with abnormal alpha-fetoprotein enhance immunodiagnosis of hepatocellular carcinoma. Cancer Lett, 2010, 289(1): 32-39.

[27] Shi FD, Zhang JY, Liu D, et al. Preferential humoral immune response in prostate cancer to cellular proteins p90 and p62 in a panel of tumor-associated antigens. Prostate, 2005, 63(3): 252-258.

[28] Zhang JY, Megliorino R, Peng XX, et al. Antibody detection using tumor-associated antigen mini-array in immunodiagnosing human hepatocellular carcinoma. J Hepatol, 2007, 46(1): 107-114.

[29] Liu W, Wang P, Li Z, Xu W, et al. Evaluation of tumour-associated antigen(TAA)miniarray in immunodiagnosis of colon cancer.

Scand J Immunol, 2009, 69(1): 57-63.

[30] Li L, Wang K, Dai L, et al. Detection of autoantibodies to multiple tumor-associated antigens in the immunodiagnosis of ovarian cancer. Mol Med Report, 2008, 1(4): 589-594.

[31] Sano K, Temma T, Kuge Y, et al. Radioimmunodetection of membrane type-1 matrix metalloproteinase relevant to tumor malignancy with a pre-targeting method. Biol Pharm Bull, 2010, 33(9): 1589-1595.

[32] Hodge JW, Grosenhach DW, Aarts WM, et al. Vaccine therapy of established tumors in the absence of autoimmunity. Clin Cancer Res, 2003, 9(5): 1837-1849.

[33] Jacobs SA, Swerdlow SH, Kant J, et al. Phase II trial of short-course CHOP-R followed by 90Y-ibritumomab tiuxetan and extended rituximab in previously untreated follicular lymphoma. Clin Cancer Res, 2008, 14(21): 7088-7094.

[34] Ferrer L, Kraeber-Bodéré F, Bodet-Milin C, et al. Three methods assessing red narrow dosimetry in lymphoma patients treated with radioimmunotherapy. Cancer, 2010, 116(4 Suppl): 1093-1100.

[35] Mattes MJ, Sharkey RM, Karacay H, et al. Therapy of advanced B-lymphoma xenografts with a corbination of 90Y-anti-CD22 IgG (Epratuzumab) and unlabeled anti-CD20 IgG (Veltuzumab). Clin Cancer Res, 2008, 14(19): 6154-6160.

[36] 马骏, 王建华, 刘嵘, 等. ^{131}I-美妥昔单抗联合动脉内化疗栓塞治疗原发性肝癌的内照射吸收剂量估算. 中华核医学杂志, 2009, 29(5): 343-347.

[37] Street HH, Goris ML, Fisher GA, et al. Phase I study of ^{131}I-chimeric(ch)TNT-1/B monoclonal antibody for the treatment of advanced colon cancer. Cancer Biother Radiopharm, 2006, 21(3): 243-256.

[38] Liu K, Rosenberg SA. Interleukin-2-independent proliferation of human melanoma-reactive T lymphocytes transduced with an exogenous IL-2 gene is stimulation dependent. J Immunother, 2003, 26(3): 190-201.

[39] Palucka K, Ueno H, Fay J, et al. Dendritic cells and immunity against cancer. JIntern Med, 2011, 269(1): 64-73.

[40] Met O, Balslev E, Flyger H, et al. High immunogenic potential of p53 mRNA-transfected dendritic cells in patients with primary breast cancer. Breast Cancer Res Treat, 2011, 125(2): 395-406.

[41] Wu Y, Wang L, Zhang Y. Dendritic cells as vectors for immunotherapy of tumor and its application for gastric cancer therapy. Cell-Mol Immunol, 2004, 1(5): 351-356.

[42] Brossart P, Wirths S, Stuhler G, et al. Induction of cytotoxic T-lymphocyte responses in vivo after vaccinations with peptide-pulsed dendritic cells. Blood, 2000, 96(9): 3102-3108.

[43] Y asutomoK. The cellular and molecular mechanism of CD4/CD8 lineage commitment. J Investig Med, 2002, 49(1-2): 1-6.

[44] Tao LY, Cai L, He XD, et al. Comparison of serum tumor markers for intrahepatic cholangiocarcinoma and hepatocellular carcinoma. Am Surg, 2010, 76(11): 1210-1213.

[45] Zimmerman RL, Fogt F, Burke LA, et al. Assessment of Glut-1 expression in cholangiocarcinoma, benign biliary lesions and hepatocellular carcinoma. Oncol Rep, 2002, 9(4): 689-692.

[46] Chung MJ, Lee KJ, Bang S, et al. Preoperative Serum CA19-9 Level as a Predictive Factor for Recurrence after Curative Resection in Biliary Tract Cancer. Ann Surg Oncol. 2011. [Epub ahead of print].

[47] Yu SA, Peng CH, Wu RJ, et al. Detection of telomerase activity of exfoliated cells in bile and its clinical impact. Ai Zheng, 2002, 21(2): 177-180.

[48] Wang Y, Yamaguchi Y, Watanabe H, et al. Usefulness of p53 gene mutations in the su-

pernatant of bile for diagnosis of biliary tract carcinoma: comparison with k-ras mutation. J Gastroenterol, 2002, 37(10): 831-839.

[49] Iannello A, Ahmad A. Role of antibody-dependent cell-mediated cytotoxicity in the efficacy of therapeutic anti-cancer monoclonal antibodies . Cancer Metastasis Rev, 2005, 24 (4): 487-499.

[50] 徐立宁，藏金林，张林，等. 胆囊癌组织浸润的淋巴细胞的免疫活性研究. 中华肝胆外科杂志，2006，12(3): 212-213.

[51] Chen CY, Shiesh SC, Tsao HC, et al. The assessment of biliary CA125, CA19-9 and CEA in diagnosing cholangiocarcinoma--the influence of sampling time and hepatolithiasis. Hepatogastroenterology, 2002, 49(45): 616-620.

[52] Siqueira E, Schoen RE, Silverman W, et al. Detecting cholangiocarcinoma in patients with primary sclerosing cholangitis. Gastrointest Endosc, 2002, 56(1): 40-47.

[53] Zhang Y, Wu XH, Luo CL, et al. Interleukin-12-anchored exosomes increase cytotoxicity of T lymphocytes by reversing the JAK/STAT pathway impaired by tumor-derived exosomes. Int J Mol Med, 2010, 25 (5): 695-700.

[54] Tisdale MJ. Are tumoral factors responsible for host tissue wasting in cancer cachexia? Future Oncol, 2010, 6(4): 503-513.

[55] Tarhini AA, Kirkwood JM. Clinical and immunologic basis of interferon therapy in melanoma. Ann N Y Acad Sci, 2009, 1182: 47-57.

[56] He J, Yarbrough DK, Kreth J, et al. Systematic approach to optimizing specifically targeted antimicrobial peptides against Streptococcus mutans. Antimicrob Agents Chemother, 2010, 54(5): 2143-2151.

[57] Aurisicchio L, Ciliberto G. Patented cancer vaccines: the promising leads. Expert Opin Ther Pat, 2010, 20(5): 647-660.

[58] Yamamoto K, Ueno T, Kawaoka T, et al.

MUC1 peptide vaccination in patients with advanced pancreas or biliary tract cancer. Anticancer Res, 2005, 25(5): 3575-3579.

[59] Yamashita T, Utoguchi N, Suzuki R, et al. Development of anti-tumor blood vessel antibodies by phage display method. Yakugaku Zasshi, 2010, 130(4): 479-485.

[60] Atzpodien J, Reitz M. GM-CSF plus antigenic peptide vaccination in locally advanced melanoma patients. Cancer Biother Radiopharm, 2007, 22(4): 551-555.

[61] Han Y, San-Marina S, Yang L, et al. The zinc finger domain of Wilms' tumor 1 suppressor gene (WT1) behaves as a dominant negative, leading to abrogation of WT1 oncogenic potential in breast cancer cells. Breast Cancer Res, 2007, 9(4): R43.

[62] Mall AS, Tyler MG, Ho SB, et al. The expression of MUC mucin in cholangiocarcinoma. Pathol Res Pract, 2010, 206(12): 805-809.

[63] Chang CC, Campoli M, Ferrone S. HLA class I antigen expression in malignant cells: why does it not always correlate with CTL-mediated lysis? Curr Opin Immunol, 2004, 16(5): 644-650.

[64] Kaida M, Morita-Hoshi Y, Soeda A, et al. Phase 1 trial of Wilms tumor 1(WT1)peptide vaccine and gemcitabine combination therapy in patients with advanced pancreatic or biliary tract cancer. J Immunother, 2011, 34 (1): 92-99.

[65] Nakatsuka S, Oji Y, Horiuchi T, et al. Immunohistochemical detection of WT1 protein in a variety of cancer cells. Mod Pathol, 2006, 19(6): 804-814.

[66] Soeda A, Morita-Hoshi Y, Kaida M, et al. Long-term administration of Wilms tumor-1 peptide vaccine in combination with gemcitabine causes severe local skin inflammation at injection sites. Jpn J Clin Oncol, 2010, 40 (12): 1184-1188.

[67] Zhang Y, Wu XH, Luo CL, et al. Interleu-

kin-12-anchored exosomes increase cytotoxici-ty of T lymphocytes by reversing the JAK/STAT pathway impaired by tumor-derived exosomes. Int J Mol Med, 2010, 25 (5): 695-700.

[68] Tisdale MJ. Are tumoral factors responsible for host tissue wasting in cancer cachexia? Future Oncol, 2010, 6(4): 503-513.

[69] He J, Yarbrough DK, Kreth J, et al. Systematic approach to optimizing specifically targeted antimicrobial peptides against Streptococcus mutans. Antimicrob Agents Chemother, 2010, 54(5): 2143-2151.

[70] Diaz Y, Gonzalez A, Lopez A, et al. Anti-ganglioside anti-idiotypic monoclonal antibody-based cancer vaccine induces apoptosis and antiangiogenic effect in a metastatic lung carcinoma. Cancer Immunol Immunother, 2009, 58(7): 1117-1128.

[71] Zhikui L, Changcun G, Yongzhan N, et al. Screening and identification of recombinant anti-idiotype antibodies against gastric cancer and colon cancer monoclonal antibodies by a phage-displayed single-chain variable fragment library. J Biomol Screen, 2010, 15(3): 308-313.

[72] Luo C, Wang JJ, Li YH, et al. Immunogenicity and efficacy of a DNA vaccine encoding a human anti-idiotype single chain antibody against nasopharyngeal carcinoma. Vaccine, 2010, 28(15): 2769-2774.

[73] Ullenhag GJ, Spendlove I, Watson NF, et al. T-cell responses in osteosarcoma patients vaccinated with an anti-idiotypic antibody, 105AD7, mimicking CD55. Clin Immunol, 2008, 128(2): 148-154.

[74] Chang XH, Ye X, Cui H, et al. Humoral immune responses induced by anti-idiotypic antibody fusion protein of 6B11scFv/hGM-CSF in BALB/c mice. Chin Med J, 2006, 119(2): 131-139.

[75] Li W, Cui H, Meng FQ, et al. New T cell epitopes identified from an anti-idiotypic anti-body mimicking ovarian cancer associated antigen. Cancer Immunol Immunother, 2008, 57(2): 143-154.

[76] Bhattacharya-Chatterjee M, Chatterjee SK, Foon KA. The anti-idiotype vaccines for immunotherapy. Curr OpinMol Ther, 2001, 3 (1): 63-69.

[77] Birebent B, Mitchell E, Akis N, et al. Monoclonal anti-idiotypic antibody mimicking the gastrointestinal carcinoma-associated epitope CO17-1A elicits antigen-specific humoral and cellular immune responses in colorectal cancer patients. Vaccine, 2003, 21 (15): 1601-1612.

[78] Caudill MM, Li Z. HSPPC-96: a personalised cancer vaccine. Expert Opin Biol Ther 2001, 1(3): 539-547.

[79] Gong J, Zhang Y, Durfee J, et al. A heat shock protein 70-based vaccine with enhanced immunogenicity for clinical use. J Immunol, 2010, 184(1): 488-496.

[80] Galazka G, Stasiolek M, Walczak A, et al. Brain-derived heat shock protein 70-peptide complexes induce NK cell-dependent tolerance to experimental autoimmune encephalomyelitis. J Immunol, 2006, 176(3): 1588-1599.

[81] Di Pietro A, Tosti G, Ferrucci PF, et al. Heat shock protein peptide complex 96-based vaccines in melanoma: How far we are, how far we can get. Hum Vaccin, 2009, 5(11): 727-737.

[82] Lin F, Shen X, McCoy JB, et al. A novel prototype device for electroporation-enhanced DNA vaccine delivery simultaneously to both skin andmuscle. Vaccine, 2011 Jan 1, [Epub ahead of print].

[83] Stevenson FK, Ottensmeier CH, Rice J. DNA vaccines again cancer come of age. Curr Opin Immunol, 2010, 22(2): 264-270.

[84] Sardesai NY, Weiner DB. Electroporation delivery of DNA vaccines: prospects for success. Curr Opin Immunol, 2011 Apr 27, [Epub ahead of print].

[85] Channarong S, Chaicumpa W, Sinchaipanid N, et al. Development and Evaluation of Chitosan-Coated Liposomes for Oral DNA Vaccine: The Improvement of Peyer's Patch Targeting Using a Polyplex-Loaded Liposomes. AAPS PharmSciTech, 2011, 12 (1): 192-200.

[86] CranmerLD, TrevorKT, Hersh EM. Clinical applications of dendritic cell vaccination in the treatment of cancer. Cancer Immunother, 2004, 53(4): 275-306.

[87] Khan JA, Yaqin S. Successful immunological treatment of gallbladder cancer inIndia——case report. J Zhejiang Univ Sci B. 2006, 7 (9): 719-724.

[88] Torabi-Rahvar M, Bozorgmehr M, Jeddi-Tehrani M, et al. Potentiation strategies of dendritic cell-based antitumor vaccines: combinational therapy takes the front seat. Drug Discov Today. 2011 May 1, [Epub ahead of print].

[89] Braconi C, Swenson E, Kogure T, et al. Targeting the IL-6 dependent phenotype can identify novel therapies for cholangiocarcinoma. PLoS One, 2010, 5(12): e15195.

[90] Kim MH, Lee SS, Lee SK, et al. Interleukin-2 gene-encoded stromal cells inhibit the growth of metastatic cholangiocarcinomas. World J Gastroenterol, 2006, 12(12): 1889-1894.

[91] 李子禹, 王剑明, 汤聪, 等. γ-干扰素对胆管癌细胞 Fas/FasL 系统调控作用的研究. 中华外科杂志, 2002, 40(7): 495-498.

[92] 段永亮, 张林, 李占飞, 等. γ-干扰素加强肿瘤坏死因子相关凋亡诱导配体抑制胆管癌细胞的作用. 中华实验外科杂志, 2003, 20(10): 908-909.

[93] Jia J, Li S, Gong W, et al. MDA-7/IL-24 induces apoptosis in human GBC-SD gallbladder carcinoma cells via mitochondrial apoptotic pathway. Oncol Rep, 2011, 25(1): 195-201.

[94] Eulitt PJ, Park MA, Hossein H, et al. Enhancing MDA-7/IL-24 therapy in renal carcinoma cells by inhibiting multiple protective signaling pathways using sorafenib and by Ad. 5/3 gene delivery. Cancer Biol Ther, 2011, 10(12): 1290-1305.

[95] Dalloul A, Sainz-Perez A. Interleukin-24: a molecule with potential anti-cancer activity and a cytokine in search of a function. Endocr Metab Immune Disord Drug Targets, 2009, 9 (4): 353-360.

[96] Dent P, Yacoub A, Hamed HA, et al. The development of MDA-7/IL-24 as a cancer therapeutic. Pharmacol Ther, 2010, 128(2): 375-384.

[97] Jiang JT, Shen YP, Wu CP, et al. Increasing the frequency of CIK cells adoptive immunotherapy may decrease risk of death in gastric cancer patients. World J Gastroenterol, 2010, 16(48): 6155-6162.

[98] Wolchok JD, Hoos A, O'Day S, et al. Guidelines for the evaluation of immune therapy activity in solid tumors: Immune-related response criteria. Clin Cancer Res, 2009, 15 (23): 7412-7420.

[99] Edwards BK, Brown ML, Wingo PA, et al. Annual report to the nation on the status of cancer, 1975-2002, featuring population-based trends in cancer treatment. J Natl Cancer Inst, 2005, 97(19): 1407-1427.

[100] 钱其军, 吴孟超. 肿瘤过继细胞治疗——老故事新演绎. 中国肿瘤生物治疗杂志, 2011, 18(1): 1-6.

[101] Lin PC, Lai YC, Lai JI, et al. Successful treatment of gallbladder neuroendocrine carcinoma with combined chemo-radiotherapy: A case report and literature review. Int J Clin Pharmacol Ther, 2011, 49(6): 403-408.

[102] Murakami K, Tanimura H, Yamaue H, et al. Clinical effect of immunochemotherapy for a patient with advanced gallbladder cancer: report of a case. Surg Today, 1998, 28(9): 923-928.

[103] 黄宇贤, 郭坤元. 肿瘤生物治疗的新模式: 分子靶向过继性细胞免疫治疗. 中国肿瘤生

物治疗杂志，2010，17(3)：243-249.

[104] Shimizu Y，Demetris AJ，Gollin SM，et al. Two new human cholangiocarcinoma cell lines and their cytogenetics and responses to growth factors，hormones，cytokines or immunologic effector cells. Int J Cancer，1992，52(2)：252-260.

[105] Frost P，Caliliw R，Belldegrun A，et al. Immunosensitization of resistant human tumor cells to cytotoxicity by tumor infiltrating lymphocytes. Int J Oncol，2003，22(2)：431-437.

[106] Maccalli C，Nonaka D，PirisA，et al. NKG2D-mediated antitumor activity by tumor-infiltrating lymphocytes and antigen-specific T-cell clones isolated from melanoma patients. Clin Cancer Res，2007，13(24)：7459-7468.

[107] Wang J，He M，Shi W，et al. Inducible costimulator(ICOS)enhances the cytolytic activity of cytokine-induced killer cells against gallbladder cancer in vitro and in vivo. Cancer Invest，2009，27(3)：244-250.

[108] Jiang J，Xu N，Wu C，et al. Treatment of advanced gastric cancer by hemotherapy combined with autologous cytokine-induced killer cells. Anticancer Res，2006，26(3B)：2237-2242.

[109] 刘刚，任宏，孙学军，等. 脐血源性 CIK 细胞的体外增殖及其对人胆囊癌细胞株 GBC-SD

杀伤活性的实验研究. 中华肝胆外科杂志，2007，13(8)：540-543.

[110] Roa EI，Lantadilla HS，Ibacache SG，et al. p53 and p27 gene expression in subserosal gallbladder carcinoma. Rev Med Chil，2009，137(8)：1017-1022.

[111] 李梅生，梁力建，黄洁夫，等. 腺病毒介导HSV-TK/CD 基因对胆管癌体内体外的杀伤作用. 中华实验外科杂志，2004，21(12)：1428-1429.

[112] 董泾青，马道新，刘茂玲，等. 双自杀基因系统对体内外胆管癌抑制作用的实验研究. 中华普通外科杂志，2005，14(11)：762-766.

[113] 左石，郭伟，刘民锋，等. 反义 DNMT3b 基因真核表达载体转染对人胆管癌细胞 DNMT3b 基因表达的影响. 中国普外基础与临床杂志，2006(1)，13：56-60.

[114] 罗剑，左石，刘民锋，等. 突变型 p27kip1 过表达对胆管癌细胞增殖及凋亡的影响. 中华实验外科杂志，2006，23(8)：916-918.

[115] Wang Y，Canine BF，Hatefi A. HSV-TK/GCV cancer suicide gene therapy by a designed recombinant multifunctional vector. Nanomedicine，2011，7(2)：193-200.

[116] Luo XR，Li JS，Niu Y，et al. Targeted killing effects of double CD and TK suicide genes controlled by survivin promoter on gastric cancer cell. Mol Biol Rep，2011，38(2)：1201-1207

第四节　恶性胆道肿瘤的干细胞治疗

一、肝干细胞

近年来肝干细胞的存在及其在肝病发生中的意义越来越受到了广泛的关注。肝的多种病理生理过程可能与干细胞的异常增殖、分化密切相关；而肝干细胞的深入研究对于各种急、慢性肝病的治疗也显示出了诱人的前景。

1. 胚胎肝干细胞　人体胚胎发育早期，前肠末端的肝憩室演化为肝部和尾部两个部分，其中肝部生长极为迅速，至胚 5 周时已经充填于腹腔大部。这些向肝演化的胚胎样肝细胞称之为胚胎肝干细胞。胚胎肝干细胞的细胞标志包括分化标志如清蛋白(ALB)、甲胎蛋白(AFP)系列细胞角蛋白(CK7,CK8,CK9,CK14,CK18,CK19,CK20)，相关的干细胞因子和受体如 Thy1、Flt3、OV6,髓源性干细胞标志如 CD34 等。

2. 成体肝干细胞 根据肝干细胞起源的不同,可将其分为肝源性肝干细胞和非肝源性肝干细胞,前者主要来源于分化的肝细胞和胆管上皮细胞,后者主要来源于骨髓造血干细胞及胰腺上皮细胞等。不同来源的肝干细胞虽然在形态、表面标志、功能及分化等诸方面有所差异,但均具有多向性演变的特性。

(1)肝源性肝干细胞:肝内主要存在两类肝干细胞,即胆管源性卵圆细胞和分化的肝细胞。肝的再生通常是由处于增殖静止期的分化肝细胞进入细胞增殖周期完成。然而,在肝细胞再生能力不足等特定病理生理条件下,胆小管细胞可移行出门脉汇管区并分化成肝细胞,这些过渡型的胆管细胞称为卵圆细胞(oval cells)。目前,卵圆细胞被认为是原始的兼性多能干细胞,位于终末胆管,亦可见于 Hering 管。肝源性肝干细胞来源于前肠内胚层,在胚胎发育过程中以成肝细胞的形式存在,在成年哺乳动物的肝内主要以卵圆细胞的形式存在。

(2)非肝源性肝干细胞:随着研究的深入,近年发现胰腺上皮祖细胞及造血干细胞等非肝源性干细胞,在一定条件下也可分化演变为肝细胞,故将此类细胞称为非肝源性肝干细胞。肝组织中存在血源性干细胞,这已不是新观点,但血源性干细胞能转化成肝实质细胞的事实则引起人们广泛的关注。尽管迄今的研究结果表明,这种转化后的细胞增殖能力有限,尚不具备实际应用的价值,但却提供了一条重建肝细胞功能的重要思路。非肝源性肝干细胞的发现,同肝源性肝干细胞一样,为理解肝细胞的胚胎发育及肝细胞的再生等提供了重要依据。

目前,肝干细胞的提取取得了一定的进展,早在 2006 年 6 月 12 日,美国华盛顿大学研究小组从受孕 74~108d 的人类胎儿肝中提取出了人类肝干细胞,这种干细胞表现出多种分化潜能,并在动物模型实验中成功修复了实验鼠的部分肝组织。其实验表明,肝干细胞首先能分化成肝组织细胞和胆管细胞,在一定条件诱导下,也能分化成脂肪、骨组织和软骨组织细胞。

二、造血干细胞

造血干细胞(hematopoietic stem cells, HSCs)是造血系统的起源细胞,在体内分化产生各种存在于血液、骨髓、脾和胸腺的成熟髓系细胞及淋巴细胞,并终身维持造血和免疫系统。

(一)造血干细胞的生物学特性

造血干细胞没有明确的形态学特征,都表现为单个核的淋巴细胞样细胞。早期对造血干细胞的鉴定主要通过造血细胞在体内重建造血和体外长期培养及形成集落的方法来检测。随着对 HSCs 功能研究的深入,通过单克隆抗体识别细胞表面抗原的方法,HSCs 表型的鉴定也得到了很大的发展,为 HSCs 的识别和分离提供了条件。人骨髓造血细胞是一群异质性的细胞,表达不同的细胞表面标志。从造血干细胞向成熟血细胞分化的各个阶段,伴随着一些细胞表面分子的消失和新的分子的表达,这些细胞表面标志成为识别和分离相应造血细胞的工具。

在体内,骨髓基质细胞、细胞外基质及微血管、神经等组成网络支架,通过直接接触及分泌多种细胞因子调节 HSCs 在其中生长、增殖、分化和迁移,维持正常的造血平衡。在体外,不同的培养条件如培养基、细胞浓度、生长因子等影响 HSCs 的增殖和分化。HSCs 在体内可以分化为所有类型的髓系和淋巴系细胞。体外半固体培养证实 HSCs 能形成各种造血细胞和免疫细胞集落,除了向造血细胞和免疫细胞分化外,研究显示HSCs 的可塑性很高,体外和体内试验显示HSCs 可以分化为心肌细胞、肝细胞、骨骼细胞和上皮细胞等。应注意研究中来源于骨髓的"造血干细胞"实质上为一群异质性细胞，包含 HSCs、间质细胞等，因此 HSCs 向其他组织细胞分化的机制有可能为骨髓中间充质干细胞或定居于骨髓的其他干细胞分化所形成。

机体处于稳态造血的状态，外周血中可检测到少量的干细胞，说明在骨髓与外周血及其他器官之间存在持续的 HSCs 的迁移和交换，血液和骨髓的 HSCs 处于动态平衡。促使 HSCs 从骨髓释放进入外周血循环的过程称之为造血干细胞动员；相反，HSCs 从外周血或其他组织器官返回并定植于骨髓的过程称之为造血干细胞归巢。推测归巢过程为 HSCs 与骨髓微血管内皮细胞特异结合，通过内皮细胞进入血管，与骨髓造血微环境结合定居。骨髓由基质细胞和细胞外基质构成三维的造血微环境，其在调节 HSCs 生长分化和细胞迁移中起关键作用。HSCs 的动员和归巢受黏附分子、趋化因子和蛋白酶等多种机制调节，并受多种细胞因子和药物的影响。

HSCs 表达多种黏附分子，最重要的是白细胞选择素（L-selectin）和 CD44 等，分别与骨髓基质细胞表达的相应配体内皮细胞 E 选择素和纤维结合素结合。HSCs 的归巢和定植需要这些黏附分子的表达，高表达有助于 HSCs 归巢，而黏附分子表达下调、信号阻断或被降解，则有助于 HSCs 动员。

骨髓基质细胞产生基质细胞衍生因子（stromal cell-derived factor-1，SDF-1），是 HSCs 的强趋化剂，HSCs 表达它的受体 CXCR4，SDF-1 的趋化作用是 HSCs 归巢的必备条件。SDF-1 也是 HSCs 从胎肝向骨髓迁移所必需趋化因子。血中 SDF-1 水平提高可以诱导 HSCs 迁移入血，给予 SDF-1 以提高外周血 SDF-1 水平具有显著的 HSCs 动员作用。

蛋白酶通过影响骨髓微环境的改变对

HSCs 动员产生作用。一些干细胞动员因子如 G-CSF、IL-8 等并不直接影响黏附分子的表达，而是激活骨髓中的一些细胞如中性粒细胞、单核细胞等，激活的细胞释放多种蛋白酶，分解与 HSCs 连接的黏附分子，从而促进 HSCs 从骨髓释放。

（二）造血干细胞的来源

从 HSCs 来源的部位可分为外周血造血干细胞（peripheral blood stem cell，PBSC）和骨髓；从异基因供者来源可分为同胞供者、无关供者和脐血。PBSC 通过血细胞分离机从经动员的外周血采集，骨髓从供者双侧髂骨人工抽取。目前在自体移植中 PBSC 几乎完全取代骨髓成为 HSCs 来源，在异基因移植中也越来越多地用 PBSC 取代骨髓。PBSC 比骨髓含有更多的干细胞，G-CSF 动员后经 1~2 次采集的 PBSC 含有的干细胞总量比骨髓采集的高，通常可达到 $(5~10)\times10^6/kg$ CD34$^+$ 细胞，外周血采集的 CD34$^+$ 细胞数可以达到骨髓的 10~20 倍。PBSC 的采集过程更容易被供者接受，而骨髓采集需要在全身麻醉下进行，给患者带来很多不便。多个随机对照研究证实采用外周血造血干细胞移植后的造血恢复较骨髓移植迅速，尤其血小板恢复迅速。

异基因移植的情况相对复杂，PBSC 的 CD34$^+$ 细胞高于骨髓，但 T 淋巴细胞的数量也是骨髓的 10~20 倍，而骨髓基质细胞的含量少于骨髓。研究证实，异基因外周血干细胞移植的造血恢复较异基因骨髓移植迅速，红细胞和血小板输注量减少，且移植后患者的生存期和排斥反应的发生率没有差别。

脐血是造血干细胞另一重要来源，其富含早期 HSCs，与成年人 HSCs 比较，脐血的增殖能力更强，可以弥补其数量有限的缺陷。脐血的另一优点在于免疫细胞的不成熟，淋巴细胞对异体抗原的反应性低，相应地在 HLA 相合或不合的移植中严重移植物抗宿主病（GVHD）的发生率降低。因此对脐血

HLA 配型的要求低于成年人 HSCs。

(三)造血干细胞动员

目前最常用的动员方案为疾病特异性的化学治疗加造血生长因子或单独使用造血生长因子。单独使用达到骨髓抑制的化学治疗也能动员出足够数量的干细胞，但化学治疗和造血生长因子具有协同作用，二者联用是最高产的动员方案。干细胞动员通常在诱导治疗或挽救治疗过程的最后一次化学治疗时进行，但如果移植候选者的常规治疗中包含骨髓毒性药物，可以提前动员干细胞以避免常规治疗后干细胞动员失败。另一种常用的动员方法为单用造血生长因子。由于化疗药物的毒性，健康供者仅能采用造血生长因子单药动员。最常用的生长因子为 G-CSF $5 \sim 10\mu g/(kg \cdot d)$ 或 G-CSF $250\mu g/(m^2 \cdot d)$，皮下注射，连续使用，用药第 5 天开始每天采集 PBSC，采集结束后停用。

$CD34^+$ 细胞是目前反映干细胞公认的指标，也是预测造血干细胞移植后造血恢复速度最可靠的指标。目前普遍采用流式细胞仪检测 $CD34^+$ 细胞数，可以在干细胞采集当天反映外周血和采集产品中干细胞含量，用于指导干细胞采集，避免了根据白细胞数量和单个核细胞比例预测干细胞含量的误差。目前能安全进行 HSCT 所需的最小 $CD34^+$ 细胞数量尚未明确。原因之一是在实际的临床应用中，往往根据患者采集的 $CD34^+$ 细胞数量个体化调整预处理，很多预处理并非真正清髓性方案。一般认为，$CD34^+$ 细胞总数在 $5 \times 10^6/kg$ 以上最理想，移植可以安全进行。

(四)造血干细胞移植

自体造血干细胞移植已广泛应用于治疗造血系统恶性肿瘤和实体瘤，对于化学治疗敏感性肿瘤，大剂量化学治疗可以克服肿瘤细胞耐药性达到根治肿瘤的目的，但严重的骨髓毒性限制了大剂量化学治疗的应用。而大剂量化学治疗或放射治疗后自体 HSCs 的支持可以克服骨髓毒性，重建造血，使大剂量治疗得以应用于多种肿瘤治疗。自体造血干细胞移植的优点在于不需要 HLA 配型相合的供者，没有 GVHD 的风险，造血和免疫系统恢复迅速，移植相关毒性和死亡率低。但其最大的缺点在于治疗后复发率高。

异基因造血干细胞移植是治疗造血系统疾病最有效的方法，对多种血液系统恶性肿瘤具有治愈作用，包括急慢性白血病、骨髓增生异常综合征、淋巴瘤和多发性骨髓瘤等。异基因造血干细胞移植的适应证取决于肿瘤类型、危险因素、疾病状态、患者年龄、全身状态等，最重要的是有无合适的 HSCs 供者。慢性粒细胞白血病（CML）是最佳适应证，仅能依靠异基因移植治愈，移植效果好，远期生存率高，毒性可以接受。CML 慢性期移植 5 年无病生存率为 $60\% \sim 70\%$，加速期、急变期的无病生存率为 $30\% \sim 40\%$ 和 20% 左右。

异基因造血干细胞移植的毒性大，移植相关死亡率高达 $20\% \sim 30\%$，对老年和一般状况差或合并其他疾病的患者而言，异基因造血干细胞移植风险过高，使这一有效的治愈性手段局限于年轻和一般状况良好的患者。临床研究显示，非清髓性异基因造血干细胞移植对多种血液肿瘤有效，在急慢性白血病、骨髓增生异常综合征、多发性骨髓瘤、霍奇金淋巴瘤、非霍奇金淋巴瘤中均观察到 5 年以上的肿瘤长期缓解。

三、肿瘤干细胞

恶性肿瘤具有无限增殖和侵袭性生长的特点，传统的观点认为肿瘤形成是所有肿瘤细胞共同增殖的结果。目前学者们提出肿瘤形成的新模式——肿瘤干细胞学说，认为肿瘤细胞中仅有极少数细胞具有形成肿瘤的能力，这些肿瘤细胞亚群在表型特征和功能上与正常干细胞有相似之处，被称为肿瘤干细胞。而肿瘤干细胞分化形成的大多数肿瘤细胞具有增殖的能力，但失去自我更新和形成新的肿瘤的能力。

1. **肿瘤干细胞的生物学特性** 正常组织干细胞具有以下特征：①自我更新能力，能够终生维持干细胞池；②干细胞数量受到严格调节；③具有多向分化潜能，能够重建相应组织所有的细胞成分。与正常组织干细胞相似，肿瘤干细胞具有相似的长期自我更新能力和多向分化能力，表型特征与正常干细胞部分相同。肿瘤干细胞缺乏分化为表型正常的成熟细胞的能力，但能发生不同程度的有限的分化，从而形成组织病理学各异的肿瘤。肿瘤干细胞的分化能力越高，形成的肿瘤分化程度越高，与相应正常组织的形态越接近。

2. **肿瘤干细胞的起源** 肿瘤干细胞的存在已在白血病和部分实体瘤中获得大量证据支持，目前研究显示成体干细胞和早期定向祖细胞均有可能转化为肿瘤干细胞。流行病学、遗传学、化学致癌的动物模型和分子遗传学研究证实恶性肿瘤的发生是一个长期的多因素形成的过程，要使细胞完全恶性转化，需要多个基因的改变，包括癌基因的激活、抑癌基因的失活以及调节凋亡和DNA修复基因的改变，这一过程需要经历数年甚至数十年的时间。正常组织干细胞生存时间长，可终生存活，较生存时间短的已分化细胞更有可能累积足够的基因突变发生恶性转化。如大肠上皮所有的细胞来源于隐窝底部4～6个干细胞，干细胞不断向表面增生形成分化细胞。用射线导突变人类肠隐窝细胞发生表型变化大约需要1年时间，而分化的上皮细胞仅有2d的寿命，不足以发生恶性转化。除了组织干细胞以外，相当多的证据显示定向祖细胞能够转化形成肿瘤干细胞。不具有自我更新能力的定向祖细胞可能通过发生致癌突变后获得自我更新能力而转化成肿瘤干细胞。

3. **肿瘤干细胞自我更新的调节机制** 肿瘤干细胞与正常组织干细胞有相似的自我更新调节机制，参与调节干细胞生长分化的主要信号转导途径有 Notch、Wnt 和 Poly-comb 家族成员 Bmi-1 等分子途径。

(1) Notch 信号转导途径：Notch 信号转导途径参与造血、胰腺、神经和生殖系统干细胞的增殖分化，主要传递细胞分化抑制信号。Notch 基因编码 4 个跨膜蛋白受体，当 Notch 与其相应配体结合后，胞内段在蛋白酶作用下裂解释放并进入细胞核内，与转录因子结合激活分化拮抗基因的表达，进而阻碍分化效应基因的表达。Notch 途径的活化可以从多个水平调节，包括配体的活化、受体的活化、Notch 受体的蛋白水解和泛素介导的 Notch 降解。对于不同细胞类型，Notch 途径的活化可以表现为致瘤活性或抑瘤活性，如对角化上皮表现为肿瘤抑制作用，而对乳腺上皮和前 T 细胞异常活化可导致肿瘤形成。Notch 通路参与早期造血功能的调节，启动自我更新，同时选择性地诱导 T 细胞分化发展。

(2) Wnt 信号转导途径：Wnt 是分泌性蛋白，调节多种细胞进程，Wnt 蛋白与受体 Frizzled 和 LRP-5 或 LRP-6 结合，激活 β 连环素，使其进入细胞核内，与转录因子淋巴细胞强化因子或 T 细胞因子结合介导基因的转录。Wnt 信号转导途径涉及肠道、皮肤、中枢神经系统和造血系统的多种上皮干细胞的自我更新。Wnt 通路的异常活化涉及结肠、前列腺、卵巢、皮肤和乳腺等多种组织的肿瘤形成。β 连环素是 Wnt 信号转导途径中的关键成分，异常的 Wnt 信号转导通路是由于 β 连环素 N 末端的丝氨酸残基位点突变或下调 β 连环素的 APC 基因突变，使 β 连环素在胞内积聚，继而进入核内与转录因子 TCF 或 LEF 组成复合体，启动一系列新的基因转录而形成。

(3) Bmi-1 信号转导途径：Bmi-1 是造血干细胞和白血病干细胞自我更新必需的调节机制之一。在小鼠和人的血液中，Bmi-1 仅表达于 HSCs。Bmi-1 调节与细胞生存和增殖有关基因如 $p19^{ARF}$、$p16^{INK4A}$ 及 p53 的靶基因 Wig1 等，Bmi-1 过表达可以下调 p16 和 p19^{Arf}。多个研究显示 Bmi-1 在正常 HSC 和 LSC 的自我更新中起共同作用。Bmi-1 缺陷造血干细胞能生成正常的各系造血细胞，但 Bmi-1 缺陷的新生小鼠可出现造血衰竭，Bmi 癌基因缺陷（Bmi$^{-/-}$）小鼠胎肝和骨髓的造血干细胞移植仅能在受体中维持短暂造血，说明 Bmi-1 缺陷 HSC 自我更新能力受损。Lessard 等证实 Bmi-1 与 LSC 自我更新有关，Bmi-1 缺陷白血病细胞缺乏自我更新能力。

（4）Hodgehog 信号转导途径：Hodgehog 信号通路在胚胎干细胞的发育和多种组织的分化中起重要作用，其家族的主要成员有 sonic hodgehog、indian hodgehog 和 desert hodeghog。Hodgehog 与细胞表面受体 Patched-1 或 Patched-2 结合，激活 Smoothened 后介导转录因子 Gli-1、Gli-2 和 Gli-3 活化，这些转录因子进而调节基因转录。正常 Hodgehog 途径参与调节造血、生殖、神经等系统干细胞的自我更新，其异常激活与基底细胞癌、纤维肉瘤、髓母细胞瘤、乳腺癌、前列腺癌、胃肠癌和胰腺癌有关。

四、间充质干细胞与胆管癌

间充质干细胞（mesenchymal stem cells，MSCs）是具有自我更新能力和向多种中胚层来源间质细胞分化能力的一种多能干细胞，主要存在于全身结缔组织器官间质和骨髓组织中，胎儿脐血中亦可分离得到。目前对 MSCs 主要从功能上定义：①具有自我更新能力，通过不对称有丝分裂生成一个特征相同的子代干细胞和一个祖细胞；②可由单个细胞诱导分化出多系的间质细胞；③能长期保持静止的未分化的状态直到受到外界信号刺激；④在体外经过多个细胞周期仍能保持多向分化潜能；⑤在体内具有功能性重建组织的能力。

（一）间充质干细胞的生物学特性

目前对人 MSCs 特征的认识远远落后于对骨髓造血干细胞的认识。随着荧光激活细胞分选术和磁珠分类技术的应用，对骨髓来源的 MSCs 表面抗原的认识已取得较大的进展。MSCs 缺乏特异性的表面标志，表面抗原具有非专一性，可同时表达间质细胞、内皮细胞、上皮细胞和肌细胞的表面标志，但不表达典型的造血抗原如 CD34 和 CD14 等。骨髓 MSCs 分泌多种生长因子及基质分子，参与形成骨髓微环境。MSCs 在体外不同条件下培养，最终分化形成的细胞表达不同的表型如骨、软骨、肌腱、脂肪等。

MSCs 不表达 MHC Ⅱ 类分子和 FasL，不表达共刺激分子 B7-1 和 B7-2，也不表达或低水平表达 MHC Ⅰ 类分子、CD40 和 CD40L，说明它们缺少 T 细胞活化所需要的第一信号和第二信号系统，从而不会引起 T 淋巴细胞的增殖。在体外，未分化的 MSCs 不能诱导同种异基因淋巴细胞的增殖，提示 MSCs 本质上不具备激发免疫应答的活性。体外实验进而证实 MSCs 不能诱导同种异基因淋巴细胞的增殖，说明 MSCs 不具备激发免疫应答的活性，该特性随着 MSCs 在体外分化为各种细胞也不发生改变。Tse 等将 MSCs 与异基因外周血单个核细胞或同种异体 T 细胞共培养后不能引起同种异体 T 细胞的增殖，说明 MSCs 的低免疫原性和较低的抗原提呈能力。此外，既往研究中用 CD80、CD86 基因转染 MSCs，使其表达共刺激分子 CD80、CD86，从而为 T 细胞增殖提供 CD28 介导的共刺激信号；或者用 IFN-γ 预处理 MSCs 以上调 MHC Ⅱ 类分子的表达，这些处理后的 MSCs 也不能有效地提呈抗原和刺激异基因 T 细胞的增殖，进一步证实了 MSCs 的低免疫原性和较低抗原提呈能力。即使是被诱导表达了 HLA-Ⅱ 的 MSCs 和已分化成骨、软骨或脂肪细胞的 MSCs 也一样不具备激发免疫应答的能力。

研究显示 MSCs 能够抑制混合淋巴细胞反应中或丝裂原 PHA 刺激引起的 T 淋巴细胞的增殖。在混合淋巴细胞反应体系中加 MSCs 可以抑制正在进行的混合淋巴细胞反应,使 T 细胞增殖能力显著下降。MSCs 所抑制的靶向 T 细胞包括幼稚 T 细胞和记忆 T 细胞,而且抑制效应呈剂量依赖性,高剂量 MSCs 具有抑制活性,而低剂量 MSCs 却会促进淋巴细胞增殖。被抑制的 T 细胞不会凋亡、丧失免疫活性。研究表明,MSCs 对 T 淋巴细胞增殖反应的抑制作用不受主要组织相容性复合物限制。Lazarus 等研究发现,MSCs 可以抑制 TH_1 细胞分泌 IFN-γ 向 TH_2 的转变,从而发挥免疫调节作用。随后的研究发现,MSCs 可以直接作用于树突状细胞,影响其分化、成熟和细胞因子的分泌,诱导耐受性树突状细胞生成,从而调节免疫耐受。

正常情况下,MSCs 在体内向多种组织器官定向移动,主要迁移至骨髓。当存在创伤时,MSCs 则被"损伤信号"优先招募至炎症部位,其穿越血管内皮细胞及基底膜的过程与白细胞趋化有许多相似之处,两者均表达一些共同的趋化因子及黏附分子受体。实体瘤细胞不断浸润破坏周围组织,其微环境由大量炎症细胞整合而成,类似损伤组织环境。生长中的肿瘤可通过自分泌或旁分泌方式在基质局部产生多种可溶性因子,如表皮生长因子-A、成纤维细胞生长因子等,通过与 MSCs 表面相应受体作用,引起 MSCs 向肿瘤的靶向性迁移。

(二)MSCs 与胆管癌

肿瘤的生长、侵袭和转移并不是一个孤立的过程,而是建立在肿瘤细胞与周围环境及机体内环境之间的相互作用之上。Khakoo 等通过体外及体内试验证实,MSCs 与肿瘤细胞接触时,可通过抑制靶细胞磷脂酰肌醇 3 激酶-蛋白质丝氨酸苏氨酸激酶信号途径中 Akt 蛋白激酶活性,直接抑制肿瘤细胞

生长而不依赖宿主自身免疫系统。MSCs 在体外可诱导肿瘤细胞产生细胞周期负调节蛋白 p21,将肿瘤细胞暂时阻止在细胞周期 G_0 或 G_1 期,同时下调抗凋亡因子 bcl-2,并诱导产生凋亡因子 caspase-3,促进肿瘤细胞凋亡。MSCs 还可分泌 Wnt 通路抑制因子,抑制肿瘤细胞 Wnt/β-连环蛋白信号途径,从而抑制肿瘤细胞恶性表型,削弱其增殖能力。

胆管癌是起源于胆管上皮细胞的恶性肿瘤,其病理类型以腺癌、乳头状癌,黏液癌为常见,其中腺癌约占 90%。由于其早期诊断困难,大部分患者确诊时已失去手术治疗的机会,其生存率极低。目前,胆道恶性肿瘤总体 5 年生存率尚不足 5%,且近 30 年来都没有太大变化。

胆道腺体上皮细胞的恶变和胆道干细胞在胆道恶性肿瘤的发病过程中起了一定的作用,但是,胆道恶性肿瘤主要还是由胆道上皮细胞的恶变而来的。在肝内、外胆管癌的发病机制中,炎症和胆汁淤积是两个关键的因素,这两个因素导致胆管细胞 DNA 损伤、碱基错配、原癌基因的激活以及抑癌基因的失活。炎症和胆汁淤积导致了细胞因子、生长因子、胆酸等大量浓聚于病变部位,导致了胆管细胞分子水平的异常,并且促进了异常细胞的增殖和存活。而细胞因子进一步促进了胆管细胞内诱生型一氧化氮合酶(inducible nitric oxide synthase,iNOS)的产生,Jaiswal M 等的研究证明了 iNOS 在炎症性胆管疾病及胆管癌呈中高表达。iNOS 的表达增加促使活性一氧化氮的产生(reactive nitrogen oxide species,RNOS),RNOS 可通过脱氨基作用、DNA 环的断裂、耗竭谷胱甘肽的储备来诱导 DNA 的损害,并诱导突变,活性一氧化氮能够使 8-羟鸟嘌呤转葡萄糖基酶等 DNA 修复酶的半胱氨酸残基亚硝基化,进而使 DNA 修复酶失活,使得细胞自身 DNA 修复机制无法发挥正常功能,NO 还有亚硝基化 Caspase-9 的作用,抑制细胞凋亡。

N Ishimura 等人的研究证明了 NO 水平的升高,导致了依赖于 NO 的 Notch-1 表达增高,Notch-1 使异常细胞能够耐受凋亡素 2 配体(necrosis factor-related apoptosisinducing ligand,TRAIL)诱导的凋亡机制,导致了细胞凋亡机制的紊乱,促进了异常细胞的存活。

迄今为止,从胆管癌中已发现出多种致癌性的基因突变,它们的出现频率与肿瘤分期、病理类型、解剖位置、诱发因素等均有关系。众所周知,原癌基因 ras 、抑癌基因 p53 的异常在各种恶性肿瘤中十分常见,但是在肝内胆管细胞癌中发现 ras 基因的突变只有 20%~54%,而 ras 基因在胰腺癌中突变率高于 90%。尽管胰管和胆道在胚胎起源均起源于内胚层前肠憩室,但它们在肿瘤发病机制上的关系还有待考证。除此之外,K Ohashi 等人的研究称 k-ras 点突变在肝门部胆管癌的形成中起了一定的作用。抑癌基因 p53,其正常的生理作用是停滞异常细胞进入细胞周期、阻滞抗凋亡蛋白 bcl-2 表达;p53 在多种肿瘤中都表现为失去活性,有 21.7%~76% 的胆管癌患者的肿瘤细胞内发现有 p53 基因及其相关蛋白 mdm-2、WAF-1 表达异常,p53 与起源于肝内小胆管的胆管癌联系更为紧密。在体外试验中,多个对于胆管癌细胞系的研究证实了 ErbB-2 和 met 基因与胆管癌的发生及发展有关。其中,Met 被发现在胆管癌产生时有高表达,而 ErbB-2 几乎出现在胆管癌的整个发生发展过程中。ErbB-2 作为表皮生长因子(epidermal growth factor,EGF)超家族的一员,其生理作用与 EGFR 类似,也能够与 EGF 超家族的其他成员形成二聚体或异二聚体,进而自身磷酸化,通过激活 Raf/MAPK 途径,导致细胞增殖。ErbB-2 和 Met 的表达刺激了 COX-2 的产生,COX-2 除了自身的抑制细胞凋亡作用之外,还被认为在 ErbB-2 的作用下可以合成 IL-6 受体的一个组成亚基,而 IL-6 自身又可以增强 COX-2 的转录,这一假说提示 ErbB-2、COX-2、IL-6 三者之间有着密切的联系。此外,在一些胆管癌患者中 p16 基因、DPC4 以及 APC 等抑癌基因也被发现表达异常。

CLS 生物免疫治疗能提高胆管癌的治疗效果,尤其是对于晚期胆管癌患者,手术效果不理想,化学治疗敏感性不高者,若合并 CLS 生物免疫治疗,可改善患者一般情况,延长生存期。对于不能进行手术治疗、无法承受放化疗或体质很弱的患者,也可以单独使用 CLS 生物免疫进行综合治疗,可以有效地控制患者的症状,防止继续转移和扩散。

(黄晓明　焦兴元　孙学军)

第五节　恶性胆道肿瘤的单克隆抗体治疗

一、抗体分子的结构

(一)抗体分子的基本结构

所有抗体(antibodies)(即免疫球蛋白 Ig)都有一些共同的属性。每个抗体都含有 2 条轻链(L 链)和 2 条重链(H 链)组成,抗体(antibody)的这 4 条链被二硫键(S-S)结合在一起形成"Y"形结构。

重链约含有 440 个氨基酸残基,分子量为 50~70kDa。Ig 的重链共有 5 类,即 μ 链、γ 链、α 链、δ 链和 ε 链,分别构成 5 类 Ig,即 IgM、IgG、IgA、IgD 和 IgE。轻链约由 214 个氨基酸残基构成,分子量为 25kDa。构成 Ig 的有 2 型,分别是 κ 型和 λ 型。在同一 Ig 中的 2 条轻链是完全相同的,但在同一个体可同时存在两种轻链型的 Ig。重链和轻链中每一条肽链可分为两个区域,即可变区(V区)和恒定区(C区),可变区氨基酸序列在不同的抗体分子之间变化较大,VH 和 VL 结合成 V 区片段可识别并结合抗原,C 区构成 Ig 的骨架并接到抗体的效应功能,同时决定 Ig 的抗原性。

(二)抗体分子的功能区结构

抗体分子的轻链和重链都有若干个结构类似的功能区组成,每个结构域含 70～100 个氨基酸残基,内有 2 个半胱氨酸,二者间隔约有 60 个氨基酸残基,形成一个链内二硫键使功能区成为一个环状结构。不同功能区的氨基酸序列具有非常类似的同源结构,有些位置的氨基酸有着高度的保守性,经遗传学分析和立体结构分析发现,构成抗体的这些序列来自一个早期的同源基因编码,通过复制和变异使这些片段连接成了抗体的轻链和重链,其中轻链含 2 个同源片段,重链为 4 个同源片段。

轻链和重链的可变区相互作用构成 Fv 段,形成抗原的结合部位。可变区氨基酸序列随抗体特异性的不同而变化。研究表明,氨基酸序列的这种变异并非随机均匀地分布在整个可变区,而是集中在几个较小的区段内,这些区域被称为高变区,形成环状结构,由于高变区的氨基酸序列与抗原表位互补,故又称互补决定区。此区域实际上是特异性抗原与抗体相结合的部位,也是 Ig 独特型抗原决定簇的位置。

二、抗体的制备

抗体根据其制备的过程和技术,可将其分为 3 类:多克隆抗体、单克隆抗体及基因工程类抗体。

(一)多克隆抗体

用抗原免疫动物后获得的免疫血清为多克隆抗体。一般的抗原分子都具有多种抗原决定簇,免疫动物后可刺激多种具有相应抗原受体的 B 细胞发生免疫应答,因而可产生多种针对不同抗原决定簇的抗体。这些由不同 B 细胞克隆所产生的抗体成为多克隆抗体。事实上,即使采用具有单一抗原决定簇的抗原免疫动物,由于在一般条件下饲养的动物在用某种抗原免疫之前,体内已经存在一定数量的异质性抗体,所获得的抗体仍然是多克隆抗体。因此,正常动物血清中的抗体均为多克隆抗体。多克隆抗体的制备是一个复杂的过程,可分为以下几步。

1. **肿瘤抗原的准备** 肿瘤抗原是指细胞癌变过程中所表达的新生物或过量表达的产物。除完整的肿瘤组织或培养的肿瘤细胞可作为抗原外,肿瘤细胞膜上或胞内存在的各种物质也具有完全抗原或半抗原的性质,一般可分为肿瘤颗粒性抗原和可溶性抗原。

2. **免疫动物的选择** 免疫应答不仅取决于抗原本身的若干性质,而且还取决于动物的反应能力,即受动物的遗传性和生理状态等因素的影响。作为免疫用的动物主要是哺乳类和禽类。选择动物时应具体考虑以下因素:①抗原来源与动物种属间的关系,抗原与免疫动物的种属差异越远越好。②动物个体的选择,适用于制备免疫血清的动物必须是适龄、健壮、无感染的正常动物,体重合乎要求。③抗原性质与动物肿瘤,不同动物种类对同一免疫原具有不同的免疫应答表现,因此对不同性质的免疫原,选用的动物有所不同,蛋白类抗原对大部分动物均适合,甾体激素类抗原多用家兔,酶类抗原多用豚鼠。④免疫血清的需求量,需要大量制备免疫血清时,应选用马、骡、绵羊等大动物;若需要量不多,则可选用家兔、豚鼠等小动物。

3. **免疫的途径** 抗原注射的途径有多种,包括静脉、腹腔、皮下、皮内、肌内和淋巴结等。经静脉或腹腔注射的抗原很快就能进入血流,一般多用于颗粒性抗原的免疫和加强注射。皮下或皮内注射的抗原扩散很慢,在组织中的滞留时间较长,特别是与免疫佐剂混合注射时,有利于抗体的产生。另一方面,皮内注射容易引起细胞免疫反应,对提高抗体的产生很有利。纯化较好的肿瘤抗原可应用淋巴结注射途径,淋巴结途径可使抗原的用量减少并能产生较多的抗体。

4. 免疫佐剂 能够增强机体免疫应答或改变免疫应答类型的物质均可成为免疫佐剂。免疫佐剂能增加抗原的表面积或改变抗原活性基团的构型,从而增强抗原的免疫原性,并能延缓抗原在局部的破坏,使抗原在被接种的动物体内缓慢释放至淋巴系统中,从而使抗原持久地和免疫系统相接触。某些佐剂附着抗原后能促进 T 细胞增殖和增强活力,释放出一些可活化巨噬细胞和 B 细胞的淋巴因子,增强免疫应答能力。

5. 免疫方法 当抗原初次进入具有应答能力的动物体内后,需经过一段较长的潜伏期才能出现抗体,经过一个抗体生成的高峰期后,抗体的量逐渐开始下降直至消失。初次免疫应答产生的抗体量较低,主要成分是 IgM。当抗原再次进入机体时,血清中相应抗体很快出现,含量也远高于初次免疫应答,其抗体成分主要是 IgG,称为再次免疫应答。因此,要想获得高效价的抗血清,不仅与免疫佐剂剂量和接种途径有关,还与免疫方法的间隔时间有关。

6. 多克隆抗体的采集及质量测定 免疫动物在收获免疫血清前,各项指标经测定合格后即可放血。放血前动物应禁食 24h,以防血脂过高。常用的放血法有颈动脉放血法、心脏采血法和静脉采血法。收获后的免疫血清还要进行质量的检测,判断免疫血清质量的优劣主要从抗体效价、抗体特异性和抗体亲和力这 3 个方面来综合评价。

(二)鼠源性单克隆抗体

1975 年,英国的 Kohler 和 Milstein 首次报道用了应用仙台病毒使小鼠骨髓瘤细胞和经羊红细胞免疫的小鼠脾细胞融合后产生杂交瘤细胞,杂交瘤细胞既具有脾细胞分泌抗羊红细胞抗体的能力,又具有小鼠骨髓瘤

细胞永生化的特性。由于这种抗体是由单个 B 细胞克隆产生的,而且只与一个抗原决定簇相结合,故称单克隆抗体。从此,人类开始利用杂交瘤抗体技术制备各类不同的抗体,广泛应用于生命科学的研究及临床疾病的诊断与治疗。

单克隆抗体杂交瘤的基本研制过程是将生化缺陷型骨髓瘤细胞与经抗原免疫的同种系 B 细胞进行融合,并从中筛选出既保持骨髓瘤细胞无限增殖的特性,又保持 B 细胞分泌抗体特性的杂交融合细胞,故融合及融合后的筛选是该过程的两个基本环节。单克隆抗体的制备过程如下。

1. 制备抗原 任何能引起免疫反应的物质都可以作为抗原。在单克隆抗体制备的过程中,免疫动物和筛选单克隆抗体均需要相关的抗原,这两种抗原的纯度可以相同也可以不同。就免疫动物而言,抗原的纯度并不是十分重要和绝对的,但是在检测中应使用纯度较高的抗原,以增强检测的可靠性和准确性。

2. 动物的选择 采用何种品系的动物进行免疫,主要取决于用来融合的骨髓瘤细胞系,一般应采用与骨髓瘤供体品系一致的动物,这样才能保证所制备杂交瘤细胞的稳定性。

3. 免疫途径 免疫效果除取决于抗原的性质和宿主的反应外,还与免疫的途径有关。常用的免疫途径有静脉、腹腔、皮下、皮内、肌内和淋巴结等。腹腔内注射是最常用的免疫途径,较其他位置能产生更多的抗体,而且抗原不会直接进入血液循环中,尤其适用于颗粒性抗原。

4. 细胞的融合杂交 常用的融合技术有病毒融合、化学试剂融合和细胞电融合技术。用作促融合的病毒约 10 余种,如副黏病毒、仙台病毒等,其融合基质主要靠病毒表面含有神经氨酸酶的一些突起起作用。当病毒位于两个细胞之间时,病毒突起上的神经氨

酸酶即可降解细胞膜上的糖蛋白,使细胞膜局部凝集在病毒颗粒周围,在高 pH、钙离子的条件下,局部细胞质膜即可发生融合。

5. 杂交瘤细胞的选择性培养 用于细胞融合的骨髓瘤细胞是酶缺陷型细胞,常见的缺陷酶是 HGPRT,因此利用 HAT 选择培养基筛选融合细胞是最常用的杂交瘤细胞的筛选方法。此外,还可利用荧光流式细胞仪(FACS)分离融合的细胞,在融合前分别利用罗丹明 B 和异硫氰酸荧光素(FITC)标记 B 细胞和骨髓瘤细胞,融合后用 FACS 分离同时具有罗丹明 B 和 FITC 的融合细胞,并直接克隆到含有饲养细胞的 96 孔板中。

6. 筛选 筛选和融合同等重要,在融合之前必须建立可靠的筛选方法,而且应利用免疫动物的阳性血清来检测筛选方法的可靠性。目前常用的筛选方法有 3 种:抗原捕获抗体、抗体捕获抗原和功能筛选。

7. 克隆 由单个细胞繁殖、扩增而形成性状均一的细胞集落的过程称为克隆。细胞融合后,在培养板上往往会出现多个克隆,它们相互竞争生长。一旦克隆成功,应对这一克隆细胞再连续克隆几次,同时还应该检测上清液中抗体的特性。常用的细胞克隆技术有两种:有限稀释技术和软琼脂克隆技术。

8. 单克隆抗体的大量制备 单克隆抗体的大量制备可分为体外及体内法。体外可利用发酵罐、中空纤维等大型装置进行工业化生产。体内生产单克隆抗体是将融合产生的杂交瘤细胞接种于 Balb/c 小鼠腹腔中,诱导其产生腹水,同时会分泌大量的抗体进入腹水,从腹水中制备抗体是实验室常用的方法之一。

三、非结合型单克隆抗体在恶性胆道肿瘤治疗中的应用

目前已有多种治疗性的单克隆抗体进入恶性肿瘤的临床治疗。用于治疗的抗体可基本分为两大类:一类是非结合型抗体,即裸抗体分子;另一类是结合型抗体,即抗体结合了放射性核素、化疗药物或细胞毒素等额外的成分。

非结合型抗体的抗肿瘤作用机制 抗体的治疗效果与多种因素有关,如靶分子的生物学功能,靶细胞及组织的分布和抗体的特异性、亲和力、分子量、类别等。一般情况下,肿瘤相关抗原在正常组织的少量表达不是抗体治疗的障碍,只要在肿瘤细胞中表达较强并具有足够特异性,就可以作为肿瘤治疗性抗体的靶抗原。非结合型抗体有以下治疗作用。

(1)免疫效应:抗体与抗原结合后,可通过其 Fc 段介导多种生物效应功能而发挥其免疫保护作用。目前认为,这些效应机制在抗体对恶性肿瘤的治疗中具有重要的作用。当抗体与肿瘤细胞表面的抗原特异性结合后,可通过其 Fc 段与杀伤细胞表面的 Fc 受体相结合,通过抗体依赖性细胞介导的细胞毒效应促进效应细胞对靶细胞的杀伤作用。

(2)阻断和中和作用:抗体分子与抗原结合后可阻断或中和靶分子的生物学活性,是抗体治疗的重要机制之一,在抑制同种免疫反应、治疗自身免疫性疾病及抗感染等方面均有成功的报道。如贝伐单抗可与人血管内皮生长因子特异性结合发挥中和作用从而抑制其生物学活性。

(3)干预信号传导:抗体与细胞膜表面的抗原结合后所引起的信号转导的改变在肿瘤治疗中起着重要作用。如在应用抗独特型抗体治疗非霍奇金淋巴瘤时发现,其治疗效果与所应用的单抗亚类无关,却与抗体能否激发细胞内蛋白质酪氨酸的磷酸化密切相关。研究表明,抗体的结合引起细胞表面 B 细胞受体(BCR)的交联是导致正常和恶性 B 细胞生长阻滞和凋亡的重要原因。在实体瘤的治疗中也同样存在一些单抗可通过信号传导途径发挥作用。如抗 HER-2(表皮生长因子受体家族的一员)的单抗在体外可促进细胞

内蛋白质酪氨酸的磷酸化,引起多种蛋白激酶活性的变化及脂代谢的改变,最终导致细胞凋亡。

(4)免疫调节:在抗肿瘤的治疗性抗体中,有一类抗体并不直接与肿瘤细胞相结合而发挥治疗作用,而是通过对免疫系统的调节来激发宿主的抗肿瘤免疫,从而发挥治疗效果。其可与免疫系统中的一些关键分子相互作用,通过激活或阻断这些分子的信号通路,使得原来一些较弱的、无效的抗肿瘤免疫反应得到提高而达到增强机体抗肿瘤免疫应答的能力。应用抗 CD40 信号激活,提高其对肿瘤抗原的处理效率,恢复或增强其激发细胞免疫的功能。应用抗 CD40 单抗治疗荷瘤小鼠,可增强宿主的抗肿瘤免疫,激活 CD8$^+$T 细胞的杀伤活性,达到治疗效果。

四、结合型单克隆抗体在恶性胆道 肿瘤治疗中的应用

结合型单克隆抗体是由裸抗体与导向药物结合而成,由于现有抗肿瘤药物的选择性不高,在杀伤肿瘤细胞的同时,也损害了体内一些繁殖旺盛的细胞或某些正常细胞,常可出现较明显的毒性反应,利用结合型单克隆抗体进行肿瘤导向治疗可把化疗药物或其他杀伤肿瘤细胞的活性物质选择性地输送到肿瘤部位,以期提高疗效,避免或减少有关毒性反应。

结合型单克隆抗体是由能特异性识别肿瘤抗原的抗体同具有杀伤肿瘤细胞活性的毒性药物连接而成,因此其生物学效应也由这两部分决定。

1. 抗体的选择 1975 年杂交瘤技术的建立及单克隆抗体的问世,使得抗体与导向药物的结合成为可能。由于完整的抗体分子的分子量较大,难以扩散和渗透到实体瘤内部,限制了其在肿瘤导向治疗中的应用,但是其半衰期长,对抗原的亲和力较强,也有一些结合型抗体是采用完整的抗体分子。随着分子生物学技术的进展和抗体基因结构的阐明,DNA 重组技术开始应用于抗体的改造,出现了各种各样的基因工程抗体,使得一些基因工程类的小分子抗体也应用于制备结合型单克隆抗体,如 ScFv、dsSFv、Fab 等。这些小分子抗体一般不含 Fc 片段,有效地减少了非特异性吸附,并可将其中的鼠源性成分减少到最低限度,在体内应用时不易产生人抗小鼠抗体。但这类小分子抗体半衰期较短,限制了其应用。

2. 导向药物的选择 利用高度特异性的单克隆抗体作为载体将细胞毒性杀伤分子带到肿瘤病灶局部,特异地杀伤肿瘤细胞,该细胞毒性杀伤分子即为导向药物。目前常用的导向药物有:①放射性核素类,如^{131}I、^{125}I 等,其中^{131}I 在临床应用较多;②化学药物类,如多柔比星、顺铂、氟尿嘧啶、甲氨蝶呤等,这类药物弹头的杀伤力相对较弱,所需载体量较多以提高药物浓度;③毒性蛋白类,如白喉毒素等,这类药物弹头杀伤力极强,对载体专一性的要求更高;④细胞因子类,如 IL-2、IFN、TNF 及趋化因子等,这些因子与抗肿瘤单抗融合后,可在相应的肿瘤周围聚集并发挥免疫效应,提高效应细胞对肿瘤的杀伤能力;⑤酶类,其本身并不具有杀伤肿瘤细胞的活性,但它与载体相连到达肿瘤组织局部后,能够使与之联合应用的无活性前药活化,成为具有杀伤肿瘤细胞能力的物质。

郑秀海等通过将人胆管癌细胞系 QBC939 细胞接种于鸡胚尿囊膜(CAM)无血管区,给予整合素 αvβ3 单克隆抗体,观察其对人胆管癌血管生成及肿瘤生长的影响。结果发现整合素 αvβ3 单克隆抗体组血管数目在给予抗体后第 2~8 天均显著低于磷酸盐缓冲液对照组,光镜下瘤细胞分布稀疏,瘤组织新生血管腔减少,认为整合素 αvβ3 单克隆抗体能够抑制胆管癌新生血管的生成,具有显著的抗肿瘤作用。王细文等通过抗人胆

管癌相关抗原单克隆抗体放射免疫显像的实验研究,将纯化的抗人胆管癌相关抗单克隆抗体经 ^{131}I 标记后,注射于荷人胆管癌移植瘤的裸鼠体内,研究标记抗体在荷瘤裸鼠体内组织分布,并于不同时相点在 SPE-CT 下观察裸鼠移植瘤的放射免疫显像效果,检验抗人胆管癌相关抗原单克隆抗体经同位素标记后用于胆管癌放射免疫显像诊断的特异性,结果显示:①裸鼠移植瘤的放射免疫显像效果良好,各时相点中以 96h 时相点显像制备出的抗人胆管癌相关抗原效果最佳;②注射放射性标记抗体 96h 后,肿瘤组织有标记抗体特异性浓聚,T/NT 比值达到峰值。说明单克隆抗体在人体胆管癌的放射免疫显像诊断中具有良好的应用前景,值得进一步研究。

(黄晓明 焦兴元)

第六节 恶性胆道肿瘤的基因治疗

一、抑癌基因

抑癌基因也称为抗癌基因,是一类抑制细胞过度生长、增殖从而遏制肿瘤形成的基因。对于正常细胞,调控生长的基因(如原癌基因等)和调控抑制生长的基因(如抑癌基因等)的协调表达是调节控制细胞生长的重要分子机制之一。这两类基因相互制约,维持正、负调节信号的相对稳定。当细胞生长到一定程度时,会自动产生反馈抑制,这时抑制性基因高表达,调控生长的基因则不表达或低表达。癌基因激活和过量表达与肿瘤的形成有关,同时,抑癌基因的丢失或失活也可能导致肿瘤发生。抑癌基因的发现是从细胞杂交实验开始的,当一个肿瘤细胞和一个正常细胞融合为一个杂交细胞,往往不具有肿瘤的表型,甚至由两种不同肿瘤细胞形成的杂交细胞也非肿瘤型的,只有当这些正常亲代细胞失去了某些基因后,才会形成肿瘤的子代细胞。由此人们推测,在正常细胞中可能存在一种肿瘤抑制基因,阻止杂交细胞发生肿瘤,当这种基因缺失或变异时,抑瘤功能丧失,导致肿瘤生成。而在两种不同肿瘤细胞杂交融合后,由于它们缺失的抑癌基因不同,在形成的杂交体中,各自不齐全的抑癌基因发生交叉互补,所以也不会形成肿瘤。

在目前发现的抑癌基因中研究和应用最多的是 p53,其在人类肿瘤中突变率很高,平均达到 $50\%\sim60\%$。野生型 p53 基因在体外细胞株和动物实验中均表现出很强的抑制细胞生长和诱导细胞凋亡的作用。p53 基因治疗的临床试验在肿瘤基因治疗中占了很大比例,现已用于肺癌、肝癌、黑色素瘤、乳腺癌、卵巢癌及其他恶性肿瘤的试验性治疗。也有将 p53 基因治疗与放射治疗、化学治疗同时使用,以增强肿瘤细胞对放射治疗、化学治疗的敏感性,提高疗效。

在抑癌基因中,除了 p53 外,p16、p121、p27、Rb 等均具有抑制肿瘤细胞生长的能力。由于抑癌基因在肿瘤发生发展中的重要作用及其在人类肿瘤中的高突变率,自然成为基因治疗首先考虑的目的基因,特别是具有较强凋亡诱导能力的 p53 基因。但是,目前进行的临床试验多选用常规治疗失败的晚期肿瘤患者,难以客观、准确地评价其疗效。

二、修复抑癌基因

研究发现,在个体间对 DNA 损伤修复能力具有明显差异,亚甲基四氢叶酸还原酶(MTHFR)是调节叶酸和蛋氨酸代谢的限速酶,与叶酸和蛋氨酸代谢及 DNA 甲基化和 DNA 合成修复有关,分子流行病学研究发现低叶酸摄入与胃癌发病风险增高有关,MTHFR 基因存在多态性,其中最常见是

677C＞T 和 1298A＞C，这两个碱基突变使其编码的 MTHFR 蛋白活性显著降低，所以 MTHFR 基因变异可能是胃癌的遗传易感性因素，且与吸烟、饮酒等存在协同作用，如果同时携带 MTHFR677T、1298C 和 1793A 3 对等位基因，其胃癌的发病风险将大大增加，表明在这些位点之间可能存在协同作用，但这些研究的缺陷是没有考虑混杂因素的影响。

XRCC1 是 DNA 修复系统中碱基切除修复系统的重要蛋白质，XRCC 1 基因中主要存在 3 个单核苷酸多态，分别位于第 6、第 9 和第 10 外显子中，依次为 C26304T、G27466A 和 G28152A，分别导致相应氨基酸残基的改变（Arg194Trp、Arg280His 和 Arg399Gln）。Shen 等对中国人进行研究，26304CC 基因型显著增加贲门部胃癌患病危险，同时具有 26304CC 和 28152GA/AA 基因型者患癌风险更高。Lee 等的病例对照研究均未发现 XRCC1 的第 194、第 280 或第 399 密码子基因多态与胃癌存在关联，但单倍型 A（194Trp、280Arg 和 399Arg）使发生胃癌的危险性降低，单倍型 D（194Arg、280Arg 和 399Arg）与胃癌无关联，但可增加发生胃类癌的危险。笔者所在研究团队的研究结果表明，原发性胆囊癌与 XPC 基因多态性明确相关。

三、诱 导 凋 亡

许多细胞毒性刺激，都可以诱导细胞凋亡，其中包括：①细胞表面受体活化，如 Fas、TNFR1、TCR；②血清或生长因子减低；③UV辐射；④糖皮质醇或钙离子载体处理；⑤CTL 相关的病毒感染或肿瘤转化细胞等。现在，在免疫学、细胞生物学、神经生物学、遗传学等领域里广泛使用了各种体外凋亡诱导技术，其中最常用的方法是受体-配体诱导凋亡：Fas(CD95) 和 Fas 配体（FasL）。许多细胞都表达受体 Fas，它可以引起细胞毒性 T

细胞和 NK 细胞介导的细胞死亡。FasL 可以诱导这些表达 Fas 的细胞发生凋亡。在一些情况下，FasL 也可以帮助组织损伤建立免疫保护，防止炎症引起的组织损伤。这一系统的另一个病理作用是：肿瘤细胞可能通过过量表达 FasL，抑制细胞免疫反应，进而逃避免疫监控。

细胞表面 Fas 受体与 FasL 结合后聚集，启动 Fas 信号。受体靠近聚集，是启动细胞间信号通路的重要步骤。在体外，使用抗体特异性活化 Fas，可以模拟 FasL 造成的细胞凋亡反应。有一些细胞系易于被抗人或小鼠的 Fas 抗体诱导凋亡，但是，应当注意不同的细胞系 Fas 诱导凋亡的程度不同，而且，不是所有表达 Fas 的细胞都能够进行 Fas 诱导凋亡。

许多药物亦可引起肿瘤细胞凋亡，如直接靶向凋亡抗性蛋白的药物 bcl-2 和 bcl-X_L。现已有几种作用于 bcl-2 和 bcl-X_L 的生物学方法。一种为一只它们的表达水平，这是一种基本的 bcl-2 和 bcl-X_L 拮抗疗法。bcl-2 反义寡核苷酸在多种类型的肿瘤中均表现出诱导凋亡和增加对化疗药物敏感性的作用。体内试验无论是单独应用还是与其他化疗药物联合应用，bcl-2 反义核苷酸都显示出抑制肿瘤增殖的作用特征。目前，bcl-2 反义核苷酸与其他化疗药物联合应用于慢性淋巴细胞白血病、恶性黑色素瘤、多发性骨髓瘤、非小细胞肺癌、急性髓性白血病、套细胞淋巴瘤和前列腺癌的治疗已进入临床试验。bcl-X_L 反义寡核苷酸在前列腺癌和膀胱癌中也表现出降低 bcl-X_L 蛋白和增强对其他抗癌药物敏感性的作用。双特异性 bcl-2/bcl-X_L 反义寡核苷酸也已研制出来，且体外试验表现出抑制多种组织来源的肿瘤细胞增殖的特点，其在异种移植的乳腺癌试验和直肠癌的体内实验中明显抑制肿瘤生长。特异性 bcl-X_L 和双特异性 bcl-2/bcl-X_L 反义寡核苷酸可诱导不同时期黑色素瘤细胞的凋亡，并且在减少所有时期的黑色素瘤细胞的生存能力方面，双特异性 bcl-2/bcl-X_L 反义寡核苷酸比特异性 bcl-X_L 反义核苷酸有更好的效果。研究显示，一种人工合成的结合 bcl-2 具有细胞穿透性 BAD BH3 肽段可诱导细胞凋亡，并在严重联合免疫缺陷小鼠中可阻断其表达的人类髓细胞白血病细胞的生长。

总之，利用反义寡核苷酸、单链抗体、核酶和一些合成的肽链研究表明，bcl-2 和 bcl-X_L 代表着一类作用于肿瘤抗凋亡机制新的有前景的分子靶点类抗癌药物。bcl-2 和 bcl-X_L 在癌细胞的凋亡控制和放射治疗、化学治疗耐受方面发挥非常重要的作用。尽管目前还处于研究的早期阶段，但是设计一种非肽类、具有细胞穿透性的 bcl-2 和 bcl-X_L 的小分子拮抗剂对于研发一种全新的针对癌细胞凋亡抑制机制的抗癌药物有重大意义。

四、采用基因导向的酶解药物前体治疗

基因导向的酶解药物前体治疗是一种新技术，亦称自杀基因治疗，即将非哺乳类动物的基因转导入肿瘤细胞，当其表达时可将全身给药的非毒性药物前体转变成毒性代谢产物，在肿瘤部分可产生高浓度毒性作用以杀伤肿瘤细胞，而全身反应较轻。

（一）自杀基因

所谓自杀基因是指它的蛋白产物能使无毒性的化疗药物前体转变为毒性形式，对靶组织产生杀伤效应，或者提高肿瘤细胞对化疗药物的敏感性，充分发挥其细胞毒作用，杀灭肿瘤细胞。自杀基因治疗作用的机制可能包括以下 4 种效应：①目的基因作用于前体药物所产生的毒性产物对肿瘤细胞的杀伤作用；②在表达自杀基因的肿瘤细胞被杀灭的同时，其周围甚至远处不表达自杀基因的肿瘤细胞也受到杀伤，这种现象被称为旁观者效应；③注射异种细胞、病毒载体或其他混合物所引起的局部炎症反应；④系统性免疫反应。

（二）基因导入的方法

如何将目的基因高效地导入靶细胞并使之有效表达是基因治疗的一个最基本的问题。基因导入系统又称基因转移系统，可分为非病毒载体和病毒载体两大类。

1. 非病毒载体　用于基因治疗的非病毒载体主要是质粒载体，也有不借助任何表达载体而将 mRNA 导入抗原提呈细胞实现肿瘤抗原的提呈。将非病毒载体导入靶细胞的方法主要是物理或化学方法，包括裸 DNA 直接注射、羟基磷灰石共转染、多价阳离子或 DNA 复合物转化、电转化、脂质体共转染和受体介导的基因导入等。这些方法中，比较具有实践价值的是裸 DNA 直接注射、脂质体共转染和受体介导的基因导入。其共同优点是安全性好，没有其他可能的致癌生物体介入。

（1）裸 DNA 直接注射：是将目的基因导入机体内靶细胞中最简单的方法。这种方法获得的转化率很低，其转化效率在很大程度上受组织或细胞类型的影响。预先在注射部位给予某些化学药物，或者与电穿孔技术结合都可以提高裸 DNA 的转化效率。

（2）脂质体共转染：是体外细胞转染的最常见的方法，也可以用来与 DNA 一起直接注射到靶组织或靶器官。阳离子脂质体可以与 DNA 形成复合物，并与带负电荷的细胞结合，被细胞内吞形成内涵体，DNA 在胞质释放后进入细胞核转录和表达。由于脂质体在体内可以降解，对机体无毒，也没有免疫原性，不会导致炎症反应，是目前基因治疗载体研究的一个新方向之一。

（3）受体介导的基因导入：是实现靶向性基因转移的一种有效的方法。基因治疗载体一个发展方向是模拟病毒感染细胞的机制，人工合成一些多肽或 DNA 复合物，使其具备病毒载体的优点，而没有病毒载体的缺点。这种多肽或 DNA 复合物又称为模拟病毒或合成病毒。这种方法的特点在于组织针对性

强、特异性高。受体介导的基因导入方法的缺陷在于 DNA 复合物进入细胞后会被转运到溶酶体处理，这将导致 DNA 的降解，利用病毒颗粒中存在的能溶解溶酶体膜的成分如腺病毒的纤维蛋白、流感病毒血凝素抗原等可以解决这一问题。也可以提前用溶酶体酶抑制剂处理，避免溶酶体对 DNA 的破坏。

2. 病毒载体系统　是目前研究和使用最为广泛的基因转移载体。目前常用的病毒载体有反转录病毒载体、腺病毒载体、腺相关病毒载体、单纯疱疹病毒载体、痘苗病毒载体、牛痘病毒载体、埃-巴病毒载体、慢病毒载体、乳头瘤病毒载体、新城鸡瘟病毒载体等。其中以反转录病毒、腺病毒和腺相关病毒在基因治疗中应用最广。

(1) 反转录病毒载体：为 RNA 病毒，感染细胞后，释放出病毒 RNA，经反转录酶作用产生双链 DNA 拷贝，两端为具有调节功能的长末端重复序列，中间含有包装信号及编码核蛋白、反转录酶和膜蛋白的基因 gag、pol 和 env。双链 DNA 可以整合到宿主细胞的基因组中，随着宿主染色体的复制而稳定地传代。反转录病毒载体是早期临床基因治疗中应用最为广泛的载体之一，其治疗的疾病主要是需要治疗基因长期表达的遗传性疾病和肿瘤等。

在肿瘤治疗中，由于反转录病毒(RV)载体只感染分裂期细胞，RV 载体对分裂旺盛的肿瘤细胞有一定选择性。用 RV 载体能将自杀基因如单纯疱疹病毒胸苷激酶、大肠埃希菌胞嘧啶脱氨酶等选择性转移至分裂期的肿瘤细胞中，同时给予的无毒前体药物更昔洛韦、氟尿嘧啶等，直接或以"旁观者效应"杀死肿瘤细胞，而正常细胞不被杀伤。在早期的基因治疗临床试验中，RV 载体多用于遗传病的基因治疗。它介导目的基因整合至宿主细胞染色体中，有利于目的基因的长期稳定表达。然而，RV 载体在宿主细胞基因组中的随机整合及其导致的内外源基因的不适

宜表达，是临床应用 RV 载体的主要安全隐患。反转录病毒载体能在靶细胞内稳定、长期表达目的基因，但其对染色体的随机整合存在灭活细胞中抑癌基因或激活癌基因导致癌变的危险。此外，由于包装细胞含有反转录病毒的部分基因，作为靶细胞的人体细胞中也可能有内源性反转录病毒基因，复制缺陷型反转录病毒有通过同源重组合成野生型病毒的危险。

然而，RV 载体的随机整合与导致原癌基因活化并没有必然性，而与患者自身的遗传背景及基因表达环境有关；更重要的是，RV 载体介导的遗传病基因治疗已成功地挽救了许多患儿的生命。权衡利弊，RV 载体仍是可用的一种基因治疗载体。

(2) 腺病毒载体：腺病毒是一种双链 DNA 病毒，可引起上呼吸道和眼部上皮细胞的感染，约有 50 个血清型，并根据其凝血特性分为 A～F 6 个亚类。C 亚类的 2 型和 5 型人腺病毒正常寄生于人体上呼吸道，一般不会引起疾病，也无致瘤性的报道。用作基因治疗的载体多来源于第 2 型和第 5 型。

人腺病毒基因组为约 36 kb 长的双链线状 DNA 分子，两端各有 1 个 100～160 bp 的反向末端重复序列，其内侧为病毒包装信号，是病毒包装所需要的顺式作用元件。腺病毒主要依靠细胞膜上腺病毒受体识别宿主细胞。进入细胞后，其外壳在胞质内被降解，基因组则转运到细胞核内形成独立于染色体的自主复制体系。腺病毒 E1、E2 和 E4 编码病毒 DNA 复制所必需的调节蛋白，腺病毒载体的构建和改造主要围绕 E1～E4 的基因展开，突变或缺失其中的 1 个、几个或全部，或对其调控序列进行特异替换。在第一代腺病毒载体中，一般去除野生型腺病毒的 E1 区和 E3 区基因，插入外源基因。E1 区缺陷的腺病毒载体缺乏复制能力，属于复制缺陷型腺病毒。只有在整合有腺病毒 E1A 和 E1B 基因的包装细胞中才能大量繁殖并包装成完

整的腺病毒颗粒。这种载体基因转移和表达的效率很高,但容易引起宿主细胞针对病毒蛋白的免疫反应。第二代腺病毒载体在此基础上又将 E2A 基因突变或缺失,并在该基因上引入一个温度敏感的突变,或者回复 E3 区部分免疫调节基因,降低了载体的免疫原性。第三代腺病毒载体在原基础上将 Ad5 和 E4 基因去除,消除了病毒复制危险,基因表达持续时间长,但它需要辅助病毒或者转染了 E1 和 E4 基因的包装细胞提供转录调节、病毒 DNA 复制、病毒颗粒的装配等的功能。

腺病毒载体由于其感染谱广、转染效率高、不整合、转载外源基因容量大、体外易制备高滴度重组病毒等优点,因而在临床基因治疗中广泛的应用,尤其用于恶性肿瘤的基因治疗。然而缺乏靶向性、免疫原性高等是腺病毒载体存在的主要问题。

(3)腺相关病毒载体:腺相关病毒(AAV)是一种广泛寄生于人体的非致病病毒,属细小病毒的单链 DNA 病毒。其基因组长约 4.6kb,包含 2 个基因(rep 和 cap),分别编码病毒复制和装配必需的蛋白。基因组两端为反向末端重复序列,是 AAV 病毒复制、整合和包装所必要的顺式作用元件。病毒在感染后可以特异地整合到人细胞 19 号染色体 q13.3 和 qter 之间的位点。AAV 病毒的复制依赖于辅助病毒的存在,在无辅助病毒存在时,AAV 病毒基因表达受到抑制,其基因组定点整合到人体细胞 19 号染色体短臂上而形成潜隐感染。有些物理因素如 γ 射线和紫外线照射等,也能起到类似辅助病毒的作用,诱使病毒基因表达而导致病毒的复制。

用外源基因及其调控序列取代 AAV 的结构基因,保留其两端 145bp 的反向末端重复序列,可构建成治疗用重组腺相关病毒载体。该载体在辅助病毒的帮助下,包装成为成熟的病毒颗粒。尽管 AAV 载体生产需要复制病毒的协助,且装载外源基因的容量较

小,但鉴于其可感染多种类型细胞,并介导外源基因整合到人染色体上进行长期稳定表达。这使得 AAV 载体成为最有发展前途的载体之一。此外,放射线照射可以使病毒从潜隐感染进入复制状态,为基因治疗与放射治疗的结合以及定向基因治疗创造了有利条件。

(4)单纯疱疹病毒载体:Ⅰ型单纯疱疹病毒(HSV-1)是一种线状双链 DNA 病毒,基因组长 152kb,包含 70～80 个基因。HSV-1 主要感染上皮细胞和神经细胞,引起唇疱疹、咽炎、角膜炎和散发性脑炎。HSV-1 的复制和细胞毒性主要有 ICP4、ICP22 和 ICP27 等蛋白介导,去除这些基因,并代之以外源基因表达框架,可以构建治疗用的重组 HSV 载体。HSV-1 载体的主要特点是①外源基因容量相当大,可达 30～50kb;②宿主细胞类型广泛,包括非分裂期的细胞;③病毒颗粒相对较稳定。但是,HSV-1 载体免疫原性很强,细胞毒性较大,且不整合到细胞基因组,因此目的基因只能进行瞬时表达,这些都限制了 HSV-1 在基因治疗中的应用。HSV-1 载体在遗传病和癌症的基因治疗中应用较多,而且由于 HSV 具有天然的神经嗜性,因此它在神经系统疾病的基因治疗中具有独特的作用。目前应用 HSV 载体进行的神经胶质母细胞瘤、头颈部肿瘤、黑色素瘤的基因治疗已经进入临床试验。

(5)痘病毒载体:用于基因治疗的痘病毒载体包括痘苗病毒、牛痘病毒等。痘病毒载体的主要特点是①外源基因的容量大;②借助其自身很强的"免疫佐剂"作用,可激发体内针对感染性疾病或肿瘤的免疫反应,主要用于免疫基因治疗。由肿瘤抗原或细胞因子基因与痘病毒载体一起构建的重组基因治疗性疫苗,也进行了广泛的临床研究。但是,由于痘病毒结构和生物学特性较为复杂,其临床应用的安全性问题尚有待进一步探讨。

五、以免疫疗法为基础的基因疗法

(一)免疫相关基因

在肿瘤的发生发展过程中,机体免疫系统会出现对肿瘤细胞的免疫耐受状态,导致这种状态的原因主要有:肿瘤细胞低表达主要组织相容性复合体或人白细胞抗原分子、缺乏共刺激分子的表达以及分泌免疫抑制因子。针对这些问题,以下基因可作为免疫基因治疗的目的基因。

1. 人类白细胞抗原　主要组织相容性复合体或人类白细胞抗原直接参与抗原的加工和提呈,是激活 T 细胞的第一信号的重要组成部分,也是肿瘤细胞抗原被免疫效应细胞识别所必需的。某些肿瘤细胞表面 MHC Ⅰ类抗原表达降低或缺失,使得细胞毒性 T 淋巴细胞不能识别肿瘤细胞抗原,从而逃避宿主的免疫攻击。将 HLA 基因导入肿瘤细胞表达,可增强肿瘤细胞的抗原呈递能力,使其能作为一种抗原递呈细胞直接激活 T 淋巴细胞,增强机体免疫系统对肿瘤细胞的排斥。HLA 转染的肿瘤细胞可以作为肿瘤疫苗用于肿瘤的免疫治疗。通过瘤内注射阳离子脂质体包裹的 HLA-B7 或 HLA-A2、B13 基因已用于晚期专一性肾细胞癌、头颈鳞癌、大肠癌肝转移、黑色素瘤或皮肤转移癌等患者的临床试验治疗,HLA 基因修饰的非实体瘤细胞疫苗也开始用于人体血液肿瘤的试验治疗。

2. 共刺激分子　又称协同刺激分子,是 T 细胞的第二激活分子,包括 B7、CD40 配体、细胞黏附分子 1、血管细胞黏附分子、淋巴细胞功能相关抗原 3 等,能与 T 细胞上相应配体 CD28、CD40、淋巴细胞功能相关抗原 1 结合,作为第二信号促进 T 细胞的活化。共刺激分子表达下调是肿瘤细胞逃避机体免疫攻击的重要机制之一。缺乏共刺激分子表达的肿瘤细胞免疫原性很低,将共刺激分子基因导入肿瘤细胞可增强其免疫原性,诱导机体对肿瘤的免疫排斥反应。目前,共刺激分子基因转染的肿瘤细胞已作为肿瘤疫苗用于治疗晚期黑色素瘤、转移性乳腺癌和慢性淋巴细胞白血病的临床试验,并已获得初步疗效。

3. 肿瘤抗原　包括肿瘤特异性抗原和肿瘤相关抗原。将肿瘤抗原基因导入肿瘤细胞高表达可极大程度地增强其免疫原性,从而作为肿瘤细胞疫苗诱导机体对肿瘤抗原和肿瘤细胞的免疫反应;将肿瘤抗原按导入抗原递呈细胞能增强肿瘤抗原的递呈作用,用于肿瘤的免疫基因治疗;将肿瘤抗原基因重组至各种表达载体中还可制成肿瘤基因疫苗。可作为肿瘤抗原的基因有 5 类:与肿瘤相关的病毒基因、体内突变的基因、胚胎使其表达而成年期被封闭的基因、甲胎蛋白、组织特异性抗原。迄今为止,已有不少肿瘤疫苗在动物模型上实验成功的报道,其中有些已开始用于临床试验性治疗。

4. 细胞因子　是免疫细胞和某些非免疫细胞经刺激而合成、分泌的一类生物活性物质。包括淋巴因子、单核因子和其他细胞产生的细胞因子,如 IL-2,IL-4,IL-6,IL-7,IL-12,IL-15,IL-18、干扰素-γ、肿瘤坏死因子-α、TNF-β、粒细胞集落刺激因子、粒细胞巨噬细胞集落刺激因子等。它们在肿瘤免疫中发挥重要作用,将这些基因转染到免疫细胞中可以提高机体免疫系统对肿瘤细胞的识别和反应能力。还可将这些细胞因子基因转染肿瘤细胞,经照射后作为肿瘤细胞疫苗再输回体内,或者将细胞因子基因表达载体直接注入肿瘤内,以增强肿瘤细胞免疫原性,提高机体对肿瘤的免疫排斥作用。

(二)细胞因子在肿瘤发生中的作用及其抗肿瘤机制

细胞因子在肿瘤发生、发展过程中的作用具有双重性。一方面由细胞因子介导的细胞免疫是机体抗肿瘤免疫的主要机制之一。许多细胞因子具有直接或间接抗肿瘤作用,如 IL-2、IL-12、IFN 等能促进免疫效应细胞如 CTL、LAK、TIL、NK 的增殖,增强它们特异或非特异性的杀瘤活性,其中 IL-12 还可抑制肿瘤血管的形成,增加肿瘤细胞 MHCⅠ、MHCⅡ类分子与共刺激分子 B7-1、B7-2 的表达,提高肿瘤细胞对 T 细胞的杀伤敏感性。另一方面,某些细胞因子具有促肿瘤发生、发展的作用。如白血病细胞可自分泌 IL-6 维持其自身的自主性生长。IL-10 对 T 细胞、NK 细胞、B 细胞及单核-巨噬细胞等起抑制作用。总之,细胞因子及其受体的种类繁多,一种细胞因子往往具有多种生物学活性,它们共同组成一个细胞因子网络,因此,任何一种细胞因子或其受体的异常都可能影响到整个网络的平衡与稳定,由此产生的生物学效应也多种多样。

细胞因子的抗肿瘤作用机制可概括为:①诱导免疫效应细胞的激活、增殖与分化,增强免疫效应细胞的功能与活性;②抑制肿瘤病毒的增殖和肿瘤细胞的分裂;③促进肿瘤细胞抗原递呈和共刺激分子表达,从而提高机体对肿瘤细胞的识别与杀伤作用;④直接杀伤肿瘤细胞或诱导肿瘤细胞的凋亡;⑤抑制肿瘤血管生成,诱导肿瘤细胞分化。

(三)基因修饰的 T 淋巴细胞治疗

一般而言,用于免疫治疗的 T 细胞应满足以下条件:①扩增后的 T 细胞仍具有特异性的抗原识别功能且细胞毒活性必须增强,这可能需要有最佳抗原的刺激和 T 细胞的纯化;②存在长期的免疫记忆,这是肿瘤免疫治疗的重要方面,记忆 T 细胞的形成需要相应的 T 细胞系的成功建立与活化;③T 细胞的数量也是 T 细胞用于免疫治疗的关键参数,治疗量的 T 细胞可能需要达到 10^9/kg 以上;④在 T 细胞的扩增过程中应避免消极的细胞死亡和激活诱导的细胞死亡,然后输注到患者体内;⑤扩增的 T 细胞应具有归巢到肿瘤部位的能力,这一功能受到肿瘤抗原受体、归巢受体和趋化因子受体的调控,而这些受体的表达情况依赖于 T 细胞的扩增条件。

1. **基因修饰 T 细胞受体** T 细胞抗原受体 αβ 是大多数 T 细胞表面的抗原识别受体,可特异性地识别肿瘤抗原,提供 T 细胞活化的第一信号。将 TCRαβ 基因用反转录病毒转染 T 细胞可增强 T 细胞的抗原识别能力和特异性杀伤肿瘤细胞能力。另外,将 TCRαβ 基因转染 T 细胞的前体细胞效果会更好,这种前体细胞更能够适应体内的环境,产生更多的肿瘤特异性 T 细胞,抗肿瘤作用更持久,有利于防治肿瘤的复发。另一种是设计嵌合体抗原受体(CAR)。CAR 指将抗原特异性抗体基因与 T 细胞受体复合物基因融合,融合蛋白锚定于 T 细胞表面,通过抗原-抗体结合而识别靶细胞,使 T 细胞识别靶细胞不受 MHC 分子表达限制。融合基因的胞内段可包括 T 细胞受体复合物和免疫共刺激分子,修正 T 细胞信号传递通路的缺陷,同时激活 CD4$^+$T 细胞和 CD8$^+$T 细胞。

2. **基因修饰细胞因子** 细胞因子基因修饰疗法也是促 T 细胞增殖、活化的方法之一。如研究发现,将 TNF-α 的基因转染 CTL,可使 CTL 在肿瘤局部聚集、增殖,与局部分泌产生的较高浓度的 TNF-α,协同发挥抗肿瘤效应。此外,TNF-α 还能增强黏附分子和 IL-2 受体的表达,上调 IFN-γ、GM-CSF 等的表达,促进肿瘤细胞对效应细胞的敏感性,增强肿瘤细胞表达 MHC 抗原等。IL-2、IL-7 的基因转染肿瘤细胞可起到共刺激分子的作用,促 T 细胞的增殖和活化。

3. **基因修饰抗凋亡分子** 肿瘤细胞免疫逃逸的机制之一可能是通过其表面的电网诱导因子诱导免疫效应细胞的凋亡。尽管共刺激分子具有一定的抗凋亡作用,但对于早期的免疫细胞,某些抗凋亡因子如 bcl-2、bcl-X$_L$ 的抗凋亡作用可能会更确切。用这些因子的基因修饰的效应细胞可免于肿瘤诱导凋亡的危险。另外,许多肿瘤细胞可通过分泌某些抑制因子,抑制机体的抗肿瘤免疫反应。TGF-β是其中较重要的因子,针对TGF-β的基因治疗的策略包括了用TGF-β抑制受体的基因修饰效应细胞。

4.基因修饰"归巢"分子 针对免疫反应初始阶段和效应细胞活性的基因修饰策略可能会最终失败,原因涉及活化的效应细胞作用的靶向性问题上。如果效应细胞不能很好地归巢,定位于肿瘤组织部位,也难以有效地发挥其作用。已知组织和细胞分泌的各种趋化因子在各种免疫细胞的趋化、迁移中起着重要的作用。而肿瘤组织中这些趋化因子的表达往往较低,这也可能与肿瘤的免疫逃逸有关。如果能增加肿瘤部位趋化因子的表达,将有可能使各种免疫效应细胞更好地定位于肿瘤部位,杀伤肿瘤细胞。Huang等用XCL1的基因修饰肿瘤细胞,联合T细胞过继免疫疗法,发现其在体内可很好地诱导CD4$^+$和CD8$^+$T细胞对肿瘤组织的浸润,从而清除肿瘤。

上述方法的替代疗法就是用上述因子的配体基因修饰免疫效应细胞,同样可增加免疫效应细胞在肿瘤组织的定位。如CXCL1被发现在多种肿瘤细胞系中有表达,但T细胞缺少其相应配体CXCR2的表达,Kershaw等将CXCR2的基因导入T细胞中,发现T细胞便可被CXCL1所趋化。通过这种方法有可能增加效应细胞在肿瘤组织的定位。另外,黏附分子类也具有一定的趋化免疫效应细胞向炎症和肿瘤组织迁移的作用,用黏附分子如ICAM的基因来修饰效应细胞也可起到一定的抗肿瘤作用。

六、抗血管生成基因治疗

(一)抗血管生成基因

在正常组织中,多种血管生长刺激因子和抑制因子相互作用,达到平衡。而肿瘤组织中一般同时存在多种血管生成刺激因子上调和抑制因子下调,导致其平衡严重失调,因

而新生血管生长旺盛。实体肿瘤的发生、发展、转移与复发均有赖于新生血管的形成。目前,抑制肿瘤血管形成、阻断肿瘤组织血液供应的抗血管生成治疗被认为是治疗实体瘤最有希望的新方法之一。针对肿瘤新生血管生长旺盛的原因,抗血管基因治疗有以下两种方案。

1.内源性血管生成抑制因子 是血管生成的负性调控因子。内源性血管生成抑制因子有多种,如血管抑素、内皮抑素、血小板反应素、IFN-γ、基质金属蛋白酶抑制因子2、血小板因子4、血管内皮生长抑制因子、可溶性VEGF受体、纤溶酶原激活因子抑制剂、IFN-β等。内皮抑素是一种作用较强的血管生成抑制物,它能通过抑制内皮细胞增殖和迁移而抑制肿瘤新生血管形成。

2.血管生长刺激因子 肿瘤组织通过分泌大量血管生长刺激因子促进肿瘤血管生长。这些血管生长刺激因子主要有血管内皮细胞生长因子、成纤维细胞生长因子、血小板衍生生长因子、转化生长因子-β、肝细胞生长因子、血管生成素、IL-18、angiopoetin-1、folistatin、leptin、midkine等。抑制生长刺激因子的表达或封闭血管生长刺激因子的促血管生成信号通路,减弱肿瘤局部促血管生成因子的作用,可达到抗血管生成的目的。VEGF是作用最强且专一的促血管生成因子,其受体包括flk/KDR、fms样酪氨酸激酶-1和酪氨酸激酶-4共3种。阻断VEGF或VEGFR信号通路是抗血管生成研究的热点之一。将VEGF受体胞外段基因导入肿瘤组织表达可溶性VEGF或VEGF受体,可通过中和VEGF取得抗血管生成效果;利用反义核酸、核酶或RNAi技术封闭VEGF或VEGF受体表达,都可达到抗肿瘤血管生成的目的。

(二)血管生成抑制剂

抗血管生成的药物主要是针对肿瘤血管形成的某些因子及其关键步骤进行干预,其

中包括：①抑制肿瘤细胞释放血管形成因子；②抗体介导的阻断血管形成因子和它的受体结合；③抑制微血管内皮细胞分裂和迁移；④干扰内皮细胞分化成为完整毛细血管及防止新生血管与宿主血管之间的吻合形成。目前有许多抗血管生成的小分子抑制剂、抗体、核酶、反义核苷酸等已进入临床试验。

1. 血管内皮细胞生长因子受体酪氨酸激酶抑制剂　SU6668是一种含激酶插入区的受体、血小板衍生性生长因子受体、成纤维细胞生长因子受体酪氨酸激酶小分子抑制剂，其化学名为3-[2,4-二甲基-5-(2-氧-1,2-二氢-吲哚-3-炔甲基)-1H-吡咯-3-]-丙酸。在小鼠体内，SU6668处理导致肿瘤生长的缓解或生长停止。SU6668在6h内诱导肿瘤血管内皮细胞凋亡，在3d内肿瘤血管密度剂量依赖性减少。这些改变伴随着肿瘤细胞增殖减少和凋亡的增加。

ZD6474是一种强效的口服有活性的、低分子量的血管内皮细胞生长因子受体酪氨酸激酶抑制剂，其化学名为[N-4-溴-2-氟苯基]-6-甲氧基-7-[1-甲基哌啶-4-]甲氧基喹唑啉-4-氨。ZD6474明显抑制VEGF-A刺激的血管内皮细胞HUVEC的生长。VEGF信号的选择性抑制在体内已被证明。

2. 抗血管内皮生长因子抗体和抗血管内皮生长因子受体抗体　重组人抗VEGF抗体贝伐单抗已于2004年2月被美国FDA正式批准与氟尿嘧啶为主的化疗方案联合应用可作为转移性结肠癌的一线治疗药物。研究表明其抑制VEGF诱导的内皮细胞增殖和肿瘤生长。

3. 血管抑素和内皮抑素　血管抑素和内皮抑素能强烈抑制由bFGF诱发的血管生成，它们特异性抑制血管内皮细胞的增生，而不影响其他非内皮系统起源的细胞如肿瘤的增生。Folkman提出血管抑素和内皮抑素可能的抗肿瘤机制是：①阻止血管生成因子从肿瘤或其他细胞释放；②中和已释放的血管

生成因子；③阻止血管内皮细胞对血管生成因子刺激的反应。

七、受体基因治疗

（一）受体酪氨酸激酶

酪氨酸激酶受体催化底物蛋白酪氨酸残基磷酸化或自身磷酸化，从而激活下游信号途径。酪氨酸激酶受体通常具有1个细胞外结构域、1个跨膜区以及1个细胞内激酶区域。酪氨酸激酶受体的分类主要是根据其细胞外区域的结构不同将其进行归类。目前研究比较清楚的是表皮生长因子受体家族、纤维生长因子受体、血管内皮生长因子受体、血小板衍生性生长因子受体等。

1. 酪氨酸激酶受体的基本结构　由4个主要部分组成，位于细胞外侧的是它的识别和配基结合部位，由此接受外部的信息。与它相连的是一段跨膜结构，其氨基酸在脂双层中成螺旋状态；位于细胞内的是酪氨酸激酶的催化部位，它催化各种底物蛋白磷酸化，从而将细胞外的信息转导到细胞内部。最靠近羧基末端的肽链尾部含有1个或几个调节部位，这些部位能发生自身磷酸化，而且不同受体之间的差异很明显。

2. 酪氨酸激酶受体的种类　目前许多酪氨酸激酶受体的蛋白一级结构可从其基因结构推测，根据其结构可将其分成几大类。

（1）表皮生长因子受体家族（HER）：属于酪氨酸激酶受体超基因家族，是细胞生长、分化和存活的重要调节因子。HER受体本身是一种具有跨膜结构的蛋白，其胞外区域能与配体结合，含有两个半胱氨酸富集区，以及连续的胞内激酶区域。

（2）血小板衍生性生长因子受体家族（PDGFR）：主要由PDGFR、CSF1R、KIT、FLK2等成员组成。这一类受体的基本结构为与配体结合的细胞外区、含有5个免疫球蛋白样的结构域、单个跨膜区和分离的胞内酪氨酸蛋白激酶区。这些受体的胞外区不仅

在结构上非常相似,而且能结合配体以及介导受体的二聚化。

(3)纤维生长因子受体(FGFR)家族:FGFR家族由4个成员组成,它们的氨基酸序列高度保守,能调节细胞生长、分化、迁移和生存,在血管生成、伤口愈合和肿瘤中起重要作用。

(4)血管内皮生长因子受体(VEGFR):VEGF是特异性作用于内皮细胞的有丝分裂原,缺氧条件下它的表达上调。血管内皮生长因子与其受体Ig样的第5、6结构域结合,从而使血管内皮生长因子受体同Ig样的第4结构域形成二聚体,激活受体酪氨酸激酶,使其产生磷酸化,激活下游的RAS/MAPK、SAT3、PI3K/AKT等信号转导途径,促进血管内皮细胞增殖及其迁移。

(5)胰岛素受体家族(INSR):INSR是一个由2个α和2个β亚单位组成的四聚体。α和β亚单位是由单个基因所编码的,通过二硫键连接。在结构基因中或表达过程中突变可以导致胰岛素耐受。

(6)TRK受体:TRk原癌基因编码一个140kDa的跨膜酪氨酸激酶蛋白,仅在神经组织表达,能转化啮齿类动物细胞。Ehrhard等报道TRK在单核细胞中表达,表明TRK不仅是NGF受体,还是作用于单核细胞的免疫调节细胞因子。

(7)TIE受体:带有Ig和EGF同源结构域,表达于内皮细胞表面,在一些重要的生理和病理过程中如凝血、血管生成和炎症中起重要作用。

(二)酪氨酸激酶受体与肿瘤

1. 酪氨酸激酶受体激活与肿瘤形成 许多肿瘤如结肠癌、胰腺癌、头颈鳞状上皮细胞癌、非小细胞肺癌、乳腺癌、肾细胞癌、卵巢癌、膀胱癌和胶质瘤等。其中大肠癌和头颈鳞状上皮细胞癌大部分EGFR阳性。EGFR的表达或功能的改变增强配体产生,增加受体基因转录或扩增,或受体突变导致其酪氨

酸激酶持续激活。EGFR的突变有3种,EGFRvⅠ、EGFRvⅡ和EGFRvⅢ,其中最常见的变异是EGFRvⅢ,仅表达在恶性肿瘤细胞,可见于胶质瘤、前列腺癌、乳腺癌、卵巢癌和非小细胞肺癌。EGFRvⅢ含有持续激活的酪氨酸激酶,且功能不依赖于配体。

2. 酪氨酸激酶受体与肿瘤转移 持续HER-1或HER-2活性的肿瘤通常有侵袭性特征,转移瘤形成概率高。对于转移的肿瘤,细胞必须拥有某些其他特征如迁移能力和浸润基底膜周围。由于自分泌受体激活或EGF样配体的作用,使许多肿瘤细胞迁移。

3. 酪氨酸激酶受体与肿瘤血管生成 血管生成有助于肿瘤生长、浸润和转移扩散。生长因子促进肿瘤血管生成包括VEGFR表达的增加、肿瘤细胞生长因子旁分泌、肿瘤相关内皮细胞血管生长因子自分泌等。在许多实体肿瘤中都存在异常的PDGF活性,包括胶质瘤、前列腺癌、肉瘤和乳腺癌等,PDGF激活PDGFR受体酪氨酸激酶,促进肿瘤生长。

4. 酪氨酸激酶受体与肿瘤预后关系 在头颈鳞状上皮细胞癌、卵巢癌、宫颈癌、膀胱癌和食管癌中,EGFR的表达水平与预后之间的关系密切。研究显示,EGFR对生存的影响非常显著。除了EGFR及其配体外,EGFR与HER-2、HER-3、HER4形成异源二聚体,EGFR异源二聚体的表达也提供了有价值的预后信息。

5. 酪氨酸激酶受体与肿瘤化学治疗敏感性 HER-2的过度表达可见于20%~30%的乳腺癌,与肿瘤化学治疗耐药相关。一些乳腺癌细胞株如BT20、BT474、MCF-7、MDA-MB-453、SKBR-3对氟尿嘧啶、多柔比星、紫杉醇和长春新碱等药物产生相似的耐药模式。HER-2高表达有助于乳腺癌细胞耐药。头颈鳞状上皮细胞癌局部复发率高,在临床上治疗比较困难。EGFR的表达在许多实体瘤的发生发展中起重要作用,EGFR

的表达与肿瘤浸润和化学治疗耐药相关，降低肿瘤患者的生存率。阻断 EGFR 信号途径能增强该类肿瘤对化学治疗的敏感性。与实体瘤相比，白血病细胞的生长也是血管依赖性，在某些白血病亚型可见内皮细胞的一些特异性酪氨酸激酶表达。VEGR/BE-GRR2 自分泌环的存在支持白血病细胞生长和迁移。VEGF-C 与受体 VEGF-3 促进白血病细胞的生存和增殖。

（三）靶向受体酪氨酸激酶信号转导途径抑制剂

许多肿瘤中存在信号转导途径的异常，如上皮细胞肿瘤中常见 EGFR 家族受体的过表达，胶质瘤常见 PDGFR 家族受体的过表达，慢性粒细胞白血病 BCR 或 ABL 的激活等。这些受体的过表达或生长因子的过度表达导致受体的过度激活等，导致其下游信号途径的增强，最终导致细胞的转化、增殖和抵抗细胞凋亡、促进细胞生存，与肿瘤的发生、发展密切相关。

1. 酪氨酸激酶受体的抗体

（1）西妥昔单抗：是针对 EGFR 受体胞外区的嵌合型小鼠单克隆抗体，通过将单克隆抗体 C225 的重、轻链与人 κ 轻链和人 R 重链符合表达而成。人鼠嵌合型抗体 C225 与 EGFR 受体结合亲和性高，能阻止配体与 EGFR 受体结合，阻断配体诱导的酪氨酸激酶活性。西妥昔单抗干扰 EGF 配体自分泌途径导致细胞周期 3 障碍及 G_1 期停止。G_1 期停止的诱导伴随 p27 的上调。在某些细胞中，西妥昔单抗能诱导细胞凋亡。临床前研究表明西妥昔单抗能诱导裸鼠体内建立的 EGFR 过表达肿瘤的完全缓解。体内增强抗瘤作用海域抑制血管生长部分相关，在过度表达 EGFR 受体的肿瘤细胞中，西妥昔单抗能抑制 VEGR 的产生，减少肿瘤细胞的转移潜能。西妥昔单抗已被美国 FDA 批准与伊立替康联合治疗晚期结肠癌。

（2）曲妥珠单抗：是由美国加州 Genen-tech 公司开发，针对 HER-2 的重组人源化单克隆抗体，已被批准在临床应用。曲妥珠单抗与 HER-2 受体结合，阻断 HER-2 的功能，从而抑制 MAPK 和 PI3K 途径，抑制细胞的生长。曲妥珠单抗能诱导 HER-2/neu 过表达的乳腺癌 SKBR3 细胞停滞于 G_0/G_1 期，从而抑制肿瘤的浸润和转移。

（3）贝伐单抗：重组人抗 VEGF 抗体贝伐单抗已于 2004 年 2 月被美国 FDA 正式批准与氟尿嘧啶为主的化学治疗方案联合应用可作为转移性结肠癌的一线治疗药物。

2. 受体酪氨酸激酶小分子抑制剂

（1）表皮生长因子受体酪氨酸激酶抑制剂：①吉非替尼是针对表皮生长因子受体酪氨酸激酶的口服小分子抑制药。体外研究表明，吉非替尼能抑制 EGFR 酪氨酸激酶磷酸化和 EGF 刺激的细胞增殖。②埃罗替尼是一个新的 EGFR 受体酪氨酸激酶抑制药，也是一可逆性 ATP 竞争性抑制药。其在体外对 EGFR 过表达肿瘤细胞受体的自身磷酸化有明显抑制作用，同时发现该抑制药在体内外对 EGFR 过表达的上皮细胞肿瘤 HN5 和 A431 肿瘤具有明显的抑制作用，其对肿瘤生长的抑制与其对 EGFR 磷酸化的抑制一致。

（2）表皮生长因子受体 2 酪氨酸激酶抑制剂：CI-1033 和 PK1166 均抑制表皮生长因子受体 2（HER-2）酪氨酸激酶，ST2325 是根据 HER-2 受体三维空间结构设计、合成、筛选得到的 HER-2 酪氨酸激酶选择性小分子抑制剂，体外实验表明其对 HER-2 酪氨酸激酶有明显抑制作用，选择性抑制 HER-2 过表达肿瘤细胞的生长。

（3）血小板衍生性生长因子受体抑制剂：SU101 是针对血小板衍生性生长因子受体酪氨酸激酶抑制剂，能抑制 PDGFR 增殖性信号转导途径。临床前研究表明，SU101 腹腔注射能抑制 PDGFR 过表达的白血病、胶质瘤、卵巢癌、黑色素瘤、前列腺癌、肺癌的生长。

肿瘤是一种由多基因参与、多步骤形成的疾病,随着人类基因组计划和后基因组计划的逐步实施,将有更多基因的结构和功能被阐明,基因及其产物的改变在肿瘤发生发展中的准确作用也会逐渐被发现,基因治疗可能会在 21 世纪成为肿瘤治疗的常规手段。

(黄晓明　焦兴元　何晓顺)

参 考 文 献

[1] 姜文奇,张晓实,朱孝峰,等. 肿瘤生物治疗学. 广州:广东科技出版社,2005:191-315.

[2] O'Connell RM, Chaudhuri AA, Rao DS, et al. MicroRNAs enriched in hematopoietic stem cells differentially regulate long-term hematopoietic output. Proc Natl Acad Sci USA, 2010, 107(32): 14235-14240.

[3] Han YC, Park CY, Bhagat G, et al. microRNA-29a induces aberrant self-renewal capacity in hematopoietic progenitors, biased myeloid development, and acute myeloid leukemia. J Exp Med, 2010; 207(3): 475-489.

[4] Zheng YH, Su K, Jian YT, et al. Basic fibroblast growth factor enhances osteogenic and chondrogenic differentiation of human bone marrow mesenchymal stem cells in coral scaffold constructs. J Tissue Eng Regen Med, 2011, 5(7): 540-550.

[5] Dupont KM, Boerckel JD, Stevens HY, et al. Synthetic scaffold coating with adeno-associated virus encoding BMP2 to promote endogenous bone repair. Cell Tissue Res, 2011, [Epub ahead of print].

[6] Lim AW, Panaccione R, Seow CH. Exploring the role of monitoring anti-TNFα drug and antibody levels in the management of inflammatory bowel disease. Therap Adv Gastroenterol, 2011, 4(2): 145-151.

[7] Algars A, Lintunen M, Carpén O, et al. EGFR gene copy number assessment from areas with highest EGFR expression predicts response to anti-EGFR therapy in colorectal cancer. Br J Cancer, 2011, 21. [Epub ahead of print].

[8] Slaby O, Bienertova-Vasku J, Svoboda M, et al. Genetic polymorphisms and MicroRNAs: new direction in molecular epidemiology of solid cancer. J Cell Mol Med, 2011, 21. [Epub ahead of print].

[9] Gregory-Evans K, Po K, Chang F, Pharmacological Enhancement of ex vivo Gene Therapy Neuroprotection in a Rodent Model of Retinal Degeneration. Ophthalmic Res, 2011, 21; 47(1): 32-38.

[10] Murakami M. Giampietro C, Giannotta M, Abrogation of junctional adhesion molecule-a expression induces cell apoptosis and reduces breast cancer progression. PLoS One, 2011, 6(6): 212-242.

第15章

恶性胆道肿瘤的中医治疗

第一节 概　　述

原发性胆囊癌是胆道系统常见的恶性肿瘤之一,在我国消化道肿瘤中居第5位,其发生率占全部癌肿的0.75%～1.2%,近年来有增加趋势。女性发病高于男性,55－70岁为本病的高发年龄。胆囊癌的病因尚不清楚,可能与胆石症的长期刺激有关。据调查,有70%～95%的胆囊癌患者合并存在胆囊结石。胆囊癌发病与饮食、细菌感染、寄生虫、胆囊乳头状瘤有一定关系,其可能机制是结石或异物对胆囊黏膜的慢性刺激导致黏膜上皮细胞突变而致病。

一、胆囊癌的主要症状与体征

1. **右上腹疼痛**　大部分患者表现为右上腹部持续性疼痛或伴阵发性加剧,向右肩及腰背部放射。胆囊癌早期常无特异性症状与体征,患者出现右上腹部持续性疼痛时多属胆囊癌中晚期。由于胆囊癌多与胆囊结石、炎症并存,故疼痛性质与结石性胆囊炎相似,开始为右上腹不适,继之出现持续性隐痛或钝痛,有时伴阵发性剧痛并向右肩背部放射。

2. **消化道症状**　由于胆囊功能失调,不能对脂肪物质进行消化,绝大多数患者出现消化不良、厌油腻、嗳气、胃纳减少、恶心呕吐等。

3. **黄疸**　由于癌肿的增大扩散,可影响胆管正常排泄而出现黄疸。少数患者黄疸为首发症状,多数黄疸出现在疼痛之后,黄疸呈持续性、进行性加重。少数患者表现为间歇性黄疸。黄疸往往在病程晚期出现,多由于癌组织侵犯胆管,引起恶性梗阻所致,同时常伴出现消瘦、乏力,甚至出现恶病质、皮肤黏膜黄染、皮肤瘙痒。

4. **发热**　多出现于癌肿晚期,抗感染治疗效果往往不理想。若伴胆道感染,则多为高热、恶寒,此时给予抗感染治疗常能控制发热。

5. **右上腹肿块**　病变发展到晚期,右上腹或上腹部出现肿块,究其原因,一是肿瘤迅速增长,阻塞胆管,使胆囊肿大;二是侵犯十二指肠引起的梗阻,并同时出现梗阻症状;另外侵及肝、胃、胰等,也可出现相应部位包块。

6. 消瘦 多数病例表现进行性消瘦、体重减轻、乏力,最后呈现恶病体质。

7. 转移引起的体征 部分病例锁骨上可触及转移的淋巴结,亦可有乳房等处的转移性肿块出现。晚期病例,可因门脉受压而有消化道出血、腹水以及肝衰竭表现。

二、实验室与影像学检查依据

1. 实验室检查 主要表现为梗阻性黄疸的肝功能异常,如总胆红素、直接胆红素、碱性磷酸酶、谷氨酰转肽酶的增高。

2. B型超声检查 反复仔细的B型超声检查对诊断胆囊癌有一定的价值。

3. CT与MR 能清晰显示胆囊、胆囊壁、胆道局部的解剖关系,对判断胆囊大小、形态、位置及侵犯范围等,为诊断及手术提供依据。其准确率优于B型超声。

4. ERCP 可直接观察十二指肠乳头,造影能显示梗阻远端胆管。

三、胆囊癌的治疗

胆囊癌早期没有特异症状,故早期诊断较为困难,部分患者常因被误诊为单纯性胆囊炎、胆囊息肉或胆囊结石而失去最佳手术时机。本病预后不良,80%以上的患者经确诊后死于1年以内。但国内有一些关于胆囊癌手术切除后配合中药治疗并辅以饮食治疗等方法,存活多年的病例报道。西医对胆囊癌采取以手术为主的综合疗法,外科治疗以手术根治切除为主,术后采用化学治疗,或放射疗法及免疫疗法。

中医学中没有胆囊癌病名,根据其临床表现与体征应属于"积聚""癥瘕""黄疸""腹痛"等范畴。中医学认为,胆为"奇恒之府",附于肝,与肝相表里,它的功能以通降下行为顺,与人体饮食的消化、吸收、传化关系密切。凡情志不畅、饮食不洁、肥甘厚腻、虫积砂石等,均可导致湿热气血郁积胆腑,从而影响肝的疏泄和胆的通降。主要病因病机如下。

1. 情志内伤 七情内伤日久,肝胆疏泄失职,胆气郁结而不行,肝血瘀滞不散,日久结成癌。《金匮翼·积聚统论》篇:"凡忧思郁怒,久不得解者,多成此疾"。

2. 嗜肥酗酒 偏食肥腻之品或经常过量饮酒,肥则滞阳生热,酒能伤阴化热,热邪蕴遏成毒,热毒内攻于胆,胆毒结聚不散,从而生成癌。正如《景岳全书·论积垢》云:"饮食之滞,留蓄于中,或结聚成块,或胀满鞭痛,不化不行,有所阻隔者,乃为之积。"

3. 感受湿邪 外感湿热,肝胆疏泄失职,胆气郁结不畅,胆液不得下泄,以致湿热不能排除,从而蕴结成毒,日久成癌。《杂病源流犀烛》:"目黄者曰黄疸,以目为宗脉所聚,诸经之热上熏于目,故目黄。"

总之,胆囊癌的主要病机为肝胆瘀滞,湿热蕴结,涉及肝胆脾胃,尤以肝胆为主。胆汁郁积日久,不通则痛,则右胁下胀痛或绞痛。湿热交蒸,胆汁外溢,浸淫肌肤,则发为黄疸。热伤阴津,则呈阴亏气耗。热传心包,则神昏谵语。

中医治疗本病则以辨证施治为主,可辨证应用情志养生、饮食养生、运动养生、经络养生、起居养生中的一些方法治疗。

(张诗军)

第二节　胆囊癌的中医治疗

在中医学文献中,虽然无胆囊癌的病名,但相似的症状和体征记载十分丰富,多属于中医学"积聚""癥瘕""黄疸""臌胀""胁痛"等范畴。《诸病源候论》说:"其病不动者,指名为癥,若病虽有结瘕,耳可推动者,名曰瘕。"《难经·五十六难》"脾之积,名曰痞气。在胃脘,覆大如盘,久不愈,令人四肢不收,发黄疸,饮食不为肌肤,以冬壬癸日得之,肝病传脾,脾当传肾,肾以冬王不受邪,脾复欲还肝,肝不肯受,故留结为积"。清代吴谦对"积聚"治法提出:"积聚宜攻,然胃强能食者,始可攻也。若攻虚之人,须兼补剂,或一攻三补,或五补一攻。攻邪而不伤正,养正而不助邪,则邪正相安也"。《金匮要略·五脏风寒积聚病》篇根据《难经》之义,提出:"积者,脏病也,终不移;聚者,腑病也,发作有时,辗转痛移。"另在《疟病》篇中提出了症瘕的概念,"谓疟久不解,结为症瘕,名曰疟母……宜鳖甲煎丸。"同时仲景创桂枝茯苓丸,以缓消癥块、祛邪为主。提出中医癥瘕、积聚,其治当以祛邪、攻邪为主。但必须以缓消之法,努力使邪去不伤正,而正气自复。

生理上,肝胆相互表里,肝胆气机的升降与脾胃功能的升降密切相关,因此,本病一旦发病,肝胆脾胃首当其冲。临床辨证时要注意辨脏腑、辨虚实、辨气血、辨寒热,疏肝利胆、理气通降,结合健脾益气为基本治法,同时,要根据患者的具体情况,配合清热、解毒、化湿、活血、软坚、散结等治法,辨证应用情志养生、饮食养生、运动养生、经络养生、起居养生中的一些方法治疗可明显提高疗效。

一、中医养生治疗胆囊癌的法则

(一)扶正培本法

扶正培本法亦即补法,是旨在于增强机体抗病、防病及其适应能力的一种治法。扶正培本法包括补气养血、健脾益胃、补肾益精等,可辨证应用情志养生、饮食养生、运动养生、经络养生、起居养生中的一些方法扶正培本,药物养生中正常用的益气中草药有黄芪、党参、人参、黄精、白术、山药、甘草等;补血中草药有鸡血藤、当归、熟地黄、干地黄、白芍、紫河车、龙眼肉、阿胶等;滋阴中草药有天冬、麦冬、南沙参、生地黄、龟甲、鳖甲、天花粉、知母、墨旱莲、女贞子等;温阳中草药有附子、肉桂、鹿茸、淫羊藿、补骨脂、菟丝子、锁阳、肉苁蓉、巴戟天等。

扶正培本法在胃癌防治中应用最为广泛,而且收效较佳。扶正培本治疗胆囊癌中的作用是多方面的,概括起来包括提高机体免疫力,治疗癌前病变,癌抗癌;提高临床疗效,延长生存期;减轻放射治疗及化学治疗的毒性反应。

(二)理气活血法

肿瘤的实质多有血瘀,常见有肿块、刺痛、唇舌青紫、舌下静脉曲张、肌肤甲错、脉涩等瘀血见症,故活血化瘀法为防治胆囊癌的重要大法之一,可辨证应用情志养生、饮食养生、运动养生、经络养生、起居养生中的一些方法理气活血。中医学认为"气为血帅,血为气母,气行则血行",气滞与血瘀常互为因果,因此,药物养生中理气与活血常需配合应用。

常用的理气药有:八月札、砂仁、玫瑰花、檀香、槟榔、沉香、苏梗、旋覆花、厚朴、柴胡、木香、陈皮、青皮、枳壳、川楝子、延胡索、降香、丁香等。

常用的活血化瘀的药物有:三棱、莪术、丹参、五灵脂、王不留行、桃仁、红花、赤芍、乳香、没药、蒲黄、水蛭、穿山甲、土鳖、归尾、泽兰、虎杖、石见穿、全蝎、血竭等。

据现代药理研究,理气药可以抑制平滑肌的运动,故能行气镇痛。枳实、枳壳能使胃肠运动收缩节律增强而有力,有利于肠内气体及粪便排出而"降气通便",保持机体气机的调畅,有利于血液、津液的运行和脏腑组织功能正常。川楝子、八月札、延胡索等理气药还具有一定的抗肿瘤作用。

活血化瘀治疗胆囊癌的作用可概括为以下几点。

1. 能增强手术、放射治疗、化学治疗和免疫治疗的疗效:活血化瘀药物主要能改善微循环,促进炎症吸收,从而可从减轻病理损害,促进增生或变性的结缔组织复原。

2. 调整机体的免疫功能:活血化瘀药物

对机体免疫功能有双向调节作用,即既有免疫抑制作用,又有免疫增强作用,活血化瘀药为主的方剂能显著增强实验动物巨噬细胞百分率。

3. 调节神经和内分泌功能:活血化瘀药对中枢神经系统有调节作用,可恢复内环境平衡,有助于对肿瘤的抑制,又能调整体内内分泌的功能。

4. 对抗肿瘤细胞引起的血小板聚集及瘤栓的形成。

5. 杀灭肿瘤细胞:据动物实验筛选及临床实践,活血化瘀药物中具有灭癌和抑瘤作用的药物有红花、延胡索、乳香、没药、穿山甲、虎杖、全蝎、蜈蚣、僵蚕、牡丹皮、石见穿、斑蝥、五灵脂、归尾、喜树、降香等。

(三)清热解毒法

胆囊癌患者常有发热、肿块增大、局部灼热、疼痛、口渴、便秘、舌红苔黄、脉数等症,皆属邪热瘀毒之候,治之当以清热解毒为法。清热解毒药能控制和消除肿瘤及其周围的炎症和水肿,在其某阶段起到一定程度的控制肿瘤发展的作用。同时,清热解毒药又具有较强的抗癌活性,清热解毒法为肿瘤防治常用的治法之一。可辨证应用情志养生、饮食养生、运动养生、经络养生、起居养生中的一些方法清热解毒,药物养生中常用的清热解毒药物有白花蛇舌草、蒲公英、败酱草、土茯苓、野菊花、连翘、金银花、板蓝根、紫花地丁、半枝莲、半边莲、天葵子、重楼、苦参、黄药子、黄芩、黄柏、北豆根、紫草、野菊花根、水杨梅根等。

有关清热解毒药抗肿瘤的生物学基础研究概括起来包括以下诸方面。

1. 直接抑制肿瘤的作用:经抗癌活性筛选,清热解毒药的抗癌活性最强,如白花蛇舌草、北豆根、半枝莲、穿心莲、蒲公英、冬凌草、臭牡丹、青黛、龙葵等均有不同程度的抑瘤作用。

2. 调节机体免疫功能:许多清热解毒药物如白花蛇舌草、北豆根、穿心莲、黄连等能促进淋巴细胞转化,激发和增强淋巴细胞的细胞毒作用,增强或调整巨噬细胞吞噬作用,提高骨髓造血功能。

3. 抗炎解毒作用。

4. 调节内分泌功能:清热解毒药如白花蛇舌草、北豆根等能增强肾上腺皮质的功能,影响肿瘤的发生和发展。

5. 阻断致癌和反突变作用。

(四)软坚散结法

对于邪气聚结而形成坚硬如石的胆囊癌肿块,可采用"坚者消之……结者散之"的治法,即软坚散结之法。可辨证应用情志养生、饮食养生、运动养生、经络养生、起居养生中的一些方法软坚散结,药物养生中常用软坚散结药有夏枯草、牡蛎、海藻、昆布、鳖甲、龟甲、天南星、天花粉、瓜蒌、地龙、穿山甲、僵蚕、莪术、夏枯草、瓦楞子、藤梨根、石见穿、八月札、皂角刺、土鳖虫等。

根据中医学理论"咸能软坚",一般认为味咸中药能够软化坚块,如鳖甲的咸平,龟甲的甘咸,海螵蛸的咸涩,海浮石的咸寒等都有软坚作用,软坚散结药能使肿块先软化,以后逐渐消散。临床研究发现,一部分软坚散结药物具有直接抗癌作用,而且能调整人体免疫功能。实验研究发现,软坚散结药物可以通过直接抑瘤作用,提高抗肿瘤免疫机制,降低一氧化氮含量等作用而起到治疗肿瘤的作用。软坚散结药物在临床上通常根据不同的病因、不同症状和兼症及个体差异来选择配伍的药物,如清热散结药治热结,理气散结药治气结,化瘀散结药治瘀结,化痰散结药治疗痰结等。有学者认为,防治肿瘤的转移可提前布局软坚散结药,常在癌症术后用软坚散结法可预防癌细胞转移,已发生一处转移的可预防其多处转移。

(五)化痰祛湿法

痰凝和湿聚是胆囊癌形成的重要因素,常与气滞和血瘀两大病理因素合而为患,表现为气滞痰凝、痰瘀交阻,故而对胃癌发展的某些阶段,治疗当以化痰祛湿为主。可辨证应用情志养生、饮食养生、运动养生、经络养生、起居养生中的一些方法化痰祛湿,药物养生中常用的化痰祛湿药物有瓜蒌、皂角刺、半夏、山慈菇、浙贝母、葶苈子、青礞石、浮海石、前胡、马兜铃、杏仁、苍术、厚朴、茯苓、藿香、佩兰、薏苡仁、独活、秦艽、威灵仙、穿山甲、木瓜、菝葜、海风藤、络石藤、猪苓、茯苓、泽泻、车前子、金钱草、萆薢、防己等,实验研究表明,有些化痰祛湿药对肿瘤有直接抑制作用。

处方用药,审因论治,凡有痰湿凝聚征象者皆可用之。痰湿既为病理产物,又为继发性致病因素,痰凝湿聚成核成块,如许多无名肿块,不痛不痒,经久不消,逐渐增大增多,多系痰核所致,治宜化痰散结。

(六)以毒攻毒法

邪毒结于胃内,毒陷邪深,非攻不克,故常用有毒之品,借其峻猛之力以攻邪,即胆囊癌防治中常用的"以毒攻毒法"。可辨证应用情志养生、饮食养生、运动养生、经络养生、起居养生中的一些方法以毒攻毒,常用的以毒攻毒药物有:斑蝥、蜂房、全蝎、水蛭、蜣螂、蜈蚣、蟾酥、土鳖虫、守宫、常山、生半夏、天南星、马钱子、巴豆、干漆、洋金花、附子、草乌、雷公藤、白附子、芫花、京大戟、蓖麻、雄黄、硇砂、砒石、轻粉等。

某些具有毒性的药物,大多具有抗癌抑癌的功效,故在正气尚未衰竭而能耐攻的情况下,可借其毒性以抗癌。

由于胆囊癌患者正气多已受损,不能一味猛烈攻伐,因此,以毒攻毒的应用,宜适可而止,应遵循"无使过之,伤其正也"的原则,把握用药时机与方法,并配合扶正药物,方能收到预期的效果。同时,以毒攻毒药物的特点是有效剂量和中毒剂量很接近,故临床应用以毒攻毒药物防治胆囊癌时须慎重地掌握有效剂量,并适可而止,并可继之使用无毒或小毒的药物以扶正祛邪,逐步消灭残余的癌

细胞。

(七)养阴清热法

热毒乃胆囊癌致病原因之一,日久易损伤阴液,故阴虚内热为肿瘤常见病因病理之一,养阴清热法为胆囊癌防治常用方法之一。可辨证应用情志养生、饮食养生、运动养生、经络养生、起居养生中的一些方法养阴清热,药物养生中常用的养阴清热药物有天花粉、知母、生地黄、麦冬、天冬、南沙参、玄参、石斛、龟甲、鳖甲、玉竹、百合、黄精、墨旱莲、女贞子、山茱萸、牡丹皮等。

养阴清热法既可应用于胆囊癌的某一阶段,也可用于全程治疗,还能应用于肿瘤的放射治疗和化学治疗出现的并发症,对证属阴津亏耗的肿瘤多有效验。

(八)健脾益肾法

肾藏精为先天之本,脾主运化为后天之本,先后天相互促进、滋养、补充共筑抗病的根基。胆囊癌发病是一渐进过程,日久多有脾肾受损。补益脾肾,扶助正气,有利于正气的恢复和抗邪,又有利于放射治疗、化学治疗及手术治疗,提高机体的抗病力和适应能力,故健脾益肾法又为防治胆囊癌的常用方法之一。可辨证应用情志养生、饮食养生、运动养生、经络养生、起居养生中的一些方法健脾益肾,药物养生中常用的健脾药物有人参、党参、白术、茯苓、黄芪、山药、薏苡仁、甘草等;常用的益肾药物有附子、肉桂、鹿角、肉苁蓉、锁阳、淫羊藿、京巴戟、枸杞子、女贞子、何首乌、黄精、紫河车、山茱萸等。

健脾益肾法在胆囊癌治疗中的应用广泛,具体应用时有健脾理气、温肾利水、益气健脾、健脾益肾等。健脾益肾法抗肿瘤的实验研究报道较多,其作用机制包括抗癌抑癌作用,提高机体免疫力,减放射治疗、化学治疗的毒性反应等。

二、胆囊癌的中医养生治疗

1. 情志疗法　对于胆囊癌患者应尽早

进行适当的心理辅导,帮助其树立生活与治疗的信心,轻松面对现实,减少心理负担,配合临床治疗,这样才有利于提高临床疗效。

(1)疏肝养神:中医学认为,肝胆互为表里,喜条达,恶抑郁。胆囊癌患者学会调节自己的情绪很重要。唐代医家孙思邈在《千金方·养性》中指出调摄情志应"莫忧思、莫大怒、莫悲愁、莫大惧、莫大笑,勿汲汲于所欲,勿怏怏怀忿恨"。生活中要用宽容、平和的心态与人相处,保持一颗平常心,清心寡欲,心神宁静,即可气血通畅、脏腑和谐、阴阳平衡,无形中起到与肝升发阳气相适应的保健功效。

春季是疏肝养神的好季节,《黄帝内经》指出:"春三月,此谓发陈,天地俱生,万物以荣,夜卧早起,广步于庭,披发缓形,以使志生。"因此,在春日的清晨或傍晚到空气清新的野外进行适度的运动,如打太极拳、散步、慢跑、做健身操、放风筝等,常参加丰富多彩的文体娱乐活动,活动时尽量使气机调畅,均匀呼吸,使气深沉吸入,徐徐而出,可达到疏肝养神的目的,使人体健神清。经常远眺以宁心调神,避免嘈杂拥挤的场合,以唱悠扬嘹亮的歌曲来抒情,通过养神,使人精神条达,情绪稳定,从而提高人体免疫力,保持机体的稳定性。另外,茶余饭后,闲庭信步,或低吟自己喜欢的诗词,或哼唱小调,也可舒畅心情。

(2)疏泄法

【方法】 一旦遇到烦恼时,做到"自讼、自克、自语、自解",通过痛痛快快地大哭、无拘无束地喊叫、引颈长啸、与朋友等人倾诉苦衷、将苦闷写进日记等,宣达、发泄不良情绪,防止情感过度压抑,以恢复心理平衡。

【功效】 具有疏肝解郁之功;适用于出现情绪过度抑郁、愤怒的胆囊癌患者。

(3)节思虑

【方法】 以侮辱、蛮横或欺骗性的语言(包括书面语言)适度激怒患者。

【功效】 具有"以怒胜思"之功;适用于出现思虑过度的胆囊癌患者。

2. 音乐疗法

(1)曲目:《江南丝竹乐》《鹧鸪飞》《春风得意》等。

【方法】 戴耳机,多首音乐轮流听,音量适度,最好控制在60dB以下,每次约30min,每天2～3次,10d为1个疗程。

【功效】 该曲目属角调,为春音,属木,主生,通于肝,能促进体内气机的上升、宣发和展放。音乐曲调亲切、清新。具有疏肝解郁之功。适用于各型胆囊癌患者。

(2)曲目:《月儿高》《春江花月夜》《塞上曲》《平湖秋月》等。

【方法】 戴耳机,多首音乐轮流听,音量适度,最好控制在60dB以下,每次约30min,每天2～3次,10d为1个疗程。

【功效】 该曲目属宫调,为长夏音,通于脾。音乐风格悠扬、沉静、庄重。具有健脾祛湿化痰之功。适用于胆囊癌证属脾虚痰阻者。

3. 药膳养生疗法 胆囊癌患者应选择易消化吸收并富有营养的食物,如新鲜水果和蔬菜,少吃或不吃高脂肪食物,禁烟酒,多饮开水。平时选用有益于利胆抗癌的食品,如云芝、猴头菇、薏苡仁、金针菜、海参、无花果、芝麻等。

胆囊癌患者应慎食"发物"。海腥类"发物"主要有带鱼、黄鱼、鲳鱼、蚌肉、虾、螃蟹等水产品,这类食品大多咸寒而腥,易催发疮疡肿毒等疾病;禽畜类"发物",主要有公鸡、鸡头、猪头肉、鹅肉、鸡翅、鸡爪等,这类食物主动而性升浮,食之易动风升阳,易诱发或加重疮疡肿毒。此外,属于发物的还有獐肉、腐乳、酒酿及大葱、大蒜、韭菜等。

适合胆囊癌的药膳方有以下几种。

(1)陈皮鸡

【组成】 老母鸡半只,陈皮、三七各10g。

【用法】 将老母鸡置于锅中,加陈皮、三七后,清蒸或清煮,食用,每7～10天吃1次。

【功效】 具有活血祛瘀,行气镇痛之功;适用于胆囊癌证属气滞血瘀者。

(2)枳实香附蛋

【组成】 枳实、香附各15g,鸡蛋2个。

【用法】 将枳实、香附、鸡蛋置于锅中,加水适量同煎,熟后剥去蛋壳取蛋再煮片刻,去药渣,吃蛋饮汤。

【功效】 具有疏肝利胆、行气化痰之功;适用于胆囊癌证属肝胆痰滞者。

(3)赤百粥

【组成】 赤小豆60g,百合10g,杏仁6g,白糖适量。

【用法】 先将赤小豆久熬至半熟后加入百合、杏仁同煮,文火熬成粥后加入白糖,早餐食用,可常服食。

【功效】 具有清热化痰之功;适用于胆囊癌证属痰热互结者。

(4)百合绿豆汤

【组成】 绿豆30g,百合15g,白糖适量。

【用法】 将绿豆、百合煮汤,加入少许糖后食之。

【功效】 具有清肝泻胆之功;适用于胆囊癌证属肝胆实火者。

(5)党参内金粥

【组成】 党参、山药各50g,陈皮、鸡内金各6g,大米200g,食用油、食盐各适量。

【用法】 将党参、山药、陈皮、鸡内金、大米置于锅中,加入少许食用油、食盐,煮熟后食之。

【功效】 具有健脾益气、祛湿导滞之功;适用于胆囊癌证属脾虚湿阻者。

4. 经络养生治疗

(1)部位:肝俞、胆俞、阳陵泉、丘墟、太冲、胆囊等。

【治法】 采用按、压、揉、摩、拍击等手法。

【功效】 能疏通经络,宣通气血,促进胆

囊癌术后、放射治疗或化学治疗后的康复。

(2)部位:章门、期门、阴陵泉、丰隆、太冲、胸肋部。

【治法】 采用一指禅、按、揉、摩、擦等手法。

【功效】 能疏肝利胆、清热利湿之功;适用于胆囊癌证属肝胆湿热者。

(3)自我推拿按摩

【方法】 按揉期门、日月、阳陵泉、胆囊穴、合谷30次,擦胸肋部20次。

【功效】 具有疏肝利胆、理气活血镇痛之功;适用于胆囊癌证属气滞血瘀者。

(4)阳陵利胆法

【方法】 坐位,两手拇指分别按置于两侧阳陵泉穴(位于膝盖斜下方,小腿外侧之腓骨小头稍前凹陷处),其余四指辅助,先行按揉该穴1min,再用力横向弹拨该穴处肌腱3～5次,以有酸麻感为好。

【功效】 具有疏肝利胆、调和经气之功;适用于胆囊癌证属气滞血瘀者。

(5)体针

【穴位】 取阳陵泉、足三里、胆囊穴、中脘、丘墟、太冲、胆俞为主穴;痛剧加合谷;高热加曲池;恶心呕吐加内关。

【治法】 毫针刺,用深、强刺激手法,留针30min,每日1次。7次为1个疗程。

【功效】 具有疏肝利胆、行气镇痛之功;适用于各型胆囊癌患者。

(6)耳针

【穴位】 交感、神门、肝、胆、皮质下、内分泌、肾上腺等。

【治法】 毫针刺,中等刺激,留针10～15min,每日1次,10次为1个疗程。

【功效】 适用于各型胆囊癌患者。

(7)穴位封闭

【穴位】 足三里、阳陵泉。

【治法】 用维生素B_{12}500mg、维生素$B_1$100mg、2%利多卡因3ml混合,取足三里、阳陵泉穴封闭。

【功效】 适用于胆囊癌疼痛剧烈者。

(8)穴位外敷

【穴位】 胆俞穴、阿是穴。

【治法】 大蒜横切,用其截面涂搽痛点及胆俞穴,以蒜汁均匀一层为度,面积直径约5～6cm。再将冰片研末,均匀地撒在蟾皮表面(每个蟾皮撒冰片1g左右),然后将冰蟾皮外敷于涂有蒜汁的部位,用纱布外敷,胶布固定,每日2次。

【功效】 能缓解疼痛,适用于胆囊癌腹痛剧烈者。

5.运动疗法

(1)五禽戏——鹿戏

【方法】 似鹿左右翘望,然后左右角抵,左右盘转,转头顾尾,闭气捻拳,立足尖,连天柱通身皆振动。

【功效】 具有补脾和胃之功;适用于胰腺癌证属脾胃气虚者。

【功解】 五禽中鹿属木,与人体肝系统相应。鹿的形体矫健,肌腱发达,关节灵活,长于奔跑跳跃。人体肝藏血主筋,主疏泄,司运动。鹿戏动作舒展大方,轻捷灵活,能增强肝胆的疏泄功能,增加肢体关节的灵活性,使筋脉柔韧性增加,从而祛除肝胆经的邪气。

(2)五禽戏——熊戏

【方法】 如熊身侧起,左右足摆,后立定,使两旁肋骨皆响。

【功效】 具有疏肝理气、活血祛瘀之功;适用于胆囊癌证属气滞血瘀者。

【功解】 熊属土,与人体脾系统相应。熊体重力大,形似笨拙,实则沉静,肌肉坚实,四肢发达。人体脾主消化运输水谷精微,为人后天之本,又主肌肉与四肢。通过熊戏模仿熊的动作,即晃动身躯,摇摆四肢,寓沉浸于舒缓之中,能增强脾的运化功能,阻滞胆囊癌的发展。

(3)八段锦(第三段)——调理脾胃举单手

【方法】 自然直立,双臂胸前平屈,两掌心向上,指尖相对。翻掌,左掌心向上托,右掌心向下压,并吸气,还原时呼气。如此行数次。

【功效】 具有益气健脾、和胃化湿之功;适用于胆囊癌证属脾虚湿阻者。

(4)瑜伽——健脾功

【方法】 端坐于床上,伸直双腿,双手抓足趾,伸直脊柱。吸气,呼气同时曲肘,身体靠近腿部,让前额靠近膝盖。正常呼吸,至少保持1min。在练习中双足要保持伸直,尽可能让前额靠近膝盖。

【功效】 具有健脾益气之功;适用于胆囊癌证属脾虚,出现脘腹胀满、纳差便溏者。

(5)瑜伽——舒肝功

【方法】 双足打开,吸气将双臂抬至水平,呼气,放松双肩,将掌心翻转向下。双眼平视前方。深呼吸,在吐气时放松右腰上半身水平向右倒下。双肩尽量向外打开,平面侧弯。感受左侧腰部得到拉伸。到达舒适的位置即可。保持15s后,恢复初始姿势,反方向重复该动作即可。

【功效】 具有疏肝理气之功;适用于胆囊癌证属肝气郁结,出现情绪低沉、胁腹胀满者。

(6)太极拳:太极拳动作柔和、缓慢、圆活、连贯,各个招式及其之间的衔接连绵舒展,使全身、精神和经络同时得到放松和休息,各个脏腑的功能得到加强,在"心静"和"体松"的状态下锻炼,使中枢神经系统处于一种高度协调、和谐的意境之中,有利冲垮病理的恶性刺激。经常太极拳锻炼,能让身心得到最大程度的整体平衡,从而提高全身的免疫功能,增强对"肿瘤致病因子"的抵抗力。

陈式和杨式太极拳发力动作较多,打起来潇洒流畅,如滔滔江水,连绵不绝,酣畅淋漓,体质尚壮实的可练习陈式太极拳或者杨式太极拳;吴式太极拳以柔化着称,动作轻松自然,连续不断,拳式小巧灵活,体质虚弱者可选择吴式太极拳。

三、胆囊癌的辨证施治

1. 肝胆瘀滞型

【证候】 右上腹疼痛,时作时止,脘腹胀满,纳差嗳气,或恶心呕吐,或身目俱黄,或发热,小便黄赤,舌质暗或有瘀斑,脉弦细。

【治法】 疏肝利胆,理气导滞。

【方药】 大柴胡汤加减。

2. 湿热蕴结型

【证候】 右上腹疼痛,痛无休止,或放射至右肩背部,或右上腹痛不可及,寒战高热,身目黄染,心烦多梦,口苦口干,恶心呕吐,不思饮食,小便短赤,大便秘结,舌质红苔黄腻,脉弦滑或弦数。

【治法】 清热利湿,利胆退黄。

【方药】 大柴胡汤合茵陈蒿汤加减。

3. 痰瘀互结型

【证候】 右上腹积块,刺痛或胀痛,身目黄染,脘闷不饥,大便溏烂,小便黄赤,舌质暗,苔白腻,脉弦细。

【治法】 疏肝健脾,活血化瘀。

【方药】 茵陈蒿汤合桃红四物汤合温胆汤加减。

4. 脾虚湿阻型

【证候】 右上腹积块隐痛或两胁胀痛绵绵,脘闷腹胀,纳差肢倦,大便溏烂,舌质淡胖,舌苔白腻,脉濡细。

【治法】 健脾和胃,利湿退黄。

【方药】 参苓白术散加减。

5. 脾肾阳虚型

【证候】 胁下积块,隐痛绵绵,身目黯黄,脘闷腹胀,腹水或下肢水肿,纳差消瘦,肢倦乏力,大便溏烂,舌质淡胖,舌苔白腻,脉沉细。

【治法】 温补脾肾,活血利水退黄。

【方药】 附子理中汤合五苓散加减。

在以上各型的辨证施治中,可辨证应用情志养生、饮食养生、运动养生、经络养生、起居养生同药物辨证治疗来提高扶正抗癌的效果。

四、中医养生与手术配合治疗胆囊癌

胆囊癌若能早被发现,手术切除率较高,但术后复发的风险仍然存在。胆囊癌手术后并不代表治疗的结束,应视患者情况采取一定的胆囊癌术后治疗措施,以巩固疗效。胆囊癌术后治疗以化学治疗为主,合并中医药使用有较好的效果,此时应鼓励患者尽早结合中医治疗,目的在于提高患者免疫功能,并对化疗药物起到增效减毒的作用。对于身体功能很弱的中晚期胆囊癌患者,手术后难以耐受化学治疗,可单纯用中医药进行治疗,对改善症状,提高生存质量有肯定的效果。胆囊癌术后治疗是整个治疗体系中重要的一部分,合理的术后治疗可大大提高手术疗效,减少复发的概率,使患者获得长期缓解。

早期胆囊癌手术后,若手术切除完全,患者有获得长期生存的可能,但不应掉以轻心,以为胆囊癌已完全治愈,因为患者体内可能还存在一些隐性癌细胞,影像学无法检测,并且因为手术损伤了人体气血及脏腑功能,使得人体抵抗疾病的能力下降,出现一系列手术并发症。因此,早期胆囊癌手术后也需要采取术后治疗措施,而中医药是临床上鼓励的早期胆囊癌术后全身性治疗手段,其在抑制隐性癌细胞、防止复发、促进患者身体功能的恢复方面有着肯定的效果。

中晚期胆囊癌手术多为姑息性的局部切除,无法切除所有病灶,且中晚期患者本身身体情况很弱,手术更耗伤了人体正气,容易造成癌细胞的扩散转移,因此,中晚期胆囊癌术后治疗一方面要抑制残余癌细胞,一方面要提高患者免疫力,以提高对疾病的抵抗力,另外,中晚期胆囊癌的症状较多,给患者带来了很大的痛苦,且手术后还可能出现一系列术后并发症,因此,中晚期胆囊癌术后治疗也应致力于减轻症状,减少患者的痛苦。中医养生疗法虽然抑制肿瘤作用没有放化疗直接,但与放化疗结合使用,一方面可以提高患者

对放化疗的敏感性，增强治疗效果，另一方面可以减轻放化疗的毒性，减轻临床症状。另外，中医养生疗法可提高人体免疫功能，提高人体抗病力。因此，胆囊癌术后配合中医养生治疗，效果明显优于单纯西医治疗。

五、中医养生与化疗法联合应用治疗胆囊癌

化学治疗是胆囊癌的常用治疗手段，但是，化疗药物常造成正常骨髓细胞抑制、白细胞降低、机体免疫功能受损等不良反应。如果能重视放化疗药物的毒性反应，采取针对性防治措施，便可以一边和癌细胞斗争，一边更好地保护身体的脏器功能，延长患者生存时间，改善患者生活质量。此时，中医养生疗法正可以发挥其优势。中医养生疗法对于化学治疗中出现的不良反应和合并症都有治疗效果，可以"一箭双雕"，为胆囊癌患者保驾护航。因此，临床上越来越多的胆囊癌患者在化学治疗的同时，配合中医药治疗以起到增效减毒的作用。中医药联合化学治疗治疗胆囊癌的好处主要有以下几个方面：第一，在胆囊癌的治疗中使用益气生血之剂，可以保护骨髓造血功能，在化学治疗中保护白细胞、血小板、血红蛋白，使化学治疗顺利进行。第二，一些化学治疗药物会损伤肝细胞，使肝功能受损，出现肝功能障碍。随着化学治疗周期的增加，肝损伤的可能性会不断增加，如果不能采取及时有效的措施，后果可能很严重。此时若用中医的保肝降酶药物治疗，往往能看到很明显的疗效。第三，临床的病情千变万化，有些患者有糖尿病史，伴有肾功能损伤，也有由于用药不慎，出现肾功能障碍的情况。此时用化学治疗，一旦处理不慎，极有可能出现肾衰竭。用中药保肾养肾之剂，就能保证在胆囊癌得到治疗的同时，不致肾损伤成为后顾之忧。此外，在保护心脏、增进食欲、利水消肿、预防口腔溃疡等方面，中医药也能发挥不可忽视的功效。

六、治疗胆囊癌的常用中药和中药制剂

（一）清热解毒药与胆囊癌治疗

毒热与肿瘤的关系密切，常潜伏于恶性肿瘤患者体内，是恶性肿瘤发生发展的主要病理因素之一。毒热常为毒邪郁结日久而致，毒热内蕴机体脏腑、经络，不及时进行处理，郁久不散，不仅能导致营卫不和、经络阻隔、气血瘀滞等病理变化，而且毒热火性炎还能消耗正气，即所谓有热甚伤气。临床上常表现为发热、疼痛、肿块增大、局部灼热疼痛、口渴，便秘、黄苔，舌质红绛、脉数等邪热炽盛证候，往往出现在中、晚期肿瘤患者在病情不断发展阶段，治疗当以清热解毒法。

清热解毒法是临床比较常用的法则，它能解除热邪及火毒郁结所致的病症，属于八法中之大法。就是说当病邪化热燔灼阴液，即用寒凉药来消除发热因素，起着泻火解毒、清热保津等作用。如《素问·至真要大论》说："治诸胜复……热者寒之，温者清之。""热淫于内，治以咸寒，佐以甘苦，以酸收之，以苦发之。""火淫于内，治以咸寒，佐以苦辛，以酸收之，以苦发之。"提出了火热之邪侵入人体所造成的各种热性病症，均应用咸寒、苦寒、甘寒、酸寒等药进行治疗。炎症和感染往往是促使肿瘤发展和病情恶化的因素之一，清热解毒药能控制和消除肿瘤周围的炎症和感染，所以不仅能减轻症状，同时还能在一定程度上能控制肿瘤的发展，在恶性肿瘤某一阶段起到一定程度的控制肿瘤发展的作用。临床实践中筛选出来的大量有效抗肿瘤中药的药性作用大多属于清热解毒药的范围，所以清热解毒法是恶性肿瘤最常用的治疗法则之一。

目前通过药理研究和临床疗效筛选，证明大多数清热解毒药物均有较强的抗癌活性，且已从中分离提取出有效成分（部分成分已能人工合成），做成制剂提供临床应用。例如喜树碱、羟喜树碱、野百合碱、北豆根生物

碱、长春碱、长春新碱,三尖杉总碱、三尖杉碱、穿心莲内酯和靛玉红等。临床上常用的清热解毒抗肿瘤药物有白英、半枝莲、百合、喜树、龙葵、北豆根、鸦胆子、石上柏、三尖杉、穿心莲、长春花、肿节风、重楼、白花蛇舌草、金银花、青黛等。而经现代药理研究证实,许多清热解毒抗肿瘤药物对机体免疫功能能产生较大影响。其中能增强机体非特异性免疫功能的清热解毒药物有肿节风、白花蛇舌草、紫草、栀子、鱼腥草、金银花、板蓝根、野菊花、黄连、黄芩、穿心莲、白英、夏枯草、青黛等;增强机体细胞免疫功能的清热解毒药物有北豆根、喜树、青黛、紫花地丁、蒲公英、漏芦等;增强机体体液免疫功能的清热解毒药物有金银花、黄柏和蜀羊泉等。另外,鸦胆子油乳剂对造血干细胞有促进作用,能增强白细胞数。白茅根、甘草亦具有升高白细胞作用,龙胆对干扰素的诱生具有一定的促进作用。总之,清热解毒药物可以从多方面增强机体的免疫功能,尤其是提高巨噬细胞吞噬功能,从而更好地发挥其抑菌、抗肿瘤作用。

在中医辨证论治中,根据疾病不同的性质,消热解毒药也常与其他治疗法则和药物相结合,如热邪炽盛、耗损津液时,清热解毒药分别与养阴生津药及滋阴凉血药合并应用;加热盛迫血妄行时,则应与凉血止血药合并应用。肿瘤患者一般体质较差,还应注意与扶正药物的有机配合。另外,根据毒热蕴结的不同部位和不同表现,选择恰当的清热解毒药物,加黄芩消上焦肺热,黄连消胃肠热,黄柏清下焦热,栀子消三焦热,龙胆泻肝胆之积热,大黄泻肠胃之腑热等。同时,清热法常与利湿法,解毒法与化瘀散结法等同时应用。所以,根据病性,辨证地应用清热解毒药,使之在治疗肿瘤中发挥较好的效果。

综上所述,清热解毒药在治疗中起到祛除病因和调整机体抗病能力的双重作用,故在治疗肿瘤中重视清热解毒药的辨证应用和突出清热解毒法也是防治肿瘤转变恶化发展的关键。

常用的清热解毒药有以下几种。

1. 重楼

【别名】 七叶一枝花,蚤休,草河车。

【性味归经】 味苦,性微寒。有微毒,归肝经。

【功效】 清热解毒,消肿镇痛,息风定惊。

【主治应用】

(1)用于各种癌症治疗。肺癌常与黄芩、蒲公英、鱼腥草、石韦等配合应用;消化道肿瘤可与石见穿、半枝莲、三七、夏枯草、龙葵等相伍,恶性淋巴瘤通常与天葵子、土茯苓、浙贝母、夏枯草等同用。

(2)用于痈肿疮毒及毒蛇咬伤。

(3)用于小儿高热惊风抽搐。

【常用剂量】 15~30g,水煎服。外用研粉,用醋、酒或水调敷患处。

【成分药理】 含甾体皂苷(蚤休苷),对小鼠肉瘤(S_{180})、实体型肝癌有抑制作用。

2. 禹余粮

【别名】 禹馀粮。

【性味归经】 味甘、淡,性平。归肝、胃经。

【功效】 清热解毒,除湿通络。

【主治应用】

(1)用于多种癌症的治疗。消化道肿瘤常与白花蛇舌草、重楼、薏苡仁等同用。

(2)湿热疮毒,常与白鲜皮、地肤子、苦参同用。

(3)用于梅毒或因梅毒服汞剂而致肢体拘挛者,可单味用较大量,或配伍金银花、白鲜皮、甘草等。

【用量用法】 30~60g,水煎服。外用适量,研末调敷。

【成分药理】 主要成分为皂苷生物碱,对治疗消化道肿瘤、恶性淋巴瘤、膀胱肿瘤、子宫颈癌及阴茎癌有一定疗效。在体外试管内筛选对肿瘤细胞有抑制作用,其抑制率在70%~90%。

3. 北豆根

【性味归经】 味苦,性寒。归肺经。

【功效】 清热解毒,利咽消肿,镇痛。

【主治应用】

(1)治疗多种癌症,如胆囊癌、肺癌、肝癌、喉癌、舌癌、甲状腺癌等,通常与白花蛇舌草、黄芩、玄参、鱼腥草、夏枯草、苦参等配合应用。

(2)用于热毒蕴结,咽喉肿痛。轻者单用煎服,重者可配伍玄参、射干、板蓝根等。

(3)钩端螺旋体病:与板蓝根、甘草同用。

【用量用法】 6~10g,水煎服。

【成分药理】 本品含苦参碱、氧化苦参碱、臭豆碱、甲基野靛石等多种生物碱及黄酮类衍生物、山槐素、紫檀素、槐定素等。本品水提取物对大鼠腹水型吉田肉瘤及腹水型肝癌、小鼠子宫颈癌 V_{14}、人的急性淋巴细胞白血病、急性粒细胞性白血病细胞有抑制作用。所含苦参碱、槐树素、红车纳草根苷等对小鼠 S_{180} 有抑制作用。本品尚对网状内皮系统的吞噬功能有促进作用,所含苦参碱、氧化苦参碱有提升白细胞作用。

4. 白花蛇舌草

【性味归经】 味苦、甘,性寒,归心、肝、胃经。

【功效】 清热解毒,利湿消痛。

【主治应用】

(1)用于各种癌症:如治疗胆囊癌常与薏苡仁、半枝莲、石见穿、苦参等同用;肝癌常与干蟾皮、半枝莲、重楼、夏枯草等相配应用。治疗淋巴肉瘤则与海藻、昆布、牡蛎、浙贝母等配伍。

(2)痈肿疮毒、咽喉疼痛、毒蛇咬伤等。

【用量用法】 15~60g,水煎服。外用鲜草捣烂敷患处。

【成分药理】 本品全草中分出三十一烷、豆甾醇、β-谷甾醇、乌苏酸、对香豆酸、土当归酸、β-轩醇-D-葡萄苷、齐墩果叶酸等。体外对急性淋巴细胞型、粒细胞型、慢性粒细胞型白血病细胞有抑制作用。白花蛇舌草素对小白鼠腹水肝癌细胞有抑杀作用,对小白鼠 S_{180} 有显著抑制作用,使瘤细胞核分裂象,尤其是有丝分裂相受到显著抑制,瘤组织变性坏死。所含三萜酸对淋巴肉瘤 7 号腹水型,V_{14}、S_{180} 肝癌实体型;多糖类对淋巴肉瘤 1 号腹水型、艾氏腹水癌皮下型均有显著抑制作用。本品能增强机体免疫力,表现为网状内皮系统的显著增生,巨噬细胞增生,胞质丰富,吞噬活跃,淋巴结、脾、肝等组织中嗜银物质呈致密化改变,恶性肿瘤其癌巢如果有嗜银物质包裹,则其浸润、转移均较困难,甚至不可能。

5. 石上柏

【性味归经】 味甘,性平。归肺、大肠经。

【功效】 清热解毒,抗癌。

【主治应用】

(1)治疗胆囊癌、喉癌、肺癌、肝癌、胃癌、食管癌、绒毛膜上皮癌、乳腺癌等。临床上可用全草干品 15~60g,加猪瘦肉 30~60g 或大枣数枚,清水 8~9 碗,煎成 1 碗,每日 1 剂,连服 1 个月至数月,一般无不良反应。

(2)治疗上呼吸道感染、咽喉肿痛、风热咳嗽等。

【成分药理】 本品含生物碱、少量还原物质植物醇和皂苷,能延长实体型肝癌小鼠的生存期,对 S_{180} 有抑制作用,其抑瘤率为 40%~50%。能增强肾上腺皮质功能,增强机体代谢和网状内皮系统功能的作用。

【注意事项】 本品无明显毒性,一般无不良反应,个别有头晕的现象,可能与煎煮时间不足有关。

6. 石见穿

【别名】 紫参,小丹参。

【性味归经】 味苦、辛,性平。归肺、脾经。

【功效】 清热解毒,活血镇痛。

【主治应用】

(1)用于胆囊癌、食管癌、肠癌、肝癌等多种肿瘤,对癌性疼痛有一定的镇痛作用。临床上可用石见穿、半枝莲各 30g,煎汤代茶,每日 1 剂,长期服用,对各种癌痛均有效。

(2)用于治疗骨痛,常与寻骨风配伍。

【用量用法】　10～15g,水煎服。

【成分药理】　主要含甾醇、氨基酸、原儿茶碱等。动物实验表明,本品对 S_{180} 有抑制作用。

7. 半枝莲

【性味归经】　味辛、苦,性寒。归肺、肝、肾经。

【功效】　清热解毒,散瘀活血,利尿。

【主治应用】

(1)用于各种癌症,与其他抗癌中草药配伍应用。如治疗胆囊癌与白花蛇舌草、猕猴桃根配伍;肝癌可与半边莲、龙葵、重楼等配伍;半枝莲、白花蛇舌草各 30g,水煎当茶饮,可在肺癌、鼻咽癌、直肠癌、口腔癌等放射治疗、化学治疗的同时配合使用。

(2)痈肿疮毒及毒蛇咬伤,内服或外敷。

(3)用于肝硬化腹水、湿热小便不利等。

【用量用法】　10～30g,水煎服。

【成分药理】　含生物碱、黄酮苷、酚类、甾体,对小白鼠 S_{180}、V_{14}、肝癌实体型、艾氏腹水型及皮下型、脑癌等动物肿瘤均有一定抑制作用。用亚甲蓝试管筛选试验,对急性粒细胞型白血病患者的血细胞有很轻度的抑制作用;以细胞呼吸器法,对急性粒细胞白血病患者血细胞的抑制率＞75％。

【注意事项】　血虚者不宜用,孕妇慎用。

8. 苦参

【性味归经】　味苦,性寒。归心、肝、胃、大肠、膀胱经。

【功效】　清热燥湿,祛风杀虫,利尿。

【主治应用】

(1)用于治疗胆囊癌、肠癌、宫颈癌。

(2)湿热所致黄疸、泻痢、带下、阴痒等症,常与黄柏、龙胆等同用。

(3)皮肤瘙痒、疥疮顽癣等症,既可煎服,又可外用。

【用量用法】　6～10g,水煎服或入丸、散。外用适量。

【成分药理】　根含苦参碱、氧化苦参碱等多种生物碱。还含有苦参新醇、苦参查耳酮等多种黄酮类化合物。此外,还含有苦参皂苷、大豆皂苷及醌类化合物。苦参总碱、苦参碱等对小鼠肉瘤 S_{180} 有明显的抑制作用。

【注意事项】　苦寒之品,凡脾胃虚寒者忌用。反藜芦。

9. 黄芩

【性味归经】　味苦,性寒。归肺、胆、胃、大肠经。

【功效】　清热解毒,泻火止血。

【主治应用】

(1)用于胆囊癌、肝癌、肠癌、鼻咽癌、白血病等具有毒热症候者。治疗胆囊癌,可配伍大黄、栀子、龙胆等药。

(2)治温病壮热烦渴、湿热泻痢、黄疸等。

(3)肺热咳嗽、血热迫血妄行所致吐血、咯血等。

【用量用法】　10～20g,水煎服。

【成分药理】　根含黄芩苷、黄芩素、汉黄芩苷、汉黄芩素、β-谷甾醇、典酮等。体外筛选对肿瘤细胞有抑制作用。用抗噬菌体法筛选抗肿瘤药,提示有抗噬菌体及诱导噬菌体作用。据动物实验证明,亦有抗感染、解毒、降压利尿、抗微生物、利胆解痉及镇静作用。

【注意事项】　本品苦寒伐生气,脾胃虚寒、少食、便溏者忌用。

10. 黄连

【性味归经】　味苦,性寒。归心、肝、胃、大肠经。

【功效】　清热燥湿,泻火解毒。

【主治应用】

(1)用于湿热毒盛的肿瘤,适于消化道肿瘤,临床通常配伍其他药物辨证施治。

(2)用于肠胃湿热所致腹泻、痢疾、呕吐等。

（3）用于热盛火炽、高热烦渴、神昏谵语或迫血妄行，致吐血、血衄等症。

（4）用于痈肿疮毒、疮毒内攻等。

【用量用法】 2～10g，煎服或入丸、散剂，外用适量。

【成分药理】 含小檗碱、黄连碱、甲基黄连碱等多种生物碱。具有抗癌、抗放射及对细胞代谢的作用。在组织培养试验中，可抑制细胞呼吸、对氧的摄取并引起细胞的脂肪性变。有人认为，它抑制细胞呼吸，主要是抑制黄酶，而癌组织的黄酶含量低，故较正常状态下对小檗碱更为敏感。还有报道，它能抑制癌细胞的核酸合成，抑制嘌呤核苷酸合成的中间体羧胺的利用。小鼠遭受 COCOp-射线照射而致的死亡有某些保护作用，从体外酵母菌的试验中得知，此种保护可能与小檗碱改变了细胞内微粒体表面的某些特征有关。此外，黄连有抗病原微生物及抗原虫作用，有利胆、降压、扩张末梢血管及解热、镇静作用。

【注意事项】 大苦大寒之品，过量或久服易损伤胃。脾胃虚寒而无湿热、实火者不宜应用。

11. 玄参

【别名】 元参。

【性味归经】 味苦、甘、咸，性寒。归肺、胃、肾经。

【功效】 清热、解毒、养阴。

【主治应用】

（1）用于胆囊癌、鼻咽癌、甲状腺肿瘤等。常与川贝母、夏枯草、牡蛎、海藻、昆布等配伍。

（2）用于肿瘤患者放射治疗、化学治疗后，阴液耗伤者，可与北沙参、麦冬、玉竹、天花粉等相伍应用。

（3）用于咽喉肿痛，瘰疬痰核，痈疮肿毒以及热病发斑等。

【用量用法】 10～15g，煎服或入丸、散。

【成分药理】 含生物碱、糖类、甾醇、氨基酸、脂肪酸、微量挥发油、胡萝卜素等。用抗噬菌体法筛选抗癌中药，提示有抗噬菌体作用。在配合放射治疗时，可修复涎腺的损伤，促进口腔黏膜细胞的新生，恢复其分泌功能，从而减少放射治疗不良反应，增加机体免疫功能，提高人体对肿瘤的抵御能力。本品对环磷酰胺所致小白鼠白细胞下降有显著治疗作用。此外，本品尚有降血压、抗菌、降血糖、解热作用。小量玄参有轻微强心作用。

【注意事项】 本品性寒而滞，脾胃虚寒便溏者忌服。

12. 青黛

【性味归经】 味咸，性寒。入肝、肺、胃经。

【功效】 清热解毒，凉血。

【主治应用】

（1）用于多种肿瘤，如胆囊癌、肺癌、鼻咽癌、胰头癌等，特别对白血病有很好的疗效。

（2）用于肿瘤放射治疗、化学治疗后出现的口腔溃疡等，常与石膏、黄连、栀子、金银花等配伍。

（3）用于小儿惊风抽搐，常配伍牛黄、钩藤等。亦可用于肺热咳嗽、气急痰稠等症。

【用量用法】 15～30g，煎服或入丸、散剂。外用适量。

【成分药理】 主要含靛蓝、靛玉红、色胺酮及大量无机盐。本品所含靛蓝对艾氏腹水癌、瓦克癌等 268 种动物实验性肿瘤有抑制作用，能抑制脱氧核糖核酸的合成。青黛提取物靛玉红能提高正常和荷瘤动物的单核-巨噬细胞系统的吞噬功能，可通过提高机体免疫功能而发挥抗癌作用。青黛能缩短粒细胞的成熟时间，从而使骨髓缓解，有利于治疗慢性粒细胞性白血病。此外，青黛醇浸液（0.5g/ml）在体外对炭疽杆菌、肺炎杆菌、志贺痢疾杆菌、金黄色葡萄球菌等均有抑制作用。

【注意事项】 胃寒者慎用。

13. 鱼腥草

【性味归经】　味辛,性微寒。归肺经。

【功效】　清热解毒,利尿排脓。

【主治应用】

(1)用于胆囊癌热毒痈盛型,常与蒲公英、白花蛇舌草、石上柏、龙葵等配伍。

(2)用于肺痈咯血、热毒疮疡、热淋等。

【用量用法】　15~30g,水煎服。外用适量。

【成分药理】　全草含挥发油,油中含抗菌成分鱼腥草素、月桂烯、月桂醛、葵酸。尚含氯化钾、硫酸钾等。用噬菌体法试验,本品有抗噬菌体作用,提示有抑癌作用并能提高机体的免疫能力。本品全草中提得一种熔点为140℃的针状结晶,证明有治疗胃癌的作用。此外,对金黄色葡萄球菌、肺炎球菌、大肠埃希菌、痢疾杆菌等有较强的抑制作用。尚有镇痛、止血作用。

14. 紫草

【性味归经】　味甘,性寒。归心、肺经。

【功效】　清热解毒。

【主治应用】

(1)用于治疗胆囊癌、肺癌、甲状腺癌、胃癌、肝癌、鼻咽癌及白血病。

(2)湿热病发斑疹,疮疡湿疹、水火烫伤等。

【用量用法】　10~30g,水煎服,适量。

【成分药理】　主要含紫草素、乙酰紫草素、去氧紫草素等。据报道,紫草根对绒毛膜上皮癌及恶性葡萄胎有一定疗效。用亚甲蓝试管法初筛,紫草根对急性淋巴细胞型白血病有极轻度抑制作用。紫草素感染 5~10mg/(kg·d),可完全抑制腹水型肉瘤细胞的生长。此外,紫草还有避孕、抗菌、抗感染、退热作用;对心脏有明显的兴奋、强心作用。

【注意事项】　本品有轻泻作用,脾虚便溏者忌服。

15. 蒲公英

【性味归经】　味苦、甘,性寒。归肝、胃经。

【功效】　清热解毒,消痈散结。

【主治应用】

(1)用于胆囊癌、胃癌、食管癌、肝癌等多种肿瘤。

(2)用于各种急性感染、痈肿疮疡、乳腺炎、淋巴结炎等。

(3)用于湿热黄疸、小便淋沥涩痛。

【成分药理】　主要含蒲公英甾醇、蒲公英醇、蒲公英芳素、胆碱、有机酸、葡萄糖等。从蒲公英中提取一种由葡萄糖、甘露聚糖所构成的多糖类物质,含有微量化合物,有明显抗癌作用。蒲公英对白色葡萄球菌、溶血性链球菌有较强的杀菌作用。对肺炎球菌、口喉杆菌、铜绿假单胞菌等亦有一定作用。

【注意事项】　用量过重,可致缓泻。

16. 野葡萄藤

【性味归经】　味甘,性平。

【功效】　清热祛湿,利尿消肿。

【主治应用】

(1)用于胆囊癌、乳腺癌、肝癌、恶性淋巴瘤等。

(2)用于关节肿痛、小便不利、湿热黄疸等。

【用量用法】　30~60g,水煎服。

【成分药理】　含黄酮类、酚类、氨基酸等。药理实验证明对 S_{180} 有抑制作用。

17. 鸦胆子

【性味归经】　味苦,性寒。归大肠、肝经。

【功效】　清热解毒,截疟治痢,腐蚀赘疣。

【主治应用】

(1)用于胆囊癌、贲门癌、肠癌、宫颈癌、皮肤癌等。临床报道,鸦胆子胶囊,每粒含鸦胆子药粉 0.3g,每次 10~15 粒,每日 2 次口服,治疗各种癌症 200 余例,以贲门癌、食管癌效果最好,有减轻症状和使癌肿缩小的作用。

（2）用于皮肤赘、鸡眼等，可取鸦胆子仁捣烂涂敷患处。

【用量用法】 每次 100～150 粒，用胶囊装，吞服，不宜入煎剂，外用适量。

【成分药理】 主要含鸦胆子苷、脂肪油、鸦胆子苦味素、生物碱、酚性成分等。实验表明，鸦胆子油乳剂对艾氏腹水癌细胞 S_1、G_2、G 期细胞具有一定的损伤或抑制作用。体外试验表明，鸦胆子甲醇提取物，对艾氏腹水癌、W_{256} 肉瘤和 P_{-388} 淋巴细胞性白血病有显著抑制作用。对小鼠的实验性乳头状瘤，用鸦胆子仁或水剂能使瘤组织细胞性退行性变或坏死，作用于正常皮肤组织与癌组织时，也具有类似作用。此外，本品具有抗疟、驱肠虫、抗阿米巴等作用。

【注意事项】 口服有轻微的肠道刺激症状，急性中毒表现为中枢神经抑制，故需严格掌握剂量。脾胃虚弱、呕吐者忌用。

（二）软坚散结药与胆囊癌治疗

肿瘤质硬如石的称坚，质软的称结，使硬块消散的治法称为软坚散结法。《黄帝内经》中早已指出"坚者削之……结者散之""客有除之"。所以对肿瘤的治疗，多用软坚散结法。

根据中医药理论及临床经验，一般认为味咸的中药能软化坚块，常用的药物有硇砂、硼砂、牡蛎、鳖甲、龟甲、土鳖虫、瓦楞子、海藻、昆布、海螵蛸、浮海石、青黛、地龙、五倍子、夏枯草、山慈菇、猫爪草、穿山甲、鸡内金等。至于散结则常通过治疗产生聚结的原因而达到散的目的，常用消痰散结法。治疗痰结，如瓜蒌、浮海石、土贝母、浙贝母、川贝母、芥子、半夏、天南星、薏苡仁、皂角刺、山慈菇、黄药子、茯苓、天竺黄、杏仁等；理气散结法治疗气结如八月札、木香、乌药、沉香、降香、丁香、陈皮、青皮、砂仁、香附等；温化散结法治疗寒结，如干姜、高良姜、吴萸、薤白、艾叶、荔枝核、小茴香、花椒、棉花根、石南叶等；此外还有如解毒散结法治疗毒结，清热散结法治疗热结，化瘀散结法治疗血结，消导散结法

治疗食结等。

常用的软坚散结药有以下几种。

1. 夏枯草

【性味归经】 味苦、辛，性寒。归肝、胆经。

【功效】 清肝火，散郁结。

【主治应用】

（1）用于治疗胆囊癌、乳腺癌、肺癌、淋巴肉瘤、肝癌等。常与牡蛎、海藻、川贝母等同用。

（2）用于痰火郁结而致瘰疬瘿瘤，常与玄参、牡蛎、昆布等配伍。

（3）用于肝火上炎、目赤肿痛、目珠疼痛等症，常配石决明、黄芩、菊花、蝉蜕等。

【用量用法】 15～30g，水煎服。

【成分药理】 含三萜皂苷、齐墩果酸、熊果酸、芸香苷、金丝桃苷、鞣质、挥发油、生物碱等。动物实验证明，对小鼠 S_{180}、小鼠子宫颈癌 14 有抑制作用，煎剂有抑制作用，煎剂能抑制 S_{180} 及艾氏腹水癌的生长。

2. 山慈菇

【别名】 毛慈菇。

【性味归经】 味辛，性寒，有小毒。归肝、胃经。

【功效】 清热解毒，消肿，化痰散结。

【主治应用】

（1）用于治疗胆囊癌、霍奇金病、皮肤癌、食管癌、胃癌、肺癌、白血病等多种肿瘤，尤长于治疗乳腺癌。

（2）用于痈疽肿毒、瘰疬结核。

【用量用法】 10～15g，水煎服。

【成分药理】 含秋水仙碱等多种生物碱。秋水仙碱及其衍生物秋水仙酰胺，对多种动物移植性肿瘤均有抑制作用。秋水仙酰胺抗肿瘤作用较为明显，如对 S_{180}、S_{37} 及肝癌的抑制率约为 70%，对瓦克癌 S_{256} 抑制率约为 60%。其抗肿瘤机制在于该药可抑制微管蛋白，阻滞有丝分裂，使细胞分裂停止于中期。

3. 海藻

【性味归经】 味苦、咸，性寒。归肝、胃、肾经。

【功效】 消痰软坚，利水。

【主治应用】

（1）用于胆囊癌、晚期乳腺癌、宫颈癌、直肠癌等多种肿瘤。

（2）用于瘿瘤、瘰疬等症。治瘿瘤，常与昆布、川贝母、青皮等配伍，如海藻玉壶汤；治瘰疬，常与夏枯草、连翘、玄参等同用，如内消瘰疬丸。

【用量用法】 15～30g，水煎服。

【成分药理】 含海藻胶酸、蛋白质、马尾藻多糖、甘露醇、碘、钾等。日本北里大学教授山本一郎发现海藻中多糖类对大肠癌有明显抑制作用。亦有人实验证明海蒿子粗提取物，对子宫颈 V_{14}、S_{180} 及淋巴 1 号腹水癌有一定抑制作用。

4. 昆布

【性味归经】 味咸，性寒。归肝、胃、肾经。

【功效】 消痰软坚，利水。

【主治应用】

（1）用于各种肿瘤，如胆囊癌、食管癌、肺癌、恶性淋巴瘤等。

（2）用于瘿瘤、瘰疬等症。

【用量用法】 10～30g，入煎剂。

【成分药理】 富含多糖成分藻胶酸和昆布素、甘露醇、无机盐等。各种昆布的热水提取物对皮下植 S_{180} 的小鼠，狭叶昆布的抑瘤率为 94.8%，长叶尾昆布为 92.3%，海带为 13.6%。长叶昆布对同种同系的淋巴细胞白血病 1210 的小鼠有延长生命的效果。日本山本一郎教授研究发现海产的昆布和其他藻类有抑癌作用，特别对大肠癌有效。药理实验证实，昆布中所含的藻胶酸能与小鼠体内的放射性锶、镉结合，成为不溶解的化合物。在锶未被肠壁吸收以前，服用藻胶酸有预防白血病的作用。小鼠口服海藻、昆布、全蝎、蜈蚣等复方煎剂，对艾氏腹水癌有抑制作用。

5. 牡蛎

【性味归经】 味咸，性微寒。归肝、肾经。

【功效】 平肝潜阳，软坚散结，收敛固涩。

【主治应用】

（1）用于胆囊癌、肺癌、食管癌、乳腺癌、肝癌等多种实体癌瘤。亦用于治疗晚期肺癌胸腔积液者，剂量宜大，可为 30～60g。

（2）用于治疗痰火郁结之瘰疬痰核，常与浙贝母、玄参配伍，即消瘰丸。

（3）用于阴虚阳亢、头晕目眩、烦躁不安、耳鸣等，常与龙骨、龟甲、白芍等配伍。

（4）用于遗精、带下、虚汗等症。

【用量用法】 15～30g，生用或煅用，生用宜先煎。

【成分药理】 含碳酸钙、磷酸钙、硫酸钙以及镁、铝、硅、氧化铁等。本品磨碎后的水提取物，对小鼠 S_{180}、克雷布斯-2 有抑制作用。药敏试验证明，牡蛎对肿瘤细胞有抑制作用。

6. 僵蚕

【别名】 白僵蚕、天虫。

【性味归经】 味咸、辛，性平。归肝、肺经。

【功效】 息风止痉，化痰散结，祛风镇痛。

【主治应用】

（1）用于治疗胆囊癌、乳腺癌、喉癌、恶性淋巴瘤、膀胱癌等。

（2）用于瘰疬痰核、疔肿丹毒等症，常与浙贝母、夏枯草等同用。

（3）用于抽搐惊痫、头痛目赤、咽喉肿痛等症。

【用量用法】 10～15g，水煎服或入丸、散剂。

【成分药理】 含蛋白质、脂肪等。僵蚕能抑制小白鼠 S_{180}。

7. 半夏

【性味归经】 味辛,性温,有毒。归脾、胃、肺经。

【功效】 燥湿化痰,降逆止呕,消痞散结。

【主治应用】

(1)治疗胆囊癌、胃癌、舌癌、鼻咽癌、上颌窦癌等。

(2)用于治疗咳嗽痰多、恶心呕吐、胸脘痞闷、瘿瘤痰核、瘰疬等。

【用量用法】 5～10g,水煎服。外用生品适量,研末调敷。

【成分药理】 含挥发油、少量脂肪、淀粉、烟碱、黏液质、β-谷甾醇、胆碱、谷氨酸、精氨酸、生物碱等。掌叶半夏的稀醇或水浸出液,对动物实验性肿瘤(S$_{180}$、HCA 和 V$_{14}$)和 Hela 细胞都具有明显的抑制作用。

【注意事项】 反草乌。凡血证、阴虚燥咳、津伤口渴者忌用。

8. 天南星

【性味归经】 味苦、辛,性温,有毒。归肺、肝、脾经。

【功效】 燥湿化痰,消肿散结,祛风止痉。

【主治应用】

(1)用于治疗消化道肿瘤、神经系统肿瘤、宫颈癌、软组织肉瘤、骨瘤等。

(2)用于顽痰咳嗽、胸膈胀闷、风痰眩晕、中风痰壅、口眼㖞斜等证。

(3)外用治疗痈疽疮肿、痰核等症。

【用量用法】 制南星 5～10g,天南星多入丸散用,每次量 0.3～1g,外用适量。

【成分药理】 含三萜皂苷、安息香酸、淀粉、D-甘露醇、氨基酸等。本品所含 D-甘露醇可能为抗癌的有效成分。鲜天南星水提取液对 Hela 细胞有抑制作用。对小鼠实验性肿瘤包括肉瘤 S$_{180}$、HCA(肝癌)实体型 V$_{14}$(为鳞状上皮型子宫颈癌移植于小鼠者),每天肌内注射水提取液 0.1ml,有明显的抑瘤作用。

【注意事项】 阴虚燥痰者及孕妇忌服。本品有毒,生用内服宜久煎,应严格掌握剂量。

9. 瓜蒌

【性味归经】 味甘,性寒。归肺、胃、大肠经。

【功效】 清肺化痰,利气宽胸,散结,滑肠。

【主治应用】

(1)用于胆囊癌、肺癌、食管癌、胃癌、胰腺癌、淋巴肉瘤等。

(2)用于肺热咳嗽、痰稠难咳、胸痹、结胸、肠燥便秘等症。

【用量用法】 15～30g,水煎服。

【成分药理】 果实含三萜皂苷、有机酸及其盐类、树脂、糖、色素及脂肪油等。瓜蒌果实在体外有杀死腹水癌细胞的作用。初步动物实验证实,有抗癌作用,在体内对肉瘤作用比腹水癌的作用好。

10. 芥子

【性味归经】 味辛,性温。归肺经。

【功效】 温肺祛痰,利气散结,通络镇痛。

【主治应用】

(1)用于治疗胆囊癌、甲状腺癌、恶性淋巴瘤、体表原发或转移肿瘤、肺癌等多种肿瘤。

(2)用于寒痰壅滞、咳嗽气喘、胸胁胀满疼痛、肢体关节麻木疼痛、阴疽肿毒等症。

【用量用法】 5～15g,水煎服。

【成分药理】 含芥子苷、芥子碱、芥子酶、脂肪、蛋白质及黏液质等。对乳腺癌有一定作用。

11. 浙贝母

【性味归经】 味苦,性凉。归肺、脾经。

【功效】 散结解毒,消痈肿。

【主治应用】

(1)用于治疗胆囊癌、鼻咽癌、胃癌、大肠癌及颈淋巴结转移等。《纲目拾遗》用"阳和汤加浙贝母15g治乳岩"。

（2）用于乳痈初起、瘰疬痰核、疮疡肿毒等症。

【用量用法】 10～3g，水煎服或入丸、散。外用时，研末调敷或熬膏摊贴。

【成分药理】 含麦芽糖、蔗糖等。体外筛选对肿瘤有抑制作用。动物实验证明浙贝母结晶 D 对小鼠 S_{180}、艾氏腹水癌和肝癌有一定的抑制作用。

12. 阿魏

【性味归经】 味苦、辛，性温。归肝、脾、胃经。

【功效】 消积，杀虫。

【主治应用】

（1）用于治疗胆囊癌、胃癌、肝癌、血管瘤、子宫癌等。

（2）用于虫积腹痛、心腹冷痛、疟疾、痢疾等。

【用量用法】 内服，入丸、散剂 0.9～1.5g。外用时，熬制药膏或研末入膏药内贴。

【成分药理】 含挥发油、树脂及树胶等。体外实验证明，阿魏对癌细胞增殖抑制率达 90.9% 以上。

【注意事项】 脾胃虚弱者及孕妇忌服。

（三）理气解郁药与胆囊癌治疗

中医学认为，肿瘤的发生与气机运行失调关系极为密切。《医宗金鉴》曰："乳癌由肝脾两伤，气郁凝结而成。"《丹溪心法》亦云："厥阴之气不行，故窍不得通而不得出，以生乳。"气机不畅则津液、血运行代谢障碍，积而成块以生肿瘤。气滞是肿瘤最基本的病理变化之一，因此，理气药在肿瘤治疗中十分重要。

现代药理研究证明，理气药既能治癌，又能改善由癌细胞影响机体造成的多种紊乱状态。如乌药对小白鼠肉瘤 180 株抑瘤率为 44.8%。日本人对抗癌药有强耐药性的宫颈癌患者 JTC-26 细胞株筛选 800 种中药，发现

抑瘤率达 90% 以上的有八角茴香、枳实、沉香、厚朴、木香、丁香等。目前临床常用的理气药有八月札、橘叶、陈皮、枳壳、香附、郁金、川楝子、大腹皮、佛手、枸杞子、青皮、玫瑰花、九香虫、梅花、厚朴、旋覆花等。

在临床应用中，往往根据病情的兼夹不同予以适当的配伍。如气滞兼血瘀，在使用理气药时，应配合丹参、赤芍、桃仁、红花、三棱、莪术等活血化瘀药一起应用；气滞兼痰凝应配伍半夏、天南星、昆布、海藻、浙贝母等化痰软坚药；气滞兼湿阻，则配伍苍术、白术、薏苡仁、猪苓、茯苓等化湿利湿药；气虚兼气滞，应与黄芪、党参、甘草、扁豆等药合用。诚然，理气药大多辛香而燥，重用、久用或运用不当，会有化燥伤津助火等弊病。但只要配伍运用得当，即可防止上述不良反应的发生。

常用的理气解郁药有以下几种。

1. 青皮

【性味归经】 味苦、辛，性温。归肝、胆、胃经。

【功效】 疏肝破气，散结消滞。

【主治应用】

（1）用于治疗消化道恶性肿瘤、淋巴瘤等多种肿瘤。通常与他药配伍应用。

（2）用于肝气郁滞所致胁肋胀痛、乳房胀痛、疝气等症。亦用于食积不化。

【用量用法】 3～10g，水煎服。

【成分药理】 各种青皮均含挥发油、黄酮苷等。体外试验对肿瘤细胞有抑制作用。

【注意事项】 气虚者慎用。

2. 陈皮

【性味归经】 味苦、辛，性温。归脾、肺经。

【功效】 理气调中，燥湿化痰。

【主治应用】

（1）用于消化道肿瘤、肺癌等恶性肿瘤。

（2）用于脾胃气滞或湿浊中阻所致脘腹闷胀、恶心呕吐等症。

【用量用法】 10～15g，水煎服。

【成分药理】 含挥发油、黄酮苷、胡萝卜素等。抗噬菌体筛选法提示有抗噬菌体作用。挥发油对消化道有缓和刺激作用,有利于胃肠积气的排出,能促进胃液分泌,有助于消化。

3. 香附

【性味归经】 味辛、微苦、微甘,性平。归肝、三焦经。

【功效】 疏肝理气,调经镇痛。

【主治应用】

(1)用于胆囊癌、肝癌、乳腺癌、宫颈癌等多种恶性肿瘤,患者临床见"气滞"征象者。

(2)用于肝气郁滞胁肋作痛、脘腹胀痛、月经不调、乳房胀痛等症。

【用量用法】 10～15g,水煎服。

【成分药理】 含挥发油,油中主要成分为 2-β-香附醇、香附罗酮等。尚含绿叶酮、少量单萜类化合物、柠檬烯等。用抗噬菌体筛选抗癌药,提示有抗噬菌体作用。本药可以调整病变内脏功能,改善病变部位血液循环,有抑制病理性细胞增生的作用,可使肿块逐渐缩小。

4. 乌药

【别名】 台乌药。

【性味归经】 味辛,性温。归肺、脾、肾、膀胱经。

【功效】 行气镇痛,温肾散寒。

【主治应用】

(1)用于胆囊癌、大肠癌、膀胱癌等多种肿瘤。

(2)用于寒疝腹痛、胸腹胀满、膀胱虚寒、小便频数等症。

【用量用法】 10～15g,入煎剂。

【成分药理】 含钓樟醇、倍半帖成分、钓樟环氧内酯、钓樟内酯、钓樟烯、乌药酸、钓樟臭等。有抗胃癌、肠癌、膀胱癌作用。动物实验表明,乌药对小鼠 S_{180} 抑制率为 44.8%。

5. 川楝子

【别名】 金铃子。

【性味归经】 味苦,性寒,有小毒。归肝、胃、小肠、膀胱经。

【功效】 行气镇痛,杀虫,疗癣。

【主治应用】

(1)用于治疗胆囊癌、肝癌、胰腺癌等多种肿瘤。

(2)用于肝气郁滞或肝胃不和致胁肋作痛、脘腹疼痛、疝气痛、虫积腹痛等。

【用量用法】 5～15g,外用适量。

【成分药理】 含川楝素、生物碱、山奈醇、树脂及鞣质。体外筛选对肿瘤细胞有抑制作用。

6. 木香

【性味归经】 味辛、苦,性温。归脾、胃、大肠、胆经。

【功效】 行气,调中,镇痛。

【主治应用】

(1)用于治疗消化道肿瘤、乳腺癌、淋巴瘤、骨癌、白血病等多种肿瘤。

(2)用于脘腹气滞胀痛之症,常与枳壳、川楝子、延胡索等配伍应用。亦用于食积泻痢,脾虚不运,脘腹胀满,呕吐腹泻之症。

【用量用法】 3～10g,水煎服。生用专行气滞,煨熟用以止泻。

【成分药理】 木香根含挥发油,主要成分为单紫杉烯、木香酸、木香醇等。尚含豆甾醇、白桦脂醇、树脂、木香碱等。体外试验有抑制肿瘤细胞的作用。广木香内酯对人体鼻咽癌细胞有细胞毒作用。

7. 厚朴

【性味归经】 味苦、辛,性温。归脾、胃、肺、大肠经。

【功效】 温中行气,消积平喘。

【主治应用】

(1)用于消化道肿瘤,症见脘腹胀满者。本品可消胀除满,临床可与枳壳、白术、茯苓等同用。亦可用于其他肿瘤,如皮肤癌、淋巴癌等。

(2)用于湿阻、食积、气滞而致脾胃不和、脘腹胀满、积滞便秘等。亦用于咳嗽气喘痰多者。

【用量用法】　5～15g,水煎服。

【成分药理】　含厚朴酚、四氢厚朴酚、异厚朴酚、朴酚、木兰箭毒碱、挥发油等。体外筛选对肿瘤细胞有抑制作用,其抑制率在70%～90%。厚朴酚及其羟甲基衍生物对小鼠二期皮肤瘤实验有明显抑制作用。

8. 枳壳

【性味归经】　味苦、辛,性微寒。归脾、胃、大肠经。

【功效】　破气消积,化痰除痞,行气宽中。

【主治应用】

(1)多用于消化道肿瘤,症见胸腹痞满、嗳气、疼痛者,常与青皮、木香等配合应用。亦用于肺癌、恶性脂肪肉瘤等。

(2)用于食积停滞、腹痛腹泻、泻痢后重、脱肛、胃下垂等证。

【用量用法】　3～10g,水煎服。

【成分药理】　含挥发油及黄酮类成分。体外筛选对肿瘤细胞有抑制作用。

9. 刀豆　为豆科一年生草本植物刀豆［Canaratia gladiata(acp.)DC］的种子。主产于江苏、安徽、湖北及四川等地。

【性味归经】　味甘,性湿。归胃、肾经。

【功效】　降气止呃。

【主治应用】

(1)用于消化道肿瘤中、晚期而出现呕吐呃逆者,常配伍丁香、柿蒂、佛手等药。临床上,通常以大剂量刀豆(一般 30g 左右为佳),用于晚期肿瘤脾胃虚寒、嗳气呃逆等证,收效良好。用于胃癌湿阻中焦证,可配伍八月札、白术、木香、佛手等。

(2)用于虚寒呃逆、呕吐、肾虚腰痛等症。

【用量用法】　10～15g,水煎服。

【成分药理】　含尿素酶、血凝集素、刀豆氨酸、淀粉、蛋白质、脂肪等,洋刀豆血凝集素是植物凝血素(PHA)的一种,具有抗肿瘤作用,可使淋巴细胞转化成淋巴母细胞并对肿瘤有抑制作用。洋刀豆血凝集素经胰蛋白醇处理,还能使肿瘤细胞变形后的小鼠成纤维细胞重新恢复到正常细胞的生长状态。在体外试验中,以 125μg 的洋刀豆血球凝集素与 YAC 细胞(一种由 Moloney 病毒引起的腹水型淋巴瘤细胞)共孵 24h,可使 95% 的细胞溶解。在体内试验中给成年小鼠腹腔注射 YCT 细胞后 1h、2d、5d,再腹腔注射洋刀豆血球凝集素,可分别抑制肿瘤达 70%、50%、20%。

10. 花椒

【别名】　川椒。

【性味归经】　味辛,性热,有小毒。归脾、胃、肾经。

【功效】　温中镇痛,杀虫止痒。

【主治应用】

(1)用于消化道肿瘤。临床报道,以蛇床子 30g,龙葵 30g,五倍子 15g,败酱草 30g,苦参 20g,蒲公英 30g,花椒 15g,白鲜皮 30g 组方治疗胆囊癌、乳腺癌、宫颈癌等。

(2)用于镇痛。取花椒果皮制成 50% 的注射液,痛时肌内注射或穴位注射,每次 2ml 用于治疗癌性疼痛。

【用量用法】　2～5g,入煎剂或丸、散剂。外用研末调敷或煎水浸洗。

【成分药理】　含挥发油,油中主要成分为牻牛儿醇、柠檬烯、枯醇等。尚含有不饱和有机酸、甾醇等。对小鼠肉瘤 S_{180} 抑制率达 80%,对致癌性小梗囊肠菌素抑制率为 100%,对黄曲霉素的抑制率为 81%。

(四)活血化瘀药与胆囊癌治疗

瘀血的治疗原则是活血化瘀,通过活血化瘀、疏通血脉、破瘀散结、祛瘀生新等治疗,能达到活瘀镇痛、利湿消肿、恢复正常气血的运行。活血化瘀法不但能消瘤散结治疗肿瘤,而且对由瘀血引起的发热、瘀血阻络引起的出血、血瘀经络所致的疼痛等症,分别结合清热活血、活血止血、化瘀镇痛等法治疗,能收到一定效果。值得提出的是,肿瘤患者由于长期受癌肿的侵蚀,机体功能下降,临床上以气虚血瘀为表现的并不少见,给予益气固本、活血化瘀相结合的治疗法则,可促进患者机体功能恢复,提高机体免疫力,增强消癌散结能力,常取得满意疗效。

目前,经药理学研究证实,多种活血化瘀药物均具有抗肿瘤作用,如川芎、当归、丹参、莪术、三七、大黄、斑蝥、郁金、桃仁、红花、赤芍、延胡索、乳香、没药、栀子、水蛭、虻虫、全蝎、土鳖虫、三棱、鸡血藤、茜草、苏木、牡丹皮、泽兰,并可调节机体的免疫功能。另外,当归、赤芍、莪术、丹参、大黄、牡丹皮、蒲黄等,能促进单核-吞噬细胞系统功能,由于巨噬细胞吞噬活动对肿瘤细胞的生长扩散能起遏止作用,从而发挥其活血化瘀药物的抗肿瘤能力。此外,丹参、降香尚有一定程度的诱生干扰素作用而抗癌。当归、鸡血藤、莪术、茜草、川芎等并具有升高外周血液白细胞的作用。

常用的活血化瘀药有以下几种。

1. 三棱

【别名】 荆三棱、京三棱。

【性味归经】 味苦,性平。归肝、脾经。

【功效】 破血祛瘀,行气镇痛。

【主治应用】

(1)用于气滞血瘀而致经闭腹痛、症瘕积聚、心腹疼痛等症,本品常与莪术同用。

(2)用于胆囊癌、胃癌、卵巢癌、淋巴肉瘤等。

【用量用法】 10~15g,水煎服。

【成分药理】 三棱含挥发油、淀粉等。药理实验证明对癌细胞有抑制作用。如三棱莪术注射液30%,对小鼠S_{180}有显著抑制作用。

2. 莪术

【性味归经】 味辛、苦,性温。归肝、脾经。

【功效】 破血祛瘀,行气镇痛。

【主治应用】

(1)用于治疗胆囊癌、肝癌、卵巢癌、肠癌等。

(2)用于气滞血瘀而致经闭腹痛、症瘕积聚、心腹疼痛、宿食不消等。

【用量用法】 6~10g,水煎服。

【成分药理】 根茎含挥发油1%~1.5%,油中主要成分为倍半萜烯类。从根茎分得的倍半萜有蓬莪术环氧酮、蓬莪术酮、蓬莪术环二烯,去氢姜黄乙酮。抗肿瘤实验证明,100%温莪术注射液给实验性患肉瘤的小鼠腹腔注射0.3ml,有较好疗效,抑制率平均达52%以上。莪术醇对小白鼠S_{37}、V_{14}、艾氏腹水癌有抑制作用。用适当浓度莪术油(乳)注射液处理的艾氏腹水癌瘤苗L_{615}进行主动免疫后,可使小鼠获得明显的免疫保护效应,并具有一定的特异性。

3. 乳香

【性味归经】 味辛、苦,性温。入心、肝、脾经。

【功效】 活血镇痛,消肿生肌。

【主治应用】

(1)用于各种实体瘤及良性肿瘤。在古方中治疗乳癌、乳痈、瘰疬恶疮等症的"犀黄丸""醒消丸"等均为主要成分之一。

(2)用于癌性疼痛,常与没药相须为用。

(3)用于癌疽肿痛及肠痈等。

【用量用法】 3~10g,入煎剂或丸、散剂。外用研末调敷。

【成分药理】 本品含树脂、树胶、挥发油。树脂含2B-乳香脂胶、结合乳香脂酸、乳香树脂烃。树脂含阿糖酸的钙盐和镁盐、西黄花胶黏素,挥发油含蒎烯、消旋一柠檬烯等,体外试验对肿瘤细胞有抑制作用,其抑制率在70%左右,对于各种肿瘤晚期转移后引起的疼痛有很好的效果。

4. 泽兰

【性味归经】 味苦、辛,性微温。归肝、脾经。

【功效】 活血祛瘀,行水消肿。

【主治应用】

(1)用于胆囊癌、胃癌、卵巢癌、宫颈癌、鼻咽癌等多种肿瘤。本品走血,为治疗妇科肿瘤的主要药物。

(2)用于癌性胸腹水,常与大腹皮、赤小豆、防风等配伍应用。

(3)用于血滞经闭、经行腹痛、月经不调,产生瘀滞腹痛者。也可用于产后小便不利、产后水肿等症及跌打伤痛、胸胁疼痛等。

【用量用法】 10～15g,水煎服。

【成分药理】 本品含挥发油、葡萄糖苷、鞣质、树脂等。药理实验证明对人鼻咽癌细胞(KB)及 W_{256} 有抑制作用。

5.丹参

【别名】 紫丹参。

【性味归经】 味苦,性微寒。归心、心包、肝经。

【功效】 活血化瘀,凉血消痈,养血安神。

【主治应用】

(1)用于消化道肿瘤、恶性淋巴瘤、脑瘤等。临床证属气滞血瘀者。

(2)用于癌性疼痛。临床报道,大剂量丹参注射液 20～40ml 加 10% 葡萄糖注射液 500ml 静脉滴注,每日 1 次,15d 为 1 个疗程,治疗晚期癌性疼痛患者 15 例,疼痛缓解率达 93.3%。

(3)用于月经不调、血滞经闭、心腹疼痛及疮痈肿毒等证。

【用量用法】 10～15g,水煎服。

【成分药理】 含丹参酮、丹参酮Ⅱβ、丹参酮Ⅲ、丹参酸、丹参新酮等。曾有报道,丹参可以延长 EmlTeh 腹水癌小鼠的存活时间,应用艾氏腹水癌、肝癌、S_{180} 和白血病 L_{615} 进行的动物实验表明,丹参对喜树碱的抗癌活性有增效作用。用琼脂平板法证实丹参对小鼠艾氏腹水癌有抗肿瘤效应。用 Ludk 掺入法证明丹参对 S_{180} 细胞具有细胞毒性作用。从丹参分离出来的活性成分紫丹参甲

素,对小鼠 lewis 肺癌、黑色素瘤 1316 和 S_{180} 有不同程度的抑制作用。

但亦有实验发现丹参会促进癌转移,并对此问题存在争议。故临床用药时亦应加以注意。丹参能促进组织的修复与再生,抑制过度增生的成纤维细胞和肿瘤的生长。

【注意事项】 反藜芦。无瘀血者慎服。

6.赤芍

【性味归经】 味苦,性微寒。归肝经。

【功效】 清热凉血,活血散瘀,镇痛。

【主治应用】

(1)用于胆囊癌、皮肤癌、乳腺癌、骨肉瘤、结肠癌、直肠癌等,尤为胆囊癌的常用药。

(2)用于湿热病热在血分,身热,发斑疹,血热吐衄等症。本品清血分郁热,常与牡丹皮、生地黄等配伍应用,如常见方"犀角地黄汤"。

(3)用于血淋及热淋、小便不利,可配大蓟、小蓟、白茅根等应用。亦可用于跌打损伤、瘀滞肿痛诸症,配以乳香、桃仁、没药等及血滞经闭、目赤肿痛等症。

【用量用法】 3～12g,水煎服或入丸、散。

【成分药理】 根含芍药苷,芍药根含挥发油、脂肪油、树脂、鞣质等。药理实验证实,赤芍的正丁醇提取物赤芍 D 有直接抗癌作用,并能促进吞噬细胞的吞噬功能和提高癌细胞内 cAMP 水平,赤芍合成某些抗癌药物,也可增加其对一些实验肿瘤的抑制效果。

【注意事项】 虚寒性经闭、血虚无痛者忌用。反藜芦。

7.郁金

【别名】 玉金。

【性味归经】 味辛、苦,性寒。归心、肝、胆经。

【功效】 活血镇痛,清心凉血,行气解郁,利胆退黄。

【主治应用】

(1)用于胆囊癌、肝癌、胃癌、胰腺癌等病,

临床报道将仙鹤草、枳壳、郁金、净火硝、白矾、五灵脂、马钱子、干漆按照 6∶6∶6∶6∶6∶5∶4∶2 的比例,制成重 0.48g 的片剂,每次服 4～8 片,每日 3 次,连服 3 个月为 1 个疗程。陕西中医研究院用该药治疗肺癌、肝癌、胃癌、骨肿瘤等共 180 例,总有效率达 64.5％,其中 22 例肺癌患者中有 6 人生存 15 年以上。

(2)用于肝郁气滞、瘀血内阻而致胸腹胁肋胀痛、症瘕痞块以及痰蒙心窍、癫痫或癫狂。亦用于热盛吐血、衄血等兼有瘀滞者。

【用量用法】 6～12g,水煎服。

【成分药理】 块根含挥发油,油中主要含姜黄烯,倍半萜醇。药理试验证明其对癌细胞有抑制作用。郁金对人宫颈癌 Jrc-26 细胞的抑制率为 50％～70％。

8. 五灵脂

【性味归经】 味苦、甘,性温。归肝经。

【功效】 活血镇痛,化瘀止血。

【主治应用】

(1)用于胆囊癌、肝癌、胰腺癌、妇科肿瘤等患者有血瘀症及疼痛者,常与蒲黄、延胡索、乳香、没药等配伍应用。

(2)用于心腹血气诸痛、妇女崩漏、跌打损伤等。亦用于解蛇虫之毒,如蛇、蝎、蜈蚣咬伤等,可配雄黄(比例 2∶1),共研细末,花椒油调涂患处。

【用量用法】 5～10g,水煎服或入丸、散剂,外用适量。

【成分药理】 含维生素 A 类物质及树脂、尿素、尿酸等。动物实验证明,维生素 A 有预防上皮细胞癌的功效,具有将癌细胞已分化的细胞恢复为正常细胞的作用,并有能减少癌症复发的作用。

【注意事项】 孕妇慎用,"十九畏"认为人参畏五灵脂。

9. 土鳖虫

【别名】 土元。

【性味归经】 味咸,性寒,有小毒。归肝经。

【功效】 破血逐瘀,通经镇痛,续筋接骨。

【主治应用】

(1)用于治疗胆囊癌、骨肉瘤、肝癌、白血病、胃癌、乳腺癌、甲状腺癌等多种肿瘤。

(2)用于产后瘀阻、症瘕以及骨折损伤、瘀滞疼痛、腰部损伤等。

【用量用法】 3～10g,入煎剂或丸、散剂。

【成分药理】 含 17 种氨基酸、挥发油、多种脂肪醛和芳香醛等。土鳖虫提取物可抑制肝、胃癌细胞的呼吸,并能抑制白血病患者白细胞的增殖。

10. 桃仁

【性味归经】 味苦,性平。归心、肝、肺、大肠经。

【功效】 活血祛瘀,润肠通便。

【主治应用】

(1)用于多种肿瘤患者有血瘀症者。与他药配伍,特别适合用于脑瘤、骨瘤、鼻咽癌的治疗。

(2)用于痛经、血滞经闭、产后腹痛以及肺痈、肠痈、跌打损伤、肠燥便秘等。

【用量用法】 5～10g,入煎剂或丸、散剂。

【成分药理】 含苦杏仁苷、挥发油、脂肪油等。苦杏仁对改善肿瘤病的贫血及缓解肿瘤患者的疼痛有作用。体外试验,对肿瘤细胞有抑制作用。

11. 红花

【性味归经】 味辛,性温。归心、肝经。

【功效】 活血祛瘀,通经。

【主治应用】

(1)用于胆囊癌、白血病、骨癌、卵巢癌等患者具有血瘀表现者。临床报道,本品与川芎制成川红注射液,配合放射线治疗鼻咽癌;与其他活血药配伍,配合化疗药物治疗食管癌有增效作用。

(2)用于痛经、血滞经闭、产后恶露不行、瘀血作痛、癥瘕积聚等,常与桃仁、当归、赤芍等配伍应用。

本品活血祛瘀之功甚佳。一般认为,少用则养血活血,多用则散瘀。因具有活血镇痛的功效,近来亦用于肿瘤患者因肿瘤压迫或转移引起的疼痛,有一定的镇痛效果。

【用量用法】 3~10g,水煎服。

【成分药理】 含红花黄色素、红花苷、脂肪油等。红花浸剂可促进家兔产生干扰素诱导剂,因而有抑制肿瘤作用。体外试验,红花具有抗癌作用,其对肿瘤细胞的抑制率可达95%以上。

12. 急性子

【别名】 凤仙花子。

【性味归经】 味微苦,性温,有小毒。入肝、脾经。

【功效】 破血行瘀,散结消肿。

【主治应用】

(1)用于治疗胆囊癌、贲门癌、胃癌。

(2)用于鱼骨鲠喉、外疡坚肿、妇女经闭等症。

【用量用法】 6~10g,水煎服。

【成分药理】 含凤仙甾醇、帕灵锐酸、皂苷、脂肪油、多糖、蛋白质、氨基酸等。体外试验证明,其对胃淋巴瘤细胞敏感,有抗消化道癌的作用。

【注意事项】 内无癥积者及孕妇忌用,晚期癌肿体质虚弱者慎用。

13. 姜黄

【性味归经】 味辛、苦,性温。归肝、脾经。

【功效】 破血行气,通经镇痛。

【主治应用】

(1)用于治疗胆囊癌、直肠癌、原发性肝癌等多种肿瘤。

(2)用于治疗癌性疼痛。临床报道,大黄、黄柏、姜黄、芒硝、芙蓉叶各50g,冰片、天南星、乳香、没药各20g,雄黄30g,天花粉100g,上药共研细末备用。治疗时以饴粉调成厚糊状,摊于体表,厚3~5mm,周径略大于肿块。外敷肿块相应体表,治疗胆囊癌疼痛有效。

(3)用于风湿疼痛,常配羌活、川桐皮、当归、赤芍等。亦用于痈疡疮疖初起,红肿热痛者,可配大黄、白芷、天花粉等,研末外用。

【用量用法】 5~10g,水煎。外用适量,以麻油或菜油调匀成膏、外敷。

【成分药理】 含挥发油、姜黄素、葡萄糖、脂肪油等。药理实验证明,对小白鼠 S_{180} 有抑制作用。姜黄煎剂有镇痛作用。

【注意事项】 有虚寒性疼痛的癌症患者慎用。

14. 延胡索

【别名】 延胡,元胡索,玄胡索。

【性味归经】 味辛、苦,性温。归心、肝、脾经。

【功效】 活血,行气,镇痛。

【主治应用】

(1)用于治疗胆囊癌、肝癌、胰头癌、甲状腺癌等多种肿瘤。

(2)用于癌性疼痛,常与全蝎、川楝子等配伍应用。

(3)用于气滞血瘀所致的心腹及肢体疼痛,本品为活血行气镇痛之药。《本草纲目》曰:"专治一身上下诸痛,使用之中的,妙不可言。"

【用量用法】 5~10g,水煎服。1.5~3g研粉,吞服。醋调可加强镇痛的功效。

【成分药理】 含十多种生物碱,其中较重要的有延胡索乙素、延胡索丑素和甲素。醋炒可使其中生物碱溶度大大提高,酒炒则可使其中部分生物碱破坏散失。人体实验有抑制肿瘤细胞的作用。还有明显的镇痛作用,粉剂镇痛效果约为阿片的1/100,各种剂型中以醇制浸膏及醋制浸膏作用最强,毒性则以醋制剂最强。

【注意事项】 孕妇忌服。

15. 自然铜

【性味归经】 味辛,性平。归肝经。

【功效】 散瘀镇痛,接骨续筋。

【主治应用】

(1)用于胆囊癌、胃癌、肝癌等。临床报道,以桃仁 10g,乳香、没药、花芎、花椒、当归、赤芍各 5g,自然铜(火烧醋淬 7 次)7.5g,上为细末,用蜂蜡 69g,火化开,入药末,不住手搅,为丸如弹子大。每次服 1 丸,以开水或陈酒药化开,煎至 1.5g 趁热服下,重者每日 2 次,用此方治疗骨瘤初起患者 10 例,总有效率达 50% 以上。

(2)用于跌打骨折、瘀阻肿痛等症,常与泽兰、赤芍、土鳖虫、乳香、没药等配伍应用。

【用量用法】 10～15g,入煎剂。

【成分药理】 含二硫化铁(FeS_2),其中含铁 46.6%,硫 53.4%,对某些癌症有辅助治疗作用,对骨癌有一定效果。

16. 威灵仙

【性味归经】 味辛、咸,性温,归膀胱经。

【功效】 祛风湿,通经络,止痹痛,治骨鲠。

【主治应用】

(1)用于胆囊癌、喉癌、胃癌、骨瘤、肌肉瘤、脑瘤等。

(2)用于风湿痹痛、诸骨鲠咽等症。

(3)用于癌性疼痛。

【用量用法】 5～10g,水煎服。

【成分药理】 含白头翁素、白头翁内酯、甾醇、糖类、皂苷等。体外试验对肿瘤细胞有抑制作用,抑制率在 50%～70%。对食管癌有较好的作用。威灵仙煎剂 25mg/10g 腹腔注射能轻度提高小鼠痛阈(热板法),故有镇痛作用。

【注意事项】 久服易伤正气,体弱者慎用。

17. 喜树

【性味归经】 味苦,性寒。有毒。

【功效】 活血消肿,抗癌祛毒。

【主治应用】

(1)用于治疗胆囊癌、肠癌、白血病、肝癌等多种肿瘤。

(2)用于银屑病及血吸虫所致的肝、脾大。

【用量用法】 3～9g,水煎服。

【成分药理】 含有抗肿瘤作用的生物碱:喜树碱、羟喜树碱、去氧喜树碱、喜树次碱等。喜树碱、羟喜树碱对 S_{180}、白血病 L_{J20} 等各种动物肿瘤有抑制作用。喜树碱能抑制脱氧核糖核酸聚合酶,用于治疗小鼠艾氏腹水癌时,肿瘤中有淋巴细胞浸润、区域淋巴结增生;羟喜树碱治疗小鼠肝癌时,可使癌组织中环磷腺苷含量增加,脱氧核糖核酸量下降。喜树碱钠盐或混悬液对小鼠 S_{180}、S_{37}、白血病 L_{-615} 及大鼠瓦克癌、吉田肉瘤有抑制作用。其中对小鼠白血病及大鼠吉田肉瘤的疗效良好。采用常规治疗量可延长白血病及吉田肉瘤动物的生存时间达 90%,对皮下接种的吉田肉瘤肿瘤抑制率为 60%,并显著抑制患艾氏癌小鼠的腹水增加及瘤细胞生长。

喜树碱在实验及临床使用中均有明显毒性及不良反应,主要是泌尿系统刺激症状、骨髓抑制、消化道刺激作用,反应严重者需停药。

18. 干漆

【性味归经】 味辛、苦,性温,有小毒。归肝、胃经。

【功效】 破血祛瘀,通经,杀虫。

【主治应用】

(1)用于多种癌症,如胆囊癌、宫颈癌、肺癌、肝癌、胃癌等。临床中常用的"平消片"即干漆、五灵脂、郁金、白矾等相伍而成。

(2)用于瘀血经闭、虫积腹痛等。

【用量用法】 入丸、散剂,每次吞服 0.06～0.1g,不宜入煎剂。

【成分药理】 主要成分为棕榈酸、油酸及甘碳烯二羧酸等油脂。近代认为干漆属破血消症作用峻烈者,用于治疗癌瘤、疑难痼疾有效验,治肿瘤古方亦有干漆者,如《三因方》中干漆方及鳖甲丸以治伏梁,此干漆有解痉作用。

【注意事项】 破瘀通经之力较强,故孕妇及无瘀滞者忌用,又因其能伤营血,损胃气,故虚证体虚者亦不宜用。畏蟹。

19. 王不留行

【别名】 留行子,王不留。

【性味归经】 味苦,性平。归肝、胃经。

【功效】 活血通经,消肿下乳。

【主治应用】

(1)用于胆囊癌、肝癌、肺癌及软组织的各种肿瘤。

(2)用于痛经、经闭、产后乳汁不下、乳痈等症。

【用量用法】 6~10g,水煎服。

【成分药理】 含王不留行皂苷、生物碱、香豆精类化合物。药理实验证明,对艾氏腹水瘤、人体肺癌有抑制作用。王不留行对小白鼠实验性疼痛有镇痛作用。

(五)以毒攻毒药与胆囊癌治疗

癌瘤已成,毒陷邪深,非攻不克,常用一些有毒之品,性峻力猛,即所谓"以毒攻毒"之法。金元四大家之一的张子和善用攻法,他说:"夫病之物,非人身素有之也;或自外而入,或由内而生,皆邪气也。邪气入诸身,速攻之可也,速去之可也。"此处所指之邪当为实邪。肿瘤是邪毒瘀积于内,大多表现为阴邪之毒,因此攻毒祛邪多用辛温大热有毒之品,取开结拔毒之效。实验研究证明,这些药物大多对癌细胞有直接的细胞毒作用。过去,一些有毒之品多作局部外用,但掌握了它的适应证和用法后还是可以内服的,如现在将有毒的蟾酥制成注射液静脉注射,有毒的藤黄、雷公藤等都已应用于肿瘤的治疗。

以毒攻毒法应该与药物的毒性反应相区别,例如,通常是无毒药物,有时用到一定量时也能变成有毒的。如马兜铃,一般用量为10~15g,无任何反应,如加至30~45g,则可出现心律失常等,另外一些以毒攻毒药物的特点是有效剂量与中毒剂量很接近,因此,必须慎重地掌握有效剂量,并适可而止,即中医谓邪毒衰其大半之后,继之使用小毒或无毒药物以扶正祛邪,逐步消灭残余的癌细胞。正如《素问·五常政大论》说:"大毒治病,十去其六;常毒治病,十去其七;小毒治病,十去其八;无毒治病,十去其九。""无使过之,伤其正也"。

中药以毒攻毒的药物较多,应用于肿瘤临床的有以下几类。

中药中有全蝎、蜈蚣、红娘子、守宫、蛇莓、蟾酥、土鳖虫、蜣螂、水蛭及河豚油等。

矿物类药有雄黄、砒石、轻粉等。

本草植物类药物有藤黄、藜芦、常山、毛茛、狼毒、蓖麻、马钱子、蛇辛谷、巴豆、干漆、洋金花、鹅不食草、半夏、天南星、附子、急性子、雪上一枝蒿、草乌、雷公藤、六方藤、八角莲、白附子、芫花、京大戟等。

常用的以毒攻毒药有以下几种。

1. 马钱子

【别名】 番木鳖。

【性味归经】 味苦,性寒,有毒。归肝、脾经。

【功效】 通络散结,消肿定痛。

【主治应用】

(1)用于治疗胆囊癌、胃癌、肠癌、骨肿瘤、皮肤癌等。

(2)用于癌性疼痛。

(3)用于痈疽肿毒、风湿痹痛、跌打损伤等症。

【用量用法】 内服0.3~0.9g,入丸、散剂。外用时研末吹喉或调敷。

【成分药理】 含生物碱,主要成分为番木鳖碱、士的宁,还有马钱子碱、伪番木鳖碱等。药理实验证明对小鼠S_{180}及白血病细胞均有抑制作用。

【注意事项】 本品有毒,服用过量,可引起肢体颤动、惊厥、呼吸困难,甚至昏迷等中毒症状,故需严格掌握剂量,不可久服,注意炮制,孕妇禁服。若出现中毒症状,可急用绿豆汤灌之。

2. 蟾酥

【性味归经】 味甘、辛,性温,有毒。

【功效】 解毒消肿,镇痛开窍。

【主治应用】

(1)用于治疗胆囊癌、肝癌、食管癌、乳腺癌、胃癌、鼻咽癌、脑垂体瘤等多种肿瘤。

(2)用于癌性疼痛的治疗。刘嘉湘氏创蟾酥消肿膏(蟾酥、细辛、川乌、重楼、红花、冰片等20余种中药制成),外贴治疗晚期癌性疼痛187例,近期镇痛显效率为54.01%,有效为37.43%,总有效率为91.44%。

(3)用于痈疽疔疮、咽喉肿痛等,如成药六神丸,即以之配伍朱砂、麝香、牛黄等制成。

【用量用法】 内服0.015~0.02g,多入丸、散用。外用时研末调敷或掺膏药内贴患处。

【成分药理】 含华蟾毒素、华蟾蜍素、华蟾蜍次素。此外,还含醇类、精氨酸及辛二酸等。蟾蜍皮提取物对小鼠S_{180}有抑制作用,延长患精原细胞瘤、腹水癌和肝癌小鼠的生存期,并增加网状内皮细胞的功能。试管中对白血病细胞有抑制作用。蟾酥对海拉细胞,人的肝癌、白血癌、卵巢癌等细胞均有抑制作用。

【注意事项】 本品辛温有毒,为以毒攻毒的要药,临床应严格掌握用量及适应证,以免中毒。外用不可入目,禁用于严重胃溃疡、心血管病患者及孕妇。

3. 蜂房

【性味归经】 味甘,性平,有毒。归胃经。

【功效】 攻毒消肿,祛风杀虫,镇痛。

【主治应用】

(1)用于治疗胆囊癌、肺癌、骨癌、乳腺癌等多种肿瘤,亦用于癌性疼痛。

(2)用于痈疽、瘰疬、风湿痹痛、瘾疹瘙痒等症。

【用量用法】 6~12g,水煎服,研末1.5~3g。外用适量,研末调敷。

【成分药理】 含蜂脂、树脂等。体外试验能抑制肝癌细胞;用美点法对胃癌细胞有抑制作用。

【注意事项】 肿瘤、痈疽破溃者不宜使用。

4. 蜈蚣

【性味归经】 味辛,性温,有毒。归肝经。

【功效】 息风镇痛,解毒散结,通络镇痛。

【主治应用】

(1)用于胆囊癌、骨肿瘤、食管癌、肝癌、淋巴瘤等多种恶性肿瘤。

(2)用于各种晚期癌肿、疼痛剧烈者,常与全蝎、僵蚕、菝葜等配伍应用。

(3)用于急慢性惊风、痉挛抽搐、疮疡肿毒、瘰疬溃烂、顽固性头痛等症。

【用量用法】 1~3g,水煎服;或研末吞服,每次0.6g。外用适量,研末或油浸涂敷患处。

【成分药理】 含两种类似蜂毒的有毒成分,即组胺样物质及溶血性蛋白质,尚含氨基酸、脂肪油、胆甾醇等。蜈蚣水蛭注射液能使小白鼠的精原细胞发生坏死、消失,说明对肿瘤细胞有抑制作用;利用死亡癌细胞易被低浓度的伊红着色的特点,体外实验证明,蜈蚣水蛭注射液对癌细胞红染率为阳性。蜈蚣水蛭注射液对小白鼠肝癌瘤体的抑制率为26%,属于微效;对网状内皮细胞功能有增强作用,但长期应用对肝有损伤。

【注意事项】 少数患者有红色皮疹,孕妇忌用。本品有毒,用量不可太大。

5. 全蝎

【别名】 全虫。

【性味归经】 味辛,性平,有毒。归肝经。

【功效】 息风止痉,解毒散结,通络镇痛。

【主治应用】

(1)用于治疗胆囊癌、乳腺癌、胃癌、肝癌、大肠癌等多种肿瘤。

(2)用于中、晚期癌性疼痛者,常与蜈蚣、延胡索、乳香、没药、僵蚕等配伍应用。

(3)用于治疗中风面瘫、疮疡肿毒、瘰疬结核、顽固性头痛、风湿痹痛等。

【用量用法】 2～5g,研末吞服,每次0.6～1g。外用研末调敷。

【成分药理】 含蝎毒、三甲胺、胆甾醇、甜菜碱、牛黄酸等。体外筛选对肿瘤细胞有抑制作用。

【注意事项】 本品有毒,用量不可过大。血虚生风者及孕妇忌服。

6. 水蛭

【别名】 蚂蟥。

【性味归经】 味咸、苦,性平,有小毒。归肝经。

【功效】 破血逐瘀,通经。

【主治应用】

(1)用于胆囊癌、胃癌、大肠癌、卵巢癌、白血病等多种肿瘤的治疗。

(2)用于血滞经闭、症瘕积聚,常与三棱、莪术、桃仁等配伍应用。

【用量用法】 1.5～3g,入丸、散剂。

【成分药理】 含蛋白质、肝素、抗血栓素。体外实验对小鼠肝癌细胞生长有抑制作用。

【注意事项】 本品破血逐瘀力较猛,非瘀血实证不宜使用,孕妇忌用。

7. 斑蝥

【别名】 斑蚝、花斑毛。

【性味归经】 味辛,性寒,有毒。

【功效】 功毒蚀疮,破血散结。

【主治应用】

(1)用于治疗胆囊癌、肺癌、食管癌、胃癌、皮肤癌等。

(2)用于痈疽、顽癣、瘰疬、经闭等症。

【用量用法】 内服,炒炙研末0.03～0.06g,作丸、散服。外用适量,研末调敷发泡或酒醋浸涂。

【成分药理】 含斑蝥素、脂肪、树脂、色素等。斑蝥素对小鼠肉瘤 S_{180}、网织细胞肉瘤及腹水型肝癌等有抑制作用,能抑制癌细胞的核酸及蛋白质的合成。斑蝥酸钠、羟基斑蝥胺亦有抗癌作用。

【注意事项】 本品有剧毒,内服宜慎。体弱者及孕妇忌服。

8. 附子

【性味归经】 味辛,性热,有毒。归心、肾、脾经。

【功效】 回阳救逆,补火助阳,散寒镇痛。

【主治应用】

(1)用于治疗胆囊癌、消化道肿瘤、肺癌等多种肿瘤。

(2)用于中、晚期癌性疼痛。

(3)用于亡阳证、阳虚证及寒湿痹痛。

【用量用法】 3～15g,入汤剂应先煎30min,或入丸、散剂。外用适量,研末调敷。

【成分药理】 含乌头碱、次乌头碱、中乌头碱,尚含类脂成分。药理实验证实,对小白鼠腺癌 W_{756}、Lewis肺癌和大鼠 W_{256} 癌均具有活性。附子能增强免疫力,能兴奋迷走神经中枢而有强心作用。乌头碱对小鼠有镇痛作用。

【注意事项】 阴虚内热者及孕妇忌用。中药甘草、干姜、绿豆可减低附子毒性。

9. 狼毒

【性味归经】 味苦、辛,性平,有毒。入手太阴兼入阴经气分。

【功效】 逐水祛痰,破积杀虫。

【主治应用】

(1)用于治疗消化道肿瘤、肺癌、乳腺癌、甲状腺癌等多种肿瘤。临床报道,取狼毒3g,放入200ml水中煮后捞出,再打入鸡蛋2

只,煮熟后吃蛋喝汤。用于治疗胆囊癌、肝癌、肺癌、甲状腺癌等,治疗后症状减轻,少数病例可见肿瘤缩小。

(2)用于淋巴结、皮肤、骨、附睾等结核、疥癣、痰积、食积、虫积等。

【用量用法】 内服煎汤,1.5～2.4g,或入丸、散。外用时磨汁涂或研末调敷。

【成分药理】 瑞香狼毒的根含甾醇、酚性成分、氨基酸、三萜类及有毒的高分子有机酸。动物实验证明,狼毒腹腔注射和口服均能抑制 Lewis 肺癌,并对小鼠移植肿瘤 S_{180}、V_{14} 肺癌有抑制作用。

【注意事项】 剧毒,一般多作外用,内服必须注意用量。体弱者忌服。

10. 长春花

【性味归经】 味苦,性凉,有毒。入肝、肾二经。

【功效】 平肝潜阳,消肿散结。

【主治应用】

(1)用于治疗胆囊癌、白血病、乳腺癌、卵巢癌、支气管肺癌等多种肿瘤。

(2)用于治疗高血压。民间亦用于外治无名肿毒、疮疖等。

【用量用法】 6～15g,煎服或提取物制成注射液。

【成分药理】 含 70 余种生物碱,已知其中 6 种具有抗癌作用,以长春碱、长春新碱最有价值,已应用于临床。长春碱能抑制癌细胞的有丝分裂,特别是阻碍纺锤纤维的形成。对小鼠白血病 L_{1216}、小鼠移植性淋巴细胞白血病 P_{-1534} AKR-白血病,大鼠 W_{756}、IRC741/1358 白血病,小鼠 S_{180}、艾氏腹水癌和自发乳腺癌均有抑制作用。近年来报道,长春碱和长春新碱能抑制艾氏腹水癌细胞 DNA 的依赖性及 RNA 聚合酶的合成。

【注意事项】 临床上一般采用长春花提取物长春碱、长春新碱制成针剂。其毒性主要有骨髓抑制、胃肠道反应、脱发、神经毒性等。临床中恶病质及全身状况衰弱者

不宜使用,白细胞计数低于 $4\times10^9/L$ 者不宜应用。

11. 硇砂

【性味归经】 味咸、苦、辛,性温,有毒。入肝、脾、胃经。

【功效】 消积软坚,破瘀散结。

【主治应用】

(1)用于治疗胆囊癌、贲门癌、鼻咽癌、肺癌、子宫颈癌等。

(2)用于治疗瘰疬、疣赘、痈肿疔疮等症。

【用量用法】 内服,0.3～1g,入丸、散剂。外用,研末点、撒或调敷,或入膏药中贴。

【成分药理】 白硇砂主要含氯化铵（NH_2CL）。紫硇砂含 NaCl 及少量的硫和锂。实验证明,硇砂对 S_{180}、瓦克癌 256 及腹水癌均有一定的抑制作用。

【注意事项】 体虚、无实、邪积聚者及孕妇忌服。

12. 雄黄

【别名】 雄精,腰黄。

【性味归经】 味辛、苦,性温。归心、肝、胃经。

【功效】 解毒杀虫,燥湿祛痰,截疟。

【主治应用】

(1)用于治疗各种癌性疼痛。

(2)用于痈疽疔疮、虫毒蛇伤、虫积腹痛等症。

【用量用法】 内服 0.3～0.6g,入丸、散剂,不入煎剂。外用适量,研末敷,调敷或煅烟熏。

【成分药理】 主要含二硫化二砷（As_2S_2）,对小白鼠 S_{180} 有抑制作用。

【注意事项】 本品有剧毒,内服宜慎,不可久用。孕妇忌用。

13. 硫黄

【性味归经】 味酸,性温,有毒。归肾、大肠经。

【功效】 外用解毒杀虫,内服壮阳通便。

【主治应用】

(1)用于胆囊癌、皮肤癌、脑瘤等。

(2)用于疥癣、皮肤瘙痒、虚冷便秘等。

【用量用法】　外用研末调敷，内服 1～3g，炮制后入丸、散剂。

【成分药理】　主要含硫，尚含硒与砷。临床用于肿瘤病症治疗有良效。

【注意事项】　阴虚火旺者及孕妇忌服。内服时，硫黄需与豆腐同煮至豆腐呈黑色为度，然后除去豆腐，阴干。

14. 白矾

【别名】　明矾，枯矾(脱水后)。

【性味归经】　味酸，性寒。归肺、肝、脾、胃、大肠经。

【功效】　解毒杀虫，燥湿止痒，止血止泻，清热消痰。

【主治应用】

(1)用于胆囊癌、皮肤癌、恶性淋巴瘤、肝癌、肺癌、食管癌、肠癌等。

(2)用于疮疡疥癣、湿疹瘙痒、吐血下血、癫痫发狂等症。

【用量用法】　内服 0.6～3g，入丸、散剂。外用适量，研末撒或调敷。

【成分药理】　明矾石为碱性硫酸铝钾 $KAL_3(SO_4)_2$，白矾为硫酸铝钾 $KAl(SO_4)_2 RH_2O$。白矾对癌细胞有抑制效果。体外实验对子宫颈癌 JTC-26 抑制率为 90% 以上。

【注意事项】　体虚胃弱、无湿热者忌用。

15. 守宫

【别名】　天龙，壁虎。

【性味归经】　味咸，性寒，有小毒。归心经。

【功效】　祛风定惊，散结镇痛。

【主治应用】

(1)用于各类肿瘤，如胆囊癌、胃癌、肝癌、肠癌、宫颈癌、脑瘤、颈淋巴转移癌、肺癌等。临床报道，每日用壁虎 1 条和大米适量炒至焦黄，研成细粉，分 2～3 次以少量黄酒调服，治疗食管癌有效。

(2)用于癌性疼痛。

(3)用于风湿痹痛、瘫痪、瘰疬结核、癫痫惊风等症。

【用量用法】　内服，煎汤焙研末吞服，每次 1～1.5g。外用适量，研末调敷。

【成分药理】　含脂肪、蛋白质、多种氨基酸及微量元素，锌含量最高。体外实验证实本品水溶液可抑制人体肝癌细胞呼吸。近代用于治疗各种癌肿，尤其以食管癌疗效更佳。

【注意事项】　血虚气弱者不宜服。

16. 巴豆

【性味归经】　味辛，性热，有毒。归肺、胃、大肠经。

【功效】　泻下冷积，逐痰利水，杀虫，利咽。

【主治应用】

(1)试用于胆囊癌、胃癌、宫颈癌、皮肤癌等多种肿瘤。

(2)用于癌性胸腹水，常与杏仁、千金子、桔梗、商陆配伍，即巴豆五物丸。

(3)用于喉痹、恶疮疥癣、寒邪食积等症。

【用量用法】　多制成巴豆霜用，以减低毒性，内服 0.1～0.3g，多入丸、散剂。外用适量。

【成分药理】　种子含巴豆油，蛋白质中含巴豆毒蛋白、巴豆苷、精氨酸、生物碱等。巴豆油中含有具强烈刺激肠壁引起峻泻作用的物质和致癌成分。药理实验证明，巴豆提取物对小鼠 S_{180} 腹水型、S_{180} 实体型和 V_{14}(小鼠宫颈癌)实体型及腹水型、艾氏腹水癌皆有抑制作用。给大鼠移植性皮肤癌内注射巴豆油乳剂，能引起瘤体退化，并延缓皮肤癌的发展。另应注意，巴豆油、巴豆树脂、巴豆醇酯类均有较弱的致肿瘤活性，且能促进某些化学致癌剂的致癌作用。

【注意事项】　巴豆中毒症状主要是急性肠胃炎的症状(呕吐、腹泻、白细胞计数升高等)，解毒方法可用黄连、黄柏煎汤冷服或食冷粥,忌热性药物。体虚者及孕妇忌用。

17. 雷公藤

【性味归经】 味苦、辛,性寒。有大毒。归肝、脾、肾、膀胱经。

【功效】 消肿镇痛,以毒攻毒。

【主治应用】

(1)试用于胆囊癌、肺癌、恶性淋巴瘤、白血病等多种肿瘤,亦用于癌性疼痛。

(2)用于治疗类风湿关节炎。

【用量用法】 雷公藤干根应彻底去内、外两层皮后文火久煎可内服。鲜品捣烂敷患处 30min 应除去,否则起疱。常用量 6~10g;生粉胶囊每次 0.5~1.5g,每日 3 次,浸膏片每次 2~4 片,每日 3 次。

【成分药理】 含多种生物碱及二萜成分、三萜成分、倍半萜成分等。动物实验证明,雷公藤内醇脂、雷公藤内酯酮、雷公藤红素及雷公藤碱有较强的药理活性。雷公藤甲素对 L_{1210}、P_{388} 白血病瘤株有抗肿瘤作用。对白血病有明显疗效。雷公藤酮对体外培养的鼻咽癌有强大的细胞毒作用。

【注意事项】 本品有大毒,内服宜慎,忌与茶同服。过量则引起头晕、呕吐、腹痛、腹泻、呼吸困难、血压下降,可猝死。中毒后一般的急救措施有催吐洗胃、灌肠、导泻等,可服鲜萝卜汁 4g 或炖服莱菔子 400g,也可用鲜韭菜汁或浓茶、羊血等解毒。并根据病情,配以强心、呼吸兴奋药和输氧等。心、肝、肾功能障碍者忌用。

18. 藤黄

【性味归经】 味酸、涩,性凉,有毒。入脾、胃、大肠经。

【功效】 消肿化毒,破瘀散结,止痛杀虫。

【主治应用】

(1)用于胆囊癌、恶性淋巴瘤、乳腺癌、宫颈癌、肝癌等多种肿瘤。临床报道,用藤黄制剂治疗中、晚期恶性肿瘤 125 例,肿瘤消失者 2 例,肿瘤缩小超过 50％者 25 例,缩小不到 50％者 60 例,无效者 38 例。总有效率 69.6％。

(2)用于痈疽肿毒、顽癣恶疮、损伤出血、跌打损伤等。

【用量用法】 内服,入丸剂,每次 0.03~0.06g。外用:研末调敷,磨汁涂或熬膏涂。

【成分药理】 含藤黄素、藤黄酸、异藤黄酸树胶、挥发油等。动物实验证明,对 S_{37}、S_{180}、ARA_4、W_{256}、ECA、肝癌腹水型等种动物瘤株有明显抑制作用。藤黄对肿瘤的放射治疗有增敏作用,体外抗癌实验证实,藤黄对人体肝癌细胞 7402 和实验宫颈癌细胞有明显抑制和杀伤作用。

【注意事项】 本品有毒,多量易引起头晕、呕吐、腹痛、腹泻甚或致死。

(六)除湿利水药与胆囊癌治疗

湿、痰均为人体内的病理产物,作为病因又可作用于病体。中医学认为,许多肿瘤是痰凝湿聚所致,如元代医家朱丹溪说:"凡人身,上、中、下有块者多是痰"。清代医家高锦庭也说:"癌瘤者……及五脏瘀血浊气痰滞而成"。此外,湿毒为患,可浸润生疮,流脓流水或因肿瘤而出现水肿,胸腔积液和腹水等。通过化痰祛湿法,不但可以减轻症状,某些肿瘤亦可得到有效控制。因此,化痰祛湿在肿瘤中医治疗中占有一定的重要性,通过现代实验研究及药物筛选,更进一步证明某些化痰、祛痰药物本身就有抗肿瘤作用,如化痰药半夏、天南星、皂角刺、瓜蒌(包括天花粉)、昆布、黄药子等;清热燥湿药苦参、黄连、黄芩、黄柏以及利水渗湿药白术、茯苓、猪苓、薏苡仁、竹叶、木通、泽泻、泽漆、金钱草和瞿麦等。逐水药物京大戟、芫花、半边莲、商陆、马兜铃等,所以结合中医辨证施治原则,合理地运用化痰、祛湿法,将能提高肿瘤的治疗效果。

虽然化痰、祛湿法在肿瘤临床上运用较广,但系统观察研究很少,虽有个别用化痰法为主治疗肿瘤的报道,但缺乏深入的系统的临床观察和实验研究。化痰或祛湿有效方药的研究则更少,有待进一步探索。

常用的祛湿利水药有以下几种。

1. 茯苓

【性味归经】 味甘、淡,性平。归心、脾、肾经。

【功效】 利水渗湿,健脾,安神。

【主治应用】

(1)用于各类中、晚期肿瘤及肿瘤放射治疗、化学治疗后,多配伍其他药物应用。

(2)用于脾虚证。

【用量用法】 15~30g,水煎服。

【成分药理】 含 β-茯苓聚糖和三萜类化合物乙酰茯酸、茯苓酸等。此外,尚含树胶、蛋白质、脂肪、甾醇等。动物实验证实,茯苓次聚糖对小鼠 S_{180} 的抑制率可达 96.88%。羧甲基茯苓多糖对小鼠移植性肿瘤 V_{14} 有较强的抑制作用。茯苓素对小鼠白细胞 L_{1210} 细胞的 DNA 合成有抑制作用,而且抑制作用随着剂量的增大而增强;茯苓素可显著抑制 L_{1210} 的细胞的核转运,对 DNA 聚合酶没有抑制作用,对胸苷激酶有一定的抑制作用,但抑制程度远小于对核苷转运的抑制;茯苓素对抗癌药还有增效作用。研究证明,茯苓实为一种可增强人体免疫功能的多糖物质。

2. 猪苓

【性味归经】 味甘、淡,性平。归肾、膀胱经。

【功效】 利水渗湿。

【主治应用】

(1)用于胆囊癌、肺癌、膀胱癌、胃癌、宫颈癌等多种肿瘤。其提取物可与放射治疗、化学治疗结合治疗各类癌。

(2)用于小便不利、水肿、泄泻。

【用量用法】 15~30g,水煎服。

【成分药理】 含麦角甾醇、粗蛋白、可溶性猪苓多糖等。猪苓含有葡萄糖的多糖体,是一种特异细胞免疫刺激剂,能明显地加强网状内皮系统吞噬细胞的功能,使机体免疫功能增多,抑制细胞增长。对小鼠 S_{180}、肉瘤

瘤体抑制率为 50%~70%,瘤重抑制率为 30%以上。猪苓多糖可显著抑制四氯化碳所致的肝损伤,抑制肿瘤生长,增强实验动物 B 细胞对抗原刺激的反应作用。

3. 薏苡仁

【性味归经】 味甘、淡,性微寒。归脾、胃、肺经。

【功效】 利水渗湿,健脾除痹,清热排脓。

【主治应用】

(1)用于治疗胆囊癌、肠癌、宫颈癌、绒毛膜上皮癌等。临床报道,薏苡仁、菱实、紫藤瘤、诃子各 20g 水煎服,治疗癌症有效。

(2)用于小便不利、水肿、风湿痹痛等症。

【用量用法】 15~30g,水煎服。

【成分药理】 含脂肪油,油中含薏苡仁酯、氨基酸等。薏苡仁提取物,经动物实验证实,对消化道肿瘤、子宫颈癌、绒毛膜上皮癌等,都有一定的抑制作用。薏苡仁油有抑制艾氏腹水癌细胞的作用。薏苡仁含多糖体和薏苡酯,有增强机体免疫功能、抑制癌细胞的作用。

4. 防己

【性味归经】 味苦、辛,性寒。归膀胱、肾、脾经。

【功效】 祛风湿,镇痛,利水消肿。

【主治应用】

(1)用于治疗胆囊癌、肝癌、胃癌、鼻咽癌、膀胱癌、直肠癌等,亦用于癌性胸腔积液、腹水。

(2)用于风湿痹痛、脚气水肿等症。

【用量用法】 10~15g,水煎服。

【成分药理】 含多种生物碱,如汉防己碱、防己醇灵碱、酚性生物碱等,尚含黄酮苷、酚类、有机酸等。曾有报道汉防己甲素 1:4 000稀释液能杀死癌细胞,对 KB 细胞、Hela 细胞及 Helas₃ 细胞有明显细胞毒作用。对肝癌细胞株 BEL-7402、BEL-7405、SMMC-7721 有一定抑制作用。体内对艾氏

腹水癌腹水型 B 型及 T 型、肝癌小鼠瘤株 W_{256} 有明显抑制作用。汉防己总碱及汉防己甲素、汉防己乙素、汉防己丙素均有镇痛作用。汉防己水提液及甲素能使白细胞数增加,吞噬功能增强。

【注意事项】 本品苦寒较甚,不宜大量使用,以免损伤胃气。阴虚无湿热者忌用。

5. 京大戟

【性味归经】 味苦、辛,性寒,有毒。归肺、肾、大肠经。

【功效】 泻水逐饮,消肿散结。

【主治应用】

(1)用于癌性胸、腹水。若与甘遂、芫花等逐水药同用,其效更宏。

(2)用于痈疽肿毒、瘰疬、痰核等。内服外用均可。

【用量用法】 1.5～3g,入煎剂或丸、散剂。

【成分药理】 含三萜成分、大戟苷、生物碱、大戟色素 A、大戟色素 B、大戟色素 C 等。体外实验对肿瘤细胞有抑制作用,其抑制率达 70%～90%。

【注意事项】 因本品性猛有毒,使用时应严格掌握剂量,对体质虚弱者慎用。孕妇忌用。反甘草。

6. 泽漆

【性味归经】 味苦,性微寒,有毒。归大肠、小肠、肺经。

【功效】 利水消肿,化痰镇咳,散结。

【主治应用】

(1)用于治疗胆囊癌、肝癌、淋巴肉瘤、食管癌、淋巴结转移癌等多种肿瘤,亦用于癌性胸腔积液、腹水。

(2)用于治疗大腹水肿、四肢面目水肿、肺热咳嗽等证。

【用量用法】 5～10g,入煎剂、熬膏或入丸、散剂。外用时煎水洗或研末外敷。

【成分药理】 含-5,3-二-D-半乳糖苷、泽漆皂苷、三萜、丁酸、泽漆醇、葡萄糖、果糖、麦芽糖等。对 S_{180}、S_{37}、L_{160} 有抑制作用。

【注意事项】 苦寒有毒,剂量不易过大。治疗中应掌握好用量。

7. 白茅根

【性味归经】 味甘,性寒。归肺、胃、膀胱经。

【功效】 凉血止血,清热利尿。

【主治应用】

(1)用于治疗胆囊癌、胃癌、膀胱癌、大肠癌等多种恶性肿瘤。

(2)用于血热妄行所致的吐血、咯血等症。用于热淋、湿热黄疸、肺热咳嗽等症。

【用量用法】 15～30g,水煎服。

【成分药理】 含多量蔗糖、葡萄糖、少量果糖、木糖、柠檬酸等。药理实验证实有抗膀胱肿瘤及肺癌的作用。

(七)扶正固本药与胆囊癌治疗

恶性肿瘤是机体全身性疾病的局部表现,中医学对肿瘤的认识更重视整体性。《内经》云:"正气存内,邪不可干"。"邪之所凑,其气必虚"。《医宗必读》云:"积之由也,正气不足而后邪气踞之",《外源医案》更明确指示:"正气虚则成岩"。癌症的发生与发展,是一个邪正相争的过程。患者整体多表现为正虚,而病灶局部则多表现为邪实。各种外因多在人体正虚的情况下,侵袭机体而发病。运用扶正固本法治疗肿瘤,则是中医学的一大特色。它是扶持正气、培植本元的方法来调节人体阴阳气血、脏腑经络的生理功能,提高患者抗病能力,增强免疫机制。其作用原理可归纳为以下几点:①促进实验动物的免疫功能;②改善骨髓造血功能;③提高内分泌及体液调节功能;④调节细胞内环磷酸腺苷(cAMP)含量及其与环磷酸鸟苷(cGMP)的比值,有利于抑制癌细胞的生长;⑤具有双向调节作用;⑥调节机体物质代谢;⑦有些扶正固本方药对肿瘤动物能抑制浸润和转移,同时有可能预防肿瘤和治疗癌前病变。

常用的扶正固本药有以下几种。

1. 人参

【性味归经】 甘、微苦,性温。归脾、肺经。

【功效】 大补元气,补脾益肺,生津止渴,安神增智。

【主治应用】

(1)适用于各种中、晚期癌症患者。

(2)用于治疗脾肺气虚,气虚欲脱,气虚血亏而致心神不安、失眠多梦等症。

【用量用法】 5~10g,文火另煎。或研末吞服,每次 1~2g,每日 2~3 次。

【成分药理】 含人参皂苷、挥发油、人参酸、各种氨基酸和肽类、葡萄糖、果糖、蔗糖、果胶等糖类、维生素 B_1、维生素 B_2、烟酸等。试验证明,人参中的多种皂苷、人参糖及人参挥发油具有抗肿瘤作用。人参皂苷对小鼠 S_{180} 有抑制作用。人参可明显减慢癌前病变或早期癌的发展速度。人参多糖能抑制小鼠艾氏腹水癌细胞的增殖,延长 S_{180} 小鼠的存活时间。人参皂苷 Rh_2 能有效地抑制黑色素瘤(B_{76})细胞的生长,且呈浓度依赖性变化。人参既能抗肿瘤,又是抗肿瘤增效剂。体内试验证实,人参多糖与环磷酰胺合用可发生明显的抗肿瘤协同作用。含人参皂苷的制剂亦能减轻抗癌药物的毒性作用,对动物的放射病有预防和治疗作用。人参能增强网状内皮系统的吞噬功能,并能刺激机体的生成;人参花皂苷在体外试验中对天然杀伤细胞 NKC-IFN-IL-2 调节网起正调节作用,提高 T 细胞和巨噬细胞的功能,这些均有助于抗癌。人参具有"适应原"样作用,即能增强机体对各种有害刺激的防御能力。

【注意事项】 实证、热证而正气不虚者忌服。反藜芦,畏五灵脂。

2. 黄芪

【性味归经】 味甘,性微温。归脾、肺经。

【功效】 补气升阳,益卫固表,托毒生肌,利水退肿。

【主治应用】

(1)用于各种肿瘤虚证,亦用于肿瘤术后及放射治疗、化学治疗期间,常与党参、当归、猪苓、茯苓等配伍应用。

(2)用于脾肺气虚及中气下陷。

(3)用于卫气虚而致表虚自汗,常配伍牡蛎、小麦、麻黄根(即牡蛎散)。

(4)用于痈疽不溃或久溃不敛,水肿尿少等症。

【用量用法】 10~15g,大剂量可用30~60g。

【成分药理】 膜荚黄芪根含香豆素、胆碱、黄酮化合物、皂苷、甜菜碱、氨基酸、微量叶酸。内蒙古黄芪根含 β-谷甾醇、亚油酸及亚麻酸。黄芪能提高人及小白鼠血浆中环磷腺苷(CAMP)的含量,而肝的 cAMP 含量则下降,环磷鸟苷(cGMP)含量在血浆中下降,在肝、脾中上升。细胞中环磷腺苷及环磷鸟苷的变化与肿瘤的发生有密切关系,提高肿瘤细胞内环磷腺苷的含量能抑制肿瘤细胞生长,甚至使肿瘤细胞逆转。黄芪能促进动物(小白鼠)血中白细胞增加,对抗化学物质、放射线或其他原因引起的人类白细胞减少,能显著提高单核-巨噬细胞的吞噬能力。黄芪对细胞及体液免疫均有促进或调节作用,通过此作用,尤其是通过单核-巨噬细胞系统吞噬功能的显著增强,有可能发挥对肿瘤细胞的抑杀效应。

【注意事项】 凡痈疽初起,表实邪盛,气滞湿阻,食积内停者不宜应用。阴虚阳亢者忌用。

3. 党参

【性味归经】 味甘,性平。归脾、肺经。

【功效】 补中益气,生津养血。

【主治应用】

(1)用于各种肿瘤患者脾胃虚弱者,特别适合消化道肿瘤,常与黄芪、茯苓、白术等配伍应用。

(2)用于肿瘤术后及放射治疗、化学治疗

后气血两亏、倦怠乏力、面色萎黄等,常与当归、鸡血藤、黄芪、白术配伍应用。

(3)用于血虚萎黄、头晕心慌、热病伤津、中气不足等症。

【用量用法】 15~30g,水煎服。

【成分药理】 含皂苷、生物碱、糖类、淀粉等。动物实验对肿瘤有抑制作用。所含菊糖为免疫佐剂,能提高腹腔巨噬细胞的吞噬能力,提高机体的免疫力,对机体的造血功能有促进作用,对抗放射治疗和化学治疗引起的白细胞计数减少。

【注意事项】 有实邪、热邪者,不宜用。反黎芦。

4. 白术

【性味归经】 味苦、甘,性温。归脾、胃经。

【功效】 补气健脾,燥湿利水,止汗安胎。

【主治应用】

(1)用于治疗胃癌、食管癌、肝癌、胰腺癌、大肠癌等。

(2)用于脾气虚弱而致倦怠乏力,食少便溏,痰饮水肿,表虚自汗等症。

【用量用法】 10~15g,水煎服。

【成分药理】 含挥发油,油中主要成分为苍术醇、苍术酮。尚含倍半萜化合物、维生素 A 等。体外试验表明,白术挥发油对食管癌细胞、小白鼠 S_{180}、艾氏腹水癌及淋巴肉瘤腹水型均有抑制作用。白术抑瘤机制,同降低癌细胞的增殖率、减低瘤组织的侵袭性,提高机体抗肿瘤反应能力及对瘤细胞的细胞毒作用有关。

【注意事项】 阴虚内热或津液亏耗燥渴者,不宜服用。

5. 山药

【性味归经】 味甘,性平。归脾、肺、肾经。

【功效】 益气养阴,补脾肺肾。

【主治应用】

(1)用于治疗各类肿瘤。

(2)用于脾虚泄泻、肾虚遗精、肺虚喘咳等症。

【用量用法】 10~30g,煎服;大量 60~250g。研末吞服,每次 6~10g。

【成分药理】 含皂苷、黏液质、胆碱、糖蛋白、淀粉、氨基酸、多酚氧化酶、维生素等。山药含有微量元素锗,可抑制癌细胞转移,提高对癌细胞的吞噬能力,与抗癌药合用,有增效作用。

6. 补骨脂

【别名】 破故纸。

【性味归经】 味苦、辛,性大温。归肾、脾经。

【功效】 补肾壮阳,温脾止泻,固精缩尿。

【主治应用】

(1)用于胆囊癌、食管癌、肾癌、肠癌、甲状腺癌等。

(2)用于化学治疗、放射治疗后白细胞计数减少者。临床报道,北京中医药大学东直门医院对第一次化学治疗后白细胞重度下降者($<2\times10^9/L$)24 例,使用升白汤,黄芪 15g,党参、当归、熟地黄、何首乌、补骨脂、女贞子、墨旱莲、仙茅、淫羊藿各 10g,菟丝子 30g 治疗后,继续用化疗药物,结果白细胞计数未下降。

(3)用于脾肾阳虚而致五更泻,配肉豆蔻、五味子、吴茱萸等组成"四神丸",亦用于阳痿、滑精、早泄等症。

【用量用法】 10~15g,水煎服。

【成分药理】 含挥发油、有机酸、碱溶性树脂、香豆精类、补骨脂素、甾醇、生物碱等。试验证明,补骨脂挥发油有抗癌作用,补骨脂乙素对 S_{180} 有抑制作用。补骨脂素注射液直接对肿瘤的抑制率分别是 S_{180} 为 100%,EAC 为 100%,H_{22} 为 98%。补骨脂有减轻肺部癌前病变的可能。

【注意事项】 阴虚火旺者忌服。

7. 冬虫夏草

【性味归经】 味甘,性温。归肺、肾经。

【功效】 益肾补肺,止血化痰。

【主治应用】

(1)用于肺癌、胆囊癌、白血病、鼻咽癌等多种肿瘤。

(2)用于久病咳喘、咯血、阳痿遗精、腰膝酸痛等症。

【用量用法】 5~10g,水煎服或入丸、散剂。

【成分药理】 含蛋白质、粗纤维、糖类、脂肪(含饱和脂肪酸和不饱和脂肪酸)。此外,尚含冬虫夏草素、虫草酸等。药理实验证明,冬虫夏草有防癌抑癌作用。冬虫夏草的水提物或醇提物均可明显抑制 S_{180}(小白鼠肉瘤)、Lewis(小白鼠肺癌)、小白鼠乳腺癌(MA_{737})等肿瘤的生长。冬虫夏草的醇提取物对小白鼠前胃鳞状上皮增生有治疗作用,可减少其癌变的发生率,抑制小鼠 Lewis 肺瘤克隆形成。虫草素菌素对艾氏腹水癌、人鼻咽癌细胞有抑制作用。此外,冬虫夏草酒精浸出液对结核杆菌、肺炎球菌等有抑制作用。虫草多糖 50~100mg/kg 皮下给药,对小鼠网状内皮系统和腹腔巨噬细胞吞噬功能均有激活作用。抑制 T 淋巴细胞的排斥反应,具有非特异性刺激免疫反应,从而提高机体抗癌能力。

【注意事项】 风寒或实热喘咳者忌服。

8. 肉苁蓉

【别名】 淡大芸。

【性味归经】 味甘、咸,性温。

【功效】 补肾益精,润肠通便。

【主治应用】

(1)用于治疗胆囊癌、食管癌、甲状腺癌、宫颈癌、卵巢癌等多种肿瘤。

(2)用于阳痿、不孕、肠燥便秘等症。

【用量用法】 10~15g,水煎服。

【成分药理】 含微量生物碱及结晶性中性物质。体外试验对肿瘤细胞有抑制作用,其抑制率在 50%~70%,能增强腹腔巨噬细胞的吞噬功能。

【注意事项】 肠胃有实热之便秘忌用。

9. 淫羊藿

【别名】 仙灵脾。

【性味归经】 味辛、甘,性温。归肝、肾经。

【功效】 补肾壮阳,强筋骨,祛风除湿。

【主治应用】

(1)试用于胆囊癌、绒毛膜上皮癌、白血病等。

(2)用于防治化疗药物所致的骨髓抑制和免疫抑制。

(3)用于阳痿、尿频、风湿痹痛等。

【用量用法】 10~15g,水煎服。

【成分药理】 含淫羊藿苷、挥发油、植物甾醇、鞣质、油脂等。本品能促进淋巴母细胞的转化作用,提高 T 细胞比值,增加白细胞及巨噬细胞的吞噬活性,因而能提高肿瘤患者的免疫功能。

【注意事项】 阴虚火旺者忌服。

10. 女贞子

【性味归经】 味甘、苦,性凉。归肝、肾经。

【功效】 补益肝肾,明目乌发。

【主治应用】

(1)试用于胆囊癌、骨癌、脑瘤、膀胱癌、白血病等。

(2)用于肿瘤放化疗后,白细胞减少者。

(3)用于肝肾阴虚之头晕目眩、腰膝酸软、须发早白、目暗不明等症。

【用量用法】 10~15g,水煎服。

【成分药理】 含齐墩果酸、乙酰齐墩果酸、甘露醇、葡萄糖、脂肪油等。女贞子水浸剂能抑制某些移植性肿瘤的生长。对因化学治疗、放射治疗所致的白细胞下降有升高作用。

【注意事项】 脾胃虚寒泄泻及阳虚者忌服。

11. 鳖甲

【性味归经】 味咸,性寒。归肝经。

【功效】 滋阴潜阳,散结软坚。

【主治应用】

(1)用于治疗胆囊癌、胰腺癌、胃癌等多种肿瘤及癌症患者有阴虚低热者。

(2)用于久疟、疟母、经闭、阴虚内热等症。

【用量用法】 10～30g,水煎服。

【成分药理】 含动物胶、角质蛋白、碘、维生素等。药理实验证实,鳖甲对肝癌、胃癌、急性淋巴性白细胞有抑制作用。其能抑制人体肝癌、胃癌细胞的呼吸。

【注意事项】 脾胃虚寒、食少便溏者及孕妇忌服。

12. 沙参

【性味归经】 味甘,性微寒。归肺、胃经。

【功效】 润肺养阴,益胃生津。

【主治应用】

(1)用于治疗胆囊癌、胃癌、肝癌、鼻咽癌等多种肿瘤。

(2)用于肿瘤术后及放射治疗后气阴两伤者。

(3)用于肺热燥咳、热病伤津、口渴舌干等症。

【用量用法】 15～30g,水煎服。

【成分药理】 南沙参含三皂苷、淀粉、香豆素、花椒毒素等。北沙参含挥发油、三萜酸、豆醇、生物碱等。药理研究证明,花椒毒素对艾氏腹水癌及肉瘤的抑制作用最大,花椒毒素稀释至1：10 000可抑制肿瘤生长。上海市肿瘤研究所用微量毛细管电泳技术观察到南沙参提取物能使肝癌细胞表面膜上的电荷向正常方面转化,北沙参能提高T细胞比值,提高淋巴细胞转化率,升高白细胞,增强巨噬细胞功能,延长抗体存在时间,促进免疫功能。

【注意事项】 虚寒证者忌服。

13. 麦冬

【性味归经】 味甘、微苦,性微寒。归肺、心、胃经。

【功效】 养阴润肺,清心除烦,益胃生津。

【主治应用】

(1)用于治疗胆囊癌、胃癌、鼻咽癌、白血病等多种肿瘤。

(2)用于肿瘤放、化疗后气阴两伤者。

(3)用于燥咳痰黏、劳嗽咯血、胃阴不足、舌干口渴、心烦失眠等症。

【用量用法】 10～15g,水煎服。

【成分药理】 含多种甾体皂苷、氨基酸、葡萄糖、β-谷甾醇等。麦冬能升高外周白细胞,增强人体免疫功能,提高机体适应性,增加网状内皮系统吞噬功能,抑制癌瘤生长。

【注意事项】 凡脾胃虚寒泄泻或有痰饮湿浊及感受风寒而致咳嗽者忌服。

14. 当归

【性味归经】 味甘、辛,性温。归肝、心、脾经。

【功效】 补血,活血,镇痛,润肠。

【主治应用】

(1)用于消化道肿瘤、白血病、宫颈癌、乳腺癌等多种肿瘤及中、晚期肿瘤患者有血虚征象者。

(2)用于血虚诸证,常与黄芪配伍,即当归补血汤。

(3)用于痈疽疮疡,能排脓消肿,活血镇痛,常与金银花、赤芍、穿山甲等配伍。

(4)用于血虚便秘、虚寒腹痛、跌打损伤等。

【用量用法】 10～15g,水煎服。

【成分药理】 含挥发油、脂肪油、维生素B_{12}、维生素E、蔗糖等。体外筛选有抑制肿瘤细胞作用,其抑制率在50%～70%。当归热水提取物有诱导干扰素产生的活性。当归对子宫具有双向调节作用,有抗维生素E缺乏症的作用。

15. 鸡血藤

【性味归经】　味苦、微甘，性温。归肝经。

【功效】　补血活血，舒筋活络。

【主治应用】

(1)用于治疗胆囊癌、骨癌、脑瘤、肝癌、胃癌、鼻咽癌、白血病等多种肿瘤。

(2)用于肿瘤化学治疗及放射治疗所致的白细胞减少。

(3)用于贫血、痛经、风湿痹痛等症。

【用量用法】　15～30g，水煎服。

【成分药理】　含鸡血藤素、鸡血藤醇、豆甾醇、蒲公英酮等。体外试验证明对癌细胞有抑制作用。噬菌体法筛选抗肿瘤药物，证明本品有抗肿瘤作用。治疗放射线所致白细胞减少症有效。

16. 白芍

【性味归经】　味苦、酸，性微寒。归肝、脾经。

【功效】　养血敛阴，柔肝镇痛，平抑肝阳。

【主治应用】

(1)用于治疗胆囊癌、胃肠道肿瘤、宫颈癌、白血病等。

(2)用于癌性疼痛，常与甘草相伍，即芍药甘草汤。

(3)用于肝阳上亢、头痛眩晕及肝气不和、胁肋脘腹胀痛等症。亦用于月经不调、自汗盗汗等症。

【用量用法】　10～15g，水煎服。

【成分药理】　含芍药苷 β-谷甾醇、鞣质、挥发油、淀粉等。白芍能促进淋巴母细胞转化，抑制肿瘤生长，对细胞免疫及体液免疫均有一定促进作用。

17. 山茱萸

【别名】　枣皮。

【性味归经】　味酸，性微温。归肝、肾经。

【功效】　补益肝肾，收敛固涩。

【主治应用】

(1)用于胆囊癌、膀胱癌、脑瘤、前列腺癌、食管癌、喉癌等。

(2)用于肝肾亏虚、头晕目眩、腰膝酸软、遗精、虚汗不止等症。

【用量用法】　5～10g，水煎服。

【成分药理】　含皂苷、熊果酸、没食子酸、苹果酸及维生素 A 等。山茱萸对化学治疗及放射治疗引起的白细胞下降，有使其升高的作用。体外试验，山茱萸能杀死腹水癌细胞。动物体内筛选对肿瘤细胞有抑制作用。

【注意事项】　素有湿热、小便不利者及命门火炽者不宜使用。

(八)复方中药与胆囊癌治疗

近十几年来，国内医学界对历代医家千百年来治疗肿瘤的方剂以及民间流传的抗癌单、验方和现代肿瘤临床上的经验方，进行了大量的研究和整理，取得了可喜的成果。现将临床研究证实有效的抗癌中成药和单验方选录如下。

1. 复方天仙胶囊

【方药组成】　人参、黄芪、蟾酥、蜈蚣、天南星、蛇蜕、没药、青黛、土鳖虫、白矾、蜂房、斑蝥、乳香、天花粉、威灵仙、麝香、牛黄、冰片等。

【功能】　清热解毒，散结镇痛。

【适应证】　胆囊癌、食管癌、胃癌等。

【用法用量】　每日 3 次，每次服 3～4 粒。2 个月为 1 个疗程，疗程间隔 1 个月。

【注意事项】　无明显毒性反应，少数患者服后轻度恶心、食欲缺乏、腹泻、肋骨后及胃脘灼热不适，饭后服用可预防。

2. 平消片(胶囊)

【方药组成】　枳壳 30g，干漆 6g，五灵脂 15g，郁金 8g，白矾 18g，仙鹤草 18g，火硝 18g，马钱子(制)12g。

【功能】　攻坚散结，去腐生肌，解毒强心，利气镇痛等。

【适应证】 胆囊癌、胃癌、食管癌、肝癌、恶性淋巴瘤等。

【用法用量】 每日 3 次,每次 6～8 片。

3. 玉枢丹

【方药组成】 山慈菇 60g,千金子霜 30g,红大戟 45g,五倍子(去外毛内垢)60g,麝香 9g,雄黄 9g,朱砂 9g。

前 4 味研细末过箩,后 3 味分别研细末与上药拌匀,糯米面 100g 蒸糊压片切块,市售每锭 3g。

【功能】 消肿散结,避秽解毒。

【适应证】 胆囊癌、食管癌、淋巴肉瘤。

【用法用量】 口服,每次 1～3 锭(6～9g),开水化服。

【注意事项】 小量服。大量易引起恶心、呕吐、腹泻、白细胞下降。服药 2 周后查血常规,白细胞低于 4.0×10^9/L 以下,停药,白细胞即可回升。

4. 华蟾素

【方药组成】 由蟾蜍中提取的有效成分。

【功能】 消肿散结,解毒排脓,通窍镇痛。

【适应证】 胆囊癌、肝癌、肺癌、乳癌等。

【用法用量】

(1)肌内注射:华蟾素注射液 2～4ml,每日 1～2 次。15～30 次为 1 个疗程。

(2)静脉注射:华蟾素 10～20ml 加入 5%葡萄糖 500ml 中静脉滴注,每日或隔日 1 次,2～4 周为 1 个疗程。

【注意事项】

(1)本品使用安全,一般无不良反应。个别患者如用量过大或两次用药间隔不足 6～18h,用后 30min 左右可能出现发冷现象,但 10min 后即恢复正常。

(2)本品使用时应注意患者的心脏功能,避免与剧烈兴奋心脏的药物(如氨茶碱、异丙肾上腺素等)配伍。

5. 中科灵芝孢子胶囊

【方药组成】 灵芝多糖、灵芝酸、有机锗。

【功能】 益气、活血、安神、补肝、祛痰、健胃。适宜于免疫力低下者和肿瘤患者。

【适应证】 胆囊癌、肝癌、肺癌、乳癌、鼻咽癌等。灵芝多糖,能够调节机体非特异性免疫功能,促进免疫细胞因子的产生,增强淋巴细胞的 DNA 聚合酶的活性等,从而达到预防、治疗、抑瘤的效果。还可用于护肝解毒、白细胞减少症等疾病的辅助用药。

【用法用量】 每日 2 次,每次 3 粒,空腹服用。

6. 中科灵芝孢子油

【方药组成】 灵芝三萜、三酰甘油、灵芝甾醇等组成。

【功能】 益气解毒、养肝镇痛。适宜于免疫力低下者和肿瘤患者。

【适应证】 胆囊癌、肺癌、乳癌、胃癌、鼻咽癌等。对正手术、放射治疗、化学治疗的患者可以增强放射治疗、化学治疗效果,减轻放射治疗、化学治疗的毒性反应,提高治愈率;无法进行手术、放化疗的肿瘤患者可以延长带瘤生存时间,提高患者生存质量;康复期的肿瘤患者可以增加免疫力,加速恢复体质,降低肿瘤的复发转移率。

【用法用量】 每日 3 次,每次 3 粒,空腹服用。

7. 中科爱胶囊

【方药组成】 真菌多糖,5 种真菌为灵芝、云芝、香菇、冬虫夏草和姬松茸。

【功能】 益气、活血安神、补肝祛痰。有效提高肿瘤患者对化学治疗和放射治疗的耐受性,消除或减轻化学治疗和放射治疗引起的毒性反应,如食欲减退、白细胞减少、精神不佳、呕吐等。

【适应证】 胆囊癌、肝癌、肺癌、乳癌等化学治疗和放射治疗后毒性反应。

【用法用量】 口服,每次 3 粒,每日 3 次。

8. 参一胶囊

【方药组成】 人参皂苷 Rg3（ginsenoside Rg3）

【功能】 培元固本，补益气血。与化学治疗配合用药，有助于提高原发性肺癌、肝癌的疗效，可改善肿瘤患者的气虚症状，提高机体免疫功能。

【适应证】 肿瘤肺转移、肝转移。人参皂苷 Rg3 单独口服，对实体瘤抑制率达 60%，对多种动物和人体肿瘤肺转移、肝转移的抑制率为 60%～70%；人参皂苷 Rg3 能调节免疫功能，合并化学治疗有增效减毒作用、防止白细胞下降、脱发等。抗转移机制研究表明，人参皂苷 Rg3 对多种高转移恶性肿瘤浸润生长的直接抑制率为 90% 以上，人参皂苷 Rg3 能阻断肿瘤细胞对纤维粘连蛋白和层粘连蛋白的结合，破坏肿瘤细胞在血管壁的着床，明显抑制肿瘤内皮细胞的增殖生长和新生血管的形成。

【用法用量】 每次 20mg，每日 3 次。

【注意事项】 有出血倾向者忌用，火热证或阴虚内热证者慎用。少数患者服药后可出现口咽干燥、口腔溃疡。如果过量服用可能出现咽痛、头晕、耳鸣、鼻出血、胸闷、多梦等。

9. 消癌平

【方药组成】 乌骨藤中提取的有效成分。

【功能】 消热解毒，通乳利尿，镇咳平喘。

【适应证】 肝癌、胃癌、胆囊癌、胰腺癌、肺癌等。

【用法用量】

(1)片剂：每日 3 次，每次服 4～6 片，每片 0.5g，相当于生药 2.5g。

(2)糖浆：每日 3 次，每次服 30～50ml，每毫升合生药 0.5g。

(3)针剂：肌内注射，每日 1 次，每次 2～4ml，每毫升合生药 0.5g 或 2g。

(4)静脉滴注：每日 1 次，静脉滴注 100ml，每毫升合生药 0.5～2g。1 个月为 1 个疗程，疗程间隔 1 个月。

【注意事项】 一般无反应，个别患者静脉滴注后出现游走性肌向疼痛，轻度水肿、颜面潮红。有时低热，但连续静脉滴注几次后自行消失。

10. 大黄蟅虫丸

【方药组成】 大黄 300g，生地黄 300g，黄芩、赤芍、水蛭、蛴螬、土鳖虫各 60g，桃仁（去皮）、杏仁（去皮）各 120g，干漆 30g，甘草 90g，虻虫 15g。

上药共研为极细面，炼蜜为丸，每丸重 3g。

【功能】 活血化瘀，消肿散结，清热解毒。

【适应证】 肝癌、胆囊癌。

【用法用量】 每日 2 次，每次 1～2 丸。

【注意事项】 饭后服可减免胃肠道反应。

11. 梅花点舌丹

【方药组成】 乳香、没药（均醋炙）各 90g，沉香 45g，血竭 90g，梅花 410g，葶苈子 90g，硼砂 90g，石决明 54g，雄黄 90g，蟾酥 180g，汉牛黄 45g，珍珠 27g，冰片 45g，麝香 45g，熊胆（代）27g（熬汤打丸用），朱砂 90g。

前 8 味共研细末，置于 130 孔罗，混匀。后 7 味分别研细，与上药混合研均匀。用熊胆水泛丸，每百粒重 6g，每瓶内装 10 粒。

【功能】 消热解毒，消肿止痛。

【适应证】 喉癌、食管癌、胆囊癌、口腔癌、齿龈癌、乳腺癌。

【用法用量】 口服：每服 2～3 粒，每日 2 次，先饮水一口，将药放在舌上，以口麻为度，再用温黄酒或温开水送下。外用：用醋化开，敷患处。

【注意事项】 应按说明服，多服易引起恶心呕吐、纳差，少服影响疗效。

12. 小金丹

【方药组成】 枫香脂、草乌、五灵脂、地龙、木鳖子各 45g,乳香、没药、当归各 22g,香墨 4g,共为细末。另研麝香 9g,糯米粉 40g,水泛为丸,如芡实大。

【功能】 祛瘀散结,化痰通络。

【适应证】 乳腺癌、胆囊癌。

【用法用量】 口服,每次 1～2 粒,每日 2～3 次。用黄酒或温开水送下。

【注意事项】 服后若有恶心、纳差,可每服 1 丸,每日 2 次,反应即可消失。

13. 犀黄丸

【方药组成】 犀牛黄、麝香、乳香、没药等。

【功能】 消热解毒,消肿散结,活血化瘀,通经镇痛。

【适应证】 胆囊癌、乳腺癌、肺癌。

【用法用量】 每日 2 次,每次 3g,也可同时配用多柔比星等化疗药物应用。

【注意事项】 此药持续服用易伤胃气,应间断服用或与和胃健脾药合用。

14. 冬凌草片

【方药组成】 由冬凌草提取的有效成分。

【功能】 清热解毒,活血祛瘀,消炎去肿。

【适应证】 食管癌、胃癌、肝癌、肺癌、胆囊癌、胰腺癌、鼻咽癌、喉癌。

【用法用量】

(1)糖浆:每日 3 次,每次服 30～50ml,每毫升含生药 1g。

(2)片剂:每日 3 次,每次 6～10 片,每片含生药 5g。

(3)针剂:隔日 1 次,每次缓慢静脉滴注 75～100ml,3 000～4 000mg 为 1 个疗程。

15. 复方斑蝥散

【方药组成】 斑蝥 30 个,大枣 30 个,水蛭 60g,白矾 9g,三七 60g,薏苡仁 60g,倒退虫 30g。

大枣去核;斑蝥去头足、翅膀,将斑蝥入大枣内,1 枣装 1 个斑蝥,真丝线或头发捆扎,与后 5 味烘干为极细面,分为 90 包装瓶备用。

【功能】 破血逐瘀,排脓消肿,化痰散结,解毒开关。

体外试验:斑蝥的水、醇或丙酮提取物能抑制海拉细胞和人的食管癌、胃癌、肝癌等细胞的代谢,主要作用是阻断核酸和蛋白质的合成,对小鼠 S_{180} 有抑制作用;水蛭注射液能抑制精原细胞分裂,体外试验对肿瘤细胞有抑制作用,对小鼠肝癌细胞有一定抑制作用;薏苡仁对艾氏腹水癌有明显抑制作用。

【适应证】 食管癌、贲门癌、肝癌、胆囊癌。

【用法用量】 每日 3 次,每次 1 包,浓白糖水送服。

【注意事项】 食管、胃十二指肠有溃疡者禁用。

16. 复方天龙散

【方药组成】 蛤蚧(天龙)30 条,水蛭 90g,刀豆 180g,僵蚕 180g,天南星 60g,三七 120g,薏苡仁 180g,儿茶 60g,蜈蚣 60 条,小米适量。前 4 味用小米炒至酥焦、后 5 味烘干,共研极细面,装瓶备用。

【功能】 活血化瘀,软坚散结,利湿化痰,排脓消肿。

蛤蚧体外试验水溶液抑制人体肝癌细胞呼吸,具有抗癌作用;僵蚕煎剂对小鼠 S_{180} 有抑制作用;鲜天南星水提物对海拉细胞有抑制作用,对 S_{180} 小鼠肝癌实体型 HCA、U_{14} 有明显抑制作用。提取物结晶-甘露醇也有抑瘤作用。

【适应证】 食管癌、贲门癌、胆囊癌、肺癌等。

【用法用量】 每日 3 次,每次 6～10g,蜂蜜适量调服。

【注意事项】 经济条件好者可入人参 90g,冬虫夏草 60g。

17. 龙蛇羊泉汤

【方药组成】 龙葵 30g,蛇莓 30g,白英 30g。

【功能】 消热解毒,活瘀消肿。蛇莓动物实验有抗肿瘤作用。

【适应证】 食管癌、肝癌、胆囊癌。

【用法用量】 每日 1 剂,分头道、二道煎服。

【注意事项】 有胃肠道反应时加木香、砂仁。

18. 三根汤

【方药组成】 藤梨根 90g,野葡萄根 60g,水杨梅根 90g,半枝莲 60g,白茅根 15g,绵马贯众 15g。

【功能】 清热解毒,抗癌。

【适应证】 胃癌、肠癌、胆囊癌。

【用法用量】 每日 1 剂,早、晚各煎服 1 次。

【注意事项】 服药期间忌食生冷、酸辣、鱼腥、红糖、芋头、豆制品等。

19. 化痰解郁汤

【方药组成】 紫苏子 10g,莱菔子 10g,川贝母 10g,牡蛎 30g,半夏 10g,夏枯草 30g,海藻 10g,天南星 10g,苍术 10g,白术 10g,儿茶 6g,藤梨根 30g。

【功能】 化痰散结,温中软坚。

【适应证】 胃癌、胆囊癌。

【用法用量】 每日 1 剂,早、晚服。

【注意事项】 ①此方适用于呕吐痰涎,腹胀便溏,胸闷膈满,痰核瘰疬等。②勿食大肉大油,以免影响胃口。

20. 加味犀黄丸

【方药组成】 牛黄 3g,麝香 3g,乳香 30g,没药 30g,三七 30g,刀豆 30g,薏苡仁 30,熊胆(代)3g,人参 30g,延胡索 30g,八月札 60g,穿山甲 30g,鸡内金 30g,菟丝子 30g,北豆根 30g,云芝 60g。共为极细末装胶囊备用。

【功能】 消热解毒,利湿排脓,消肿止痛,活血通络,益气扶正。

【适应证】 肝癌、胆囊癌、肺癌、淋巴瘤等。

【用法用量】 每日 3 次,每次服 4~6 粒。

【注意事项】 ①乳香、没药必须炮制;②用量可逐渐增加至适度。

21. 加味龙蛇羊泉汤

【方药组成】 白花蛇舌草 30g,白英 30g,龙葵 30g,鸡红藤 15g,蒲公英 30g,槐角 30g,半枝莲 30g,忍冬藤 30g,地榆 30g,败酱草 30g,儿茶 10g,槐花炭 30g。

【功能】 清热解毒、消肿止血。

【适应证】 结肠癌、直肠癌、胆囊癌。

【用法用量】 每日 1 剂,分头道、二道煎服。

【注意事项】 服药后有轻微恶心、胃痛不适,可分次频服,即可减少反应。

22. 肝区疼痛方

【方药组成】 铁树叶 60g,白屈菜 15~30g,铁包金 30g,延胡索 30g,金剪刀 30g,乳香 12g,蜈蚣 6 条,川楝子 10g,全蝎 10g,艾叶 30g。

【功能】 活血祛瘀,消肿散结,解毒止痛。

【适应证】 肝癌、胆囊癌及各种癌性疼痛。

【用法用量】 每日 1 剂,分头道、二道煎服,痛止停用。

【注意事项】 白屈菜、全蝎、蜈蚣均系有毒之品,不宜久服。

23. 榄香烯乳注射液

【主要成分】 b-,g-,d-榄香烯混合液

【性状】 本品为乳白色的均匀乳状液体。

【药理作用】 榄香烯乳是从姜科植物温郁金中提取的抗癌有效成分。其主要生物学活性为降低肿瘤细胞有丝分裂能力,诱发肿瘤细胞凋亡,抑制肿瘤细胞的生长。药理实验表明,腹腔注射榄香烯乳对肿瘤细胞的

DNA、RNA 及蛋白质合成有明显的抑制作用。该药还能直接作用于细胞膜,使肿瘤细胞破裂,可以改变和增强肿瘤细胞的免疫原性,诱发和促进机体对肿瘤细胞的免疫反应。本品毒性反应较小,对正常细胞和周围白细胞影响较小。静脉注射 LD_{50} 为(270.07 ± 18.93)mg/kg,口服 $LD_{50} > 5$g/kg。常用量对小鼠无致畸、致突变作用。

【适应证】 对癌性胸腔积液、腹水及某些恶性实体瘤有一定疗效。本品与放化疗同步治疗,可增强疗效,可用于介入、腔内化疗及癌性胸腹水的辅助治疗。

【用法用量】 静脉注射:每次 0.4～0.6g,每日 1 次,2～3 周为 1 个疗程。

【不良反应】 部分患者用药后可有静脉炎、发热、局部疼痛、过敏反应、轻度消化道反应。

【禁忌】 高热患者、胸腹水合并感染的患者慎用。

【注意事项】

(1)本品对血小板减少症或有进行性出血倾向者应慎用。

(2)部分患者初次用药后,可有轻微发热,多在 38℃ 以下,于给药之前 30min 口服泼尼松或解热镇痛药可预防或减轻发热。

(3)本品腔内注射时可致少数患者疼痛,使用前应根据患者的具体情况使用局部麻醉药,可减轻或缓解疼痛,使患者能够耐受。

24. 鸦胆子乳剂

【方药组成】 鸦胆子中提取的有效成分。

【功能】 解毒清热,消积化湿,提高免疫功能。

【适应证】 食管癌、肝癌、胆囊癌。

【用法用量】

(1)乳剂:每日 3 次,每次服 20ml,30 天为 1 个疗程。

(2)针剂:10%鸦胆子乳剂 30ml 加 5%葡萄糖注射液 500ml,静脉滴注,每分钟 30

～50 滴,每日 1 次,1 个月为 1 个疗程。

【注意事项】 该药对胃肠道有刺激,影响肝、肾功能,应用过程中注意观察。

25. 香菇多糖注射液

【主要成分】 香菇多糖,其化学名称为 β(1-3)(1-6)-D-葡萄糖。

【性 状】 本品为无色澄明的液体。

【药理作用】 香菇多糖是一种具有免疫调节作用的抗肿瘤辅助药物,能促进 T 淋巴细胞、B 淋巴细胞增殖,提高 NK 细胞活性。动物实验显示,本品对动物肿瘤(如 S180 肉瘤及 EC 实全瘤)有一定抑制作用。

【适应证】 免疫调节药,用于恶性肿瘤的辅助治疗。

【用法用量】 每周 2 次,每次 1mg,加入 250ml 生理盐水或 5%葡萄糖注射液中静脉滴注,用 5%葡萄糖注射液 20ml 稀释后静脉注射。

【不良反应】

(1)休克:较为罕见,因此在患者用药后因密切观察。出现口内异常感、畏寒、心律异常、血压下降、呼吸困难等症状时应立即停药并适当处理。

(2)皮肤:偶见皮疹、发红,应停药。

(3)呼吸系统:偶见胸部压迫感、咽喉狭窄感,应密切观察。发生时应减慢给药速度,如改静脉注射为静脉滴注或减慢滴注速度。

(4)消化系统:偶见恶心、呕吐、食欲缺乏。

(5)神经系统:偶见头痛、头重、头晕。

(6)血液:偶见红细胞、白细胞及血红蛋白减少。

(7)其他:偶见发热、出汗、面部潮红等症状。

【禁忌】 对本品过敏患者禁用。

26. 康莱特注射液

【主要成分】 注射用薏苡仁油。辅料为注射用大豆磷脂、注射用甘油。

【性状】 本品为水包油型白色乳状液体。

【药理作用】 药效学试验结果表明：①本品对小鼠 Lewis 肺癌、B16 黑色素瘤肺转移、大鼠 W256 癌肉瘤、裸鼠移植性人体肝癌 QCY 有一定抑制作用。②本品合并小剂量化环磷酰胺可提高对大鼠移植性瓦克癌肉瘤 W256 的抑制作用；对氟尿嘧啶、环磷酰胺或顺铂引起的小鼠白细胞下降、ALT 升高，以及顺铂引起的小鼠 BUN 升高有抑制作用。③本品能促进荷瘤小鼠的脾淋巴细胞增殖，提高 NK 细胞的活性，促进巨噬细胞吞噬功能；对荷瘤和正常小鼠的常压耐缺氧存活时间、游泳时间有延长作用。④本品可抑制醋酸所致小鼠疼痛反应，使扭体次数减少。

【适应证】 适用于不宜手术的气阴两虚、脾虚湿困型原发性非小细胞肺癌及原发性肝癌。配合放化疗有一定的增效作用。对中、晚期肿瘤患者具有一定的抗恶病质和镇痛作用。

【用法与用量】 缓慢静脉滴注 200ml，每日 1 次，21d 为 1 个疗程，间隔 3～5d 后可进行下一疗程。联合放化疗时，可酌减剂量。首次使用，静脉滴注速度应缓慢，开始 10min 滴速应为每分钟 20 滴，20min 后可持续增加，30min 后可控制在每分钟 40～60 滴。

【不良反应】 临床偶见脂过敏现象，如寒战、发热、轻度恶心及肝转氨酶可逆性升高，使用 3～5d 或以后此症状大多可自然消失而适应。偶见轻度静脉炎。

【禁忌】 在脂肪代谢严重失调时（急性休克、急性胰腺炎、病理性高脂血症、脂性肾病变等患者）禁用。肝功能严重异常者慎用。孕妇禁用。

【注意事项】

（1）如偶有患者出现严重脂过敏现象可对症处理，并酌情停止使用。

（2）本品不宜加入其他药物混合使用。

（3）静脉滴注时应小心，防止渗漏血管外而引起刺激疼痛；冬季可用 30℃ 温水预热，以免除物理性刺激。

（4）使用本品应采用一次性输液器（带终端滤器）。

（5）如发现本品出现油、水分层（乳析）现象，严禁静脉使用。

（6）如有轻度静脉炎出现，可在注射本品前和后输注适量（50～100ml）0.9％氯化钠注射液或 5％葡萄糖注射液。

27. 华蟾素注射液

【成分】 本品为干蟾皮经提取制成的灭菌水溶液。

【性状】 本品为微黄色或淡黄色的澄明液体。

【药理作用】 抗肿瘤作用，免疫促进作用，抗病毒作用。

【适应证】 解毒，消肿，镇痛，用于中、晚期肿瘤。

【用法用量】 肌内注射，一次 2～4ml（1/5～2/5 支），每日 2 次；静脉滴注，每日 1 次，每次 10～20ml（1～2 支），用 5％葡萄糖注射液 500ml 稀释后缓缓滴注，用药 7d，休息 1～2d，4 周为 1 个疗程或遵医嘱。

【禁忌】 避免与剧烈兴奋心脏药物配伍。

【注意事项】 个别患者出现不良反应时，应停止用药并对症治疗，待反应消失后仍可正常用药。

（张诗军）

第三节 中医养生治疗胆囊癌的生物基础研究

1. 中医药对胆囊癌细胞增殖和凋亡的影响 研究发现,去甲斑蝥素能抑制人原发性胆囊癌 GBC-SD 细胞的生长;其机制可能与其抑制 GBC-SD 细胞增殖、干扰生长周期、抑制 DNA 合成代谢、诱导细胞凋亡和影响细胞增殖相关基因蛋白 PCNA、Ki-67 表达有关。

发现三氧化二砷能明显抑制体内外人胆囊癌 GBC 细胞的生长及引起 G_1 期阻滞,主要通过下调 cyclin D1 的表达来实现。三氧化二砷可诱导胆囊癌细胞的凋亡,主要通过下调 bcl-2 基因的表达来实现。

2. 中医药对胆囊癌移植瘤的抗癌作用研究 去甲斑蝥素抑制荷瘤裸鼠胆囊癌移植瘤增殖、侵袭和转移的机制可能与 NCTD 干扰胆囊癌移植瘤细胞周期,抑制细胞增殖,诱导细胞凋亡,阻止细胞迁移运动,以及影响细胞增殖、细胞周期调控、细胞凋亡、细胞基质溶解和转移相关基因蛋白表达有关。去甲斑蝥素对裸鼠人胆囊癌移植瘤的增殖和生长有明显的抑制作用,若与氟尿嘧啶合用呈协同效应,可加强其抗癌作用。

三氧化二砷能明显抑制人胆囊癌裸鼠移植瘤的生长。

3. 中医药对胆囊癌相关基因和蛋白表达的影响 去甲斑蝥素可影响 GBC-SD 细胞增殖相关基因蛋白 PCNA 和 Ki-67 的表达,这可能是其抑制人原发性胆囊癌 GBC-SD 细胞增殖的机制之一。

冬凌草甲素诱导 GBC-SD 细胞凋亡与 bcl-2、p53,Fas/apo-1 和 c-myc 的表达有关。

4. 中医药对胆囊癌细胞侵袭和转移的影响 去甲斑蝥素可抑制人胆囊癌 GBC-SD 细胞的生长,低浓度下也能抑制其体外侵袭能力;其机制可能与直接抑制 GBC-SD 细胞迁移运动,干扰 GBC-SD 细胞增殖相关基因蛋白 PCNA、Ki-67 和细胞基质溶解相关基因蛋白 MMP2、r11MP'的表达有关,若与氟尿嘧啶联合应用则具协同作用。

5. 中医药逆转胆囊癌细胞耐药性的作用机制研究 发现槲皮素可逆转先天性多药耐药胆囊癌细胞株 GBC-SD 多药耐药性(MDR)。

发现葡萄籽多酚(GSP)能部分逆转先天性耐药细胞株 GBC-SD 多药耐药性,作用机制为下调 GBC-SD 细胞 MDR1 mRNA 及 P-gp 和 bcl-2 蛋白表达。

6. 中医药对胆囊癌肿瘤血管生成的影响 研究发现去甲斑蝥素(NCTD)可有效抑制、破坏胆囊癌肿瘤血管生成,进而抑制胆囊癌的增殖与生长。其机制可能与 NCTD 诱导血管内皮细胞凋亡,直接破坏血管内皮细胞、改变血管内皮细胞 PCNA/凋亡比,下调血管生成因子 VEGF、Ang-2 和上调血管抑制因子 TSP、TIMP2 表达有关。

（张诗军）

第四节 中医养生防治胆囊癌的地位和作用

中医养生方法不仅包括药物,而且包括情志养生、饮食养生、运动养生、经络养生、起居养生(顺应天时变化)和食物养生等众多方法。

中医学对胆囊癌的病因认识不但强调外因而且更重视内因,特别是精神因素、饮食嗜好因素、先天不足及脏腑功能失调等在发病中的意义。同时从整体观出发，认为胃癌是外邪、七情所伤、饮食不节、遗传、脏腑功能失调多种病因综合作用的结果。其中，阴阳失调是胆囊癌发生发展的根本和始动原因，正如《诸病源候论》中说："积聚者，由阴阳不和，脏腑虚弱，受于风邪，搏于脏腑之气所为也。"

大量临床观察发现，癌变过程的最根本的原因还在于患病机体在癌变之前由于各种原因（如胆囊结石、胆囊息肉、精神因素、年龄因素、饮食、细菌感染、寄生虫、胆囊乳头状瘤等），引起体内的细胞调节控制系统失调（与中医的阴阳失调意义相同）。而这种细胞的自动调节控制作用，是维持人体各组织细胞正常的新陈代谢的基本因素，即环境的稳定。如果某些致病因素引起某一组织和某一脏腑的阴阳失衡，也就是体内自制系统失于控制，组织细胞可能也随之变化而产生癌症。以外因论为主的观点不能解释为什么在人群中外界环境条件大致相同，接触的致癌物质的作用也大致相同，但患癌的人必然是少数，这都说明决定的因素还是由于人的内在防御能力正常，体内存在的免疫监视系统功能也就会正常，那么即便外界存在致癌因子的条件，还是难于致癌发病。

中医养生之所以重要，是因为通过情志养生、饮食养生、运动养生、经络养生、起居养生（顺应天时变化）和药物养生就有可能预防胆囊癌的发生，遗憾的是很多人并不重视在日常生活中自觉运用中医养生，只是在胆囊癌发生之后才想起中医养生方法，有的甚至是在胆囊癌晚期才恍然大悟；可喜的是越来越多的人开始注重情志养生、饮食养生、运动养生、经络养生、起居养生（顺应天时变化）和药物养生，减少了胆囊癌的发生机会。

临床实践反复证明，中医养生之所以能延缓肿瘤发展或抑制肿瘤，主要可能还是通过提高机体的功能状况，调节机体免疫功能状态，使机体的抗肿瘤免疫功能得以加强，改善免疫功能而非直接去杀癌细胞，这是中医养生抗肿瘤的重要机制之一。

中医养生在防治胆囊癌复发和转移中起着重要作用。胆囊癌复发和转移与抗癌力下降有关，正虚则抗癌力下降和失于固摄，使癌毒易于扩散，形成转移，正如《内经》云："凡阴阳之要，阳密乃固……阳强不能密，阴气乃绝。"通过中医的养生治疗，就可能使机体的功能状态向"阳密"靠近，逐步消除适宜癌毒扩散和转移的土壤和环境，从而有效消除或减少癌毒转移，成为肿瘤治疗总体战略中重要的一部分。众所周知，肿瘤转移还与某些诱因有关，其中最多见的是过度疲劳、精神紧张或创伤、外感时邪，因为这三者都可进一步引起机体抗癌力下降，中医养生的优势恰恰就可能最大限度减少这些诱因。

中医养生在治疗中晚期胆囊癌中的作用更加明显，国际上著名的加拿大肿瘤专家Schipper教授1994年就指出：有效的治疗并不需要肿瘤的完全消退，机体的反应性对癌症的治疗最为重要。以扶正培本为主中医养生治疗，最突出的就是能激活机体的反应性，增强了人体免疫系统的抗肿瘤机制，增加了带瘤生存的时间和提高了生存质量。迄今为止，临床上还没有发现理想的药物可以阻止肿瘤的转移，因为仅靠单一局部阻断转移中的某一个环节、步骤或因素要达到阻滞肿瘤的转移很困难，因此中医的养生治疗显得尤为可贵。

总之，中医养生防治胆囊癌是多环节、多步骤及多途径的整体防治中的不可缺少的一部分，不仅体现在预防上，而且应贯穿于胆囊癌治疗的全过程，它有着许多明显的优势和特色。应注意的是，中医养生防治不单单靠药物，而且应包括情志养生、饮食养生、运动养生、经络养生、起居养生（顺应天时变化）和食物养生等，最大限度地达到或接近"阴平阳秘"，提高防癌抗癌能力。

（张诗军）

参 考 文 献

[1] 范跃祖,傅锦业,赵泽明,等. 去甲斑蝥素对人胆囊癌 GBC-SD 细胞系生长的影响及其机制探讨. 肿瘤,2004,24(4):358-361.

[2] 凌跃新,艾志龙,锁涛,等. 三氧化二砷抑制人胆囊癌细胞生长及对细胞周期的影响. 中国临床医学,2007,14(6):820-821.

[3] 凌跃新,艾志龙,锁涛,等. 三氧化二砷抑制人胆囊癌细胞生长及对细胞周期蛋白 D1 表达的影响. 中国癌症杂志,2007,17(11):867-870.

[4] 艾志龙,陆维琪,秦新裕. 三氧化二砷诱导人胆囊癌 GBC 细胞凋亡及其机制研究. 中国癌症杂志,2006,16(5):337-340.

[5] 范跃祖,赵泽明,傅锦业,等. 去甲斑蝥素对荷瘤裸鼠胆囊癌移植瘤的抗癌作用机制. 中华外科杂志,2006,44(9):618-622.

[6] 陆维祺,陆佳昕,艾志龙,等. 三氧化二砷对人胆囊癌裸鼠移植瘤生长的抑制作用. 中国临床医学,2008,15(1):56-57.

[7] 范跃祖,赵泽明,陈春球,等. 去甲斑蝥素对荷瘤裸鼠胆囊癌移植瘤增殖和凋亡的体内干预实验. 中华普通外科杂志,2005,20(7):438-441.

[8] 赵泽明,范跃祖,陈春球. 去甲斑蝥素对裸鼠荷人胆囊癌移植瘤增殖和生长的抑制作用. 同济大学学报(医学版),2003,24(5):371-373.

[9] 傅锦业,范跃祖,赵泽明,等. 去甲斑蝥素对人胆囊癌 GBC-SD 细胞系增殖相关基因蛋白 PCNA、Ki-67 的影响. 同济大学学报(医学版),2003,24(5):374-377.

[10] 范跃祖,傅锦业,赵泽明,等. 去甲斑蝥素对人原发性胆囊癌 GBC-SD 细胞系增殖及相关基因的干预效应. 中华实验外科杂志,2004,21(5):554-555.

[11] 薛宏伟,潘祥麟,杨尚军. 冬凌草甲素诱导 GBC-SD 细胞凋亡及对 bcl-2,p53,Fas/apo-1 和 c-myc 表达的影响. 中华实验外科杂志,2005,43(4):336-339.

[12] 范跃祖,傅锦业,赵泽明,等. 去甲斑蝥素对人胆囊癌 GBC-SD 细胞系增殖及侵袭的影响. 中华肿瘤杂志,2004,26(5):271-274.

[13] 范跃祖,傅锦业,赵泽明,等. 去甲斑蝥素对人胆囊癌 GBC-SD 细胞系生长及侵袭的影响. 中国中西医结合杂志,2004,S1:32-34.

[14] 赵泽明,范跃祖,傅锦业,等. 去甲斑蝥素对荷瘤裸鼠胆囊癌移植瘤 nm23、基质金属蛋白酶-2 和基质金属蛋白酶组织抑制因子-2 的影响. 中华实验外科杂志,2005,22(3):307-308.

[15] 王力,董怀平,高恒强,等. 槲皮素逆转人胆囊癌细胞耐药性的作用机制探讨. 山东医药,2007,47(29):21-23.

[16] 杨凤辉,王占民,乌新林. 葡萄籽多酚体外逆转胆囊癌细胞株 GBC-SD 多药耐药作用的研究. 中国现代普通外科进展,2005,8(6):355-357.

[17] 杨凤辉,王占民,乌新林. 葡萄籽多酚逆转胆囊癌细胞株 GBC-SD 耐药的研究. 中国普通外科杂志,2006,15(3):202-205.

[18] 范跃祖,陈春球,赵泽明,等. 去甲斑蝥素对胆囊癌肿瘤血管生成的作用及机制研究. 中华医学杂志,2006,86(10):693-699.